现代医学影像诊断与临床

索 峰 等/编著

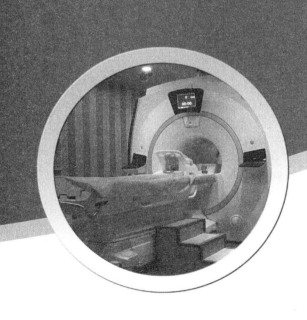
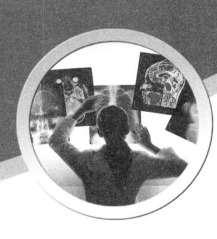
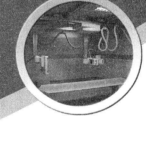

吉林科学技术出版社

图书在版编目（CIP）数据

现代医学影像诊断与临床 / 索峰等编著. -- 长春：
吉林科学技术出版社, 2018.4
ISBN 978-7-5578-3842-3

Ⅰ. ①现… Ⅱ. ①索… Ⅲ. ①影象诊断 Ⅳ.
①R445

中国版本图书馆CIP数据核字(2018)第075537号

现代医学影像诊断与临床

出 版 人	李 梁
责任编辑	孟 波 孙 默
装帧设计	韩玉生
开 本	889mm×1194mm 1/16
字 数	1408千字
印 张	43.5
印 数	1-3000册
版 次	2019年5月第1版
印 次	2019年5月第1次印刷

出 版 吉林出版集团
　　　　 吉林科学技术出版社
发 行 吉林科学技术出版社
地 址 长春市人民大街4646号
邮 编 130021
发行部电话/传真 0431-85635177 85651759 85651628
　　　　　　　　　　　 85677817 85600611 85670016
储运部电话 0431-84612872
编辑部电话 0431-85635186
网 址 www.jlstp.net
印 刷 三河市天润建兴印务有限公司

书 号 ISBN 978-7-5578-3842-3
定 价 238.00元

前　言

医学影像学源于 19 世纪末德国物理学家伦琴发现的 X 线,迄今已有 100 多年历史。近年来,随着 CT、MRI、数字 X 线以及超声等新技术的不断开发应用,医学影像学发展迅速,已成为医学实践中的重要组成部分。不断发展的临床医学,对医学影像学的要求也在逐渐提高,因此,为了适应现代医学影像学的飞速发展,也为了与其他医师交流经验,我们特组织多位专家在参阅了国内外大量有关资料的基础上,结合自身多年的临床工作经验撰写了本书。

本书以各种临床常见疾病的诊断为主要骨架,集所有影像学检查技术为一体,描述医学影像学的表现特征,便于医学学者灵活掌握并指导临床实践。并从基础入手,提纲挈领,删繁就简,涵盖整个医学影像学的内容,深入浅出,便于理解和记忆。总体而言,本书具有新颖性、先进性、科学性,可作为影像学医务工作者及其他临床医师参考的工具书。

尽管在本书编撰过程中,编者们做出了巨大的努力,对稿件进行了多次认真的修改,尽可能把基本的医学影像概念和最新的影像研究成果呈现给读者。但由于编写经验不足,加之编写时间有限,书中如存在遗漏之处,敬请广大读者提出宝贵的修改建议,以期再版时修正完善!

目　　录

第一章　中枢神经系统

第一节　脑出血

脑出血是指脑实质的出血,又称脑溢血或出血性脑卒中。本节主要讨论非损伤性脑出血,也叫原发性或自发性脑出血,这种脑出血绝大多数是由高血压和脑动脉硬化所致,具有代表性。

【病理】

高血压脑出血的病理基础是脑动脉壁较薄,中膜和外膜较薄弱,无外弹力纤维层,肌纤维又较少,很易受损伤。在高血压和动脉粥样硬化的基础上,动脉内膜发生透明变性和纤维坏死,使脑小动脉向外突出形成纺锤状或球形动脉瘤,常为多发而主要分布豆纹动脉丘脑膝状体动脉供血区,Chauot 最早提出并将其称为粟粒状动脉瘤。Fisher 更进一步证明,正是这种透明变性的粟粒状动脉瘤破裂引起脑出血。脑出血部位及发生率各家统计有一定差别,我们的统计主要部位是基底节,其次是丘脑、大脑半球、小脑和脑干,基底节出血常侵及内囊、丘脑并破入侧脑室,在脑室系统及蛛网膜下腔扩散。还可引发周围水肿,产生占位作用,使脑组织、脑室受压移位,脑内血肿与周围脑组织的病理变化因时期不同而异,一般分为急性、亚急性、慢性三期。脑出血后最初约 3h 内,血肿主要成分仍为新鲜血液以及少量受出血破坏的脑组织,此后出血激活凝血系统,导致血凝块形成,红细胞压积明显增加,可达 90% 以上(正常值为 40%~50%),随后血红蛋白破坏和纤维蛋白分解加速,血红蛋白的破坏从边缘开始逐渐到达血肿中心,当血肿内血块溶解消失时,血红蛋白完全分解,被吞噬细胞搬运处理掉,血肿内充满微黄色的水样液体,这种状态可保持数月、数年,甚至终身。

【CT 表现】

(一)非增强扫描

CT 对急性、亚急性和慢性脑内出血的诊断均十分有效。脑内血肿的 CT 表现主要为血肿本身影像、周围脑组织变化和占位表现。病期不同,表现各有差异。超急性期脑内血肿是指发病 24 小时以内的新鲜血肿,表现为脑内边界清楚,密度均匀的高密度区。CT 值与血液相仿,55~65HU。此后血浆吸收,血凝块形成,CT 值逐渐上升,发病 3~7d 内达高峰,CT 值可达 85~100HU(图 1-1-1)。

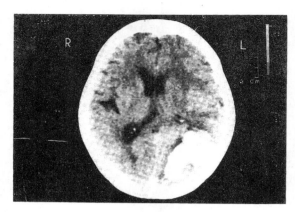

图 1-1-1 急性期脑出血

女,70 岁 CT 平扫显示左枕顶叶脑内血肿,CT 值为 92Hu,周围轻度水肿带,邻近侧脑室后角受压变窄,三角区轻度前移,同侧脑沟消失。

高精度 CT 可以发现小于 5mm 的出血灶。血肿变化也有一定规律,发病 3～7d 以后血肿边缘密度开始模糊变淡,周边低密度区逐渐变宽,高密度灶向心性回缩变小,血肿 CT 值下降至到等密度,Dolinks 发现血肿直径以每天 0.6mm 缩小,这段时间约需 1 个月甚至更长,小的血肿较大的血肿密度下降更快,直径小于或等于 2cm 的血肿一般在 19d,有的 10d 就变成等密度(图 1-1-2 和图 1-1-3)。

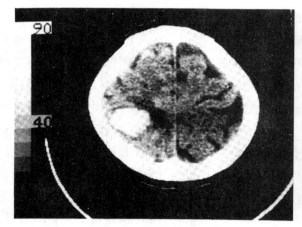

图 1-1-2 急性期脑内血肿

女,63 岁 CT 平扫见左顶叶脑内血肿,周围有轻度水肿。

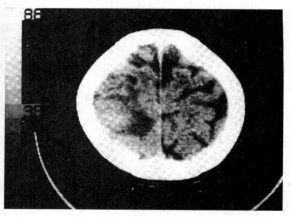

图 1-1-3 脑出血吸收期

与图 1-1-2 同一病例,一月后复查,血肿大部分吸收缩小,密度减低,边界模糊。

Dolinks 等报道血肿的 CT 值数以平均 1.4Hu/d 的速度下降。一般两个月以后完全吸收液化,形成囊肿,脑内血肿不同时期 CT 所见与血肿形成、吸收、囊变三个阶段的病理过程基本一致。不过 CT 看血肿缩小,是根据高密度逐渐变为等密度的范围来确定的。而实际上,等密度时血凝块大小变化不明显,所以占位效应并不减轻。2 个月以后 CT 平扫密度逐渐下降形成囊肿,伴体积缩小,同侧脑室扩大,脑沟、侧裂增宽,偶尔可发现原血肿部位出现钙化。

出血病灶周围有一圈密度减低带,根据病理组织学观察,这一环形低密度带不完全为水肿,其病理改变是典型的坏死改变,故应为坏死水肿带。多在 2 天～1 周内出现,早可发生在数小时之后,最晚可持续三个月之久,2 周时范围最大,出现率为 100%。

血肿及周围坏死水肿引起的占位表现,1～4 周内的出现率在 90%,2 周时占位表现最重。出现率亦最高,可达 95%,占位表现随着血肿吸收,水肿减轻,也逐渐缓解,2 个月后消失。占位表现的轻重与血肿、水肿的大小与位置有关，血肿越大，水肿越重、位置越深在、占位表现越明显；血肿越小，水肿越轻、位置越浅，则占位表现越轻，血肿大时并发大脑镰疝，小脑幕疝及扁桃体疝。（图 1-1-4、图 1-1-5 和图 1-1-6）。

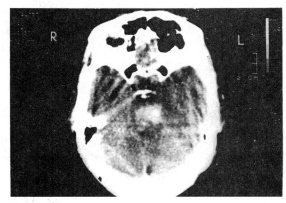

图 1-1-4　脑干血肿破入包围池

男，46 岁平扫显示脑干部位血肿，包围池模糊，第四脑室上部轻度受压后移，显示不清。

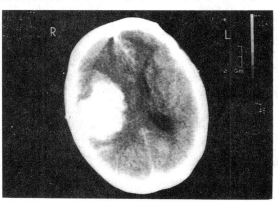

图 1-1-5　脑出血伴水肿

女，68 岁　颞叶脑内血肿，周围明确水肿，患侧脑室消失，中线移位。

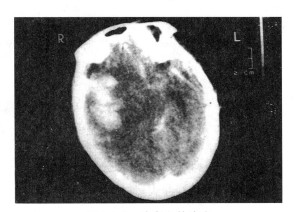

图 1-1-6　脑出血并脑疝

与图 1-1-5 同一患者，颞叶血肿破入蛛网膜下腔，纵裂，及左侧外侧裂、左侧包围池及四叠体池密度增高，包围池及四叠体池右侧部分消失，脑干境界不清，轻度旋转，左后移位，提示钩回疝。

由于高血压脑出血发生部位多较深在，以基底节内囊区血肿发生率最高。其次为丘脑、大脑半球、小脑（图 1-1-10）及脑干（图 1-1-4）。典型的形状多为肾形（图 1-1-7），约占 55%，其他表现形式圆形、椭圆形、不规则形。本组有一例基底节出血的形状很像"鸽子"（图 1-1-8 和图 1-1-9）。

因基底节离脑室较近，故高血压性脑出血较外伤性脑出血更易破入脑室。CT 往往可以发现血肿破入脑室的途径，可见到脑室内的出血与血肿相连，基底节出血多从侧脑室前角前外方破入脑室。可能是因为胼胝体膝部与尾状核头部之间有潜在的薄弱区所致。进入脑室的血液可以累及一侧或两侧侧脑室或全部脑室系统。

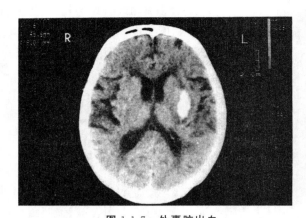

图 1-1-7　外囊脑出血

男,66 岁　左侧外囊出血呈肾形,周围有窄环形低密度水肿带,占位效应不明显。

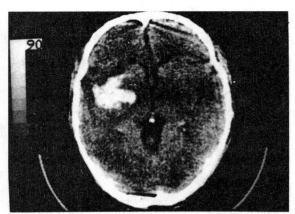

图 1-1-8　不规则形脑出血

男,56 岁　发病后扫描示左侧基底节外囊区血肿呈"鸽子"形。

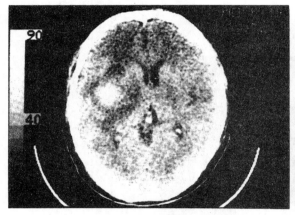

图 1-1-9　吸收期脑出血

与图 1-1-8 同一患者 25d 后复查,血肿密度下降,边缘模糊、缩小,提示血肿从边缘开始吸收,灶周水肿仍较明显。

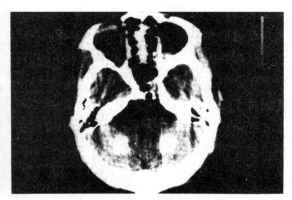

图 1-1-10　小脑脑出血

男,64 岁双侧小脑齿状核部位对称性血肿,注意与钙化区别。

脑室内的积血量较少时,血液下沉至侧脑室的后角或(和)三角区(图 1-1-11),与上方脑室的脑脊液形成一液血平面。如脑室内出血量大则可形成脑室铸形(图 1-1-12)。另外,脑出血一般还沿白质放射纤维扩散,有时范围弥漫时,很难找出最初出血部位。较常见的出血流向有:①基底节内囊区出血向上经过内囊达额顶部皮质下区,向下可由外囊渗入颞叶。②丘脑出血向内入第三脑室,向上破入侧脑室的情况相对较少,有人认为可能与丘脑侧脑室之间存在有中间帆池阻隔有关。但却可以向下至脑干,向外达内囊后肢。③脑干出血,血肿可向后经结合臂进小脑或破入第四脑室,并可向上延及丘脑。④小脑血肿向前穿入脑桥。并可破入第四脑室和桥小脑角池。

(二)CT 增强扫描

高血压性脑出血,急性期和慢性期 CT 表现较为典型,诊断均不难,一般不需要增强,只有在血肿处于等密度时,增强意义较大。CT 增强扫描表现为血肿周边环形增强。但出血早期和晚期(后遗症期)都无强化,一般仅于出血后 1 周~2 个月时出现,最长半年还有增强表现,最早 3d 时即出现。此种强化的原因早期和晚期各有不同,增强早期是由于:①血肿周围肉芽组织增生,其中的大量新生毛细血管,使该处血运多于它处;②这些毛细血管缺乏自身调节机制,导致血液过度充盈;③新生毛细血管缺乏脑血屏障。有学者分析 155 例高血压性脑出血的 CT 资料,发现环状强化的出现与消失过程同血肿高密度灶变小、消失并转为低密度灶的过程有一致的关系,即血肿开始吸收的出血后1～2周内环状强化开始出现,血肿吸收高峰,强化也最为明显,二个月后血肿完全液化变成囊肿,环状强化也不出现。

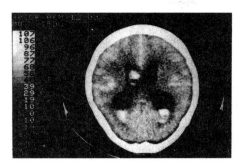

图 1-1-11　脑室内出血

与图 1-1-12　同一患者侧脑室内见脑脊液血液平面,伴轻度移位。

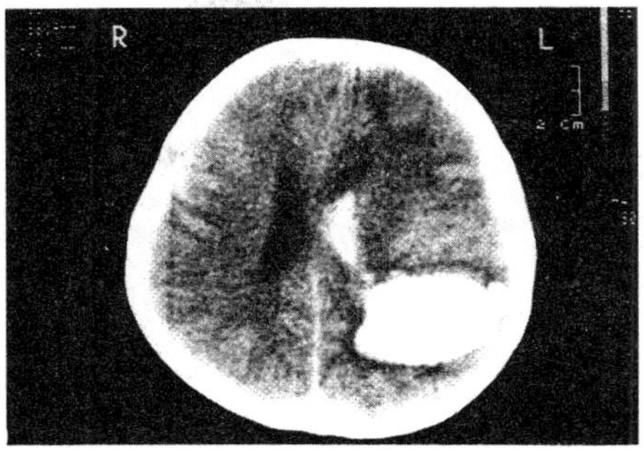

图 1-1-12　脑室铸形

男,15岁左顶叶脑内血肿,破入左侧侧脑室导致侧脑室铸形,

【诊断与鉴别诊断】

根据以上CT表现,高血压性脑出血一般不难做出正确诊断,但要明确出血的原因和来源,则需要与外伤性脑出血、颅内动脉瘤破裂、动静脉畸形(AVM)破裂所致的脑出血、脑肿瘤出血和出血性脑梗死鉴别。

1.高血压性脑出血多发生于中老年人,有高血压病史,且有一定的好发部位,典型的CT表现为肾形。

2.脑血管畸形和动脉瘤,发病年龄较小,多突然发病,出血好发部位与高血压性脑出血不同。有时可见低密度区和钙化,增强扫描有时可以见到动脉瘤和畸形血管的增强。必要时可行脑血管造影和磁共振检查。

3.脑部外伤性脑出血,往往有明确的外伤史,血肿多位于受力点附近或者其对冲部位,常伴有其他颅脑损伤,且血肿外部轮廓不整。

4.肿瘤性脑出血,多在血肿附近可显示肿瘤组织,尤以增强扫描时为明显。

5.出血性脑梗死,发病部位多在脑梗死好发区,一般呈楔形,梗塞大出血小,出血范围不超出梗死区,即出血血管的供血区。

(肖新华)

第二节　脑梗死

一、腔隙性脑梗死

腔隙性脑梗死指最大径<2.0cm的脑梗死。好发于基底核、丘脑、内囊、脑桥及放射冠、小脑等处,为穿支动脉闭塞或栓塞所致。临床表现包括肢体无力或偏瘫等。

【诊断要点】

1.单发或多发圆形或椭圆形、结节状低密度(图 1-2-1),急性期边界模糊,随后逐渐清楚,密度降低,慢性期接近脑脊液密度。

2.3d至1个月呈均匀或斑片状强化。

【特别提醒】

1～2周时因模糊效应可不显示(图 1-2-1B、C)。

二、大面积脑梗死

大面积脑梗死为较大脑动脉闭塞或狭窄所致,是常见的致死性脑疾病之一。大脑中动脉供血区最多见。两支脑动脉供血区交界处的梗死称分水岭梗死。

【诊断要点】

1.大范围扇形或楔形低密度灶,尖端朝向室管膜,早期可见动脉密度增高(CT 值>55HU)、基底核轮廓模糊、局部脑回增粗及脑沟变浅,急性期占位效应明显(图 1-2-2)。

2.3d 后见斑片状、大片状或脑回状强化。

【特别提醒】

1.超急性期病变需采用窄窗及 CT 灌注显示。

2.CTP 与 CTA 联合有助于判断预后。

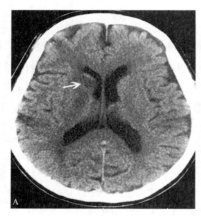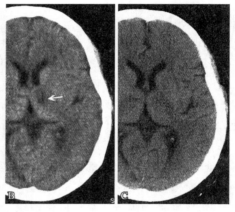

图 1-2-1 腔隙性脑梗死

A.男,72 岁。右尾状核头椭圆形低密度灶(白箭)。B、C.女,39 岁。模糊效应。B.发病 3d 时的 CT,左丘脑腹侧椭圆形低密度灶(白箭);C.12d 复查,上述病变显示不清

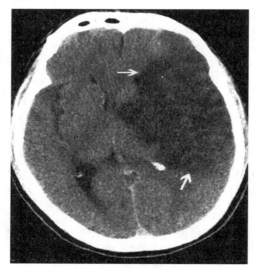

图 1-2-2 大面积脑梗死

男,51 岁。发病 3d。左侧大脑中动脉区大面积脑梗死。左侧额颞叶与基底节区大范围扇形低密度灶(2 个白箭),局部脑沟消失,左外侧裂、左侧侧脑室受压变窄,中线结构弧形右移

三、脑梗死继发出血性转化（HT）

急性脑梗死后可继发不同程度出血,推测与血管基底膜及血脑屏障破坏有关,表现为从斑点状出血到大块出血。约 25%病例在原有症状基础上病情加重。

【诊断要点】

1.平扫为低密度灶内斑点状、结节状或块状高密度影,CT 值 50~90HU(图 1-2-3A、B)。

2.出血演变与自发性脑出血类似。

3.欧洲急性卒中合作研究(ECASS)根据程度将 HT 分为 HI1、HI2、PH1 及 PH2。

【特别提醒】

1.尸解发现率高达 71%,CT 只能检出其中小部分,仅出血较多者才有临床意义。

2.T_2WI 与 SWI 对本病敏感。

四、栓塞性脑梗死

栓塞性脑梗死为栓子脱落所致的脑梗死。基础疾病包括风湿性心脏病、心房纤颤、心内膜炎、心肌梗死、心肌病、心脏手术后、动脉系统血栓、肺栓塞、感染、手术及介入操作、先天性心脏病等。特点为多发性、易出血及见于血管末梢供血区。临床表现为急性神经功能障碍,少数病例症状不明显。

【诊断要点】

1.常为多发性片状、楔形、结节状及不规则形低密度(图 1-2-4),大脑中动脉供血区最常见,包括基底节、皮质下及皮质区。

2.50%以上继发出血。

【特别提醒】

多发病变需与转移瘤及感染性病变鉴别,碘化油栓塞者局部见极高密度。

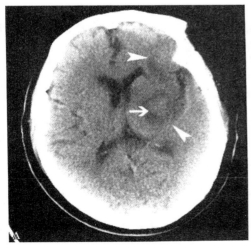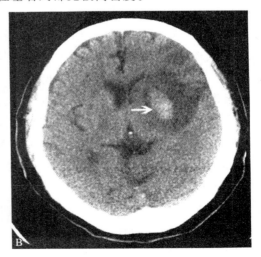

图 1-2-3　脑梗死出血性转化

男,74 岁。A.发病 1d。左额叶、左基底节、左岛叶大片低密度(2 个白箭头),左基底节处似见稍高密度(白箭);B.5d 后复查,左基底节边界清楚的肾形高密度影(白箭)

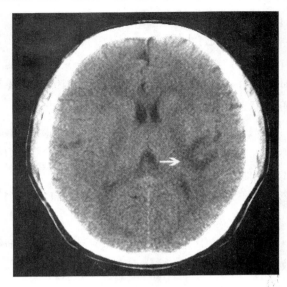

图 1-2-4　栓塞性脑梗死
男,49 岁。胃底静脉曲张内镜下硬化治疗术后。左基底节后部局限性低密度灶(白箭)

（肖新华）

第三节　蛛网膜下隙出血

　　蛛网膜下隙出血(SAH)是指颅内血管破裂后血液流入蛛网膜下隙。按病因分为外伤性和自发性两大类,前者有颅脑外伤病史;后者可因颅内动脉瘤、高血压动脉硬化和颅内血管畸形等导致血管破裂而引起,其中颅内动脉瘤是引起蛛网膜下隙出血最常见的原因,约占 50%。本节主要叙述自发性蛛网膜下隙出血,发病率占急性脑血管疾病的 7%～15%。发病年龄不等,成人多见,以 30～40 岁年龄组发病率最高,男性稍多于女性。

【诊断要点】

　　1.症状和体征　发病急,往往都是突然起病,之前常有过度劳累、情绪激动、咳嗽、用力排便等明显诱发因素。临床主要表现为突发性剧烈头痛、呕吐、意识障碍、抽搐、偏瘫、脑膜刺激征等。

　　2.腰椎穿刺　血性脑脊液为本病确诊依据。

　　3.脑血管造影　可以显示蛛网膜下隙出血所造成的脑血管痉挛等征象,可帮助明确蛛网膜下隙出血的原因。

　　4.CT 检查　表现为基底池、侧裂池及脑沟内较为广泛的高密度区,出血量大时呈铸型。常可并发脑缺血、脑梗死、脑水肿等改变。

【MRI 表现】

　　1.在急性期不敏感,在亚急性期和慢性期显示较好。

　　2.急性期以 FLAIR 显示较佳,呈高信号;亚急性期表现为蛛网膜下隙内局灶性信号异常,在 FLAIR、T_1WI 和 T_2WI 上均呈较高信号(图 1-3-1)。

　　3.慢性期则在 T_2WI 上出现低信号影,较具特征性。

　　4.脑实质内可能同时有出血和梗死存在。

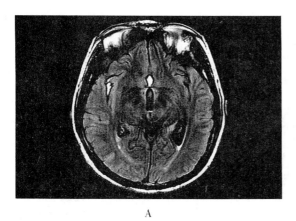 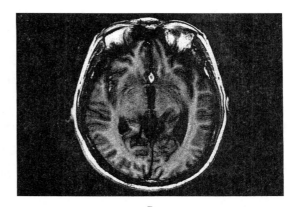

A　　　　　　　　　　　　　　　B

图 1-3-1　蛛网膜下隙出血

A.T₁WI 示前纵裂池和右侧外侧裂内片状高信号；

B.FLAIR 亦为高信号

（索　峰）

第四节　颅内动脉瘤

颅内动脉瘤是指颅内动脉的局限性异常扩张。发病率为 0.2%～1%，以 40～60 岁多见，男女发病之比为 2∶3。根据病因可分为先天性、动脉硬化性、感染性和外伤性等。颅内动脉瘤多数发生在脑底动脉环的前半部，约 90% 起自颈内动脉系统，10% 起自椎-基底动脉系统。直径小于 0.5cm 的为小型动脉瘤，0.5～1.5cm 的为一般动脉瘤，1.5～2.5cm 的为大型动脉瘤，大于 2.5cm 的为巨型动脉瘤。

【诊断要点】

1.症状和体征

（1）未破裂动脉瘤：大多无特殊症状，大型动脉瘤可影响到邻近的脑神经或脑组织而产生相应的症状和体征，如动眼神经麻痹、三叉神经痛、面部感觉减退、视野缺损等，有的可出现持续性偏头痛、突眼、颅内血管杂音等。

（2）动脉瘤破裂：可形成蛛网膜下隙出血或脑内出血、脑室内出血，表现为突发剧烈头痛、恶心、呕吐、偏瘫及精神症状等。

2.腰椎穿刺　如疑有蛛网膜下隙出血，可行腰椎穿刺检查，脑脊液呈血性。

3.X 线平片　对于巨型动脉瘤诊断有一定参考价值，可发现弧形钙化及由于瘤壁压迫而造成的颅骨骨质吸收改变。

4.脑血管造影　能直接显示动脉瘤的部位、大小、形态、数目及瘤内有无血栓等。

5.CT 检查　未破裂动脉瘤 CT 平扫表现为圆形或类圆形稍高密度影。增强后瘤腔呈明显均匀强化，边缘清晰；部分病例可见瘤内血栓形成表现为"靶征"。完全血栓形成者增强扫描后动脉瘤壁环状强化而中心部分强化不明显。动脉瘤破裂出血者可显示蛛网膜下隙出血、脑内血肿和脑室内积血。CTA 检查可直接显示动脉瘤、瘤内血栓及载瘤动脉。

【MRI 表现】

1.MRI 显示动脉瘤取决于瘤体大小、血流特征、瘤内血栓、瘤壁钙化及含铁血黄素沉积等因素。

2.动脉瘤的瘤腔在 T_1WI 和 T_2WI 图像上呈低信号（图 1-4-1）。动脉瘤内有涡流时，也可产生轻微的不均质信号。

3.动脉瘤内血栓显示为高低相间的混杂信号（图 1-4-2）。

4.MRA 检查可直接显示动脉瘤大小、形态，瘤内血栓及载瘤动脉（图 1-4-3）。

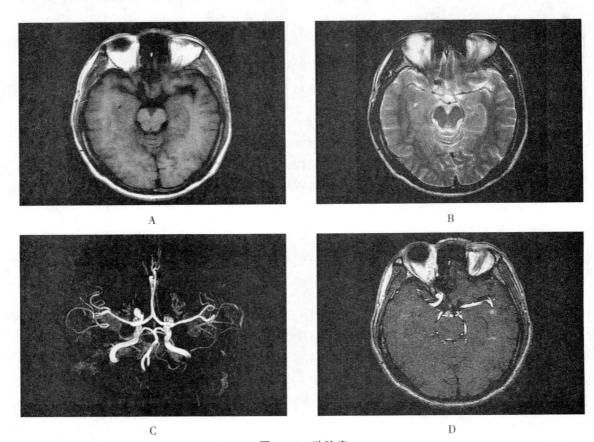

A   B

C   D

图 1-4-1 动脉瘤

A.B.T_1WI 和 T_2WI 示右侧额叶小圆形流空信号，边界清楚；

C.D.MRA 及其原始图像示动脉瘤与右侧颈内动脉末端相连

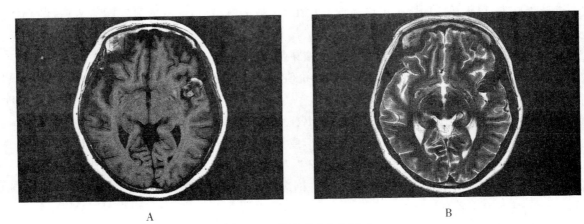

A   B

图 1-4-2 动脉瘤伴血栓形成

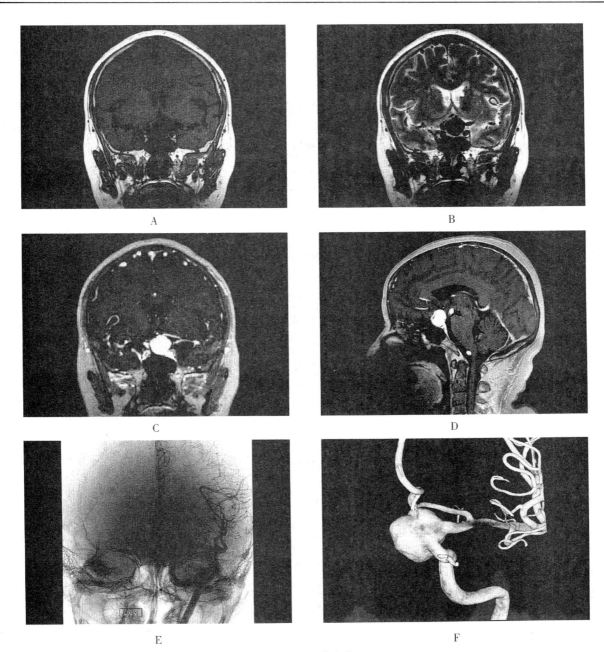

图 1-4-3 动脉瘤

A.B.T₁WI 和 T₂WI 见鞍区一类圆形病灶,病灶边界清楚,其内呈流空信号;

C.D.增强扫描示瘤体呈明显强化,与动脉血管强化一致;

E.F.DSA 及 VR 重组图示左侧颈内动脉海绵窦段动脉瘤

(索 峰)

第五节　颅内动静脉畸形

颅内动静脉畸形(AVM)发病率为 0.35%～1.1%,可发生于任何年龄,多见于 40 岁以前的青壮年,男性略多于女性。90% 发生于幕上,多见于大脑中动脉分布区的脑皮质,也可发生于侧脑室脉络丛、硬脑膜、软脑膜、小脑及脑干。病灶大小差异很大,动静脉畸形病理表现为迂曲扩张的供血动脉与引流静脉之间无正常毛细血管床,而通过畸形的血管襻直接相通,形成异常的血管团。畸形血管易破裂出血致蛛网膜下隙或颅内出血,由于动静脉短路,周围脑组织因缺血而发生萎缩,称为"盗血现象"。

【诊断要点】

1.症状和体征

(1)出血:AVM 主要症状是出血,表现为蛛网膜下隙出血及脑实质出血。发病较突然,出现头痛、呕吐、昏迷、偏瘫,且可反复多次出血。

(2)癫痫:癫痫的发生率仅次于出血,发作可为局灶性,亦可为全身性。

(3)头痛:间歇性反复发作性头痛亦是本病常见的症状,约有 60% 以上患者有长期头痛发作史。

(4)其他表现:进行性神经功能障碍,主要表现为运动或感觉性瘫痪,此外还有智力减退、颅内杂音、眼球突出等。

2.脑血管造影　是诊断 AVM 可靠的方法,可以显示动静脉畸形异常血管团、明显增粗迂曲的供血动脉及引流静脉、动静脉短路等。

3.CT 检查　平扫表现为局灶性团块状或点线状混杂密度区,形态不规则,边界不清,可有钙化。增强扫描病灶区呈蚯蚓状、团块状强化,有时可见点线状迂曲扩张血管影,其周围可见粗大供血动脉和迂曲扩张的引流静脉。可出现局限性脑萎缩,无占位效应,无脑水肿。AVM 破裂出血呈高密度。CTA 可直接显示畸形血管团、供血动脉和引流静脉。

【MRI 表现】

1.畸形血管团由于流空效应,在 T_1WI 及 T_2WI 均无信号。迂曲血管呈蚓状、线状或团状。

2.回流静脉 T_1WI、T_2WI 为低信号,T_2WI 有时可为高信号;供血动脉表现为低或无信号。

3.不伴出血时,病灶无占位效应及周围水肿,邻近脑组织呈萎缩改变。

4.伴出血时可见颅内血肿的表现,同时出现占位性改变及脑水肿。

5.MRA 能够清晰显示畸形血管团、供血动脉及引流静脉等改变(图 1-5-1)。

6.鉴别诊断:海绵状血管瘤在 T_1WI 上多呈高信号、稍高信号或混杂信号,T_2WI 上呈高低混杂信号,境界清楚。病灶内无流空血管影。T_2WI 病灶周围可见低信号环,使病变呈"爆米花"状,具有特征性。增强扫描看不到增粗的供血动脉及扩张迂曲的引流静脉,病灶轻微强化或无强化。

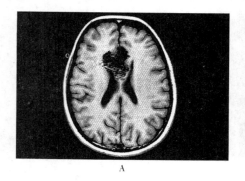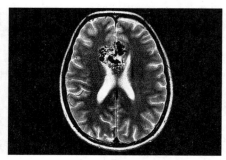

A　　　　　　　　　　　　　　B

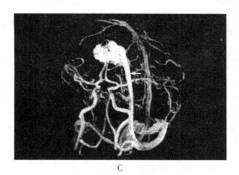

C

图 1-5-1 动静脉畸形

A.B.T₁WI 和 T₂WI 示双侧额叶和胼胝体膝部迂曲的畸形血管团,呈流空信号,管腔粗细不均;

C.MRA 示病灶由双侧大脑前动脉供血,引流入下矢状窦(↑)

（索　峰）

第六节　颅脑外伤

一、弥漫性轴索损伤

弥漫性轴索损伤是指颅脑遭受旋转力外伤时,脑白质、脑灰质、灰白质交界处及中线结构等部位被撕裂,神经轴索肿胀、断裂,并伴随小血管的破裂。

【诊断要点】

1.症状和体征　临床常发生昏迷,多数患者很快死亡,部分患者长时间处于植物人状态。

2.CT 表现　CT 检查时可表现阴性,也可以显示不同程度的脑肿胀和小灶性出血或者更广泛的损伤。呈弥漫性脑实质低密度改变,边缘不清,脑室变小,或同时伴有斑点状高密度出血等改变,中线结构偏移不明显或偏移。

【MRI 表现】

1.典型的弥漫性轴索损伤发生在四个部位,即胼胝体、皮髓交界区、上部脑干和基底节。

2.病灶在 T₁WI 上呈低信号,T₂WI 上表现为高信号,其内出血在 T₁WI 上呈高信号(图 1-6-1)。

3.梯度回波序列 T₂WI 或 SWI 可以更容易显示病灶内的出血灶,呈斑点状、小片状低信号。

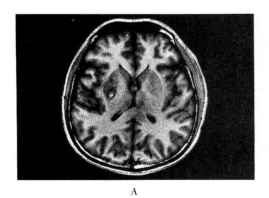

A

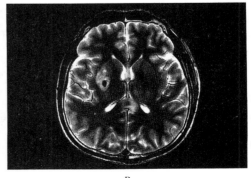

B

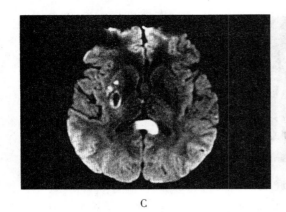
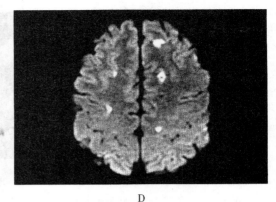

C   D

图 1-6-1　弥漫性轴索损伤

A.T_1WI 示右侧豆状核和胼胝体压部片状低信号,豆状核内圆形高信号为出血;

B.病灶在 T_2WI 呈高信号,出血呈低信号;

C.D.DWI病变呈斑片状高信号,出血呈明显低信号,另一层面 DWI 示双侧额顶叶皮髓交界区多发病灶,

其内并见小灶性低信号出血

二、硬膜外血肿

硬膜外血肿是指外伤后积聚在硬膜外腔的血肿。硬膜外血肿占颅脑损伤的 2%～3%,占全部颅内血肿的 30%,成人多见,小儿较少发生。绝大多数是由于颅骨骨折引起脑膜中动脉撕裂,形成急性硬膜外血肿;少数为静脉源性,血肿形成晚,可呈亚急性或慢性病程。硬膜外血肿大多位于颞部,其次是额、顶部。由于硬脑膜与颅板紧密相贴,故血肿范围较局限。

【诊断要点】

1.症状和体征　硬膜外血肿多发生于头颅直接损伤部位,常为加速性头颅外伤所致。硬膜外血肿可继发于各种类型的颅脑损伤,由于原发性脑损伤程度不一,血肿部位又有不同,意识变化也有不同表现。

(1)伤后出现昏迷→意识清醒(好转)→再昏迷,为硬膜外血肿典型的意识表现。

(2)伤后无昏迷,至颅内血肿形成后,逐渐出现颅内压增高及意识障碍。

(3)伤后持续昏迷,且进行性加深。

(4)出现头痛、呕吐、躁动不安等颅内压增高表现,并可以出现血压升高、呼吸和心率减慢、体温上升是曲线的典型变化。

(5)单纯的硬膜外血肿,早期较少出现神经系统体征;当血肿增大压迫脑功能区时,可表现出相应的阳性体征;当血肿继续增大出现瞳孔散大、偏瘫等征象往往提示有脑疝形成。

2.CT检查　典型CT表现为颅骨内板下梭形高密度区,边缘光滑锐利,密度多较均匀。可伴有局部颅骨骨折,有时可见硬膜外积气。中线结构移位较轻。亚急性期或慢性期硬膜外血肿,可呈稍高、等或混杂密度,最后变为低密度。血肿包膜的钙化较常见。增强扫描可显示血肿包膜增强。

【MRI表现】

1.颅骨内板下梭形异常信号,边缘光滑锐利,通常血肿较局限,一般不跨越颅缝。

2.急性期硬膜外血肿在 T_1WI 信号与脑组织类似,血肿与脑组织间可见线样低信号的硬脑膜,在 T_2WI 血肿呈低信号。

3.亚急性期硬膜外血肿在 T_1WI 和 T_2WI 均呈高信号(图 1-6-2)。

4.慢性期硬膜外血肿在 T_1WI 呈不均质等信号或低信号,T_2WI 呈高信号。

5.增强扫描血肿不强化,包膜可强化。

6.邻近脑组织受压内移,中线结构向对侧偏移。

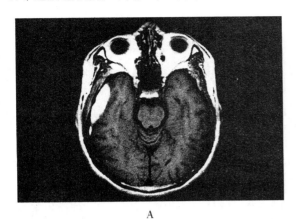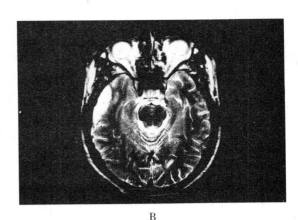

A   B

图 1-6-2　亚急性期硬膜外血肿

A.T_1WI 示右颞部梭形高信号灶,边界清楚,邻近脑组织受压内移;

B.病灶在 T_2WI 亦呈高信号

三、硬膜下血肿

硬膜下血肿是发生在硬脑膜与蛛网膜之间的血肿。是颅脑损伤常见的继发损害,占颅脑损伤的 $5\%\sim6\%$,占全部颅内血肿的 $50\%\sim60\%$。根据血肿形成时间和临床表现可分为急性、亚急性和慢性三型。①急性期硬膜下血肿:指发生于 3 天以内者,最为常见。其中复合型常为脑挫裂伤直接造成皮质血管破裂引起出血,发展迅速,预后较差;单纯型常为脑底静脉窦破裂,而脑原发损伤不明显,此型虽然出血量较大,常为双侧,但手术治疗预后较好。②亚急性期硬膜下血肿:形成于损伤后 4 天至 3 周,原发脑损伤常较轻,常为皮质小血管撕裂,出血较缓慢。③慢性期硬膜下血肿:形成于损伤后 3 周以上者,多见于中老年人。常为桥静脉断裂出血,一般不伴有脑挫裂伤,出血量少而慢,缓缓扩散。硬膜下血肿好发于额颞部,由于蛛网膜几乎无张力,所以血肿范围较广。

【诊断要点】

1.硬膜下血肿　一般无颅骨骨折或骨折仅位于暴力部位,常为减速性头颅损伤所致。

2.急性期硬膜下血肿　病情大多较重,且发展迅速,常表现为持续性昏迷,并呈进行性恶化,较少出现中间清醒期,生命体征变化明显,常缺乏局部定位症状,较早出现颅内压增高、脑受压和脑疝症状。

3.亚急性期硬膜下血肿　往往表现为头痛、呕吐加剧、躁动不安及意识进行性恶化。常有中间清醒期,至脑疝形成即转入昏迷。

4.慢性期硬膜下血肿　患者年龄常较大,只有轻微的外伤史,主要表现为慢性颅内压增高、神经功能障碍及精神症状。

5.CT 检查　急性期硬膜下血肿表现为颅骨内板下方新月形高密度区,血肿范围常较广。亚急性期血肿可呈高密度、等密度、混杂密度。慢性期血肿呈低密度改变。中线结构移位明显。

【MRI 表现】

1.颅骨内板下方新月形异常信号区,范围常较广,可跨越颅缝,但不越过中线;或位于大脑镰旁、小脑幕上下,呈条带状。

2．急性期血肿在 T_1WI 上可呈等信号、稍高信号或稍低信号，在 T_2WI 上呈低信号。

3．亚急性期血肿在 T_1WI 和 T_2WI 上均呈高信号（图 1-6-3，图 1-6-4）。

4．慢性期血肿在 T_1WI 上多表现为低信号，在 T_2WI 上呈高信号。

5．增强扫描血肿包膜强化。

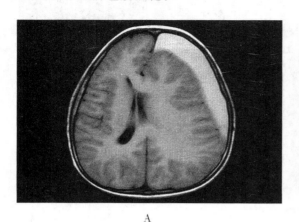 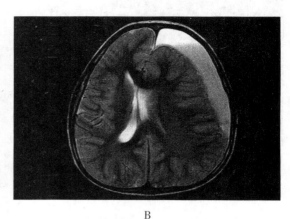

A   B

图 1-6-3　亚急性期硬膜下血肿

A.T_1WI 示左侧半球颅板下方新月形高信号灶，边界清楚，邻近脑组织受压内移，同侧侧脑室受压变窄；

B.病灶在 T_2WI 亦呈高信号

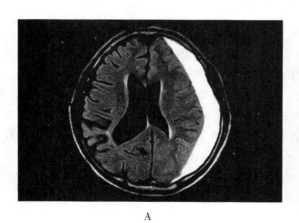 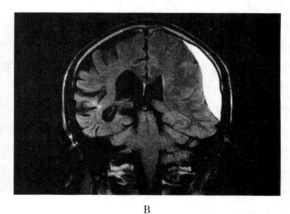

A   B

图 1-6-4　亚急性期硬膜下血肿

A.B.横断面和冠状面 FLAIR 示左侧额顶部颅板下方新月形高信号灶，边界清楚，邻近脑组织受压内移，同侧侧脑室受压变窄

四、硬膜下积液

硬膜下积液又称硬膜下水瘤，是外伤后硬膜下腔出现的脑脊液积聚，也可见于脑膜炎或脑部手术后等。占颅脑外伤的 0.5%～1%，常发生于一侧或两侧额颞部，以双侧额部为多见。硬膜下积液系颅脑外伤引起蛛网膜撕裂，形成单向活瓣，脑脊液只能进入硬膜下腔而不能回流，或液体进入硬膜下腔后，蛛网膜破裂处被血块或水肿阻塞，使脑脊液积聚在硬膜下腔。硬膜下积液可以分为急性和慢性，一般急性少见，在数小时内形成，慢性者可有包膜。

【诊断要点】

1．症状和体征　局部脑受压和进行性颅内压增高的表现。外伤后有逐渐加重的头痛、呕吐和视神经乳头水肿等。

2.CT 检查　颅骨内板下方新月形低密度区,发生于双侧额部多见,常深入到纵裂前部,接近于脑脊液密度。无或只有轻微占位效应,周围无脑水肿。

【MRI 表现】

1.颅内板与脑表面分离,其间为积液,呈带状、新月状。

2.大脑半球凸面受压变平或轻度内陷,脑沟变平或消失,脑皮质内移。

3.MRI 各序列均与脑脊液信号一致,呈 T_1WI 低信号,T_2WI 高信号,FLAIR 上呈低信号(图 1-6-5)。

4.感染所致的硬膜下积液,若其内蛋白较多时,T_1WI 稍高于脑脊液信号,但也可呈脑脊液样信号。

5.大量积液时可有明显的占位效应,中线移位。

6.增强扫描不强化。

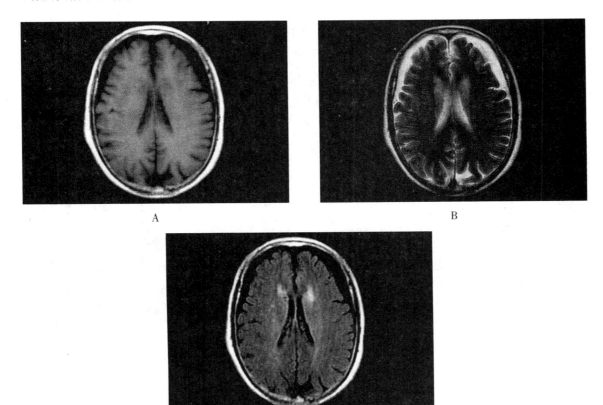

图 1-6-5　硬膜下积液

A~C.T_1WI 示双侧额部颅板下方新月形低信号灶,边界清楚,邻近脑组织受压内移,
脑沟变窄;病灶在 T_2WI 呈高信号,FLAIR 上信号被抑制

五、脑内损伤

(一)脑内血肿

外伤性脑内血肿是指脑实质内出血形成的血肿,多数为对冲性脑挫裂伤出血所致,也可为着力部位直接受到冲击伤所致。好发于额叶、颞叶,其次是顶叶、枕叶。血肿多较表浅,少数位于脑深部、脑干及小脑

等处。血肿位于深部或靠近脑室者可破入脑室,形成脑室内积血。外伤性脑内血肿大多属于急性,少数患者血肿形成较晚,在外伤后 24～72 小时发生迟发性血肿。

【诊断要点】

1.外伤性脑内血肿常为多发性,且大多并发有脑挫裂伤、硬膜下血肿和蛛网膜下隙出血,外伤后随即出现进行性颅内压增高及血肿附近脑组织受压征象,严重的可引起脑疝形成。

2.根据血肿部位、脑挫裂伤程度、出血量多少的不同可表现为不同程度的意识障碍和神经系统的定位体征。

3.颅脑外伤患者 CT 检查阴性,如果病情进行性加重或突然变化,应密切随访,以尽早发现迟发血肿。

4.CT 检查:外伤性脑内血肿表现为圆形或不规则形均匀高密度区,一侧或双侧,常为多发,CT 值为 50～80HU,周围可有低密度水肿带环绕,伴有占位效应。

【MRI 表现】

1.急性期脑内血肿,T_1WI 为等信号,T_2WI 为低信号(图 1-6-6),也可因血肿区水分增加在 T_1WI 呈稍低信号,在 T_2WI 呈稍高信号。

2.亚急性期脑内血肿,T_1WI 和 T_2WI 均表现为高信号,增强扫描可表现为环形强化。

3.慢性期血肿,由于含铁血黄素沉积,血肿在 T_2WI 呈低信号。

4.外伤性脑内血肿多同时有明显的脑挫伤,表现为大片脑挫伤区内有出血,出血灶可单发或多发。

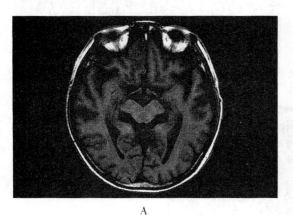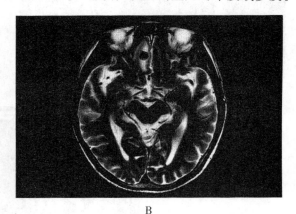

A　　　　　　　　　　　　　　　　　　B

图 1-6-6　急性期脑内血肿

A.T_1WI 示右额叶圆形等信号灶,边界清楚,周围见片状低信号水肿;

B.血肿在 T_2WI 呈低信号,周边水肿呈高信号

(二)脑挫裂伤

脑挫裂伤为脑挫伤和脑裂伤的统称,是指颅脑外伤所致的脑组织器质性损伤。常发生于暴力打击的部位和对冲部位,尤其是后者。脑挫伤可引起脑组织静脉淤血、脑水肿、脑肿胀、液化、坏死及散在小出血灶;脑裂伤有脑组织、软脑膜和血管撕裂,造成散在、多发小灶出血,二者常同时合并存在。脑挫裂伤如出血较多,可发展成脑内血肿。多见于额极、颞极和颞叶底部,常伴发不同程度的蛛网膜下隙出血,是最常见的颅脑损伤之一。

【诊断要点】

1.常有头痛、恶心、呕吐,产生颅内压增高征象,临床表现与致伤因素、受伤部位、损伤范围和程度有关。

2.轻者可无原发性意识障碍,重者可昏迷。伤情不同,昏迷程度、时间长短各异。

3.一般都有生命体征改变。早期都有呼吸、脉搏浅弱,节律紊乱,血压下降,常于外伤后不久逐渐恢复。若持续低血压或已恢复正常随后又发生变化者要注意有无复合损伤、颅内血肿等继发改变。

4.脑皮质功能受损时,可出现相应的定位体征,如瘫痪、感觉障碍、局灶性癫痫等征象。

5.如合并有蛛网膜下隙出血,常有脑膜刺激征象。

6.CT 检查:急性脑挫裂伤表现为斑片状或大片状低密度脑水肿区,其中呈现有多发、散在点状高密度出血灶。可有不同程度的占位效应。重者出现脑疝征象。

【MRI 表现】

1.脑挫裂伤的 MRI 表现变化较大,常随脑水肿、出血和液化的程度而异。

2.非出血性脑挫伤,呈斑片状 T_1WI 低信号和 T_2WI 上高信号。

3.出血性脑挫裂伤,随着血肿内成分的变化,信号强度也有所变异,T_1WI 上一般表现为片状低信号内见斑片状高信号出血(图 1-6-7)。

4.常可在对冲部位见到表现相似的对冲伤。

5.慢性期坏死组织液化吸收,呈囊状或片状脑脊液样信号,周围胶质增生在 FLAIR 上呈高信号,局部脑组织呈萎缩改变(图 1-6-8)。

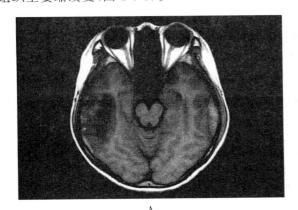
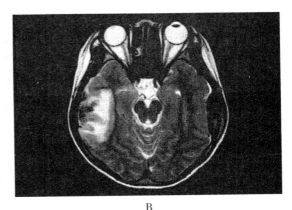

A   B

图 1-6-7 脑挫裂伤伴硬膜外血肿

A.T_1WI 示右颞叶大片状低信号灶,内见斑片状稍高信号出血,左颞部硬膜外血肿呈高信号;

B.T_2WI 示右颞叶大片状高信号灶,其内出血呈低信号,左颞部硬膜外血肿亦呈低信号

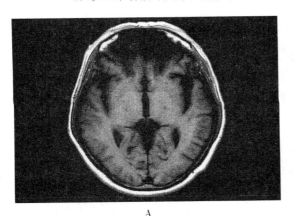
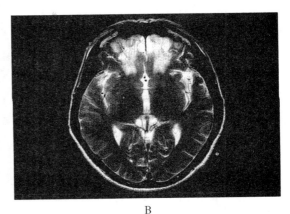

A   B

图 1-6-8 慢性期脑挫裂伤

(肖新华)

第七节　脑白质病

一、多发性硬化

多发性硬化(MS)是以病灶多发、病程呈缓解与复发交替为特征的中枢神经系统最常见的脱髓鞘疾病之一。多见于中年女性,起病年龄为 10～50 岁。45％～50％ 的 MS 患者同时累及脊髓。一般认为,本病是一种自身免疫性疾病。病理上以白质脱髓鞘改变为主,呈典型的硬化斑和白质软化坏死。常见受累部位有大脑半球、脑干、脊髓及视神经。

【诊断要点】

1.症状和体征　常见于中青年女性。起病年龄多在 10～50 岁之间。临床上起病急,病程短,症状重,反复加重与缓解交替进行为其特征。常有癫痫、感觉或运动障碍以及精神症状等,视神经损害是早期症状之一。本病肾上腺皮质激素治疗有效。

2.脑脊液检查　脑脊液 IgG 增高是病变活动的生化指标。

3.脑电图检查　诱发电位的测定有利于诊断。体感诱发电位及视觉诱发电位均明显延迟。

4.CT 检查　平扫示脑白质内多发类圆形低密度灶,增强后活动期病灶均匀或环形强化。

【MRI 表现】

1.病变主要位于大脑半球白质、脑干及脊髓,也可见于小脑半球。

2.病灶在 T_1WI 上呈低信号,在 T_2WI 呈高信号。

3.病灶多发,大小不一;在轴位多呈圆形或类圆形,在冠状面和矢状面呈条状,垂直于侧脑室,称为"直角脱髓鞘征"。

4.无明显占位效应,少数周围有水肿。

5.增强后相对静止期病灶无强化,活动期病灶呈均匀或环形强化(图 1-7-1)。同一患者可以新旧病灶同时存在。

6.晚期患者可伴有脑萎缩。

7.MRS 可区分急性斑块和慢性斑块,急性病灶表现为 Cho 峰明显升高,Cr 峰降低,NAA 峰明显降低,Cho/Cr 比例升高,可出现 Lip 峰、Lac 峰;慢性期 Cho 峰及 Cho/Cr 比例趋向正常,Lip 峰和 Lac 峰消失,NAA 峰降低。

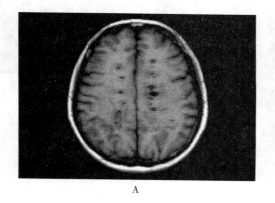

A

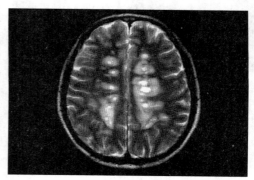

B

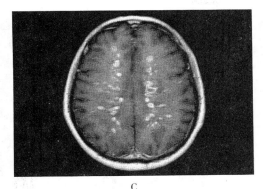
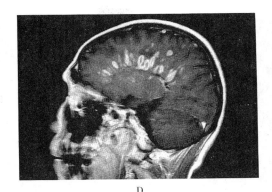

C D

图 1-7-1 多发性硬化

A.B.侧脑室旁多发病灶,T₁WI 呈低信号,T₂WI 呈高信号;

C.D.增强后病灶均匀性或环形强化,矢状面增强示病灶与侧脑室垂直

二、同心圆性硬化

同心圆性硬化又称 Balo 病,是罕见的大脑白质脱髓鞘性疾病,现在多数学者认为本病可能是弥漫性硬化的一个变异型。发病年龄一般在 20~50 岁,以青壮年女性为多。本病特征性的病理改变是在大脑半球白质病变区内常见多个同心圆形改变,即脱髓鞘区和髓鞘保存区交替呈同心圆形排列,距中心区越远,髓鞘脱失区越宽。

【诊断要点】

1.症状和体征 多数发病急,个别呈亚急性起病。临床上可有精神症状,表现为木僵、缄默、性格和行为异常,可有锥体束征阳性。随后出现大脑多病灶性征象,包括失语、斜视、眼球浮动、掌颏反射或吮吸反射阳性等。可以合并感染而发热。

2.肾上腺皮质激素治疗有效。

3.CT 检查 两侧大脑半球深部白质圆形或类圆形低密度区,其内可见同心圆形改变,黑白相间,增强扫描病灶可强化。

【MRI 表现】

1.双侧大脑半球深部白质圆形或类圆形病灶,常为多发,也可单发,额叶、顶叶和半卵圆中心是好发部位。

2.T₁WI 上病灶呈同心圆形结构,低信号为髓鞘脱失区,等信号为髓鞘相对正常区(图 1-7-2,图 1-7-3)。

3.T₂WI 上病灶呈高信号,同心圆结构多显示不明显。

4.矢状面和冠状面上病灶与侧脑室相垂直。

5.增强扫描等信号部分呈轻、中度葱皮样强化。

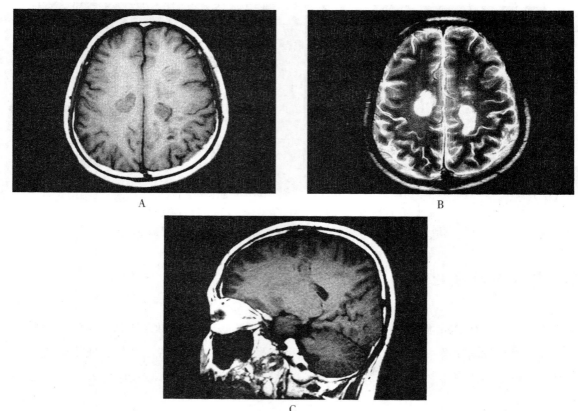

图 1-7-2 同心圆性硬化

A～C.双侧半卵圆中心内病灶,在 T_1WI 病灶呈同心圆形结构,T_2WI 呈高信号,矢状面 T_1WI 示病灶垂直于侧脑室

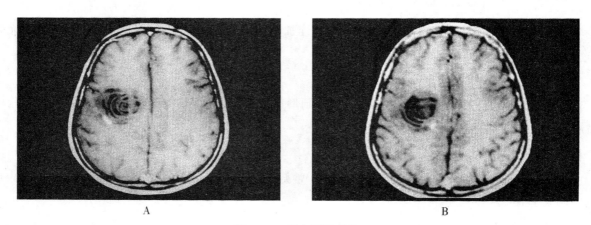

图 1-7-3 同心圆性硬化

A.B.T_1WI 病灶的同心圆形结构显示清晰,边缘显示不清,为水肿和脱髓鞘区

三、肾上腺脑白质营养不良

肾上腺脑白质营养不良是一种罕见的伴性隐性遗传性疾病。本病使脑白质脱髓鞘,肾上腺皮质功能低下。本病多发于 3～12 岁男孩,成人偶见。病理上大脑皮质厚度正常或萎缩,顶叶、枕叶、颞后脑白质出现对称性的脱髓鞘改变,可侵及胼胝体,额叶脱髓鞘多呈不对称性改变。临床上将肾上腺脑白质营养不良

分为三种类型：新生儿型、儿童型、成人型。

【诊断要点】

1.症状和体征

(1)临床表现为进行性的智力减退、行为异常及皮肤色素异常沉着症，患者在几年内死亡。

(2)成人型病程长，可表现为肾上腺功能不全、性功能减退、小脑性共济失调以及智力减退等。新生儿型在出生后 4 个月内出现症状，常见面部畸形、肌张力减退、精神发育迟缓等，2 岁前死亡。

(3)肾上腺皮质功能低下。

2.CT 检查　平扫为两侧顶枕叶侧脑室后角周围白质区对称性低密度病灶，增强扫描活动性病灶边缘呈花边样强化。

【MRI 表现】

1.双侧大脑半球白质内片状 T_1WI 低信号和 T_2WI 高信号，以侧脑室三角区周围最好发，呈"蝶翼状"。

2.典型表现为病灶最先见于两侧顶枕区，呈对称性分布，继而向前发展累及额部，^1H-MRS 检查可显示这一发展过程。

3.病灶无占位效应。

4.增强后病灶边缘呈不规则环形强化(图 1-7-4)。

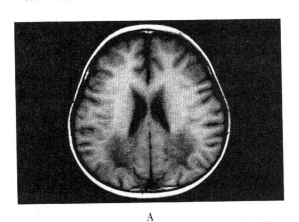

A

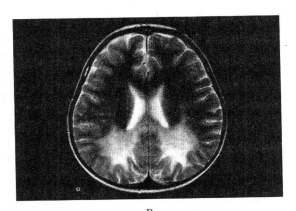

B

C

图 1-7-4　肾上腺脑白质营养不良

A～C.两侧顶枕叶侧脑室后角周围白质区对称性病灶，T_1WI 呈低信号，T_2WI 呈高信号，无占位效应，
增强后病灶边缘不规则环形强化

四、脱髓鞘性假瘤

脱髓鞘性假瘤是一组介于急性弥漫性脑脊髓炎和多发性硬化的中间型,其病因不明,可能与早年的麻疹病毒感染有关。病理上病变部位见淋巴细胞和巨噬细胞浸润,为其一个显著特征。冰冻切片上不易与星形细胞瘤鉴别,免疫组化 HAM-56 和 CD-68 染色可很好地鉴别两者。女性多见,平均年龄为 37 岁。

【诊断要点】

1.症状和体征:急性或亚急性起病,颅高压症状出现时间早,主要临床表现为头痛、视盘水肿、偏瘫、癫痫等。

2.发病前常有病毒感染史或疫苗接种史。

3.肾上腺皮质激素治疗有效。

4.CT 检查:脑白质内类圆形低密度灶,有占位效应,增强后可强化。

【MRI 表现】

1.病灶多单发,少数可多发,可发生在中枢神经系统任何部位,多位于白质内,也可位于灰白质交界处、基底节、丘脑。

2.圆形或类圆形,T_1WI 呈低信号,T_2WI 呈高信号。

3.占位效应和瘤周水肿轻微,与病灶大小不成比例。

4.增强后病灶多呈条状、环形或均匀强化。环形强化一般为开环形,强化缺口位于灰质侧(图 1-7-5)。

5.PWI 原始图像可见条形血管贯穿病灶,具有特征性。

6.MRS:NAA 峰正常或轻度降低,Cho 升高,可见 Lac 峰。

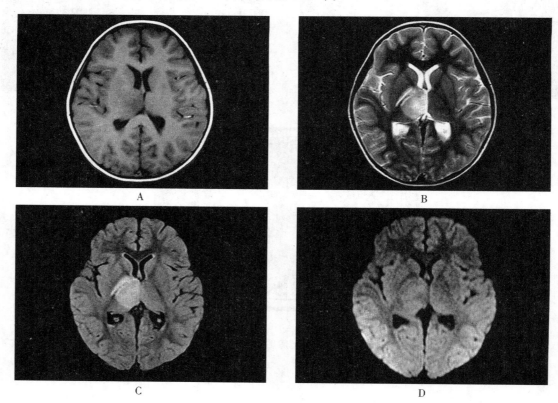

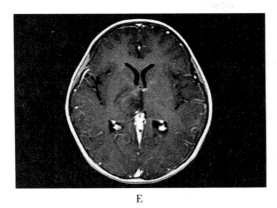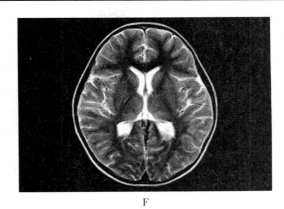

E　　　　　　　　　　　　　　　F

图 1-7-5　脱髓鞘性假瘤

A.B.右侧丘脑及基底节区见类圆形长 T_1、长 T_2 信号病灶,占位效应轻;

C.FLAIR 上病变呈高信号;

D.DWI 上呈等信号;

E.增强扫描病灶内见条状不均匀强化;

F.激素治疗后复查病变好转

五、急性播散性脑脊髓炎

急性播散性脑脊髓炎(ADEM)是一种发生在某些感染后的中枢神经系统髓鞘脱失,如麻疹、水痘、腮腺炎、流行性感冒等,亦可发生于狂犬病等疫苗接种后。任何年龄均可发生,但多见于儿童和青年,无明显性别差异。病理上病变处血管周围炎性细胞浸润、血管充血、水肿,髓鞘肿胀、断裂、脱失,形成点状软化灶,并可相互融合呈大片状。本病起病急,头痛和呕吐为常见首发症状,严重者可出现嗜睡,甚至昏迷。

【诊断要点】

1.症状和体征　急性起病,头痛和呕吐为常见首发症状。发病前 1～2 周常有感染、疫苗接种史。发病前多有前驱感染症状。有脑实质损害的症状和体征,常伴有不同程度的精神症状和意识障碍。

2.脑脊液检查　正常或轻度异常。

3.脑电图检查　脑电图可出现不同程度弥漫性或局限性慢波。

4.激素治疗效果较明显。

5.CT 检查　脑内多发低密度灶,边缘模糊,增强扫描病灶常有不同程度强化。

【MRI 表现】

1.脑内多发病灶,不对称,多位于皮质下脑白质,一般无占位效应。

2.病灶在 T_1WI 上呈低信号,T_2WI 上呈高信号,境界清楚,周边水肿多轻微。

3.FLAIR 示病灶呈高信号。

4.丘脑可受累,此可与 MS 相鉴别。

5.增强后病灶一般有轻度强化,亦可表现为部分病灶强化。

六、急性出血性脑白质脑炎

急性出血性脑白质脑炎(AHL)少见,一般认为是 ADEM 的一个亚型。病理上病变脑组织水肿、血管纤维性坏死、周围白质脱髓鞘、出血或坏死,并有中性粒细胞和单核细胞浸润。

【诊断要点】

1.症状和体征   起病前常有病毒感染。起病急骤,病情发展迅速。典型的临床表现为发热、头痛、呕吐、神经功能障碍和癫痫,2～3天内进展为嗜睡、昏迷,甚至死亡。

2.脑脊液检查   正常或轻度异常,或混有红细胞。

3.脑电图检查   脑电图可出现不同程度弥漫性或局限性慢波。

4.CT检查   脑内多发低密度区,内有出血。

【MRI表现】

1.脑内多发病灶,不对称性,可仅位于一侧半球或一个脑叶。

2.病灶在 T_1WI 上呈低信号,T_2WI 上呈高信号;病灶内见出血信号。

3.病灶进展迅速。

七、进行性多灶性脑白质脑病

进行性多灶性脑白质脑病(PML)是最常见的病毒性脱髓鞘性病变,由乳头多瘤空泡病毒引起。发病年龄多在50～70岁。通常发生在细胞免疫反应缺陷的患者,如白血病、淋巴瘤、癌症、SLE、AIDS、其他慢性疾病或长期接受免疫抑制剂的患者。

【诊断要点】

1.症状和体征   多灶性症状,不对称,多表现为缓慢发展的记忆障碍、偏盲、偏瘫、语言障碍等。大部分患者起病后3～6个月内死亡。患者常有细胞免疫缺陷。

2.脑脊液检查   通常脑脊液检查正常。

3.脑电图检查   有弥漫性或局灶性异常。

4.CT检查   脑白质多发低密度灶,增强后无强化。

【MRI表现】

1.白质内多发病灶,位于侧脑室旁和皮质下,不对称。

2.病灶在 T_1WI 上呈低信号,T_2WI 和 FLAIR 上呈高信号(图1-7-6)。

3.增强后一般无强化,少数边缘轻度强化。

4.一般无出血和占位效应。

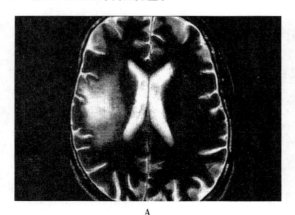
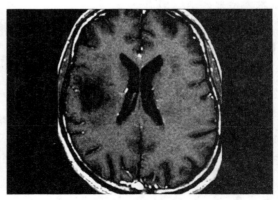

A   B

图 1-7-6   进行性多灶性脑白质脑病

A.B.30岁,女性,HIV患者。T_2WI 示右侧半球皮质下病灶呈高信号,无占位效应;增强 T_1WI 未见明确强化

八、脑桥中央和脑桥外髓鞘溶解症

中枢髓鞘溶解症是一种发生于中枢的特殊脱髓鞘病变。根据发生部位的不同,分为脑桥中央髓鞘溶解症(CPM)和脑桥外髓鞘溶解症(EPM)。约半数仅为 CPM,30%为 CPM 伴有 EPM,20%为仅有 EPM。最初认为本病主要发生于长期饮酒和营养不良的人群。现已清楚,多数患者是由于快速纠正慢性低钠血症,使细胞外渗透压骤增,导致髓鞘脱失、溶解。此外,本病还可见于肝功能衰竭、肝移植、败血症、肾衰竭行透析者等。临床一般在低钠血症恢复后数天出现症状,其表现与病变部位有关。CPM 多表现为不同程度的四肢瘫痪和各种脑干症状,严重者甚至会出现闭锁综合征;EPM 主要见于基底节、小脑白质、大脑皮质深部,常表现为锥体外系症状,如共济失调、肌张力障碍等。

【诊断要点】

1.症状和体征:临床多表现为四肢瘫痪和脑干症状。也可出现共济失调、肌张力障碍等。

2.患者多为低钠血症快速纠正血钠治疗后。

3.CT 检查:脑桥内低密度灶,或为大、小脑内对称性低密度灶。

【MRI 表现】

1.脑桥中央三叉形或三角形病灶,呈对称性,被盖不受累及。

2.可向上累及中脑,但不会向下发展。

3.T_1WI 上呈低信号,T_2WI 上呈高信号(图 1-7-7)。

4.增强后多无强化,少数可有边缘强化,无占位效应。

5.EPM 者,病灶可位于基底节、小脑白质、大脑皮质深部等,呈对称性。

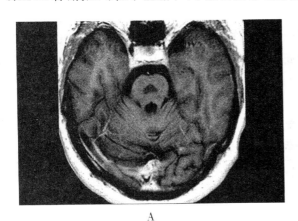
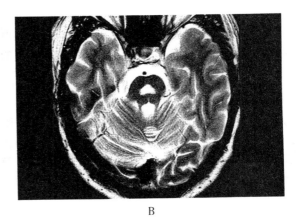

A　　　　　　　　　　　　　　　B

图 1-7-7　脑桥中央髓鞘溶解症

A.B.T_1WI 呈脑桥中央三角形低信号灶,T_2WI 呈高信号,边界清楚

(肖新华)

第八节　脑肿瘤

一、概述

（一）原发脑肿瘤的分类

原发脑肿瘤占所有颅内肿瘤的 70％，其余 30％为转移瘤。原发脑肿瘤分为：

1.神经胶质瘤（最常见）　①星形细胞瘤（最常见胶质瘤）占 80％，②少突胶质细胞瘤占 5％～10％，③室管膜瘤，④脉络丛肿瘤。

2.脑膜和间质肿瘤　①脑膜瘤；②血管外皮细胞瘤；③血管网状细胞瘤。

3.神经元和混杂性胶质/神经元肿瘤　①神经节胶质瘤；②神经节细胞瘤；③胚胎发育不良性神经上皮性肿瘤（DNET）；④中枢神经细胞瘤。

4.生殖细胞肿瘤　①生殖细胞瘤；②畸胎瘤；③混合性肿瘤。

5.原始神经外胚层肿瘤（PNET）　①髓母细胞瘤；②视网膜母细胞瘤；③神经母细胞瘤。

6.松果体区肿瘤。

7.垂体瘤。

8.神经鞘肿瘤　①雪旺氏细胞瘤；②神经纤维瘤。

9.造血细胞性肿瘤　①淋巴瘤；②白血病。

10.肿瘤样病变　①错构瘤；②脂肪瘤；③皮样囊肿。

要点：①神经胶质细胞有很大的非正常生长的潜能。神经胶质细胞有三种，星形细胞（星形细胞瘤）、少突胶质细胞（少突胶质细胞瘤）和室管膜细胞（室管膜瘤）。②脉络丛细胞移行为室管膜细胞，由它发生的肿瘤也归为胶质瘤。

（二）部位及发病率

为更好地鉴别诊断，首先将颅内肿瘤分为脑内和脑外（表 1-8-1）。

表 1-8-1　判断肿瘤位置

特征	脑内	脑外
与骨或脑膜相连	常不	是
骨改变	常无	有
脑脊液腔隙，脑池	消失	常扩大
皮质髓质塌陷	无	有
灰/白质界限	消失	存在
血供	颈内动脉	颈外动脉（硬膜分支）

肿瘤发生率：①成人：转移瘤＞血管网状细胞瘤＞星形细胞瘤＞淋巴瘤；②儿童：星形细胞瘤＞髓母细胞瘤＞室管膜瘤。

（三）肿瘤范围

检查方法首先用于明确有无肿瘤，根据 FDG-PET 和 MR 的血容量图能较准确地鉴别低级别肿瘤和高级别肿瘤。这将有助于识别低级别肿瘤向高级别肿瘤的转变,并识别肿瘤内的活性成分,指导主体定向穿刺活检。一旦确定了肿瘤存在,确定肿瘤范围的重要性在于:①确定立体定向穿刺的位置;②制订手术切除方案;③制订放疗方案。

对于许多肿瘤,没有哪一种成像技术可完整确定其范围。胶质瘤常侵及周围脑组织,仅显微镜下显示的瘤灶区域在所有 MR 序列上都可以完全正常,即使使用增强扫描也不例外。

(四)脑水肿

脑水肿的类型见表 1-8-2。

表 1-8-2　脑水肿类型

	血管源性	细胞毒性
病因	肿瘤、外伤、出血	缺血、感染
机制	血-脑屏障破坏	Na-K 泵障碍
酶解物	细胞外	细胞内
类固醇反应	有	无
影像	白质受累(皮质正常)	灰白质受累

(五)占位效应

占位效应的影像学表现:①脑沟消失;②脑室受压;③脑疝:镰下疝,小脑幕切迹疝(下行/下行),小脑扁桃体疝;④脑积水。

二、胶质瘤

(一)星形细胞瘤

星形细胞瘤占胶质瘤的 80%,在成人大多发生在大脑半球;在儿童,后颅窝和下丘脑/视交叉更多见。星形细胞瘤的分类靠组织学而非影像学。

纤维性星形细胞瘤:①星形细胞瘤,WHO 分级Ⅰ(AⅠ);②星形细胞瘤,WHO 分级Ⅱ(AⅡ);③间变性星形细胞瘤,WHO 分级Ⅲ(AⅢ);④多形性胶质母细胞瘤,WHO 分级Ⅳ(GBMⅣ)。

其他星形细胞瘤:①多中心性胶质瘤(多发病灶);②大脑神经胶质瘤病;③毛细胞性星形细胞瘤(好发于小脑,典型者有壁结节和囊变,位于视交叉和视神经的常为实性并分叶状);④巨细胞星形细胞瘤(见于结节性硬化);⑤黄色星形细胞瘤;⑥神经胶质肉瘤。

星形细胞瘤相关疾病:①结节性硬化;②神经纤维瘤病。

(二)低级别星形细胞瘤(AⅠ、AⅡ)

占所有星形细胞瘤的 20%,发病高峰在 20~40 岁,好发部位在大脑半球。

影像学表现:①局限性或弥漫性病变;②钙化占 20%;③出血和明显水肿罕见;④轻变强化。

(三)间变性星形细胞瘤(AAⅢ)

占所有星形细胞瘤的 30%,高发于 40~60 岁。好发于大脑半球。

影像学表现:①非均质肿块;②钙化不常见;③常见水肿;④强化(反映了血脑屏障的破坏[BBBD])。

(四)多形性胶质母细胞瘤

最常见的脑原发肿瘤(占星形细胞瘤的 55%),年龄>50 岁。好发于大脑半球。可沿以下路径扩散:①白质纤维束;②通过半球间连合(如胼胝体)跨越中线;③脑室内的室管膜下种植;④随脑脊髓液蛛网膜下隙种植。

影像学表现:①常为非均质低密度肿块(CT);②明显强化;③出血、坏死常见;④钙化不常见;⑤明显的血管源性水肿和占位效应;⑥经胼胝体或纤维连合向对侧半球蔓延(蝶形);⑦脑脊液种植,软脑膜种植转移。

(五)大脑神经胶质瘤病

脑内弥散生长的胶质肿瘤。常无大的肿块,而是脑组织内瘤细胞的弥散浸润。年龄:30~40岁。罕见。

影像学表现:①胶质瘤病主要累及白质,但也会累及皮质。②常无强化病灶。③病程晚期,可见小的局部强化。④软脑膜性神经胶质瘤病可类似脑膜癌或中枢神经系统(CNS)原发肿瘤的软脑膜播散,可明显强化。

(六)脑干胶质瘤

脑干胶质瘤是常见的小儿后颅窝肿瘤,平均年龄10岁。80%为间变的高级别肿瘤;20%为低级别肿瘤,且生长缓慢。部位:脑桥>中脑>脊髓。

临床表现:常累及第6、7对脑神经,脑积水。

影像学表现:①脑干增粗;②四脑室受压向后移位;③囊性变不常见;④脑积水30%;⑤50%有强化并常为斑片状和不规则状。⑥可向外突至基底池。

(七)毛细胞性星形细胞瘤

最常见于儿童(占儿童胶质瘤的30%),为第二常见儿科脑肿瘤,无痛性缓慢生长。

部位:视交叉/下丘脑>小脑>脑干。

影像学表现:①小脑肿瘤,常为囊性的并呈明显壁结节强化;②钙化占10%;③视交叉/下丘脑部肿瘤为实性并可强化;④大多数位于脑干的肿瘤很少强化。

(八)少枝胶质细胞瘤

不常见,为生长缓慢的胶质瘤,常表现为大的肿块。占原发脑肿瘤的5%~10%,高发于30~50岁。"纯粹的"少突胶质细胞瘤罕见;常为混合性。(星形细胞瘤/少枝胶质细胞瘤)绝大多数位于大脑半球,最常见于额叶。

影像学表现:①常累及皮质;②典型的为低密度肿块;③囊变较常见;④典型的大结节,团块状钙化占80%;⑤出血、坏死不常见;⑥组织学的不同决定强化程度不同;⑦偶见颅骨受压吸收。

(九)室管膜肿瘤

室管膜是指内衬于脑室和中央管内壁的一层纤毛细胞。有多种组织学不同的室管膜瘤。①室管膜瘤(儿童),②室管膜下瘤(年长病人),③间变的室管膜瘤,④终丝的胎膜乳头状室管膜瘤,⑤室管膜母细胞瘤(PNET)。

(十)室管膜瘤

起自室管膜内层细胞的慢性生长肿瘤,常位于脑室内或脑室内层旁实质:①第四脑室占70%,常见于儿童。②侧脑室或室周实质占30%,更常见于成人。脊髓的室管膜瘤伴发神经纤维瘤病2型,最常见于儿童,年龄1~5岁。

影像学表现:①生长方式取决于部位。幕上:肿瘤常生长脑室外(类似胶质瘤)。幕下:肿瘤生长于四脑室内并穿过侧孔进入桥小脑角(CPA)和小脑延髓池,此为典型表现(可塑性室管膜瘤),并有助于与骨水母管细胞瘤鉴别。②后颅窝肿瘤常致脑积水。③细小钙化占50%,囊变占50%。

（十一）脑络丛乳头状瘤/癌

源于脉络丛上皮的罕见肿瘤。好发于 5 岁以下（85%），90% 为脉络丛乳头状瘤。10% 为脉络丛乳头状癌。

典型发病部位：①侧脑室三角区（儿童）。②四脑室和桥小脑角（成人）。③椎管种植转移。

影像学表现：①脑室内肿块。②CSF 产生过多或阻塞而致脑室积水。③明显强化。④钙化占 25%。⑤幕上肿瘤由脉络膜前、后动脉供血。⑥并发症：脑积水和种植转移。⑦乳头状瘤和癌均可侵犯脑实质并可经 CSF 播散，影像学无法鉴别。

三、脑膜和间质性肿瘤

（一）脑膜瘤

起源于蛛网膜帽状细胞。年龄：40～60 岁。女性发病率约 3 倍于男性。占所有脑肿瘤的 20%。儿童不常见，如出现，常与 2 型神经纤维瘤伴发。90% 位于幕上。

1.分类

①典型"良性"脑膜瘤，占 93%；②不典型脑膜瘤占 5%；③间变性（恶性）脑膜瘤占 1%～2%。

2.部位

①大脑凸面大脑镰旁占 45%；②蝶骨嵴占 20%；③蝶鞍旁占 10%；④嗅沟占 10%；⑤后颅凹斜坡；⑥小脑幕；⑦少见部位：脑室内（儿童），视神经鞘（成年女性）。

3.影像学表现

（1）CT：①高密度（75%）或等密度（25%）；②明显均质强化占 90%；③在强化和非强化 CT 均似正常大脑镰密度；④钙化占 20%；⑤囊性占 15%。

（2）形态学：①圆形、无分叶、边缘锐利（最常见）；②斑块状，片状沿硬膜蔓延（罕见）；③脑膜尾征，肿瘤延伸至硬脑膜或邻近硬脑膜的反应。④因脑膜瘤生长缓慢，40% 无水肿。

（3）骨异常占 20%（图 1-8-1）：①无改变（常见）；②颅板增厚（常见）；③骨质侵蚀（罕见，出现则提示恶性脑膜瘤）。

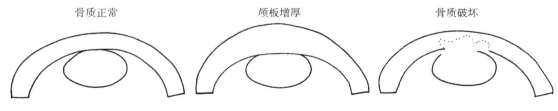

骨质正常　　　　　　　颅板增厚　　　　　　　骨质破坏

图 1-8-1

（4）MRI：①典型的肿瘤与灰质呈等信号；②明显强化；③为发现脑膜尾征的最佳手段；④脑膜尾征 60% 并非脑膜瘤所特有；⑤可见血管流空效应。

（5）血管造影：①辐轮状；②密度增高；③持久的肿瘤染色（早进晚出）；④边缘界限清楚；⑤硬脑膜血管供血。

（6）不典型的脑膜瘤（占所有脑膜瘤的 15%）：①坏死致非均质强化 15%；②出血；③周围见低密度带（CSF 潴留形成蛛网膜囊肿）。

（二）恶性脑膜瘤

目前尚无明确的影像学征象诊断恶性脑膜瘤，除非有以下表现：①生长迅速；②明显的脑或骨侵犯及转移；③相对于脑组织的 T_2 高信号（提示肿瘤内含脑膜内皮性、外皮性、血管母性成分，而良性脑膜瘤内则含钙化或纤维化成分）。

组织学上，恶性脑膜瘤主含以下细胞类型：①血管外皮细胞瘤；②恶性纤维组织细胞瘤（MFH）；③乳头状脑膜瘤；④"良性"转移性脑膜瘤。

（三）血管网状细胞瘤

为起源于内皮组织的良性肿瘤。少见，但在成年患希佩尔-林道病（VHL）的病人中，为最常见的多发脑肿瘤（35%～60% 的 VHL 病人患血管网状细胞瘤；血管网状细胞瘤病人患 VHL 的占 10%～20%），多发的血管网状细胞瘤对于诊断 VHL 具特征性。发病部位：小脑＞脊髓＞延髓。

小脑血管网状细胞瘤：占 80%，由壁结节及囊状结构组成。手术时需将结节（不仅囊内容物）彻底切除，否则肿瘤会复发。术前需行血管造影以显示供血血管。有以下 3 种表现：①囊样病变伴明显强化的壁结节占 75%；②实性强化肿瘤占 10%；③强化的病灶内有多个囊变区占脊髓血管网状细胞瘤占 10%，常位于脊髓后方。70% 合并脊髓空洞症或囊变。强化 MRI 显示小的壁结节最佳，并可见到血管流空。

四、神经元和混杂的神经胶质/神经元肿瘤

节神经胶质瘤：含有神经胶质和神经成分的儿童/年轻人的良性肿瘤。低度恶性，生长缓慢。临床表现：癫痫发作。大多数肿瘤位于大脑半球：颞叶＞额叶＞顶叶。无特异性的囊性肿块，常有钙化，强化形式多种多样。

胚胎发育不良性神经上皮类肿瘤（DNET）：新认知的肿瘤，有特异性组织学特征。像节神经胶质瘤一样，往往伴发癫痫，多见于年轻病人。

中心性神经细胞瘤：新认知的肿瘤，一般位于侧脑室，生长于侧脑室壁，常见有钙化，呈轻度至中度对比剂增强。

五、原始性神经外胚层肿瘤（PNET）

起源于具有多向分化能力的胚胎神经上皮细胞，为未分化的侵袭性肿瘤。儿童多见。可分为以下类型：髓母细胞瘤（幕下 PNET），原发性大脑神经母细胞瘤（幕上 PNET），视网膜母细胞瘤，松果体母细胞瘤，室管膜母细胞瘤。

影像学表现包括明显强化、细胞密度高、浸润性生长。

（一）髓母细胞瘤

起源于四脑室顶壁，儿童最常见，发病高峰为 2～8 岁。放疗敏感，但早期即可发生脑脊液播散。

影像学表现：①典型高密度并均匀强化（为该病之特征）；②80% 位于小脑中线处，20% 位于一侧小脑半球；③细胞密度高（为小细胞肿瘤）：CT 平扫呈高密度，T_2 加权像可表现为中等强度信号；④90% 伴有脑积水；⑤生长迅速，可累及小脑半球、脑干和脊髓；⑥30% 经脑脊液种植到脊髓和脑脊膜；⑦钙化率为 10%；⑧不典型者及发生于一侧小脑半球者多见于较大儿童；⑨明显强化。

（二）原发性大脑神经母细胞瘤

为一种少见的恶性肿瘤，80% 发生在 10 岁以下。

影像学表现：①幕上肿瘤，肿瘤常较大；②常有坏死、出血和囊变；③增强扫描表现不一（与新生血管有关）。

六、神经鞘瘤

(一)雪旺细胞瘤

为起源于雪旺细胞的良性肿瘤,几乎所有的颅内雪旺细胞瘤都与颅神经有关。90%的雪旺细胞瘤为单发,多发的雪旺细胞瘤常常与神经纤维瘤病Ⅱ型有关。90%的颅内雪旺细胞瘤位于桥小脑角,起自第8对颅神经(位听神经)。

1.好发部位　①桥小脑角(第8对颅神经,以前庭神经上部最常见);②三叉神经(第5对颅神经);③颅内其他部位(少见):颞下窝(第7对颅神经),颈静脉孔/球(第9、10、11对颅神经);④脊髓雪旺细胞瘤;⑤周围神经雪旺细胞瘤;⑥大脑雪旺细胞瘤(非常少见)。

2.影像学表现

(1)肿块:①左右内听道相差超过2mm;②内听道骨质破坏,呈喇叭口样改变;③内听道宽度超过8mm;④可延伸至桥小脑角(内听道闭塞),位于内听道外的肿瘤部分呈圆锥状。

(2)MRI/CT征象:①CT表现为等密度肿块;②MRI比CT更敏感;③明显强化,肿块小时均匀强化,肿块大者易囊变出血,强化可不均匀;④注射Gd-DTPA后增强扫描对于小的或局限于内听道的肿瘤的检出十分必要;⑤可有囊变;⑥周围可多发蛛网膜囊肿;⑦T_2加权像呈高信号。

3.要点

(1)双侧听神经瘤是神经纤维瘤病Ⅱ型的特有征象。

(2)尽管90%的桥小脑角雪旺细胞瘤起源于第8对颅神经,但临床最常见的症状是听力下降,因此,通常称为听神经瘤。

(3)桥小脑角脑膜瘤少见,且不伴内听道扩大。

(二)神经纤维瘤

丛状神经纤维瘤是神经纤维瘤病Ⅰ型独有的特征,一般不原发于颅内,但可以从神经节后部或由起自周围神经的肿瘤直接延伸至颅内。

七、松果体区肿瘤

松果体与人体生理功能调节有关。大多数松果体肿瘤发生在儿童及青年。由于肿瘤可压迫顶盖,患者可有眼球运动障碍(Parinaud综合征:不能向上凝视),压迫中脑水管可引起脑积水。肿瘤分类包括:①生殖细胞肿瘤(>50%):生殖细胞瘤(最常见),类似于睾丸的精原细胞瘤和卵巢的无性细胞瘤;畸胎瘤;胚细胞癌;绒毛膜癌。②松果体细胞肿瘤(占25%):松果体细胞瘤(良性);松果体母细胞瘤(高度恶性的原始神经外胚层肿瘤)。③神经胶质瘤。④其他肿瘤:脑膜瘤,转移瘤,表皮样囊肿/皮样囊肿,蛛网膜囊肿。

(一)生殖细胞瘤

松果体区最好发;男性明显多于女性,10~30岁高发;松果体肿大,边界清晰;CT平扫呈高密度/T_2加权像与脑实质等信号(细胞排列致密);均匀强化;肿瘤中心可有钙化(被包绕的松果体,少见);可以经脑脊液播散至脑室和蛛网膜下隙;女性患者多发生于鞍上。

(二)畸胎瘤

几乎仅见于男童;CT、MR表现为密度或信号不均匀;若显示脂肪和钙化,则对诊断很有帮助;轻微强化或无强化。

（三）松果体母细胞瘤

高度恶性的原始性神经外胚层肿瘤;肿瘤周边爆米花样钙化;明显强化;可经脑脊液播散。

（四）松果体细胞瘤

无性别差异;多见于成年,平均好发年龄为 35 岁;生长缓慢,多不发生脑脊液播散;影像学表现无特征。

八、肿瘤样病变

（一）表皮样囊肿/皮样囊肿

为先天性肿瘤,发生在神经管闭合之前,起源于外胚层。将其定义为起源于中胚层可能是错误的。皮样囊肿应起源于外胚层(表 1-8-3)。

表 1-8-3　表皮样囊肿与皮样囊肿对照

	表皮样囊肿	皮样囊肿
内容物	鳞状上皮细胞,角蛋白,胆固醇	皮肤附属器(毛发,皮下脂肪,汗腺)
部位	中线以外,脑桥小脑角最常见,鞍旁,中颅窝,脑室内,板障(少见)	中线处,椎管内最常见,鞍旁,中颅窝
破裂	少见	常见(化学性脑膜炎)
年龄	平均好发年龄 40 岁	中青年
CT 密度	脑脊液密度	可有脂肪
钙化	不常见	常见
强化	周边偶可强化	无
MRI	类似于脑脊液信号	蛋白质样液体
其他	发病率比皮样囊肿高 5～10 倍	

（二）下丘脑（灰结节）错构瘤

错构瘤为发育成熟的紊乱错位的组织。

临床分为两类:性体征发育差,见于青春期;痴笑癫痫发作,智力低下,见于非青春期。

影像学表现:CT:等密度,增强扫描无强化(与下丘脑胶质瘤不同);MRI:T_1 加权像,与脑皮质信号相似。T_2 加权像,高信号。

（三）脂肪瘤

脂肪瘤为非肿瘤性组织,无症状(应为畸形性病变,而非真性肿瘤),50%合并其他脑发育畸形,90%位于中线处,50%位于胼胝体周围。

影像学表现:①CT 显示有脂肪密度(CT 值－50～－100Hu),钙化;常常无血管,但有时可见胼胝体血管穿行其中。②MRI 可见化学位移伪影,脂肪抑制序列对诊断有帮助,常规自旋回波序列 T_2 加权像相对于脑实质呈低信号,快速自旋回波序列脂肪表现为高信号。

九、造血系统肿瘤

造血系统肿瘤,即中枢神经系统淋巴瘤。

1.分类

(1)原发性淋巴瘤(占脑肿瘤的1%):通常是B细胞非霍奇金淋巴瘤,常见于免疫功能低下患者。50%发生于基底节区,脑室周围深部脑白质,胼胝体。

(2)继发性淋巴瘤(占全身淋巴瘤患者的15%):软脑膜播散。

2.影像学表现

(1)生长方式:①灰质深部、脑白质内单发或多发肿块,脑室周围多见;②脑膜或脑室周围室管膜弥漫性受侵;③弥漫性侵袭性生长(类似于白质病变或双侧大脑半球胶质瘤病);④沿血管周围间隙播散;⑤可累及至椎管内。

(2)信号特点:①CT平扫呈高密度;②T_2加权像与脑皮质等信号(细胞密集排列)或高信号;③强化方式:以明显均匀强化最常见,环状强化(中心有坏死)多见于艾滋病患者,继发性淋巴瘤可见脑膜强化,典型者可见沿血管周围间隙完整轻度强化;④钙化、出血、坏死:艾滋病患者可出现典型的多发、大面积钙化、出血、坏死。

十、转移瘤

转移瘤占颅内肿瘤的30%,好发部位依次是:灰质白质交界区(最常见)>深部脑实质结构(常见)>脑干(少见)。转移瘤还可发生于硬脑膜、软脑膜及颅骨。

最常见的原发肿瘤包括:支气管肺癌,占50%;乳腺癌,占20%;结肠癌、直肠癌,占15%;肾癌,占10%;黑色素瘤,占10%。

影像学表现:①Gd-DTPA增强扫描MRI是最敏感的影像学检查方法。3倍剂量Gd-DTPA增强扫描或磁化传递成像可以提高对病变检出的敏感性。②80%为多发。③大多数转移瘤T_2加权像呈高信号,可强化。④有些转移瘤T_2加权像可表现为与脑实质等信号或低信号,其原因可以是出血(如肾细胞癌)、含粘蛋白(如消化道腺癌)、细胞密集排列(如生殖细胞肿瘤)。⑤常为血管源性水肿。

要点:转移瘤、淋巴瘤常为多发,胶质瘤很少多发;单发的有强化的脑肿瘤50%可能是转移瘤;边缘系统脑炎可能是与小细胞肺癌有关的类癌综合征。

十一、囊性病变

各种各样的非肿瘤性、非感染性囊肿均可发生于颅内:蛛网膜囊肿,胶样囊肿,Rathke's囊肿,神经上皮囊肿,肠源性囊肿,实质内囊肿。

(一)蛛网膜囊肿(软脑膜囊肿)

并非真性肿瘤,可能起源于蛛网膜细胞膜的复制或分裂(脑膜发育异常),75%发生于儿童。

1.好发部位　中颅窝(最常见),占40%;鞍上池、四叠体池,占10%;后颅窝,占50%;桥小脑角;枕大池。

2.影像学表现(图1-8-2)　脑外肿块,与脑脊液等密度(CT)或等信号(MRI);生长缓慢,可压迫邻近脑实质;与脑室不通;颅骨可受压变薄(表1-8-3)。

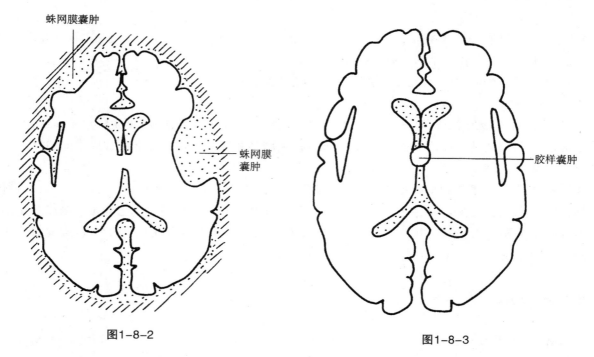

图1-8-2　　　　　　　　　　　　　　　　　　　图1-8-3

表 1-8-4　蛛网膜囊肿与表皮样囊肿鉴别

	蛛网膜囊肿	表皮样囊肿
CT 密度	与脑脊液等密度	高/等密度
MR 信号	与脑脊液等信号	弥散加权像呈轻度高信号
MR 弥散系数	与水一致	低于脑实质
钙化	无	可有
强化	无	可有
形态学	可变	匐行,可包绕血管、神经

(二)胶样囊肿(图 1-8-3)

起自孟氏孔,成年人好发,临床症状可有间歇性头痛和由于梗阻性脑积水造成的共济失调。

1.典型部位　三脑室前方/孟氏孔。

2.CT 密度　70%为高密度,30%为低密度。

3.MRI　内容物不同,信号强度不同,最常见的表现是 T_1 加权像呈高信号、T_2 加权像呈低信号。

(三)Rathke's 囊肿

起源于胚胎发育残留的拉特可裂(胚胎第 4 周嘴侧的外生囊,发育成垂体前叶及部分中间部)。

影像学表现:可同时累及鞍内及鞍上,占 70%。单纯位于鞍内者占 20%;CT 呈高密度,边缘可强化;T_1 加权像信号高于脑实质,T_2 加权像信号变化不一。

(四)神经上皮囊肿

包括不同种类的一组囊肿:脑室内室管膜囊肿,脉络膜丛囊肿,脉络膜裂囊肿。

十二、脑肿瘤的磁共振波谱（MRS）

磁共振波谱（MRS）是一种利用核磁共振现象和化学位移作用，进行特定原子核及化合物分析的方法，是一种能对脑组织的代谢、生化环境及化合物进行定量分析的无创检测手段，能在 MRI 的基础上提供颅内占位性病变部分代谢变化的相关信息，对其病变的诊断和鉴别诊断提供了重要的参考依据。

MRS 具有无创和连续观察的优点，可以观察多种正常脑组织及肿瘤组织中在生物学上起重要代谢作用的物质浓度。NAA 仅存在于神经系统，由神经元的线粒体产生，被认为是神经元活力和密度的标志，其含量下降提示正常神经元被肿瘤侵犯及神经元功能受损。Cho 包含多种胆碱的复合物，参与体内细胞膜的磷脂代谢，Cho 峰升高，提示肿瘤细胞分裂增殖活跃及肿瘤细胞膜代谢异常增高，因此认为 Cho 波峰的峰值高低及波峰下面积可以作为肿瘤细胞增殖的指标。Cr 峰在细胞能量代谢中起重要作用，脑肿瘤时，因为肿瘤对能量代谢需求高可导致 Cr 降低。Cr 常不受各种病理变化的影响，常被用作定性研究神经化学物质的标准（如 NAA/Cr，Cho/Cr 等）。Lac 是无氧酵解的产物，正常氢质子波谱检测不到，可见于脑缺血缺氧等病理状态。Lip 代表病灶的坏死，肿瘤和炎症均可表现增高。

胶质细胞瘤发生时，正常神经组织被肿瘤组织侵犯和取代，神经元减少，功能受损，其 NAA 信号显著降低，而胶质瘤细胞明显增值，细胞膜转运增强，因此肿瘤组织内 Cho 明显升高。Fountas 等报道一组病例，提出星形细胞瘤 Ⅰ～Ⅱ级与Ⅲ级、Ⅳ级其 Cho/Cr 比值各组间比较有统计学意义，即比值越高其恶性程度越高。本组经病理证实的胶质瘤 56 例与此基本相符。其中一例毛细胞型星形细胞瘤，NAA 轻度下降，Cho 轻度升高，与肿瘤的恶性程度相符合。

脑膜瘤起源于脑膜细胞，属脑外肿瘤，由于不含神经元，故理论上应检测不到 NAA，但有时会出现较低的 NAA 峰，部分原因可能与其容积效应有关，亦可能由于肿瘤侵犯了正常的脑组织。脑膜瘤的 Cho 峰明显增高，与细胞分裂增殖活动增加，胞膜合成加速有关。一些学者认为脑膜瘤出现丙氨酸峰（Ala）视为其特征性的表现，为谷氨酰胺转氨基和部分氧化作用大于糖酵解的结果，但也有人认为 Ala 峰可以在胶质瘤或垂体瘤中出现，本组仅一例相符。当丙氨酸缺如时，谷氨酰胺/谷氨酸（Glx）对于识别脑膜瘤是有帮助的。由于脑膜瘤属良性肿瘤，其周围组织的 MRS 一般正常，故以此可与胶质瘤相鉴别。

转移瘤理论上与脑膜瘤一样，属脑外肿瘤，由于缺乏神经元，故亦应表现为 NAA 峰缺如，但有时也出现较低的 NAA 峰，可能原因如同脑膜瘤，如多数转移瘤为多发小病灶，肿瘤大小常小于体素大小（部分容积效应）；且肿瘤为恶性，其细胞浸润周围正常组织，使其确切边界难以分清。本组 MRS 提示转移瘤 4 例，病理证实 3 例，其 MRS 表现为较低的 NAA 峰和较高的 Cho 峰，不符合一例为星型胶质瘤（Ⅲ-Ⅳ级），有学者认为转移瘤与高度恶性胶质瘤肿瘤区域其主要代谢物比值无显著性差异，但转移瘤周围组织的 MRS 一般正常或轻度异常以及瘤周水肿区与正常脑实质其 Cho/Cr 的代谢比率无显著差异亦有助于鉴别诊断。

淋巴瘤的 MRS 表现为肿瘤区域 NAA 降低，Cho 升高或明显升高，并可见 Lac 峰和 Lip 峰升高，病变周围脑组织的 MRS 正常，也可伴有 Lac 峰升高为主，肿瘤内的巨大 Lip 峰可以作为淋巴瘤的特征性改变，可与无坏死的胶质瘤相鉴别。本组两例可见 Lip 峰似可佐证。有学者认为是肿瘤内的大量巨噬细胞吞噬游离脂肪酸所致。而囊性肿瘤和脑脓肿均可出现 Lac 峰，本组例数过少尚不能定论。囊性肿瘤可见 Cho 峰，囊肿没有 Cho 峰，故可据此鉴别囊性肿瘤和囊肿。有作者认为脑脓肿 MRS 显示 Lac/Cr 比值升高，并显示乙酸盐、丁二酸盐和一些氨基酸，氨基酸是脓液中中性粒细胞释放酶蛋白分解的产物，可作为脑脓肿的标志物。

综上所述，MRS 对脑内肿瘤的诊断和鉴别诊断提供了较大的参考价值，但由于诸位学者所研究的侧重点、感兴趣区（ROI）的选择以及研究方法等有所不同，故其结论可能存有差异，只有联合应用 MRI、DWI、PWI 及其他多种检查方法，并紧密结合临床，方可进一步提高颅内占位的鉴别诊断水平。而作为一种无创检测手段，MRS 对某些脑内肿瘤的特异性评判还有待更深入的研究中加以完善。

（肖新华）

第九节　脑积水

【病理与临床】

脑积水是由于脑脊液产生和吸收不平衡，导致过量的脑脊液在一个或多个脑室和蛛网膜下隙内聚集，产生一系列的临床症状。可分为交通性、梗阻性及正常压力性脑积水。

交通性脑积水为第 4 脑室出口以后脑脊液通路受阻或吸收障碍所致。常见病因为蛛网膜下隙出血、脑膜炎、脑外伤等。早期可无症状，晚期出现颅内压增高表现。梗阻性脑积水为第 4 脑室出口及其以前的脑脊液通路受阻所致。常见病因为先天发育异常，如中脑导水管发育异常和第 4 脑室正中孔、侧孔闭塞症及感染性病变和肿瘤。为脑积水中最常见的一种，主要临床表现为颅高压症状。正常压力性脑积水是交通性脑积水的一种特殊类型，虽然脑室系统明显扩张，但脑脊液压力正常。一般无颅内压增高的表现，以痴呆、共济失调、尿失禁为特征。

【影像表现】

1. X 线

（1）交通性及梗阻性脑积水可表现为颅腔扩大，颅骨变薄，颅缝分离，蝶鞍扩大及鞍背骨质吸收变薄，血管沟变浅或消失，脑回压迹增多、加深，板障静脉、导静脉及蛛网膜颗粒压迹扩大。

（2）正常压力性脑积水表现可正常。

2. CT、MRI 表现

（1）表现为脑室扩张、间质性脑水肿和脑萎缩。

（2）脑室扩大以侧脑室角部（尤其是颞角和额角）及第 3 脑室较明显，枕角扩大出现较晚。

（3）脑室扩大程度与蛛网膜下隙的大小不成比例，扩大的脑室角圆钝。

（4）交通性脑积水表现为所有脑室均不同程度扩张，梗阻性脑积水呈梗阻水平以上脑室系统扩张，梗阻水平以下脑室系统无扩张。

（5）间质性脑水肿首先从侧脑室前角开始，逐渐累及侧脑室体部周围脑白质及中线附近额、顶部脑白质，CT 呈对称性低密度，MR 上 T_1WI 呈低或等信号，T_2WI 呈高信号。梗阻性脑积水侧脑室旁间质水肿明显。

（6）正常压力性脑积水时可见脑实质内小条状异常信号，T_2WI 呈高信号，提示脑室内压力波动所致。

【鉴别诊断】

主要是 3 种不同类型脑积水相互之间的鉴别及与脑萎缩的鉴别。

【脑脊液的生理及流动机制】

正常成人脑脊液（CSF）生成速率为 0.3～0.4ml/min，总容量为 90～150ml，24h 内脑脊液更换 3 次。正常 CSF 为含盐 0～0.3%、血浆蛋白 15～40mg/dl 的清亮液体，起到排泄代谢产物、运输神经递质和缓冲外力保护脑组织、脊髓的功能。

现已经证实中脑导水管 CSF 在一次心动周期内呈双向振动流动,净流动方向向下,PC-MR 时相-速度波动曲线呈近似正弦函数。门-克里二式动态平衡学说认为在颅骨完整的前提下颅内容积及脑内动脉、静脉、CSF 总量都是恒定的;这三者的动态交换平衡是维持心动周期内颅内压恒定的基础。CSF 流动的动力来源于心动周期内脑血容量的变更;收缩期大量动脉血入脑,脑组织扩张而颅骨坚硬不具备缓冲能力,此时扩张的脑组织挤压脑室系统使脑脊液向下通过中脑导水管并最后回来静脉系统,颅内脑脊液的排出可部分缓冲升高的颅内压;相反,舒张期脑脊液又可通过导水管向上回流脑室系统以维持颅内压。PC-MR 与脉搏门控技术的结合可以定量地测得一次心动周期内脑内动静脉血液、CSF 的流速流量,评价心动周期CSF 的振动式流动与脑内动、静脉变化间的关系。

(肖新华)

第十节　颅内感染性疾病

根据感染源分为细菌(化脓性)感染、真菌感染、寄生虫感染、病毒感染等。

根据感染位置分为:①脑膜炎,软脑膜或蛛网膜下隙和(或)硬脑膜或蛛网膜;②积脓症,硬膜外或硬膜下;③脑炎,脑实质内,脓肿形成早期;④脑室炎。

一、细菌性感染

(一)细菌性脑膜炎

1.常见病因

(1)新生儿:B 组链球菌、埃希大肠杆菌、李斯特菌属等。

(2)儿童:百日咳,埃希大肠杆菌,脑膜炎球菌等。

(3)成人:肺炎链球菌,脑膜炎球菌等。

(4)脑膜炎可分为:软脑膜炎(占多数),蛛网膜及软脑膜累及;硬脑膜炎,硬脑膜及外层蛛网膜受累。

(5)诱因:鼻窦炎,慢性肺部感染,法洛四联征,大血管转位,其他发绀型心脏病等。

2.影像学表现　平扫多表现正常,一般都需要增强检查。

(1)脑膜对比增强:早期 CT 可表现正常,随病程的进展脑膜可见异常强化。

(2)新生儿细菌性脑膜炎经颅骨超声检查:①敏感的表现:异常脑实质回声;②脑沟回声均质 40%;③脑外液体聚集;④脑室扩张;⑤70%～90%的细菌性脑膜炎发生脑室炎:正常薄的脑室壁增厚,脑室壁回声增强,脑脊液回声内可见碎屑。

(3)并发症:①硬膜下扩散:发生积脓,多见于婴儿和儿童;②脑实质内扩散:脓肿肿和脑炎;③脑室炎;④脑积水(交通性>非交通性);⑤脑萎缩。

(二)结核性脑膜炎

结核性脑膜炎通常来自于血播型肺结核,慢性肉芽肿过程中基底部脑膜受累会导致脑神经麻痹。

影像学表现如下:

1.基底部脑膜炎　基底部脑膜明显强化(CT,MRI),大脑半球凸面的脑膜部分亦可见异常强化;垂体和蝶鞍旁受累;垂体或下丘脑轴受累;脑膜 T_2 信号减低;晚期常引起交通性脑积水和脑萎缩。

2.脓肿(结核性)　常单发,亦可多发,常见于免疫力低下的患者,常见于基底节区和大脑半球,呈粟粒状多发小病灶。

(三)积脓

积脓是指感染的液体聚集在硬膜下(常见)或硬膜外(不常见)。积脓属神经外科急症。病因:鼻窦炎(最常见),耳炎,外伤,颅骨切开术后等。

影像学表现:硬膜下或硬膜外低密度液体聚集伴邻近脑组织强化;静脉性梗塞≥水肿≥占位效应≥中线移位;积脓厚壁弧形强化;相应鼻窦炎、耳炎表现。

(四)脑脓肿

1.常见病因

(1)儿童:葡萄球菌(尤其外伤后),链球菌,肺炎球菌等。

(2)成人:需氧菌及厌氧菌混合感染。

(3)免疫抑制:弓形体,隐球菌,念珠菌,曲霉菌,那卡氏菌病,毛霉菌(糖尿病),结核,不典型分枝杆菌等。

2.机制

(1)血行播散(最常见):滥用静脉内给药,脓血症。

(2)直接蔓延:鼻窦炎,耳炎,乳突炎,开放性损伤(穿透伤,手术)。

(3)先天性。

3.影像学表现

(1)位置:①血行播散:灰质(GM)和白质(WM)交界区多发病灶。②穿透伤或鼻窦炎:病变位于入口周围。

(2)形态学改变:①占位效应(脓腔,水肿);②环形或壁强化,90%;③7～14天内形成包裹;白质区壁要薄于灰质区,因为白质区灌注低于灰质区。由于壁薄,中间区域可发现子病变(脑室断裂),T_2加权像壁呈低信号,内壁通常光滑,如果用激素治疗,囊壁形成可能较晚;④继发于脑室内传播的脑室炎:脑脊液密度增加(蛋白含量增高),室管膜强化,可引起脑室内分隔和脑积水。

二、真菌感染

1.病因

(1)免疫活性病人:球孢子菌病,组织胞质菌病,牙生菌病等。

(2)免疫抑制病人(艾滋病,化疗,激素,移植后病人)。

(3)诺卡菌病,曲霉菌病,念珠菌病,隐球菌病,毛霉菌病。

2.影像学表现

(1)基底部脑膜炎:基底部脑膜强化(类似结核)。

(2)脓肿:早期,肉芽肿;晚期,脓肿伴环形强化,中心坏死。

(3)诊断参考:①真菌感染:血管侵犯所致出血性梗死,常合并鼻旁窦疾患,且由后者蔓延侵及 CNS,T_2 呈等或低信号肿块样病变;②毛霉菌病:不易与真菌感染区分;③球孢子菌病:不易与结核区分;④隐球菌病:基底节区的囊样病变(继发于蔓延至 Virchow-Robin 间隙的假囊肿)。

三、寄生虫感染

脑囊虫病:由猪绦虫所致。食入污染的水或猪肉,食入的虫卵进入小肠,随血行播散进入肌肉、脑和眼组织,囊内幼虫最终死亡,导致炎症(可强化)和钙化。75％的病人累及中枢神经系统。最常表现为癫痫发作。

治疗:吡喹酮类、丙硫咪唑类;梗阻性脑积水者行脑室腹膜引流术。

1.病变发展转归

(1)无强化囊肿(活的幼虫)。

(2)环状强化病变:死亡幼虫所致炎症反应。

(3)钙化:陈旧病变。

2.影像学表现

(1)典型囊肿表现:多发囊性水样密度病变,幼虫(头节)在 T_2WI 像可呈不同信号强度,环状强化(幼虫死亡时所致炎性反应)。

(2)好发部位:脑实质内(最常见),脑室内(会致梗阻),蛛网膜下隙。

(3)其他:脑积水,慢性脑膜炎,骨骼肌钙化。

四、病毒感染

(一)单纯疱疹病毒脑炎(HSV)

1.按疱疹病毒分为 2 型

(1)HSV-2 型,生殖器疱疹:新生儿 TORCH 感染;分娩时感染;生后数周出现;表现为弥漫性脑炎(非灶性)。

(2)HSV-1 型,口腔疱疹:儿童和成人;通常由潜伏在三叉神经节的病毒再次感染;精神状态改变;突然起病;侵犯边缘系统;通常双侧发病,但不对称。

2.影像学表现

(1)早期 CT、MRI 无异常。

(2)首选 MRI,最早可于起病 2～3 天发现病变。

(3)分布:边缘系统、颞叶高于扣带回、额叶下部。

(4)急性期表现脑回水肿(T_1 低信号/T_2 高信号)。

(5)亚急性期:水肿较前明显;双侧不对称受累;脑回样强化,常见出血。

(二)先天性感染

先天 CNS 感染可致脑发育畸形,组织破坏和(或)营养不良性钙化。CNS 征象可以由特异性病原直接造成,或影响胎儿发育所致。

1.病原学

(1)TORCH:弓形体(第二常见);风疹病毒;巨细胞病毒(最常见)(CMV);单纯疱疹病毒。

(2)其他:HIV;梅毒;水痘病毒。

2.影像学表现(图 1-10-1)

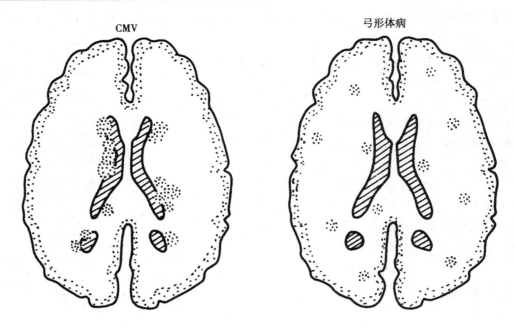

图1-10-1

(1)巨细胞病毒:脑室周围钙化;神经元移行异常尤其多见,表现为多小脑回。

(2)先天性弓形虫:基底节和脑室周围钙化(弥漫);脑积水;脉络膜视网膜炎。

(3)风疹病毒:小头畸形;基底节和脑实质钙化。

(4)HSV-2:多灶性灰白质受累;出血性梗死。

(5)先天性 HIV 感染(原发性 HIV 脑炎):弥漫性萎缩;1年后基底节可见钙化。

(三)艾滋病(AIDS)

HIV 是一亲神经病毒,直接侵犯 CNS,为 TORCH 最常见 CNS 病原。

HIV 相关感染包括:HIV 脑病(最常见);弓形虫感染:造成最常见的 CNS 机会感染;隐球菌病;进行性多灶性脑白质病;结核;梅毒;水痘;巨细胞病毒。

(四)HIV 脑病

继发于 HIV 病毒感染的进行性、皮层下痴呆。最终可见于 60% 的 AIDS 病人。

影像学表现(图 1-10-1):脑萎缩最常见;额叶、枕叶和脑室周围白质 T_2WI 高信号病灶(神经胶质增生,脱髓鞘);白质病灶无强化。

(五)弓形虫感染

弓形体病为最常见的 AIDS 病人 CNS 感染,由弓形虫所致(宿主为猫)。

1.分类

(1)先天性:脑膜炎,脑积水,钙化;脑软化,萎缩;脉络膜视网膜炎。

(2)免疫力正常的成人:系统感染合并淋巴结肿大、发热;CNS 不受累及(与 AIDS 相反)。

(3)免疫力低下的病人:暴发 CNS 感染,易发于基底节和皮髓质交界。

2.影像学表现

(1)单发或多发环状强化病灶并周围明显水肿。

(2)常见靶样病灶。

(3)治疗后病灶可钙化或出血。

（4）主要与 CNS 淋巴瘤鉴别：位于脑室周围并向室管膜下蔓延的病灶倾向于淋巴瘤；经验性抗病原治疗病灶的变化有助于二者鉴别。

（5）SPECT 显像：淋巴瘤表现为热灶，而弓形体病表现为冷灶。

（六）隐球菌病

表现为脑膜炎（较常见）和实质内病灶。最常见脑实质内病灶表现为基底节、中脑多发强化程度不同的 T_2WI 高信号灶（隐球菌脑炎）。

（七）进行性多灶性脑白质病（PML）

为 Takob-Creutzfeldt 乳头多瘤空病毒感染所致脱髓鞘疾病。再生的病毒感染并破坏少突胶质细胞。

影像学表现：半卵圆中心后部为其最好发部位；双侧发病，不对称；始于皮质下脑白质，蔓及深部白质；T_2WI 高信号（顶枕叶）；无强化（与感染和肿瘤的主要鉴别点）；可跨越胼胝体；无占位效应。

巨细胞病毒性脑炎，影像学表现不易与 HIV 鉴别。

（李永辉）

第十一节 艾滋病颅内感染

艾滋病是由于艾滋病毒（HIV）感染导致机体免疫功能的缺陷而出现相关的一系列临床综合病症，即获得性免疫缺陷综合征（AIDS）。由于艾滋病患者的免疫系统受到严重的损害，各种病原体乘虚而入，导致机会性感染和肿瘤等相关性疾病，其中颅内感染就比较常见，是引起艾滋病患者死亡的主要原因之一。主要的病原微生物有弓形虫、结核杆菌、隐球菌及 JC 病毒等。近年来由于影像技术的快速发展，CT 和 MRI 检查不断普及，它们面对分辨率高，对神经系统疾病的诊断有重要的意义。

贵州省艾滋病诊疗中心，艾滋病患者住院都集中在这里。放射科拥有飞利浦双排螺旋 CT 和 GE64 排螺旋 CT 各一台，奥泰 1.5T 超导磁共振一台，可以满足临床需要。

【主要研究内容】

（一）项目主要研究内容

1.收集 2008 年～2015 年已确诊艾滋病继发颅内感染病人 100 例，其中继发弓形虫感染 50 例，继发隐球菌感染 30 例，继发结核感染 20 例。

2.分别统计三种感染的 CT 或 MRI 影像表现。

3.分析它们的影像学特征，提高艾滋病继发颅内感染的影像诊断。

（二）考核技术指标

1.完成 100 例艾滋病继发颅内感染患者的 CT 或 MRI 的影像收集。

2.了解艾滋病继发颅内感染（弓形虫、隐球菌及结核）的影像特征。

（三）考核社会生态效益指标

通过开展本次研究，可为艾滋病继发颅内感染（弓形虫、隐球菌及结核）患者的鉴别诊断提供影像学依据，让他们得到及时的治疗，延长他们的生存时间和提高生活质量。

【研究内容开展及完成情况】

（一）项目研究总体设计与技术路线

1.研究的内容和研究目标

（1）收集 2008 年～2015 年已确诊艾滋病继发颅内感染病人 100 例，其中继发弓形虫感染 50 例，继发隐球菌感染 30 例，继发结核感染 20 例。

（2）分别统计三种感染的 CT 或 MRI 影像表现。

（3）分析它们的影像学特征,提高艾滋病继发颅内感染的影像诊断。

2.技术路线　艾滋病患者住院—临床医师怀疑有颅内感染—临床医师开头颅 CT 或 MRI 检查单—患者到放射科做相应的检查—得到 CT 或 MRI 图像—收集相关图像—对图像进行分析—得出不同病原微生物感染的影像特征。

（二）按内容分子项总结

第一部分:艾滋病合并颅内弓形虫感染的磁共振成像表现

本部分研究内容是分析艾滋病合并颅内弓形虫感染的 MRI 影像特征,现报告如下。

1.材料及方法

（1）标本与对象:一般资料,我院 2012 年 10 月～2015 年 12 月收治了 30 例临床确诊的艾滋病并发弓形虫脑炎患者,其中男性 22 例,女性 8 例,年龄 23～68 岁,平均 38 岁。HIV 抗体均为阳性,CD4＜50/ul。以持续性头痛、发热、神智改变及肢体活动障碍等收入院。

（2）检查方法:颅脑扫描,检查使用奥泰超导 1.5T 磁共振成像系统,SE 序列,平扫轴位 T_1WI(TR＝450ms,TE＝9ms)、T_2WI(TR＝3800ms,TE＝90ms),增强扫描轴位、矢状位、冠状位,层厚 6mm,层间隔 2mm。增强扫描用钆喷酸葡胺注射液,用量 0.2mL/kg,肘静脉推注。

2.结果　30 例临床确诊患者的头颅 MRI 表现:20 例为双侧多发病灶,7 例为单侧多发病灶,3 例为单发病灶。信号改变多为颅内等或稍长 T_1 稍长 T_2 小斑片或结节状异常信号;弥散加权成像(DWI)序列 4 例明显受限,14 例部分弥散受限,12 例弥散不受限;增强以轻度强化为主,呈小斑片、结节状或环状强化。病变多在皮髓质交界处和基底节区,大小不等,其中同时侵犯小脑、额、颞及顶叶 15 例,同时侵犯、颞、枕及顶叶 9 例。单独侵犯基底节区 3 例,小脑 2 例,大脑脚 1 例。颅内多发病变表现(如图 1-11-1)。小脑病灶表现(如图 1-11-2)。大脑脚病变(如图 1-11-3)。DWI 序列病变(如图 1-11-4)。MRI 增强表现为小斑片、结节状或环状强化(如图 1-11-5)。

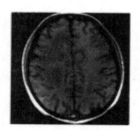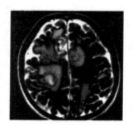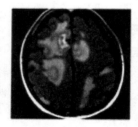

图 1-11-1　双侧额、颞、顶叶多发、多部位及多形态异常信号

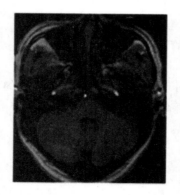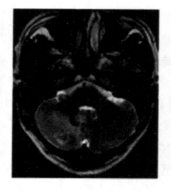

图 1-11-2　小脑异常信号

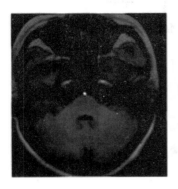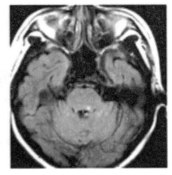

图 1-11-3 大脑脚异常信号

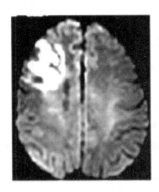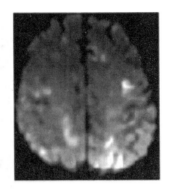

图 1-11-4 弥散加权成像

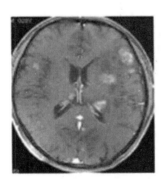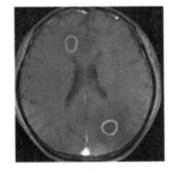

图 1-11-5 增强检查呈小斑片、结节状及环状强化

3.结论

(1)影像检查对艾滋病合并颅内弓形虫感染的诊断及疗效观察有重要意义。其中 CT 和 MRI 对中枢神经系统有明显的优势,尤其 MRI,它是中枢神经系统疾病非常有效的检查方法,不但可以明确病变部位、数量、范围和结构,而且还能初步推断其性质,有鉴别不同组织的优越性,用 GD-DTPA 增强扫描能够进一步显示病变特征和准确诊断。

(2)MRI 图像显示弓形虫脑炎病变往往是多发的,累及深部的灰质核团和灰白质交界区。在 T_1WI 上表现为等或低信号,T_2WI 上表现为低或者高信号,病灶周围可以出现典型的水肿,占位效应明显,MRI 增强扫描,可以显示病变的特征性强化,小于 1cm 的结节可完全强化,大于 1cm 的结节多呈环形强化,强化环常较薄。本组病例有同样的特点,病灶为多发,占 90%;病变部位多在灰白质交界区和基底节区;在 T_1WI 上以等或稍低信号,在 T_2W 和 FLAIR 上以等或稍高信号为主;在 DWI 上可呈明显受限(占 13%)、部分受限(占 47%)和不受限(占 40%)等多种表现;增强呈小斑片或结节状、环状强化。

（3）鉴别诊断主要与原发性颅内淋巴瘤区别，原发性颅内淋巴瘤好发于基底节区、胼胝体及脑室周围，多单发，MRI 表现 T_1WI 为低或等信号，T_2WI 为稍高信号，瘤周水肿不明显，DWI 呈稍高信号，增强多为均匀强化。

综上所述，AIDS 患者合并颅内弓形虫感染的 MRI 表现有特征性，当 AIDS 患者出现头痛、四肢活动障碍等表现时，应注意是否合并颅内弓形虫感染，尽早做 MRI 检查，及时采取相应的治疗措施，改善艾滋病患者的生活质量和预后。

第二部分：艾滋病合并进行性多灶性脑白质病（PML）的 MRI 表现

本部分研究内容是分析艾滋病合并颅内 JC 病毒感染的 MRI 影像特征，现报告如下。

1.材料及方法

（1）一般资料，我院 2013 年 1 月～2015 年 3 月收治了 16 例艾滋病继发进行性多灶性脑白质病患者，其中男性 14 例，女性 2 例，年龄 23～70 岁，平均 44 岁，HIV 抗体均为阳性。以头痛、发热、神智改变及肢体活动障碍等收入院。

（2）颅脑扫描，检查使用奥泰超导 1.5T 磁共振成像系统，sE 序列，平扫轴位 T_1WI（TR＝450ms，TE＝9ms）、T_2WI（TR＝3800ms，TE＝90ms），增强扫描轴位、矢状位、冠状位，层厚 6mm，层间隔 2mm。增强扫描用钆喷酸葡胺注射液，用量 0.2mL/kg，肘静脉推注。

2.结果

16 例临床确诊患者的头颅 MRI 均表现为颅内弥漫性或局灶性稍长 T_1 稍长 T_2；FLAIR（脂肪抑制）序列呈稍高信号；DWI 序列 10 例弥散明显受限，4 例弥散部分受限，2 例弥散不受限；增强均不强化。病变在皮髓质交界区 14 例（如图 1-11-6），基底节区 1 例（如图 1-11-7），小脑 1 例（如图 1-11-8）。病变大者可达 4cm，大小不等，边缘不规则，部分稍模糊，周围水肿不明显，占位效应亦不明显。治疗后复查 MRI，明显吸收好转 3 例（如图 1-11-9），部分吸收 9 例，未见明显变化 4 例。

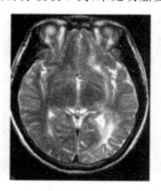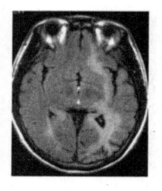

图 1-11-6　病变在皮髓质交界区

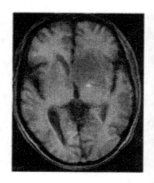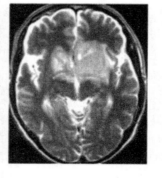

图 1-11-7　病变在基底节区

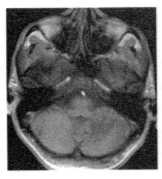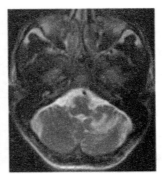

图 1-11-8 病变在小脑

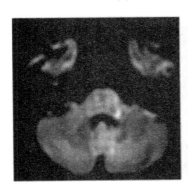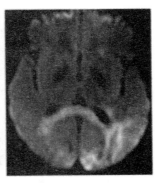

图 1-11-9 DWI 序列病变弥散不受限和明显受限

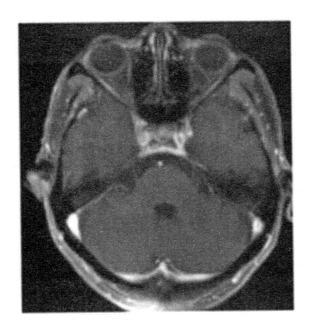

图 1-11-10 增强检查病变不强化

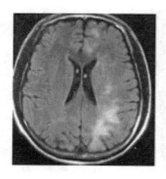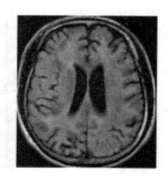

图 1-11-11　病变明显吸收好转

3.结论

（1）影像检查对艾滋病合并颅内 JC 病毒感染的诊断及疗效观察有重要意义。其中 CT 和 MRI 对中枢神经系统有明显的优势,尤其 MRI,它是中枢神经系统疾病非常有效的检查方法,不但可以明确病变部位、数量、范围和结构,而且还能初步推断其性质,有鉴别不同组织的优越性,用 GD-DTPA 增强扫描能够进一步显示病变特征和准确诊断。

（2）艾滋病合并进行性多灶性脑白质病 MRI 表现多为脑白质内见多灶斑片状异常信号影,呈指状或圆形或卵圆形的多处、多形态的白质病变,无强化、无占位。T_1 呈低信号、T_2 呈高信号,DWI 呈高信号。MRI 能更清晰准确地显示病灶分布及大小,典型表现为皮质下及深部脑白质内广泛存在的片状病灶。以顶叶及枕叶多见,也可见于基底节、外囊、小脑及脑干。病灶大小不一,形状不规则,边界不清晰,T_1WI 为稍低信号,T_2WI 及 FLAIR 像为稍高信号,增强检查病变不强化。

（3）鉴别诊断主要和以下疾病鉴别。首先是脑白质脱髓鞘病变,常见的如多发性硬化（MS）,多见于中年女性,MRI 典型表现在侧脑室旁圆形或卵圆形斑块,呈"直角脱髓鞘征",T_2WI 和 FLAIR 呈高信号,T_1WI 呈低信号,急性期 DWI 序列弥散受限,增强检查活动性病灶强化。急性期 MS 和 PML 的病变位置及增强有明显差异。其次是颅内感染,常见的细菌、真菌性及弓形虫脑炎等,MRI 信号随病程进展有变化,增强检查多有强化。它和 PML 已有区别。

（4）诊断 PML 最可靠的方法依然是脑活检,但是其病死率可达 81.4%,再加上受损部位不易找到,且部分患者不能耐受此过程。因此,推荐使用 PCR 方法检测脑脊液中 JCVDNA 以代替脑组织活检。

综上所述,目前广泛用作艾滋病合并进行性多灶性脑白质病的诊断方法有以下几点,首先 AIDS 患者出现典型的进展性神经功能缺损症状和体征。其次符合 PML 特点的 MRI。再者用 PCR 技术检测到脑脊液中 JCV 的 DNA 序列或脑组织活检发现 JCV 可肯定诊断,即通常经过询问病史、临床表现、实验室检查,再结合 MRI 表现等综合判断来尽快达到诊断的目的。

第三部分:艾滋病合并颅内结核和隐球菌感染的 MRI 表现

本部分研究内容是分析艾滋病合并颅内结核和隐球菌感染的 CT 或 MRI 影像特征,现报告如下。

1.材料及方法

（1）一般资料,我院 2013 年 1 月～2016 年 3 月收治了 60 例艾滋病继发颅内结核和隐球菌感染的患者。其中结核 32 例,隐球菌 28 例,男性 42 例,女性 18 例,年龄 22～72 岁,平均 47 岁,HIV 抗体均为阳性。以头痛、发热、神智改变及肢体活动障碍等收入院。

（2）颅脑扫描:

1）颅脑 CT 平扫,范围从听眶线至颅顶,层厚为 0.625mm,螺距为 1,使用 GE64 排螺旋 CT,增强剂为碘普洛胺 100ml,使用高压注射器静脉推注,3ml/s。

2)MRI检查使用奥泰超导 1.5T 磁共振成像系统,sE 序列,平扫轴位 T_1WI(TR＝450ms,TE＝9ms)、T_2WI(TR＝3800ms,TE＝90ms),增强扫描轴位、矢状位、冠状位,层厚 6mm,层间隔 2mm。增强扫描用钆喷酸葡胺注射液,用量 0.2mL/kg,肘静脉推注。

2.结果

18 例头颅 CT 检查,15 例未见明显异常密度影,其中结核 10 例,隐球菌 5 例。3 例表现为基底节区小斑片状低密度影,其中结核 2 例,隐球菌 1 例。42 例患者做头颅 MRI 检查,30 例未见明显异常信号,其中结核 20 例,隐球菌 10 例。8 例 MRI 表现基底池脑膜信号呈带状增高,呈长 T_2 改变,FLAIR 呈明显高信号,其中结核 6 例,隐球菌 2 例。4 例 MRI 表现为基底节区的结节状长 T_1 长 T_2 信号影,增强呈斑点结节状轻度强化其中结核 3 例,隐球菌 1 例。

3.结论

(1)影像检查对艾滋病合并颅内结核和隐球菌感染的诊断及疗效观察有重要意义。其中 CT 和 MRI 对中枢神经系统有明显的优势,尤其 MRI,它是中枢神经系统疾病非常有效的检查方法,不但可以明确病变部位、数量、范围和结构,而且还能初步推断其性质,有鉴别不同组织的优越性,用 GD-DTPA 增强扫描能够进一步显示病变特征和准确诊断。

(2)CT 表现:结核性脑膜炎 CT 平扫表现不明显,增强可见脑池带状或小结节状强化。结核性脑炎 CT 平扫可见小斑片或结节状低密度影,密度不均,边缘模糊,增强呈结节状强化或环状强化。结核性脑膜炎 MRI 表现为脑池信号增高,脑膜增厚,容易出现脑积水,增强亦呈带状强化。结核性脑炎的 MRI 平扫表现呈单发或多发的不规则小片状长 T_1 长 T_2 信号。增强呈结节状或环状强化。隐球菌性脑膜炎和脑炎的 CT 和 MRI 表现和结核性类似。

(3)鉴别诊断主要与原发性颅内淋巴瘤区别,原发性颅内淋巴瘤好发于基底节区、胼胝体及脑室周围,多单发,MRI 表现 T_1WI 为低或等信号,T_2WI 为稍高信号,DWI 呈稍高信号,增强多为均匀强化。

综上所述,AIDS 患者合并颅内结核和隐球菌感染的 CT 和 MRI 表现有一定特征性,当 AIDS 患者出现头痛、四肢活动障碍等表现时,应注意是否合并颅内结核或隐球菌感染的可能,尽早做 MRI 检查,及时采取相应的治疗措施,改善艾滋病患者的生活质量和预后。

[技术创新(成果)](解决的关键技术难点,形成的技术成果)

(1)填补我省该领域的空白,为我省艾滋病继发颅内感染的影像诊断提供帮助。

(2)我们提供这次艾滋病继发颅内感染病例影像表现的收集,常见的病原微生物有弓形虫、结核杆菌、隐球菌及 JC 病毒等。

(3)这些病原微生物颅内感染的影像表现有特征性,弓形虫感染病变多在皮髓质交界区,而且常常是多发病灶,多叶侵犯,水肿明显,CT 表现以多发低密度影为主,MRI 表现在 T_1WI 上表现为等或低信号,T_2WI 上表现为低或者高信号,病灶周围可以出现典型的水肿,占位效应明显,MRI 增强扫描,可以显示病变的特征性强化,小于 1cm 的结节可完全强化,大于 1cm 的结节多呈环形强化,强化环常较薄。结核和隐球菌感染多数病变在脑膜,CT 和 MRI 常常不能发现病灶。少数在脑实质的病灶呈不规则小片或结节状,CT 表现呈低密度影,MRI 表现呈不规则小片状长 T_1 长 T_2 信号。JC 病毒感染引起的进行性多灶性脑白质病,MRI 表现多为脑白质内见多灶斑片状异常信号影,呈指状或圆形或卵圆形的多处、多形态的白质病变,无强化、无占位。T_1 呈低信号、T_2 呈高信号,DWI 呈高信号。

（李永辉）

第十二节　颅脑先天畸形及发育障碍

一、脑膜膨出和脑膜脑膨出

脑膜膨出或脑膜脑膨出是指脑膜或脑膜和脑组织从颅骨的先天性缺损即颅裂向外膨出。颅裂的发生与神经管的闭合不全以及中胚叶的发育停滞有关。此类先天性畸形的发生率为 1/5000～1/1000。男性多于女性。

按突出部位可分为三大类：①额筛型：经前颅底前部额筛骨之间突出于鼻根部或眶内部。②基底型：经前颅底后部、蝶骨突出于鼻咽部或鼻腔。③枕后型。前两型约占全部脑膜脑膨出的 25% 以上，临床上额筛型表现为自幼鼻根部或内眦肿物，质软，随年龄增大而增大。鼻内型（筛骨型）多表现为以脑脊液鼻漏、反复发作性脑膜炎为首发症状，多有外伤史，其次为鼻腔肿物。

1.X 线

（1）颅裂表现为边缘光滑的骨缺损，大小及形状不定。发生于脑膜膨出的好发部位。

（2）脑膜膨出表现为软组织肿物与头颅相连，圆形或卵圆形，常位于中线位置，内容物观察不清。

2.CT（图 1-12-1、1-12-2）

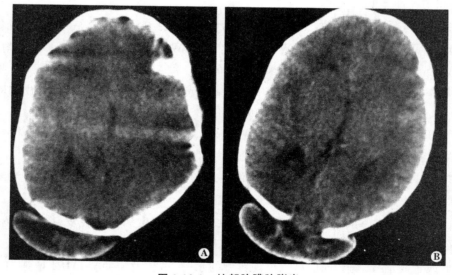

图 1-12-1　枕部脑膜脑膨出

CT 平扫（A、B）示枕部颅外近中线处一约 5cm×3cm 大小的卵圆形脑

组织密度影，边缘光整，并经枕骨缝与颅内相连

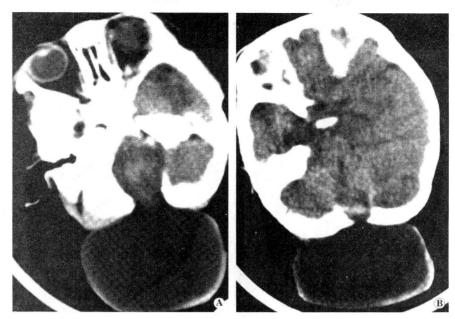

图 1-12-2　脑膜膨出,女性,9 个月

CT 平扫(A、B)枕部颅外见一约 5cm×7cm 大小的囊状类圆形低密度影,

边缘光滑,经枕骨裂缝与颅内相通

(1)鼻外或枕下的肿物,囊性,随年龄逐渐长大,CT 可进一步确定疝出部位。

(2)以冠状位为佳,可清晰地显示前颅底骨质缺损、鸡冠变形等畸形。

(3)显示脑积水、脑室扩大及蛛网膜囊肿等伴随畸形。

3.MRI

(1)可更好地判断颅外疝出物与脑膜脑组织的关系,尤其是矢状位成像。

(2)MRI 在一定程度上对区分脑膜脑组织、炎性及恶性组织提供帮助。

4.诊断、鉴别诊断及比较影像学　额筛型及枕后型的诊断较容易,患儿出生后即发现鼻外或枕下的肿物,囊性,随年龄逐渐长大,并有搏动感即可初步诊断。

需与皮样囊肿、异位神经胶质瘤鉴别。这三种病为同一胚胎发育障碍的不同表现。进一步确定疝出部位需做 CT 检查,以冠状位为佳,可清晰地显示前颅底骨质缺损、鸡冠变形等畸形。小儿或青年单侧的鼻腔肿物应考虑脑膜脑膨出的可能性,并同鼻息肉、鼻部神经胶质瘤相鉴别。鼻息肉极少发生于新生儿及幼儿,神经胶质瘤如前所述在胚胎发育障碍方面与脑膜脑膨出联系密切,大部分不与颅内连通,确诊需做 MRI。

头颅 X 线平片仅可发现表现为边缘光滑的骨缺损的颅裂及软组织肿物与头颅相连,但内容物观察不清。MRI 比 CT 可更好地判断颅外疝出物与脑膜脑组织的关系以及其膨出的内容物。但对颅骨缺损的分辨不如 CT。

二、胼胝体发育不全

胼胝体发育不全是较常见的颅脑发育畸形,包括胼胝体缺如或部分缺如。常伴有第三脑室上移,两侧侧脑室分离,也可伴有颅脑其他发育畸形,如胼胝体脂肪瘤等。本病轻者无明显症状,重者出现智力障碍、癫痫和颅内压增高症状。

1.X 线

（1）常无阳性发现。

（2）偶见颅骨增大，前囟膨出，或呈舟状头畸形。

2.CT（图 1-12-3、1-12-4）

（1）两侧侧脑室明显分离，侧脑室后角扩张，侧脑室外形形成典型的"蝙蝠翼状"。

（2）第三脑室扩大上移，插入双侧侧脑室体部之间。严重的第三脑室上移可上升到两侧半球纵裂的顶部。

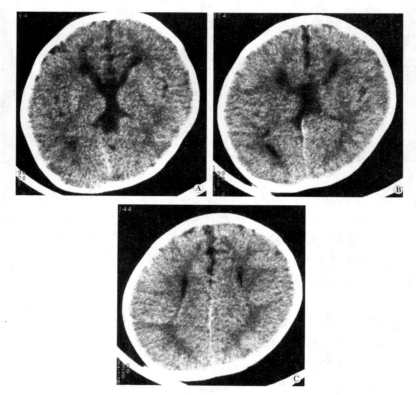

图 1-12-3　胼胝体发育不良

CT 平扫（A～C）示双侧侧脑室明显分离，第三脑室扩大上移，插入双侧侧室体部之间

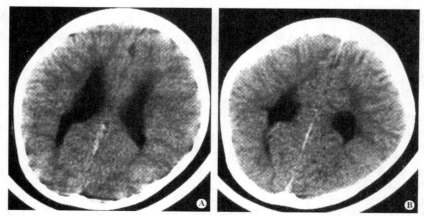

图 1-12-4　胼胝体发育不全，男性，8 岁

四肢肌张力高，腱反射活跃。CT 平扫（A、B）示双侧侧脑室扩大，间距增宽，内缘不规则

3.MRI(图 1-12-5、1-12-6)

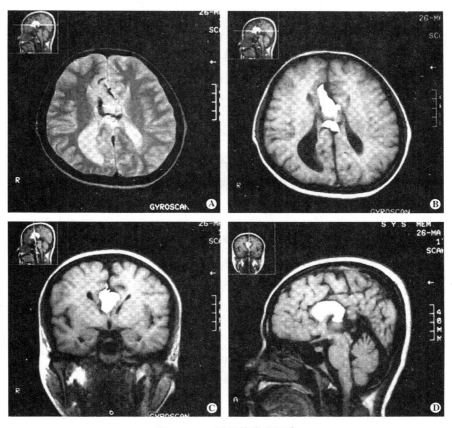

图 1-12-5　胼胝体发育不全

MRI 横断面平扫示双侧侧脑室分离，双侧脑室前角、后角和体部间距增宽，第三脑室抬高，于双侧侧脑室体部间可见
一脂肪瘤，T_2WI(A)、T_1WI(B)均为高信号，冠状面、矢状面 T_1WI(C,D)示胼胝体缺如

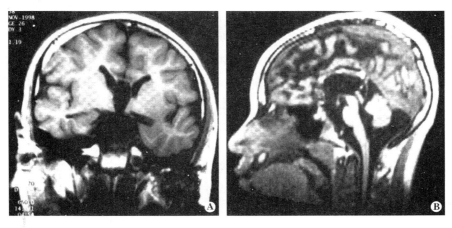

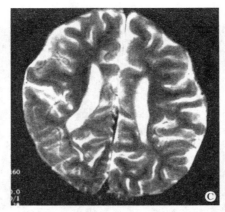

图 1-12-6　胼胝体发育不良,男性,11 岁

MRI 冠状面 $T_1WI(A)$ 和横断面 $T_2WI(C)$ 平扫示双侧脑室间距增大,呈"八"字形,第三脑室扩大、上移,插入双侧脑室之间。矢状面 $T_1WI(B)$ 和冠状面(A)均显示胼胝体结构消失,矢状面(B)还可见脑干及小脑明显萎缩

(1)矢状面 T_1WI 可清晰显示胼胝体部分或全部缺如,以压部受累最多。

(2)横断及冠状面 T_1WI 显示双侧侧脑室分离,双侧脑室前角、后角和体部间距增宽,第三脑室抬高,可介于两侧脑室体部。

(3)常合并脂肪瘤。

4.诊断、鉴别诊断及比较影像学　MRI 矢状位及冠状位显示本病有优势,T_1WI 能清楚显示胼胝体全貌,诊断不难。

三、小脑扁桃体下疝畸形

小脑扁桃体下疝畸形又称 Arnold-Chiari 综合征或 Chiari 畸形,为后脑先天性发育异常,扁桃体延长经枕大孔疝入上颈段椎管,部分延髓和第四脑室同时向下延伸,常伴脊髓空洞症、脊髓纵裂、脊膜脊髓膨出、脑积水和颅颈部畸形等。一般认为,小脑扁桃体下缘低于枕骨大孔 5mm 者可确认为下疝,而低于 3mm 者属正常范围,低于 3～5mm 者为界限性异常。

本病按病变严重程度分三种类型:Ⅰ型,小脑扁桃体疝入椎管,第四脑室位置正常;Ⅱ型最常见,在Ⅰ型基础上第四脑室延长进入椎管,多合并脑积水;Ⅲ型罕见,延髓、小脑和第四脑室均疝入枕骨大孔,常合并脊膜膨出。

临床主要表现为脊髓和小脑受压引起的锥体束征、深感觉障碍及共济失调,合并脑积水时有颅内压增高症状。

1.X 线　可显示颅后窝狭小,并发现合并的颅颈部畸形,如环椎枕骨化、颅底凹陷症、环枢关节脱位、颈椎融合畸形等。

2.CT

(1)椎管上端可见类圆形软组织影,为下疝至椎管内的扁桃体。

(2)幕上脑积水。

3.MRI(图 1-12-7、1-12-8)

(1)矢状面可清楚显示小脑扁桃体、延髓及第四脑室下疝的位置及形态。增大的扁桃体呈舌状紧贴延髓及上颈段脊髓后方。

(2)Ⅰ型小脑扁桃体下疝超过枕骨大孔连线 5mm,可见脊髓空洞。

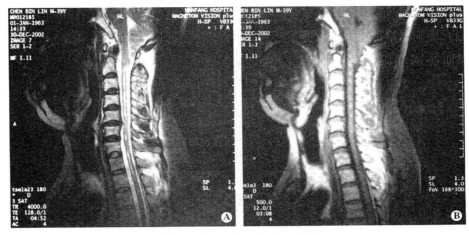

图 1-12-7 Chiari 畸形（Ⅰ型）

MRI 平扫 T₂WI(A) 及 T₁WI(B) 示小脑扁桃体疝入椎管内，超过枕骨大孔连线 5mm，延髓下移，
延髓下部及上颈部略增粗，颈段脊髓中央管扩张，呈等 T₁、长 T₂ 改变，增强扫描未见强化

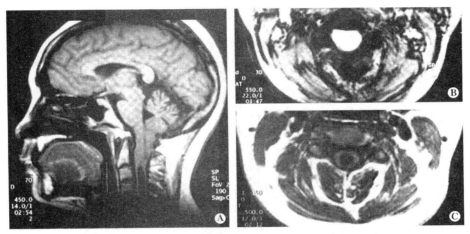

图 1-12-8 小脑扁桃体下疝畸形并脊髓空洞，女性，33 岁

MRI 平扫示小脑扁桃体变尖、下移，紧贴延髓及上颈段脊髓后方，并且脊髓内可
见管状异常信号影，呈长 T₂(B) 和长 T₁(A、C) 改变

（3）Ⅱ型小脑扁桃体和蚓部疝入椎管内，第四脑室变长下移伴显著脑积水。

（4）Ⅲ型延髓、小脑和第四脑室均疝入椎管内，并见颅底凹陷、颈椎畸形和脊膜脊髓膨出等。

4.诊断、鉴别诊断及比较影像学　MRI 矢状面较直观，是诊断本病的最佳检查方法。

小脑扁桃体下疝畸形应与颅内压增高所致的扁桃体枕骨大孔疝作鉴别，前者扁桃体呈舌状，常合并其
他多种畸形；后者扁桃体呈圆锥状下移，但不增长，且伴有颅内占位病变。

四、Dandy-Walker 综合征

Dandy-Walker 综合征又称先天性第四脑室正中孔、外侧孔闭锁，是由于小脑发育畸形及第四脑室中、
侧孔闭锁，引起第四脑室囊性扩大及继发梗阻性脑积水。常见于婴儿和儿童，有家族史。

病理改变以第四脑室囊状扩张、正中孔和外侧孔闭锁，以及小脑发育畸形为特点。

临床表现以脑积水征和颅内压增高常见，不具有特征性，可见头颅明显增大与面部不相称，前后径增

宽,一般智力尚可。

1.X 线

(1)平片见颅腔增大(以前后径加长尤为明显),颅后窝膨隆。

(2)枕骨颅板变薄,颅缝分离及囟门扩大。

(3)横窦区压迹位置增高,可达顶骨处。

2.CT(图 1-12-9)

(1)典型:第四脑室极度扩张或颅后窝巨大囊肿与第四脑室呈宽口相通,小脑蚓部缺如,合并脑积水。

(2)变异型:第四脑室上部相对正常,可见袋状憩室从下髓帆发出,其大小、形态不一,小脑豁加宽,下蚓部发育不全,上蚓部相对正常,一般无脑积水。

3.MRI   除显示 CT 所见外,对显示本综合征及合并的其他先天畸形更直接。

4.诊断、鉴别诊断及比较影像学   婴幼儿以颅内压增高就诊,结合典型 CT 或 MRI 表现即可确诊。

本病应与颅后窝蛛网膜囊肿及巨大枕大池相鉴别。前者表现为局限性类圆形囊肿,不与第四脑室相通,第四脑室可受压移位,小脑发育正常或局限性受压。巨大枕大池与第四脑室和蛛网膜下腔自由交通,但第四脑室位置、形态正常,小脑发育基本正常。

X 线平片仅能显示颅内压增高征象。CT 除显示颅后窝病变外,在显示颅板等骨质方面胜过 MRI。

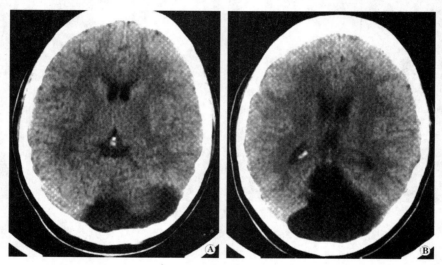

图 1-12-9   第四脑室中、侧孔先天性闭塞(Dandy-Walker 综合征),女性,42 岁

CT 平扫(A、B)枕骨内板下方见不规则形水样密度影,边界清晰,小脑半球受压,部分结构缺失

五、脑灰质异位症

脑灰质异位症是指胚胎期移行的神经元中途受阻而聚集在室管膜与皮质之间的一种先天性畸形。可与其他脑畸形并存。

临床主要表现为三大基本特征:①反复而又频繁的癫痫发作。②精神发育迟滞。③运动系统受损,如偏瘫等。

1.CT

(1)在白质内发现异位的灰质灶。

(2)形态可以是连贯性的,也可呈游离性或孤立性;可呈小片状或大团块,可只限于一处,也可是多处。

（3）病灶无论是在平扫或增强扫描，其密度均与正常灰质相同。

2.MRI(图 1-12-10)

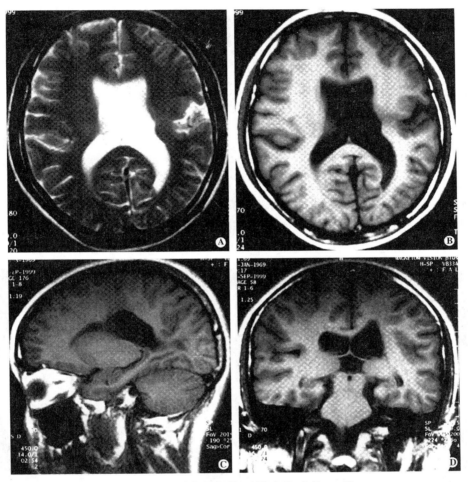

图 1-12-10　脑灰质异位，脑裂畸形，女性，29 岁

MRI 平扫示左额后顶前部分脑灰质进入左侧脑室旁放射冠脑白质区，其信号与

脑灰质类似(A～D)，其外侧脑沟明显增宽，双侧侧脑室对称性扩张、积水

（1）根据 MRI 提示的病灶部位，分为三型。

（2）病灶位于室管膜下区，呈对称型；侧脑室前、后角显著扩大者称脑室周围型或结节型。

（3）病灶沿脑室向皮质方向分布或呈桥形，将室管膜与脑外层相连接称为板型。

（4）病灶位于侧脑室与皮质之间呈弥漫性分布或脑室受压称带型。

3.诊断、鉴别诊断及比较影像学

（1）临床三大特征，再结合影像学上非灰质区出现灰质块，即可诊断本病。

（2）本病需与结节性硬化、脑内或室管膜下转移瘤相区别。

（3）头颅 X 线平片无助于诊断。小的灰质移位，MRI 显示效果优于 CT。

六、结节性硬化

结节性硬化又称 Bourneville 病，是常染色体显性遗传的神经皮肤综合征。可为家族性发病，又可散发。多见于青年男性,男性发病比女性多 2～3 倍。

病理特征主要为皮质结节、白质内异位细胞团和脑室内的小结节,质地坚硬,部分或全部**钙化。好发**于大脑皮质、大脑白质、侧脑室室管膜下及基底节区。可阻塞脑脊液通路而形成脑积水。10%～15%**易伴**发室管膜下巨细胞型星形细胞瘤。

典型临床表现是癫痫、智力低下和面部皮脂腺瘤三联征。

1.X 线

(1)平片偶见颅内散在钙化点。

(2)颅骨内板局限性骨质增生。

2.CT(图 1-12-11～13)

(1)显示结节性硬化病的小结节和钙化,结节或钙化居室管膜下与脑室周围,呈类圆形或不规则形高密度影,病灶为双侧多发。

(2)阻塞脑脊液通道,可出现脑积水。部分病例有脑室扩大及脑萎缩。

(3)少数病例可合并有室管膜下巨细胞型星形细胞瘤。

(4)增强扫描,结节则更清楚,钙化无强化,亦无占位效应。

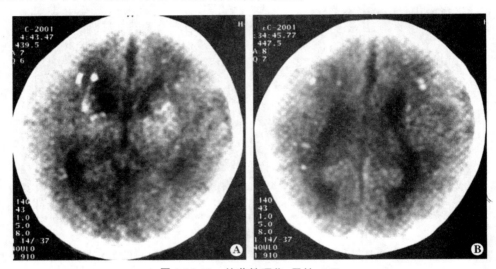

图 1-12-11 结节性硬化,男性,7 天
平扫(A、B)双侧脑室周围脑白质区见多发散在小点片状高密度影;第五脑室形成

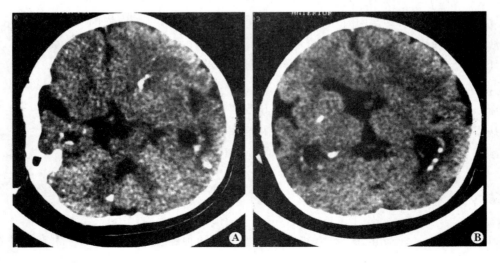

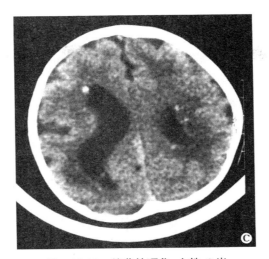

图 1-12-12　结节性硬化,女性,2 岁

CT 平扫(A～C)示双侧侧脑室室管膜下及右小脑皮质散在的斑点状钙化影,双侧侧脑室周围可见大片状低密度影,脑室系统扩大

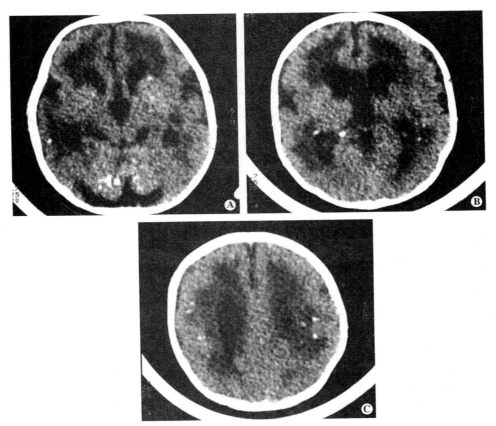

图 1-12-13　结节性硬化,男性,1 岁

颈不能竖起,智力差。CT 平扫(A～C)示双侧侧脑室室管膜下、大脑皮质及双侧小脑半球多灶斑点状钙化灶,双侧脑室周围可见大片状低密度影,第五脑室形成,小脑半球前移,蚓部缺如,第三脑室及侧脑室明显扩大

3.MRI

(1)脑积水、脑萎缩征象与 CT 所见一致。

(2)双侧大脑白质、皮质和室管膜下区多发结节样病灶,T_1WI 呈等或低信号,T_2WI 为高信号,钙化结节呈低信号。

（3）增强扫描,可见结节强化。

4.诊断、鉴别诊断及比较影像学　根据儿童面部皮脂腺瘤、癫痫、智力低下的临床特点,结合影像表现,诊断并不困难。

鉴别诊断应与脑囊虫病相区别。后者虽然也可表现为钙化或非钙化的结节或小囊,但分布多见于脑实质内。也应与 Fahr 病和甲状旁腺功能减退等鉴别。

CT 显示钙化结节优于 MRI,但 MRI 显示未钙化的结节影优于 CT。

（肖新华）

第十三节　椎管内病变

一、正常 MR 影像

脊髓位于椎管内蛛网膜下隙的中央,呈圆柱状,前后略扁。脊髓粗细较均匀,但有两个膨大,即颈膨大和腰膨大。颈膨大位于颈髓第三段至胸髓第二段,腰膨大位于胸髓第九段至脊髓下端,其下脊髓逐渐变细,形成脊髓圆锥,圆锥以下为细长的终丝。幼儿和儿童圆锥位置较低,通常位于 L_2、L_3 水平;成人多位于 L_1 水平。

脊髓灰质位于脊髓中部,呈 H 形,其表面为白质。常规 MRI T_1WI 和 T_2WI 上,脊髓灰白质不能区分,信号均匀一致。同其周围的脑脊液相比,脊髓在 T_1WI 上呈较高信号,在 T_2WI 上呈较低信号。脊髓中央为中央管,上通第四脑室,MRI 上一般不能显示,偶呈细线状长 T_2 信号。马尾神经分散性位于蛛网膜下隙后部,轴位呈多个分散的点状短 T_2 信号。

脊髓表面为软脊膜,MRI 不能显示。其周围为蛛网膜下隙内的脑脊液,T_1WI 为低信号,T_2WI 为高信号;当流动伪影明显时,T_2WI 上呈等甚至低信号。蛛网膜和硬脊膜共同将蛛网膜下隙与硬膜外间隙分开,前两者间有一潜在的硬膜下间隙,两者在 MRI 上不能区分。由于硬脊膜菲薄,在 MRI 上不能显示。硬脊膜外脂肪较多时,存在化学位移伪影,T_2WI 上硬脊膜所在处呈细线状低信号。

二、脊髓内占位性病变

椎管内肿瘤约占神经系统肿瘤的 15%,按生长的部位可分为脊髓内、脊髓外硬膜下和硬膜外肿瘤三种,其中以脊髓外硬膜下肿瘤为常见,占 60%～75%,其他两类各占 15%。脊髓内的肿瘤临床上较多见的有胶质瘤、神经纤维瘤及血管网状细胞瘤。胶质瘤是指来源于神经胶质细胞的肿瘤,即肿瘤起源于星形细胞、少突胶质细胞和室管膜细胞。临床上以室管膜瘤最常见,其次为星形细胞瘤。室管膜瘤以膨胀性生长为主,肿瘤与邻近脊髓组织分界清楚。星形细胞瘤、少突胶质细胞瘤以浸润性生长为主,病变多与正常组织分界不清。

（一）室管膜瘤

脊髓内室管膜瘤好发于中央管以及终丝的室管膜细胞,以位于脊髓后部为多。占脊髓内肿瘤的 60%,发病年龄高峰为 20～60 岁,男性多见。绝大多数为良性,少数可恶变,好发部位为腰骶段、脊髓圆锥和终丝。肿瘤可发生种植转移和脊髓空洞改变。

【诊断要点】

1.见于 20～60 岁成年人,男性居多。

2.脊髓内室管膜瘤生长缓慢,早期可无症状。

3.肢体出现渐进性麻痹、疼痛;压迫脊髓和神经根时可出现神经根痛;可出现不完全或完全性运动障碍症状和大小便障碍。

4.脑脊液检查:脑脊液动力学测定即奎肯试验呈阳性者达 97%。脑脊液蛋白明显增高者达 88%。

5.CT 表现:脊髓呈梭形肿大,周围蛛网膜下隙对称性狭窄。脊髓造影 CT 扫描(CTM)延迟扫描可见脊髓空洞的延迟充盈。

【MRI 表现】

1.脊髓增粗,肿瘤多位于脊髓中央,边界清楚。

2.瘤体 T_1WI 上多为等或低信号,T_2WI 上呈高信号;肿瘤内可见囊变、坏死、出血,呈现相应的信号改变。

3.增强后,肿瘤多有强化且强化均匀(图 1-13-1),少数为不均匀强化,囊变、坏死区无强化。

4.20%～33%的病例在 T_2WI 上于肿瘤的上/下极见低信号,称为"帽征",为出血引起的含铁血黄素沉积所致。

5.多伴有瘤体上、下极邻近脊髓不同程度的水肿,呈明显长 T_1、长 T_2 信号,可伴有中央管扩张。

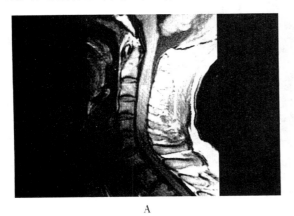
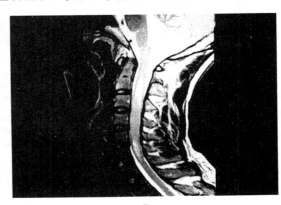

A　　　　　　　　　　　　　　B

图 1-13-1　脊髓室管膜瘤

(二)星形细胞瘤

脊髓内星形细胞瘤为儿童最常见的髓内肿瘤,在成人则仅次于室管膜瘤居第二位。多为纤维性星形细胞瘤,以浸润性生长为主,病变与正常脊髓分界不清,同时累及多个脊髓节段,肿瘤可发生坏死、囊变,可伴发脊髓空洞形成。

【诊断要点】

1.好发于 30～60 岁,男女之比为 1.5∶1,病情发展快,病程短。

2.好发部位在颈胸交界处。

3.可出现肢体渐进性麻痹、疼痛、神经根痛、不完全或完全性运动障碍症状和大小便障碍。

4.X 线和脑脊液检查:参见室管膜瘤。

5.CT 表现:病变段脊髓呈梭状增粗,增粗段与正常段之间分界不清。

【MRI 表现】

1.脊髓内星形细胞瘤好发于颈胸段,累及范围较广,多个脊髓节段受累。

2.病变段脊髓增粗,肿瘤位于脊髓内,多偏一侧,边界不清。

3.瘤体平扫 T_1WI 上呈低或等信号,T_2WI 上呈高信号。

4.肿瘤囊变常见,一般无"帽征"(图 1-13-2)。

5.增强后病灶呈不均匀性强化。

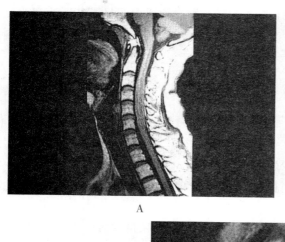
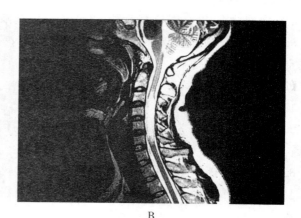
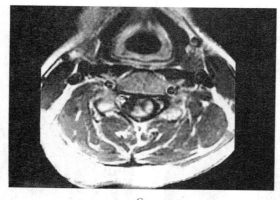

图 1-13-2　脊髓星形细胞瘤

A.矢状面 T_1WI 示 C3～C6 节段脊髓增粗,呈稍低信号,边界不清;

B.T_2WI 示肿瘤呈高信号,瘤体上下极邻近脊髓见小片状水肿;

C.横断面增强扫描 T_1WI 示肿瘤片状不均匀明显强化

(三)脊髓血管网状细胞瘤

脊髓血管网状细胞瘤占椎管内肿瘤的 $1\%\sim7\%$,多数位于髓内,亦可位于硬膜内甚至硬膜外。无性别差异。多为单发,多发者亦不少见。1/3 的脊髓血管网状细胞瘤患者为 Von Hippel-Lindau 综合征患者。病理上血管网状细胞瘤多为囊性,囊壁有附壁结节,肿瘤血管丰富,有较粗的引流静脉,有时可见囊壁钙化。

【诊断要点】

1.发病年龄一般小于 40 岁。

2.半数位于胸髓,其次为颈髓。

3.临床表现主要为感觉、运动障碍和疼痛,病史多较长,平均为 3 年。

4.CT 表现:脊髓增粗,肿瘤呈低密度,增强后明显强化。

【MRI 表现】

1.肿瘤多位于脊髓背侧,实性或囊实性,部分呈典型的"大囊小结节"表现,结节常位于脊髓背侧。

2.肿瘤实性部分 T_1WI 上多呈等或低信号,T_2WI 呈高信号,增强后明显强化(图 1-13-3)。

3 肿瘤内及附近可见匍行性流空血管信号,此征象在诊断上具有特异性。

4.肿瘤周围可见大片水肿,上下极可有"帽征"。

5.可伴有很长的脊髓空洞,严重者可累及整个脊髓。

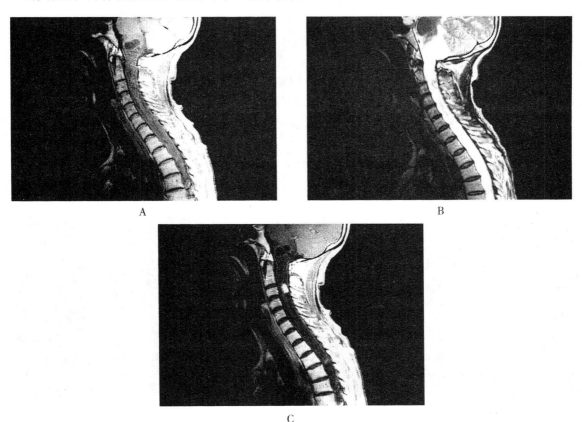

图 1-13-3　**脊髓血管网状细胞瘤**

A~C.矢状面 T_1WI、T_2WI 和增强扫描 T_1WI 示肿瘤呈"大囊小结节"型,实性结节呈等 T_1、长 T_2 信号,增强后明显且均匀强化

三、脊髓外硬膜下占位性病变

(一)神经鞘瘤

神经鞘瘤起源于神经鞘膜的施万细胞,是椎管内最常见的肿瘤,属良性肿瘤,占所有椎管内肿瘤的29%。大多单发,也可多发,生长于髓外硬膜内的脊神经根及脊膜,呈哑铃状骑跨在脊膜内外,可发生于椎管内任何节段,以中上颈段和上胸段多见。肿瘤多为实质性,呈圆形或椭圆形,有分叶,有完整包膜,边缘清楚,较大时可发生囊变和出血。

【诊断要点】

1.好发于 20~50 岁,病程进展较缓慢,女性略多。

2.大多数患者早期有神经根痛,以后逐渐出现感觉异常。

3.可出现四肢无力、运动障碍表现。晚期有括约肌功能紊乱症状。

4.腰椎穿刺:检查见脑脊液蛋白含量明显增高,动力学检查有梗阻表现,而且都早于临床症状的出现。

5.X线检查:

(1)脊柱平片:直接征象主要是神经鞘瘤钙化斑阴影,很少见。间接征象是指肿瘤压迫椎管及邻近骨结构而产生的相应改变。包括椎弓破坏、椎弓根间距加宽、椎间孔扩大等。椎间孔扩大虽在脊膜瘤也可以见到,但如扩大明显者或发现有 2～3 个椎体改变常提示本病的可能性大。

(2)脊髓造影:脊髓外硬膜下肿瘤见肿瘤侧蛛网膜下隙增宽,对侧变狭,阻塞端呈杯口状。

6.CT 表现:肿瘤呈圆形实质性肿块,与脊髓相比呈稍高密度,脊髓受压移位。沿椎间孔向外生长时呈哑铃状,局部椎管及椎间孔扩大,椎体骨质吸收破坏。

【MRI 表现】

1.肿瘤最常见于颈段和腰段椎管内,一般位于脊髓的腹外侧方,境界清楚,边缘光滑。

2.肿瘤在 T_1WI 上呈等信号,T_2WI 上呈高信号,信号多不均匀,囊变常见。

3.增强后实质部明显强化,液化坏死区不强化,强化多不均匀,囊变明显时可呈环状强化,无"硬膜尾征"(图 1-13-4)。

4.脊髓受压向对侧移位,肿瘤侧蛛网膜下隙增宽。

5.肿瘤可由椎间孔延伸至椎管外而呈"哑铃状"。

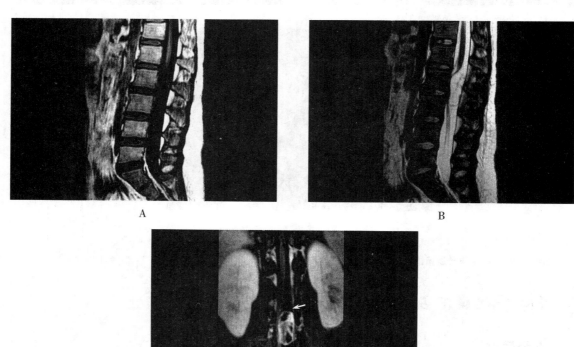

A   B

C

图 1-13-4 神经鞘瘤

A.矢状面 T_1WI 示 $L_2～L_3$ 节段马尾后方见椭圆形肿块,呈低信号;

B.T_2WI 示肿瘤呈明显囊变,囊壁及囊内间隔呈等信号;

C.冠状面增强扫描 T_1WI 示肿瘤呈环状及片状强化,马尾受压向右移位,肿瘤侧蛛网膜下隙增宽(↑)

(二)神经纤维瘤

椎管内神经纤维瘤的起源、生长部位及形态与神经鞘瘤相似。可单发或多发。多发性神经纤维瘤称为神经纤维瘤病。

【诊断要点】

1.好发于 20～40 岁,无性别差异。

2.可于头颈部及全身出现多发性结节状肿块,皮肤有咖啡色素斑沉着。

3.生长于椎管内的神经纤维瘤,其临床表现及症状与神经鞘瘤相同。

4.CT 表现:CT 平扫表现与神经鞘瘤相似,但在椎管内神经纤维瘤发病数仅占两者总数的 1%;在椎管外两者发病率相似,神经鞘瘤略多。

【MRI 表现】

1.肿瘤在 T_1WI 上呈等信号,典型者 T_2WI 上显示肿瘤周边部分因含水量高而呈高信号,同时可见病变中心的信号强度减低。

2.发生于神经纤维瘤病 I 型者,常为多发,表现为多个大小不一的圆形或类圆形肿块,分布广泛(图1-13-5)。

3.神经纤维瘤多呈梭形,境界清楚,一般无包膜,囊变、坏死少见。

4.增强扫描肿瘤一般旱显著均匀强化。

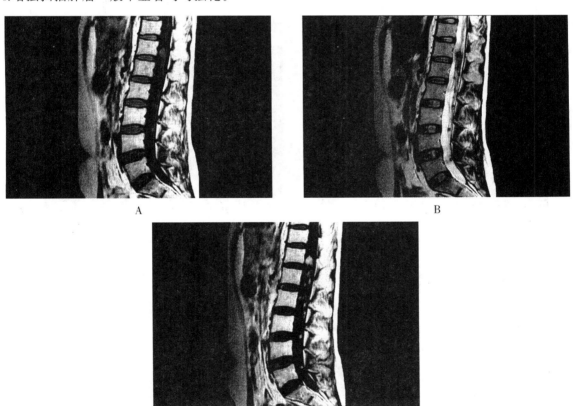

图 1-13-5 **神经纤维瘤病(Ⅰ型)**

A.矢状面 T_1WI 示胸腰段椎管内多个大小不一结节状等信号肿块;

B.T_2WI 示肿瘤呈等信号;

C.增强扫描 T_2WI 示肿瘤均匀明显强化

（三）脊膜瘤

脊膜瘤约占所有椎管内肿瘤的25%。2/3以上发生于中年,发病年龄高峰为30～50岁,女性略多。起源于脊膜蛛网膜杯状细胞,少数生长在神经根。最常见于胸段(70%),其次为颈段(20%),腰段少见。颈段者肿瘤常位于脊髓前方,其他部位者则多位于脊髓侧后方。肿瘤常单发,较小,呈圆形,可钙化,生长缓慢。肿瘤绝大多数位于髓外硬膜内,少数可位于硬膜外。

【诊断要点】

1.发病年龄高峰为30～50岁。肿瘤生长缓慢,病程长,女性略多见。

2.肿瘤增大压迫神经根出现局部疼痛,有定位意义。感觉障碍为下肢远端感觉改变,逐渐向上发展。

3.运动障碍,锥体束损害出现早而显著。括约肌障碍出现晚。

4.CT表现:CT平扫可以显示脊髓外硬膜内软组织肿块,呈等密度或稍高密度表现,有时可见不规则钙化灶。侵入椎间孔者可致椎间孔扩大。增强扫描病灶呈中度强化。

【MRI表现】

1.平扫T_1WI瘤体呈等或稍低信号;T_2WI呈稍高信号,钙化明显时呈低信号。

2.增强后肿瘤明显强化,且强化均匀,极少囊变、出血。瘤体呈类圆形或宽基底与硬膜相连,可见"硬膜尾征"。

3.肿瘤可由椎间孔延伸至椎管外而呈"哑铃状"。

4.病灶水平蛛网膜下隙狭窄,其上下方的蛛网膜下隙增宽,脊髓不同程度受压(图1-13-6)。

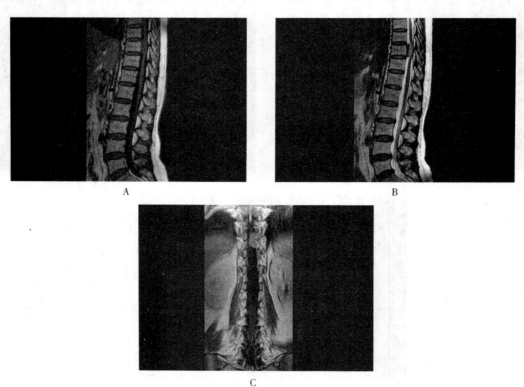

A

B

C

图1-13-6　脊膜瘤

A.矢状面T_1WI示T_{10}椎体水平脊髓前方见椭圆形肿块,呈等信号;

B.T_2WI示肿瘤呈稍高信号;

C.冠状面增强T_1WI示肿瘤均匀性强化,宽基底附着于硬脊膜,脊髓受压向右移位,肿瘤侧上下方蛛网膜下隙增宽

四、硬膜外占位性病变

(一)转移瘤

椎管内硬膜外肿瘤绝大多数为恶性肿瘤,多位于硬膜外腔的后方和外后方,肿瘤常偏一侧生长,表现为硬膜外腔的软组织肿块,可有椎管梗阻脑脊液循环障碍的表现。有时还可出现相应椎体骨质改变。转移瘤是椎管内硬膜外的常见恶性肿瘤,其转移途径为:经动脉播散、经椎静脉播散、经淋巴系统播散、邻近肿瘤直接累及、经蛛网膜下隙播散,最常见为脊椎转移瘤的直接侵犯。

【诊断要点】

1.多见于老年人,病程进展较快,有原发病灶的病史。多来自肺癌、肾癌和乳腺癌等。

2.多发生于胸段,腰段次之,颈段最少。

3.最常见的症状是疼痛,多在局部。可以出现不同程度的脊髓压迫症状和体征。

4.脑脊液检查:绝大多数患者有不同程度的椎管梗阻,脑脊液蛋白含量常有增高,细胞数大多正常。

5.CT 表现:平扫可以显示椎管内硬膜外软组织肿块,密度均匀或不均匀,增强扫描肿瘤可有不同程度的强化。相邻骨质结构可有破坏。

【MRI 表现】

1.肿瘤多单发,亦可为多发。

2.硬膜外脂肪信号消失,被异常肿瘤信号占据。肿瘤在 T_1WI 上呈低信号,在 T_2WI 上呈稍高到高信号。

3.可有邻近脊椎转移表现(图 1-13-7)。

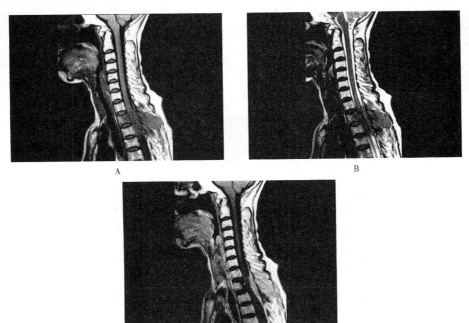

图 1-13-7　喉癌胸椎及硬膜外转移瘤

A.矢状面 T_1WI 示 $T_1 \sim T_3$ 节段脊髓后方与前方硬膜外转移瘤呈低信号,T_2 椎体及 $T_1 \sim T_3$ 棘突亦见转移呈低信号;
B.T_2WI 肿瘤呈稍高信号,脊髓及蛛网膜下隙包绕受压而明显变窄;
C.增强 T_1WI 示肿瘤中度且均匀性强化

4.脊髓及蛛网膜下隙受压移位。

5.增强后肿瘤呈结节状或环状强化。

（二）淋巴瘤

椎管内淋巴瘤多位于硬膜外，多数为转移性或继发性，原发性少见。无明显性别差异，平均发病年龄约 40 岁，首发症状多为背痛，肿瘤增大可引起脊髓压迫症状。

【诊断要点】

1.多见于成人，多有其他部位淋巴瘤表现。

2.最常见的症状是疼痛，可以出现程度不一的脊髓和神经根压迫症状和体征。

3.CT 表现：平扫可以显示椎管内硬膜外软组织肿块，密度均匀，增强扫描均匀性强化。

【MRI 表现】

1.椎管内硬膜外淋巴瘤以胸腰段多见，常包绕硬膜囊，并在纵向上呈浸润性生长，肿瘤上下范围广。

2.硬膜外脂肪信号模糊或消失，代之以异常肿瘤信号。肿瘤在 T_1WI 上呈等或稍低信号，在 T_2WI 上呈稍高信号。

3.继发性者，可有椎旁肿块和椎体受侵表现（图 1-13-8）。

4.增强后肿瘤区呈均匀较明显强化。

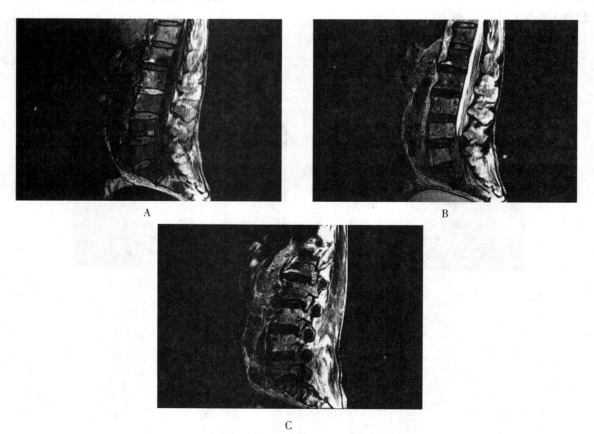

A   B

C

图 1-13-8 淋巴瘤

A.矢状面 T_1WI 示 $L_5\sim S_1$ 节段硬膜外肿块呈低信号，$L_1\sim S_3$ 椎体为淋巴瘤浸润而呈低信号；

B.T_2WI 肿瘤呈等到稍高信号；

C.另一层面 T_1WI 示腹膜后多发肿大淋巴结，并相互融合，呈等到稍高信号

五、急性脊髓炎

脊髓炎大多为病毒感染所引起的自身免疫反应，或因中毒、过敏等原因所致的脊髓炎症。其病原主要有流感病毒、带状疱疹病毒、狂犬病毒、脊髓灰质炎病毒等。尚有一部分患者原因不明，但病前常有某些上呼吸道感染的症状。急性起病，可发病于任何年龄，青壮年较常见，无性别差异。病前数日或1～2周常有发热、全身不适或上呼吸道感染症状，可有过劳、外伤及受凉等诱因。症状多为双下肢麻木无力、病变节段束带感或神经根痛，进而发展为脊髓完全性横贯性损害，胸髓最常受累。

【诊断要点】

1.急性起病，发病前常有上呼吸道感染等症状。

2.病变水平以下运动、感觉和自主神经功能障碍。

3.外周血白细胞计数正常或轻度增高。

4.脑脊液检查：压力不高，脑脊液中可见白细胞，蛋白含量正常或轻度增高，糖和氯化物含量正常。

5.CT表现：脊髓外形可正常，也可呈轻度梭形增粗。密度稍低，增强扫描无强化或轻微强化。CT对该病的诊断价值有限。

【MRI表现】

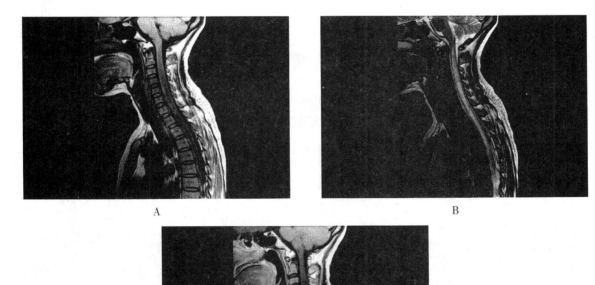

图 1-13-9　急性脊髓炎

A.B.矢状面 T_1WI 和 T_2WI 示颈胸段脊髓增粗，内见大片状长 T_1、长 T_2 信号，边界不清；

C.增强后病灶呈斑片状轻度强化

1.病变多位于胸段或颈段脊髓,范围较大,通常累及 5 个椎体平面以上,呈连续性。

2.病变段脊髓直径正常或不同程度增粗,轮廓光整,与正常脊髓呈逐渐过渡(图 1-13-9)。

3.病变脊髓内见异常片状长 T_1 低信号、长 T_2 高信号,边界不清。

4.增强后病灶无强化或斑片状轻度强化。

六、脊髓空洞症

脊髓空洞症为脑脊液通过室管膜的裂损聚积于中央管旁,周边无室管膜壁。好发于 25～40 岁,男性较女性略多见。可以分为先天性、退行性和肿瘤性。

【诊断要点】

1.脊髓空洞症最常见于颈段与胸段脊髓;外伤性脊髓空洞部位常与损伤部位相关。

2.典型的临床症状为感觉分离,痛、温觉消失,触觉存在;四肢肌力弱或肌肉萎缩,上肢深反射减弱甚至痉挛性瘫痪,约 80% 的患者主诉下肢肌力弱或僵硬,近一半患者主诉相应部位疼痛。

3.部分患者可合并其他畸形。

4.部分患者继发于蛛网膜下隙出血、脑膜炎、脑膜种植性转移癌、髓内肿瘤及髓外占位性压迫等。

5.CT 表现:脊髓内可见边界清楚的低密度囊腔,CT 值同脑脊液。CTM 于椎管内注射对比剂后延时 1～6 小时可见对比剂进入空洞内。

【MRI 表现】

1.脊髓内囊状长 T_1、长 T_2 信号,与脑脊液信号一致(图 1-13-10)。

2.病灶边界清楚,无强化,范围长短不一。

3.有时可见原发性病变,如 Chiari 畸形、髓内肿瘤等。

4.本病需与脊髓内软化灶之囊腔鉴别,后者病变段脊髓萎缩变细,常有外伤史。

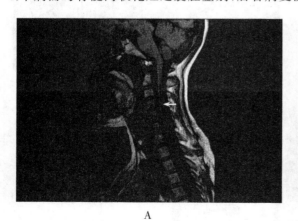 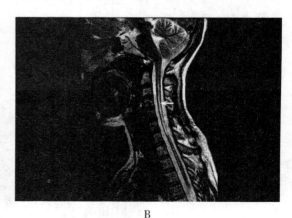

A   B

图 1-13-10　脊髓空洞

A.B.矢状面 T_1WI 和 T_2WI 示 C_2～T_4 节段脊髓内长条形脑脊液样信号,边界清楚,位于脊髓中央(↑)

七、脊柱脊髓先天性畸形

脊柱脊髓先天性畸形中最常见者为神经管闭合不全,是由于胚胎背侧的间充质、骨和神经组织不能在中线闭合所致。根据有无肿物突出,神经管闭合不全分为显性脊柱裂和隐性脊柱裂。

　　显性脊柱裂包括多种类型,如脊髓膨出、脊髓脊膜膨出、脊膜膨出、脂肪脊髓膨出、脂肪脊髓脊膜膨出、脊髓囊肿状膨出等。根据脊髓神经组织是否外露,分为开放性和隐性神经管闭合不全两种。脊髓膨出和脊髓脊膜膨出表面无皮肤覆盖,神经组织直接与空气接触,其他类型者膨出物表面均有皮肤覆盖,神经组织不暴露于空气中。脊髓膨出为脊髓末端连同神经组织经椎管缺损处突出,当脊髓膨出为蛛网膜下隙和脊膜包被时即为脊髓脊膜膨出。膨出物仅为脊膜和蛛网膜下隙时则为脊膜膨出。脂肪脊髓膨出、脂肪脊髓脊膜膨出的临床特征为存在皮下脂肪性肿块,两者的区别在于前者的基板——脂肪瘤界面位于椎管内,后者则位于椎管外。脊髓囊肿状膨出是囊状膨大的脊髓中央管经椎管缺损处突出至椎管外。

　　隐性脊柱裂是指仅有椎骨后部附件融合失败,而无椎管内容物的膨出,可伴有表面皮肤异常、脊髓栓系、椎管内脂肪瘤、背部皮窦、脊髓纵裂等。皮肤上的色素沉着斑点、痣或凹陷的存在常提示有严重的椎管内先天性畸形。

　　如果圆锥上移受阻,圆锥位置在腰1~2以下,即脊髓圆锥低位也称为脊髓栓系综合征。原因一般是有一根短而粗的终丝将脊髓圆锥栓系在比较低的位置上。患者最初无症状,随着年龄增大,椎管生长较快,而脊髓圆锥因受粗大终丝的栓系,不能上移,则产生症状。

　　背部皮窦是由于胚胎时期表浅的外胚层(皮肤组织)和形成神经组织的外胚层没有完全分离,遗留局部粘连带,形成一条长的管状结构,管壁内衬上皮。一头连接脊髓,一头连接皮肤。皮肤表面可见凹陷或小孔,可合并有毛发、血管瘤或色素沉着。多位于腰骶部,其次是枕区。

　　椎管内脂肪瘤可位于髓外硬膜内、脊髓内或终丝。

　　脊髓纵裂是指脊髓在矢状面上分裂为两个各有软膜包裹的半脊髓。完全性分裂者,形成两个硬膜囊,之间有纤维软骨分隔或者骨性分隔。不完全性分裂者则两个半脊髓位于同一个硬膜囊内。脊髓纵裂几乎总伴有显著的脊柱畸形,如半椎体、蝴蝶椎、大块融合椎等。一般都有脊椎裂。皮肤表面可有血管痣。

【诊断要点】

　　1.临床表现　临床主要表现为背部软组织肿块或皮肤异常。可出现程度不等的下肢迟缓性瘫痪,膀胱、直肠功能障碍,脊柱侧弯等。

　　2.X线表现　可显示脊椎缺损。

　　3.CT表现　可清楚地显示脊椎缺损的部位及范围;可显示膨出的脊髓和脑脊液,但不及MRI清楚。

【MRI表现】

　　1.椎管局部骨质缺损。

　　2.显性脊柱裂可见椎管内结构自骨质缺损处向外囊状膨出,囊内可含有脑脊液、脊髓和马尾等(图1-13-11),可合并有皮下脂肪瘤。

　　3.脊髓栓系时,圆锥位于L_2水平以下,并固定于椎管后部,无明显腰膨大(图1-13-12)。

　　4.背部皮窦表现为管状结构连于椎管和皮下。

　　5.椎管内脂肪瘤呈与脂肪相同的信号灶,压脂像呈低信号(图1-13-13)。

　　6.脊髓纵裂时,轴面和冠状面可见两个并列的半脊髓,范围长短不一。

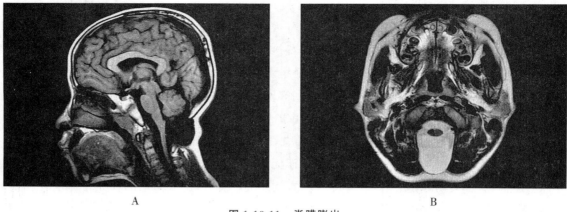

A   B

图 1-13-11　脊膜膨出

A.B.矢状面 T₁WI 和横断面 T₂WI 示寰椎后弓缺损,脑脊液自缺损处向后膨出,脊髓无膨出,膨出物表面有皮肤覆盖

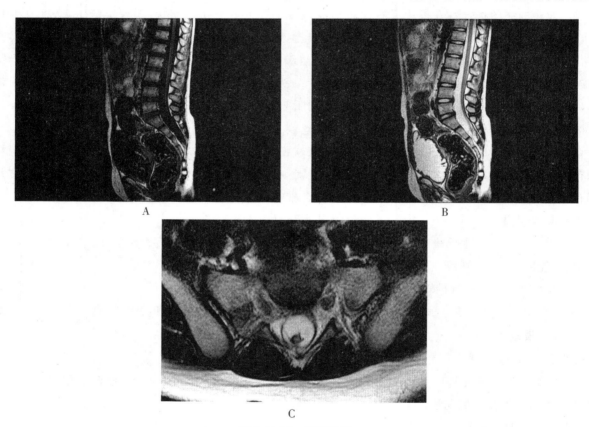

A   B

C

图 1-13-12　脊髓栓系

A.B.矢状面 T₁WI 和 T₂WI 示 S₃ 节段以下椎管后部缺损,圆锥位置明显下移,位于 S₁ 水平,无明显腰膨大,
腰骶段脊髓固定于椎管后部;C.S₁ 水平横断面 T₁WI 示脊髓呈圆形,无明显分散的马尾

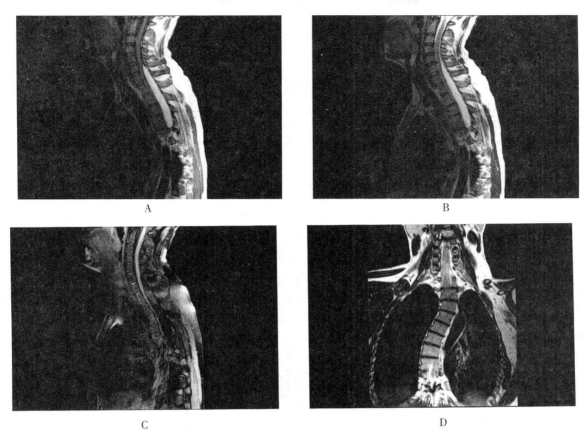

图 1-13-13　椎管内脂肪瘤

A.B.矢状面 T_1WI 和 T_2WI 示 $C_6 \sim T_4$ 节段髓外硬膜下脂肪瘤，呈高信号，与皮下脂肪信号一致；

C.压脂像病灶呈低信号；

D.冠状面 T_2WI 示脊柱侧弯

（肖新华）

第二章 头颈部

第一节 眼部疾病的超声诊断

眼是人体的感光器官,由眼球、视神经和附属器构成(包括眼睑、结膜、泪器、眼外肌、眼眶筋膜和脂肪)。由于眼球和眼睑解剖结构规整(图 2-1-1)、层次分明,超声检查能清晰显示各部分结构,已成为眼科疾病诊断中有重要价值的方法。

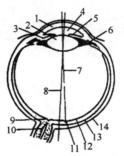

图 2-1-1 眼结构示意图

1.角膜;2.晶状体;3.眼后房;4.眼前房;5.虹膜;6.睫状体;

7.视轴;8.眼轴;9.视神经乳头;10.视神经;11.中央凹;12.视网膜;13.脉络膜;14.巩膜

一、检查方法

(一)检查前准备

眼部的超声检查无须特殊准备。检查前应详细了解病史,参考眼科各项有关检查。对不能合作的小儿,可服用镇静剂,使之入睡后再检查。对新鲜外伤的患者,探头前端要消毒,应用无菌耦合剂。

(二)仪器条件

采用眼科专用超声诊断仪(A 型、B 型及超声生物显微镜)或彩色多普勒超声仪,探头频率 7.5～10MHz。高频小型探头用于眼球表浅结构显示,较低频的探头(5～7.5MHz)用于眼球后方结构的显示。

(三)扫查技术

1.常规扫查法　患者仰卧,双眼轻闭,并保持直视前方,双眼睑皮肤表面涂耦合剂后探头直接轻贴眼睑,声束方向与眼轴平行,取横切、纵切,不断转动探头方向和角度,进行全面扫查,重点观察病变的范围、回声强度、声学物理性质及与周围结构的关系,进行双眼对比观察。

2.彩色多普勒血流显像　检查眼动、静脉及球内、眼眶内肿瘤血流或眼眶内血管性病变。由于眼眶内血管细小，血流速度缓慢，扫查时需用小取样容积及低脉冲重复频率，低滤波设置。探头水平放置，取眼球的水平切面，充分显示视神经，以视神经作眶内血管的定位标志，分别检测眼动脉、视网膜中央动脉及睫状后动脉。

3.眼球后运动试验　探测球内异常回声时，探头固定不动，嘱患者上下左右转动眼球，眼球活动停止后仍有飘动即为后运动试验阳性。用于球内异常回声的鉴别。

二、正常声像图及常用正常值

【眼球】

眼球的超声图像为一圆球形无回声区，位于眼眶正中靠前部分，前后径 24mm。周围为强回声光带包绕，为球壁，厚度 1.5mm。

眼球前部分的小无回声区为前房，其前表面光带即为眼睑、角膜，两侧的宽带状强回声为虹膜及其后方的睫状肌，中央为晶状体回声，呈双凸面椭圆形，厚度 3.5～4.5mm。正常晶状体在声像图上仅显示其后缘呈弧形强光带。较高频率的超声探头(15～20MHz)可显示完整的晶状体前后囊膜，呈椭圆形。

眼球后部分即晶状体后方与球后壁光带之间的圆形无回声区为玻璃体，正常前后径为 14～15mm。

眼球壁由三层膜组成。外膜：前 1/6 为角膜透明部分，后 5/6 巩膜为致密的纤维膜，呈强回声光带；中膜：由虹膜、睫状体及后部分的脉络膜组成，脉络膜富含血管，彩色多普勒可显示血流信号，脉络膜与睫状体的汇合点称锯齿缘，是确定视网膜脱离程度的前界；内膜：由色素细胞层（外层）和视网膜细胞层组成。正常时三层膜较薄，难以分别显示，仅在病理情况下如视网膜或脉络膜脱离时，才能分别显示其光带。

【眼眶后间隙】

眼眶后间隙声像图呈三角锥形，内有密集的高回声光点，前后径 20mm，由球后软组织充填，包括脂肪、眼肌、血管和神经。

视神经：为眼眶后间隙正中贯穿前后的带状低回声区，呈"S"形，宽度 4～5mm，眶内段全长25～30mm。

眼肌：共 6 条（四条直肌和二条斜肌），均呈低回声。四条直肌起自眶尖，呈放射状前行，附着在眼球四周，声像图上显示眶壁与脂肪强回声之间的低回声带即为直肌。眼肌最大厚度不超过 3.5mm。

眼眶内血管：因超声束与眼眶后间隙血流方向几乎平行，用彩色多普勒超声很容易显示，动脉、静脉分别以红色、蓝色显示。

眼动脉：起自颈内动脉，常在眼球后 1.5～2.0cm 处视神经稍偏颞侧，探及呈红色的眼动脉血流信号。其频谱相当于颈内动脉频谱，呈一个高尖的收缩期峰，其后跟随一个稍低的重搏波及持续的舒张期低峰。收缩期峰值速度为 25～30cm/s。眼动脉的血流速度可以受患者体位的影响，仰卧位时速度比坐位或站立位时高，年龄与速度成反比。

视网膜中央动脉：为眼动脉的分支，在眼球后极水平与视神经暗带交界处可显示并行的呈红色的视网膜中央动脉和呈蓝色的静脉。动脉频谱与眼动脉频谱相似，血流速度较慢，形似斜三角形。收缩期峰值速度为 8～12cm/s。

睫状动脉：在获得视网膜中央动脉的同时向视神经两侧偏移，即可获得睫状后动脉的血流信号。其频谱与眼动脉相似，收缩期峰值速度为 10～12cm/s。

三、适应证的选择

1.对视网膜病变的检查,了解有无视网膜脱离及脱离程度,鉴别原发性和继发性视网膜脱离,用于手术疗效及术后追踪观察。

2.了解眼球内肿瘤性质、范围及浸润程度,根据肿瘤形态、内部回声及继发征象初步鉴别肿瘤的良恶性。

3.小儿白瞳孔的鉴别诊断,了解病变的性质、病因,以帮助选择治疗方案。

4.玻璃体病变的诊断,包括玻璃体混浊、出血、纤维机化膜等。

5.脉络膜病变的鉴别,了解病变性质,有无脉络膜脱离及脱离程度的判断,初步鉴别肿瘤的良恶性及对周围组织浸润程度。

6.眼球突出的鉴别诊断,明确眼眶后间隙肿瘤的位置、形态、大小及周邻关系,初步鉴别肿瘤良恶性。

7.眼球外伤后了解有无眼球壁损伤、断裂、球内出血等,确定有无异物及异物的定位。

8.了解眼球及眼眶内炎性病变,如眼眶蜂窝织炎、脓肿等。

9.白内障患者人工晶体植入术前测量眼球前后径,排除视网膜脱离或玻璃体病变。

四、前房及晶状体病变

【前房积血】

外伤所致前房积血,可见前房无回声区内出现细小光点及斑点状回声。如前房塌陷,超声则不能分辨。

【白内障】

外伤或其他原因可使晶状体内纤维组织增多,逐渐混浊,引起白内障。

(一)声像图表现

晶状体肿胀、增厚,回声增强,如累及包囊和核,可出现"双同心圆征"。慢性白内障可发生晶状体钙化而出现强光点、光斑回声。外伤所致白内障,可了解晶状体前后囊膜有无破裂,有破裂时晶状体前或后缘光带中断,其内容物可向前房或玻璃体内脱出。

(二)临床意义

在白内障病例中术前超声检查可测量眼球的前后径,观察晶状体后囊有无破裂,以便于选择适当的人工晶体及植入径路,并排除其他病变如视网膜脱离等。

【晶状体脱位】

常发生于外伤后,可向前或向后脱位。

声像图表现:在玻璃体前晶状体正常位置未能见到晶状体回声。晶状体后脱位时在玻璃体内显示椭圆形晶状体光环回声。

五、玻璃体疾病

【玻璃体积血】

眼外伤、视网膜和脉络膜炎症、肿瘤及血管性病变均可引起眼内出血,积存于玻璃体内。

（一）声像图表现

1.玻璃体无回声区内出现细小光点回声,量较多时可出现强弱不等、形态不一的光团回声,可以局限性或分散分布在整个玻璃体内。

2.玻璃体内光点、光团,有活跃的后运动现象。

3.积血沉积在玻璃体腔下部,可形成厚薄不均的膜状带。外伤所致出血经过一段时间后可被吸收,或者持续存在,形成永久的玻璃体膜。

（二）鉴别诊断

1.视网膜母细胞瘤:玻璃体内出现实质性光团回声,与球壁相连,形态固定。

2.玻璃体机化膜、视网膜脱离等鉴别。

（三）临床意义

眼内出血时,检眼镜多无法窥视,而超声检查可发现出血量多少及分布范围,明确病因,便于治疗后的追踪观察。

【玻璃体机化膜】

较多的玻璃体内炎性渗出物或积血最终将形成机化物,此类机化物除引起视力减退外,还常继发视网膜脱离。

（一）声像图表现

1.玻璃体无回声区内出现强弱不等、粗细不均的条索状光带回声,呈树枝状,主支一端附于球壁,末端游离,后运动不明显。

2.可引起继发性视网膜脱离、眼球萎缩,玻璃体无回声区缩小。

（二）鉴别诊断

需与视网膜脱离、脉络膜脱离、玻璃体积血等鉴别。

【玻璃体后脱离】

玻璃体后脱离是指基底部以后的玻璃体与视网膜相互分离,多为老年变性引起,炎症、出血、外伤等也可导致玻璃体后脱离。

（一）超声声像图表现

玻璃体内连续条带状弱回声,不与后极部眼球壁相连,运动及后运动实验均阳性,运动为自眼球一侧向另外一侧的波浪状运动。彩色多普勒检测:玻璃体带状回声内无血流信号显示。

（二）鉴别诊断

玻璃体后脱离需与视网膜脱离进行鉴别,部分患者可由于后界膜的牵拉导致视网膜破孔甚至视网膜脱离,需注意观察,彩色多普勒血流检测对二者的鉴别有帮助。

六、视网膜疾病

【视网膜脱离】

原发性视网膜脱离常见于高度近视眼、屈光不正等患者,继发性视网膜脱离是由于炎症、肿瘤、外伤、糖尿病等病因所致。由于视网膜色素细胞与神经细胞层间粘连松弛,因炎症、出血或液体积聚等原因致两层分离,形成视网膜脱离,引起视力障碍。

（一）声像图表现

1.玻璃体无回声区内眼球壁光带前方可见脱离的视网膜光带回声,光带凹面向前,后端连于视乳头,前端达锯齿缘,眼球运动时,该光带亦随之运动。

2.脱离的视网膜光带与球壁光带间为无回声区,为液化的玻璃体经裂孔流至视网膜下所致,两光带之间的距离可反映脱离的高度。如裂孔较大,大于声束宽度时,可发现视网膜光带连续性中断。

3.根据视网膜脱离程度、范围及时间长短不同可分为部分性、完全性、陈旧性视网膜脱离,分别表现为呈"一"、"V"及"~"形的光带回声。

4.彩色多普勒检测时,视网膜脱离的光带上可见彩色血流信号,多由视乳头连接处向上延伸,频谱与视网膜中央动脉相同。而玻璃体内机化膜无血流显示,可资鉴别。

（二）鉴别诊断

视网膜脱离因病因不同而分为原发性和继发性,二者声像图各异,继发性视网膜脱离多由炎症、肿瘤所致,脱离的视网膜下方可出现实质性光团或光点回声,而原发性者多为无回声区。还需与玻璃体积血、玻璃体机化膜、脉络膜脱离等鉴别。

（三）临床意义

超声检查可早期发现视力障碍的病因,确定病变的良恶性,判断脱离部位、程度,追踪观察手术效果,特别是在检眼镜检查窥视不清时,超声诊断视网膜脱离是方便、有效的方法。

【视网膜母细胞瘤】

视网膜母细胞瘤是儿童时期常见的眼内恶性肿瘤,30％的患者发生于双眼,死亡率高。对于儿童患者,应常规双眼探测。

（一）声像图表现

1.眼内实质性肿块回声:玻璃体内可见呈高回声的圆形、半圆形或不规则的光团,与球壁紧密相连。

2.肿块内部回声不均,可呈强弱不等的光团、光点:若有液化,内部可出现无回声区,也可钙化形成强回声光斑,后方伴声影。

3.肿块边缘不规则,表面高低不平、不光滑。肿块大小不等,较大的可占满整个玻璃体腔。

4.玻璃体内可出现继发性视网膜脱离的光带回声。

5.肿瘤可向眼球外生长或向四周浸润性生长,使球壁回声中断,视神经增粗,球后组织正常结构被破坏等。

6.彩色多普勒检测肿瘤内可见斑点或条带状彩色血流信号显示,由基底部伸向内部或包绕肿瘤周边,多呈搏动性动脉频谱。

（二）鉴别诊断

视网膜母细胞瘤最常见的体征是白瞳孔,而另一些儿童眼病也可有类似发现,因此需进行鉴别。

（三）临床意义

超声检查可以鉴别眼球内良恶性病变,明确肿瘤的大小及眶壁视神经是否受侵,鉴别儿童白瞳孔的病因,选择治疗方法及手术适应证。

七、脉络膜疾病

【脉络膜黑色素瘤】

黑色素瘤是成年人最常见的眼内恶性肿瘤,多发生于眼球后极部、近视乳头区。临床表现:早期视力减弱、视物变形,观察眼底可见棕褐色隆起物,继之眼压增高,出现头痛、恶心、呕吐。

（一）声像图表现

1.玻璃体无回声区内可见圆形或蘑菇状光团回声,边缘回声较强,光滑、锐利。

2.肿块内部回声不均匀,前部光点密集,偏后接近球壁处回声减弱,似无回声区,出现"挖空现象"。

3.肿瘤内部可出现坏死、钙化而呈强回声,后方伴声影。

4.肿瘤基底部因脉络膜被肿瘤组织代替而出现"脉络膜凹陷"征,即局部眼球壁较周围正常者回声减低。

5.继发改变:伴视网膜脱离时,玻璃体内出现异常光带回声。

6.彩色多普勒检测:肿瘤内部有丰富的彩色血流信号显示,部分从基底部呈分支状进入肿瘤中央,其周边亦常可见血管环绕,其血流频谱呈低阻型动脉频谱特征。有资料表明,检测血管的丰富程度对选择治疗方法和评价疗效有一定的意义。

（二）鉴别诊断

1.脉络膜血管瘤　多位于眼球后极部,呈小的扁平状隆起光团,内光点分布较均匀,无脉络膜凹陷及声影。

2.转移癌　多见于肺癌、乳腺癌转移,呈不规则的光团,基底部较宽,回声不均,有原发病灶存在。

3.脉络膜血肿　多发生于有血管性病变的老年人或眼内手术后,新鲜出血未凝时呈无回声区,陈旧性出血多为光点或光斑,随访可见血肿逐渐缩小。

4.视网膜母细胞瘤　儿童多见,呈圆形或不规则光团,边缘不规整,无脉络膜凹陷及"挖空现象"。

（三）临床意义

超声检查脉络膜黑色素瘤有一定的特异性,能初步鉴别肿瘤的良恶性及侵犯程度,对早期诊断、选择治疗方案有很大帮助。

【脉络膜脱离】

穿通性外伤或手术治疗引起眼内压突然降低,或炎症可致脉络膜与巩膜之间液体积存而分离,称脉络膜脱离,分离部位多位于眼球赤道部之前达睫状体区。

（一）声像图表现

1.玻璃体内出现一个或多个半球形隆起的异常光带,凸面向前,一般在眼球周边部,后界位于眼球赤道部附近,与球壁相连,不与视乳头相连,此点可与视网膜脱离鉴别。缺乏后运动。

2.出现脉络膜接触:脱离的脉络膜多位于眼球赤道部之前,如睫状体与前脉络膜均有脱离,相对面的脱离膜可以接触。

3.当合并有视网膜脱离时,玻璃体无回声区出现两层膜状物与球壁分离。其内层为脱离的视网膜光带及视网膜下积液,靠外层即为脱离的脉络膜光带。

4.CDFI:脱离的脉络膜光带上有较丰富的血流信号,与睫状后短动脉频谱特征相同。

（二）鉴别诊断

1.原发性视网膜脱离　玻璃体无回声区内异常光带多位于眼球后半部,一端与视乳头相连;而脉络膜脱离光带多位于赤道之前,不与视乳头相连。

2.黑色素瘤　多见于老年人,玻璃体内呈实质性、蘑菇状回声区,而脉络膜脱离仅显示光带回声。

（三）临床意义

超声检查可及时发现脉络膜脱离的异常光带,与肿瘤鉴别。

八、眼眶疾病

眼眶病变的常见病因有肿瘤、炎症、血管畸形、外伤、先天性结构异常等。

【眼眶肿瘤】

根据肿瘤的形状轮廓及透声性等物理特性,将肿瘤性病变分为囊性、实质性、脉管性和浸润性四大类。眼眶肿瘤的超声检查可确定肿瘤的部位、来源及物理性质,根据声像图特征初步鉴别肿瘤的良恶性,并能早期明确眼球突出的病因。

(一)眼眶囊性肿瘤

常见的有鼻旁窦黏液性囊肿及眼眶内皮样囊肿。

1.声像图表现

(1)眼球后间隙内显示类圆形无回声区,边界清晰,包膜光滑。

(2)囊肿后方回声增强。加压探头,囊肿形态有改变。

(3)皮样囊肿声像图较复杂,呈多样性,内部可呈密集光点回声,或因存在皮脂、毛发等出现强回声光团或钙化光斑,后方可伴有声影。黏液性囊肿内如有脱落上皮可出现散在细小的光点回声。

2.鉴别诊断及临床意义　黏液性囊肿由鼻旁窦黏液滞留侵入眶内导致病眼突出;而皮样囊肿常见于青年,因病理内容物来自三胚层组织,声像图较复杂,超声扫查可明确物理性质并能精确定位;还需与眼眶炎性病变如脓肿或肉芽肿等鉴别。眼眶炎性病变有明显的全身或眼局部感染病史,且声像图显示病变部位边界模糊、不规则,内回声不均或有不规则光点光团可资鉴别。

(二)视神经胶质瘤

此为发生于视神经胶质细胞的良性或低度恶性肿瘤,可导致视力障碍,多见于少年儿童或青年人。多起自视神经孔附近,向眼眶内或颅内发展。

1.声像图表现

(1)肿瘤位于球后间隙,沿视神经走行,呈椭圆形或梭形低回声。

(2)肿瘤低回声区内呈分布均匀、细小的光点回声。

(3)肿瘤边界清晰、光滑整齐。

(4)玻璃体暗区内视乳头较正常隆起,显示视盘水肿征象。

2.临床意义　超声扫查可根据肿瘤沿视神经走行的生长特征,发现视神经肿大,协助肿瘤的定位、定性诊断。

(三)海绵状血管瘤

此为较多见的眼眶良性肿瘤,多发生于 20～50 岁成年人,较大肿瘤可致眼球突出,影响视力,视盘水肿或眼球运动障碍。

1.声像图表现

(1)眼眶球后间隙可见圆形或椭圆形实质性回声区。

(2)肿瘤内部回声多呈较强回声的光点、光带及间隔的低回声区或小无回声区呈蜂窝状,为大小不等的血窦构成。

(3)该肿瘤有包膜,边界清楚、锐利。其后壁因透声较好而显示清晰,或稍有增强。

(4)彩色多普勒血流显像:常可在肿瘤内部显示斑点状彩色血流信号,收缩期峰值速度较低。

2.临床意义　因海绵状血管瘤声像图具有一定的特征,超声扫查可基本明确诊断,并可准确定位。

（四）眼眶恶性肿瘤

眼眶恶性肿瘤有原发性和继发性,均为破坏性病变,声像图呈浸润性生长特点。

1.声像图表现

(1)眼眶内可见肿瘤实质性回声区。

(2)肿瘤内部回声呈均匀光点或非均质性,或肿瘤内部出现无回声区呈混合性改变。

(3)肿瘤边界不整齐、形状不规则,其后方可因声衰减而回声减低。

(4)眼眶其他组织常受累,视神经、球壁被推挤移位,或受侵犯破坏变形等。

(5)彩色多普勒血流显像:肿瘤内部常可检测到较丰富的动脉血流信号,可由周边向内部延伸呈分支状。

2.临床意义　眼眶恶性肿瘤的超声检查可确定肿瘤的部位及性质,对周围其他组织有无浸润破坏等,有助于选择治疗方案,但应注意与良性肿瘤如血管瘤等鉴别。

【眼眶蜂窝织炎】

此为继发于全身脓毒血症或眼局部感染之后发生的眼眶内组织炎性病变。

（一）声像图表现

眼眶间隙内可见异常回声区,其内回声不均,呈强弱不等的光点、光团及间隔的小无回声区,似蜂窝状。该异常回声区周边不规则,与周围组织界限不清。病灶内液化,脓肿形成时,可见典型的无回声区,内有细小光点,后方回声因透声较好而增强。

（二）鉴别诊断

眼眶炎性病变需与球后间隙肿瘤鉴别,良性肿瘤多有明显而清晰的边界,恶性肿瘤形态不规则、回声不均,动态观察可明确病变性质和治疗效果。

【Graves 眼病】

本病为一种原因不明的全身性疾病的眼眶局部表现,常有双眼突出,亦可表现为单眼突出,可伴有甲状腺功能亢进。

（一）声像图特征

1.本病声像图显示球后间隙较正常增宽,脂肪等软组织回声增多、增强,但无明显的异常占位性肿块回声区。

2.眼外肌肥大:眶壁与软组织间眼肌低回声区增宽,眼外肌增粗,主要累及眼内直肌和下直肌。

（二）临床意义

Graves 眼病超声检查可排除眼眶肿瘤,特别是单侧突眼者,显示眼肌增厚的程度。

【血管性疾病】

眼眶内血管性疾病常见病因是血管畸形和炎症,其中静脉曲张和颈动脉-海绵窦瘘最具超声特异性。

（一）眶静脉曲张

这是一种先天性静脉畸形,临床表现为体位性眼球突出,其他如咳嗽、深呼吸等致颈内静脉压增高的因素均可使眼球突出。

声像图表现:

1.眼球未突出时为正常眼声像图。

2.压迫颈内静脉使眶内静脉充血时,眼球突出,球后间隙内出现一个或多个无回声区,呈扩张迂曲状。

3.彩色多普勒检测可见无回声区内呈静脉频谱的彩色血流信号。

（二）颈动脉-海绵窦瘘

外伤性颅底骨折或海绵窦内段颈内动脉瘤破裂致动脉血直接进入静脉窦，引起眶内静脉充血、扩张和软组织水肿，临床表现为搏动性突眼、杂音。

声像图特点：眼球上静脉扩张，视神经与上直肌之间出现无回声区。用探头加压可见扩张的血管明显搏动，压迫同侧颈动脉可使搏动消失。彩色多普勒显示眼静脉扩张，呈动脉化频谱及双向血流，血流速度增快。用 Valsalva 手法可看到暂时的血流逆转。

九、眼外伤

【眼球破裂伤】
声像图特点：

1.眼球壁光带连续性中断，其间出现无回声裂隙，破口处嵌有无回声的玻璃体，眼球内径较正常缩短。

2.眼内容物脱出，脱出的玻璃体在眼球周围形成无回声区或低回声区。

3.玻璃体无回声区内因出血而出现光点或光斑回声。

【眼部异物】

（一）声像图特点

1.眼球无回声区或眼眶内出现强回声光点或光团，其大小、形态因异物不同而异。

2.因异物的强回声反射使声能衰减，后方出现声影；若异物较大而形态规则（如气枪子弹），其后方出现"彗星尾"征。

3.位于球后组织内的异物强回声，在降低增益后，眼正常结构回声消失而该异物回声仍然存在。金属异物磁性试验阳性。

4.继发改变：玻璃体内因积血机化物形成而出现相应异常光点或光带回声。

5.若伴有眼球壁穿孔破裂，出现球壁光带连续性中断，眼球缩小，失去正常形态。可因感染致玻璃体内出现异常光点回声。

（二）鉴别诊断

1.玻璃体积血　玻璃体暗区异常回声较异物回声低，后方不伴声影，磁性试验阴性。

2.晶状体脱位　玻璃体前未见到正常晶状体回声，玻璃体内显示椭圆形晶状体光环回声。

（三）临床意义

眼部异物为眼部常见病，超声扫查可明确提示有无异物和准确定位，特别是对 X 线摄片不能显示的非金属异物的确定和定位有很大价值，并能确定有无球壁破裂、穿通伤，有助于选择治疗方式和手术径路。

（王春莉）

第二节　甲状腺疾病

甲状腺是人体最大的内分泌腺，位于颈前下方，气管上部前方，平第 5～7 颈椎。在气管和食管的前方及两侧，可随吞咽而上下移动，距体表 1～1.5cm。甲状腺浅面依次为皮肤、皮下组织、颈筋膜、舌骨下肌群、气管前筋膜，深面为甲状软骨、环状软骨、气管、食管、甲状腺上下动脉、喉返神经、甲状旁腺。甲状腺后外方有颈血管鞘，包括颈总动脉和颈内静脉，为外界定位标志。

甲状腺形态为"H"形或蝶形,分左、右两个侧叶和中间的峡部。甲状腺主要组成结构为滤泡,由腺上皮细胞及胶质组成。甲状腺的生理功能为合成和分泌甲状腺激素、降钙素。

甲状腺血供丰富,甲状腺上动脉来自颈外动脉,甲状腺下动脉起自锁骨下动脉的甲状颈干,10%的人有最下动脉,由主动脉弓发出。甲状腺上、中静脉回流至颈内静脉,甲状腺下静脉回流至无名静脉。甲状腺区淋巴引流至气管、纵隔、喉前及颈部淋巴结。

【检查方法】

(一)常规超声检查方法

检查前无须特殊准备。采用高频线阵式或凸阵式超声探头,频率为5MHz、7.5MHz或10MHz。患者取仰卧位,颈部垫以枕头,头后仰,充分暴露颈部,头可向某侧偏转45°。对活动度大的小肿块可用手指协助固定,以利于检查。

(二)其他超声检查方法

除常规彩色多普勒超声检查外,还有超声造影及弹性成像超声检查。难以对甲状腺病变进行定性时,可采取超声引导下穿刺细胞学或组织学活检。还可在超声引导下囊肿穿刺抽液,超声引导下乙醇硬化治疗等。

【正常甲状腺声像图及常用正常值】

1.大体形态　横切时,呈蝶形或马蹄形,边缘规则,包膜完整,境界清晰,两侧叶基本对称,与中央的扁长形峡部相连。气管位于峡部后方中央,呈一弧形强光带回声。通常以气管声影、颈动脉、颈内静脉作为甲状腺内外侧标志。侧叶纵切时,头端较尖,尾端较钝。

2.内部回声　中等回声,分布均匀,呈细弱密集的光点,周围肌群为低回声。

3.大小　侧叶前后径1~2cm,左右径1~2cm,上下径3.5~5cm。峡部前后径0.2~0.4cm。

4.血流　甲状腺内彩色多普勒血流显像可见线状或斑点状血流显示,动脉频谱收缩期峰值速度为24~40cm/s,舒张期流速为10~15cm/s。

【适应证】

颈前下方甲状腺区域疼痛、肿大,或触摸到结节或肿块。

(一)甲状腺肿

1.弥漫性毒性甲状腺肿(Graves病):甲状腺功能亢进。

2.单纯性甲状腺肿。

3.结节性甲状腺肿。

(二)甲状腺炎

1.急性化脓性甲状腺炎。

2.亚急性甲状腺炎。

3.桥本甲状腺炎(Hashimoto甲状腺炎),又称慢性淋巴细胞性甲状腺炎。

4.慢性纤维增生性甲状腺炎(Riedel甲状腺炎)。

(三)甲状腺囊性病变

(四)甲状腺肿瘤

1.甲状腺腺瘤。

2.甲状腺癌。

【弥漫性毒性甲状腺肿】

弥漫性毒性甲状腺肿又称Graves病或原发性甲状腺功能亢进症,临床表现为心悸、无力、手发抖、体重减轻、突眼等症状。

声像图表现:甲状腺弥漫性、对称性、均匀性增大,内部呈密集细小光点,无结节。彩色多普勒显示血流异常丰富,呈"火海"征。双侧甲状腺上动脉血流速度异常增快,甚达正常的两倍以上,一般大于 70cm/s 具有诊断价值。突眼者超声显示为球后组织增宽,为脂肪垫水肿所致,同时也可发现眼外肌较正常增厚。

【单纯性甲状腺肿】

单纯性甲状腺肿又称地方性甲状腺肿,临床表现为甲状腺肿大,无明显全身症状。

声像图表现:甲状腺对称性、均匀性增大,可达正常 3～5 倍,表面光滑、边缘饱满,内部回声均匀减低、无结节。CDFI 血流显示未见明显异常。

【结节性甲状腺肿】

结节性甲状腺肿是在地方性甲状腺弥漫性肿大的基础上反复增生和不均匀地复发所致,形成增生性结节及纤维间隔。可分为毒性结节性甲状腺肿及非毒性结节性甲状腺肿,前者伴甲亢表现,后者一般不伴甲亢,后者多见。临床表现为甲状腺肿大或体检发现甲状腺结节,女性多见,年龄较大,病程较长。

声像图表现:两侧叶甲状腺不规则增大,内见多发性、大小不等的结节。结节边界不清楚,无包膜回声,内部回声不均,部分结节呈实质性低回声区,大多数结节内部可出现囊性变。彩色多普勒示血流减少,少数结节内也可见较丰富血流信号。结节周围的甲状腺组织回声多数正常。也可出现纤维增生、钙化等征象,伴彩色血流丰富者为毒性结节性甲状腺肿。超声造影显示病灶周边环形增强,内部低增强。超声弹性成像病灶内部以较软的绿色信号为主。

诊断注意点:结节性甲状腺肿特征是多发结节、易囊性变,4%～7%的结节性甲状腺肿结节有发生恶变可能,必要时采用超声引导下穿刺细胞学或组织学活检。部分结节与甲状腺腺瘤鉴别见表 2-2-1。

表 2-2-1　甲状腺腺瘤与结节性甲状腺肿的鉴别

	甲状腺腺瘤	结节性甲状腺肿
数目	多为单发	双侧,多发性,散在分布
边界	有较光滑、完整的包膜,周边可见声晕	无包膜,边界不光滑
内部回声	较均匀	不均,有低或无回声区
甲状腺组织	腺瘤周围组织正常	病灶周围有或无正常组织

【急性化脓性甲状腺炎】

急性化脓性甲状腺炎由细菌感染引起,可形成脓肿,有明显颈部肿痛及发热症状。

声像图表现:甲状腺局限性肿大呈低回声区,脓肿形成后期则呈液性暗区,内可见细小光点回声。超声引导下穿刺抽吸脓液,既可明确诊断,又可引流治疗。

诊断注意点是诊断此病时要结合患者有明显细菌感染的临床征象。

【亚急性甲状腺炎】

亚急性甲状腺炎又称病毒性甲状腺炎、肉芽肿性甲状腺炎。临床表现:病程为数周或数月,多见于女性,表现为发热、甲状腺中度肿大和疼痛、局部压痛。

声像图表现:甲状腺非均匀性肿大,内有小的不规则低回声区,也可呈高回声区,甲状腺炎症病灶与颈前肌形成粘连,回声减低形成囊肿样改变或"假囊征"。

【桥本甲状腺炎】

桥本甲状腺炎又称慢性淋巴性甲状腺炎。临床常见于女性,病程较长。甲状腺弥漫性肿大、压痛不适,部分患者可有轻度甲亢表现,血中自身抗体滴度增高。

声像图表现：

1.甲状腺弥漫性肿大，尤其是前后径增大，峡部增大特征明显。

2.多数病例甲状腺内部回声较正常减低，或呈片状低回声区，或呈较多小结节状低回声伴纤维化组织增生呈网络状。少数病例可见甲状腺实质性结节或胶质浓缩形成的强光点回声，后期甲状腺缩小、回声增强。

3.CDFI显示低回声区内血流信号增多呈"火海征"，后期甲状腺内血流信号明显减少。

诊断注意点：此病较特征的表现是甲状腺内片状回声减低区及峡部增厚。当出现胶质浓缩形成的点状强回声时，需要鉴别于微钙化，胶质浓缩强光点后方可见多重反射形成的"星花征"，多出现在囊性病变区，局部血流不明显；而微钙化出现在实质性病灶区，后方伴声影，局部血流增多甚至呈分支状。

【慢性纤维性甲状腺炎】

慢性纤维性甲状腺炎又称 Riedel 甲状腺炎，为罕见病，病因不明。正常甲状腺组织几乎全部破坏，仅存少数腺泡，纤维组织增生，包膜纤维化并向甲状腺周围侵犯，使甲状腺紧贴于气管上或与颈部肌肉粘连而不易分离。

声像图表现：甲状腺变小，内部回声增强，分布明显不均匀。CDFI显示血流信号减少，血流速度减慢。

【甲状腺囊性病变】

甲状腺囊性病变中单纯性囊肿少见，多数囊性病变来自于结节性甲状腺肿或甲状腺瘤囊性变。临床无明显临床症状。

声像图表现：无回声区形态规则、边界清晰，可有分隔光带，后方回声增强。部分病例囊内可见出血形成的光团和光点回声。

【甲状腺腺瘤】

甲状腺腺瘤包括滤泡状腺瘤、乳头状腺瘤及不典型腺瘤，占甲状腺肿瘤的 70%～80%。进一步划分，滤泡状腺瘤包括胎儿型腺瘤、单纯性腺瘤、大滤泡腺瘤及小滤泡腺瘤等。乳头状腺瘤又称乳头状囊腺瘤或简称囊腺瘤。20% 的腺瘤属高功能性，可引起甲状腺功能亢进。约 10% 有癌变。临床上多见于 20～40 岁女性，可无明显自觉症状，也可体检时触及甲状腺结节。

声像图表现：

1.滤泡状腺瘤多为实性包块，甲状腺内可见椭圆形低回声区或稍高回声区，边缘光滑，部分周边可见圆环形窄声晕。内部低回声可发生液化、坏死和囊变。腺瘤囊性变时可见不规则无回声区，呈囊实混合性改变。肿瘤周围甲状腺组织回声正常。

2.乳头状囊腺瘤少见，呈轮廓规则无回声区，囊壁较厚，壁上有中等回声的乳头状结构或光团凸向腔内。

3.CDFI显示腺瘤周边血流较丰富呈环形血流，并向内部发出分支。

4.超声造影显示病灶周边以环形增强为主，内部稍增强，时间强度曲线显示病灶区造影剂消退呈单向曲线。

5.超声弹性成像显示为病灶质地中等或偏软，病灶区呈红色或红蓝相间色彩。少见的甲状腺嗜酸性腺瘤表现为病灶内部回声不均，伴较多强光点回声。

【甲状腺癌】

甲状腺癌好发于 40～50 岁，女性多见，小儿甲状腺结节易出现恶性病变。病理分类：乳头状癌占 50%～80%，滤泡状癌占 20%，其他有髓样癌、胚胎癌、未分化癌。乳头状癌早期治疗 10 年存活率高达 80%～90%。临床表现为病情进展缓慢，早期症状不明显，也可偶然触及甲状腺结节或于体检时发现。

（一）声像图表现

1.甲状腺内可见局限性低回声区,形态不规则,无包膜,后方可伴声衰减。少数病灶周边可见不完整的、厚薄不一声晕。

2.内部回声不均,可见较多钙化点,呈细小点状或沙粒状微钙化,此钙化对于诊断甲状腺癌是很重要的特征。

3.CDFI显示肿块内部可有丰富的血流信号,尤其是中心部位分支状血流具有特征性。

4.超声造影显示病灶呈非均匀性增强,表现为瘤灶内部分增强明显、部分轻度增强,部分病例造影范围超过二维病灶区,时间-强度曲线显示病灶区造影剂消退呈多向曲线,下降支缓慢。

5.多有颈部淋巴结肿大,淋巴结除了一般转移癌的表现外,比较特征性的表现是淋巴结内可见较多沙粒状钙化灶;淋巴结内部回声不均,呈部分或不规则无回声区。

6.甲状腺微小癌是指直径小于1cm的病灶,其特征不明显,主要还是不规则病灶及微小钙化灶。

7.甲状腺癌超声弹性成像显示为病灶质地较硬,病灶区呈蓝色。此外,还可见异位甲状腺及甲状腺癌。

（二）鉴别诊断

1.钙化　钙化病变的表现对鉴别甲状腺结节良恶性具有特别重要的价值,恶性病变主要表现为细小沙粒状钙化,散在分布于病变内,伴有病灶血流丰富者,更具有特异性。良性病变的钙化多呈片状或条索状,多出现在囊性病变中或周边处。

2.彩色多普勒血流　彩色多普勒血流鉴别甲状腺结节良恶性的重点是注意血流丰富程度及其存在部位,恶性病变血流丰富呈放射状或网状,频谱多普勒峰值高,位置前移。

3.声晕　良性病变的声晕多呈圆环状,宽窄基本一致,CDFI声晕处多显示圆环状血流,恶性病变声晕少见,不完整、宽窄不一,声晕处多不显示血流。

4.囊性变　甲状腺结节中良性病变容易见囊性变,如结节性甲状腺肿、甲状腺瘤等,其无回声区范围比例较大,囊壁尚光滑,恶性病变囊性变少见,无回声区范围小,部分实变区内血流丰富。

（王春莉）

第三节　耳部

耳部包括外、中、内耳结构,位于颞骨内,具有良好的自然对比,影像检查很容易观察耳部骨性解剖结构。观察的重点是骨性外耳道、中、内耳结构,相关结构也应同时进行观察,包括面神经管、颈动脉管、颈静脉窝及乙状窦沟,颅中窝底(鼓室盖)等,这些结构表现直接影响病变的诊断、治疗和预后及并发症。

一、检查技术

（一）X线检查

X线平片包括颞骨及其岩部侧位、轴位、后前位等,由于结构重叠,对病变的诊断有限。

（二）CT检查

常规行HRCT检查,并应用多方位重组技术,也可行三维重组的表面成像、迷路成像、听骨链成像。近年随软件的快速发展,CT仿真内镜技术逐渐成熟,可观察鼓室、乳突窦、迷路及内耳道结构。

（三）MRI检查

恰当的MRI检查可以直接显示听神经、面神经、迷路内腔结构及软组织病变，MRI水成像技术可以很好地显示迷路的三维构成，三维采集的源图像可以观察桥小脑角区的脑神经与血管的关系，其临床应用价值逐渐受到重视。

（四）超声检查

对耳部病变临床应用价值不大。

二、正常影像表现

颞骨由鳞部、鼓部、乳突部、岩部、茎突五个部分组成。由外向内为外耳、中耳及内耳。外耳道长约2.5～3.0cm，外1/3为软骨部，内2/3为骨部。中耳由鼓室、鼓窦（乳突窦）、咽鼓管、乳突组成。鼓室为不规则含气腔，分为上鼓室、中鼓室、下鼓室，鼓室内有听小骨，包括锤、砧、镫骨。内耳位于岩部内，又称迷路，包括前庭、前庭窗、前庭水管、半规管、耳蜗、耳蜗水管等。面神经管走行于颞骨内，总长平均30mm，有两个弯曲即膝状神经节（第一膝）和锥曲（第二膝）处，分三段即迷路段、鼓室段（水平段）、垂直段。颞骨内或周边还有乙状窦、颈静脉窝、颈动脉管等结构。

HRCT可以清楚地显示上述诸结构，还可以观察颞骨气化情况，根据乳突区的气化程度将乳突分为硬化型、板障型、气化型。

MRI检查骨质及气体均为低信号，T_2WI可见迷路淋巴液及内耳道内脑脊液呈高信号，听神经、面神经呈线条状中等信号；T_1WI迷路淋巴液及内耳道内脑脊液呈低信号，神经呈中等信号。

具有重要临床意义的解剖变异包括乙状窦前位、颈静脉窝高位及憩室、颈动脉管异位、颅中窝底低位、面神经管鼓室段低位、垂直段前位等也可明确显示。

三、基本病变表现

（一）外耳道

狭窄或闭锁常见于先天发育畸形，肿块常见于耵聍腺瘤、胆脂瘤、癌等，骨质破坏多见于恶性肿瘤或恶性外耳道炎。

（二）中耳

鼓室狭小见于先天发育畸形，鼓室扩大见于胆脂瘤、肿瘤；鼓室内软组织影见于各类炎性病变、外伤后出血、鼓室或颈静脉球瘤。听小骨畸形多为先天发育畸形，常伴有外耳道或鼓室畸形，听骨链脱位或不连续见于外伤、手术后，听小骨侵蚀见于胆脂瘤、骨疡型中耳炎或肿瘤。中耳区骨质破坏也多见于胆脂瘤、骨疡型中耳炎或肿瘤。

（三）迷路

耳蜗、前庭、半规管单纯形态异常主要见于先天发育畸形；耳蜗、前庭、半规管骨质受侵见于炎性病变、肿瘤、骨纤维异常增殖症、畸形性骨炎。迷路密度增高或信号异常见于骨化性迷路炎。

（四）内耳道

狭窄见于先天发育畸形或骨纤维异常增殖症，扩大主要见于听神经瘤、面神经瘤。MRI检查还可以发现前庭蜗神经发育不良。

（五）颞骨大范围骨质增生硬化

见于炎症、骨纤维异常增殖症、畸形性骨炎。

四、疾病诊断

（一）先天性畸形

先天性畸形包括外耳、中耳及内耳畸形。常见者有外耳道骨性狭窄、闭锁、鼓室狭小、听小骨畸形、Michel 畸形、Mondini 畸形、前庭水管扩大综合征、内耳道畸形等。

【影像学表现】

主要依靠 HRCT 进行诊断。外耳道骨性闭锁表现为无外耳道影像，狭窄表现为外耳道前后径或垂直径小于 4mm。锤砧骨融合畸形并与闭锁板相连或镫骨缺如提示听小骨畸形。耳蜗空心呈囊状提示 Mondini 畸形。大前庭水管综合征表现为正常前庭水管中段大于 1.5mm，重 T_2WI 可示内淋巴管及内淋巴囊扩大。内耳道小于 3mm 为狭窄。内耳道底板骨质缺损是先天性脑脊液耳漏的主要原因。

（二）中耳乳突炎

【临床与病理】

中耳乳突炎为最常见耳部感染性疾病，表现为耳部疼痛，耳道分泌物及传导性耳聋。

【影像学表现】

CT：表现为乳突气房透明度低或不含气、不规则软组织密度影、骨质破坏或增生硬化及并发症改变。如果 CT 显示鼓室内条状软组织影，并有钙化提示鼓室硬化症。如果显示鼓室或上鼓室软组织肿块，伴骨质侵蚀及听小骨破坏，并有强化提示胆固醇肉芽肿，无强化者提示胆脂瘤形成（图 2-3-1）。

MRI：当怀疑有颅脑并发症时需进行 MRI 增强扫描。

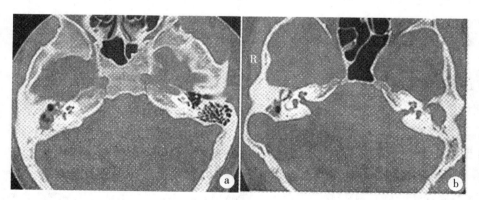

图 2-3-1　中耳乳突炎 HRCT 横断位

a. 右侧慢性中耳乳突炎：乳突呈硬化型，鼓室内可见软组织影，含气减少；左侧乳突呈气化型，乳突气房含气，左侧鼓室内含气，听小骨位置正常；b. 双侧中耳乳突炎并左侧胆脂瘤形成（另一例）：双侧乳突呈硬化型，右侧鼓室内软组织影，鼓室腔未见扩大，听小骨形态正常；左侧鼓室腔及窦入口扩大，周围可见硬化边，听小骨正常形态消失

（三）外伤

【临床与病理】

颞骨外伤包括骨折和听小骨脱位，可引起传导性聋或（和）感音神经性聋。

【影像学表现】

CT：岩部骨折分为纵行（平行于岩骨长轴，约占 80%）、横行（垂直于岩骨长轴，约占 10%～20%）及混合性骨折(图 2-3-2)。骨折好发于上鼓室外侧,常累及上鼓室及面神经膝部。迷路骨折多为横行骨折,但累及岩部的纵行骨折亦可累及迷路,均致感音神经性聋。迷路出血机会少见,表现为迷路密度增高。HRCT可显示听小骨骨折或脱位,但因结构细小容易漏诊,三维显示技术对显示听小骨有独特的优越性,锤砧关节脱位或砧镫关节脱位常见。

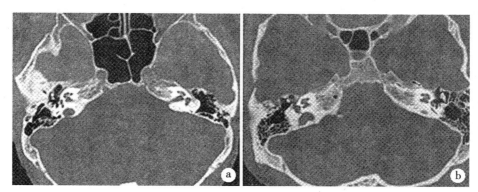

图 2-3-2　颞骨骨折 HRCT 横断位

a.右侧颞骨纵行骨折:颞骨鳞部可见骨折线,走行与岩骨长轴一致,听小骨正常;

b.右侧颞骨横行骨折(另一例):颞骨岩部可见骨折线,走行与岩骨长轴
垂直,骨折线跨越前庭、面神经管鼓室段及高位的颈静脉窝

(四)颞骨肿瘤

临床表现为传导性聋或(和)感音性聋,影像学检查对诊断有较高的临床价值。

1.听神经瘤见中枢神经系统。

2.血管球瘤。

【临床与病理】

血管球瘤又称副神经节瘤。包括颈静脉球瘤及鼓室球瘤。症状主要为搏动性耳鸣,也可有传导性听力下降。耳镜可见紫色肿物。

【影像学表现】

CT:可见颈静脉窝扩大及骨壁侵蚀。病变破坏鼓室下壁,侵入下部鼓室,向下蔓延可破坏舌下神经管,呈软组织密度,可无骨质改变,也可有鼓室下壁侵蚀。增强检查有明显强化。

MRI:T_1WI 等信号,T_2WI 高信号,其中有多数纤曲条状及点状血管流空影,为本病典型所见,称为"椒盐"征。有明显强化。

DSA:表现为肿瘤由颈外动脉供血,肿瘤区异常血管团或肿瘤染色,特异性较强。

3.外、中耳癌

【临床与病理】

外、中耳癌见于中老年人。外耳道内软组织肿物,有出血及分泌物。

【影像学表现】

CT:表现为外耳道及鼓室软组织肿块。骨壁侵袭性破坏,边缘不整。肿物向周围扩展,累及乳突、面神经管、咽鼓管、颈动脉管、颈静脉窝及中、后颅窝。增强后明显强化。

MRI:显示肿瘤范围较好,T_1WI 稍低信号,T_2WI 稍高信号,Gd-DTPA 增强有强化。

(赵　楠)

第四节　鼻和鼻窦

　　鼻和鼻窦由多块面颅骨构成。鼻腔外侧壁结构复杂,有上中下三个鼻甲、三个鼻道及鼻窦开口;鼻窦包括额窦、前组筛窦及上颌窦构成的前组鼻窦,开口于中鼻道,后组筛窦及蝶窦组成的后组鼻窦,开口于上鼻道。鼻腔和鼻窦的解剖与个体发育密切相关,也就是说每一个体的鼻腔和鼻窦均不相同。鼻内镜手术已成为鼻-颅底病变的常规技术,术前不仅需要对病变进行定位、定量诊断,还需了解每一患者的鼻和鼻窦解剖发育及变异。因此,影像检查已成为鼻和鼻窦病变的诊断与治疗及颅底病变鼻内镜手术前必不可少的手段。

一、检查技术

(一)X线检查

　　包括瓦氏位(Water位)、柯氏位(Caldwell位)、侧位和颅底位平片及鼻窦造影检查,已趋向淘汰。

(二)CT检查

　　常规为HRCT,多方位观察,参考窗宽2000HU、窗水平200HU。肿瘤性病变要进行软组织窗观察,部分病例还需行增强扫描。脑脊液鼻漏需采用CT脑池造影确诊。仿真内镜可清楚显示鼻腔和鼻窦的开口以及鼻窦的黏膜面。CT导航技术已用于各种鼻窦病变的内镜手术治疗。

(三)MRI检查

　　采用头线圈,横断面SET$_1$WI和T$_2$WI为基本扫描序列,冠状面和矢状面对于某些病变是必须的,增强扫描在鼻窦肿瘤的诊断和鉴别诊断中具有重要价值。水成像技术可显示脑脊液鼻漏。

(四)超声检查

　　对鼻窦病变临床应用价值不大。

二、正常影像表现

　　HRCT清楚地显示正常解剖及其变异,是鼻内镜手术的"路程图",每例患者术前均应仔细观察鼻窦的正常结构及变异,以减少手术并发症。

　　鼻腔及其外侧壁可显示上中下鼻甲与上中下鼻道,中鼻道区有窦口鼻道复合体,包括筛漏斗、半月裂、钩突、筛泡,鼻囟门可有上颌窦副口。

　　上颌窦由前壁、后壁、上壁、下壁、内壁围成。发育过大时向硬腭、额突、颧突及眶骨质发展形成窦,向牙槽突发展时牙根突入上颌窦;发育过小则窦腔狭小;少数还可出现窦腔内骨性间隔。

　　筛窦位于鼻腔外上方,每侧有多个气房,分前后组,分别开口于中鼻道和上鼻道。常见变异有Haller气房、Onodi气房、额筛泡、筛甲气房、鼻丘气房等。

　　额窦可以不发育或一侧发育,但两侧发育者达60%以上,通过额鼻管开口于中鼻道。

　　蝶窦位于蝶骨体内,按气化程度分型:甲介型、鞍前型、半鞍型、全鞍型、鞍枕型。开口于蝶筛隐窝。蝶骨大小翼气化、翼突气化、鞍背气化、蝶骨嵴气化时,使视神经管、圆孔、卵圆孔、翼管及颈动脉管等结构与蝶窦发生位置的相对改变。

CT 检查鼻腔及窦腔内含气为低密度,窦壁骨质呈线状高密度,正常黏膜薄而不显影(图 2-4-1)。MRI 检查窦腔内气体及骨皮质呈低信号;骨髓呈高或中等信号;黏膜呈线状影,T_1WI 为中等信号、T_2WI 为高信号。

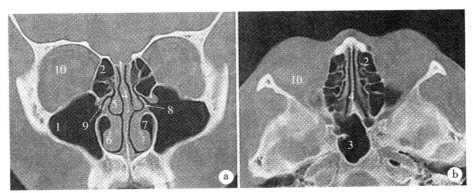

图 2-4-1　鼻窦 CT 冠状位、横断位解剖

1.上颌窦;2.筛窦;3.蝶窦;4.鼻中隔;5.中鼻甲;6.下鼻甲;7.下鼻道;8.钩突;9.上颌窦开口;10.眼眶

三、基本病变表现

(一)黏膜增厚

窦腔黏膜增厚影像学表现为沿窦壁内缘走行的条状软组织影,厚度常不均匀。见于各种鼻窦炎症。

(二)窦腔积液

表现为窦腔内液体密度或信号影,并可见气液平面。见于炎症、外伤等病变。

(三)肿块

骨瘤或骨化纤维瘤表现为高密度肿块,边界清楚;内翻乳头状瘤表现为软组织肿块,多位于中鼻道;黏膜囊肿、黏液囊肿或鼻息肉表现为半圆形或球形软组织影,位于鼻窦或鼻道。恶性肿瘤常表现为不规则肿块,并向周围侵犯。

(四)钙化

主要见于霉菌性鼻窦炎。

(五)骨质改变

骨质破坏见于各种恶性肿瘤,骨质增生见于长期慢性炎症,骨质中断见于外伤骨折。

四、疾病诊断

(一)鼻窦炎

【临床与病理】

鼻窦炎为临床常见病,主要表现为鼻堵、流涕、失嗅等。

【影像学表现】

CT:表现为黏膜增厚和窦腔密度增高,长期慢性炎症可导致窦壁骨质增生肥厚和窦腔容积减小。窦腔软组织影内有不规则钙化提示并发霉菌感染。窦腔扩大,窦壁膨胀性改变,窦腔内低密度影,增强后周边强化,提示黏液囊肿。CT 对鼻窦炎的分型及分期具有重要意义。

MRI:T$_2$WI 常为较高信号,增强后只有黏膜呈环形或花边状强化。

(二)鼻窦良性肿瘤

【临床与病理】

最多见的是内翻性乳头状瘤。男性多见,多发生于 40～50 岁,主要临床表现有鼻塞、流涕、鼻出血、失嗅、溢泪等。常复发,2%～3%恶变。

【影像学表现】

CT:表现为鼻腔或筛窦软组织肿块,较小时呈乳头状,密度均匀,轻度强化。阻塞窦口引起继发性鼻窦炎改变。增强有助于区别肿瘤与继发炎性改变,肿瘤有强化,可侵入眼眶或前颅窝。肿瘤迅速增大,骨质破坏明显应考虑有恶变可能。

【诊断与鉴别诊断】

慢性鼻窦炎和鼻息肉,一般骨质破坏不明显。血管瘤明显强化。黏液囊肿窦腔膨胀性扩大。恶性肿瘤骨质破坏明显,定性诊断需要病理学检查。

(三)鼻窦恶性肿瘤

【临床与病理】

包括上皮性恶性肿瘤(鳞癌、腺癌和未分化癌等)和非上皮性恶性肿瘤(嗅神经母细胞瘤、横纹肌肉瘤、淋巴瘤和软骨肉瘤等),鳞癌最常见。

【影像学表现】

CT:表现为鼻腔或(和)鼻窦内软组织肿块,一般密度均匀,肿块较大时可有液化坏死,部分病例还可见钙化,如腺样囊性癌、软骨肉瘤、恶性脊索瘤等。肿物呈侵袭性生长,恶性上皮性肿瘤随肿瘤的发展直接侵及邻近结构如眼眶、翼腭窝、颞下窝、面部软组织甚至颅内等(图 2-4-2)。绝大多数有明显的虫蚀状骨质破坏,呈中度或明显强化。不同部位恶性肿瘤的 CT 表现及诊断各具有一定特点。CT 对定位诊断和定量诊断具有重要作用。

MRI:可清楚地显示肿瘤侵犯周围软组织的情况(图 2-4-2)。

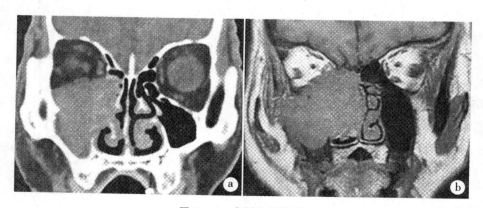

图 2-4-2　右侧上颌窦癌

a.CT 冠状位,示右侧上颌窦肿块,窦壁骨质破坏,并侵及眶内和鼻腔;b.冠状位 T$_1$WI,
示右侧上颌窦腔充满软组织影,呈等信号,病变向邻近结构侵犯,累及右侧眼眶内
下壁、鼻腔、上颌窦后脂肪间隙、翼腭窝、颞下窝等结构,上颌窦壁骨质破坏

【诊断与鉴别诊断】

鼻窦恶性肿瘤应与内翻乳突状瘤、鼻息肉、血管瘤等良性肿瘤鉴别。同时,还有可能根据影像学特征进一步判断恶性肿瘤的细胞类型。

(四)鼻部及鼻窦外伤

【临床与病理】

面部外伤为临床常见病,多累及鼻骨、鼻窦。

【影像学表现】

1.鼻部骨折 CT:表现鼻骨、上颌骨额突、泪骨骨质中断或(和)移位,以鼻骨骨折最多见,泪骨骨折常累及泪囊窝。骨缝分离可见鼻额缝、鼻骨与上颌骨额突缝、上颌骨额突与泪骨缝的增宽或(和)错位。

2.鼻窦骨折 CT:表现为窦壁骨质中断、移位,窦腔内积血、黏膜肿胀增厚等改变。骨折累及颅底和硬脑膜,形成脑脊液鼻漏。蝶窦位于颅底的中央,位置深在,毗邻结构重要,因此,蝶窦骨折后易引起严重的临床表现,预后不良。鼻窦骨折多为复合性骨折,一般不需要 MRI 检查。

(赵 楠)

第五节 咽喉部疾病

一、咽喉部的检查方法

1.平片 ①颈侧位:为咽喉部病变 X 线检查的常规体位,拍摄时切忌屏气,以免软腭贴于咽后壁或咽喉闭合造成变形,应于平静吸气时曝光或喉部发"依"时曝光。②颈部正位:一般不作常规应用。③颅底片:鼻咽腔位于颅底片之中央。

2.体层摄影 喉部仰卧位体层摄影时,应在平静呼吸、闭气及发"依"音时各摄片一张。体层摄影对声门运动障碍及喉部肿瘤的诊断具有重要的价值。CT 对咽喉部疾病的诊断价值优于普通 X 线。

3.造影检查 ①鼻咽造影:主要用于鼻咽肿瘤,由鼻腔滴入碘化油或硫酸钡胶浆 1~2ml,使造影剂均匀涂布于鼻咽腔。②喉咽造影:钡餐检查即可。③喉造影:造影步骤类似支气管造影,现已少用。

4.高电压摄影 可较好显示喉及声门下区。

二、咽部的主要解剖结构

咽部可分为鼻咽、口咽及喉咽 3 部分。自颅底至软腭称鼻咽部,自软腭至会厌上缘(或舌骨)称口咽部,自会厌上缘至梨状窝底(或环状软骨)称喉咽部。

1.鼻咽部 位于鼻腔后方,有 6 个壁:①前壁为后鼻孔及鼻中隔之后缘;②顶壁呈圆形,与蝶骨体及枕骨斜坡相邻;③后壁较垂直,由枕骨斜坡和 C_1、C_2 及其前方的头长肌、颈长肌组成;④底壁为软腭;⑤两侧壁由肌肉和筋膜所构成。

在咽两侧壁近下鼻甲之后端各有一漏斗状开口是咽鼓管开口,在其后上方为咽鼓管软骨所形成的隆起称咽鼓管隆凸,在咽鼓管隆凸后方与后壁之间有较深的纵行窝称咽隐窝。咽隐窝上方为破裂孔,相距约1cm。鼻咽腔顶部有一团淋巴组织称为增生腺(咽扁桃体),它发生于胚胎第 4 个月,7 岁左右萎缩,14~15 岁达成人状态。

2.口咽部 ①前方以软腭游离缘、腭舌弓、腭咽弓和舌根等为界与口腔相通。②向下连接喉腔和喉咽部。③两侧壁有腭舌弓和腭咽弓,其间形成扁桃体窝容纳腭扁桃体。腭扁桃体与咽扁桃体、舌扁桃体和咽鼓管扁桃体、咽侧淋巴带和咽后壁淋巴滤泡共同围成一淋巴组织环称为咽淋巴内环。内环外围有颈淋巴结相互连接,形成咽淋巴外环。④后壁为 C_2、C_3 椎体及其前方的头长肌及颈长肌。厚度均匀一致,成人厚约 0.5cm,老年人因萎缩而较薄。⑤侧壁由咽缩肌(包括咽上、中、下缩肌)、咽提肌(位于咽缩肌内面,包括茎突咽肌、腭咽肌和咽鼓管咽肌)、腭肌(包括腭帆张肌、腭帆提肌、腭垂肌、腭舌肌)和黏膜组成。

3.喉咽部 又称为下咽部。是环绕喉腔外的间隙。喉咽由声门上喉两侧的梨状窝和环状软骨后的环后间隙(杓状软骨与环状软骨板后方的扁形腔隙)组成。

梨状窝为尖向下的三角形空腔,其各壁为:①内侧壁即声门上喉侧壁,由会厌侧缘、杓状会厌皱襞和杓状软骨组成,上缘围成喉入口。②外侧壁上段附着于舌甲膜,下段则紧贴甲状软骨翼内面。③前壁在咽会厌皱襞下反折。④后壁直接与环后间隙相连。⑤梨状窝尖可下达环杓关节外侧。

三、鼻咽部软组织厚度及咽后壁颈前软组织厚度的测量

1.鼻咽部软组织厚度 ①顶壁为 1.5～11.0mm,平均 5.2mm;②后壁为 1～9mm,平均 3.8mm;③顶后壁交界处为 7.5～18mm,平均 13.1mm。上述三径线有两条超过均值时,方有病理意义。

2.咽后颈前软组织厚度 ①直接测量:3 岁以下 5.0～7.0mm;10 岁以下 4.0～5.0mm;成人 3.0mm 左右,一般不超过 5.0mm。颈段气管后椎前软组织厚度 10 岁以下为 11～12mm,成人为 13.0～14.0mm。②对比法:以 C_4 椎体中部前后径长度为 1,并以 C 表示,则咽后壁厚度婴幼儿为 1.0～1.5C,儿童为 0.3～0.4C,成人为 0.2～0.3C。③连续比较法:颈段气管后椎前软组织厚度较恒定,并以其厚度为 1,则咽后壁厚度与气管后软组织厚度之比婴儿为 0.5:1～0.7:1,而成人为 0.2:1。总之,上述各种测量方法须结合临床症状及体征,咽后壁增厚对咽后壁脓肿、食管上端炎症及咽部早期肿瘤有助诊断。

四、喉部的主要解剖结构

喉腔内部结构从临床角度以声带为分界线,可分成声门上区、声门区和声门下区。

1.声门上区 指声带上缘以上,上通喉入口,前壁为会厌软骨,后壁为杓状软骨,两侧壁为杓状会厌襞。介于喉入口和室带之间的喉腔称为喉前庭。室带又称假声带、前庭襞,左右各一,位于喉室上方,与声带平行。室带的前端起于甲状软骨前角中上段内面,后端止于杓状软骨前上面。位于室带和声带之间的向外突出的椭圆形腔隙称为喉室。

2.声门区 包括声带和声门裂。①声带:亦称真声带、声襞,位于喉室下方,前端起于甲状软骨前角中段内面,后端附着于杓状软骨声带突,由黏膜、声韧带和声带肌纤维组成。我国正常人声带厚约 5mm;正常男性长约 20～24mm,女性长约 15～17mm。②声门裂:简称声门,指声带外展时,两侧声带间的喉腔裂隙,为喉最狭窄处。两侧声带前端交合处称为前联合,该处厚约 1～2mm。声带后端与杓状软骨内侧之间的黏膜称为后联合。

3.声门下区 指声带下缘至环状软骨下缘以上的喉腔。

五、喉软骨

共有 9 块,为单个较大的会厌软骨、甲状软骨、环状软骨和成对较小的杓状(披裂)软骨、小角软骨和楔状软骨。此外,还有数目不定的麦粒软骨和籽状软骨。

1.会厌软骨　位于喉的前上部,扁平如叶瓣状,上宽下窄,在舌骨和舌根后下方,下端借甲状会厌韧带附着于甲状软骨前角内面,止于声带上缘在甲状软骨上的前附着点。很少钙化。

2.甲状软骨　由一对四边形甲状软骨板组成。成人长约4cm,高约2.4cm。前面相互融合是喉结。通常甲状软骨前角男性为直角,女性呈钝角(约120°)。甲状软骨前角上方有"V"形凹陷称甲状软骨上切迹。甲状软骨板后上缘和后下缘分别向上、下突出称为甲状软骨上角和下角。甲状软骨可钙化、骨化并形成骨髓腔。

3.环状软骨　位于甲状软骨下方,呈"印戒"样。后面有较宽的软骨板,上下径约2~3cm;前部有狭窄的软骨弓,上下径约0.5~0.7cm。也可钙化、骨化并形成骨髓腔。前弓上缘与甲状软骨下缘之间为环甲膜相连,后板上缘两侧与杓状软骨组成环杓关节;板的两侧缘略凹与甲状软骨下角组成环甲关节。

4.杓状软骨　又称披裂软骨。呈三角锥形,左右各一,位于环状软骨板上方。其底部与环状软骨连接成环杓关节;底部前端有声带突,为声带肌和甲杓外肌附着处;底部外侧有肌突,有喉内肌(环杓后肌、环杓侧肌、杓斜肌及杓横肌和部分甲杓肌)附着。其顶的尖部伸向内后方,其上方有小角软骨,后者前外侧还有楔状软骨。

5.小角软骨、楔状软骨和麦粒软骨、籽状软骨　小角软骨呈椭圆形,楔状软骨呈小棒状,籽状软骨数目位置不定;麦粒软骨包含在甲状软骨外侧韧带中部,是胚胎期甲状软骨与舌骨连接的残余。

六、喉软骨的钙化或骨化

一般于20岁以后喉透明软骨开始钙化,50岁以后有明显钙化。环状软骨、甲状软骨和杓状软骨的大部分属于透明软骨,可产生钙化和骨化。其余喉部软骨(会厌、杓状软骨尖、甲状软骨中央部及籽状软骨)为弹性软骨,可终身不钙化。

男性甲状软骨有前后两个骨化中心,通常钙化自后下部开始向后上和沿前下部向前扩展;女性仅后部一个中心,故钙化局限于后部;钙化形态不规则。环状软骨钙化可以从环状软骨板上缘和后缘开始,向前弓上部扩展。杓状软骨底钙化在成年人常见,CT呈对称的三角形致密影,是声带的辨认标志。

七、颈侧位片上喉部的 X 线表现

会厌侧影呈弯刀形,其上缘略高于舌骨水平,会厌舌侧面与舌根间的透光间隙为会厌溪。自会厌上缘有一条或两条较淡的线状影,斜向后下与圆顶状的披裂影相连,为会厌杓状皱襞。披裂影内包含有杓状、小角及楔状软骨。在会厌之前、会厌溪下、甲状软骨之后有三角形软组织影,其内为脂肪和结缔组织,称为会厌前间隙,是舌甲囊肿的好发部位。喉癌亦易侵犯该处。在会厌根部与披裂之间有两条带状软组织影,上为喉室带,下为声带,其间夹杂有梭形的透光裂隙即为喉室。少数人还可在喉室的前端见向上伸展的含气小囊,高度多在1.0cm以下。喉室影约占喉腔前后径的2/3左右。成人男性喉室较大,长15.0~20.0mm,高3.0~5.0mm;女性长12.0~15.0mm,高约3.0mm。会厌喉面、会厌杓状皱襞及喉室带三者之间的三角形透光腔,称为喉前庭。会厌根部的喉侧面与声带间相交呈一锐角,可称为会厌-喉室角。正常人在发"依"音时,多能清晰显示。如有甲状软骨钙化投影重叠,则喉室多难显示。声门下区呈四方形。

八、咽喉腔钡剂造影的 X 线表现

梨状窝显示呈马蹄铁形,两侧对称,中间为舌会厌溪及舌会厌正中皱襞。正常时梨状窝内不应有钡剂存留(图 2-5-1)。

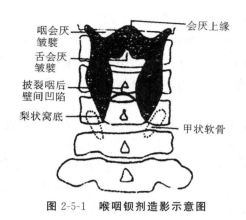

图 2-5-1 喉咽钡剂造影示意图

九、腮源性窦道和先天性梨状窝瘘

(一)腮源性窦道

是腮裂未完全退化所致,向外开口形成瘘管或窦道,无外口时形成囊肿。瘘管较囊肿为多见,大多数在婴儿时期发现;而囊肿则出现较晚多在儿童或青年时期发生。本病系胚胎第三周时,颈部出现 4～5 对腮弓,腮弓间的凹沟称为腮裂,相对凸出处为咽囊,其间隔一薄膜称腮板。此后,第一腮弓衍变为锤骨、砧骨和面部,第一腮裂衍变为外耳道,咽囊为咽鼓管和中耳,腮板为鼓膜。第二腮弓形成镫骨、舌骨小角和颈侧部;第五腮裂在正常发育时全部消失,咽囊成为扁桃体窝。第三腮弓构成舌骨大角等,第四和第五腮弓不发达。如果发育过程中腮裂组织未完全退化而有遗留,则形成瘘或囊肿。第一腮裂瘘较少见,外口位于下颌角下方颌下腺附近,内口在外耳道。临床上以第二腮裂形成的囊肿与瘘为多见;外口位于胸锁乳突肌的前缘,内口在扁桃体窝。偶尔发生第三、第四腮裂瘘,其位置甚低,常在胸骨柄附近,仅有一短小的窦道;如有内口则在梨状窝。

(二)先天性梨状窝瘘

已作为一个独立疾病,病例报道逐年增多。瘘管自梨状窝至甲状腺周围间隙,在环状、甲状关节内侧,沿甲状软骨下缘与环状软骨之间走行。多数学者认为它是第四咽囊的残留组织所形成,也有人有认为系第三咽囊所残留。

临床表现以左侧为多,发病年龄由新生儿至成年人,男女均等。临床表现反复发作的侧颈部脓肿和急性化脓性甲状腺炎,其感染途径来自与梨状窝相连的瘘管。症状发生在上呼吸道炎或扁桃体炎之后。前颈部恰在甲状腺侧叶的部位,有肿胀和疼痛,伴有发热和吞咽疼痛,炎症进展后则局部皮肤发红水肿,可自行破溃排脓。应用抗生素、穿刺排脓或切开引流,炎症易消退。很少形成外瘘。此后往往再发炎症,间隔时间短则 1 个月,长至 40 年,不发生炎症时毫无症状。初发时炎症范围较广,再发时较局限。成人病例在轻度炎症时易疑为甲状腺恶性肿瘤。新生儿病例呈囊状扩张,可产生气道压迫症状,炎症时加剧。

待炎症消退后,食管造影显示梨状窝瘘孔和管道。内窥镜下见到梨状窝开口,压迫甲状腺时可见脓液从开口部位排出。超声或 CT 检查显示甲状腺脓肿形成。

十、先天性鼻咽部狭窄

本病主要原因是颊咽膜破裂不完全。与先天性后鼻孔闭锁的病理机制相似,但位置略有别。

【临床表现】

主要为呼吸困难,哺乳时尤甚,常呈张口呼吸。

【X线表现】

①平片:侧位见鼻咽与后鼻腔之间,相当于蝶骨翼突重叠区气影缺如,软腭鼻咽面的正常弧形轮廓消失,鼻甲后端亦因无空气对比而不能显示。②鼻咽腔造影:造影剂积蓄在鼻腔和鼻咽交界处,鼻咽腔内无造影剂或仅有细少钡剂进入鼻咽腔和口咽部。

CT可清楚地显示闭锁或狭窄的位置、厚度,闭锁隔为膜性或骨性;可见鼻咽与后鼻腔之间狭窄。应注意与后天粘连瘢痕狭窄、息肉等相鉴别。

十一、先天性鼻咽囊肿

本病分为增殖体囊肿(咽中线隐窝囊肿)、垂体囊肿(Rathke囊肿)和咽囊囊肿(位于鼻咽顶后壁中线上、增殖体后下方),其他来源很少见。

【临床表现】

生长缓慢,可继发炎症或致通气障碍。咽顶后壁可有溢脓,压迫咽鼓管口可导致中耳渗出性炎症。

【X线表现】

鼻咽部侧位片可显示鼻咽腔有大小不等的软组织肿块影,表面圆隆光滑。

CT检查有定性价值。表现为鼻咽顶、后壁有类圆形低密度区,CT值约20Hu左右;囊腔大小不一,有完整光滑的薄壁;增强扫描腔内容物无强化,囊壁可有强化。如继发感染囊内容物密度增高,囊壁可增厚,边缘不光滑。

十二、甲状舌管囊肿

本病是儿童及成人最常见的颈部囊性病变。可在舌根至胸骨切迹之间沿正中线的任何部位形成囊肿。舌骨上方占65%,舌骨下方占20%,舌骨前方占15%。

【病因】

甲状舌管始于甲状腺原基,胚胎第4周原基组织开始下降,并向前发展成甲状舌管或甲状腺囊,此囊上止于舌盲孔,向下发育成甲状腺。如果第10周甲状舌管导管退化不全、没有消失,则以后有可能发展成甲状舌管囊肿,如舌甲管部分开放则形成瘘管。

【临床表现】

儿童期症状不明显,多数到青少年甚至中年才发现。囊肿较小时一般无自觉症状,较大时可有咽部压迫感、异物感。颈中线前方可扪及质地柔软或较硬的软组织肿块。合并感染可有疼痛或穿破形成瘘管。本病应首选B超检查,因为它有利于鉴别囊实性。

【X线表现】

①平片:颈侧位片显示舌骨与甲状软骨之间,舌甲膜之前的颈前软组织增厚,表面光滑,皮下脂肪形成线状透亮影。囊肿内无钙化影。②瘘管造影:可了解瘘的情况或囊肿的大小等。

CT表现为舌骨上下区域的圆形低密度或等密度灶,边缘清楚光滑。

十三、咽部憩室

咽部憩室包括咽侧憩室和咽食管憩室。

（一）咽侧憩室

多见于中老年人。当环咽肌功能紊乱和咽腔内压增高时,咽侧的薄弱区就可向外呈耳状突起,一般为双侧性。小的咽突不引起症状属正常变异;少数此突起可穿过舌甲膜向外下持久膨出形成咽侧憩室。故在 CT 或 X 线测量时应予注意,咽侧突深约 1.0cm 左右,<1.5cm;如>1.5cm 可诊为咽侧憩室。

（二）咽食管憩室

亦多见于中老年人,位于咽与食管交界处之环咽肌区。

十四、先天性喉蹼、喉闭锁和声门下区狭窄

【病因病理】

在胚胎第 4 周,前肠腹侧中线上出现喉气管沟,以后演变为呼吸道。如果喉部的原始管腔形成障碍则可发生喉蹼、喉狭窄或喉闭锁。先天性喉蹼可发生于声门、声门上或声门下,封闭喉腔的一部分,如喉腔被完全封闭则称为喉闭锁。蹼多为纤维隔膜。声门下狭窄可为弹力圆锥发生的软组织隔膜,或由环状软骨发生的软骨性狭窄。

【临床表现】

喉闭锁者生后即无哭声,如不及时破膜即可致死。狭窄轻者无症状或仅有声音嘶哑和喘鸣,直至发生炎症或多年后被发现。狭窄重者,新生儿或婴儿期即有声音嘶哑、喘鸣和呼吸困难。

【X 线表现】

颈侧位片可出现喉部有异常的蹼状软组织影,多伴有局部气道透光区变窄,重者可呈漏斗状狭窄,蹼状阴影位于声门上下者易显示。

CT 多平面重建或 CTVE 可清楚地显示闭锁或狭窄的位置、厚度。可较好的显示声带或声带间局部软组织增厚。声门下区蹼可位于前壁或后壁,也可位于侧壁或呈环形,多呈薄带状或楔形异常软组织影。声门下区软骨性狭窄多发生于环状软骨,呈漏斗状狭窄,可涉及上段气管环。

【鉴别诊断】

先天性喉蹼应与白喉、炎症、外伤所引起的后天性狭窄相鉴别,借助病史多可鉴别。而且粘连带的阴影及狭窄 X 线表现常较不规则。

十五、喉软化

又称先天性喉鸣。

【病因病理】

为婴幼儿喉部软骨发育不良,会厌软骨软弱或杓会厌襞异常松弛,吸气时会厌易卷曲,两侧杓会厌襞相互接近,以致喉入口和喉腔变小,引起吸气性呼吸困难并产生喘鸣声。

【临床表现】

多于生后不久即可出现症状,主要表现为间歇性喉喘鸣和吸气性呼吸困难,多无声音嘶哑,除非发作较重,一般无发绀。

【X线表现】

在无症状时,按常规摄片可能无异常发现。吸气像颈部侧位片见会厌尖端多向后弯曲、下垂,甚至覆盖喉前庭入口,喉腔充气不佳。

【鉴别诊断】

本症应与杓状会厌皱襞短缩畸形、喉蹼等相鉴别。正常人吸气像时会厌靠近披裂,呼气像时则彼此分开可达0.5~1.0cm间距。杓状会厌皱襞短缩者会厌弯曲靠近披裂,在呼吸两像中改变很小或无改变。

十六、喉气囊肿

又称喉室膨出、喉憩室。为喉室小囊病理性扩张,囊腔内充满空气。多为单侧,约25%为双侧。

【病因病理】

正常喉室前端有一小囊称喉囊,6岁后自行缩小。由于先天性异常扩张、长期用力和屏气动作、小囊口部水肿堵塞,引起喉室小囊内压力增高,逐渐扩张形成喉气囊肿。可分为喉内型和喉外型。①喉内型:一般囊腔较小,喉室向上扩张,在甲状舌骨膜内形成囊腔,多有喉室带向对侧移位和会厌杓状襞之隆起。②喉外型:囊腔穿过甲状舌骨膜,于舌骨与甲状软骨间形成较大囊腔,向颈侧膨隆,于皮下形成囊性肿物。③混合型。

【临床表现】

喉内型者常因阻塞喉部而有呼吸困难和声音嘶哑;喉外型者常感喉部肿隆和颈部隆起肿物、质软,咳嗽及深呼气时隆起更甚。

【X线表现】

平片及体层摄影可见:①喉内型者表现为喉室向上方扩大,室带向上推移,杓状会厌皱襞隆起。②喉外型者透光囊腔位于甲状软骨和舌骨之间,透光区较大,呈椭圆形,边缘轮廓光滑清晰。

【CT表现】

①喉内型:喉室向上方扩大,室带向内上移位、杓会厌襞推移。②喉外型:喉室向外突出至甲状软骨和舌骨之间,含气腔较大呈椭圆形。根据含气腔与喉室相连,可与扩张的梨状窝和咽部憩室相鉴别。③混合型:同时突向喉内和颈部,在甲状舌骨膜处有一峡部相连。

此外,有时囊内为液体呈水样密度;如同时含有气体和液体则可见到液平面。

【鉴别诊断】

喉气囊肿在诊断上应与扩张的梨状窝、咽部憩室以及脂肪瘤相鉴别。扩张的梨状窝、咽部憩室不与喉室相连,钡餐透视可确诊。脂肪瘤透光度虽较颈部其他软组织低,但不如气囊肿透光度高,轮廓不清晰,且不与喉室相连。Valsalva试验其大小不变,可与喉气囊肿相鉴别。CT对脂肪和气体的准确测定有利于鉴别。

十七、腺样体肥大

亦称鼻咽增生体肥大。多与慢性扁桃体炎、扁桃体肥大同时存在。

【病因】

增生腺(咽扁桃体)位于鼻咽顶部,是一团淋巴组织。在儿童期可呈生理性肥大,5岁左右最厚,其厚度可达鼻咽腔宽度的1/2;随后逐渐缩小,至15岁左右达成人状态(即鼻咽顶厚度约1cm)。除了生理性肥大,还常因屡次急性炎症诱发慢性肥大。

【临床表现】

肥大的增生腺可阻塞鼻咽腔,致呼吸不畅或气急、呼吸有声、入睡时有鼾声等。

【X线表现】

鼻咽部侧位平片示鼻咽顶后壁软组织肿胀、增厚,向前下呈弧形或波浪形突出,表面柔软光滑,鼻咽腔气道受压变窄。颅底骨质无破坏。测量鼻咽顶部增殖腺的厚度和鼻咽腔的宽度,以两者比率来判断儿童增生腺是否肥大(图2-5-2)。正常时两者比率≤0.60;当比率为0.61~0.70属轻度肥大;比率≥0.71属中度肥大,>0.80者为腺样体显著肥大。

CT横断面表现为鼻咽顶后壁弥漫性软组织增生,一般为对称性,平扫密度均匀稍高,增强后明显强化。

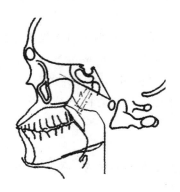

图2-5-2　鼻咽部侧位(腺样体肥大)

取腺样体下缘最突出点至枕骨斜坡颅外面切线的垂直距离A,此垂直线反向延长线与硬腭后端或软腭前中部上端的交点和枕骨斜坡颅外面切线的垂直距离为n,用A除以n即得A/n比值

十八、咽部炎症及脓肿

本病多见于3个月至3岁的儿童,约50%以上发生于1周岁内,这是由于咽后间隙中儿童期有多个淋巴结,在5岁后这些淋巴结逐渐萎缩。咽旁脓肿为咽旁间隙的化脓性炎症。

【病因】

以急性化脓性常见;慢性者多继发于结核,少数为梅毒和真菌所致。急性感染者常为上呼吸道感染后,其次为咽部尖锐性异物损伤后继发感染。

【临床表现】

患儿多先有上呼吸道感染史,并发热、畏寒、咽痛、吞咽困难,甚至有呼吸困难等症状。病程短,一般炎症经2~3天即可形成脓肿。结核性脓肿一般在1个月左右才形成。

【X线表现】

以颈侧位观察为好。①咽部感染炎症主要表现为咽部软组织弥漫性肿胀增厚,表面光滑,边缘向正常软组织移行逐渐变薄。②咽后部软组织肿胀,可用前述测量方法测量。③如果软组织弥漫性肿胀显著,或弥漫性肥厚阴影伴局部弧形隆起征象,则大多可以推测有脓肿形成。CT 增强扫描可显示脓腔的影像。④如在肿胀软组织内见有积气或液平,则脓肿可确诊。有时产气杆菌感染,在肿胀软组织内有散在的颗粒状气体透光影。如异物穿孔所致脓肿、脓肿溃破或穿刺、切开引流后也可见积气及液平面。⑤咽部感染可见颈椎生理曲度异常,甚至脱位。⑥咽部化脓感染或脓肿一般不引起颈椎骨质改变,极少数慢性炎症可引起椎前筋膜钙化和颈椎骨质增生及破坏。颈椎结核多有椎体骨质破坏和增生及椎间隙变窄、钙化等。真菌所致炎症,软组织肿胀多不规则,表面高低不平,基底也较广泛。

十九、喉部炎症

本病多由上呼吸道感染所致,少数可为化学性刺激或损伤所致。

【临床表现】

为声音嘶哑、喉部不适及呼吸不畅等症状。喉镜检查可见喉部黏膜充血、肿胀和声带息肉。

【X 线表现】

①主要为喉部结构肿胀增厚,喉室透光区消失,肿厚的真、假声带多难分辨;②有时可见杓状会厌皱襞增厚、披裂肿大及运动障碍;③如果声门下区亦有炎症,则可见腔内壁肿胀,腔径变小;④如声带息肉较大,还可见结节状软组织影,致使喉室变小或闭塞,亦可下垂于声门下区。

二十、急性会厌炎

本病为过敏或感染性所致,起病急、发展快、来势凶为其特点。

【病理】

轻者会厌舌面黏膜充血肿胀或伴有杓会厌襞的肿胀,重者呈球形肿胀,甚至形成脓肿。

【临床表现】

可发生于任何年龄。咽喉疼痛、畏寒、发热、吞咽困难和呼吸困难是最常见的症状。

【X 线表现】

颈侧位片可见会厌软组织肿胀,失去正常轮廓,有时可呈球形,亦可呈拇指形(称为“拇指征”)。杓状会厌皱襞多肿厚变钝。会厌溪抬高,喉前庭变小。

二十一、喉结核

本病多继发于肺结核,原发性非常少见。

【感染途径】

①直接接触感染:因带菌痰液易滞留于喉腔后部,故好发于后联合和杓间区。②血行、淋巴播散:病灶以会厌多见。因抗结核药物的应用,直接接触感染相对少见,目前以血行感染多见。

【病理】

分为 3 型:①浸润水肿型:多表现为喉黏膜弥漫性充血、会厌明显水肿、黏膜下有结核结节及小圆细胞浸润。②溃疡型:黏膜下结核结节向上发展,上皮破溃形成溃疡。多发生于会厌、声带及杓突部。病变发展可侵及软骨膜。③增生型:病变经长期治疗,部分呈瘢痕愈合,部分病灶形成结核瘤,均可导致喉狭窄。

三者可同时存在、相互转化或以某种表现为主。

【临床表现】

本病好发于 20～40 岁,早期可无症状或仅干燥不适、灼热、干咳,进而咽痛、声音嘶哑等。此外,还可有肺结核的全身症状。

【X 线表现】

①急性期:与非特殊性炎症相似。会厌、杓状会厌皱襞及声带肿胀较为显著。其表面光滑。溃疡形成后肿胀组织表面可变得粗糙不平。②慢性期:表现为喉和气道不规则狭窄、瘢痕粘连,及会厌缺损或弯曲变形,与其他慢性炎症不易区别。有时可见已钙化的喉软骨吸收破坏。

CT 根据病变的范围和病期可有两种主要表现:①弥漫型:多见于急性期,病变呈渗出性,软组织弥漫性肿胀增厚。②局灶型(肿块型):多为慢性期,病程较长,病变多以结节状肿块存在。

喉结核在影像学上:①大多表现为双侧弥漫性、不对称软组织肿胀增厚,涉及声带、室带、会厌和杓会厌皱襞,有强化。②可涉及或不涉及喉旁间隙和会厌前间隙,即使涉及也不出现喉腔外浸润性肿块。③喉的支架都保持完整,多无喉软骨增生硬化和骨质破坏。④喉结核虽可涉及咽部、扁桃体和软腭,但较少涉及喉咽和声门下区。⑤慢性期可有局灶性肿块、瘢痕粘连、喉狭窄等表现。⑥半数患者伴有颈部淋巴结结核。

二十二、喉白喉

喉白喉远较咽白喉少见。有时可单独发生,且可向气管内蔓延,窒息情况多较严重。

【影像学表现】

急性期由于假膜附着于声带附近,喉内结构显影模糊不清。白喉后遗狭窄则很少见,表现为喉及声门下气道变小。总之,本病并无特异性影像学表现。

二十三、喉梅毒

喉梅毒极少见,就诊病人多属晚期病变。

【影像学表现】

增生性炎症影像学表现为喉部软组织肿胀增厚,表面高低不平为溃烂表现,常导致部分结构缺损,以会厌为著。软骨炎症可导致骨质疏松破坏。晚期多有粘连变形及喉腔狭窄。总之,影像学表现无特异性,主要依靠临床及实验室检查诊断。

二十四、鼻咽纤维血管瘤

又称青年鼻咽血管纤维瘤、男性青春期出血性纤维瘤等,是鼻咽部最常见的良性肿瘤。

【病理】

该瘤起源于蝶骨体、枕骨基部及鼻后孔,有报道亦可起源于蝶腭孔。多呈类圆形、结节状或分叶状。其主要成分为纤维组织和血管组织,无包膜。

【临床表现】

好发于 10～25 岁的男性青少年,偶见于儿童。鼻塞和鼻出血为两个基本症状。阻塞咽鼓管、鼻旁窦口或侵及鼻旁窦、眼眶等出现相应症状和体征。国内有学者将其分为 4 个临床类型:①鼻咽鼻腔型;②鼻咽软腭型;③鼻咽翼颊型;④鼻咽颅眶型。

【X 线表现】

①软组织肿块:鼻咽部常被软组织肿块闭塞,肿块下缘较清晰、光滑。肿块较大,可向鼻腔、口咽腔发展并引起邻近组织的受压移位。一般肿块内无钙化。②骨质压迫性改变:颅底片、侧位片及柯氏位片,可见因肿瘤增大所致的翼突、鼻后孔顶部及蝶骨基底部甚至颅底的骨质吸收破坏。有时可见上颌窦壁、眼眶的骨质吸收及各窦腔的侵犯或阻塞性炎症。③颈动脉造影:能显示肿瘤大小及血供情况,为栓塞肿瘤或手术切除提供有利依据。

目前多做 CT 检查。CT 应注意观察肿瘤的涉及范围和与周围大血管的关系。瘤体与肌肉密度相仿,故平扫其界限不清。增强扫描瘤体明显强化,其 CT 值升高 40Hu 以上,可超过 100Hu。

【鉴别诊断】

鼻咽纤维血管瘤是鼻咽部最常见的良性肿瘤,此外,还可见神经源性肿瘤、囊肿、颅咽管瘤等。鼻咽纤维血管瘤与神经源性肿瘤、肉瘤等 X 线表现相似,但是这些肿瘤在 X 线片上投影边缘多不清晰,也不侵及眼眶及鼻窦,结合临床表现多可鉴别。鼻咽部脊索瘤、软骨瘤、颅咽管瘤、畸胎瘤等很少见,肿块内常见不规则钙化或骨化影,可以帮助与鼻咽纤维血管瘤相鉴别。

二十五、鼻咽恶性肿瘤

鼻咽部为恶性肿瘤的好发部位,鼻咽部恶性肿瘤以鼻咽癌最常见,非霍奇金病占第二位;在儿童以横纹肌肉瘤最常见。颈部神经母细胞瘤也可见于鼻咽部,其他少见的肿瘤还有颅底脊索瘤、软骨肉瘤、纤维肉瘤或骨肉瘤。黑色素瘤、嗅神经母细胞瘤原发于鼻腔,但可累及鼻咽部。浆细胞瘤、颅底转移、咽后淋巴结转移瘤亦可表现为鼻咽部肿物。

【临床表现】

①鼻阻塞和咽鼓管阻塞症状:表现为鼻塞、鼻出血、耳鸣、耳聋。②颈部淋巴结转移:占 70%～90% 的病例,常位于下颌角后方的一侧或两侧颈上部。③脑神经麻痹症状:约占 25% 病例,为肿瘤经破裂孔侵及海绵窦,以及病变侵及颈静脉孔所致。患者常有剧烈头痛。④远处转移及其他症状。

【X 线表现】

①鼻咽部软组织肿块:鼻咽癌肿块呈结节状或溃疡者,多为鳞癌;软组织普遍增厚者多为恶性淋巴瘤。②颅底骨质改变:约 30% 有颅底骨质改变。鼻咽癌向上可直接侵犯颅底骨质,或通过颅底孔侵入颅内,大多表现为骨质破坏,少数为骨质硬化,或两种改变同时存在。骨质硬化可能为继发感染、骨膜的成骨反应或放疗后修复的改变。③其他表现:常因阻塞咽鼓管而有中耳炎表现,甚至个别病例癌肿直接侵及中耳、乳突和外耳道。鼻咽癌还常伴有鼻窦感染,少数亦可能直接侵犯蔓延至鼻窦,故需辨认有否鼻窦骨质破坏。④CT 对早期诊断及肿瘤对周围组织器官浸润的观察更具特异性(图 2-5-3)。

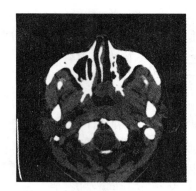

图 2-5-3　鼻咽癌

病灶主要位于鼻咽顶壁和左侧壁,并涉及后鼻孔区;双侧咽隐窝消失,左侧咽旁间隙受侵

【鉴别诊断】

1.鼻咽纤维血管瘤　　与鼻咽肉瘤和癌肿相似。鼻咽肉瘤少有骨质破坏,鼻咽癌骨质破坏多为侵蚀性,与鼻咽纤维血管瘤骨质改变呈压迫性吸收及变形不同。鼻咽纤维血管瘤大多为男性青年,有反复发作、多量出血而无脑神经症状及颈部肿块,鼻咽部肿块表面富有血管等特点,可明确诊断。

2.脊索瘤　　其骨质破坏呈溶骨性、膨胀性,位于中线的枕骨基底、蝶骨基底、蝶窦、蝶鞍或上颈椎,有时块内可见钙化影,有助于鉴别。

3.蝶鞍内肿瘤向颅外扩展　　与鼻咽癌鉴别有时较困难。如能见到残留的蝶鞍有膨大现象,则多为鞍内原发肿瘤向颅外侵犯。鼻咽癌向上侵犯则多有中线旁颅底较明显骨破坏,蝶鞍上部可能有部分结构存留,有时还有后组筛窦等受侵犯。结合临床表现及病理组织检查可做出鉴别。

4.脑膜瘤　　有时颅底脑膜瘤表现为一侧性颅底骨质增厚,同时伴有斑片状骨质破坏。卵圆孔和棘孔外形可扩大或消失,或有岩骨尖骨质破坏。肿瘤突入鼻咽部,而误为鼻咽癌。如注意颅底骨质增厚,结合 CT 扫描可予鉴别。

5.其他鼻咽部软组织增厚　　可见于多种病变。①儿童期增生体肥厚,可与淋巴肉瘤相似。②成年人增生体肥厚虽较少见,但可与鼻咽癌混淆。③鼻咽部结核、结节病及鼻咽囊肿的肿块影,凭 X 线难以区别。后鼻孔息肉突入鼻咽部,注意肿块根蒂及肿块与鼻咽腔的关系可予鉴别。④偶有咽侧良性肿瘤及腮腺深叶肿瘤侵犯咽旁间隙而突入鼻咽部。侧位片见鼻咽腔轮廓模糊,但顶后壁无明显增厚;颅底片可见肿块轮廓常超过鼻咽腔范围,且无颅底骨质改变,结合临床可予鉴别。CT 对确定病变的来源有特异性价值。

二十六、口咽和喉咽良性肿瘤

口咽部良性肿瘤较恶性肿瘤明显少见,其中甲状舌管囊肿并不少见(青少年多见);真正的良性肿瘤则很少见,如神经源性肿瘤、混合瘤、错构瘤等。喉咽部(下咽部)肿瘤来自中胚层或上皮,良性肿瘤极少见,常见的为纤维脂肪瘤和平滑肌瘤,其他少见的为小唾液腺瘤、腺瘤、囊腺瘤。

【X 线表现】

侧位片显示:①口咽和喉咽侧壁的良性肿瘤表现为局部软组织密度增高,肿块轮廓模糊。②咽后壁的肿瘤则轮廓清晰,见椎前软组织局限性隆起,突入咽腔内,表面光滑呈弧形,有时肿块基底较广。血管瘤有时可见静脉石或钙化影。颈动脉造影对肿瘤的诊断有重要价值。

二十七、口咽和喉咽恶性肿瘤

口咽部黏膜源性肿瘤最为多见,98%为癌,发生于软腭、咽峡、舌根和咽后壁。口咽部淋巴组织丰富,故淋巴瘤亦很常见,它与鼻咽淋巴瘤是最常见的头颈部结外 NHL 的发病部位。下咽部恶性肿瘤多半为鳞癌,以梨状窝为常见部位,也可发生于咽后壁和环状软骨后区,并可侵及喉部。

【临床表现】

口咽恶性肿瘤早期仅有咽部不适,常见症状为咽痛或咽部异物感,有时可出血或张口困难,有的以颈部淋巴结肿大为首见症状。下咽主要表现为咽部异物感和吞咽困难,有的也可出现声音嘶哑和呼吸困难。

【X 线表现】

①口咽癌肿侧位片见局部软组织不规则增厚。②喉咽癌除侧位片外,还应加用钡餐透视或造影。主要表现喉咽后壁椎前软组织轻度增厚或披裂区有异常软组织阴影。造影可见局部腔壁僵硬,腔内充盈缺损或闭塞。病灶侵及披裂可见披裂增大及运动障碍,钡剂可误入喉内。如有食管上端侵犯,则见气管后椎前软组织增厚及食管腔不规则狭窄。口咽和喉咽的肿瘤以 CT 检查为优。

二十八、喉部良性肿瘤

喉部良性肿瘤少见。能见到的有乳头状瘤可发生于气道的任何部位,诊断主要依靠喉镜;其他少见的良性肿瘤有软骨瘤、血管瘤和神经纤维瘤。软骨瘤多起源于环状软骨的后骨板;神经纤维瘤见于杓会厌皱襞和室带水平;血管瘤发生部位不定。

【临床表现】

一般多因声音嘶哑、异物感或呼吸困难而就诊。主要靠喉镜检查发现。

【影像学表现】

X 线和 CT 主要表现为喉部软组织肿块,部分可见钙化,与恶性肿瘤常难以鉴别。需结合临床综合分析诊断。

二十九、喉癌

本病是耳鼻喉科常见的恶性肿瘤之一,其发病率仅次子鼻咽、鼻腔和鼻旁窦恶性肿瘤。北方地区较南方高。

【病因病理】

尚不清楚,一般认为与慢性炎症、过度用声、烟酒刺激、病毒感染和环境污染等有关。喉部恶性肿瘤以鳞癌最多见,约占 95%;其次为喉乳头状瘤恶变,而未分化癌、淋巴肉瘤和腺癌等少见。临床上还把易癌变的喉白斑病和中年以上发生的喉乳头状瘤视为癌前病变。早期出现乳头状结节,继而向黏膜下及周围组织浸润。晚期向喉外发展,破坏喉软骨;常转移至颈部乃至纵隔淋巴结,也可血行转移至肺、肝、肾、骨和脑等器官。

【临床表现】

本病多发生于 50～60 岁以上中老年男性,男女之比约 7:1。①声门型:声音嘶哑是主要症状,早期可时轻时重,肿瘤较大或深部浸润明显时声嘶加重并可出现呼吸困难。很少扪及淋巴结。②声门上型:早期有咽部不适或异物感,发生糜烂或继发感染可有咽痛、痰内带血,肿瘤涉及声带出现声嘶。此型早期有颈淋巴结转移。③声门下型:其症状类似声门上型,肿瘤较大时出现呼吸困难。以上3者喉镜均可显示相应部位的病灶大小、形态和侵犯范围等。

【X 线表现】

1.声门上型　颈侧位片可显示会厌和杓状会厌皱襞增生、肿胀、变形,喉前庭腔影不规则狭窄;喉室带区域软组织密度增高。喉室带边缘不规则;会厌前间隙增大、密度增高和舌甲膜前隆等征象。

2.声门型　可表现为声带的喉室面局限性隆起、不平整或喉室前端至甲状软骨板之间的距离增大;喉室影变短、细小,甚至完全不显示。

3.声门下型　声门下气道前后壁软组织不规则增厚,致使气道狭窄。

4.肿瘤向喉外发展的表现　为会厌溪抬高、舌甲膜膨出、皮下脂肪线消失、喉咽后壁软组织增厚和甲状软骨破坏等。

CT检查有利于发现早期病变及周围侵犯的情况(图2-5-4)。

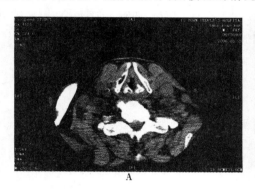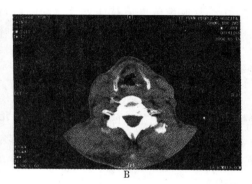

图 2-5-4　喉癌

A.左侧声带局部增厚突起;B.近左侧杓状会厌皱襞处局部软组织结节,突向喉前庭

三十、喉麻痹

喉部受迷走神经支配,任何原因损害迷走神经都可引起喉麻痹,喉麻痹时声带固定。

临床主要表现声音嘶哑。X线检查主要帮助进一步了解喉麻痹的某些病因及其麻痹表现。

【X 线表现】

1.颈侧位平片　在发"依"音时,可见喉室影扩大。如为单侧性麻痹,则呈双重喉室影。有时喉室影也可以呈船形,其前部或其后部闭塞。杓状软骨一般稍前移。

2.正位体层片　应分别摄平静吸气像及发"依"音的照片,以资对照观察。①声带:麻痹侧声带位置较高,固定于中线或近中线位置,无明显运动和变形。健侧声带则在吸气像时向侧壁退缩和变厚,在发声像时向中线伸展和变薄。②室带:麻痹侧喉室带在两像照片上均无明显移动。③喉室:麻痹侧喉室宽大,吸气像和发声像均可见及,而且变化不大。健侧喉室则在吸气时变浅,发声时增深,且更清晰。④声门下区:麻痹侧声门下角变得宽钝,正常侧声门下角则多呈直角。⑤梨状窝:麻痹侧较健侧为高,而且稍有宽大。⑥杓状软骨和杓状会厌皱襞常被牵引向健侧。

3.钡餐造影　喉上神经损害时,可见梨状窝钡剂存留。环咽肌痉挛致使环状软骨下食管有弧形弯曲,如钡剂溢入喉内,不立即发生咳嗽。

三十一、环咽肌功能紊乱

本病为一种神经功能紊乱性疾病,可为吞咽困难的原因之一,常见于更年期妇女和老年人。与所谓的咽麻痹、吞咽障碍有明显相关性。

【病因病理】

引起环咽肌痉挛的常见原因大致有:①咽喉部或食管病变:如炎症、异物、肿瘤、憩室、全喉切除术后等。②迷走神经和舌咽神经损害。③更年期或癔病者神经肌肉功能紊乱。

环咽肌为咽下缩肌一部分,具有食管口括约肌的作用。主要由迷走神经的喉上神经外支支配其舒张活动,而由颈上神经节来的交感神经司其收缩活动。环咽肌舒缩功能紊乱,一般多为环咽肌失弛缓。在吞咽时由于环咽肌痉挛,食管口不开放或开放不全,可以出现吞咽困难。

【临床表现】

自觉第一口吞咽困难,而食物尚可通过。环咽肌失弛缓者则吞咽困难持续存在,进食时易发生呛咳,唾液和食物常积留于咽部。

【X线表现】

正常人在钡餐透视时不能见到环咽肌的活动迹影。本病在食管上端相当于 $C_{5\sim7}$ 水平一段,钡餐显示管腔有长 1.5～2.0cm 的弧形前凸弯曲影,轮廓光滑,局部后壁软组织增厚隆起。有时有咽部钡剂排空延缓或滞留。

X线检查应与颈椎前缘骨赘引起的食管后壁波浪状压迹相鉴别。

三十二、吞咽障碍

吞咽障碍是指口腔、咽、食管等器官发生病变时,患者的饮食出现障碍或不便而引起的许多症状。

【病因】

吞咽障碍的病因十分复杂,任何因神经、结构或功能等方面缺陷影响吞咽动作的完整性,即会出现吞咽障碍。主要原因是人口老龄化、可引起吞咽障碍的疾病和治疗合并症(如颅颈部手术、放疗、气管插管)的增多。

【解剖生理】

①咽部分为鼻咽、口咽及喉咽(下咽),下端为环咽肌由食管环肌组成。②直接参与吞咽活动的肌肉有舌、软腭、咽峡、舌骨肌、咽缩和咽升等肌群共 26 条肌肉(不包括与之有关的支持肌)。③咽部吞咽为非意识反射活动,支配吞咽肌运动的神经有三叉神经、面神经、舌咽神经、迷走神经、舌下神经、副神经 6 对脑神经和第 1、2、3 颈神经。多数中枢性或周围性运动神经疾病可致吞咽障碍。咽峡和喉黏膜感觉减退所致反射延迟或失调也常出现吞咽障碍。此种病人的咳嗽反射也常减弱或消失以致多量钡剂进入气管并不引起咳嗽,称沉默性吸入。

【吞咽活动的分期】

①吞咽前期:口及口咽连接部。②上咽期:鼻咽封闭。③中咽期:食团经过口咽。④气道封闭期。⑤咽食管段:环咽段。⑥恢复期。

【检查方法】

①采用单、双对比法造影;②尽可能动态录像和吞咽后发声时的静态双对比像点片;③吞咽后发"E"音或作 Valsalva 动作,使咽腔充分扩张;④注意观察有否食管病变,严重呛噎、呛咳者应先少量钡剂予以观察,以免大量进入气道。

【代偿、失代偿】

当咽部某一机构的活动能力欠缺时,其附近结构可作超范围运动,使吞咽功能仍顺利进行称吞咽代偿,否则称为失代偿。失代偿突出表现为钡团分别向喉、鼻咽或向口漏溢,其中又以向气道的吸入出现频率最多,后果最严重。

【吞咽障碍的咽部异常 X 线表现】

1.漏溢或吸入　发生的部位(口、鼻咽、喉、气管等)、数量(大、中、小、微量)和时间(吞咽前、中或后期)。因头部姿势并影响正常人偶可发生少量吸入。

2.不对称或偏斜。

3.结构异常　如蹼、侧咽囊、肿物等的出现。

4.滞留　会厌溪、梨状窝内钡剂不能随吞咽而排空,即会咽征。

5.环咽段(环咽肌)异常　包括开放和关闭的非适时性开放宽度不足、出现环咽隆起等。

6.钡团阻滞　钡团通过咽部的时间>700ms。

7.吞咽功能紊乱　不符合前述正常吞咽过程各期表现者为吞咽功能紊乱。

8.食管的异常收缩和反流　约 50% 患者的吞咽障碍症状由食管动力性疾病,如反流性食管炎引起。

9.异常与年龄的关系　上述"异常"表现的标准在不同年龄被检查者中有很大差别,大多数老年人可有代偿性吞咽障碍,不应视为病变。

总之,运用数字化 X 线摄影设备,进行咽部 X 线动态造影检查是首选方法。主要表现为吞咽迟缓,舌运动减弱、不能上抬与软腭接触,钡剂鼻反流,腭运动功能减弱,会厌运动异常,单侧会厌溪和或梨状窝钡剂滞留,双侧梨状窝不对称,钡剂吸入气管等。

会厌征:正常吞钡后,钡剂进入会厌后立即大部排空,所残留极少量钡剂在随后的吞咽中全部排入食管。若钡剂较长时间停留在会厌溪和梨状窝,难以咽入食管,称会厌征。该征最初报道于食管癌,也可见于咽喉部肿瘤、慢性咽炎、重症肌无力、延髓疾患等,偶然见于虚弱老人。我们注意到某些神经官能症患者亦可有此表现。实际本征是一种咽麻痹或吞咽功能障碍性疾病的征象,也是舌咽神经及迷走神经病变的表现之一,可与喉麻痹同时发生。

三十三、茎突过长综合征

因茎突过长、过粗或走向异常等而引起的一系列症状称为茎突综合征。

舌咽神经由颈静脉孔出颅后在乳突根部内侧下行,这是茎突过长等引起症状的解剖基础。正常人茎突有较大差异,茎突过长不一定引起咽部症状。茎突形态异常的意义应结合临床症状来评定。总之,茎突综合征的诊断需密切结合临床症状和体征。此外,茎突骨折、茎突舌骨韧带骨化、扁桃体摘除术后疤痕收缩均可使茎突压迫附近神经和血管而引起下述一系列症状。

【临床表现】

常表现为咽部疼痛,多为持续性,在吞咽、头颈转动时加剧。有时疼痛可向耳部、颞颌关节或颈、肩臂部放射,舌部烧灼感、味觉障碍、流涎及吞咽困难等临床表现与舌咽神经痛相似。

【X线表现】

1.X线检查的目的　　主要是帮助了解以下情况。

(1)茎突异常：①茎突过长；②茎突增粗：可全部或局部增粗；③茎突弯曲：以向内侧弯曲者较有意义。

(2)茎突舌骨韧带骨化：①局部骨化：多自下而上骨化。②广泛骨化伴有或不伴有假关节形成，有假关节形成时勿误为茎突骨折。③全部骨化：在颅底与舌骨间形成一骨链。

(3)上舌肌骨化：偶尔可见。

2.茎突的测量和茎突过长的X线诊断标准

(1)正常茎突的测量：①长度为 3.0～4.0cm，平均 3.4cm。②两侧茎突向内向前倾斜，向内倾斜约 $11°$～$25°$，平均 $18°$。③茎突形态分 4 型，即完整型、分节型、发育不良型及未发育型。完整型较多见。

(2)X线诊断标准：正位片上茎突向内、向下伸展，超过 C_1 横突；或侧位片上超过 3.0cm，即可诊断茎突过长。

但"茎突综合征"的诊断更重要的还是结合临床症状，如咽喉不适、异物感、耳痛、头痛等。

（王志永）

第六节　口腔颌面部疾病

一、颌面部的检查方法

1.口内片　　分为根尖片、𬌗翼片(又称咬翼片)及𬌗片(又称咬合片)。

2.口外片　　包括瓦特位、颌面侧位(又分鼻窦侧位、咽部侧位、颌下腺造影侧位)、颅底位、颧弓位、柯氏位、下颌骨侧位及腮腺侧位、下颌骨后前位、下颌骨升支切线位、颞颌关节侧斜位、髁状突经咽侧位、腮腺造影后前位、体层摄影(包括上颌侧位及后前位体层、颞颌关节侧位体层)、曲面体层摄影。

3.髁状突经咽侧位片　　此位置常规摄影是将两侧髁状突同时摄于一张胶片，以便两侧对照，且显影清晰，故特作介绍。患者取坐位或俯卧位头颅呈侧位。患侧靠片，使外耳孔置于胶片中心向后向上各 1.5cm 处，X线中心线向头侧、枕侧各倾斜 $10°$角，对准听鼻线中、后 1/3 交界点向下 2cm 乙状切迹处射入，经患侧髁状突穿出。近距离投照，最好用细遮线筒，或用口腔科专用 X 线机，将遮线筒取下后，X线球管窗口贴于对侧乙状切迹处投照。

4.曲面体层摄影　　是一种固定三轴连续转换体层摄影机。把患者的头放在一个圆形固定架的中心不动。把 X 线管和装胶片的弧形暗盒(或探测器)分别安装在一个支架对称的两端。X线管和胶片围绕患者旋转投照，同时胶片按着自己的旋转轨道同步于支架旋转速度进行与公转方向相反的自转。当 X 线管和胶片旋转开始时，X线束(X线管窗口前有一狭长缝隙的金属板，限制 X 线只能从该缝隙射出)即可对着患者依次扫射。摄影从一侧的下颌支及磨牙区开始，顺次移向前牙区，然后转至另一侧的磨牙区及下颌支而告结束。从而使整个颌骨呈平面展开而且显影清晰。

二、牙齿

（一）牙齿的数目、名称及外形特征

1.乳牙 共 20 个,分布在上、下颌骨的左右两侧。其名称由中线开始依次排列乳中切牙、乳侧切区、乳尖牙、第一乳磨牙、第二乳磨牙。

2.恒牙 共 32 个,分布在上、下颌骨左、右两侧。其名称由中线开始依次排列为中切牙、侧切牙、尖牙、第一双尖牙、第二双尖牙、第一磨牙、第二磨牙和第三磨牙。

3.外形特征

（1）切牙:又称门牙。齿冠呈凿子状,各有一个齿根。

（2）尖牙:又称犬齿。齿冠长而尖,齿根亦很长。各有一个齿根。

（3）双尖牙:又称前磨牙、小臼齿、前臼齿。咀嚼面呈卵圆形,中间有一沟。各有一个齿根,但上颌第一双尖牙可有二个齿根。

（4）磨牙:又称大臼齿。咀嚼面呈圆形,有两条沟。下颌磨牙各有两个齿根,前后各一个;上颌磨牙则各有三个齿根。

（二）牙与牙周组织的解剖

1.牙体 可分为上部的牙冠、下部的牙根及中间部分的牙颈 3 部分。牙根的末端称根端或根尖,根尖部有根尖孔。牙齿的本身称为牙体,它由牙釉质、牙本质、牙骨质 3 种钙化硬组织和一种软组织即牙髓组成。牙釉质覆盖在牙冠的表面,牙本质构成牙齿的主体,牙骨质为牙根最外表的一层。牙颈部是牙釉质和牙骨质覆盖最少的部分,是牙体的薄弱区。

2.牙周组织 即牙齿周围的组织,简称牙周,由牙周膜、牙槽骨、牙龈所组成。

（三）牙的胚胎发育

1.牙胚 造牙齿的组织称牙胚。牙胚由外胚叶及中胚叶(间叶)组成。①外胚叶分化成造釉器,最后形成牙釉质。②中胚叶分化成牙乳头及牙囊。

牙乳头形成牙本质及牙髓。牙囊形成牙骨质、牙周膜及牙槽骨的硬骨板。

2.牙齿发育的过程 可分为 6 个阶段。

（1）牙板的发生:胚胎时期,外胚叶的口腔黏膜上皮细胞,在发生牙胚的部位迅速增生,并深入其深层的中胚叶内,形成弧形的牙板。继而牙板深部细胞增生形成丘状,称为牙蕾(又名牙胚或始基)。牙蕾形成过多,则为额外牙;不发育则牙齿缺如。如牙板发育异常,就有牙源性肿瘤形成的可能。

（2）牙胚的形成:牙板深部的细胞增生发展成造釉器(分为蕾状期、帽状期和钟状期 3 个阶段)。同时其下方的间叶组织增生,形成牙乳头。环绕造釉器和牙乳头的来自间叶的结缔组织称为牙囊。

（3）硬组织的形成:造釉器发展到钟状期时,在牙尖处有釉质及牙本质形成。

（4）牙根的发生:冠部釉质及牙本质形成后,牙根开始发生。

（5）牙齿的萌出:即牙冠突破口腔黏膜,逐渐暴露在口腔内。当牙向表面上升,牙齿接近口腔表面时,缩余釉上皮与口腔黏膜上皮相融合形成沟内上皮。其萌出部分的缩余釉上皮则形成上皮附着。

（6）萌出后的发育:刚萌出的牙齿,牙本质尚未完全形成,髓腔很大,根尖孔开放,牙骨质薄,牙齿的渗透性大。上皮附着在釉质上,牙龈遮盖着一部分釉质。萌出后,牙根仍继续发育,一般经 1.5~3 年后,根尖才完全形成。

（四）牙及牙周组织的正常 X 线表现

1.牙釉质　含无机盐最多,故显影密度最高,呈致密白色。牙釉质在𬌗面及切缘最厚,并逐渐变薄,终止于牙颈部,似帽状盖于冠部的牙本质上。

2.牙本质　含无机盐较釉质少,故显示密度较牙釉质稍低。

3.牙骨质　系一层很薄的硬组织,覆盖于牙根的牙本质表面。因牙本质与牙骨质的密度相似,故在 X 线片上二者不易区分。

4.牙髓　可分髓室与根髓两部分。X 线片呈一密度减低的透亮影,根管向根端部逐渐变细,终止于根尖,称根尖孔。正常牙髓内不应有密度增高的影像。

5.牙周膜　位于牙根和牙槽骨之间。X 线片上呈一线状透亮影,围绕于牙根周围,密度均匀一致。正常牙周膜厚度为 0.2～0.5mm,但根尖部可至 1mm。

6.牙槽骨　为牙根周围的颌骨组织。牙槽骨的骨松质呈网状结构,其中可见骨小梁。骨小梁排列方向与牙齿的受力方向一致,牙根之间的骨小梁呈横行,而牙槽底的骨小梁呈纵行分布。牙槽骨的皮质简称硬骨板,呈致密白线状影,连续均匀地包绕在牙周膜的外围。位于二齿间的牙槽骨突出部分称为牙槽突或牙槽嵴,容纳牙根的凹陷称牙槽窝。正常牙槽突的高度应与牙颈部平齐。

三、上 颌 骨

上颌骨分体部和 4 个突起,体部主要由锥形的上颌窦组成,体部又分上、前、内、后 4 个面,4 个突起为额突、颧突、齿槽突和腭突。

X 线主要观察到以下结构。

1.上颌窦　为一由第一双尖牙至第三磨牙区的透亮腔。在上颌磨牙片上,易误为囊肿。

2.切牙　孔又称门齿孔、腭前孔。位于两侧中切牙之间近根尖处或根尖上方。观察硬骨板有无骨质破坏可与根尖病变鉴别。

3.腭中缝　为两侧上颌骨腭突和腭骨水平板在中线所构成的纵行裂缝,缝的两缘为骨皮质所形成的致密影可与骨折鉴别。儿童期该缝较宽,一般 40 岁左右由后向前逐渐封闭。

4.腭横缝　系两侧上颌骨腭突与腭骨水平板间的裂缝,呈横行线状透亮影。

5.颧骨　口内片可呈类三角形的致密影,常显影位于第一、二磨牙根的上方或与磨牙重叠。须与阻生牙相鉴别。

6.鼻腔与鼻中隔　上颌咬合片中,鼻腔于切牙根上方呈两侧对称的半圆形透亮区。中央有条状致密影为骨性鼻中隔。

7.下颌喙突　口内片相当于上颌骨第二、三磨牙的牙冠部或上颌结节区,呈现类三角形的密度增高影,易误为牙。

8.翼突　位于上颌结节(上颌骨后下外方粗糙隆起)后方,呈长条状密度增高影。其下端略向后方弯曲。

9.腭大孔　位于第二、三磨牙的舌侧,呈黄豆大小,两侧形状、大小基本对称。

四、下 颌 骨

整个下颌骨呈马蹄形,由水平走行的体部和上下走行的升支组成。体部与升支交界处为下颌角,下颌角较薄致透亮度较大,下颌体上缘为齿槽骨。下颌体部下缘的骨皮质较厚呈均匀致密的带状影,下颌升支上端有两个突起:前为喙突,后为髁状突。两突起之间的凹陷称下颌切迹或乙状切迹,该处正常变异很大,常可因过于菲薄而透亮,易误为病变。下颌升支中部舌侧有一下颌孔,孔的前方有一骨棘为下颌小舌。下颌管由下颌孔开始向前下方走行,止于颏孔。颏孔位于下颌第二双尖牙的颌骨颊侧面。下颌管呈一直径约 3mm 的管状透亮影,内有下齿槽神经及血管。偶尔在下颌中切牙与侧切牙间的牙槽骨中有数条纤细的垂直走行的透亮影,系下颌管分出的营养管,又称根间管。由下颌升支前缘下端斜向前下方的骨皮质局部较厚呈一带状致密影称斜线。颏(内)棘为下颌体部中线舌侧骨突起呈致密带状影。在下颌骨侧位片上,舌骨、茎突舌骨韧带骨化均呈致密影。此外,在下颌升支,由于正常口腔部气体的重叠而出现一宽带状透亮影(图 2-6-1)。

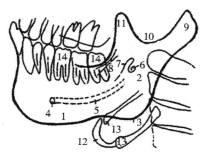

图 2-6-1　下颌骨侧位片示意图

1.下颌体;2.下颌支;3.下颌角;4.颏孔;5.下颌管;6.下颌孔;7.下颌小舌;8.斜线;9.髁状突;10.下颌切迹;11.喙突;12.舌骨体;13.舌骨大角;14.牙齿

五、牙齿的先天发育异常

1.畸形中央尖　多见于双尖牙,以下颌更常见。X线检查有时在𬌗面中央窝处可见轻度突起之锥形小牙尖,髓腔相应上扩,可合并牙根及根管发育异常。

2.牙内陷　分为 3 型:①畸形舌侧窝;②畸形舌侧尖;③牙中牙。

3.融合牙　又称联合牙。一般认为是压力所致,可形成一个完全融合的巨型牙,或分裂为两个牙冠,而融合为一个牙根,根管可合二为一,或分为两个根管。

4.结合牙　是指两个牙齿的牙根发育完全以后发生结合,与融合牙一样,可以是正常牙结合,也可以是一个正常牙与一个额外牙相结合。

5.巨牙　比一般正常牙体积大,根长而粗壮,根尖弯曲。可见于个别牙或全口牙。

6.小牙　小牙多呈锥形。可见于个别牙或全口牙。

7.釉珠　常发生于磨牙根分叉处的牙骨质表面,接近釉牙骨质界,呈致密的小团状高密度影,边界清楚。

8.额外牙　可发生于任何部位,最多见于两中切牙之间。

9.先天缺牙　又称缺失牙。

10.釉质发育不全　X线可见到牙冠畸形变小、不规则,牙面不光滑,易磨耗,易患龋齿。

11.牙根异常　可为数目异常和形态异常。

12.阻生牙　常见,多见于后磨牙区。

六、阻生牙

凡因牙槽窝数目不够,牙齿不能萌出至正常位置者,称为阻生牙。最常见的是下颌第三磨牙阻生,呈斜形或横置位。其次是上颌第三磨牙、上颌尖牙、上颌中切牙、额外牙阻生,有时第二双尖牙阻生。分为部分阻生和完全阻生,其中前者为牙冠部分萌出。

X线检查应注意观察:①是完全阻生还是部分阻生;②阻生的方向是近中阻生即前倾阻生、远中阻生即后倾阻生、垂直阻生、水平阻生、舌向阻生、颊向阻生还是侧向阻生等;③阻生牙是否同时并发冠周炎;④还应进一步了解牙根的数目、有无畸形、邻近牙有无龋齿、牙槽骨有无压迫性骨吸收等。

七、牙折和牙脱位

1.牙折　又称牙骨折。由外力、手术或病理等原因造成的牙齿连续性中断称为牙折。可分为冠折、根折和冠根折。牙折线在X线平片上表现为不整齐和锯齿状的很细的线状低密度影。按折断的方向分为横折、斜折和纵折3种。

2.牙脱位　是指由外力作用使牙齿部分或全部从牙槽窝内脱出,或使牙齿陷入牙槽骨内,即称嵌入性脱位。

八、龋齿

龋齿是牙齿硬组织发生脱钙和有机物分解逐渐使牙齿破坏缺损的一种疾病。

【X线表现】
①浅龋(釉质龋或牙骨质龋):X线征象不十分明显,仅可见牙的表面釉质小的凹陷性缺损。如发生于𬌗面窝沟处,常不易发现。②中龋(牙本质浅龋):形成凹陷性的空洞状破坏,洞口釉质缺损较大,窝洞底呈圆弧形。③深龋(牙本质深龋):常见到明显的较大较深的龋洞。洞底与髓腔邻近,甚至相通。④继发龋:是指龋齿治疗后的再复发,但应注意与金属充填物或嵌体下曾有垫底的材料相鉴别。

【鉴别诊断】
正常情况下牙釉质向牙颈部逐渐变薄而止于牙颈部,同时由于牙冠在颈部缩窄,所以X线平片常表现为三角形的低密度影,其边缘光滑清楚,且相邻多数牙的颈部均可见到此影像。而龋齿表现为底为圆弧状的凹陷缺损区,边缘欠光滑。

九、牙髓病

牙髓病具有X线阳性征象的主要指牙髓变性而引起牙髓钙化和牙内吸收两种。

1.牙髓钙化　系牙髓变性所致,有两种X线征象:①髓石:多发生于髓室内,而根管内较少见。X线检查表现为致密的圆形或卵圆形的高密度影,大小不一,可附着于髓腔壁,也可游离于髓腔中。②髓腔钙化:由髓室和根管牙髓弥漫性钙化所致。X线检查表现为正常牙髓室及根管影完全消失,轮廓不清,难以辨认。有的可表现为髓腔变小,部分根管钙化而显示不清。

2.牙内吸收　是牙髓受外伤或慢性炎症后牙髓变性而形成肉芽组织,并产生破骨细胞,引起髓室或根管壁由内向外吸收。

牙髓病可与根尖周病及牙周病并存。

十、根尖周炎

根尖周炎属于根尖周病(又称为根尖病、根周病)的范畴。常见的根尖周病有根周膜炎、根尖脓肿、根尖肉芽肿、根尖囊肿、牙骨质增生、根尖致密性骨炎以及牙骨质结构不良等。

根周膜炎、根尖脓肿、根尖肉芽肿、根尖囊肿统称为根尖周炎或根周炎。

【病理】

根尖脓肿又称为牙槽脓肿,有急、慢性之分,系根尖部感染而形成的局部脓肿。根尖肉芽肿为附着于根尖部的团块状肉芽组织,其内常有上皮增生,由于增生的上皮组织中心发生变性、坏死、液化形成根尖囊肿;根尖肉芽肿亦可液化并感染形成脓腔。脓腔壁有上皮组织覆盖则可形成囊肿;囊肿继发感染亦可形成脓腔。总之,根尖脓肿、肉芽肿和囊肿有着移行关系(即相互联系),又可相互转化,故影像学检查应密切结合临床。

【临床表现】

①根尖脓肿:在急性浆液性炎症阶段,主要表现为咬颌痛,并可有发热等全身症状;当转为慢性炎症时,自觉症状就不明显,有时感患牙不适、咬物痛,牙龈上可出现瘘管。牙可变色、无活力。②根尖肉芽肿:一般无自觉症状。初期可有叩诊不适,偶有轻微疼痛。如有牙髓坏死分解则牙有变色。③根尖囊肿:常无自觉症状。可使颌骨膨大;压迫邻近牙齿,使之松动移位。

【X线表现】

X线检查和诊断需密切结合临床,三者X线表现不尽相同,分述如下。

1.根尖脓肿　局部根尖部有骨质破坏低密度区,形状不规则,边缘模糊且不整齐。慢性期破坏区边界较清,外围有骨质增生表现。

2.根尖肉芽肿　根尖部可见圆形或椭圆形的低密度区,病变形状较规则,边界清晰,但不锐利。病变范围较小,一般不超过1.0cm,周围骨质正常。肉芽肿可位于牙根尖端,也可在牙根的一侧,磨牙可发生于牙根分叉之间。

3.根尖囊肿　根尖部可见圆形或椭圆形的低密度区,边缘较为光整、清晰、锐利,囊肿外围有细线状骨硬化圈。根尖囊肿常与死髓牙、残根牙、龋齿并存(图2-6-2)。

总之,脓肿边缘不规则且模糊,慢性期外围骨质增生;肉芽肿边缘清晰,但不锐利;囊肿边缘光整、清楚、锐利,周围有线状硬化圈。

此外,根周膜炎常与牙周膜炎并存,后者属牙周病。急性患者由于病程较短,X线多无异常表现,偶尔可显示为牙周间隙模糊;慢性患者见牙周间隙(牙周膜)变形、增宽,并失去正常连续性,造成牙周间隙中断。

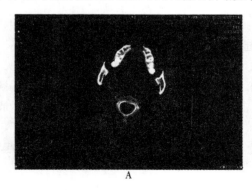
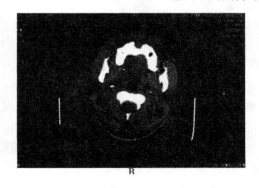

A   B

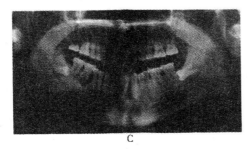

图 2-6-2　根尖囊肿

　　A、B 为同一患者,CT 示上颌骨前部可见圆形低密度灶,边缘清晰锐利,其内有高密度牙根;C.颌骨全景片示右侧下颌第一磨牙根尖部有圆形低密度一影,边缘清晰锐利(两侧第三磨牙阻生)

十一、牙骨质增生和根尖致密性骨炎

(一)牙骨质增生

沿整个牙根或根尖部有较多的牙骨质沉着者称牙骨质增生。常由慢性尖周炎刺激所致。

【X线表现】

牙根普遍增粗、变形,甚至根尖变大呈杵状,牙周间隙可增宽或变窄。

(二)根尖致密性骨炎

又称骨硬化,过去曾称致密性尖周炎,常由低毒力感染所致。

【X线表现】

X 线检查显示根尖周围骨质密度增高、致密,骨小梁增粗或显示不清,局部骨髓腔可相应变窄。根尖部牙周膜增宽,牙根尖无增粗,可与牙骨质增生区别。

十二、牙骨质结构不良

亦称假性牙骨质瘤,但不属于真正肿瘤。

【病因病理】

病因不明,可能与咬颌创伤有关,是较常见的根周病变。多数认为是牙骨质发生的,但亦有人认为来自根尖部的骨组织。①早期:又称为溶骨期。在患牙根周围骨质被纤维组织所代替。②中期:在根尖周围增生的纤维结缔组织中,有部分牙骨质或球形牙骨质小体形成。③后期:又称成熟期。病变由球形牙骨质小体、增生较大的牙骨质团块及钙化似网状的骨组织结合构成。

【临床表现】

多发生于中年女性,平均年龄 40 岁左右。本病一般无自觉症状,好发于下颌切牙区,常有牙松动。少数出现根尖周炎的表现。

【影像学表现】

病理改变分为 3 期,故影像学表现分为 3 型。

1.早期　又称为溶骨期。表现为囊状低密度区,颇似根尖肉芽肿和根尖囊肿。单凭影像学难以做出诊断,但患牙仍有活力,根周膜完整。

2.中期　表现在骨质破坏区中心先后出现点状或小团状钙化影,病变外围仍呈环形低密度区。

3.后期　又称成熟期。表现为在根尖周围区呈界限清楚、密度较高的钙化团块影,其周边有一薄层线状低密度环。牙周膜及骨硬板清楚。

【鉴别诊断】

本病应与真性牙骨质瘤即良性牙骨质母细胞瘤鉴别。后者多发生于 25 岁以下男性,以下颌第一磨牙的根尖周围多见。影像学不易区别,以病理为准。

十三、牙周病

牙周病是指发生在牙支持组织(牙周组织)的疾病,包括仅累及牙龈组织的牙龈病和波及深层牙周组织(牙周膜、牙槽骨、牙骨质)的牙周炎两大类。

【X 线表现】

主要表现为:①牙槽骨萎缩吸收;②牙周膜间隙增宽;③硬骨板吸收、消失或增厚。

1.牙槽骨破坏吸收的 X 线类型　分为以下 3 种类型。

(1)水平型牙槽骨吸收:常累及多个牙齿,甚至全口牙。X 线检查显示牙槽骨呈普遍性骨质稀疏,硬骨板消失,牙槽骨吸收由牙槽嵴顶开始呈水平方向横行发展,牙槽嵴高度减低或消失,致使多个牙齿的齿根不能全部包埋在牙槽骨内。

(2)垂直型牙槽骨吸收:X 线显示在患牙咬合力过重的一侧牙槽骨,由牙槽嵴顶开始沿牙齿纵轴,以垂直方向纵向发展,向根尖端吸收,呈漏斗状,根尖也可出现不同程度的吸收。

(3)混合型牙槽骨吸收:兼有以上两型的表现。

2.牙周病的分期　本病发展过程可分为进展期和静止期。

(1)进展期:牙槽骨吸收表现为牙槽嵴顶表面参差不齐,骨小梁及硬骨板不清晰,牙周膜间隙增宽,根尖吸收。

(2)静止期:牙槽骨吸收表现为牙槽嵴顶表面吸收已变得整齐而光滑,甚至可见一薄层皮质骨。骨纹清晰增粗,骨硬板增厚,牙骨质增生,牙周膜间隙变窄,甚至牙周间隙消失。

十四、颌骨化脓性骨髓炎

下颌骨化脓性骨髓炎较常见,而上颌骨相对少见。绝大多数为牙源性感染,占 80%~90%;而血源性、外伤性感染仅占少数。血源性更多见于婴幼儿,且多发于上颌骨。

因其感染途径不同分为以下 2 型。

(一)中央型颌骨骨髓炎

此型多见。是由病源牙首先引起根周或根尖周围组织感染,然后由颌骨中央向四周扩展,再累及骨皮质及骨膜的炎症过程。常见于下颌骨体部。炎症可局限或弥散,但弥散性现已不多见。

【病因病理】

致病菌通过病源牙牙髓腔或牙周进入根尖周引起感染。初期局部骨髓腔血管扩张,充血,局部骨质脱钙;进一步发展,局部骨质破坏形成脓肿。如果脓液向外扩散穿破颌骨的颊、舌侧密质骨,炎症就会局限而形成局限性骨髓炎;如果脓液沿骨髓腔扩散,则形成弥散性骨髓炎。由于各种原因导致的血运障碍,可形成小块或大块死骨。慢性期则有许多新骨形成。

【临床表现】

青壮年多见,男性多于女性。主要发生于下颌骨。起初炎症多局限,仅患牙痛,继之迅速波及邻牙、疼痛明显。牙周溢脓、口臭、下唇麻木、开口受限、面部肿胀,颌下淋巴结可肿大。并可有发热、头痛、全身不适等症状。如控制不利转入慢性期,主要表现有经久不愈的瘘管,有脓液溢出。发生于上颌骨者,症状轻微、局限,可并发上颌窦炎。

【X线表现】

在发病第10~14天后才能显示骨质的病理变化,骨质变化分为4期:①弥散性破坏期:骨小梁模糊,骨质弥散性点状、斑点状和片状破坏,有骨膜反应。②病变局限期:炎症周围界限逐渐清晰,骨破坏区内多有大小、数量不等的分离或未完全分离的死骨,死骨一般密度较高。③新骨显著形成期:病灶明显局限,因病灶周围骨小梁变粗、数目增多而形成致密影像。如有死骨可见完全分离。④痊愈期:破坏区已被修复,修复区呈致密影像,无残腔和死骨。下颌骨外形有明显改变。此外,本型骨膜反应多较轻微,软组织肿胀多较著。

【鉴别诊断】

本型所引起的局限性骨质破坏需与牙龈癌侵蚀骨等恶性肿瘤相鉴别。牙龈癌表现为扇形不规则骨质破坏,一般无死骨及破坏区周围骨质增生,患牙浮在骨质破坏区内;临床上局部有软组织肿块。

(二)边缘型颌骨骨髓炎

是由病源牙首先引起颌周间隙感染,进而侵犯骨膜、骨皮质乃至骨髓的炎症过程。此外,慢性低毒性的根尖周炎也能刺激颌骨体的骨膜形成新骨。多位于下颌升支、下颌角及第三磨牙区。

【病因病理】

感染主要起源于下颌第三磨牙冠周炎,也可由其他病牙引起。一般先发生颌周间隙感染,脓性渗出物刺激骨膜引起骨膜下成骨。大量的脓液积聚也可使局部骨膜溶解破坏、缺损,甚至密质骨及附近骨小梁破坏消失。有时脓性渗出物可沿哈佛管到达骨髓腔边缘部分。

【临床表现】

青少年多见,常有冠周炎或其他牙痛史。主要为腮腺咬肌区或颌周肿胀、炎性浸润,不同程度的开口受限及局部压痛。局部可有经久不愈的瘘管。由于感染局限,故一般全身症状不明显。

【X线表现】

主要表现为骨质增生,骨质破坏甚少。可见弥漫性骨密度增高。增生的边缘一般较整齐,且骨皮质无明显破坏或破坏轻微,一般无死骨形成。早期偶有线状骨膜反应。

【鉴别诊断】

本型在有明显骨质增生时需与成骨肉瘤相鉴别。前者升支外侧骨皮质无明显破坏;后者升支外侧骨皮质常有广泛破坏,骨皮质外骨膜增生和肿瘤骨缺乏整齐的外缘,有时放射状瘤骨可穿入软组织肿块内。

十五、下颌骨弥散性硬化性骨髓炎

本病命名混乱,还称为慢性硬化性非化脓性骨髓炎、骨化骨髓炎、干性骨髓炎、原发性骨髓炎等。

【病因病理】

尽管多认为由低毒性感染所致,但炎症的起因并不明确。很多病例细菌培养和其他病原体是阴性。国外有学者注意厌氧菌培养,并发现痤疮丙酸菌和中间型消化链球菌在一些病例中是重要原因。细菌很可能是通过根管感染而影响骨组织和血管系统。慢性疾病过程可能与内源性感染和激发机体的免疫反应有关。

【临床表现】

可发生于任何年龄,但以成人多见,多认为女性多与男性。最常见的症状为反复疼痛和肿胀,间断性加重,可反复持续数年。抗感染治疗效果不佳。急性发作可伴有张口困难和咬肌区肿胀。病变严重时可有低热、血沉加快、白细胞计数升高。瘘管和局部脓肿形成很少见。可有颌下淋巴结肿大。

【影像学表现】

早期(起病后1～2个月)在下颌骨(下颌体、角部)下缘有轻度的局限性密度减低区和致密区相混杂,表明有少量骨质破坏,同时有骨膜增生和骨膜成骨,可类似恶性肿瘤的表现。这种骨缺损和硬化也可侵犯升支、髁状突。这种侵犯少数在1～2年内自行消失。但通常在几年内缓慢进展。在年轻人可见下颌骨体积增大,主要是厚度增加为主;在年龄较大者,有时可见体积有减小的趋势(特别在下颌角区),而髁状突常变大,角前切迹宽度变小。此外,临床症状加重时,常倾向骨溶解破坏;而症状缓解时溶骨区缩小甚至消失;当急性发作次数变得很少时,骨硬化变得更显著且界限不清。在病变区可有界限不清的小的溶骨,5～10年后硬化消失,骨结构恢复正常。

【鉴别诊断】

本病与边缘性颌骨骨髓炎、成骨肉瘤、骨纤维异常增生症、畸形性骨炎、弥漫性巨大牙骨质瘤临床和影像学有相似之处,应注意鉴别。

十六、颌面骨结核

颌面骨结核少见,不到全身骨结核的0.2%。其中又以颌骨及颧骨多见。

【病因病理】

颌骨结核的感染可以是口腔黏膜、牙龈的病变蔓延至颌骨,或痰液中的结核菌经拔牙创口直接侵入骨内,但上述途径很少。较多见的感染途径还是其他脏器结核的血行感染至颌面骨。经血循环停留在松质骨内的结核菌,初起引起非特异性反应,随即形成结核结节,进而干酪坏死,并逐渐融合。随着病变发展骨质逐渐被破坏,并被脓液所代替。大量脓液产生成为冷脓肿,如经皮肤破溃即形成窦道,随后可继发化脓菌感染。

【临床表现】

由口腔黏膜、牙龈的结核蔓延至颌骨者,主要表现为局部溃疡呈缓慢发展、疼痛、无自愈倾向。也可破坏牙槽骨致患牙松动,甚至脱落。血行感染者多见于下颌角及颧颌缝,初期表现为局部无痛性肿胀,或有间歇痛。进一步发展可波及局部口腔黏膜及皮肤,形成冷脓肿,进而可遗留经久不愈的瘘管。全身症状不明显,一般仅有低热和血沉增快。

【影像学表现】

①由口腔黏膜、牙龈的结核直接扩散而侵犯颌骨者,可见局部骨质破坏,也可有小死骨形成。继发感染可有骨质增生。②侵犯下颌骨的病变,可见局部低密度区,以骨破坏为主,无骨质增生,这是颌骨结核的特点。继发感染破坏区边缘骨质增生时,病灶边界清楚。虽有死骨形成,但较细小。③儿童患者可有骨膨胀性改变、牙胚移位甚至坏死。成人骨质坚实,故骨膨胀较少见。④下颌角是下颌骨结核的好发部位。其破坏区远离牙根,无病源牙,这与牙源性骨髓炎不同。⑤发生于颧颌缝的结核多侵犯该缝以下的上颌骨部分,但上颌窦一般不受累。

十七、颌骨放线菌病

本病少见,是由放线菌引起的慢性化脓性特异性颌骨炎症。

【病因病理】

原发者罕见,多为存在于正常人龋洞、龈袋、扁桃体窝等处的放线菌,在机体抵抗力低时,通过损伤的黏膜、拔牙创面、冠周炎等途径侵入颌面部而发病。下颌骨较上颌骨多见。病理学特征是在脓液或肉芽组织中出现菌体及菌丝形成的黄色小颗粒(称为"硫磺颗粒")。

【临床表现】

多见于青壮年男性。常见于下颌骨后部。病变进展缓慢、病程长。可有张口受限。炎性病灶软化形成脓肿后,局部皮肤呈鲜红或紫红。脓肿破溃有少量脓液溢出,并可形成窦道或瘘管。也可只有颌骨中央损害,而颌周软组织不受侵犯。

【影像学表现】

其 X 线和 CT 主要改变是骨质破坏及周围的骨质呈反应性新骨增生。由于骨质破坏与增生的程度不同,可呈各种不同表现。因为病变多累及骨膜,并引起骨膜成骨而导致骨质明显增厚、增宽、膨隆畸形。因骨内有脓腔或肉芽而使其间有大小不等、数目不同的骨质破坏灶或因脓瘘相互通连呈多处条状沟纹及窦道影。单纯表现为骨膜成骨或病变部的骨质疏松或较大的骨质破坏区则很少见。

十八、颌骨放射性骨坏死

放射线或其他放射能的作用,使骨组织发生无菌坏死,叫放射性骨坏死。一旦坏死的骨组织因为继发感染而发生炎症,则称为放射性骨髓炎。

【病因病理】

其病因病理尚有争议。普遍认为放射、创伤和感染是颌骨放射性骨坏死的 3 大发病因素。骨坏死的机制为:照射区内小动脉的损伤导致骨组织血运障碍和放射线直接对骨细胞的损害。骨膜对放射线高度敏感,表现为肿胀、增厚、易剥离,骨膜内面明显玻璃样变,成骨细胞层破坏,丧失沉积新骨能力。

【临床表现】

主要症状是疼痛,多为间歇性,也可深部持续性剧痛,也有患者无疼痛症状。可有张口困难、口臭。骨坏死后易继发感染,创口不愈、溢脓,而形成经久不愈的瘘管。还可合并有面颊部软组织坏死。

【影像学表现】

颌骨放射性骨坏死的部位与对原发肿瘤的照射部位有关。①颌骨:病变早期骨质呈弥散性疏松,进而有斑点状、虫蚀样骨质破坏。稍晚时,其间有散在增粗的骨小梁和密度增高的小团块病理性骨沉积,二者界限明显;或在较均匀密度减低的背景中,增粗的骨小梁纵横交错呈网格状改变;或表现为密度均匀增高伴有散在点状低密度。易继发感染而使病情加重,病灶常从牙槽突开始,表现为局部和根尖周密度减低,骨破坏区之外常有明显的硬化反应带。骨膜反应少见。②牙及牙周:放射性龋较多见,好发于牙颈部,常进展较快。偶尔可见牙内吸收。还可有牙周膜间隙增宽、骨硬板密度减低或消失,牙槽突吸收、高度降低等。

【鉴别诊断】

①恶性肿瘤复发:放射性骨髓炎所引起的骨质破坏可与恶性肿瘤复发混淆。后者 X 线或 CT 可见骨质破坏迅速,且骨质破坏不限于放射野内;临床上可扪及肿块。②牙源性骨髓炎:放射性骨髓炎如照射区内有牙齿,且骨质破坏从牙槽突开始,有时不易与牙源性骨髓炎鉴别。主要应结合病史加以鉴别。

此外,应注意结合病史与颌骨化学性坏死(主要原因是磷、砷、汞等化学物质的中毒)相鉴别。

十九、颌骨肿瘤与肿瘤样病变的分类

颌骨肿瘤可来源于成牙组织,也可来源于颌骨的成骨组织、纤维组织、脉管组织和骨髓组织等。

颌骨囊肿根据组织来源和发病部位分为 2 类:①由成牙组织而来的颌骨囊肿称为牙源性囊肿。②由胚胎发育过程中残存于面突连接处的上皮发展而来的囊肿称为面裂囊肿或非牙源性囊肿。面裂囊肿都有其特定的部位和形状,与牙齿关系不大。根据发病部位可分为鼻前庭囊肿、鼻腭管囊肿、正中囊肿和球状上颌囊肿,其中以鼻前庭囊肿最常见。

二十、根尖囊肿和残余囊肿

根尖囊肿亦称根端囊肿、齿根囊肿,为最常见的颌骨囊肿。其病因是牙周膜及附近牙槽骨的牙周上皮残余,因慢性炎症的刺激引起上皮增生,在中心部发生液化而形成囊肿。残余囊肿占颌骨囊肿的第二位,其成因与根尖囊肿相同,是在拔牙后残余上皮形成者。

【X 线表现】

其特点是以病源牙包括深龋、残根、死髓牙的牙根为中心的单房性均一低密度囊腔。大小不一,膨胀性生长,边缘硬化清晰、无残缺。该牙的牙周膜与硬骨板消失,邻近牙根被推移,亦可突入囊中。发生于上颌骨中,可有上颌窦推移,亦可发生于上颌窦内。继发感染则囊壁、硬化环模糊或有破坏表现,囊内密度增高。

残余囊肿是在拔牙后的牙槽窝下方颌骨内呈现均一低密度囊腔,以此可与根尖囊肿相区别。如将所谓来自牙齿发育后残留的鳞状上皮脱屑形成的囊肿亦归为残余囊肿,则残余囊肿与根尖囊肿将无法区别。

二十一、滤泡囊肿

滤泡囊肿包括始基囊肿、含牙囊肿和多房滤泡囊肿。

【病因病理】

上述囊肿均为牙齿发育过程中,在炎症刺激或创伤激惹等因素影响下,造釉器星网状层变性,牙滤泡周围液体渗出形成的囊肿。囊肿多位于下颌角磨牙区,尤以第三磨牙区多见。①始基囊肿:又称为单纯滤泡囊肿。但 WHO 将始基囊肿改称为角化囊肿。好发于下颌角第三磨牙处,该牙常缺如。因囊肿发生于牙胚早期,即造釉器尚未分化成釉质阶段,因此囊内无牙可见。②含牙囊肿:发生于未萌出的牙胚晚期,造釉器已基本分化成釉质,即牙齿硬组织已基本形成,故囊肿内含有牙齿。囊肿是因造釉器星网状层变性,牙滤泡周围液体渗出至牙冠与上皮之间形成,故牙冠被包入囊内,牙根居囊外。囊内牙齿为正常牙或畸形牙。③多房滤泡囊肿:临床并不多见。囊腔呈多房,含牙或不含牙。

【临床表现】

可发生于任何年龄,以青壮年多见。男多于女。临床常可见缺牙伴第三磨牙区颌骨膨隆。

【X线表现】

1.始基囊肿　好发于下颌角第三磨牙处,囊肿占据牙的位置,呈圆形或椭圆形近水样均匀低密度区,囊肿较小,边缘光整、有硬化圈,囊内无牙或牙胚。亦不与其他牙齿相接触。

2.含牙囊肿　早期常表现为下颌第三磨牙的冠周围间隙增宽(说明该牙造釉器的星网状层已开始变性),继而冠周围间隙增大而形成圆形近水样均匀低密度区。其边缘清晰锐利,囊壁与牙颈部相连,牙冠全部包入囊肿,牙根居囊外。若囊肿继续长大,亦可将整个牙齿包入囊内。

3.多房滤泡囊肿　好发于下颌角的磨牙区,常向下颌角及升支发展。典型者局部呈多房性囊状近水样均匀低密度区,囊腔大小差异不大。囊壁光滑锐利,完整无缺,有硬化圈。囊肿波及牙根一般无牙根吸收表现。囊内多半无牙齿,如囊内有牙齿则囊和牙的关系与含牙囊肿相同。

二十二、牙源性角化囊肿

本病亦为较常见的牙源性囊肿,具有明显的复发倾向、侵袭性生物学行为以及潜在的肿瘤性质。

【病因病理】

关于其来源意见不一,多数人认为来源于牙板残余或原始滤泡,因此认为牙源性角化囊肿即始基囊肿。1971年,WHO在国际肿瘤分类中,将始基囊肿改称为角化囊肿。但有些学者认为二者有别。角化囊肿含有大量的角化物,表面覆有不全角化或正常角化层。该囊肿易继发感染,有转变为造釉细胞瘤和发生恶变的可能。约10%具有多发性。

牙源性角化囊肿可为单发,亦可多发。如同时伴有基底细胞痣或癌及分叉肋等病者,称为基底细胞痣综合征或痣样基底细胞癌综合征。本综合征常有家族史,被认为是常染色体显性遗传病。

【临床表现】

可发生于任何年龄,但有两个高峰期即20～30岁和50岁年龄组。男多于女。有些患者与遗传因素有明显关系。早期多无症状,随病变发展可有颌骨膨胀。临床上有一定复发倾向。

【影像学表现】

X线或CT可见:下颌多于上颌。囊肿多位于下颌骨之磨牙区,尤以下颌升支及体部多见。发生于上颌骨者以磨牙区多见,但亦可位于前牙区。囊肿常单发,多发者少见。其影像学表现差异大,缺乏特征性。位于下颌骨者易沿颌骨长轴生长而呈长椭圆形,亦可呈分房状或边缘有多发骨嵴。位于上颌骨者常突入上颌窦。由于生长活跃,部分病例囊壁周围骨硬化缘不完整,并可见骨质缺损,与造釉细胞瘤相似。由于囊内含蛋白角化物,故囊内密度常呈混杂密度。囊肿内含牙或不含牙(含牙者可能为含牙囊肿演变而来,不含牙者可能为始基囊肿演变而来),牙根可有斜面状、锯齿状吸收,与造釉细胞瘤很相似。本病侵袭性强,波及范围较其他囊肿大,常沿颌骨长轴发展。下颌骨者膨胀多向舌侧,上颌骨者多突向唇颊侧或颌间间隙,并均可穿破骨皮质。此外,本病具有复发性,并可恶变呈边缘模糊的溶骨性破坏。

基底细胞痣综合征的影像学表现:除颌骨囊性尤其多发性囊性病变外,尚可见:①大脑镰、小脑幕或蝶鞍韧带钙化;②肋骨分叉;③脊柱弯曲或椎体及附件畸形。

二十三、面裂囊肿

（一）鼻前庭囊肿

亦称为鼻牙槽突囊肿、鼻底囊肿、鼻黏液囊肿等，为最常见的面裂囊肿。

【病因】

鼻前庭囊肿的病因不清。早期认为是潴留囊肿，即鼻底黏膜黏液腺管阻塞所致，还有人认为起源于鼻泪管的残余上皮。目前多认为起源于裂隙发育性残余上皮，在胚胎形成时起源于残余的上皮细胞或者由于包埋上皮增生而形成，沿着上颌、内鼻和外鼻突融合部发生。机械刺激、炎性或外伤是重要诱发因素。

【临床表现】

发病年龄多在 40～50 岁之间，多见于女性，多为单侧发病。位于由鼻翼围成的鼻前庭底部皮下、梨状孔之前外方。早期多无症状。随病变发展感鼻翼根部膨隆、胀满感，合并感染可有局部红、肿、热、痛。

【影像学表现】

CT 表现呈边缘清楚的囊性病灶，CT 值较一般囊肿高，继发感染时边缘不清。一般无骨质改变，大时可压迫上颌骨额突，轻者仅表现为骨质硬化凹陷，重者可出现明显压迹。

（二）鼻腭管囊肿

亦称切牙管囊肿。

【病因】

来自鼻腭管（切牙管）上皮，位于切牙管内。也是非牙源性囊肿较常见者。

【临床表现】

发病年龄多在 30～60 岁，男女比例约 3∶1。最常见的表现是腭中线前方局部隆起。

【CT 表现】

正常切牙管宽<5mm。该囊肿表现为位于中切牙之间或见切牙管扩大的低密度区，呈卵圆形或心形，边缘清楚、硬化。两个中切牙牙根多被推开，但 X 线可见牙周膜和硬骨板的连续性存在。囊肿较大向后扩展，难与腭正中囊肿鉴别。

（三）正中囊肿

可分为上颌正中囊肿和下颌正中囊肿。上颌者亦称腭正中囊肿。

【病因】

来自胚胎时期两侧上颌骨腭突之间的上皮。此外，有人将来自胚胎时期下颌突之间上皮的、位于下颌正中线处的圆形囊肿称为下颌正中囊肿。

【临床表现】

上颌正中囊肿表现切牙管之后、上颌骨之腭中线区局部隆起、不适。下颌正中囊肿表现为下颌正中处局部隆起、不适。

【影像学表现】

X 线或 CT 可见上颌正中囊肿位于切牙管之后、上颌骨之腭中缝的任何部位。呈边界清楚、局限的低密度区。多呈圆形，边缘硬化。下颌正中囊肿呈位于下颌正中线处的圆形低密度区，边缘硬化。囊肿均与牙齿无关。

（四）球状上颌囊肿

亦称球颌囊肿。

【病因】

来自胚胎期球状突与上颌突之间的上皮。位于上颌侧切牙与尖牙之间。

【临床表现】

上颌侧切牙与尖牙之间处局部隆起、不适。

【影像学表现】

表现为上颌侧切牙与尖牙（均为活髓牙）之间，边缘清楚的、局限性低密度区，呈倒置的梨形，边缘有硬化。侧切牙与尖牙牙根被推开。

二十四、造釉细胞瘤

又称为成釉细胞瘤，是最常见的牙源性肿瘤。目前临床及病理学医师多主张造釉细胞瘤是一种低度恶性肿瘤。造釉细胞瘤确实易复发及发生恶变。

【病理】

组织来源主要为牙源性上皮，即残余的牙板、造釉器；少数来源于牙源性囊肿上皮和口腔黏膜上皮。肿瘤大小不等。巨检剖面分为实质型与囊肿型，后者分为单房和多房两类。肿瘤有包膜，但不完整。一般认为早期为实质型，以上皮细胞增生为主，随进展退化，囊变成囊肿型。肿瘤继续生长亦可使囊肿型变为实质型。镜下部分瘤细胞分化不良，具有潜在或低度恶性表现。

【临床表现】

多发生于青壮年，男女发病相近，下颌比上颌多，以下颌体部及角部多见。生长缓慢，初期无自觉症状，逐渐发展可使颌骨膨大。肿瘤侵犯牙槽突时可使牙松动、移位和脱落。一般无神经症状，无开口受限。手术不彻底者易复发。

【影像学表现】

其表现多样。CT表现肿瘤呈低、等密度混合的囊状区，可为多房状、蜂窝状或单房状。颌骨膨大、皮质变薄。CT可清晰显示骨外软组织肿块。增强扫描病灶实性部分明显强化。造釉细胞瘤根据X线表现可分为以下3型。

1.实质型　此型很少见。表现为蜂窝状、砂粒状低密度区，颌骨边缘皮质可被吸收而不完整，故有砂粒型和蜂窝型之称。罕见的表现有颌骨膨大，密度增高。

2.多房型　此型多见。囊腔大小不一，成群排列，相互重叠或呈囊套囊表现。囊腔大小差别越大，则越应视为造釉细胞瘤。大的囊腔位于下颌支时常为造釉细胞瘤。囊壁为线状硬化圈，其边缘呈分叶状，有切迹及残缺、中断表现。颌骨可显著膨大，骨皮质变薄甚至中断，且可形成软组织肿块。囊腔内有无牙齿及牙的形态取决于局部牙本身造釉器发育成熟的程度（所含牙可为埋伏牙、阻生牙、额外牙）。邻近牙根可呈锯齿状或截断状吸收，或压迫移位及脱落。囊变区内密度不均，其内常可见软组织密度及细小斑点状钙化。

3.单房型　此型相对少见。瘤体呈单个类圆形囊腔，囊壁不光滑，并有分叶、切迹和中断。囊腔内多不含牙。瘤内密度不均，可有斑点状钙化。局部骨骼改变和邻近牙的变化与多囊型者相似。少数边缘光滑整齐、甚至含牙，与始基囊肿或含牙囊肿不易鉴别。

恶变的影像学表现：早期为一般表现的囊腔。发生恶变后囊腔多消失，出现骨破坏表现。清晰的边缘变为模糊消失，进展迅速。骨皮质出现广泛侵蚀、破坏及突破，失去颌骨的形态。软组织肿块增大显著，密度增高。X线和CT颇似骨恶性肿瘤，但边缘尚可见残留的多房痕迹。

二十五、牙源性腺样瘤

本病以往被认为是造釉细胞瘤的一型而有腺样造釉细胞瘤之称,但临床和病理形态上均有其特点。1971 年,WHO 已将此瘤列为颌骨的一种独立肿瘤。

【病理】

肿瘤多较小,直径一般<3cm,巨检包膜完整,多呈囊状,囊壁较厚,囊内可含牙。镜下肿瘤上皮可有不同的形态结构,其内常见小钙化灶。

【临床表现】

该病女性多于男性,多见于青少年(20 岁左右)。上颌比下颌多,以单尖牙区最多见。一般无症状,或仅有膨胀感。常见有未萌牙。肿瘤属良性,刮除后不易复发。

【X 线表现】

以单房多见,边缘无硬化。骨皮质膨胀不显著,无侵蚀,无皮质破坏征象。肿瘤内含有未萌出的牙,其中以单尖牙最多见,其次为第一双尖牙及侧切牙。乳牙常滞留。瘤体内可见多数钙化小点呈粟粒状。

二十六、牙瘤

本病是由牙胚组织异常发育增生而形成的,属成牙组织发育畸形,而非真性肿瘤。

【病理】

肿瘤内含有牙釉质、牙骨质、牙本质和牙髓。组织学通常分为 3 型:①混合型牙瘤:为各种牙组织混合而成,排列紊乱,形态不一。一般为圆形或卵圆形钙化团块,周围被以纤维膜。②组合型牙瘤:由大小不等、形成较好、大小不定的牙齿组合而成。牙齿数目不等,由数个至数百个。③囊性牙瘤:类似含牙囊肿,不同数目的小齿或牙质小碎片包裹在囊腔内。

【临床表现】

多见儿童和青年。一般无自觉症状,可见颌骨膨胀。手术切除不复发。

【X 线表现】

①混合型:多位于磨牙区。可见颌骨骨质膨胀和一团相当于牙齿硬组织密度的影像,分不出牙齿的形态。团块与正常骨之间有一条清晰的低密度区为牙瘤的包膜。②组合型:多位于前牙区。表现为大小不等、形态不定、类似发育不全的小牙堆积在一起。③囊性牙瘤:见囊样低密度区中含有高密度之小齿或高密度碎骨块样病灶。

二十七、真性牙骨质瘤

又称为良性牙骨质母细胞瘤、良性成牙骨质细胞瘤。

【病理】

肿瘤大部分为钙化组织,内含少量类似于牙骨质的细胞,其周缘有结缔组织包膜。

【临床表现】

该病多发生于 25 岁以下男性,以下颌第一磨牙的根尖周围多见。一般无自觉症状,可引起颌骨膨胀和疼痛。

【X 线表现】

表现为团块状密度增高区,周围有低密度包膜。病变附于牙根处,可伴牙根吸收或牙根与肿瘤融合。

二十八、牙源性钙化囊肿

本病是一种少见的牙源性病变。最近研究发现兼有囊肿和实质性肿瘤的许多特征。

【病理】

巨检为囊性或实质性两种。有大量角化物或钙化物,有完整的包膜。部分病变内有发育不良的牙本质和牙瘤成分。本病有骨内型和骨外型之分。

【临床表现】

可发生于任何年龄,但有 20 岁和 60～70 岁两个发病高峰期。性别无差异。多无症状,手术摘除不易复发。

【影像学表现】

上、下颌发病率相近,常发生于颌骨磨牙及双尖牙区。颌骨内单房或多房囊状低密度区,形态不规则,界限清楚,瘤体内可含牙并可见大小不等的钙化点、钙化灶或不规则钙化团。病变累及的牙根可有吸收,邻牙可有移位。

影像学难与造釉细胞瘤、牙源性腺样瘤、囊性牙瘤等相鉴别。

二十九、牙源性钙化上皮瘤

又名 Pindborg 瘤,较少见。

【病理】

巨检为实质性,浸润骨组织。有的无包膜或包膜不完整。瘤体内上皮细胞可有淀粉样变,这种变性细胞内或其周围常发生钙化,钙化呈同心圆沉积。肿瘤生长缓慢,虽属良性,但有局部侵蚀性,手术不彻底易复发。

【临床表现】

多见于 20～60 岁,其性别无差异。多无自觉症状,局部颌骨膨大,患区有未萌牙或埋伏牙。手术不彻底易复发。

【X 线表现】

下颌比上颌多见,最常发生的部位是磨牙和双尖牙区,尤以前者更多见。表现为颌骨不规则骨质破坏,可呈单房、多房或蜂窝状,其中含有大小不等的钙化团块。常有埋伏牙。可使颌骨膨大,骨皮质破坏。发生于上颌骨者,可见上颌窦壁被破坏。

三十、牙源性纤维瘤

本病少见。来自中胚层,发生于牙乳头或牙囊的间质细胞,在成人来自牙周膜。

【病理】

肿瘤由大量较成熟的纤维结缔组织组成,但多少有成骨活动。肿瘤内偶见牙骨质小体形成。此瘤为良性,可恶变为肉瘤。

【临床表现】

发病年龄广泛,常见于青少年,无性别差异。多无自觉症状。切除后不易复发。

【X 线表现】

下颌多于上颌,生长缓慢。常为多房,分隔少,隔较直且欠清晰锐利,房室多呈方形或多边形;单房者无切迹。瘤内密度不均,可有不规则高密度灶。颌骨多膨胀。可伴有牙根吸收、邻牙移位或缺失,瘤内可含牙。

三十一、牙源性黏液瘤

本病少见,多认为属良性肿瘤,少数认为属低度恶性肿瘤。肿瘤起源于中胚层结构,亦可为牙源性纤维瘤退变而来。

【病理】

切面呈胶冻状,内含黏液及少量牙源性上皮条索。肿瘤多无包膜,偶尔有不完整的包膜。镜下见在梭形或星形瘤细胞之间有大量黏液样物。一般生长缓慢,呈局部浸润性生长。

【临床表现】

主要见于青壮年人,性别无明显差异。病变生长缓慢,可使邻牙移位,术后易复发。

【X 线表现】

下颌多于上颌,多位于下颌双尖牙或磨牙区,可缺牙或含埋伏牙。肿瘤呈囊状膨胀性生长,与周围骨质界限不清。低密度区内常有垂直排列的小梁状钙化或骨性分隔,似线网状或"火焰状"。亦可呈多囊状或蜂窝状低密度区。肿瘤大者可穿破皮质形成软组织肿块,残存的垂直钙化小梁呈放射状骨针,勿误为恶性肿瘤。

三十二、化牙骨质纤维瘤

又称牙骨质纤维瘤,是颌骨少见的中心性良性肿瘤。

【病理】

肿瘤由胶原纤维、成纤维细胞、成牙骨质细胞组成。在纤维组织内有数量不等的牙骨质小体。肿瘤生长缓慢,术后较少复发。

【临床表现】

可发生于任何年龄,常见于中年人,女性略多。生长缓慢,可使颌骨膨大变形、邻近牙移位。

【X 线表现】

多位于下颌双尖牙和磨牙区。本病呈单囊状或多囊状骨质破坏,有的呈皂泡状,破坏区边缘整齐。颌骨骨质膨胀,无断裂。肿瘤内可见弥散性的斑片状高密度影,有时可见圆形高密度牙骨质小体。可含牙,牙根居病变之中,一般无侵蚀。相关牙可移位。

三十三、颌骨骨化性纤维瘤

又称骨性纤维瘤、成骨性纤维瘤及纤维骨瘤等。有人根据其成分不同而分别用其名称,如病变以骨组织为主称为纤维骨瘤,若病变以纤维成分为主则称为骨化性纤维瘤。

【病理】

肿瘤来源于颌骨内成骨性结缔组织。瘤组织由纤维组织和骨组织组成,且两种成分比例可各不相同,故各个肿瘤的组织学表现亦不一致。肿瘤有包膜、界限清楚,这是本病区别于骨纤维异常增殖症的特征之一。

【临床表现】

本病常见于青少年,以女性多见。生长缓慢,早期无自觉症状,逐渐使颌骨膨大而就诊。

【X 线表现】

此病多发于颌骨,尤以下颌骨多见。通常分为 3 型:①硬化型:病变区骨组织多于纤维组织。表现为圆形或椭圆形高密度区,呈密度不均的斑片状,甚至呈一致密骨块。边缘整齐清楚,但亦可呈分叶状。邻近骨组织可受压。②囊型:病变区纤维组织多于骨组织。表现为圆形、椭圆形或不规则形低密度区,呈单房或多房膨胀性生长,边缘清晰,与正常骨组织界限明显。低密度区内有数量不等的高密度骨化或钙化影。周围骨组织轻度硬化。③混合型:兼有以上两型的改变。

【鉴别诊断】

1.骨纤维异常增生症 是以骨内纤维组织异常增生并有编织骨形成为特征的瘤样病变或骨质生长发育障碍。①因骨纤维异常增生症无包膜,故边界模糊不清。病变范围较大,呈弥漫膨胀性,邻近牙一般无吸收。②骨纤维异常增生症发生于上颌骨者上颌窦腔明显缩小或闭塞;位于下颌骨者,下颌骨常呈磨玻璃样,界限不清晰。③病变的生长方式,在下颌骨者沿长轴生长;在上颌骨者沿上颌窦骨壁弥漫生长,保持上颌骨凹陷外形。而骨化性纤维瘤系肿瘤病变,有包膜、界限清,病变范围局限,近圆形膨胀性生长。

2.造釉细胞瘤 好发于下颌骨磨牙区。肿瘤边缘呈分叶状,大小囊悬殊大,有切迹和中断,密度不均,易向牙槽突突破形成软组织肿块或根间浸润。瘤区牙根吸收较明显。这些可与骨化性纤维瘤相鉴别。

三十四、颌骨巨细胞瘤

又称为破骨细胞瘤,不常见。

【病理】

有人分为中央型及周围型两型。中央型者多位于下颌联合及前磨牙区。发生于上颌骨者多位于尖牙窝。周围型者多位于下颌齿槽突部,常突入口腔成为巨细胞龈瘤。镜下主要由多核巨细胞和间质细胞组成。

【临床表现】

本病多发生于青壮年,以 20～40 岁多见。性别无差异。常表现为颌骨膨胀、面部畸形,可伴间歇隐痛,邻近牙齿松动。

【X 线表现】

呈单囊或多囊状溶骨性破坏。单囊状少见,大小不一,边缘欠清楚,瘤内有少量不规则条纹状高密度影。多囊状多见,呈多个小或大小不均的囊状低密度区,边缘清楚,膨胀性生长,骨皮质变薄,很少穿破皮层。病灶周围无硬化带。CT 增强扫描可有中度强化。

三十五、颌骨血管瘤

颌骨血管瘤少见,下颌多于上颌,以中央型多见。

【临床表现】

好发于 20 岁左右。表现为颌骨缓慢生长的无痛性肿块。患区牙齿反复出血、牙齿松动,拔牙则产生严重出血。

【X 线表现】

1.中央型　病变好发于下颌骨体部,沿水平方向膨胀性扩展。病变早期骨小梁疏松,呈水平方向吸收消失。随着病变发展,形成粗网状、蜂窝状或肥皂泡状骨质破坏,也可形成较大的囊状破坏,边界模糊。可出现牙周硬板吸收消失,牙根移位或吸收。下颌管扩张下移、颏孔增大,是下颌骨中心性血管瘤的特征性表现。少数病例骨小梁呈放射状排列。少数病例伴发颌周围软组织肿胀并可见静脉石。CT 增强扫描病灶明显强化。

2.周围型　起源于骨膜,很少见。骨皮质局限吸收,可侵及松质骨,向外生长形成密度不均的软组织肿块。CT 增强扫描病灶明显强化。

三十六、颌骨恶性肿瘤

颌骨恶性肿瘤分为 3 大类:①原发性恶性骨肿瘤:最常见者有骨肉瘤、纤维肉瘤、软骨肉瘤、骨髓瘤、尤因肉瘤、恶性纤维组细胞瘤及颌骨中央性癌等。②继发性恶性骨肿瘤:为附近组织恶性肿瘤扩延至颌骨所致。牙龈癌以及其他软组织恶性肿瘤均可侵及邻近颌骨组织,其中以龈癌为最多,其次为上颌窦、腭、口底、颊、舌等部位的恶性肿瘤。③颌骨转移性恶性肿瘤:临床不常见,为其他器官的原发恶性肿瘤转移至颌骨。以上 3 类中以继发性颌骨恶性肿瘤最多见。

【影像学表现】

其共性表现为溶骨性不规则骨质破坏伴软组织肿块。成骨肉瘤有不规则瘤骨、骨膜反应;软骨肉瘤有不规则钙化表现;尤因肉瘤病变周缘有新骨增生(部分呈放射状骨针)、多伴有葱皮状骨膜反应;转移性肿瘤一般有溶骨、成骨和混合性 3 类。CT 增强扫描轻度或无明显强化。

牙龈癌可见牙龈肿胀,局部形成软组织肿块。早期邻近颌骨牙槽突有界限不清的骨质吸收;进一步发展,局部出现扇形骨质破坏区,口宽底窄,分化好者边缘整齐,分化差者边缘呈蚕食状。同时可发现局部淋巴结转移。

三十七、颌骨中央癌

【病因病理】

可能起源于胚胎时期面突融合处的上皮残余或牙源性上皮残余,为全身骨骼中唯一能发生原发癌的骨骼。通常为鳞癌,亦可为腺癌。因肿瘤自骨髓腔向骨皮质浸润,可在邻近软组织出现肿块,牙齿可松动、脱落。

【临床表现】

成年人多见,男多于女。多见于下颌磨牙区。下唇麻木和神经疼痛为侵犯神经的早期症状,累及牙时可有酸痛,患区颌骨可轻度膨隆。

【X 线表现】

颌骨内虫蚀样溶骨性骨质破坏。下颌者早期侵犯下颌管。病变向牙槽骨方向扩展时,可使牙周组织破坏消融,牙齿浮于软组织中,以致脱落。病变继续进展则侵犯骨皮质。病变界限不清,无骨膜反应及新骨形成,无钙化。晚期可并发病理骨折,浸润软组织及皮肤。侵犯颌外软组织则难以判断原发部位。

【鉴别诊断】

中央性颌骨骨髓炎有炎症病史。影像学可见骨质破坏以病源牙为中心,逐渐移行于正常骨组织。有死骨及骨质增生等可资鉴别。

（李永辉）

第三章　呼吸系统

第一节　胸部 CT 检查方法

放射科医生应参与胸部 CT 扫描的全过程,首先应复习全部 X 线胸片和临床资料以明确需要解决的问题,然后针对每一病人的具体要求制定 CT 扫描方案;在扫描过程中尚需根据 CT 所见,对扫描方案作必要的调整;最后,一定要看过全部 CT 图像,认为满意时,才可让病人离开扫描床。

医生和技术员必须掌握有关的 CT 物理技术,准确应用扫描参数,以求获得最佳扫描效果。

一、扫描体位与范围

胸部 CT 扫描一般取仰卧位,在平静呼吸状态下于吸气末憋气进行扫描。先做一定位片,借助定位片确定扫描范围。常规从肺尖扫至膈肋角;也可视病灶情况,只作纵隔或局部病灶扫描。由于肺的后部血流灌注多而充气膨胀程度较小,故该部的 CT 吸收值要高于肺前部;病人俯卧位时结果相反。偶尔,当观察的重点是肺的后部时,则需采取俯卧位扫描。对于已知或怀疑肺癌的患者,扫描范围应扩展至上腹部(包括肾上腺、肝,因为肾上腺是肺癌转移的好发部位)。

二、扫描层厚与间隔

需根据病变大小来决定层厚与间隔。一般用 8～12mm 层厚连续扫描,然后根据发现病变的大小决定是否采用薄层扫描,如病变较小,需用薄层,一般用 1～3mm 层厚以减少部分容积效应。一般扫描间隔为 10～15mm,根据病例不同可连续扫描,重叠扫描,间隔 2、4、6mm 扫描;每个层面扫描时间应在 5s 以内,大于 10s,停止呼吸比较困难,会产生呼吸伪影而影响图像质量。

三、窗宽与窗位

胸部由含气的肺、软组织及骨骼组成,观察这些不同密度的组织需选择不同的窗宽与窗位,至少需要两种,甚至有时用三种窗宽与窗位。一般观察纵隔或胸部软组织的窗宽(WW)为 400～500HU,窗位(WL)为 0～50HU;观察肺,窗宽为 1000～2000HU,窗位 -600～-800HU;观察骨骼,窗宽用 1000～2000HU,窗位 200～400HU。

四、多层面重建

连续的横断面扫描可用以重建成冠状位、矢状位或（和）斜位图像,这对于观察复杂的解剖区域,如膈周围区域,与观察立体关系可能有某些帮助;图像重建的质量取决于横断面扫描的厚度,扫描层面越薄,间隔越小,质量越好;但 X 线剂量很大,耗时很长,机器损耗较大,故一般情况下不宜采用。

五、造影剂增强

胸部有良好的天然对比,病灶一般具有软组织密度,与含气的肺有显著的密度差。纵隔内因有丰富的低密度脂肪,故纵隔内解剖结构显示很清楚,一般不需要造影增强。但在以下情况需作增强扫描:①病人消瘦,纵隔内缺少脂肪对比;②有血管畸形或血管性病变;③为了鉴别纵隔的淋巴结核与恶性肿瘤;④为了明确肺和纵隔肿瘤对血管是否侵犯以及受侵之程度;⑤为了观察病变的增强特点,以对某些疾病如结核与肺恶性肿瘤做出鉴别。

注射造影剂方法以一次大剂量静脉注射效果最佳。国内常用造影剂为 60% 泛影葡胺 100ml;注入方向以指向内侧的肘前静脉为佳,这样造影剂直接导入贵要静脉与上腔静脉;如从指向外侧的肘前静脉注入,因扫描时两手臂放在头部,造影剂引流入头臂静脉系统,故行程纡曲,以及多个静脉瓣而使血流进入腔静脉受阻。

扫描方法为在常规扫描的基础上确定重点扫描区,于注药完毕或注药同时开始动态扫描,可连续也可间隔多层面扫描,这是一种动态扫描方法;还有一种动态扫描方法,是选择一有重要诊断价值的层面连续扫描,用以观察造影剂在某一血管或病变内的动态改变。除一次大剂量团注外,还可采用静脉滴注造影剂,其优点可以维持血管内造影剂的浓度较久;缺点是造影剂用量大,血管增强不如一次大剂量好。

六、CT 值的测定

采用 CT 值来表示体内的组织特性要受到种种技术和几何形态学的影响:扫描机的类型,重建参数,扫描时间,所测物体(病灶)的形态、大小与位置,以及周围组织构成的影响,故测得的 CT 值并非绝对值。在胸部 CT 值测量中应注意的最重要的因素是部分容积效应的影响。病灶周边部的 CT 值包含了病灶周围部和附近含气肺组织的 CT 值;周边部分的像素也受到计算与重建过程中所产生的伪影的影响;故一般要测病变中心部的平均 CT 值。对于小病灶(直径<2cm),应采用薄层(1.5～3.0mm)为宜;对于直径 2.0cm 以上的病灶取层厚 8mm 扫描。另外要注意运动(心脏与呼吸运动)伪影与金属伪影,这些均可影响 CT 值的测量。

七、高分辨 CT 扫描

高分辨 CT(HRCT),适于观察微小弥漫性病变,可作为常规 CT 的辅助性检查,也可作为单独的扫描检查。HRCT 需用 1～2mm 层厚,采用高 KV 和高 mA,并用骨算法重建。根据临床情况来确定扫描的水平与间隔:对于观察小结节或其他局灶性病变,可从主动脉弓上 2cm 开始以 1～2mm 层厚每间隔 4cm,向下扫至膈,于充分吸气后憋气扫描,有时需要同时作仰卧位与俯卧位扫描;对于支气管扩张有人主张以 1cm 间隔,于仰卧位作全肺扫描。

八、CT 导引穿刺活检

一般用透视定位作穿刺活检,方法简便、安全。CT 导引穿刺只适用于透视下看不清或难以定位的病灶,或为了避免穿刺到大血管、肺裂以及病灶周围的肺大泡等。

（曾令志）

第二节   肺部正常 CT 解剖

一、肺动脉、肺静脉及支气管

熟悉肺动脉,肺静脉及支气管的正常 CT 解剖对于肺部病变,特别是肿瘤性病变的诊断有重要意义。采用肺窗通常是为了对支气管树以及肺实质和肺门软组织结构之间的界面进行分析,但适于观察肺的窗宽与窗位可导致支气管腔的直径测量值偏低,如要准确测量支气管腔的内径,可将窗位定为 150Hu,如要测量管壁厚度最好用平均窗位－450Hu。CT 较 55°后斜位普通 X 线断层片观察支气管更为准确。

熟悉肺门结构与肺实质的关键,需有支气管树解剖的详尽知识,这是因为支气管是最恒定的解剖标志,其管腔内有气体对比,容易识别。支气管树与肺动脉、肺静脉形成具有特征性的分布格局,可用以观察整个肺实质。下面选出六个具有代表性的层面加以描述(图 3-2-1)。

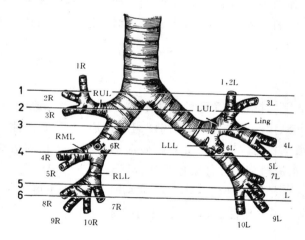

图 3-2-1 节段支气管示意图

1.通过气管隆突上方(1cm)层面;2.通过右上叶支气管层面;3.通过右中间段支气管与左上叶支气管层面;4.通过右中叶支气管层面;5.通过下叶基底段支气管上部层面(下肺静脉层面);6.通过下叶基底段支气管下部层面。

RUL:右上叶支气管;1R、2R、3R 分别为右上叶尖段,后段,前段支气管;RML:右中叶支气管;4、5R 分别为右中叶外侧与内侧段支气管;RLL:右下叶支气管;6R:右下叶背段支气管;7～10R 分别为右下叶内,前,外,后基底段支气管;LUL:左上叶支气管;1,2L 与 3L 分别为左上叶尖后段与前段支气管;Ling 为舌叶支气管;4L 与 5L 为舌叶之上、下段支气管;LLL:左下叶支气管;6L 为左下叶背段支气管;7、8L,9L,10L 分别为左下叶内前段,外后基底段支气管。

1.通过气管隆突上方(1cm)层面   在此层面上,右尖段支气管与左尖后段支气管与 CT 横断面互相垂直,故显示为环形断面,前者紧贴与它伴行的右尖段肺动脉的外侧、右上肺静脉的内侧;后者位于左尖后段肺动脉的内侧,也可位于其外侧,而通常位于左上肺静脉之后外侧。有时尖段与后段支气管可同时显示。

2.通过右上叶支气管层面 此层面正好位于隆突之下方。右上叶支气管起始于右主支气管之外表面,向外走行约1~2cm然后分为前段和后段。右上叶支气管直接与右上叶后段的肺组织接触,其后壁呈均匀一致的条状软组织密度影,厚度不超过5mm。在同一层面上可显示右上叶支气管的前、后段分支,有时可见到前段的两个亚段分支:内侧支与外侧支,以及后段的两个亚段分支:后支与水平支。右肺动脉前干(右肺动脉之第一分支)——右上肺动脉位于右主支气管前方,其前后径大致与相邻的右主支气管相等。在其稍下方水平,水平走行的前段肺动脉位于前段支气管之内侧。右上肺静脉后支位置较恒定,CT上呈圆形或卵圆形软组织密度影,位于前段与后段支气管夹角外侧。上肺静脉的尖前支也可见于此层面,但其位置欠恒定,呈现为右肺动脉前干与上腔静脉之间的胸膜下突起。在此层面,左侧仍显示尖后段支气管及其相伴随的肺动脉与肺静脉,支气管与肺血管的关系与上一层面相同。

3.通过右中间段支气管与左上叶支气管层面 右中间段支气管长约3~4cm,出现在3~4个相邻层面上。叶间动脉从纵隔向外向下走行,从中间段支气管前方移至其远端之外侧。右叶间动脉之上部发出2~4升支供应右上叶后段。在此层面,右侧尖前支和后支肺静脉在肺门之前部汇合。

向下1~2cm,叶间动脉位于中间段支气管之外侧,发出1~3个分支供应右下叶尖段。

左侧主支气管约在右中间段支气管中点水平发出左上叶与下叶支气管。左上叶支气管向外走行见于两个相邻的CT层面。约75%的人,前段与尖后段支气管起源于一共干,直接向上走行;而舌叶支气管看似左上叶支气管的延续,向前、向外、向下走行。25%人群,左上叶支气管分为尖后段、前段与舌段支气管;前段支气管近段与舌段支气管平行,两者鉴别困难,但前段支气管总是比舌段支气管更加向前走行。左上肺静脉位于左上叶支气管的前方,前段与舌段支气管的内侧。左下肺动脉位于左下叶支气管之外侧,上叶支气管之后方。左主支气管后壁与左下叶支气管之内侧壁与左下叶尖段接触。伸入至降主动脉与左主支气管之间的左下叶肺组织形成支气管后隐窝。

4.右中叶支气管层面 右中叶支气管从隆突下方约4~5cm之中间段支气管的前外侧发出,向前外下方走行约1~3cm,然后分出内、外段支气管。中叶支气管常见于两个相邻层面;内侧段与外侧段支气管并非总能见到,内侧段支气管走行较外侧段水平,故显示率较高。下叶背段支气管起于右下叶支气管之后外侧壁,通常与右中叶支气管开口相对,故能在右中叶支气管层面或在其稍上或稍下层面显示。右下叶背段支气管的两支亚段支气管——内侧支与外侧支也可清晰显示。右下肺动脉位于右中叶支气管与下叶背段支气管夹角的外侧,呈卵圆形,边缘光滑;其前外侧面常发出1~3支血管,向前走行,伴随着右中叶支气管;大约在同一水平,下肺动脉发出分支至右下叶尖段,伴随着下叶背段支气管,并位于其外侧面。于中叶支气管与纵隔之间有时可见到中肺静脉(上肺静脉的引流支)。

在此层面或相邻头侧层面上,常可见到左下叶背段支气管,多只能见于一个层面上,它向后延伸,其外侧面因有肺动脉的分支和一下肺静脉的分支而变平。左下肺动脉位于下叶支气管之外侧,呈分叶状或卵圆形。左下叶支气管前壁与肺组织接触。

5.通过下叶基底段支气管上部(下肺静脉)层面 于右中叶支气管开口下方大约1~2cm,见右下肺内基底段支气管首先分出,位于右下肺静脉之前方。后者呈水平方向走行,长约2~4cm,自外向内汇入左房。左侧前内基底段支气管为一支,与右侧内基底段支气管相对应,正好位于左下肺静脉之前方,基底段肺动脉分支与相对应支气管伴行。

6.通过下叶基底段支气管下部层面 可见前、外、后基底段支气管按其相对位置排列,位于相对的基底段肺动脉前内侧。基底段支气管和动脉与CT切面垂直或近乎垂直,故呈环形或圆形、卵圆形。

二、肺叶和肺段

肺叶由叶间裂来定位。在 CT 上,斜裂与扫描层面斜交或垂直,故显示为致密细线或窄条状无血管区(图 3-2-2),宽约 2~3mm,由后上向前下走行。偶尔,斜裂由于心脏搏动的影响成为双线。

右侧水平叶间裂则位于右肺叶间动脉分成中叶动脉与下叶动脉水平上,呈向外横行的无血管区,称为右中肺窗(图 3-2-3)。

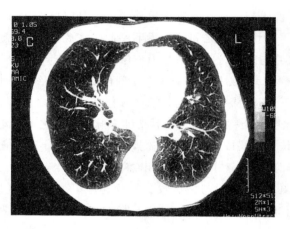

图 3-2-2　斜裂 CT 表现

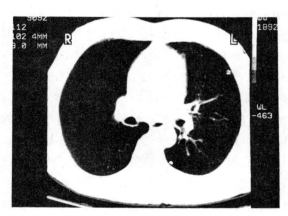

图 3-2-3　右水平叶间裂 CT 表现

右水平叶间裂之无血管区与其后方的斜裂无血管区连成一片。

肺段的定位要根据肺段支气管、肺段动脉的分支和边缘静脉分支的走行及肺裂来判定。虽然 CT 像也可显示肺静脉,但一般不用肺静脉做为区分肺段的标志,因为静脉走行在肺段间,而且变异较多,不易识别。肺动脉位于肺段中心伴随着相应的支气管,容易辨认。CT 的肺叶肺段定位较普通 X 线更加准确。

肺段支气管直径一般为 4~8mm,用薄层扫描显示率高,而 8~10mm 层厚扫描,有些肺段支气管显示较困难。

三、次级肺小叶

高分辨 CT 上,正常的支气管在肺野中内 2/3 区域通常可见,其正常壁厚度可以辨认,正常次级小叶内的细支气管偶尔可显示。通常把在胸膜下显示的周围小叶间细支气管视为异常。肺内动静脉自肺门向肺周围口径逐渐减小,在肺外周1～2cm区域与邻近肺裂部缺少大血管。

　　在高分辨CT上,能显示周围肺解剖的微细结构肺次小叶(图3-2-4A)。周围肺次小叶状似截断的圆锥,其底向着胸膜,其边长大约1～4cm,通常包含3～5个,多至20个腺泡。腺泡是肺的更小单位,有终末细支气管分布。次级肺小叶周围有结缔组织构成的小叶间隔所包绕,内有肺静脉和淋巴管的分支;当扫描时,附着于床面侧的肺静脉较非附着部位的小叶间隔内的肺静脉更加扩张,故显示较显著。在次级肺小叶中央,终末或终末前细支气管伴有肺小动脉与淋巴结,这些结构均包含在结缔组织的间质内。于高分辨CT上,这些小叶中央的核心结构看起来好似一分支状或呈一逗点状结构(图3-2-4B),距离胸膜表面5～10mm,正常情况下不伸展至胸膜面,核心支气管仅偶尔可见。肺小叶与小叶间隔并非均匀分布,它们在肺周围,尤其在下叶、上叶、中叶和舌叶的前、外及纵隔面最显著。在高分辨CT上,正常小叶间隔很细,不超过1mm厚度,长约1～2cm,为无分支的结构(图3-2-4C);靠近横膈,小叶间隔显示为多面体结构。

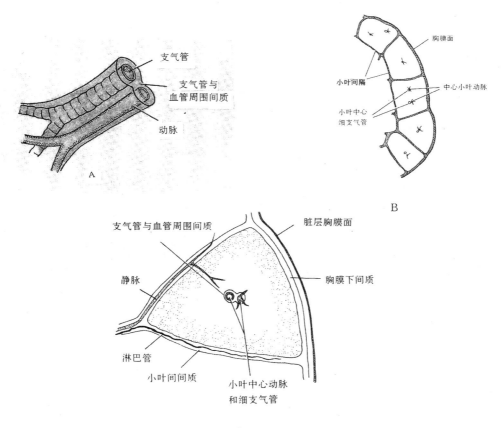

图3-2-4　**高分辨CT肺解剖模式图**
A.中心肺间质 B.周围肺间质形态学
C.次级肺小叶示意图

(曾令志)

第三节 支气管疾病

一、先天性支气管囊肿

先天性支气管囊肿是支气管肺组织局限性发育异常所致,多为单发,亦可多发;可单房和多房;多为单纯含液,也可单纯含气或为气液囊肿。临床上多无症状。如囊肿与支气管相通,则可合并感染,出现发热、咳嗽、咳痰、胸痛或咯血等症状。

1.X 线(图 3-3-1)

(1)单发性支气管囊肿

1)含液囊肿呈肿块或结节影。

2)含气囊肿为薄壁空腔影,含液气囊肿有液平。

3)合并感染时周围有片状阴影,囊内液体增多。

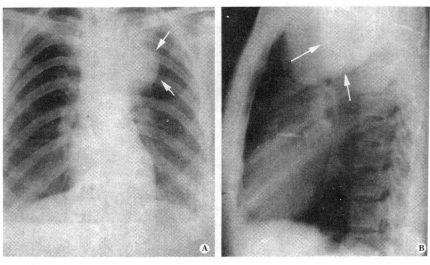

图 3-3-1 支气管囊肿

A.胸正位 X 线表现:左肺上叶尖后段纵隔旁高密度肿块;B.侧位片

(2)多发性肺囊肿

1)多数为含气囊肿,多发的环形透光阴影相互重叠形成蜂窝或粗网状阴影。

2)合并感染时有液平,液体少时表现为囊肿下壁增厚。

2.CT(图 3-3-2)

(1)囊肿多位于气管旁、隆突附近、肺门、食管旁或肺内,病灶直径 2～10cm 不等,囊壁厚 1～5mm。

(2)含液囊肿多呈单个圆形、卵圆形块影,密度均匀一致,CT 值接近于水,边缘光滑。

(3)位于气管旁或隆突附近的囊肿多单发含液,不与支气管相通;位于肺门或肺内的病灶可与支气管相通而含气或含气液平。

(4)多囊性病变表现为环状、蜂窝状病灶或有液平,甚至出现高低不一多个液平。

(5)继发感染后可见囊肿周围出现渗出性病变,边缘模糊,囊壁增厚,囊肿内见气液平。

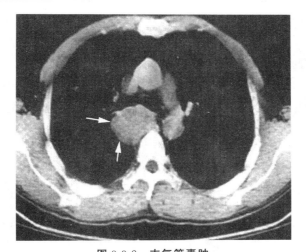

图 3-3-2　支气管囊肿

CT 平扫示右中后纵隔边界清楚的中等密度圆形肿块

3.MRI(图 3-3-3、4)

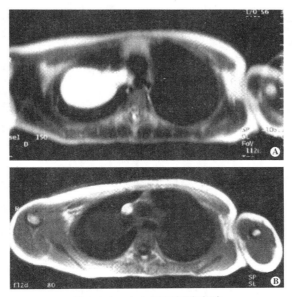

图 3-3-3　右上肺支气管囊肿

MRI 示右肺尖及纵隔旁多个囊性的类圆形病灶,壁薄,信号均匀,T_2WIA.呈明亮高信号,T_1WI;B.呈液性低信号

(1)MRI 对支气管囊肿的诊断能力与 CT 相仿。

(2)囊液在 T_1WI 上呈低信号,在 T_2WI 上呈高信号。

(3)若囊肿内有出血改变,则在 T_1WI 和 T_2WI 上均呈高信号。

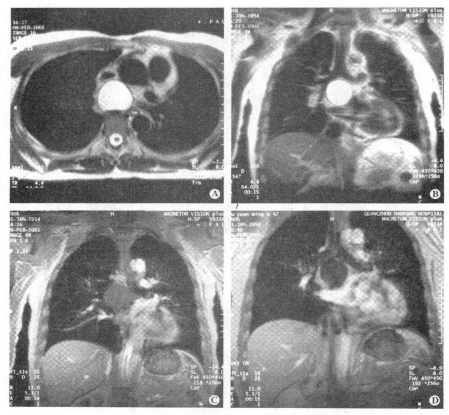

图 3-3-4　纵隔内支气管囊肿

MRI 示纵隔内气管隆突下囊性病变,平扫横断位(A)、冠状位(B)T$_2$WI 示明亮高信号,壁薄;冠状位(C)T$_1$WI 呈均匀低信号;增强扫描(D)无强化

4.诊断、鉴别诊断及比较影像学　支气管囊肿主要应与肺脓肿及后天性肺气囊肿相鉴别。鉴别要点是肺脓肿其壁较肺囊肿显著厚,急性肺脓肿治疗后可完全吸收。后天性肺气囊肿一般指金黄色葡萄球菌肺炎治愈后遗留肺气囊及肺气肿所致的肺大疱,壁很薄,常无液平,仅表现为含气之囊腔。

二、支气管扩张

支气管树内腔的异常增宽称为支气管扩张。可以是先天性的,如见于先天性囊状支气管扩张、IgA 缺乏、原发性低丙种球蛋白血症等;也可以是后天性的,如感染、支气管阻塞及中叶综合征等所致,其中以感染和阻塞为最常见病因。临床上以咳嗽、咳痰、咯血为三大主要症状。

病理上分为四型:①柱状扩张。②囊状扩张。③静脉曲张型扩张。④混合性扩张。

1.X 线(图 3-3-5～3-3-7)

(1)肺纹理增粗、模糊、集拢和排列紊乱,可见"双轨征"或蜂窝状阴影。

(2)肺不张和支气管扩张并存。多见于中叶,正位或前弓位呈狭条三角形阴影,侧位尖端连于肺门。

(3)继发感染时可见斑片状或大片状实变阴影,边缘模糊,囊状阴影内可见液平。

(4)10％胸片无异常,需经支气管造影或 CT 检查发现。

(5)支气管造影可以确诊支气管扩张的存在,并显示其大体病理类型和分布范围。

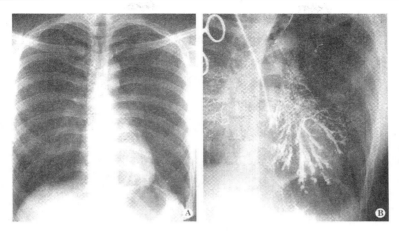

图 3-3-5　支气管扩张（柱状）

胸部正位（A）示左下肺纹理增粗，呈杵状及双轨状。支气管造影片（B）右前斜位示左下叶支气管呈柱状增粗、聚拢，边缘毛糙

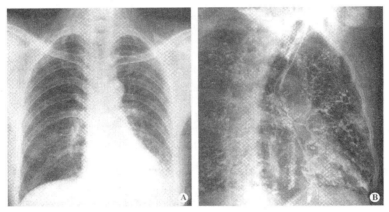

图 3-3-6　支气管扩张（曲张型）

胸部正位（A）示左下肺纹理增粗、紊乱，并见网状阴影。支气管造影片（B）右前斜位示左下叶支气管呈粗细不均、静脉曲张样柱状增粗，聚拢，边缘毛糙

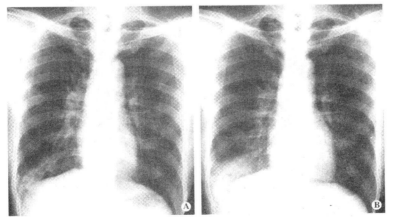

图 3-3-7　支气管扩张（囊状）伴继发感染

胸部正位（A）示右下肺纹理增粗、肋膈角区蜂窝状阴影，提示囊状支气管扩张。右下肺肋膈角区大片实变阴影，提示继发感染（B）

2.CT(图 3-3-8、9)

(1)柱状支气管扩张,当支气管呈水平方向走行时,可见圆柱状或管状改变;呈垂直或斜行走行时则主要根据其直径与伴行动脉的差别而定。

(2)曲张型支气管扩张与柱状相似,唯一区别在于前者有支气管壁的改变,可呈蚓状迂曲,支气管壁不规则,可以较为毛糙。

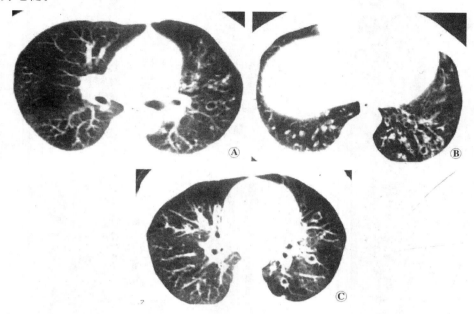

图 3-3-8　左肺下叶支气管扩张

CT 肺窗像示左肺下叶多发大小不等的囊状病变影,有的可见液气平面。A、B、C 为不同层面所见

(3)囊状支气管扩张,若支气管呈水平走行,CT 上可呈串珠状;若垂直或斜行走行,则为囊状。多个相邻扩张的支气管构成蜂窝状改变。

(4)合并感染时邻近肺组织内可见片状模糊阴影,囊腔内可见气液平。

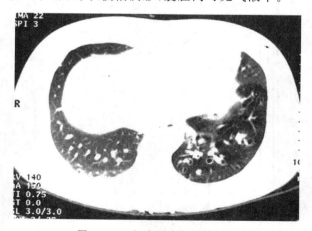

图 3-3-9　左肺下叶支气管扩张

CT 肺窗像示左肺下叶多发囊状影

3.MRI　在 MRI 上扩张的支气管与 CT 表现相仿,伴行动脉呈流空信号,需注意分辨。

4.诊断、鉴别诊断及比较影像学　囊状支气管扩张病例应与组织细胞病 X 囊状改变和特发性纤维化后期改变相鉴别。组织细胞病 X 囊状改变伴有结节状阴影,其囊壁较支气管壁厚。肺纤维化后期可呈蜂窝状,其病变广泛,但与支气管走行无关。

X 线平片对本病诊断有限度,需行支气管造影或 CT、MRI 检查确定诊断。支气管造影为有创伤检查,多在拟手术的病例应用。CT 和 MRI 可以直接显示支气管树,将所见支气管直径与伴行动脉相比较,便可确定支气管扩张的诊断。

三、气管、支气管异物

气管、支气管异物多见于儿童。常见的异物为植物性异物,如花生米、瓜子仁等,多发生于右侧支气管。主要病理改变为气道的机械性阻塞和炎症。较大的异物可引起阻塞性肺炎及肺不张,较小的异物引起呼气性活瓣性阻塞,发生阻塞性肺气肿。异物进入气管内引起刺激性呛咳、呼吸困难、青紫、气喘等。

1.X 线

(1)对不透 X 线的异物可显示其形态、大小和停留部位。

(2)对密度较低异物可通过高千伏正位、斜位摄片或断层显示气柱的不连续。

(3)纵隔摆动。

(4)阻塞性肺炎、阻塞性肺气肿和阻塞性肺不张。

2.CT

(1)可显示高密度异物、X 线平片不能显示的密度较低异物。

(2)异物引起的继发性病变,如阻塞性肺炎、肺气肿和肺不张等。

(3)CT 仿真内镜及三维重建可更进一步明确显示异物的部位及大小。

3.诊断、鉴别诊断及比较影像学　根据异物吸入病史和典型的临床表现诊断不难。气管内金属异物有时需与食管异物区别,要点为气管异物位于气道的透明阴影内,而食管异物偏后。对于密度较低的异物,CT 优于 X 线。

（曾令志）

第四节　肺肿瘤

一、肺癌

肺癌是我国最常见的恶性肿瘤之一,其 CT 诊断占有十分重要的地位。

由于 CT 图像密度分辨率高,影像无重叠,能检出微小早期病变,能发现纵隔肿大的淋巴结,确定肿瘤侵犯胸膜的范围,确定肿瘤与周围大血管关系等诸多优点,现已愈来愈广泛地用于肺癌的诊断。随着 CT 技术的不断开发,扫描设备的不断改进以及在肺癌 CT 诊断方面经验的不断积累,CT 在肺癌的诊断上将发挥更重要的作用,它在肺癌的早期诊断、病期的确定,临床治疗效果的观察方面具有重要价值。

【病理】

组织学分类:可分为五种类型,即①鳞癌,②未分化癌,又可分为大细胞癌与小细胞癌,③腺癌,④细支气管肺泡癌,⑤还有以上这几种类型的混合混合型,如腺鳞癌。

鳞癌:在支气管肺癌中发生率最高,鳞癌较多发生于大支气管,常环绕支气管壁生长,使支气管腔狭窄,亦可向腔内凸出呈息肉样,其空洞发生率较其他类型高。鳞癌生长较慢,病程较长,发生转移较晚。鳞癌的发展趋向于直接侵犯邻近结构。

未分化癌:未分化癌的发生率仅次于鳞癌约占40%,发病年龄较小,其生长速度快,恶性程度高,早期就有淋巴或血行转移。未分化癌大多向管壁外迅速生长,在肺门区形成肿块,较少形成空洞。

腺癌:腺癌发生率仅次于鳞癌和未分化癌,约占10%左右,腺癌较多发生于周围支气管,亦能形成空洞,但较鳞癌少见,腺癌较易早期就有血行转移,淋巴转移也较早,较易侵犯胸膜,出现胸膜转移。

细支气管肺泡癌:它起源于终末细支气管和肺泡上皮,其发生率占2%～5%,分为孤立型,弥漫型与混合型,细支气管肺泡癌生长速度差异很大,有的发展非常迅速,有的病例发展非常缓慢,甚至可多年保持静止。

根据肺癌的发生部位可分为中央型、周围型和弥漫型。根据肿瘤形态可分为六个亚型,即中央管内型,中央管壁型,中央管外型,周围肿块型,肺炎型及弥漫型。

中央管内型:中央管内型是指癌瘤在支气管腔内生长,呈息肉状或丘状附着于支气管壁上。肿瘤侵犯粘膜层或(与)粘膜下层,可引起支气管不同程度阻塞,产生肺不张,阻塞性肺炎,支气管扩张或肺气肿。

中央管壁型:中央管壁型是指肿瘤在支气管壁内浸润性生长,也可引起支气管腔的不同程度狭窄。

中央管外型:中央管外型是指肿瘤穿破支气管壁的外膜层并在肺内形成肿块。可产生轻度肺不张或阻塞性肺炎。

周围肿块型:周围肿块型表现为肺内肿块,其边缘呈分叶状或规整,瘤肺界面可有或无间质反应,也可有一薄层肺膨胀不全圈。肿块内可形成瘢痕或坏死,当肿瘤位于胸膜下或其附近时因肿瘤内瘢痕收缩,肿瘤表面胸膜可形成胸膜凹陷,肿瘤坏死经支气管排出后,可形成空洞。

周围肺炎型:肺癌可占据一个肺段大部,一个肺段或一个以上肺段,有时可累及一个肺叶。其病理所见与大叶性肺炎相似,肿瘤周边部与周围肺组织呈移形状态,无明显分界。此型多见于细支气管肺泡癌。

弥漫型:弥漫型肺癌发生于细支气管与肺泡上皮。病灶弥漫分布于两肺,呈小灶或多数粟粒样病灶,亦可两者同时存在,此型多见于细支气管肺泡癌。

【临床表现】

肺癌在早期不产生任何症状,多数在查体时才发现病变。最常见的症状为咳嗽,多为刺激性呛咳,一般无痰,继发感染后可有脓痰,其次为血痰或咯血,为癌肿表面破溃出血所致,一般多是痰中带有血丝。

肺癌阻塞较大的支气管,可产生气急和胸闷,当支气管狭窄,远端分泌物滞留,发生继发性感染时可引起发热。

肿瘤侵犯胸膜或胸壁可引起胸痛,当胸膜转移时,如产生大量胸水,可出现胸闷,气急。

肺癌常转移至脑,其临床表现与原发脑肿瘤相似。纵隔内淋巴结转移,可侵犯膈神经,引起膈麻痹,侵犯喉返神经可引起声音嘶哑。上腔静脉侵犯阻塞后,静脉回流受阻,可引起脸部,颈部和上胸部的浮肿和静脉怒张。尚可引起四肢长骨、脊柱、骨盆与肋骨转移,往往产生局部明显的疼痛及压痛。有的病人可引起内分泌症状。肺上沟癌侵犯胸壁,可产生病侧上肢疼痛,运动障碍和浮肿。

【CT表现】

1.中央型肺癌　CT能显示支气管腔内肿块(图3-4-1),支气管壁增厚(图3-4-2),支气管腔狭窄与阻断(图3-4-3、4),肺门区肿块等肺癌的直接征象,继发的阻塞性肺炎与不张(图3-4-5、6),以及病灶附近或(和)肺门的淋巴结肿大等。CT对于显示右上叶前段、后段、右中叶,左上肺主干与舌段支气管,以及两下肺背段病变较常规X线平片和断层为优,CT可显示支气管腔内和沿管壁浸润的早期肺癌(图3-4-7)。

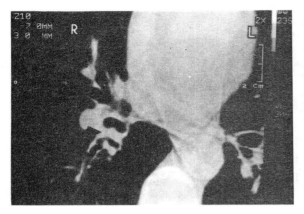

图 3-4-1 中央型肺癌

右肺下叶背段支气管开口处有一小丘状软组织密度结节影(↑),直径 7mm,向下叶支气管腔内突入,使之变窄。病理证实为下叶背段低分化鳞癌。

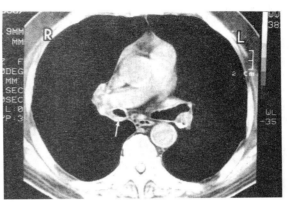

图 3-4-2 中央型肺癌

右中间段支气管变窄,后壁增厚(↑),病理证实为鳞癌。

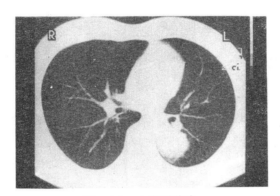

图 3-4-3 中央型肺癌

左肺下叶背段支气管变窄,其远端有一类圆形肿块,病理证实为结节型粘液腺癌。

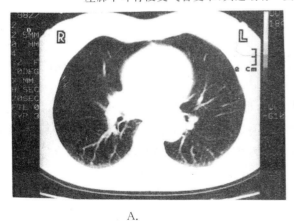

A.

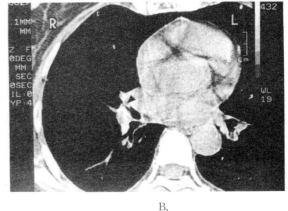

B.

图 3-4-4 中央型肺癌

女,55 岁,痰中带血一个月,伴胸闷气短,痰中发现腺癌细胞。A.CT 平扫右中叶支气管层面,肺窗示右中叶支气管腔显示不清。B.相应层面纵隔窗示右中叶支气管狭窄;手术病理证实为腺癌。

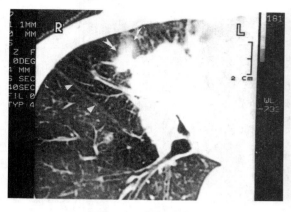

图 3-4-5 中央型肺癌

右肺门区肿块,中叶支气管明显变窄并阻断,肿块
远侧有模糊片影(↑),斜裂(△)向前移位,活检证
实为鳞癌。

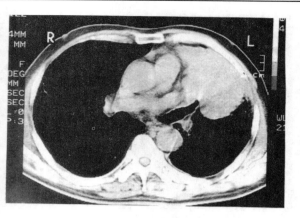

图 3-4-6 中央型肺癌

左上叶支气管狭窄阻断,远侧有软组织密度肿块,纵
隔旁有楔形实变影,纵隔向左侧移位,所见为肺癌
(鳞癌)合并肺不张。

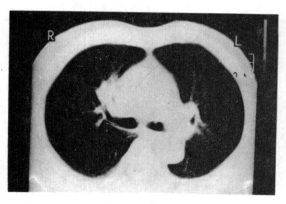

A.

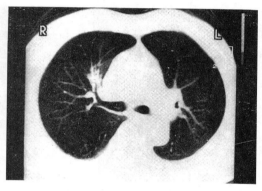

B.

图 3-4-7 早期中央型肺癌

男,61岁,患者因肺部感染住院。A.示右上肺前段片状密度增高影。B.经治疗后右上肺片影吸收,但示前段支气管狭
窄,壁厚僵硬,普通 X 线检查阴性。手术病理证实为早期鳞癌。

2.周围型肺癌 周围型肺癌在 CT 上显示有一定特征,即使小于 2.0cm 的早期肺癌,也有明确的恶性
CT 征象。

(1)形态:多为圆形和类圆形的小结节(或肿块),但也有的可呈斑片状或星状(图 3-4-8、9)。

(2)边缘:多不规则,有分叶切迹,多为深分叶(图 3-4-10)。可见锯齿征,小棘状突起与细毛刺(图 3-4-
11、12),肺癌的毛刺多细短,密集,大小较均匀,密度较高。病理上为肿瘤的周围浸润及间质反应所致。

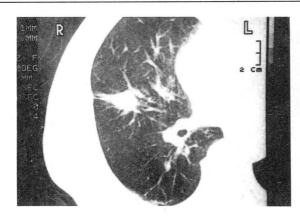

图 3-4-8　周围型肺癌

右中叶外侧段病变，外形不规则，呈星状。

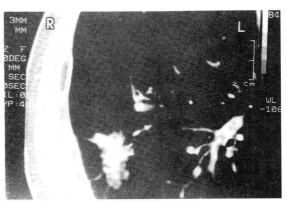

图 3-4-9　周围型肺癌

右下肺外基底段斑片状密度增高影，边缘不规则，毛糙、密度不均匀，术前诊断为肺结核，病理证实为细支气管肺泡癌。

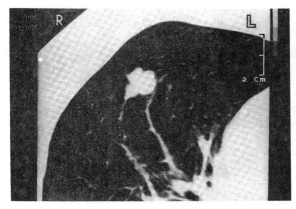

图 3-4-10　周围型肺癌

右肺中叶外侧段结节状密度增高影，大小为 1.6cm×2.0cm，边缘不规则有深分叶改变，病理证实为腺癌。

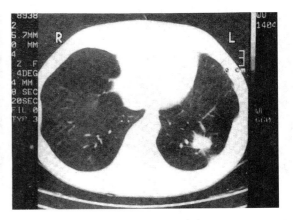

图 3-4-11　周围型肺癌

左下肺后基底段结节影，边缘有细短毛刺。

（3）内部密度：大多数肿瘤密度较均匀，部分密度不均匀，可见空泡征，空气支气管征，（图 3-4-13、14），以及蜂窝状改变（3-4-15A、B），病理上为未被肿瘤侵犯的肺组织，小支气管或细支气管的断面，以及乳头状突起之间的气腔。上述 CT 征象多见于细支气管肺泡癌与腺癌。钙化少见，可为单发，小点状，位于病变中央或偏心（图 3-4-16、17），其病理基础可以是肺癌组织坏死后的钙质沉着，亦可能是原来肺组织内的钙化病灶被包裹所致。病变的 CT 值对诊断帮助不大。

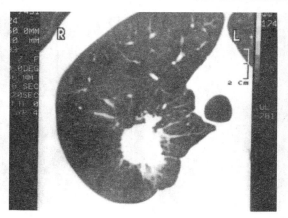

图 3-4-12　周围型肺癌

右上肺后段结节影,边缘呈锯齿状,病理为腺癌。

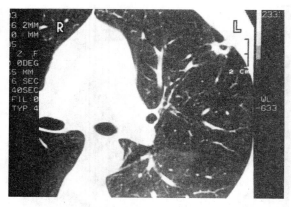

图 3-4-13　周围型肺癌

左上肺前段胸膜下小结节影大小约 0.9cm×1.0cm,
内有小圆形空气密度影空泡征;病理证实为细支气
管肺泡癌。

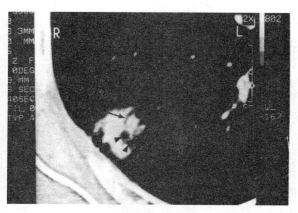

图 3-4-14　周围型肺癌

右上肺后段斑片状影,可见细支气管充气征(↑)与空
泡征(▲),病理证实为细支气管肺泡癌。

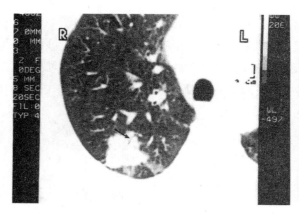

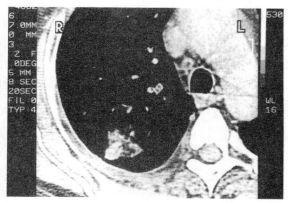

图 3-4-15　周围型肺癌

右上肺后段斑片影,肺窗(A)显示细支气管充气征(↑),纵隔窗(B)显示病变内有多数直径约 1mm 之低密度(接近空气
密度)影,呈蜂窝状,胸膜侧有一结节样软组织密度影。

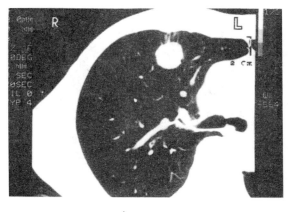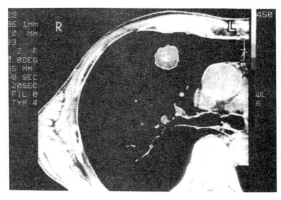

A. B.

图 3-4-16　周围型肺癌

　　A.肺窗示右上叶前段结节影,直径约 2.2cm,略呈分叶,胸膜侧边缘不规则,呈锯齿状。B.纵隔窗示病变中央有数个小点状钙化密度影,病理证实为腺癌。

　　(4)血管支气管集束征:肿块周围常可见血管与小支气管向病变聚集(图 3-4-18),某医院 97 例直径 3cm 以下的肺癌,其中 68 例(70%)有此征象。

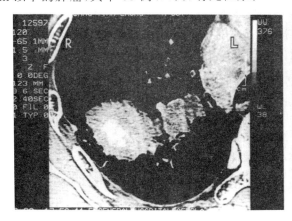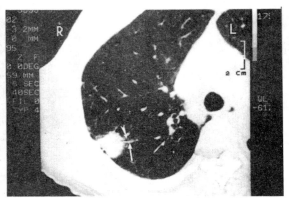

图 3-4-17　周围型肺癌　　　　　　　　　　　　图 3-4-18　周围型肺癌

右上肺后段肿块影,其外 1/3 有斑点状钙化。肺　　　　左下肺背段结节样病变,可见与血管(↑)与细支气
门淋巴结肿大。　　　　　　　　　　　　　　　　管(↑)相连接。

　　(5)病变远侧(胸膜侧)模糊小片影或楔形致密影:此为小支气管与细支气管阻塞的表现(图 3-4-19)。

　　(6)亚段以下支气管截断,变窄(图 3-4-20A、B)。

　　(7)空洞:肺癌的空洞形态不规则,洞壁厚薄不均,可见壁结节(图 3-4-21);多见于鳞癌,其次为腺癌。

　　(8)胸膜凹陷征:因肿瘤内瘢痕形成,易牵扯脏层胸膜形成胸膜凹陷征(图 3-4-22),肺癌胸膜改变较局限。

　　上述周围型肺癌的征象于病变早期即显示十分清楚,明确。对于某一病人来说不一定具备所有这些征象,可能只出现 2~3 个征象。

　　周围型肺癌中需特别提出的是孤立型细支气管肺泡癌,在常规 X 线上常被误诊为结核或炎症或因病变较小而漏诊。而 CT 表现有一定特征,如能对它的 CT 表现有一定认识,一般能做出正确诊断。根据某医院经手术病理证实的 38 例细支气管肺泡癌的 CT 诊断分析,细支气管肺泡癌除有一般肺癌 CT 征象外,尚有以下几个特点:①病变位于肺野外周胸膜下(图 3-4-23)。②形态不规则成星状或斑片状。③多数(约

76%)病变有空泡征或(和)空气支气管征(图3-4-24)。④胸膜凹陷征发生率高。

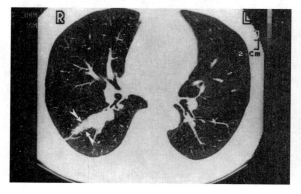

图 3-4-19　周围型肺癌

右下叶背段支气管外侧支中断,远侧有一分叶状肿块,略呈葫芦状,其胸膜侧有楔形密度增高影(↑)。

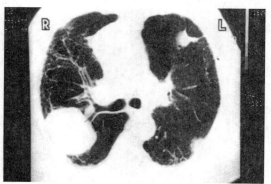

图 3-4-20　周围型肺癌

右上叶后段支气管分出亚段支气管处中断(↑),其远侧可见分叶状肿块。

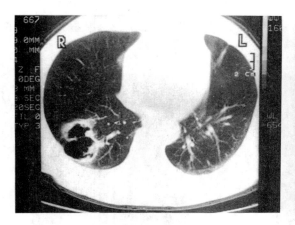

图 3-4-21　周围型肺癌

右下肺背段空洞性病变,其壁厚薄不均,内缘有壁结节。病理证实为腺癌。

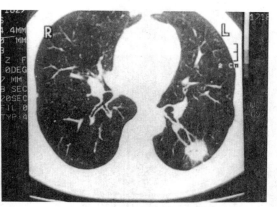

图 3-4-22　周围型肺癌

示胸膜凹陷征,空泡征,并见病变与血管连接,病理证实为鳞癌。

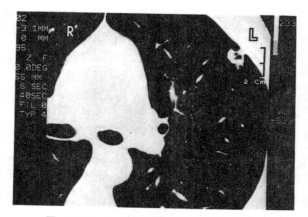

图 3-4-23　孤立型细支气管肺泡癌(早期)

左上肺前段胸膜下小结节,边缘有锯齿状改变,可见小泡征,并有胸膜凹陷改变。

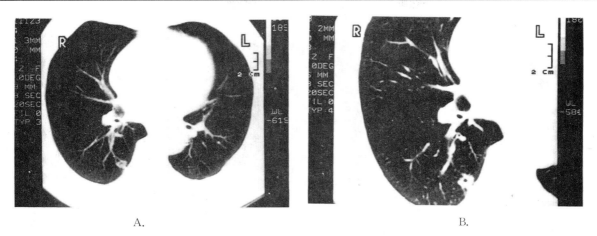

图 3-4-24　孤立型细支气管肺泡癌（早期）

A.层厚 9mm,常规 CT 扫描,B.薄层(3mm 层厚)CT 扫描。

右下肺背段胸膜下小结节病变,边缘不规则,可见小泡征与胸膜凹陷征,并见与血管连接(A),观察一年余,病变大小形态无改变,手术病理证实为肺泡癌。

3.弥漫型肺癌　见于弥漫型细支气管肺泡癌,有两种情况:①病变累及一个肺段或整个肺叶。②病变广泛分布于两肺。因其手术机会少,不易被证实。某医院总结 14 例经手术或(和)病理证实的弥漫型细支气管肺泡癌的 CT 表现。根据病变形态可分为四个亚型:①蜂房型;②实变型;③多灶型;④混合型。可归纳为 5 个有特征性的征象:①蜂房征:病变区内密度不均,呈蜂房状气腔,大小不一,为圆形及多边形(图 3-4-25),其病理基础是癌细胞沿着肺泡细支气管壁生长,但不破坏其基本结构,而使其不规则增厚,故肺泡腔不同程度存在;此征与支气管充气征同时存在,有定性意义。②支气管充气征:与一般急性炎性病变不同,其特点是:管壁不规则,凹凸不平;普遍性狭窄;支气管呈僵硬,扭曲;主要是较大的支气管,较小的支气管多不能显示,呈枯树枝状(图 3-4-26);可与炎症性病变相鉴别。③磨玻璃征:受累肺组织呈近似水样密度的网格状结构,呈磨玻璃样外观(图 3-4-27),其病理基础是受累增厚的肺泡内充满粘蛋白或其他渗液。④血管造影征:增强扫描前可见病变以肺叶,肺段分布,呈楔形的实变,病变尖端指向肺门;外围与胸膜相连;密度均匀一致,边缘平直,亦可稍外凸或内凸,无支气管充气征(图 3-4-28);增强后可见均匀一致的低密度区内树枝状血管增强影。⑤两肺弥漫分布的斑片状与结节状影(图 3-4-29)。

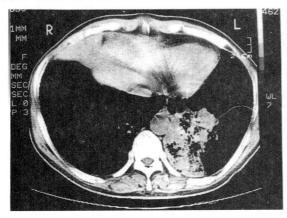

图 3-4-25　弥漫型细支气管肺泡癌

左下肺病变内显示蜂窝征。

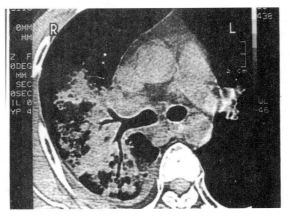

图 3-4-26　弥漫型细支气管肺泡癌

病变内显示支气管充气征与蜂窝征,前者呈枯树枝状。

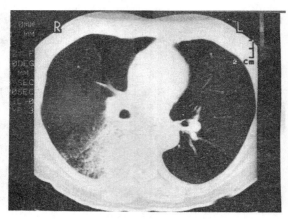

图 3-4-27　弥漫型细支气管肺泡癌

右下肺病变呈磨玻璃样外观。

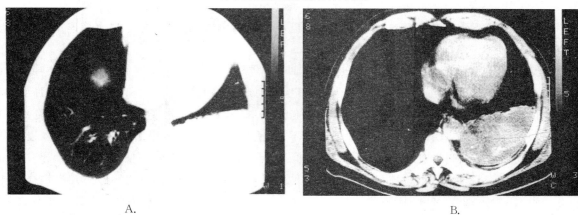

A.　　　　　　　　　　　　　　　　　B.

图 3-4-28　弥漫型细支气管肺泡癌

A.肺窗,B.纵隔窗,示左下叶实变,呈软组织密度,前缘稍外凸,病变内未见支气管充气征。

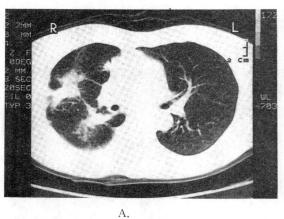　　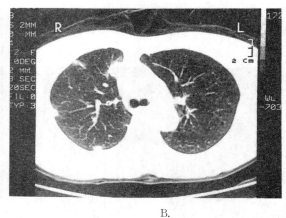

A.　　　　　　　　　　　　　　　　　B.

图 3-4-29　弥漫型细支气管肺泡癌

　　A.经过左上叶支气管层面示右肺野内多发斑片状影,形态不规则,有胸膜凹陷改变。B.经过气管隆突层面,于胸膜下与纵隔旁多个结节状影,手术病理证实为细支气管肺泡癌。

　　4.多发性原发性支气管肺癌(简称多原发性肺癌)　是指肺内发生两个或两个以上的原发性肺癌。肺内同时发生的肿瘤,称同时性;切除原发性肺癌后,出现第二个原发性肺癌,称异时性。其发生率,国外文献报道多在 1%～5%,自 1980 年以来,国内文献报道在 0.5%～1.6%,较国外报道明显偏低。多原发性肺癌的诊断标准:异时性:组织学不同;组织学相同,但间隔 2 年以上;需原位癌;第二个癌在不同肺叶;并且二者共同的淋巴引流部位无癌;诊断时无肺外转移。同时性:肿瘤大体检查不同并分开;组织学不同;组织学相同,但在不同段、叶或肺,并属原位癌或二者共同的淋巴引流部分无癌,诊断时无肺外转移。

CT 检查时,对于两肺同时出现孤立性块影或肺内同时存在孤立性病变与支气管的狭窄阻塞,或首次原发癌切除后两年以后,肺内又出现任何肿瘤;应考虑第二个原发癌的可能性。多原发性肺癌的 CT 表现:大多呈孤立的结节状或块状软组织影,可有分叶和毛刺,支气管狭窄或阻塞性肺炎与肺不张等(图 3-4-30),而转移癌常呈多发的球形病变,边缘较光整,多无分叶和毛刺或肺不张征象。

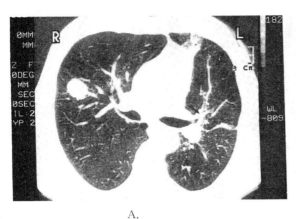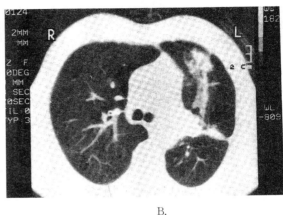

A.   B.

图 3-4-30 **多原发肺癌**

A.右上肺前段有一直径 2.0cm 之结节影,外后缘欠光整,有小棘状改变;左上叶舌段支气管示变窄壁增厚(↑)。B.左上肺有自纵隔旁向侧胸壁走行之楔形致密影,其前方肺野(前段)有斑片状影,尖后段支气管断面未显示;病理证实右上肺前段病变为鳞癌,左上肺支气管开口部狭窄,为未分化癌。

5.肺癌的临床分期与 CT 的作用   对肺癌进行分期的目的在于提供一个判定肺癌病变发展程度的统一衡量标准,从而有助于估计预后,制定治疗方案和评价疗效,目前通常所采用的是经 1986 年修改的 TNM 分类方法。T 表示肿瘤的大小与范围;N 是区域性淋巴结受累,M 为胸外远处转移。CT 在支气管肺癌临床分期中有很大作用,它是 TNM 放射学分类的最佳方法,与普通 X 线比较,在肺癌分类上 CT 有以下优点:

(1)CT 可显示肿瘤直接侵犯邻近器官:肿瘤直接侵入纵隔的 CT 表现为纵隔脂肪间隙消失(图 3-4-31),肿瘤与纵隔结构相连。纵隔广泛受侵时,CT 扫描分不清纵隔内解剖结构。

CT 可清楚显示肿瘤侵犯血管的范围与程度,对术前判断能否切除很有帮助。当肿瘤与主动脉接触,但两者间有脂肪线相隔时,一般能切除(图 3-4-32);当肿瘤与主动脉或肺动脉粘连时,CT 表现为肿瘤与大血管界线消失,文献报告肿瘤包绕主动脉,上腔静脉在周径 1/2 以上时一般均不易切除。邻近肿块处的心包增厚,粘连或心包积液表明肿瘤直接侵犯心包或心包转移。

(2)CT 能显示纵隔淋巴结肿大:有无淋巴结转移是肺癌临床分期中很重要的因素。即使肿瘤很小,如有淋巴结转移,就要归入到 II 期或 III 期;有无肺门或纵隔淋巴结转移是比原发肺肿瘤大小更重要的观察肺癌远期预后的指标。一般以直径大于 10～15mm 作为淋巴结转移的标准,CT 发现淋巴结增大的敏感性较高,达 70% 以上,但特异性较低,定性差、病因学诊断仍需组织学检查。CT 检查可指明肿大淋巴结的部位,以帮助选择最合适的组织学检查方法。如经颈或经支气管镜纵隔活检,胸骨旁纵隔探查术等。

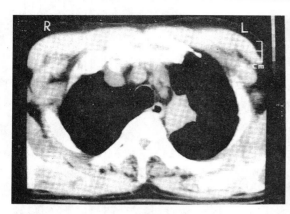

图 3-4-31　肺癌侵犯纵隔

左上肺尖后段有一不规则肿块影,密度均匀,病变侵犯纵隔内脂肪,其下邻近层面可见与主动脉弓顶后部紧贴。

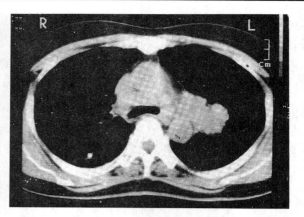

图 3-4-32　肺癌侵犯纵隔

左肺门有一不规则肿块影与降主动脉紧贴,但两者间有线状脂肪密度影相隔,气管隆突前方有数个结节状软组织密度影,气管隆突前缘受压变平。手术病理证实为右上肺鳞癌,纵隔淋巴结转移,肿块与降主动脉无粘连。

原发性肺癌有一定的引流扩散途径,右肺癌一开始就有转移到同侧肺门淋巴结的趋向(10R)(图 3-4-33),然后转移到右气管旁淋巴结(2R,4R)(图 3-4-34),很少转移到对侧淋巴结(约 3%),但左侧肺癌在同侧淋巴结转移后常播散到对侧淋巴结。左上肺癌通常一开始转移到主肺动脉窗淋巴结,左上叶和左下叶的肺癌首先播散到左气管支气管区域(10L)淋巴结。右肺中叶和两下肺癌常在早期播散到隆突下淋巴结(图 3-4-35)。下叶病变也可扩展到食管旁,肺韧带和膈上淋巴结,熟悉这种引流途径有助于对纵隔、肺门淋巴结的性质做出评价;如右肺癌的病人很少可能只有主肺动脉窗淋巴结转移,此区域的孤立淋巴结肿大很可能系其他原因如结核性肉芽肿所致。

(3)CT 对肺癌侵犯胸膜的诊断价值:周围型肺癌直接侵犯胸膜及胸膜转移均可引起胸膜病变,CT 上表现为肿瘤附近限局性胸膜增厚,胸膜肿块及胸腔积液等胸膜转移征象(图 3-4-36),肿块附近胸膜增厚为肿瘤直接浸润。

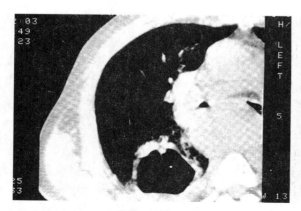

图 3-4-33　右下肺癌,肺门与隆突下淋巴结转移

右下肺巨大空洞性病变,壁厚薄不均,有一小液面,右肺门增大,可见结节影,隆突下有巨块状软组织密度影。

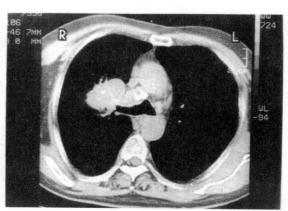

图 3-4-34　右肺癌右肺门与气管旁淋巴结转移

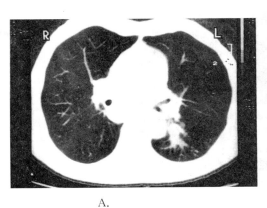
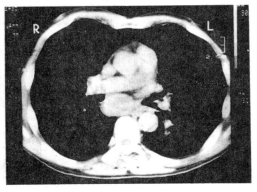

A.　　　　　　　　　　　　　　　　　　B.

图 3-4-35　左下肺癌隆突下淋巴结转移

A.肺实质像,B.软组织像左下叶背段结节状病变约 1.5cm×2cm 大小,左肺门增大,并不规则,隆突下有 4cm×3cm 大小软组织密度肿块。病理证实为左下肺癌,左肺门及隆突下淋巴结转移。

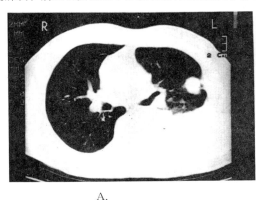
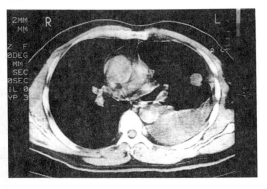

A.　　　　　　　　　　　　　　　　　　B.

图 3-4-36　左上肺癌侵犯胸膜

A.肺窗像,B.纵隔窗像。

左上肺外带胸膜下有一结节状病变,其外侧胸膜增厚并有凹陷,胸腔中等量积液,病理证实为肺泡癌胸膜转移。

(4)可以确定远处脏器转移:肺癌容易转移到肾上腺、脑、肝等远处脏器(图 3-4-37),尸检资料提示肺癌有 35%～38%转移到肾上腺,以双侧转移多见。脑转移可以发生在原发肺癌之前。对于上述器官的 CT 扫描,对肺癌临床分期与确定能否手术很有必要。有些医院主张将肺癌病人的 CT 扫描范围扩大包括上腹部与肾上腺区。

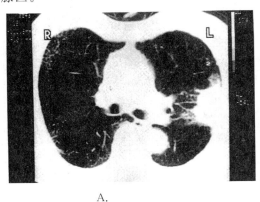
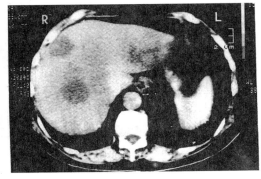

A.　　　　　　　　　　　　　　　　　　B.

图 3-4-37　肺癌肾上腺转移

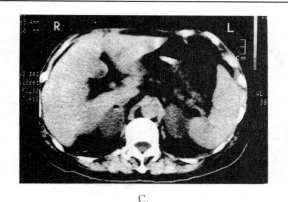

C.

图 3-4-37　肺癌肾上腺转移（续）

A.左上肺中野外带有一肿块影,形态不规则略呈分叶,紧贴胸壁,病理证实为鳞癌。B.肝左、右叶内有多个大小不等圆形低密度影。C.两侧肾上腺区有软组织密度肿块影,所见为肺癌肝与肾上腺转移。

此外,CT 还可显示肿瘤直接侵犯胸壁软组织与附近骨结构以及骨转移的征象。肺癌可直接侵犯或转移至胸骨,胸椎,肋骨,引起骨质破坏与软组织肿块(图 3-4-38、39),CT 上骨质破坏表现为形状不规则、边缘不整齐之低密度,少数病灶可为成骨性转移,CT 显示为受累的骨密度增高(图 3-4-40A、B)。

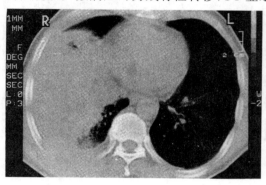

图 3-4-38　肺癌侵犯肋骨与心包

右下肺巨大软组织密度肿块影与心影相连,右侧心包影消失。后胸壁肋骨破坏消失并有胸壁软组织肿块影,为肺癌侵犯胸壁、肋骨及心包。

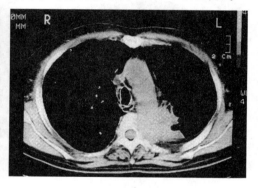

图 3-4-39　肺癌直接侵犯椎体

左上肺尖后段椎旁不规则软组织密度肿块影,靠近胸椎椎体左缘骨质受侵蚀破坏。

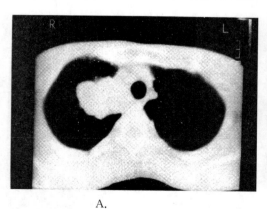

A.

B.

图 3-4-40　肺癌肋骨转移

A.右上肺纵隔旁分叶状肿块与纵隔内气管旁圆形肿块影融合。B.右第 6 肋外缘中后部骨质密度增高,骨皮质与骨松质境界不清。其外侧胸壁软组织梭形肿块,病理证实为右上肺鳞癌肋骨转移。

【鉴别诊断】

1.中央型肺癌　中央型肺癌有典型的 CT 表现,一般诊断不难,但有时它所引起的支气管阻塞性改变与支气管内膜结核所引起的表现在鉴别上存在一定困难。支气管内膜结核可引起肺叶不张,甚至一侧全肺不张,在 CT 上支气管腔显示逐渐变窄而呈闭塞,但不形成息肉样或杯口样肿块影;支气管内膜结核在狭窄的支气管周围很少形成明显的肿块影,通常没有明显的肺门或纵隔淋巴结肿大;如有淋巴结肿大一般较小,位于气管旁,通常可见钙化,在肺内常可见支气管播散病灶可做参考,支气管内膜结核多见于青年人。

中央型肺癌尚需与引起肺门肿块的其他疾病相鉴别。这些疾病包括转移性肿瘤、淋巴瘤、淋巴结结核、结节病以及化脓性炎症等,其中除淋巴结核外,肺门淋巴结肿大,大多见两侧,支气管腔无狭窄,无腔内肿块,有时有压迫移位,但内壁光滑,肿大淋巴结位于支气管壁外。

2.周围型肺癌　肺内孤立型球形病变的病因很多,以肺癌与结核球多见,其他还有转移瘤、良性肿瘤,球形肺炎,支气管囊肿等,应注意鉴别。

(1)结核球:边缘多光滑,多无分叶毛刺,病灶内可见微细钙化,呈弥漫或均匀一致性分布,CT 值多高于 160Hu,可有边缘性空洞呈裂隙状或新月形;结核周围大多有卫星病灶,局限性胸膜增厚多见。

(2)转移瘤:转移瘤有各种形态,一般病灶多发,大小不同,形态相似,由于转移瘤来自于肺毛细血管后静脉,因而病变与支气管无关系。

(3)良性肿瘤:病变密度均匀,边缘光滑,分叶切迹不明显,多无细短毛刺与锯齿征以及胸膜皱缩,无空泡征与支气管充气征。错构瘤内可见钙化,其 CT 值可高于 160HU,也可见脂肪组织,CT 值在 0~-50HU 以下。

(4)支气管囊肿:含液支气管囊肿发生在肺内可呈孤立肿块性阴影;CT 表现为边缘光滑清楚的肿块,密度均匀,CT 值在 0~20HU,但当囊肿内蛋白成分丰富时,可达 30HU 以上,增强扫描,无增强改变。

(5)球形肺炎:多呈圆形或类圆形,边缘欠清楚,病变为炎性且密度均匀,多无钙化,有时周围可见细长毛刺,周围胸膜反应较显著,抗感染治疗短期复查逐渐缩小。

(6)肺动静脉瘘或动静脉畸形:CT 上为软组织密度肿块,呈圆形或椭圆形,可略有分叶状,边缘清晰,病灶和肺门之间有粗大血管影相连,增强动态扫描呈血管增强,有助于与非血管性疾病鉴别。

二、腺瘤

支气管腺瘤发生于支气管粘膜腺体上皮细胞,以女性患者较多见。

【病理】

支气管腺瘤可分为两种类型,类癌型和唾液腺型,以前者多见,约占 85%~95%。唾液腺瘤又可分圆柱瘤(腺样囊性癌)、粘液表皮样腺瘤和多形性腺瘤(混合瘤),约 3/4 的支气管腺瘤发生于大支气管为中央型,支气管镜检查可以看到肿瘤。中央型腺瘤常向支气管腔内生长呈息肉样,引起支气管腔的狭窄,阻塞,产生阻塞性肺炎,肺不张,支气管扩张等继发改变。

类癌型腺瘤是低度恶性的肿瘤,常常有局部侵犯,可累及支气管壁并向外生长,形成肺门肿块,可转移到局部淋巴结并可有远处转移。

【临床表现】

中央型腺瘤可引起支气管腔的阻塞,产生阻塞性肺炎,肺不张,引起发热,咳嗽,咳痰和咯血。类癌型腺瘤偶可产生类癌综合征,出现面部潮红、发热、恶心、呕吐、腹泻、低血压,支气管哮喘、呼吸困难以及心前区有收缩期杂音等。

【CT 表现】

中央型支气管腺瘤表现为支气管腔内息肉样肿瘤(图 3-4-41),支气管腔阻塞中断,断端常呈杯口状。其远侧可有阻塞性炎症或肺不张表现。反复感染发作可导致支气管扩张或肺脓肿。当肿瘤侵犯支气管壁并向壁外发展形成肺门肿块以及转移到肺门淋巴结时与支气管肺癌难以鉴别。周围型支气管腺瘤 CT 表现为肺野内球形病变,通常轮廓清楚,整齐而光滑,密度均匀,不形成空洞,可有钙化,但很少见。CT 表现接近于良性肿瘤(图 3-4-42)。但有些腺瘤可有分叶征象,并可伴有细小毛刺影,使其与肺癌甚为相似(图 3-4-43)。

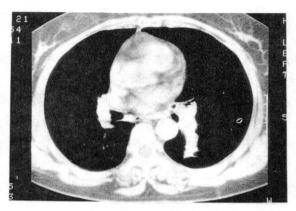

图 3-4-41 中央型支气管腺瘤

左下叶背段支气管开口处有一息肉样肿瘤(↑)向下叶支气管腔内突出,背段支气管阻塞致肺段性不张与炎症。

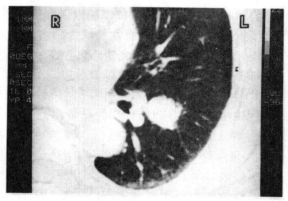

图 3-4-42 类癌

左下肺有一类圆形病变,直径约 2cm,轮廓清楚,密度均匀,边缘欠光整稍有分叶。

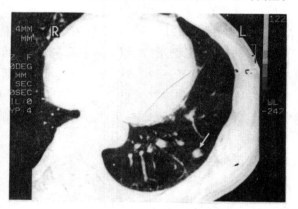

图 3-4-43 类癌

左下肺外基底段小结节影(↑),直径约 0.7cm,轮廓清楚,外缘有分叶,手术病理证实为类癌。

三、肺部其他肿瘤与肿瘤样病变

(一)肺部原发性良性肿瘤

肺部原发性肿瘤比较少见,肿瘤类型很多,包括平滑肌瘤、纤维瘤、脂肪瘤、血管瘤、神经源性肿瘤、软骨瘤等,错构瘤虽属发育方面的因素引起,但性质近似良性肿瘤。这些肿瘤多数无任何症状,于胸部 X 线检查时才被发现。有些周围型肿瘤可有痰中带血。发生于大支气管者可以引起支气管腔的阻塞,产生阻塞性肺炎和肺不张的症状。

【CT表现】

大多数没有特征性的CT征象,不同类型的肿瘤CT表现相似,很难加以区别,发生于周围肺组织的肿瘤,通常表现为肺内球形肿块,边缘清楚,整齐而光滑,形态多为圆形或椭圆形(图3-4-44),可以有分叶,但多为浅分叶(图3-4-45),多数密度均匀,但不少良性肿瘤可有钙化,错构瘤与软骨瘤的钙化更为多见。钙化通常为斑点状或结节状(图3-4-44),可自少量至大量。错构瘤钙化可表现为爆米花样。脂肪瘤呈脂肪密度。含有脂肪组织的肿瘤密度部分下降,少数错构瘤有此征象(图3-4-46),其CT值常在－50HU以下。空洞在良性肿瘤极少见,病变周围无卫星灶。良性肿瘤生长缓慢,无肺门及纵隔淋巴结肿大。

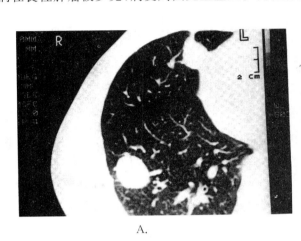
A.

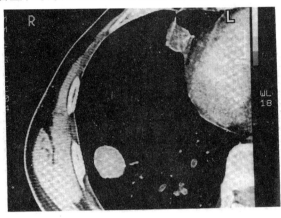
B.

图3-4-44　右下肺错构瘤

A.肺窗:右下肺前外基底段交界处有一类圆形病变,直径约2.5cm,边缘光整。B.纵隔窗:病变后部有两小钙化点。

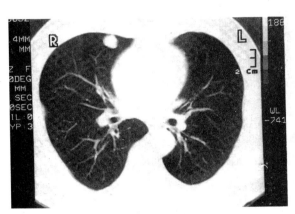

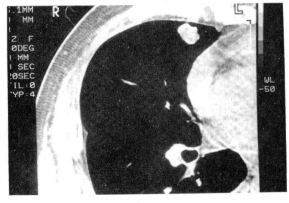

图3-4-45　右肺中叶错构瘤

A.肺窗与B.纵隔窗:右肺中叶内侧段胸膜下结节影,轮廓清楚,边缘光滑,密度均匀,其内前缘有浅分叶,术前诊断为肺癌。

(二)肺炎性假瘤

肺炎性假瘤是非特异性炎症细胞集聚,导致的肺内肿瘤样病变,但并非是真正的肿瘤,也不是另一些特异性炎症所引起的肿瘤样病变,例如结核球,因此称为炎性假瘤。其发病率约为肺内良性球形病变的第二位。女性中较多见,发病大多为中年人。其病理分型尚不统一,根据细胞及间质成分之不同,可有多种名称,如纤维组织细胞瘤,黄色瘤样肉芽肿,浆细胞肉芽肿,纤维性黄色瘤,硬化性血管瘤等。肺炎性假瘤可有包膜或无包膜。

病人大多有急性或慢性的肺部感染病史,约1/3的病人无临床症状,或症状甚轻微。多数仅有胸疼、胸闷、干咳;少数患者痰中带血丝,一般无发烧。

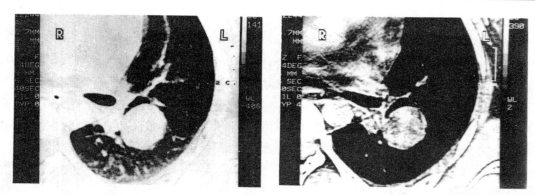

图 3-4-46　左下肺错构瘤

女,29 岁。A.肺窗像;B.纵隔窗像;左下肺背段球形病变,轮廓清楚,边缘光滑无分叶,密度较低,CT 值 90HU。

【CT 表现】

病灶多近肺边缘部,与胸膜紧贴或有粘连,呈圆形或卵圆形结节或肿块;直径自小于 1cm 至 10cm 以下,多为 2～4cm;边缘清楚,锐利(图 3-4-47)。多无分叶,偶有小切迹,亦可呈不规则形,边缘较毛糙,肿块周围可有粗长条索血管纹理或棘状突起(图 3-4-48)。密度多数均匀,但个别病例可有钙化或发生空洞。较大的病灶可有空气支气管征。纵隔内多无淋巴结肿大,这一点有利良性病变的诊断。总之,本病在 CT 上具有良性病变的征象,但缺乏特征性表现。

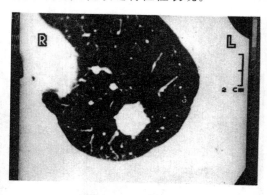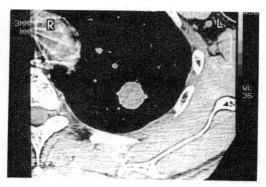

图 3-4-47　左上肺炎性假瘤

A.肺窗,B.纵隔窗:男,57 岁。左上肺尖后段球形病变,轮廓清楚,边缘锐利有浅分叶,密度均匀,手术病理证实为炎性假瘤。

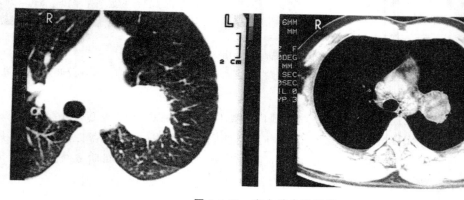

图 3-4-48　左上肺炎性假瘤

A.肺窗,B.纵隔窗,男,25 岁,左上肺尖后段有一类圆形软组织密度肿块,约 4cm×4.5cm 大小,轮廓清楚,密度均匀,边缘欠光滑,有较粗大血管纹理。

四、肺转移瘤

CT 扫描能发现绝大多数直径在 2～3mm 以上的小结节,肺内结节只要大于相应部位的肺血管在 CT 上就能发现;30% 的恶性肿瘤有肺部转移病变,而其中约有半数仅局限于肺部,胸部 X 线检查是转移瘤的重要的检查手段,但其检出率远不如 CT,在常规 X 线平片上,许多直径 0.5～1.0cm 的结节不易发现,尤其是胸膜下,肺尖,膈肋角的病变。

肺部转移瘤可分为血行转移与淋巴路转移两种,可有以下几种表现:

1.两肺单发或多发结节或球形病灶　单个的肺内转移病变通常轮廓较清楚,比较光滑,但可有分叶征象(图 3-4-49),此与原发周围型肺癌鉴别较困难;一般说后者多有小棘状突起或锯齿征及细短毛刺。两肺多发结节病灶多分布在两肺中下部,边缘较清楚,呈软组织密度,病灶大小不一致,形态相似(图 3-4-50,3-4-51,3-4-52)。

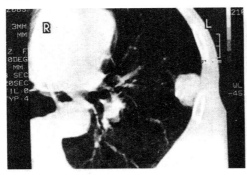

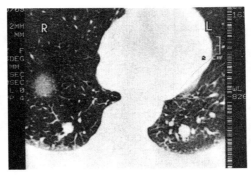

图 3-4-49　**左上肺孤立性转移瘤**

左上肺舌下段胸膜下类圆形结节,稍有浅分叶,边缘光滑,密度较均匀,手术病理证实为肾移行细胞癌肺转移。

图 3-4-50　**膀胱癌多发肺转移**

男,67 岁;膀胱癌术后 7 年。两下肺后基底段各有一小结节病变,直径分别为 1.0 与 1.2cm,轮廓清楚,有浅分叶,经手术病理证实为膀胱癌肺转移。

2.两肺弥漫性粟粒样病变　直径为 2～4mm 的小结节,通常轮廓比较清楚,密度比较均匀。CT 能显示直径为 2mm 的胸膜下结节(图 3-4-51),其分布一般以中下肺野为多(图 3-4-52)。较多见于血供丰富的原发肿瘤,如肾癌,甲状腺癌和绒毛膜上皮癌等恶性肿瘤。

3.癌性淋巴管炎表现　淋巴性转移 CT 表现为支气管血管束结节状增厚,小叶间隔与叶间裂增厚;多角形线影及弥漫网状阴影(图 3-4-54)。其病理基础是由于支气管血管周围的淋巴管,小叶间隔淋巴管,胸膜下淋巴管以及肺周围引向肺门周围的淋巴管内有癌结节沉积,继发淋巴管阻塞性水肿并扩张,导致间质性肺水肿及间质性肺纤维化所致。

淋巴转移呈多灶性,常侵犯一个肺叶或肺段,支气管束不规则增厚,可呈串珠状或结节状阴影。小叶中心结构的增厚可造成次肺小叶中心的蜘蛛样改变,靠近横膈处可获得小叶之横切面,呈现 1～2cm 直径的增厚的多角形结构,此外可见胸膜增厚及胸腔积液。

肿瘤的淋巴管播散最多见于乳腺癌,胃癌,前列腺癌,胰腺癌和未知原发部位的腺癌,高分辨 CT 诊断淋巴管转移的准确性较高,可免去肺活检。

4.单发或多发空洞　肺转移瘤可呈单发或多发空洞影,一般转移瘤引起的单发空洞壁厚度不均,但有的较均匀,可误认为化脓性炎症和结核(图 3-4-55)。

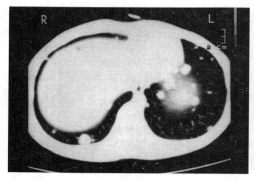

图 3-4-51　肝癌肺转移

两下肺多发性大小不等之结节状密度增高影,轮廓清楚,边缘光滑,直径在 0.3～1.8cm。

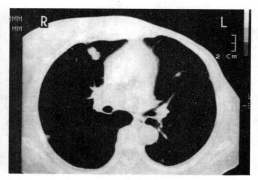

图 3-4-52　乳腺癌肺转移

左侧乳腺癌手术后 2 年,肺内与胸膜下多个大小不等的结节影,胸膜下结节影直径仅为 3mm。

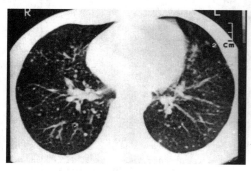

图 3-4-53　甲状腺癌肺转移

男,20 岁;右颈部肿物一年,活检为甲状腺癌;CT 示两肺野弥漫分布大小不等的粟粒状小结节影,以中下肺野为著,结节影密度较高,边缘清楚。

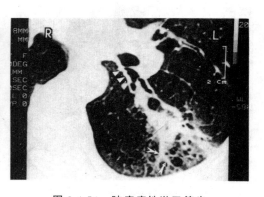

图 3-4-54　肺癌癌性淋巴管炎

左下肺背段空洞型腺癌,其周围主要是病变胸膜侧血管束呈结节状增厚(↑),支气管壁增厚(△△),肺纹理呈网格状改变。

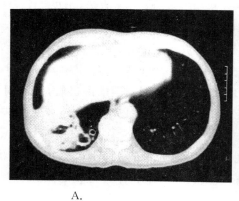

A.

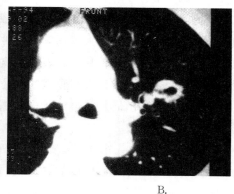

B.

图 3-4-55　肺转移瘤呈多发空洞

A.右下肺有一肿块,直径约 6.0cm,其密度不均,为周围型肺癌,肿块之内侧可见两个直径分别为 1.0 与 2.0cm 之小空洞,前者壁薄,厚度均匀,后者壁较厚,厚度不均,B.同一病例气管隆突下层面示左肺门外方有一空洞性病变壁厚且厚度不均。

五、肺癌的几种诊断指标

1.神经原特异性烯醇化酶(NSE)　　NSE 是检测小细胞癌的首选标志物,60～81%的小细胞癌患者 NSE 升高,NSE 也可作为神经母细胞癌的首选标志物,NSE(神经元特异性烯醇化酶)对该病的早期诊断有较高的临床应用价值,健康成人血清 NSE 均值为 5.2ng/ml,(正常值<20ng/ml)。当组织发生癌变时,细胞内的 NSE 释放进入血液,导致此酶在血清中含量增高,一般用于小细胞肺癌与非小细胞肺癌的鉴别诊断。

同功酶类肿瘤标志物,正常仅存于神经组织和红细胞中。正常人血清值为<13mg/L。小细胞肺癌、神经母细胞瘤和神经内分泌肿瘤及脑损伤时升高。

2.CEA　　CEA 是一种酸性糖蛋白,胚胎期在小肠、肝脏、胰腺合成,成人血清含量极低(<5μg/L)。CEA 含量与肿瘤大小、有无转移存在一定关系,当发生肝转移时,CEA 的升高尤为明显。

3.Cyfra21-1　　Cyfra21-1(阳性标准≥3.3ng/ml)是一种酸性多肽,水溶性细胞角蛋白,主要分布在肺泡上皮。当这些细胞发生癌变时,可释放 Cyfra21-1 进入血液循环,导致 Cyfra21-1 的血清水平升高。肺癌中晚期患者血清中 Cyfra21-1 含量明显升高。Cyfra21-1 是鳞状上皮细胞癌目前首选的肿瘤标志物,灵敏度可达 60%,特异性可达 95%。它对非小细胞肺癌的早期诊断、疗效监测和预后判断均有重要意义。肺癌根治术后 Cyfra21-1 的浓度显著下降,若持续升高,应考虑肿瘤进展和复发。

4.糖类抗原 12-5(CA125)　　肺癌血清 CA125 水平(诊断肺癌临界 CA125≥20u/ml)显著高于肺良性疾病组及健康对照组。肺腺癌 CA125 水平明显高于肺鳞癌与小细胞肺癌。对肺癌的诊断、鉴别诊断具有重要意义。

5.糖类抗原 l5-3(CAl5-3)　　正常值 0～28U/L。肺腺癌标志物,Ⅰ、Ⅱ期肺癌阳性率可达 50%。肝、骨处转移可引起血清 CA153 显著升高。大量临床研究资料证实 CA153 是治疗后监测复发和转移的较好指标。

大量资料证实 CA153 也存在于肺腺癌内,但肺癌患者的 CA153 灵敏度低下,仅为 17.2%。CA153 测定对肺良性疾病患者假阳性率低,故血清 CA153 异常升高,则基本可以判断为肺癌。

有研究资料证实 CA125、CA153 与肺癌的病例分型密切相关,肺鳞癌以 CA125 的阳性率升高为主,肺腺癌以血清 CA153 升高为主,从而指导临床依据病理分型进行手术、化疗治疗。

6.CA199　　CA199 是一种类糖脂,亦称胃肠癌相关抗原,存在于胎儿胃,肠,胰腺上的上皮。在成人的胰、胃、肺中浓度较低,是一种与腺癌高度相关的抗原物质,由腺癌细胞产生,经胸导管引流入血,胃癌伴转移和胰腺癌 CA199 增高尤为明显,CA199 对消化系统恶性肿瘤诊断优于其他肿瘤标志物。胰腺癌患者组 CA199 均高于 400U/m,阳性率超过 90%。胃癌、肺癌、乳腺癌组 CA199 显著升高,升高水平显著低于胰腺癌组。

经过观察,不少非小细胞肺癌患者 CA153、CA199、CA125 具有位置性。

7.TPA　　TPA(组织多肽抗原<1ng/ml)用于肺鳞癌、膀胱癌、宫颈癌等鳞状上皮癌检测,多见于肺鳞癌、膀胱癌、宫颈癌等鳞状上皮癌。

恶性肿瘤血清中的 TPA 水平可显著升高,术前增高非常显著者提示预后不良。经治疗好转后再次增高者常提示复发的可能。在肺鳞癌的诊断和预后判断方面 TPA 是目前最好的一项肿瘤标志物。

8.总结　　肺腺癌患者 CEA 水平显著高于鳞癌及小细胞肺癌患者,小细胞肺癌患者 NSE 水平显著高于腺癌及鳞癌患者,鳞癌患者 Cyfra21-1、SCC-Ag 水平显著高于腺癌及小细胞癌患者,肺腺癌血清 CA125、CA153 水平显著高于肺鳞癌与小细胞肺癌。6 种标志物与 3 种类型肺癌有一定的相关性。

研究表明肺癌Ⅰ、Ⅱ期与ⅢA～Ⅳ期之间有统计学差异,敏感度也增加,提示分期晚,肿瘤标志物增高。而且这几种标志物与化疗有效有关,化疗有效者则明显降低。如持续增高的患者生存时间短,预后差。

（曾令志）

第五节   肺部感染性疾病

一、肺 炎

大多数肺炎诊断不困难,一般根据胸片表现结合临床,可以做出正确诊断。有时肺炎的X线表现比较特殊,临床症状不典型,抗生素治疗效果较差,为了鉴别诊断要求做胸部CT检查。经验证明,胸部CT扫描对于肺炎病灶的形态、边缘、分布、病灶内支气管情况,纵隔肺门淋巴结及胸膜病变的观察,是对普通X线检查的重要补充。

【病理】

肺部炎症可主要发生在肺实质或肺间质,也可肺实质和间质性炎症同时存在。细菌、病毒、支原体、卡氏囊虫、放射线照射及过敏,均可引起肺炎。其中以细菌性肺炎及病毒性肺炎较常见。尤其是细菌性肺炎。肺炎时,肺实质与肺间质的主要病理变化为渗出,炎性细胞浸润,增生及变质。急性炎症以渗出及炎性细胞浸润为主要病理变化,慢性炎症以增殖及炎性细胞浸润为主要病理变化。在病理大体标本上可表现为结节实变,不规则实变区,肺段及肺实变。

【临床表现】

肺炎的主要症状是发热、咳嗽、咯血及胸痛,急性肺炎以发热为主要症状,而慢性肺炎则以咳嗽,咯痰及咯血为主要症状。急性肺炎多起病较急,但有的起病亦不明显。慢性肺炎无明确急性肺炎阶段,此时根据临床和X线诊断比较困难,常需与其他疾病鉴别。急性细菌性肺炎时的白细胞常增加,而其他性质肺炎及慢性肺炎白细胞总数及分类改变不明显。

【CT表现】

CT检查可准确反映肺部炎变大体形态和分布。肺炎的主要CT表现如下:

1.肺段或肺叶实变   病变为均匀一致的密度增高,以肺叶或肺段分布,密度均匀,体积略小,常可见典型的空气支气管造影的表现(图3-5-1),肺段与肺叶支气管多不狭窄阻塞,肺门与纵隔多无肿大淋巴结。

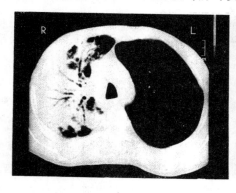
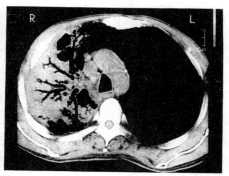

A   B

图3-5-1   右上肺大叶性肺炎

A.肺实质像,B.纵隔窗像。示右上肺实变,体积稍缩小,可见空气支气管造影征,支气管镜检查为炎症。

2.**两肺多发片状密度增高影**　病灶形态不规则,多呈楔形或梯形,边缘多不规则且模糊,病变沿支气管走行分布,多位于两中、下肺野内、中区(图 3-5-2)。病变区可见含气支气管影像。

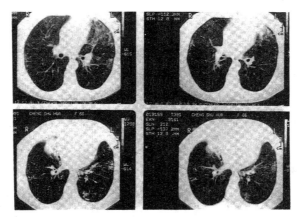

图 3-5-2　两下肺炎症

两下肺片状密度增高影,边缘模糊,可见含气支气管影像。

3.**结节与肿块**　病变呈球形,即所谓球形肺炎,病变边缘比较规则;或呈波浪状,也可有毛刺,有时边缘较模糊,常可见粗大纹理或参差不全的毛刺样结构,(图 3-5-3),密度多均匀,CT 值稍低于软组织密度;有的病变之边缘部密度稍低于中央部;有时可见空洞,病灶在胸膜下时常有局限性胸膜增厚及粘连带,其胸膜反应程度较周围型肺癌明显。

球形肺炎酷似肿瘤,易被误诊肺癌而手术,应注意两者之鉴别,前者一般有感染历史,血像增高,病变边缘较模糊,邻近胸膜反应较广泛;无空泡征与细支气管充气征。其周围可有粗大血管纹理,但走行较自然,追随观察,短期内就有吸收改变。

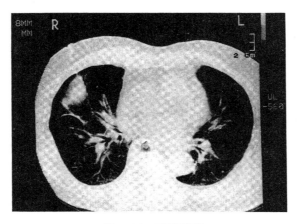

图 3-5-3　球形肺炎

男,86 岁,有感冒发热史,胸片发现右肺中野球形病灶。CT 示右肺中叶外侧段类圆形密度增高影,轮廓清楚,其外 1/3 带密度较淡,病变周围血管纹理增多,增粗。10 个月后,CT 扫描示病变已吸收。

4.**两肺多发结节状密度增高影**　此种表现少见,病灶大小多不足 1cm,边缘较清楚,但不锐利,病灶密度均匀,多分布在中下肺野,其 CT 表现颇似肺转移瘤,两者鉴别较困难。

二、肺脓肿

肺脓肿是一种伴有肺组织坏死的炎性病灶,由化脓性细菌性感染所引起,X 线上常呈圆形肿块,其周围有压缩和机化的肺组织所包绕,其中心常有气液面,此表明已与气道相通。肺脓肿常合并胸膜粘连,脓胸或脓气胸,肺脓肿的诊断一般不困难,有时需与肺癌、结核及包裹性脓胸鉴别。

【CT表现】

在CT上,肺脓肿呈厚壁圆形空洞者居多,也可呈长圆形,有的厚壁空洞,内外缘均不规则,有时可显示残留的带状肺组织横过脓腔,常可见支气管与脓腔相通。在主脓腔周围常有多发小脓腔。如脓肿靠近胸壁,则可显示广泛的胸膜改变,可有明显的胸膜肥厚或少量的胸腔积液(积脓)(图3-5-4)。有时肺脓肿可破入胸腔引起脓胸。

肺脓肿常需与包裹性脓胸相鉴别。脓胸的脓腔CT表现一般比较规则,没有周围的小脓腔,脓腔内壁较规整,不呈波浪状,脓腔壁一般较窄,宽度较均匀一致,变换体位扫描脓胸的外形可有改变。

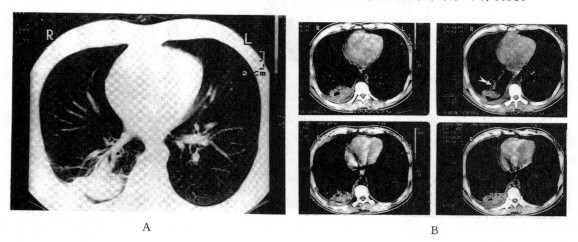

图3-5-4　右下肺脓肿

A.肺窗像。B.纵隔窗像,右下肺后外基底段大片密度增高影,内有不规则密度减低区,内缘较模糊,右下叶后基底段支气管(↑)伸入片影内。后胸壁胸膜有显著增厚伴少量胸腔积液。

三、肺结核

对于肺结核,普通X线检查一般能满足诊断需要,但当在中、老年遇到一些X线表现不典型病例时,诊断颇为困难,主要是与原发支气管肺癌鉴别常无把握。经验证明有针对性地应用CT检查对于肺结核的鉴别诊断很有帮助。

【CT表现】

肺结核的CT表现多种多样,可归纳为以下几个方面:

1.肺结核瘤　病理上结核瘤为干酪样肺炎的局限化,周围有纤维组织包绕成为球形,或由多个小病灶的融合,与单个病灶的逐渐增大而成(后者称肉芽肿型),境界清楚者为纤维包膜完整,而境界不清楚者,纤维包膜不完整,周围有炎性浸润及纤维增殖组织。

CT表现客观地反映了结核瘤病理变化。结核瘤通常为直径≥2cm的单发或多发球形高密度影,多呈圆形,类圆形,亦有呈轻度分叶状者,边缘多清楚规整(图3-5-5),少数模糊,密度多不均匀,多数可见钙化(图3-5-6)。有空洞者亦不少见,空洞为边缘性呈裂隙状或新月状。结核瘤周围,一般在外侧缘可见毛刺状或胸膜粘连带,大多数病例可见卫星灶,有的病例可见引流支气管。

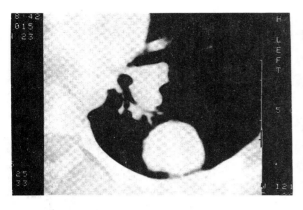
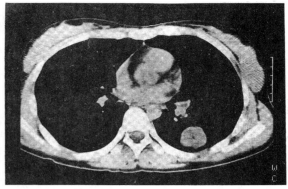

A　　　　　　　　　　　　　　　　　　B

图 3-5-5　左下肺结核瘤

A.肺实质像。B.纵隔像,后下肺背段有一直径约 3cm 类圆形肿块,轮廓清楚,边缘光滑无明显分叶,密度均匀,未见钙化。左肺门影增大示淋巴结肿大。

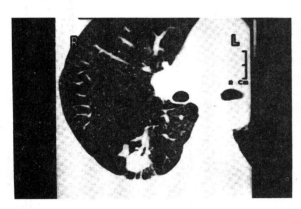
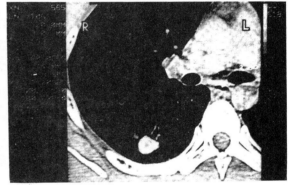

A　　　　　　　　　　　　　　　　　　B

图 3-5-6　左下肺结核瘤钙化

A.肺实质像,右下肺背段类圆形病变,直径约 2cm,胸膜侧有粘连束带,周围有斑点状影。B.纵隔像,病变大部分钙化。

2.结节性阴影　为直径 0.5～2.0cm 圆形,类圆形高密度阴影,可单发或多发(图 3-5-7)可有钙化,小空洞或小空泡状低密度,贴近胸膜者可见胸膜肥厚粘连带。

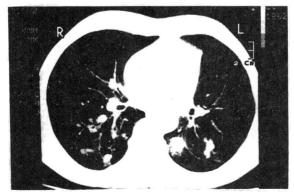

图 3-5-7　两肺结节性阴影

两下肺多个直径 0.5～1.3cm 结节状影,轮廓清楚。

3.肺段或肺叶阴影　在 CT 上可表现为肺段或肺叶的实变区,体积缩小,密度多不均匀,可见支气管充气像(图 3-5-8),少数可见空洞,病理上,这些病变为干酪样或(和)渗出性病变,或干酪增殖样病变。

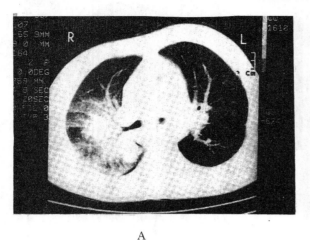
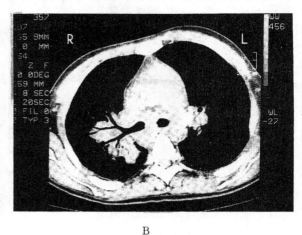

A　　　　　　　　　　　　　　　　　B

图 3-5-8　肺结核呈肺叶实变

确诊为慢性粒细胞性白血病两年,现乏力,低热。A.肺窗像;B.纵隔窗像;CT 示右上肺大片实变,边缘模糊,可见空气支气管造影征。右侧胸廓稍缩小,支气管粘膜活检为结核。

4.斑点状与斑片状影　与普通 X 线一样,多为散在分布的斑点状与斑片状软组织密度影,边缘模糊,密度不均,病灶内可见钙化与小空洞,亦可见小支气管充气像。

有的病灶由多个小结节,直径 2~5mm,堆集在一起成小片状(图 3-5-9),这些小结节为腺泡结节样病灶,病理上上述阴影为干酪增殖性结核。

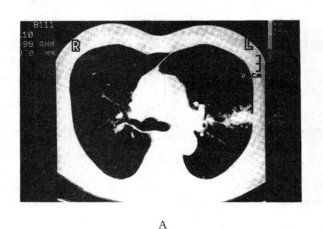
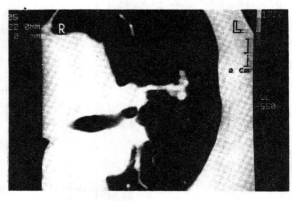

A　　　　　　　　　　　　　　　　　B

图 3-5-9　肺结核

男,67 岁;左肺上叶尖后段见一斑片状影,略呈楔形底向外侧;该阴影内有多个斑点状影,直径约 2~3mm。B.A 下方 lcm 层面,肺门外方可见 4 个直径约 3~5mm 之小结节堆集成小片,为腺泡结节性病变。手术证实为干酪增殖性结核。

5.空洞性阴影　多为薄壁空洞,呈中心透亮的环形阴影(图 3-5-10),慢性纤维空洞性结核,其壁较薄,内壁光滑,周围可见扩张的支气管与纤维化改变。

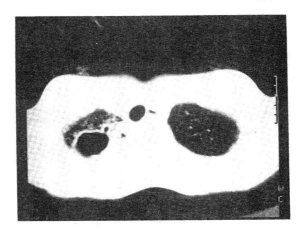

图 3-5-10　肺结核薄壁空洞

右上肺尖后段浸润性肺结核,薄壁空洞。

6.粟粒性阴影　急性粟粒性肺结核,阴影直径在 5mm 以下,密度均匀,边界欠清晰,与支气管走行无关,与血管纹理走行一致;亚急慢性粟粒结核者,病变边缘多较清晰,病变大小不很均匀。

7.纤维条索影　病变为纤维条索状致密影,边界清晰,它与正常肺纹理不同,没有从内到外的由粗变细及逐渐分枝的树枝样分布,而是粗细均匀,僵直,并与正常肺纹理的行走方向不一致。病变可局限于一个肺段或肺叶或位于一侧肺;肺体积缩小,纵隔向患侧移位。

8.肺门纵隔淋巴结肿大和钙化　大于 2cm 以上淋巴结增强扫描常显示为周边环形增强,增强厚度一般不规则,其病理基础与淋巴结中央为干酪样坏死,周围为肉芽组织。较小淋巴结可均匀增强,淋巴结钙化可为圆形,类圆形,簇状及不规则斑点状。

9.胸膜病变　急性期可见游离胸腔积液,慢性期见局限性或广泛性胸膜肥厚,局限性包裹性积液,胸膜结核瘤及胸膜钙化。

【诊断与鉴别诊断】

根据上述 CT 表现结合临床与 X 线所见一般能做出正确诊断;但在实际工作中,与肺癌、结节病及淋巴瘤等的鉴别有时困难,应注意鉴别。

1.周围型肺癌　原发性肺癌的肿块形态不规则,边缘不整,有分叶且较深,边缘多有锯齿状或小棘状突起,或细短毛刺,常有支气管充气征与空泡征,钙化少见,常伴有胸膜皱缩征。两肺结核结节或结核瘤形态较规则,边缘多光整,病灶内有边缘性空洞或小圆形液化坏死所致的低密度,常有钙化,周围多有卫星灶。

2.肺门与纵隔淋巴结核需与肺癌肺门纵隔淋巴转移以及结节病相鉴别　结核性淋巴结肿大于增强后扫描呈现边缘性增强,中心相对低密度是特征性所见,且好发于右气管旁(2R、4R),气管与支气管区(10R)和隆突下区对鉴别也有帮助;恶性肿瘤转移性淋巴多数>2cm,增强扫描多呈均匀一致性增强,其转移部位与原发肿瘤的淋巴引流一致。恶性淋巴瘤的淋巴结增大常常多组淋巴结受累,可位于血管前间隙,多有融合趋向,包绕与侵犯血管,致血管壁境界不清,结节病的淋巴结肿大,多为两侧肺门淋巴结呈对称性,土豆块样;多无钙化。

3.胸腔积液　CT 发现胸膜实性结节或肿块时,有助于肿瘤诊断,仅表现为胸腔积液时不能鉴别结核或转移瘤;包裹性积液以结核多见,但也可见于肺癌转移。

　　　　　　　　　　　　　　　　　　　　　　　　　　　　　　　　　　　　　(李永辉)

第六节   弥漫性肺疾病

一、肺气肿

在病理上,肺气肿指的是终末细支气管远侧的肺组织的过度充气,膨胀并伴有肺泡壁的破坏,病理上可分为四种类型即小叶中型肺气肿,全小叶型肺气肿,小叶旁型肺气肿及不规则(瘢痕旁)型肺气肿。

X线胸片上只能显示比较进展的肺气肿,对于轻至中度的肺气肿的检出欠敏感,而CT在早期肺气肿的检出和分类方面较普通X线更加准确;CT所见与疾病的病理程度的相关性比肺功能试验与病变程度的相关性更好。

【CT表现】

小叶中心型肺气肿,是最常见的一类肺气肿,是以次级肺小叶非均匀一致的破坏为特征,病变开始时位于一级呼吸细支气管与终末细支气管周围;轻至中度病例,在小叶内形成小孔状,小圆形低密度区;周围为相对正常的肺实质,两者无明显分界;到严重时则有广泛的融合破坏;肺血管在轻度肺气肿时是正常的;当病变严重时,则肺血管分支减少并扭曲,血管口径变细,小叶中心型肺气肿以分布在上叶为特征(图3-6-1)。

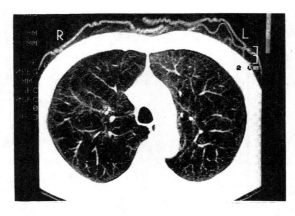

图 3-6-1   肺气肿(小叶中心型)

两上肺可见多数小圆形低密度影,周围为相对正常的肺实质,两者无明显分界,肺血管纹理变细,分枝减少。

全小叶型肺气肿,是继发于次小叶的均匀一致性破坏;以下叶分布占优势,这种分布在胸片上可见,但在CT上观察更佳,显示为广泛分布的低密度区,肺血管比正常细,分枝少,成角增大(图3-6-2)。进展型的全小叶肺气肿与进展型的小叶中心性肺气肿不能鉴别。

小叶旁型肺气肿侵犯腺泡周围部分,因此以邻近胸膜与小叶间隔部位最显著,如果肺气肿腔隙＜0.5cm直径,常需采用高分辨CT扫描才能发现。正常胸膜下肺气肿在X线胸片上不易发现,但在CT片上可显示为密度减低区,胸膜下肺大泡也认为是小叶旁肺气肿的表现;肺大泡表现为肺内局限性气囊,失去肺实质结构,壁整齐规则,看不到血管,但也可见于其他类型肺气肿;也可做为独立的征象存在。肺大泡有三个最好发的部位;奇静脉食管隐窝处(右主支气管后方),邻近左心室区,及邻近前联合线区域。

不规则或瘢痕旁型肺气肿:肺气肿围绕着肺瘢痕区,不规则累及肺小叶,这一类型的肺气肿见于能引起肺实质纤维瘢痕的多种病理情况(疾病),如结节病、矽肺、结核等,在X线胸片上病变常被瘢痕过程所掩盖,而伴有纤维化的肺气肿在 CT 上则显示清晰。

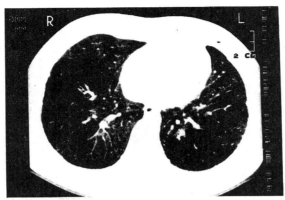

图 3-6-2 肺气肿(全小叶型肺气肿)
两肺广泛分布的低密度区,血管纹理纤细,分枝减少,成角增大。

二、特发性肺间质性纤维化

系下呼吸道原因不明的慢性炎症性疾病,它以侵犯肺泡壁和肺间质为特征的慢性炎症,参与炎症反应的以吞噬细胞和中性粒细胞为主,尚有其他各种类型的细胞,产生纤维细胞增殖和胶元纤维的沉积。病理上病变呈多灶性,并显示不同阶段的炎症表现。

【CT 表现】

应采用高分辨 CT 扫描以能更好地显示病变,有以下几种表现:

1.蜂窝征 这是最有特征性的 CT 表现。蜂窝征好发于胸膜下,蜂窝大小约 5～20mm 直径,成斑片状,间隔正常表现的肺实质。晚期可弥漫性分布,在病变区域常伴有牵引性支气管扩张。

2.网状改变 这种改变早于蜂窝征出现;主要是累及小叶间隔与小叶中心结构;HRCT 表现为小叶间隔增厚,次肺小叶结构紊乱,在肺底部,增厚的次级小叶可呈现多角形(图 3-6-3)。

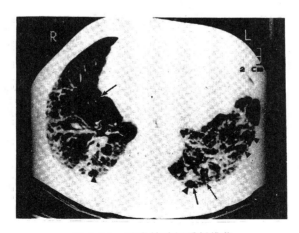

图 3-6-3 特发性肺间质纤维化
两下肺纹理增粗紊乱,正常肺结构消失,于胸膜下有不规则线状影(↑),呈网状为小叶间隔增厚表现,并可见小囊状气腔(▲)。

3.胸膜下间质纤维化 CT 表现为肋面脏层胸膜不规则增厚,和叶间裂增厚。

4.支气管周围间质增厚与血管壁不规则 这一征象出现较少。

5.长索状瘢痕　见于进展性病例,病变呈细长索状致密影,穿过肺野向胸膜面延伸,形态上与血管容易区分;与此相似的纤维化表现也可见于类风湿,系统性红斑狼疮,硬皮病和混合性结缔组织病。

6.磨玻璃样密度　见于肺野周围,病变范围遵循肺叶的解剖;这一征象可能提示活动性肺泡炎症。

在肺的不同部位可出现疾病进展不同阶段的CT表现;这些表现对于原发性肺间质性纤维化的诊断,特异性如何尚未清楚。

鉴别诊断:类风湿关节炎,硬皮病和其他胶原疾病的CT表现十分相似,故诊断需结合临床。

三、嗜酸性肉芽肿(肺组织细胞病X)

嗜酸性肉芽肿是一种原因不明的肉芽肿疾病,主要见于青中年,60%病例病变局限于肺,20%累及骨,另20%累及多种脏器。临床上有非特异性呼吸道症状,不到20%的病人可出现气胸,20%的病人无症状,仅在查体时发现。绝大多数病人呈良性病程,病变可自发吸收,小部分病例病变进展,导致纤维化,甚至蜂窝肺。

【病理】

嗜酸性肉芽肿以结节与囊变为特征,组织学上根据存在特征性的大组织细胞做诊断;这种组织细胞与郎汉斯巨细胞非常相似,尽管组织学上很少见到坏死,但结节内常常出现空洞,也可见小囊与大囊,其起因仍不清楚。

【CT表现】

CT,特别是HRCT比常规X线能更清楚地发现肺内异常,CT征象主要有以下几个方面:

1.小结节　1～2mm至数cm直径的结节影,以中上肺野为主,但可普遍分布于整个肺野,其中有些可形成空洞,小结节可为小叶中心性的,在次小叶内,与细支气管相邻。位于肺的外围。

2.含气囊腔　是本症最常见的表现。在进展病例,囊腔可大至数cm直径;壁可薄,可厚,形态不规则,并可互相融合,可成为主要的CT征象(图3-6-4);而此时结节影不明显。

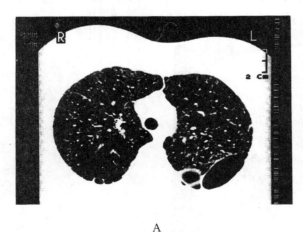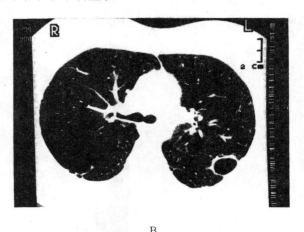

A　　　　　　　　　　　　B

图3-6-4　组织细胞病X

A.示肺纹理呈网织状增强;两肺野有弥漫分布之含气囊腔,大小不等,其壁厚薄不一,于左上肺尖后段,胸膜下不规则厚壁含气囊腔。B.同一病例示右上肺后段有直径5～6cm之薄壁囊腔,内有分隔,左上肺后段胸膜下有一1.5cm×2.0cm卵圆形囊腔,壁较厚。

3.小叶间隔增厚与叶间裂不规则　提示胸膜下间质纤维化和细胞浸润。

四、矽肺

矽肺系吸入含有游离二氧化硅浓度很高的粉尘引起。吸入的矽尘在肺内产生增生性纤维改变。首先累及较细微的间隔结构,产生网织结节状改变,约20%的结节钙化,晚期融合成团块。肺门淋巴结反应性增大,并可有蛋壳样钙化。矽肺的诊断有赖于传统的X线;但CT对于检出小结节的范围与程度以及弥漫性或局限性肺气肿优于X线。CT能较容易发现与矽肺合并的结核与肿瘤。

【CT表现】

单纯的矽肺主要CT表现是肺内多发结节,绝大多数<1cm,主要见于上叶,在肺的后部分布更多,X线平片难以显示出这种分布特点。结节边缘较清晰,密度较高。当病变进展时,结节增大,数目增多并可融合,较大的融合块亦就是进展性的块状纤维化在CT上容易识别(图3-6-5)。通常伴有血管纹理中断和肺大泡形成,小叶间隔常增厚,但不是矽肺的主要特征。

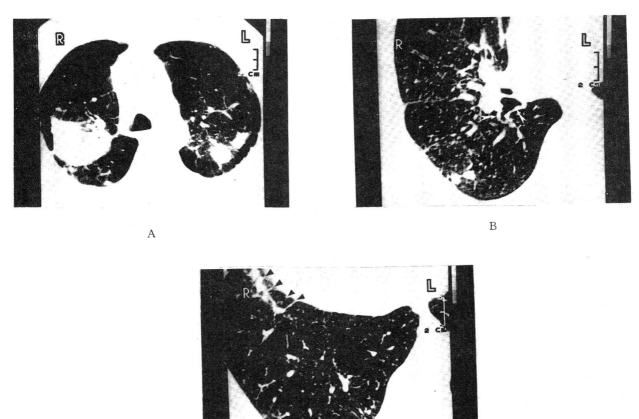

A

B

C

图 3-6-5 矽肺

A.肺纹理紊乱扭曲,失去正常结构,右上肺后段与左上肺尖后段可见块影,病变周围肺组织呈气肿改变。B.右下肺背段胸膜下小结节影,背段支气管不规则增厚。(↑)。C.膈上小叶间隔线明显增厚(▲)。

五、石棉肺

系吸入石棉纤维所致,引起肺实质与胸膜的损害。

肺实质的损害主要是间质的弥漫纤维化。纤维化过程以小叶中心、终末细支气管水平开始,首先侵犯两下肺、胸膜下,以两下肺为主,呈多灶性,间有正常的肺实质,胸膜下蜂窝状改变仅见于10%病人。

胸膜的损害是胸膜斑,呈灰白色,表面光滑,质地较硬,境界清晰,微凸于表面,最多见于肋面胸膜之后外侧以及覆盖下叶与膈的胸膜。

【CT表现】

需用高分辨CT扫描,CT表现有以下几点:

1.胸膜下曲线　在胸膜下1cm外,与内侧胸壁平行,常见于肺后部,长度在5~10cm之间,代表初期纤维化,可能系胸膜下淋巴网的增厚所致。

2.小叶间隔增厚　见于胸膜下肺实质部位,为垂直于胸膜面的细短白线。

3.小叶内线　呈细分支状结构,起于胸膜下1cm处;与胸膜下不接触;为小叶小动脉及伴行终末细支气管及其周围间质纤维化增厚的表现。

4.蜂窝状改变　为胸膜下小囊腔,大小约2~4mm,一般散在,好发生于下叶后部,与胸膜接触处明显增厚。

5.肺实质束带　为线状致密影,长约2~5cm,通过肺部与胸膜面接触,不具血管的形态,亦不与血管走行方向一致。常伴邻近肺实质扭曲。

6.胸膜改变　显示胸膜不规则增厚,表现为不同厚度线状致密影,呈扁平或不规则状边缘,约10%病例胸膜斑块可发生钙化,此外尚可见胸膜广泛增厚;其密度低于胸膜斑块;形成上下8~10cm,向一侧扩展5cm的一片增厚,后胸壁与脊柱旁区为最常见部位。

六、结节病

结节病的病因不明,在临床上容易误诊为结核、肿瘤、肺间质性纤维化等,胸部CT检查对于显示结节病肺部变化比普通X线敏感,因而有助于结节病分期与在治疗过程中观察病变的动态变化。

【病理】

结节病的结节是一种非干酪坏死肉芽肿,是以上皮样细胞,郎汉斯巨细胞为主,并有淋巴细胞浸润的肉芽肿,无干酪坏死,结节部位有网织纤维。

结节病累及气管周围的淋巴结,胸膜下间质,小叶间隔,肺间质和肺泡壁,病变较多时即形成肺内广泛性纤维结节性病变。偶融合成3~4cm直径肿块者,还可发生于较大支气管,引起支气管狭窄。肺部的结节病变大部分可完全吸收愈合;但可以形成纤维性病变,严重的病变可形成广泛间质纤维化,细支气管及肺泡腔可扩张。在间质之间形成囊腔,结节病灶内肺毛细血管床被破坏。

【CT表现】

结节病中以淋巴结增大表现最多见,其次为肺内病变。

1.纵隔与肺门淋巴结肿大　以两肺门多数淋巴结对称性增大为特征,呈"土豆块"状。纵隔淋巴结肿大多位于上腔静脉后,主动脉弓旁,支气管分叉下,其他区域包括前纵隔淋巴结也可发生肿大,激素治疗效果好,也可自愈。

2.肺内病变 ①结节性病变:可为<3mm直径的微结节与3mm～6mm的小结节,早期位于肺外周,病变进展者呈弥漫分布。病变边缘较清楚,形态较规则。②斑片状与块状模糊密度增高影,其内可有支气管充气征,这一征象可能提示有活动性的肺泡炎。③小叶间隔增厚。④局部性血管与扩张的支气管向中心聚集。⑤蜂窝状影:为直径2～3cm大小之小囊构成,壁厚<1mm,位于胸膜下。⑥牵引性支气管扩张:发生在严重纤维化部位和蜂窝状影区域。

结节病X线上分为三期:Ⅰ期为只有淋巴结增大而无肺内浸润;Ⅱ期:有肺门与纵隔淋巴结增大而同时有肺内浸润;Ⅲ期:肺内纤维化。实际上胸部平片只表现为Ⅰ期时,CT上则常能出现肺部病变。病变的程度和异常的类型可预示功能障碍,当CT上显示多个小结节和纤维化改变时,通常有肺功能的障碍。进展型的结节病需与特发性肺纤维化鉴别,前者多呈上叶分布,有淋巴结肿大,多发小结节和大的囊腔,肺实质的瘢痕性扭曲,小叶中心腔隙受累和局部支气管,血管聚集。

七、淋巴管肌瘤病

本病只累及青年女性,有进行性呼吸困难和(或)咳血或有反复发作性的气胸。其病理特征是细支气管壁,淋巴管和血管壁的平滑肌增生,使上述结构的管腔狭窄乃至闭塞。由于细支气管狭窄,肺气肿性小泡和小囊形成,并可导致气胸,甚者邻近纵隔与腹膜后淋巴结的肌性结构也受累,引起淋巴结肿大,乳糜性渗出液。

【CT表现】

数毫米至5cm的囊性改变,均匀地分布于肺实质,无好发于肺外周的趋向,囊壁光滑,密度稍增高,通常不存在网织结节样结构。

(李永辉)

第七节 放射性损伤

一般胸部肿瘤放射治疗后用X线平片进行复查,有时为了明确是否有肿瘤复发需要做CT检查,熟悉和了解肺部放射线损伤的CT特点甚为重要。

放射性肺损伤的CT表现因诸多因素而有不同,这些因素包括身体对射线的敏感性,是否同时接受化疗,照射的剂量,照射野的大小以及照射的时间。

放射性损伤是一个连续变化的过程,发生在照射后开始的6～9个月期间,但可分为三个阶段:首先是渗出性阶段,发生在照射停止后开始这30天;然后为肺炎阶段,发生在照射后2～3个月间;最后为增殖阶段(修复阶段),发生在照射停止后3～9个月间或6～9个月间。

渗出阶段,因内皮与上皮损伤,出现间质性肺水肿,肺泡蛋白沉积和透明膜形成;肺炎阶段,肺泡Ⅱ型细胞和巨噬细胞充满肺泡气腔,毛细血管损伤广泛,胶原纤维沉积开始;修复阶段,许多细胞增殖,肺结构明显扭曲,其中以肥大细胞占优势,胶原纤维增生继续,导致纤维化。大约在放射治疗之后6～9个月间,肺泡壁纤维化发展,肺泡数目、大小、容积均明显减少,毛细血管与小血管也大大减少。

【CT表现】

CT表现放疗反应要早于X线平片;可早至照射后25天就出现变化者。通常CT表现为均匀一致的轻微密度增加,此可能代表轻微的放射性肺炎(渗出阶段)。然后发展至斑片状,更加具体的肺部实变(图

3-7-1)。至纤维化阶段,肺内实变密度增高,境界清楚,常包含支气管扩张,病变与照射野一致,常跨越正常的解剖边界,肺容积缩小,纵隔向患侧移位(图 3-7-2)。

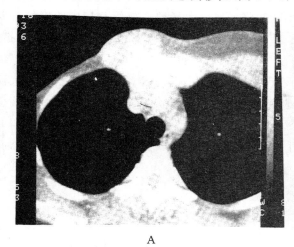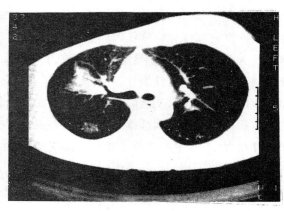

A   B

图 3-7-1   放射性肺炎

A.乳腺癌术后胸骨前软组织肿块为转移病变;B.放疗后 1.5 月(放射剂量 65Gy 并加深部 X 线照射)。CT 平扫示右上肺斑片影,边缘较模糊为放射性肺炎。

肺放射损伤所引起的纤维化与肿瘤复发在 CT 上鉴别困难,一般在照射野外出现具体肿块或出现空洞可提示肿瘤复发。MRI 在鉴别放射性纤维化与肿瘤复发方面优于 CT。

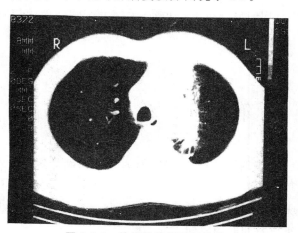

图 3-7-2   放射性肺间质纤维化

左肺癌放疗后 10 个月,CT 平扫示纵隔旁肺内呈宽约 2.0cm 带状索条状致密影。左胸腔变小,纵隔向患侧移位。

(曾令志)

第八节   其他少见肺部疾病

类淋巴组织增生性疾病亦称非淋巴瘤性淋巴组织增生性疾病,是一组引起肺间质中有相似的淋巴细胞和浆细胞异常增殖的胸部疾病。Glickstnin 等将其分为:①castleman 病;②浆细胞性肉芽肿;③假性淋巴瘤,④淋巴细胞间质性肺炎;⑤血管免疫母细胞淋巴瘤;⑥淋巴瘤样肉芽肿。这些病变在临床上、病理学上及 X 线表现与 CT 表现上比较特殊。

一、类淋巴瘤样肉芽肿

本病是一种特殊类型的肺血管炎及肉芽肿构成的瘤样病变,其特征性表现为肺间质中有肉芽肿性改变,即大量淋巴细胞、浆细胞、组织细胞及非典型淋巴瘤样细胞浸润,可见核分裂象,亦有少数病例可见结节病样肉芽肿形成,其次,间质血管炎明显。

临床上多数病人有呼吸道症状,如咳嗽、咯痰、气短、胸痛及胸闷,全身症状有发热、乏力和体重下降,皮肤常有结节及皮疹。

【CT 表现】

两肺散在分布多个密度均匀一致的斑片状和团块状阴影;境界有的模糊,有的较清楚,多分布在两侧肺外围,以下叶多见,常可见支气管充气征(图 3-8-1),约有 1/3 的病人可见空洞,少数病例呈弥漫性网格状结节或绒毛状肺泡性浸润。一般肺门及纵隔淋巴结不肿大。

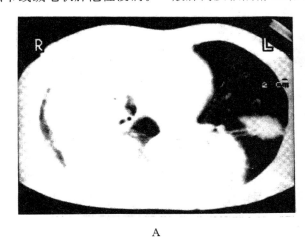 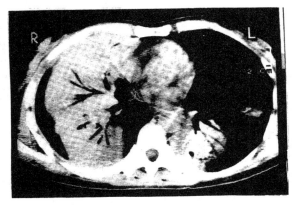

A   B

图 3-8-1　类淋巴瘤样肉芽肿

女,48 岁。发现两肺阴影 13 年,逐渐增大,近一年来病变明显增大。

A.肺实质像;B.纵隔窗像。CT 示右肺下叶,左肺下叶背段及上叶舌段有大小不等之团块状影,其内可见空气支气管造影。手术病理证实为类淋巴瘤样肉芽肿。

二、假性淋巴瘤

肺原发性假性淋巴瘤较为少见,发病者多为老年人,女性略多于男性。在组织学上为一种成熟淋巴细胞及其他炎性细胞浸润,形成瘤样肿块,但真性胚层中心和淋巴结无淋巴瘤样表现,个别病例假性淋巴瘤镜下表现与淋巴细胞间质性肺炎几乎相似。临床上主要表现有咳嗽,胸疼及低热等。

【CT 表现】

为靠近肺外围实质性肿块,边界不清。病变可散在于肺门及肺外围部。块影直径约 3~6cm,也有更大的块状影,可见充气支气管征(图 3-8-2),是由于病变在间质扩散并融合所致。病变可侵犯气管,引起气管壁增厚或成瘤块样突出,尚可见淋巴结肿大。

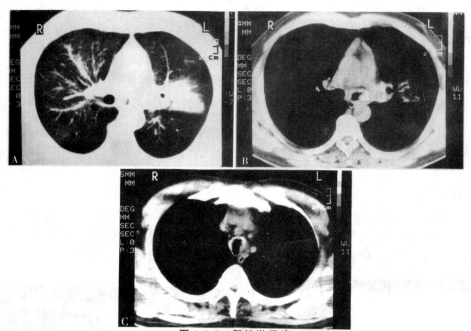

图 3-8-2　假性淋巴瘤

A.肺窗示左肺门外方大片密度增高影,左主支气管明显变窄;B.纵隔窗示左主支气管明显变窄,管壁增厚,并有一结节状软组织密度影向腔内突出,左上肺片影内可见支气管充气征;C.气管变窄,可见半环形钙化,左侧壁明显增厚达 1.2cm。

三、支气管肺淀粉样变性

淀粉样变性病因不明,是一种多糖蛋白组成的淀粉样物质沉积在体内各种组织的疾病。

淀粉样变性可分为原发性和继发性,继发性淀粉样变性较多见,并发于各种感染和退行性病变,较多侵犯脾、肝、肾和肾上腺,较少侵犯肺部;原发性病变不发生于其他疾病基础上,多侵犯心脏、大血管、平滑肌、横纹肌、淋巴结、脾、胃肠道和肺。原发淀粉样变性约有 35%~70%病例侵犯肺部,较多见于男性。

病理上按其侵犯部位不同可分为两种类型,一种是气管支气管型;淀粉样物质沉积于支气管的壁上,主要侵犯粘膜下、肌层和外膜,粘膜层保持正常,不侵犯肺实质。在气管、支气管壁上的沉积可为广泛性或局限性,可引起支气管腔变窄,导致阻塞性炎症与肺不张或支气管扩张。二是肺实质型:淀粉样物质沉积在肺实质,形成孤立的或多发的肿块,肿块的大小可达 5cm;临床上呈慢性过程,可有咳嗽、气短,常有咯血,当有阻塞性肺炎时可有发热等。

X 线表现与肿瘤、炎症等其他疾病相似,不易诊断,但 CT 征象则能反映上述病理改变,有一定特点,对诊断很有帮助。

【CT 表现】

1.**气管支气管型**　可显示气管内局限性肿块向腔内突出,或气管与支气管管壁明显增厚,支气管腔变窄,并可见粘膜下有线行钙化(图 3-8-3B)这是具有诊断意义的征象,肺野内可见阻塞性炎症(图 3-8-3A),肺气肿表现。

2.**肺实质型**　可表现为孤立性或多发性肿块,肿块内可出现空洞,但少见,也可出现斑点状钙化或碎片状高密度影,病变呈广泛者表现为两肺广泛分布的斑点结节状影,也可为两肺广泛分布的间质性浸润,这些征象都不具特异性。

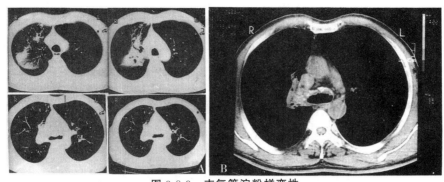

图 3-8-3　支气管淀粉样变性

男,48 岁。咳嗽、咯脓痰带血 6 年余。

A.肺窗 CT 示右肺上叶有大片密度增高影,内有树枝状支气管透亮影,气管隆突部变扁,变窄。B.纵隔窗示气管近隆突部前壁增厚,沿气管环可见弧线状与斑点状钙化影。

四、坏死性肉芽肿

坏死性肉芽肿表现为发热与肺部肉芽肿病变,有时可侵及其他器官如肾和脾。血管壁的坏死性病灶侵犯小动脉和小静脉。目前一般认为是多发性动脉炎的一种类型。

本病发生于 10～70 岁,最高发病率在 40 岁左右。

【病理】

在疾病的活动期表现为鼻部和脸中部的皮肤、粘膜、软骨和骨坏死,形成脸部皮肤、齿龈、腭、咽部的溃疡和鼻梁变形,可有上颌窦和面骨的破坏和死骨排出。喉气管的肉芽肿,可因化脓、出血和坏死物质而造成呼吸道的阻塞。肺部的肉芽肿和非特异性浸润有时可形成空洞或炎症,往往长期不吸收。肾的改变有肾小球炎,毛细血管栓塞及类纤维蛋白变性。

【CT 表现】

胸部一般改变有支气管炎,肺充血、肺水肿和肺梗死等。由于肺部血管炎和肉芽肿形成的 CT 表现则有肺间质纹理增强及单个或多个大小不等的结节和肿块,可以从数毫米至 9cm 直径。肿块的轮廓可清楚规则,形似转移性肿瘤,也可因周围的炎性改变而表现轮廓模糊不规则,空洞常见,可随一般病情好转而缩小,在复查时又继续增大。空洞开始形成时壁厚,内壁不规则(图 3-8-4),后又可发展为薄壁空洞,形似薄壁囊肿。有的病变因坏死液化后可出现液平(图 3-8-5)。

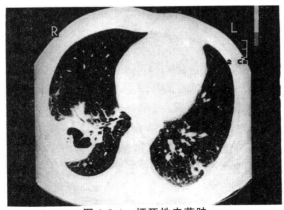

图 3-8-4　坏死性肉芽肿

肺实质像示右下肺后外基底段肿块影,直径约 5cm,轮廓较模糊,内有不规则空洞,壁较厚。左下肺有小空洞性病变,直径约 1.4cm。

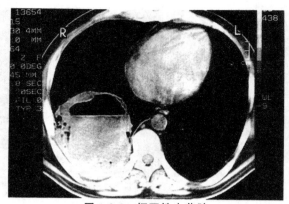

图 3-8-5　坏死性肉芽肿

纵隔窗像示右下肺有空洞性病变，约 8cm×10cm 大小，内有液平面，其上壁较薄。

（曾令志）

第九节　肺损伤

一、外伤

四种损伤：①直接撞击；②突然减速（交通事故）：固定器官组织（如脊柱旁组织）与可移动组织器官（如肺）急剧扭转；③肺泡破裂：在液气界面发生的大幅度冲击导致局部肺泡及其支撑组织破裂；④挫伤：冲击波后的低压导致肺泡过度膨胀。

其他胸部外伤包括：①外伤后吸入物；②吸入物伤害；③毛细血管渗透作用增强：脂肪栓子、失血性休克、神经源性肺水肿。

要点：①肺部外伤后的 2～3h 内在影像学和临床上往往表现不出症状；②胸外损伤和潜在的肺损伤之间并没有确切的相关性；③影像学上的肺外伤的显示常常小于实际受伤程度。

二、气胸

1.常见病因

(1)手术引起：①穿刺活检，20%；②气压性创伤，20%。

(2)外伤：①肺破裂；②气管支气管破裂。

(3)囊性肺疾病：①肺大泡，好发于正常男性，30%反复发作；②肺气肿、哮喘；③卡氏肺囊虫肺炎（PCP）；④蜂窝肺：末期蜂窝状空洞肺病；⑤淋巴管平滑肌瘤病（75%伴气胸）；⑥嗜酸性细胞肉芽肿（20%伴气胸）。

(4)实质坏死：①肺脓肿，坏死性肺炎，脓毒血症性栓子，真菌病，肺结核；②空洞型肿瘤，成骨性肉瘤；③放射性坏死。

(5)其他：月经周期性：在经期反复自发性胸闷，与子宫内膜异位有关。

2.影像学表现

立位：①胸膜腔内气体透亮影，②胸膜白线可清晰显示，③肺活量减少。

仰卧位：深沟征（因气体的对比），前肋膈角锐利。

检测：①侧卧位（可疑患侧朝上，尽管常规下考虑到体液向下流动应采取患侧朝下的位置）能查到 5ml 气体；②立位呼气相平片；③CT 较敏感。

气胸的体积可以估算出来，但是很少在实际中应用：

①平均长度（AD,cm）＝（A＋B＋C）/3

②气胸体积百分比（占胸部体积?）＝AD×10,例：

AD 为 1cm 时，占胸部体积为 10%

AD 为 4cm 时，占胸部体积为 40%

3.张力性气胸

在呼气和吸气时的"活瓣"作用导致胸膜腔的空气逐渐增多。一侧压力升高导致纵隔向对侧移位，最终影响到纵隔内大血管。

治疗方法：紧急胸腔插管。

X线表现：①肺过度膨胀，②膈肌下降，③纵隔、心脏向对侧移位。

4.胸腔内闭式引流治疗气胸

(1)海姆利克氏瓣膜管法（适于因活检穿刺造成的气胸）：①入路：锁骨中线与 2～4 肋间相交处；②用注射器抽取空气 50ml；③应用小型排气工具如海姆利克氏阀（一个气道）。在呼气时，促使气体排出。

(2)胸管置入术（适于所有气胸）：①入路：在气胸面积最大处、其后方或侧方；②局部麻醉；③使用套管针置放 12Fr 导管；④将导管接到抽气泵；⑤若关闭导管后 24h 无气胸出现，可撤除导管。

三、挫 伤

内皮损伤导致的出血进入肺间质和肺泡内。主要发生于肺相邻的实体组织器官（如肋骨、椎骨、心脏、肝脏等）。多出现在伤后 6～24 小时。

临床症状：50%发生咯血。

死亡率：15%～40%。

X线表现：①出血和水肿造成肺透亮度减低；②CT 可显示支气管通气征，但支气管堵塞不能显示；③血肿通常在损伤 6～24h 后显示，7～10 天后吸收；④7～10 天后肺部透明度无改善，可由于以下原因：撕裂伤后血肿，吸入所致，医源性肺炎，肺膨胀不全，成人呼吸窘迫综合征（ARDS）。

四、肺撕裂伤

主要由锐利物体刺伤（肋骨骨折）、急剧减速、撕裂伤或内破裂伤所致。发病机理：线样裂口，随时间演变而渐变为圆形或卵圆形（肺实质膨出）。通常伴有咳血、胸膜和肺实质出血。支气管胸膜瘘是常见并发症。

五、脂肪栓塞

来源于骨髓的脂肪进入肺和体循环。当并发 ARDS 时脂肪栓塞死亡率很高。中枢神经往往受累。

影像学表现：①早期肺野清晰，突发性呼吸困难和多发骨折；②间质和肺泡内出血性水肿，影像表现多样；③脂肪栓塞导致影像表现为毛玻璃样变，发病48h后更为明显（延迟现象）；④毛玻璃样影持续3～7天才能消失。

六、气管与支气管撕裂

死亡率高(30％)。要求尽早采用支气管镜检查以早期发现，以避免支气管狭窄。

2种表现：①伤及右侧主支气管和左侧末梢支气管：胸腔引流不能减轻气胸；②伤及气管及左主支气管：纵隔和皮下气肿。

七、膈肌撕裂伤

90％发生在左侧。影像学表现：①液气平面或膈上见游离气体；②左侧膈肌抬高，有(或无)胃底或结肠疝；③纵隔向对侧移位；④鼻胃管移位；⑤冠状位MRI可显示疝。

八、其他胸部损伤

①主动脉损伤；②胸腔积血(血胸)；③乳糜胸；④食道撕裂伤(胸入口、食管胃结合处)；⑤心脏损伤；⑥骨折：肋骨、脊柱。

九、胸部术后

纵隔镜检查：并发症发生率，＜2％。纵隔出血，气胸，声带麻痹(可逆性神经损伤)。

支气管镜检查：①伤及牙齿、呼吸道；②一过性肺浑浊，5％；③发烧，15％；④经支气管活检：气胸，15％；出血(＞50ml)，1％。

楔形切除术：①气瘘(常见)，②挫伤，③肿瘤复发。

胸骨正中切开术并发症：并发症几率1％～5％。

纵隔出血，纵隔炎症(局灶性液体积聚)，胸骨裂开，假性动脉瘤，膈神经麻痹，胸骨骨髓炎。

胸导管放置术：①Homner's综合征(压迫交感神经节)；②假性主动脉弓动脉瘤。

(一)肺切除术

1.影像学表现

(1)4～7天内一侧胸腔2/3充满液体；连续拍片证明逐渐填充，且空气泡不再逐渐增大的征象是非常重要的；若气泡变大，则是支气管胸膜瘘的表现。

(2)纵隔逐渐移位，心脏朝向肺切除一侧移位。

(3)对侧肺常在肺尖部疝入肺叶切除侧。

2.肺叶切除术

(1)剩余肺叶膨胀填充；牵拉血管。

(2)纵隔轻微移位，单侧膈肌上抬。

3.部分切除术

(1)肺实质的重新排列罕见或没有。

(2)术后肺透亮度减低(出血、挫伤、水肿常见)。

4.肺切除后综合征 一种罕见的综合征,是指肺切除后由于纵隔过度牵拉和肺门结构的扭转导致的气道堵塞。主要发生在右肺切除后,或左肺切除术后右位主动脉弓存在。

影像学表现:

一是气道堵塞:①空气滞留:肺过度膨胀;②肺炎反复发作,支气管炎。

二是气管或支气管狭窄,支气管软化。

三是外科手术后改变:①对侧肺过度膨胀,②纵隔明显移位。

5.支气管胸膜瘘(BPF) 肺切除后发病率为 $2\%\sim4\%$,瘘发生在支气管和胸膜间隙之间。随瘘的扩大,聚集在肺切除后的空间中的液体会流向对侧正常肺。

导致 BPF 的因素:①活动性炎症(如 TB),坏死性感染;②支气管边缘的肿瘤;③支气管的血供较少;④术前放射性照射;⑤胸膜腔感染。

影像学表现:

平片:①持久或进展性气胸,②纵隔突发向健侧移位。

核医学:氙气渗漏。

胸腔 X 线造影术:①检查方法限于表现胸膜空洞的大小和与支气管的联系;②此外,薄层 CT 扫描可显示瘘的部位。

6.扭转 肺叶扭转:肺叶扭转是完全撕裂的表现。易发因素:肿块、胸膜液渗出,气胸,肺炎,外科手术切除下。肺韧带:罕见。①大部分发生于右肺中叶(RML)支气管蒂发生扭转;②导致静脉回流障碍,局部缺血坏死;③平片:不透光区随体位而变化。

7.心脏疝 罕见。死亡率 $50\%\sim100\%$。大部分发生于右肺切除时而切开心包手术后。

影像学表现:①心脏转到右边;②通过心包囊的心脏疝,造成心包积气(气体主要来源于肺切除后的空间);③切迹的存在;④心内导管扭曲;⑤心脏边缘出现"积雪征"。

(二)肺移植

因为左肺支气管比较长,所以从技术上讲,左肺移植较容易。

影像学表现如下:

1.再植入反应

(1)在 4~5 天内发生弥漫性的非心源性的肺泡内肺水肿,由肺移植后立即发生的毛细血管瘘引起。

(2)这种肺泡水肿持续一到几周时间。

2.排斥反应

(1)当影像学表现无异常时,急性排斥反应主要通过组织活检发现。

当影像上有表现时,主要有:弥漫性的支气管周围分布区的组织间炎症,胸膜增厚,胸腔积液,肺泡水肿。

(2)慢性排斥反应:细支气管阻塞性炎症,支气管扩张症。

3.感染(50%的病人发生)

(1)感染通常发生在供体肺,而不是受体肺,因为缺乏黏液纤毛的清除作用和(或)淋巴阻断所致。

(2)病原:假单胞菌和葡萄球菌多发于其他菌属,病毒、霉菌感染。

4.气道

(1)支气管吻合口漏是最常见的表现,通常表现为术后发生纵隔内出现气体或气胸产生,或二者同时发生。

(2)手术修补漏:网膜包绕吻合口,内镜下吻合。

(3)支气管结构需支架。

(付忠义)

第十节　肺血管病变

一、肺动脉高压

(一)概述

肺动脉高压指正常成人肺动脉收缩压>30mmHg或平均压力>25mmHg。

正常人肺动脉压力:收缩压20mmHg,舒张压10mmHg,平均压力14mmHg,毛细血管楔压5mmHg。

1.病因　原发性肺动脉高压(女性10~14岁,少见),继发性肺动脉高压(较常见),艾森门格综合征(Eisenmenger),肺气肿、肺纤维化。

2.分类

(1)毛细血管前压力增高:血流量增加,左向右分流。慢性肺水肿,脉管炎,药物,特发性。

(2)肺部疾病:肺气肿,间质纤维化,胸部纤维化,胸壁畸形,肺泡换气不足。

(3)毛细血管后压力增高:

①心源性:左心衰竭,冠状动脉狭窄,心房肿瘤。

②肺静脉源性:先天性,血栓症。

(二)影像学表现

主肺动脉扩张(直径与血压相关):>29mm即提示肺动脉高压;肺动脉分支骤然变细;MRA示肺血流速减低;肺动脉钙化具特征性但多发于后期;心脏扩大。

二、肺水肿

(一)病因

1.心源性　成人,左心衰竭;冠状回流(常见);心内膜炎。婴儿:膈下肺静脉异位引流(TAPV);左心发育不良;三房心。

2.肾性　肾功能不全;肾脏超负荷;肺损伤(渗透性增强:毛细血管渗出);败血症性休克,神经性休克。脂质栓塞,吸入:SO_2,O_2,Cl_2,NO_2溺水。

(二)心源性肺水肿

心源性因素所致的肺内积液(CHF,肺静脉高压)(图3-10-1)。

1级:肺血重新分布。距离肺门相等的上肺静脉管径等于或大于下肺静脉管径,第一肋间肺静脉直径>3mm。

2级:肺间质水肿(18~25mmHg)。支气管、肺门、血管模糊,Kerley线(鉴别诊断:慢性纤维化性肺水肿,含铁血黄素沉着,肿瘤等),肺门血管模糊(血管周围水肿),胸水。

3级:肺泡水肿(>25mmHg)。气道内积液:斑片状实变,空气支气管征。

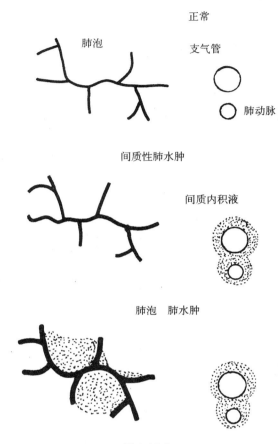

图 3-10-1

(三)局限性肺水肿

重力作用(最常见),潜在的COPD(常见),单侧肺叶静脉阻塞(肿瘤)。

三、肺栓塞

(一)概述

急性肺栓塞发病率及死亡率极高,美国每年有12000人死于此病。

1.分类　不完全性:出血性肺水肿,无组织坏死出现,数天内吸收。

完全性:组织坏死;靠纤维瘢痕修复。

2.危险因素

(1)卧床>72h(已经证实为PE的患者中55%存在此风险因素)。

(2)近期髋部手术,40%。

(3)心脏疾病,30%。

(4)恶性肿瘤,20%。

(5)使用雌激素(前列腺癌,避孕),6%。

(6)深部静脉血栓,20%;风险因素:心肌梗死,胸腹外科手术,永久性起搏器,静脉导管。

3.临床表现　胸痛,90%;呼吸急促(>16resp/min)呼吸困难,85%;咳嗽,55%;心动过缓,40%;咯血,30%;发烧,45%;发汗,25%;心动过速,30%;晕厥,15%;静脉炎,35%。

4.影像学表现

(1)X线片无明显异常,除非栓塞非常明显。

(2)检查方法:胸片,闪烁描记法,血管造影术,螺旋CT。

(3)平片:

Westermark征:局限性肺血量减少(少见)。

Hampton's隆起:肺门周围锥形梗塞灶(罕见)。

Fleischner征:急性肺动脉栓塞,可见肺动脉扩张(>16mm)。一般几天后可消失。

肺源性心脏病:右心房、右心室迅速增大。

肺水肿,肺不张,胸腔积液(50%)。

(4)闪烁扫描法:通气血流失调。

(5)血管造影:肺动脉腔内充盈缺损,肺动脉或其分支完全闭塞,动脉期延长;静脉期充盈及排空延迟。

(二)动静脉畸形

1.肺动静脉畸形　肺动脉与静脉异常交通,体动脉与肺静脉交通较少见(<5%)。

(1)类型:先天性,60%;奥斯勒-韦伯-病(遗传出血性毛细血管扩张);获得性,40%;医源性;感染;肿瘤。

(2)X线片特征:部位:下叶,70%>中叶>上叶;供血动脉,引流静脉;界限清晰的团块;强化明显;做valsalva运动,肿块大小发生变化。

(3)并发症:中风,20%;脓肿,10%(AVM作为全身性分流);破裂:胸腔积血,咳血,10%。

2.肺静脉曲张　非常少见,缺乏典型症状而不需治疗。通常偶然被发现。

X线片特征:静脉扩张。与左心房相邻。

3.主动脉乳头　正常变异(占人口10%)由邻近主动脉弓的左上肋间静脉压迫造成。静脉最大直径:4mm。

4.肺静脉闭塞症　典型的表现为小的肺静脉闭塞。

(1)病因:先天性,化疗。

(2)X线片特点:周围性肺水肿,胸水,心脏扩大。

(付忠义)

第十一节　纵隔异常

胸部CT扫描对纵隔病变的显示及判别,与普通X线检查相比,占明显的优势。

CT具有很高的密度分辨力,能分辨纵隔脂肪间隙内的血管、淋巴结、气道、食管、胸腺及椎旁软组织;而且CT横断面影像没有重叠,可以充分显示普通X线检查称之为盲区的部位,如胸腔入口、心包、血管和膈脚等;故能对纵隔病变做出准确的定位诊断。

胸部CT扫描在鉴别纵隔肿块与血管异常引起的纵隔增宽的正确率高,并可鉴别其增宽的原因。

纵隔内肿块可根据 CT 值的不同分成四种性质:含液性肿块、含脂肪性肿块、软组织密度肿块及血管病变。

含液性肿块:一般指囊肿。CT 值近似水,约 5～10HU,但当囊内容物为粘液性时 CT 值较高,可达 20～50HU,这就需要与软组织密度肿块相鉴别。

含脂肪性肿块:CT 值为负值,范围在 -70～-120HU,容易诊断。

软组织密度肿块:CT 值在 34～44HU 之间,肿块可为炎性、肿瘤和肿瘤样病变,肿瘤又可以分为良性肿瘤和恶性肿瘤。对此,软组织密度肿块的定性诊断就不能仅依据其 CT 值而定,必须结合肿块的部位、形态、边缘、密度均匀与否、有无钙化、是否合并胸腔积液、心包积液、胸膜肥厚,必须密切结合临床等综合分析予以鉴别。一般认为,肿块与纵隔内脂肪有清楚界面多属良性;相反,脂肪间隙消失,肿块包绕或侵犯纵隔内解剖结构,则多提示为恶性。但也有部分恶性淋巴瘤和转移瘤周围脂肪间隙清楚,而某些良性肿块因炎性反应而表现为界面不清。

血管病变:也呈软组织密度肿块,CT 值在 34～44HU。在增强扫描后,可呈血管性强化而明确诊断。

一、囊性肿块

绝大多数囊肿为先天性起源。包括呼吸道和消化道的重复畸形(支气管源性、前肠、神经源性、淋巴性、胸膜心包性)。纵隔囊肿可以长到很大而无症状,多系胸片检查时偶然发现。

纵隔良性囊肿的典型表现为边缘光滑整齐的圆形肿块,壁薄、密度均匀,CT 值以脑脊液(0～20HU)。肿块无强化,有时支气管囊肿 CT 值也达 20～30HU,心包囊肿达 30～40HU,这时要和实性肿块鉴别。

当非强化性纵隔肿块 CT 上不能判别为囊性或实性肿块时,可行俯卧位扫描,以示囊肿特征性角征。尖角征为胸膜负压吸引浆液进入肺裂形成裂隙样突起,多方面改变体位观察肿块形态随其改变,肿块越大此征越明显,能以此区别于实性肿块。

良性与恶性肿瘤的囊性变在 CT 上的表现与良性囊肿表现相似。

(一)纵隔支气管囊肿

本病是一种先天性疾病。其形成与肺芽的发育障碍有关。在原发性纵隔肿瘤中不太常见,但在纵隔囊肿性病变中却属常见,具特征性。

纵隔支气管囊肿可发生于纵隔的任何部位,但以好发于大支气管分叉附近为多,可以向前或向后纵隔生长,紧贴着气管总干或支气管生长。

Maier 把纵隔支气管囊肿分为五型:即气管旁型、隆突下型、肺门型、食管旁型及其他部位型。

囊肿具有支气管壁的结构,如软骨和内衬的呼吸道上皮,内容物为粘液或明胶样液体,与支气管腔不通。

平时无任何症状,当囊肿发生感染破入气道时,可出现咳嗽、发热,有时咳出囊肿内容物。

【CT 表现】

囊肿边缘清楚、光滑,密度均匀。CT 值因内含液性质不同可在 0～100HU。囊壁薄,内缘光整,可以造成邻近解剖结构的受压和移位(囊肿与支气管相互压迫征),在二者交界面囊肿边缘呈扁平状(图 3-11-1)。

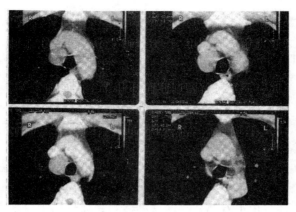

图 3-11-1　支气管囊肿

气管右侧有一约 3cm×3cm 的类圆形肿块,紧贴气管右壁,二者接触面为平直状(相互压迫征),边缘清楚、光滑,密度均匀,CT 值为 25～29HU,增强后 CT 值为 26.2～38.8HU。

当囊肿 CT 值为 30～50HU,甚至更高时,类似实性肿块。其原因与囊肿内容物的生化特性有关。Yernault 对这类肿块的内容物(矿物质)做了分析,经光学显微镜观察,发现囊液中存在大量纺锤形无色透明的双折射呈单个或放射状纠集排列的结晶体。经 X 线衍射分光仪、透射扫描电镜及微量化学研究分析,已证明该物质为草酸结晶。其机理尚不清楚,但这一发现有助于解释一些支气管囊肿 CT 值偏高类似实性肿块的现象。

(二)心包胸膜囊肿

本病为较少见的纵隔肿瘤。也称为间皮囊肿,为先天性畸形,在体腔发育过程中所形成。发生于心包膜部位者通常被称为心包囊肿;离开心包膜部位者为纵隔胸膜囊肿。二者不易区分,其 75% 位于前下纵隔心膈角处,而它的 75% 发生在右侧,附于心包外壁。

心包囊肿和胸膜囊肿的组织结构相同,囊肿的内壁为单层间皮细胞,外层为疏松的结缔组织,囊内含有澄清的液体。通常为单房,以 3～6cm 大为多。

囊肿生长缓慢,多不产生症状或仅有轻度的胸前区痛感。

【CT 表现】

囊肿呈圆形或卵圆形的囊性肿块,壁薄,外缘光滑整齐,密度均匀,CT 值 0～20HU。当改变体位时囊肿形态可随之改变。

有蒂的心包囊肿 CT 扫描时并不容易见到与心包相连的部分。

(三)淋巴管囊肿

本病也称为淋巴囊肿、囊样水瘤。一般为良性,恶性的很少。可呈单房、双房或海绵状。囊肿内壁衬以内皮细胞,外壁为纤维结缔组织,腔内含有淋巴液,呈乳白色或淡黄色。

由于囊肿质地柔软可以长得很大而无临床症状。当囊肿位于前纵隔与颈部淋巴管同时发生时,称为囊样水瘤,多见于儿童。

【CT 表现】

位于前纵隔的囊性肿块,密度均匀呈水样密度,边缘清楚,但部分也可呈轮廓模糊状,欠规则(图 3-11-2)。如呈海绵状范围较广泛(图 3-11-3)。

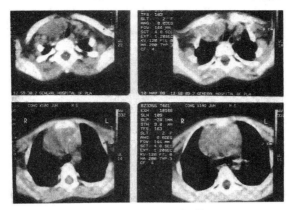

图 3-11-2 淋巴水瘤

男性,5 岁。右颈部及前上纵隔有一囊性低密影,边界欠清晰,CT 值 5.6～17HU。手术病理证实为淋巴水瘤。

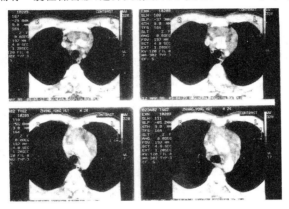

图 3-11-3 淋巴水瘤

男性,24 岁。双侧前中纵隔胸骨后、血管前间隙、大血管周围见团块状低密影。增强后无强化。上界起自主动脉弓上层面,下界达肺门平面,病理为淋巴水瘤。

二、含脂肪组织肿块

脂肪组织的 CT 值约－70～－120HU。纵隔内脂肪组织随年龄增加而增多,特别是前纵隔因为胸腺组织由脂肪代替,中、老年人也可于心尖处有脂肪堆积,这些因素均可为 X 线胸片上显示为纵隔增宽的原因。对这些易被误为纵隔肿块的改变须与纵隔内脂肪性肿块予以鉴别。

(一)脂肪堆积

即大量组织学上正常的脂肪堆积在纵隔内,其无包膜。大多数见于肥胖或接受激素治疗后的病人;少数见于原发性柯兴综合征患者;25％的病人可无明显诱因。在普通 X 线胸片上显示为纵隔凸面向外的膨出,边缘光滑、整齐,气管无受压移位。堆积在脊柱旁或心膈角区的脂肪酷似纵隔肿瘤,称其为心包脂肪垫。

【CT 表现】

CT 扫描可清楚地显示心尖处无包膜的脂肪堆积(图 3-11-4)。

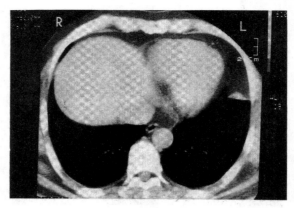

图 3-11-4　心包脂肪垫

左心膈角处见脂肪密度影,无外包膜。

(二)脂肪瘤

真性脂肪瘤少见。纵隔脂肪瘤包括脂肪瘤和脂肪肉瘤。脂肪瘤为成熟的脂肪组织外周被以包膜;脂肪肉瘤包含未成熟的脂肪细胞及成熟的脂肪细胞。脂肪瘤可发生于纵隔的任何部位,但较多发生于前纵隔下部和心膈角区。

脂肪瘤质地柔软,很少引起症状,甚至长到很大亦无症状。

【CT 表现】

脂肪瘤边缘光滑,密度均匀,CT 值为负值的肿块。增强后无强化征。如果肿块密度不均,CT 值偏高,边界不清楚并向周围浸润,应考虑为脂肪肉瘤或脂肪母细胞瘤。

(三)脂肪疝

大网膜脂肪通过莫氏孔疝入胸腔产生肿瘤征象,多位于右心膈角;通过 Bochdlek 孔的脂肪疝则位于左心膈角;胃周脂肪通过食管裂孔疝入胸腔表现为后纵隔肿块。

【CT 表现】

肿块为脂肪性,与脂肪瘤鉴别困难,但只要在脂肪肿块内见有细线影(大网膜血管),有助于腹膜疝的诊断。

(四)畸胎类肿瘤

本病来源于原始生殖细胞,为胚胎期胸腺始基发育时,部分潜殖细胞脱落并随心血管的发育携入胸腔内演变而成。故又称为生殖细胞瘤。它除包括皮样囊肿、畸胎瘤外,还包括精原细胞瘤、胚细胞瘤,绒毛上皮瘤等。其中以畸胎类肿瘤最常见。

【病理】

皮样囊肿即囊性畸胎瘤,它主要由外胚层构成。囊壁常衬有角化鳞状上皮、囊内容物可为清亮的浆液至粘稠的皮脂样物。囊壁局部可向内隆起形成小结节,甚至为较大的肿块,将其称为皮样隆起、皮样乳头或皮样栓,囊内毛发通常来源于这种隆起,钙化、骨化和牙齿常位于此。恶变也发生在皮样隆起部。

实性畸胎瘤由三个胚层组织构成,还可含有呼吸道和消化道组织。

【临床表现】

这类肿瘤在初生时即已存在,但一般需到儿童或成人后肿瘤长大压迫脏器产生压迫症状做 X 线胸片检查时才发现。可产生胸痛、咳嗽、气短等;当肿瘤破入肺或继发感染时,可伴有发热。如在短期内压迫症状加重,引起脏器功能紊乱时,需注意恶变。

【CT 表现】

肿瘤位于前纵隔,边界清楚、光滑,多为圆形或卵圆形有壁的肿块(图 3-11-5A、B)。

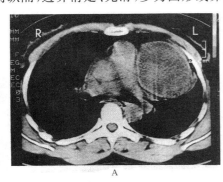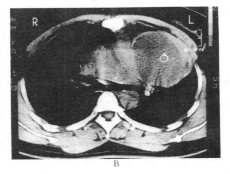

图 3-11-5　囊性畸胎瘤

男性,25 岁。A.左前上纵隔有一 6.72cm×6.94cm 的圆形厚壁低密度肿块,边缘清楚,光滑,CT 值为 68～1HU。B.注射造影剂后,包膜有增强。手术病理证实为囊性畸胎瘤。

多发性囊肿呈分叶状(图 3-11-6)

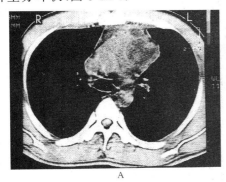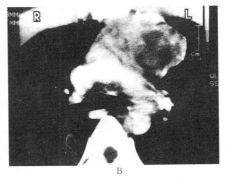

图 3-11-6　多房性囊性畸胎瘤

男性,23 岁。A.左前纵隔有 4cm×6.3cm 密度不均性肿块,外缘呈分叶状,与大血管分界清楚。B.注射造影剂后,肿块呈不均性增强。

畸胎瘤多呈混杂密度(包括实体部分的软组织密度,液体部分的水样密度,及脂肪集中形成的负值部分),以及钙化和骨化(图 3-11-7)。

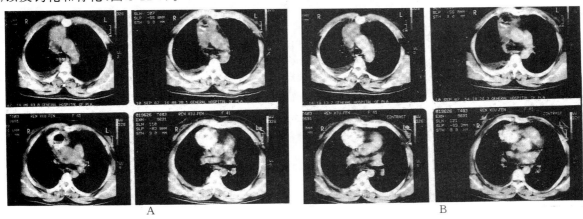

图 3-11-7　畸胎瘤

女性,61 岁。A.平扫见前中上纵隔偏右侧有一混杂密度肿块,轮廓清楚、轻度分叶,约 5.2cm×5cm 大,密度不均,低密度(脂肪)CT 值为－40HU,高密度(钙化)CT 值为 302HU。B.注射造影剂后肿块无增强。

特征性表现是以脂肪密度为主的肿块含有钙化的实体结节(图 3-11-8)。或肿块并液体部分,其中脂肪部分居上方,而液体部分在下方,两者之间有脂肪-液面,在此界线处可见线状或索状混杂密度的圆形影为毛发团。某些病例可因囊内容物为半固体状态,重力所致的分层现象不那么明显。CT 值测量可显示病变上下部分存在密度差,这也有助于囊性畸胎瘤的诊断。增强扫描见壁有强化。

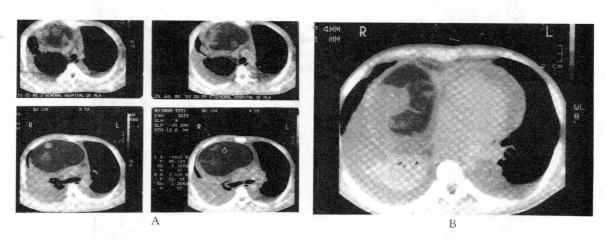

图 3-11-8　畸胎瘤

男性,19 岁。A、B:右前中纵隔见一巨大混杂密度肿块,密度不均,其低密度(脂肪)CT 值为 46HU,轮廓清楚,有壁,但不均匀,几乎占据右侧大部胸腔。伴有心包积液和双侧胸腔积液。手术病理证实为畸胎类肿瘤。

当肿瘤有继发感染时,周围有炎性粘连及胸膜肥厚。其轮廓模糊(图 3-11-9、图 3-11-10)。

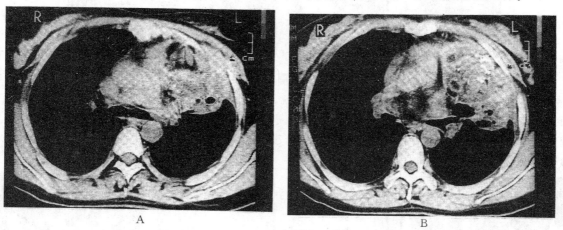

图 3-11-9　畸胎瘤穿破胸膜伴肺感染

女性,36 岁。咳嗽、咳痰、胸痛 8 个月,发热一周。前中纵隔有一密度不均性软组织密度肿块,其内有钙斑及低密度影散在分布,CT 值分别为 101HU、及-116HU、16HU、8HU。肿块轮廓位纵隔内的清楚,靠肺侧模糊,无法区分纵隔轮廓,邻近肺为不均性实变。手术见肿块占据前上纵隔偏左,并破入左肺,与受侵之左肺粘连,肿瘤破口约 1cm。病理为畸胎瘤破入左肺。

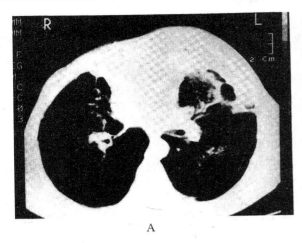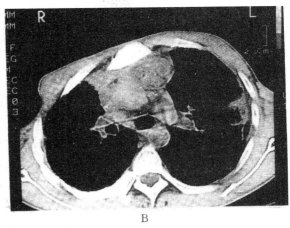

A   B

图 3-11-10　畸胎瘤穿破胸膜破入左肺并感染

男性,35 岁。因反复咳血 5 年;间断咳出毛发及骨样物 4 年。前年曾为此手术切除右上肺(为畸胎瘤穿破入右肺)。近两年上胸皮肤破溃。A.肺窗;B.纵隔窗。见右胸塌陷,纵隔结构右移,为术后改变。左侧前纵隔有一直径约 3cm 的软组织密度肿块,并与左肺上叶(包括舌叶)相连而无法区分,伴胸膜肥厚。手术病理为畸胎瘤穿破侵及左肺并感染。

【鉴别诊断】

1.与胸腺瘤鉴别　二者均以前纵隔为其好发部位,囊性畸胎瘤和胸腺囊肿或囊性胸腺瘤因其组成结构不同 CT 值可有根本性差别,基本可鉴别之。另由于前者壁厚有钙化,后者看不到囊壁,胸腺瘤钙化多呈壳状,前者多为散在小球状,故二者易于区分。

2.与侵犯性胸腺瘤鉴别　胸腺瘤浸润邻近脏器可至周边的脂肪间隙消失,本身轮廓模糊,有毛刺,瘤内可有囊性变。

3.与有囊性变的何杰金病鉴别　因何杰金病有囊性变时多为包裹性肿块,壁厚而不规则,故也可以区别之。

4.与纵隔原发性精原细胞瘤鉴别　本病多发生于男性,女性极少见。且多见于性机能旺盛期。约 30% 的病人确诊前无症状,10% 病人有上腔静脉阻塞症状。本病恶性程度低,对放射线敏感,预后较好,五年生存率为 75%。

Polansky 总结 10 例本病患者,肿块均位于前纵隔,常偏一侧。最初发现肿瘤即已为大块状,并累及中纵隔,引起气管和支气管受压移位,密度均匀无钙化,有分叶,肿瘤容易侵犯肺及邻近的淋巴结和骨骼系统。shin 认为本病倾向累及前纵隔,Lee 等认为并无此倾向。

CT 显示其为前纵隔境界清楚较大的实性肿块,肿块内有小的低密度区(50%),包膜薄,相邻之脂肪间隙多消失,胸壁可受累。胸膜渗液和心包渗液为少见症状。

因该肿瘤也以发生在前纵隔为主,且较大、密度不均,含有低密度区,故畸胎类肿瘤需与之鉴别,而无钙化是二者鉴别时的重要特征。

三、软组织密度肿块

软组织密度肿块即为实性肿块,由于来源复杂,需在准确定位的基础上判别其性质,这对治疗方案的选择及预后的评估具有实际意义。

（一）胸腺瘤

胸腺瘤是最常见的纵隔肿瘤之一，也是发生在胸腺的最常见的肿瘤。但发生在胸腺的其他肿瘤也不少，如生殖细胞瘤、何杰金病、类癌等。

【病理】

胸腺瘤主要由淋巴细胞和上皮细胞所构成。可分为上皮性（占45%）、淋巴性（占25%）、和淋巴上皮性（30%）。

上述任何一种细胞型式为主的胸腺瘤均可以合并重症肌无力，但较常见于淋巴细胞性胸腺瘤。

胸腺瘤的10%～15%是恶性的，称其为侵犯性胸腺瘤。确定胸腺瘤良恶性的通常依据是肿瘤的蔓延范围。

侵犯性胸腺瘤按病理可分为三期：Ⅰ期为肿瘤限于胸腺腺体内；Ⅱ期为肿瘤穿透包膜至胸腺周围脂肪内，但尚未侵及邻近器官。Ⅲ期为肿瘤穿透胸腺包膜并侵及邻近器官。约有半数的Ⅲ期肿瘤在胸膜上有转移、多呈局部浸润性生长，顺沿邻近的胸膜与心包进展。

【临床表现】

由于肿瘤多位于主动脉弓至肺门的前上纵隔胸骨后间隙，故主要症状为胸痛、胸闷、咳嗽、气短，如果肿瘤压迫喉返神经则产生声音嘶哑，压迫食管产生吞咽困难。约有30%的胸腺瘤病人有重症肌无力，也可以伴有红细胞再生不良、低γ球蛋白血症、巨食管及胶原血管疾病等。约半数胸腺瘤病人并无症状，多是为其他的原因作胸部X线检查时才首次发现。

【CT表现】

肿瘤位于主动脉弓至肺门的前上纵隔内，多呈圆形、卵圆形或分叶状（图3-11-11及图3-11-12）。

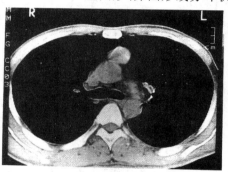

图 3-11-11 胸腺瘤

男性，47岁。双睑下垂、四肢无力、吞咽困难、饮水呛三年，加重一月。位升主动脉左前方、胸骨后间隙有一约2cm×3cm类圆形软组织密度肿块，密度不均，肿瘤前半部有较多钙化，轮廓清楚，纵隔内脂肪间隙存在。手术病理为胸腺瘤

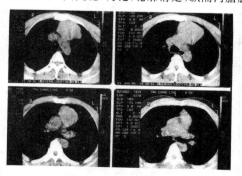

图 3-11-12　胸腺瘤

男性，50岁。左前上纵隔有一5.23cm×6.75cm分叶状肿块，轮廓清楚，密度均匀，与主动脉分界清晰。手术病理证实为混合性胸腺瘤。

通常肿瘤边界清楚,当边缘不清时,可能与下列因素有关:肿瘤无完整包膜;肿瘤与周围脏器粘连;肿瘤侵犯纵隔内组织。后者为侵犯性胸腺瘤的特征之一。

肿瘤一般为 1～10cm,CT 扫描能诊断的最小的胸腺瘤直径为 2cm、多数生长不对称,常位于纵隔一侧呈均匀软组织密度肿块。CT 值一般为 40～80HU 肿瘤可有囊性变,囊变区 CT 值可为 4～20HU。大体积的胸腺瘤可呈蜂窝状,结节状,可因其内含有脂肪组织而为低密度影,从而使肿瘤密度不均。增强扫描时,肿瘤实质部分可强化(图 3-11-13)。

CT 尚无可靠的征象作为鉴别胸腺瘤良恶性的依据,但一般认为肿瘤与纵隔结构间的低密度脂肪间隙即透亮线消失,可为侵犯性胸腺瘤。若透亮线存在,多提示为非侵犯性胸腺瘤。

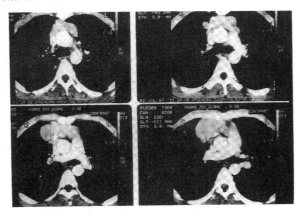

图 3-11-13　胸腺瘤

男性,40 岁。右前上纵隔有一不规则软组织密度肿块,紧邻大血管,但二者分界清楚,增强后尤为明显。手术病理为胸腺瘤。

侵犯性胸腺瘤很少发生血行或淋巴管转移,多以浸润方式顺沿邻近的胸膜与心包发展。一般局限于一侧胸腔。常见于肋膈角处,心包种植表现为心包不规则增厚。

胸腺瘤的鉴别诊断:CT 对纵隔胸腺瘤的定位诊断是正确的,尤其是对纵隔内型,甚至为胸腺内型的胸腺瘤的确诊是普通 X 线胸片所无能为力的。但是,由于胸腺肿块病理组织学复杂,它可以是不少肿瘤的发生处,除胸腺瘤外还有胸腺癌、类癌、胸腺淋巴瘤、胸腺生殖细胞瘤及转移性胸腺瘤等。所以,在确定纵隔胸腺为异常肿块的基础上,还要进一步确定是胸腺瘤还是发生在胸腺的其他肿瘤,同时要对其良恶性做出判别。因此,胸腺瘤的定性诊断是比较复杂甚至是困难的。

【鉴别诊断】

1.与胚细胞瘤的鉴别　Teshiman 发现肿瘤的组织类型与性别有关,他报道的这种病例所有女性均为良性畸胎瘤,45％的男性为恶性,这对鉴别胚细胞瘤的良恶性很重要。CT 上良性胚细胞瘤一般为均匀的低密度肿块,恶性者密度不均匀。囊性畸胎瘤与胸腺囊肿的区别从壁的厚薄上区分有特征,前者壁厚有钙化,后者看不到壁;胸腺瘤的钙化是蛋壳状的,而胚细胞瘤的钙化多为散在小点状。良性胚细胞瘤壁上可为弧形钙化。

2.侵犯性胸腺瘤与前纵隔恶性淋巴瘤鉴别　二者在纵隔分布特点不同,恶性淋巴瘤多为双侧性,浸润范围常超出前纵隔,病变多累及主动脉弓上方,而侵犯性胸腺瘤多为单侧,浸润范围小,很少超过纵隔 4 个分区,即使发生在两侧,也很少超出前纵隔范围。恶性淋巴瘤的边缘有明显分叶,无论是平扫还是增强的扫描,恶性淋巴瘤密度可以均匀也可以不均匀,不均匀之低密度影可为三角形、环形或带形。侵犯性胸腺瘤多为密度不均匀,且不均匀范围较广。恶性淋巴瘤大多伴有纵隔血管移位,少数无血管移位者,血管腔残留在肿瘤内。增强扫描见肿瘤包绕血管;而侵犯性胸腺瘤无此征象,仅表现为血管移位;恶性淋巴瘤未见胸膜种植或胸膜肿瘤及出现胸水;而侵犯性胸腺瘤可有胸膜种植。

3.侵犯性胸腺瘤与胸腺类癌的鉴别 胸腺类癌是一种罕见的前纵隔肿瘤。至今国内报道不足100例，1972年ROSQi首次将有分泌功能的胸腺瘤单独地分离出来,命名为胸腺类癌。临床上不合并内分泌异常的胸腺类癌常与胸腺瘤难以区分,其症状也无特征性。CT显示二者均为前上纵隔软组织密度肿块,术前常误诊。文献报道30%～40%的胸腺类癌合并其他疾病,包括柯兴综合征、胰岛细胞瘤、心包炎,多发性关节炎,多发性肌炎等。胸腺类癌发生于中老年男性,与一般所认为的类癌均属低度恶性不同,胸腺类癌的恶性度高,预后差;50%的胸腺类癌于手术时即已有周围组织的侵犯,30%～40%可以发生胸外转移,最多的部位是皮肤、骨、肾上腺、淋巴结,另一个特点是易复发。类癌在光镜下可以见到嗜银染色阳性、电镜检查细胞质内有神经内分泌颗粒;免疫组织化学检查对低分子角蛋白的反应,50%有上皮膜抗体;神经特异性烯醇化酶存在于神经内分泌细胞,对类癌有直接反应。而胸腺瘤无上述特点。

4.剔除发生在胸腺的其他类肿瘤确定为胸腺瘤 更重要的是判明其良、恶性。

一般认为侵犯性胸腺瘤多为扁平状,轮廓呈凹凸不平,与邻近脏器间的低密度线影消失;非侵犯性胸腺为圆形、卵圆形,也可有分叶,轮廓清楚,肿瘤周边低密度线影存在。但当肿瘤较小或向其邻近脏器浸润还不足以使脂肪间隙在CT片上呈现为消失时,其判断的可靠性受到影响(图3-11-14)。

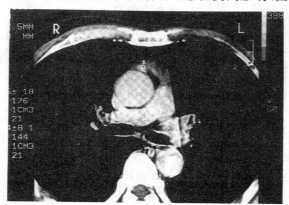

图 3-11-14 侵犯性胸腺瘤(不典型)

男性,58岁。左眼睑下垂二年四个月。呼吸困难伴重症肌无力。前纵隔升主动脉的前方有一半月状软组织密度影,密度不均,轮廓不锐利,周围脂肪线影存在。增强后CT值为82.5±18HU。考虑为胸腺瘤。手术见肿块3cm×2cm×1.5cm,边缘欠规则,内有较多硬结、呈浸润性生长,两侧胸膜毛糙。肿瘤周围系退行性变的组织。病理为分化较好的侵犯性胸腺瘤(呈浸润性长生伴血管瘤栓)。

5.与胸腺增生鉴别 真性胸腺增生见于甲状腺毒症、慢性肾上腺功能低下、儿童的应激反应后,以及小儿肿瘤治疗后。

组织学上重症肌无力的病人胸腺有三种类型,65%胸腺增生,10%为胸腺瘤,余25%显示正常。胸部CT检查对重症肌无力有一定的价值,如CT显示正常则可除外胸腺瘤,但CT并不能鉴别胸腺瘤与胸腺增生。特别是当病人年龄小于40岁时,对胸腺增生的病例,大约有1/2CT检查显示正常。所以CT追随观察很有必要(图3-11-15)。

6.与成人化疗后良性反应性胸腺增大鉴别 KissinCM回顾200例恶性睾丸胚胎瘤睾丸切除病人的原始CT记录,术后120例接受4～6个疗程的化疗,80例未化疗的病人中除1例因为多发感染胸腺轻度增大外,无胸腺增大者。120例术后化疗的病人中有14例(占11.6%)有胸腺增大,增大的程度与化疗的时间有关,化疗后7～12个月胸腺体积增加到最大。

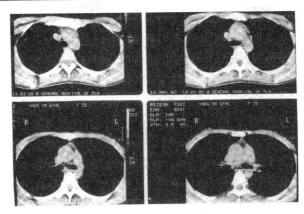

图 3-11-15 胸腺增生

女性,29 岁。主动脉弓前上方有一条状软组织密度影,边缘清楚,与大血管分界清晰,密度均匀。手术病理证实为胸腺增生。

(二)胸内甲状腺

胸内甲状腺为胸骨后或纵隔甲状腺肿块。一般为多发结节性甲状腺肿,可为颈部甲状腺坠入胸腔,也可为发育过程中遗留于胸内甲状腺组织逐渐发育而成,占切除纵隔肿块的 50%。最常见于上纵隔胸骨后间隙,气管前间隙,也可以发生在纵隔任何部位。

由于胸骨后间隙狭窄,故肿瘤不大即可产生明显的压迫症状,如呼吸困难、干咳、胸闷、胸痛、吞咽困难、颈静脉曲张。如有甲状腺功能亢进,则可伴有相应之症状。

【CT 表现】

肿块常位于胸骨后,其上部与甲状腺相连位于气管前间隙内,但也可伸入至气管与食管之后方(图 3-11-16)。

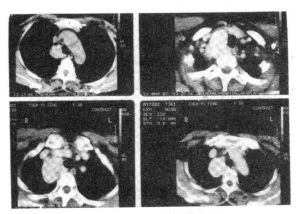

图 3-11-16 胸内甲状腺瘤

女性,58 岁。纵隔内气管右侧有甲状腺肿大,其后部有钙化点,下界达主动脉弓平面,气管受压向左侧移位。手术病理为胸内甲状腺瘤。

一般为多结节状,轮廓清晰平坦、结构不均匀,有钙化或囊性变及实质肿块。CT 值为 50~70HU,有时可达 110~300HU,囊性区 CT 值 15~35HU。增强扫描 CT 值可增加 15~25HU,呈强化状且强化时间延长。

甲状腺机能低下的病人甲状腺密度可接近正常甲状腺组织,CT 值 112±10HU。对非功能性甲状腺瘤和癌及囊肿做出组织学定性困难。

与前纵隔其他类肿瘤的鉴别,根据其位置和与甲状腺的关系,特别是 CT 值较高,增强后呈强化改变等特点,鉴别应不甚困难,但不典型病例的诊断仍需慎重。

（三）神经源性肿瘤

神经源性肿瘤为后纵隔最常见的肿瘤。

【病理】

绝大多数肿瘤发生于后纵隔脊柱旁沟的神经组织,位于胸膜外。多数为良性,少数为恶性。可来自交感神经干、脊髓神经,偶尔来自迷走神经和肋间神经。

良性神经源性肿瘤包括神经鞘瘤、神经纤维瘤、节细胞神经纤维瘤。

恶性神经源性肿瘤包括恶性神经鞘瘤(神经肉瘤)节神经母细胞瘤,交感神经母细胞瘤。较少见的为副交感神经节发生的无分泌功能和有分泌功能的良性或恶性嗜铬细胞瘤。

【临床表现】

大多数病人无临床症状,少数病人有胸痛、胸闷或咳嗽、咳血或霍纳综合征。

【CT表现】

肿块位于后上纵隔,多靠近椎旁,肿瘤边界清楚,呈圆形、卵圆形。良性或恶性肿瘤部分病例可以有分叶(图3-11-17)。

神经源性肿瘤依其特殊发生部位及典型性状,诊断比较容易。但形态和部位不典型时也难以与其他病变区分,当肿瘤为扁的外形贴于脊柱易误为胸膜肥厚。

大多数神经源肿瘤密度均匀,CT值30～50HU,少数密度不均匀,也可有钙化和囊性变,CT值为－10～10HU(为空腔),10HU(为囊性区),120HU(为致密度结构)(图3-11-18)。

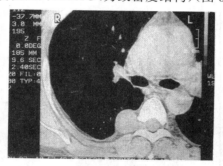

图3-11-17　后纵隔神经源性肿瘤

男性,51岁。右后纵隔脊柱旁沟见一软组织密度肿块,呈哑铃型,相应之椎间孔开大,其内为肿块与椎管内结构相连之部分。

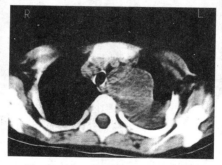

图3-11-18　节细胞神经母细胞瘤

男性,3岁。因查体发现纵隔肿瘤,无明显症状。CT见左上后纵隔有分叶状肿块突入肺野,肿块内有弧形分隔将其分成前后两部分,前部CT值37.7HU,后部CT值28HU,边缘CT值108HU,轮廓清楚,肿块压迫邻近结构并推移血管前移,气管移向对侧。考虑为畸胎瘤破入胸腔。手术病理为后上纵隔节细胞神经母细胞瘤,伴出血、坏死、钙化。

（四）恶性淋巴溜

淋巴瘤往往是全身疾病的一部分,或继发于身体其他部分,也可来源于胸腺为原发性肿瘤。

恶性淋巴瘤发展迅速,容易产生严重的压迫症状,上腔静脉、气管、支气管、食管、喉返神经均易受压。对呼吸道压迫可产生重度的呼吸困难,甚至窒息死亡。本病对X线极为敏感,试验治疗即可有迅速改变(图3-11-19)。放疗一个月后无效开胸探查。

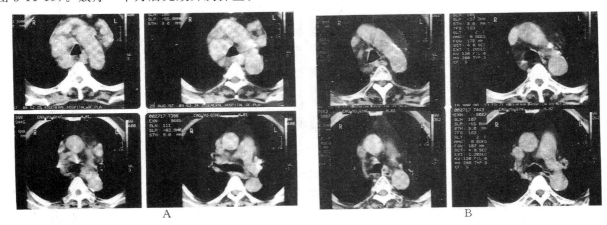

图 3-11-19 淋巴瘤(结节性)

男性,84岁。患淋巴瘤2年。A.CT见主动脉弓及气管分叉层面、大血管周围有多个结节性淋巴结。B.经放疗后CT见纵隔内淋巴结明显缩小。经穿刺病理证实。

【CT表现】

恶性淋巴瘤一般位于血管前或气管旁。当淋巴瘤呈单发肿块位于血管前间隙时与胸腺瘤鉴别困难。增强扫描有助于恶性淋巴瘤的定性诊断。

多数淋巴瘤为双侧性、浸润范围常超出前纵隔(图3-11-19)。病变多累及主动脉弓上方,恶性淋巴瘤的边缘呈凹凸不平的分叶状,平扫或增强扫描可见其密度不均匀或均匀,有时可见内有坏死和出血灶所致的不均性低密度影,可为三角形、环形或细弧形。大部分可以见到血管移位征象,少数无移位者血管残留在肿瘤内,增强扫描见肿瘤包绕血管(图3-11-20)。

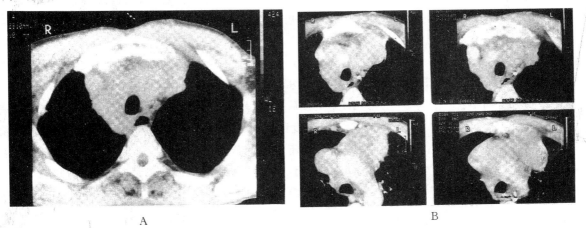

图 3-11-20 恶性淋巴瘤

男性,60岁。A.CT见前纵隔内,大血管周围胸骨后间隙,呈相互融合成大块的肿大淋巴结群,与血管分界不清,脂肪间隙消失。B.增强后见大血管被包绕于该肿大淋巴结群之中,淋巴结无显著强化。

通常淋巴瘤在纵隔内弥漫浸润,侵犯纵隔间隙与周围解剖结构,融合成片而不能分辨出单个肿大淋巴结(图3-11-19)。

恶性淋巴瘤未见胸膜种植形成胸膜肿块,但可以出现胸水,也可以侵犯心包出现心包积液(图3-11-21)。

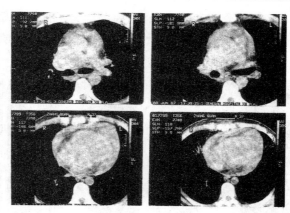

图 3-11-21　恶性淋巴瘤

男性,37 岁。CT 见支气管分叉前方有一堆融合成块的肿大淋巴结,包绕上腔静脉,两者间脂肪间隙消失而无法区分。心包腔增厚、内有心包积液。

四、纵隔肿大淋巴结

纵隔内的淋巴结可为很多病变殃及而肿大,如炎性肉芽肿(结核性淋巴结炎和结节病)等,也可以为肿瘤病变,如恶性淋巴瘤,及各种恶性病变发生纵隔淋巴路转移的淋巴结肿大,还可以为其他一些原因不明的纵隔淋巴结肿大,如巨大淋巴结增生症。

CT 诊断纵隔淋巴结肿大通常是以淋巴结的直径和横径做为判断标准。如在横轴位上测得淋巴结较小径线等于或大于 1.0cm 时可视为增大。居纵隔高的几组淋巴结(2L、2R)和气管旁组(4R)淋巴结径线标准为 8mm,乳内动脉组和横膈组淋巴结径线超过 6mm 视为增大。

(一)纵隔结核性淋巴结炎

纵隔淋巴结核可为一组或几组纵隔淋巴结受累,但最常见的为气管右旁(奇静脉淋巴结)。受累的淋巴结边界多不清楚,与周围邻近结构粘连有关,当淋巴结互相融合成单一的软组织块时,无法区别单个的淋巴结。淋巴结内有无钙化对其定性诊断有帮助。

【CT 表现】

Jung 认为,增强 CT 显示该纵隔淋巴结密度不均,外周增强,而内部可见一个或数个低密度区。根据这一特性将其分为四型:①结节直径小于 2cm,增强后结节呈不同程度均匀强化、结节周围脂肪间隙存在;②结节直径小于 2cm,增强后见结节内有多灶低密度区,其周围环绕不规则厚度的增强壁,外周脂肪间隙消失;③结节直径大于 2cm,增强后结节中央有大而不规则的低密度区,外周为薄而均匀的增强壁,外周脂肪间隙常部分消失;④增强结节中央有大而不规则的低密度区,延至结节外部,且周围脂肪间隙全部消失。低密度区 CT 值为 40～50HU,增强的壁 CT 值为 101～157HU 间。多系右侧气管旁及气管、支气管肺淋巴结占优势。纵隔淋巴结核的病人约 61% 有肺结核。

Jung 认为区别结核和其他原因所引起的淋巴结肿大的关键在于正确确定淋巴结内有低密度区存在,以及低密度区所在的位置,由其他病变所致的淋巴结肿大很少出现这种低密度区。当结核性肿大淋巴结密度均匀时需与纵隔内的转移性或其他感染性的淋巴结肿大、淋巴瘤等予以鉴别。但比较困难(图 3-11-22)。

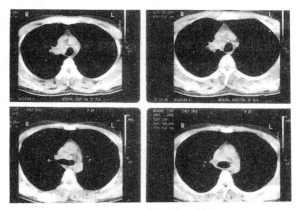

图 3-11-22　纵隔淋巴结核

　　男性,29 岁。CT 见主动脉弓上层及主肺动脉窗层面的气管与腔静脉间有数个肿大淋巴结,密度均匀。大部分边缘清楚。

（二）结节病

　　结节病是一种原因不明的全身性、非干酪性肉芽肿性疾病。多数认为是由于免疫功能低下引起的感染,可累及肺实质,间质和大的支气管。肺结节病大部可以完全吸收治愈,也可因反复发病而形成间质纤维化、支气管狭窄、肺不张、肺气肿和肺源性心脏病。

　　病理特点是以上皮细胞、多核巨细胞为主。并有淋巴细胞浸润的肉芽肿,无干酪坏死。在病变后期巨细胞质内可见包涵体,肉芽逐渐变为无细胞结构的玻璃样组织,以后形成纤维组织。结节病的诊断主要依据病理检查和 Kveim 试验。

【CT 表现】

　　肺门与气管旁淋巴结肿大,多组淋巴结受累,分布对称是典型的表现,因为结节中心无干酪坏死,故无结核性淋巴结那种中心低密度区的特征(图 3-11-23)。

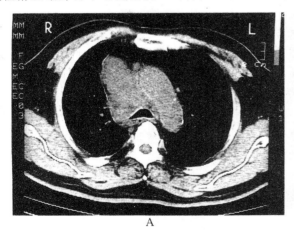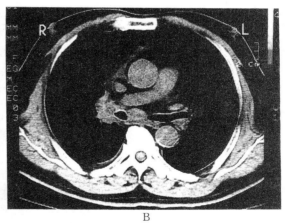

图 3-11-23　结节病

　　男性,64 岁。A.CT 见上中纵隔气管前,气管右侧及腔静脉周围有多个结节状软组织密度影。为肿大淋巴结,相互融合,周围脂肪间隙消失。B.两侧肺门及隆突下淋巴结轮廓清楚,且外周脂肪间隙存在。活检病理为结节病。

（三）转移性淋巴结肿大

目前对 CT 判定纵隔转移淋巴结的标准还有争议,曾有人提出 CT 显示的纵隔淋巴结直径为 2cm 或以上为淋巴结异常增大的标准。Libshitz 曾对 86 例肺癌的病人手术切下的纵隔淋巴大小与转移进行了比较,如果把标准定为 1~1.9cm,其符合率小于 1/3,标准定为大于或等于 1.5cm,及大于或等于 2cm 其符合率分别为 38%、及 24%。他们认为支气管肺癌的病人术前淋巴转移之 CT 判断标准的实用价值尚需探讨。

【CT 表现】

Catherirc 对 151 例支气管肺癌的病人所做的 CT 进行了复习,对其所显示的纵隔淋巴结的长轴进行了测量,认为淋巴结长轴大于 1.0cm 是 CT 评价纵隔淋巴结异常肿大的最佳标准。

Glazer 根据美国胸科学会 1983 年新公布的淋巴结分区法随机复查了 56 例正常人的 CT 片,发现隆突下和右侧气管支气管区淋巴结最大。平均径线分别为 6.2mm±2.2SD 和 5.9mm±2.1SD;上气管旁较下气管旁区小;下气管旁区较上气管旁区和气管支气管区多。还发现肉芽肿钙化对淋巴结大小和数目无任何影响;淋巴结数目可随年龄的增长而略有增加;与同龄男性比较女性淋巴结略大。并认为将淋巴结直径 1.0cm 作为正常淋巴结的上限,其判断纵隔转移癌的敏感性为 95%,特异性约为 65%。故淋巴结直径 >1.0cm 为异常的标准比较恰当(图 3-11-24、25)。

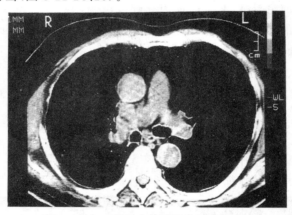

图 3-11-24 肺癌术后纵隔淋巴结转移

男性,66 岁。右肺上叶腺癌(T$_1$、N$_1$、N$_0$)行右上肺切除术后 19 个月,5 个疗程化疗后 3 个月。CT 扫描见隆突下及升主动脉后方有结节状软组织密度影,以后者为著,直径均>1.0cm,为转移淋巴结。

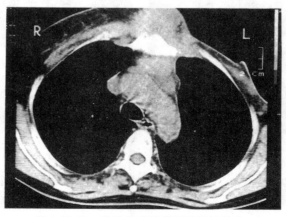

图 3-11-25 乳腺癌术后纵隔淋巴结转移

女性,47 岁。左乳腺癌术后 4 年余,发现胸壁包块且逐渐增大,伴呼吸困难、胸痛。CT 见主动脉弓前方及胸骨后间隙内有数个大小不等的软组织密度结节,并趋向融合,与主动脉弓分界尚清楚。胸骨前方另有软组织密度肿块占据皮下,并明显前突达胸表,范围约 3cm×3cm,其轮廓毛糙,侵及胸骨前皮质和皮肤。

（四）原因不明的巨淋巴结增生症（GLNH）

本病很少发生于胸内、胸腔内巨淋巴结节增生多见于纵隔内。原因不明，多数认为与感染有关或与免疫反应有关，部分学者认为该病是一种良性肿瘤。但从病理学观点看本病即无肿瘤的生物学行为，又无向身体其他各部位转移的现象，故不支持肿瘤学说。Keller 根据病理特点将其分为透明血管型和浆细胞型，前者主要由增生的淋巴细胞及丰富的血管构成，约占本病的 80～90％。后者主要由增生的淋巴滤泡及滤泡间片状成熟的浆细胞构成，约占 10％～20％，作者报告了 50％的浆细胞型 GLNH 患者同时伴有低热、血沉快，铁剂治疗无效的贫血、高球蛋白血症等。3％的透明血管型患者伴有咳嗽，继发于气管或支气管阻塞的咳血症状。当增生的淋巴结切除后，上述症状可消失。

绝大多数 GLNH 患者没特异临床表现，因此，术前做出诊断和鉴别诊断比较困难。

手术切除是有效的方法，不仅可明确诊断，而且可以缓解和消除贫血、低热、高球蛋白血症等临床表现。

五、血管病变与变异

主动脉瘤，血管异常扩张，在 X 线胸片上常因纵隔增宽易误为占位性病变，而 CT 能清楚显示其与大血管相关的结构，特别是通过增强动态扫描可以证实为血管性质，也可利用影像纵向重建可获得与主动脉造影相似的图像而定性。

（一）主动脉瘤

动脉瘤根据其瘤壁的结构可分为真性动脉瘤、夹层动脉瘤和假性动脉瘤。按病因可分为动脉粥样性硬化、梅毒性、先天性、外伤性、霉菌性。

真性动脉瘤

【病理】

最常见的原因是动脉粥样性硬化。由于动脉中层的薄弱或破坏后，为纤维组织所代替，使主动脉壁变薄，弹力逐渐消失，在血压突然升高的作用下致主动脉壁膨出，逐渐形成动脉瘤。

根据动脉瘤形态可分为梭形，囊状和混合状。可为单个或多个，小的直径仅数厘米，大的可达 20cm 以上。

囊状动脉瘤的瘤体可较大，扩展时对邻近骨质的侵蚀破坏较强，瘤内可有或多或少的血栓，血栓有时发生钙化。

梭形动脉瘤基底较宽，突出度小，与邻近正常的主动脉分界不明确。

混合性动脉瘤为在梭形动脉瘤基础上有囊状扩张。

【临床表现】

本病发病缓慢，早期多无症状和体征，后期因肿瘤压迫周围组织时产生症状，如压迫气管和支气管引起咳嗽、气急、肺炎和肺不张；压迫食管产生吞咽困难；压迫喉返神经可引起声音嘶哑；压迫膈神经可引起膈肌麻痹；压迫上腔静脉和头臂静脉可引起上肢、颈、面、上胸部浮肿；压迫胸骨可引起胸痛。

【CT 表现】

CT 可显示主动脉瘤的存在，位置、长度及膨胀情况，CT 在测量动脉瘤外径的准确性优于主动脉造影。

CT 可反映主动脉瘤的大体病理特征；即主动脉的扩张，腔内血栓，邻近结构的受压与被侵蚀，以及瘤周的出血。CT 可准确测量主动脉内径（图 3-11-26）。在非对比增强图像上，常可显示内膜的钙化，此为动脉粥样硬化的特征性表现。弧线样的钙化有助于动脉粥样硬化性动脉瘤与夹层动脉瘤的鉴别。

在绝大多数病例,CT 能提供外科手术所需要的一切信息,一般无须做主动脉造影。当不准备立即手术时,CT 可用作追踪主动脉瘤发展情况的手段。

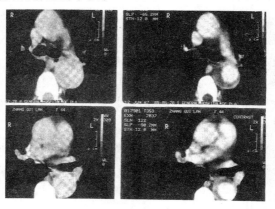

图 3-11-26　真性动脉瘤并血栓形成

女性,44 岁。CT 平扫示降主动脉明显扩张,其直径大于升主动脉,增强后见降主动脉周边的环状低密度影(为附壁血栓)。

(二)假性动脉瘤

最常见的原因是外伤,其次是感染。好发部位在主动脉峡部,左锁骨下动脉起始部远侧。

【CT 表现】

CT 可以显示假性动脉瘤的瘤腔与主动脉相交通的破口,以及瘤壁(血肿壁)。动脉瘤周围的钙化也可以显示清楚,CT 诊断假性动脉瘤的准确率很高,国内有文献报告达 100%,高于血管造影(90%)。CT 的优点是:①对因破口小或瘤内充盈大量血块而显影很淡时,CT 较血管造影容易诊断;②CT 测量的瘤体大小与手术结果比较符合;③动态扫描和延迟扫描图像上反映的显影过程和特点更理想;④CT 对瘤腔、瘤壁和瘤外的情况能充分显示;⑤更能反映瘤体与周围结构的解剖关系。

(三)夹层动脉瘤

夹层动脉瘤是由于主动脉的内膜和中膜有小裂缝,在主动脉腔与中膜间有交通,所形成的壁内血肿将中膜分成两层,主动脉壁外面一半向外膨出,里面一半向内膨出,使主动脉管腔狭窄而形成夹层动脉瘤。不是真正的动脉瘤。

【病理】

常见病因为囊性中层坏死,和动脉粥样硬化,粥样斑破裂所至。其通道常发生在主动脉瓣上几厘米处,其次为主动脉弓靠近动脉韧带处。动脉瘤可扩展到升主动脉瓣环,向远端可扩展到降主动脉及其分支。动脉瘤可破入心包、胸腔、纵隔、肺动脉、食管或腹膜后而引起死亡。

【临床表现】

起病多为突然,是发作性剧烈胸痛,呈刀割样或窒息感,疼痛可向颈、背下移至腹部。约 1/3 的病人疼痛可持续至死亡。

幸存的病人疼痛多在 2~3 天后缓解,大约有 15% 的病人无胸痛症状,也可并发休克和发绀,15% 的病人有昏厥,也可因压迫周围脏器而产生相应的症状。

【CT 表现】

CT 平扫表现为:①钙化的粥样硬化内膜瓣向腔内移位;②假腔如已栓塞则其密度比真腔内流动血液密度高;③大范围主动脉显示增宽;④心包和纵隔可显示积血征象。增强后表现:①撕裂的内膜瓣的显示。在增强片上内腔瓣片表现为一略呈弯曲的线样负影;②真假腔的显示:可表现为真假两腔同时增强显影,或真腔首先显影,而假腔延迟显影,真腔也可被增大的假腔压迫至管腔变形、变窄(图 3-11-27);③部分病例可见内膜瓣的破口,显示真腔靠假腔侧一尖角样突起悬至内膜中断。

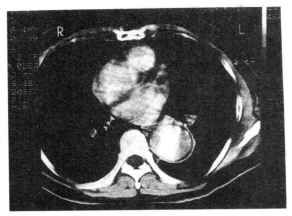

图 3-11-27 夹层动脉瘤

增强 CT 扫描示降主动脉近脊柱侧有一线状弯曲负影,将主动脉分为两个腔,真腔小、假腔大,有附壁血栓。

六、纵隔血管变异

(一)右位主动脉弓

右位主动脉弓常伴发迷走左锁骨下动脉。左锁骨下动脉从食管后主动脉弓扩张部发生(图 3-11-28)。

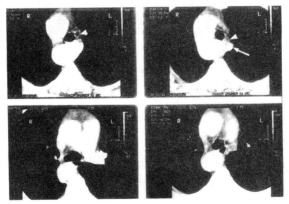

图 3-11-28 右位主动脉弓

女性,55 岁。CT 示升主动脉、弓部、降部均位于右侧,左锁骨下动脉(↑)位于食管后(▲)肺动脉干仍在升主动脉左侧。

(二)永存左上腔

正常人群中本病的发生率大约为 6.3%,先天性心脏病病人发生率明显增高。这种变异至少引流左颈静脉和左锁骨下静脉,是由于左颈总和前主静脉部分未退化所至。大部分病人右上腔静脉也存在,左侧头臂静脉小或缺如。左上腔静脉沿纵隔左侧走行,通过主肺动脉下外侧及左肺门前,引流至冠状静脉窦(图 3-11-29)。

(三)迷走右锁骨下动脉

本病为常见的先天性主动脉弓畸形。发生率约为 1%。起源于正常主动脉弓,很少造成症状,在平片上也很少能发现异常。偶尔可在气管后造成压迹,异常的迷走右锁骨下动脉在 CT 上起自主动脉弓远侧最后分支,血管在食管后方,从左向右斜行通过纵隔(图 3-11-30)。起始部常扩张,邻近的食管可受压或向右移位,主动脉本身可能位置常稍呈直接的前后方向,就迷走右锁骨下动脉上部位置与颈总动脉的关系而言,经常比正常血管位置靠背侧。

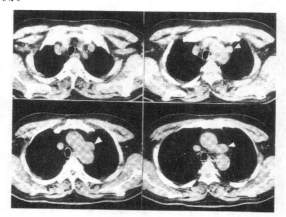

图 3-11-29　永存左上腔

上纵隔相邻的四个层面示永存左上腔静脉(△)沿纵隔左侧向下走行。

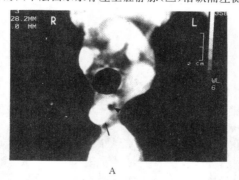

A

图 3-11-30　迷走右锁骨下动脉

A、B.为两相邻层面之纵隔窗像示右锁骨下动脉(↑)起自主动脉弓远侧最后分支,位于食管(▲)之后方,呈血管密度。

(四)奇叶

奇叶是最经常累及纵隔静脉的变异,其发生率约为 0.5%。胚胎发育早期,奇静脉跨于右侧肺尖;以后,肺向上发展,而奇静脉移至肺尖的内侧,最后固定于右侧纵隔肺根上方。如果这种滑移动作受到障碍,奇静脉带着两层壁层与两层脏层胸膜嵌入右肺上叶尖部,形成了四层胸膜所构成的奇副裂,陷入这一裂的内侧的肺(由部分尖段与后段肺组织构成),称其为奇叶。奇静脉弓比正常人位置高,可高至右头臂静脉,变异的奇静脉弓向外侧移位(图 3-11-31)。

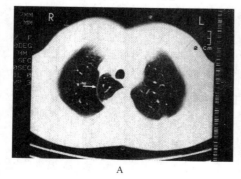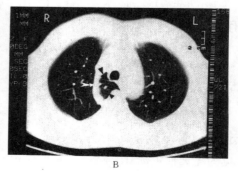

图 3-11-31　奇叶与奇静脉走行异常

A 与 B 为相邻的两上层面＋奇静脉弓,(▲)奇叶位于奇静脉弓与奇裂(↑)内侧

（五）先天性奇静脉扩张

奇静脉扩张或奇静脉弓扭曲,在普通 X 线平片及断层上表现为右主支气管气管角的结节影,常易误为右上纵隔肿瘤、肺内肿瘤或转移等。而 CT 扫描能对其血管特性显示确切,故可做到定位、定性诊断。

发病:奇静脉是沟通上、下腔静脉的重要通道,多种原因均可引起奇静脉扩张增粗及静脉血的回流异常:腔静脉因肿瘤栓塞、压迫,静脉血经奇静脉引流形成侧支循环;下腔静脉发育不良可于膈下汇入奇静脉,形成静脉血的异常回流,称"奇-腔静脉连续综合征";充血性心力衰竭;中心静脉压升高及无任何原因的特发性奇静脉扩张。

CT 诊断:于第 4～5 胸椎层面,见食管右侧壁旁向右前方走行,止于上腔静脉,其密度均匀,外缘光滑,内侧壁包绕气管右缘。注射造影剂后该弓带结构强化,与血管结构相一致。如连续向足侧扫描可见降主动脉右侧奇静脉呈扩张增强之圆形影。

CT 平扫及增强扫描不仅能够区分纵隔肿瘤与血管结构,而且还能根据其解剖特点,区分奇静脉扩张与胸内其他大血管及其变异,从而能避免一些不必要的创伤性检查,如针吸活检、血管造影等(见图 3-11-32)。

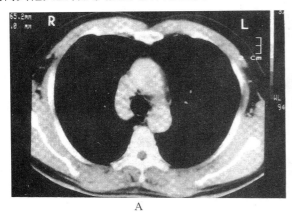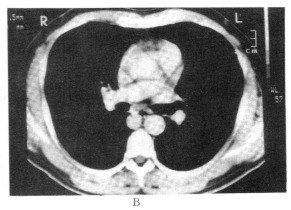

图 3-11-32　奇静脉扩张

男性,54 岁,因右上纵隔增强 CT 扫描,A、B 为两相邻的层面,增强示气管右侧弓形血管汇入上腔为奇静脉扩张

（六）主动脉双弓

这一主动脉弓畸形是以两弓起源于单一的升主动脉为特征的,每一个弓通常发出锁骨下动脉和颈总动脉,两弓环绕气管和食管,然后联合形成单一的降主动脉,可产生气管和食管的压迫症状。典型者右弓较大,位于左弓的头侧,部分左弓可能闭锁,这种情况很难与右位主动脉弓鉴别。

（七）主动脉缩窄

采用高速或超高速 CT 动态增强扫描,结合冠状位、左前斜位或(和)矢状位重建可以显示缩窄部位及程度。但 MRI 是本病诊断优先选择的无创性检查技术。

（曾令志）

第十二节　胸、肺部穿刺活检

一、胸壁、胸膜病变

【目的】

1.明确胸壁、胸膜病变性质、组织学类型及来源,指导临床治疗。

2.介入治疗术后评价疗效。

【适应证】

1.影像学检查或其他检查方法无法确定性质的胸壁、胸膜病变。

2.手术、放疗或化疗前需要明确肿瘤性质、组织学类型或转移肿瘤原发组织来源者。

【禁忌证】

1.严重出血倾向者。

2.近期内严重咯血、呼吸困难、剧烈咳嗽或患者不能合作者。

3.病灶超声显示不清者,或超声显示的病变受肋骨遮挡,缺乏合适进针入路者。

【术前准备】

1.术前检查血常规、出凝血功能等。

2.穿刺前均应做胸部 X 线摄片、CT 检查或 MRI 检查,根据 X 线、CT 或 MRI 显示的病变位置从不同角度进行全面超声扫查,了解病灶位置、范围、形态、内部结构及与周围肺组织的位置关系,确定穿刺部位和进针路径。

3.术前向患者做好解释工作,签署介入手术知情同意书,训练患者学会屏气等,便于配合手术。过分紧张者,术前 30 分钟肌内注射地西泮 10mg。

4.准备仪器与器械,一般选取频率 2.5～3.5MHz 的低频凸阵探头引导,若为浅表肿瘤(如胸壁肿瘤)可选择频率 7～10MHz 高频线阵探头,18G 或 21G 穿刺针,活检枪,穿刺引导架,探头无菌保护套等。

【操作方法】

1.根据术前 X 线、CT 或 MRI 检查显示病变部位选取体位,经超声多切面扫查定位,确定穿刺点、穿刺路径、进针深度,避开大血管和周围正常肺组织。

2.常规消毒、铺巾,2%利多卡因局麻,超声扫查再次确定穿刺点、穿刺路径及进针深度,尖刀切皮。

3.嘱患者屏气,将穿刺针迅速刺入病灶内或增厚的胸膜内,扣动扳机,完成一次活检。针槽内组织条置于滤纸片并浸泡于甲醛溶液送组织学检查,将针芯内残余组织成分涂片 2～3 张,甲醛溶液固定送细胞学检查。一般取 2～3 针。

4.术后局部加压包扎,平卧 1～2h,避免剧烈咳嗽及运动,注意观察有无气胸等并发症发生。

【注意事项与并发症】

1.注意事项

(1)选取皮肤至穿刺部位距离最短的穿刺路径,全程实时监测,当针尖显示不清时,禁止盲目进针或取样,根据探头平面位置结合声像图可调整进针角度直至清晰显示针尖。

(2)对于较小的病变,可采用大角度倾斜进针或与胸壁平行的方向进针,以增加穿刺针尖到病灶的距离。

（3）应在肋骨上缘进针，避免伤及肋间血管与神经。

（4）尽量选择病灶边缘，血流信号较丰富并能避开大血管及病灶内坏死液化区域取样，多部位穿刺，以提高穿刺成功率与确诊率。

（5）使用自动活检枪活检时，一定要估计好射程，并且必须确保在射程内没有肋骨、血管和肺组织。

（6）尽可能选择局部胸膜增厚明显或局部有积液的部位穿刺，以免伤及肺组织而形成气胸。

（7）制作细胞学涂片时涂片要薄而均匀，组织条需保持完整。

2.并发症

（1）气胸：为胸壁及胸膜穿刺活检的主要并发症，由于超声能实时监控进针途径和深度，避开含气肺组织，可最大限度减少气胸发生。小量气胸不须治疗，可自行吸收恢复；中至大量气胸应行胸腔闭式引流。

（2）出血：于穿刺过程中未能避开大血管所致。少量出血在局部加压包扎后可自行停止。患者平静呼吸，避免剧烈咳嗽，必要时可加用止血药物。中、大量出血除上述处理外，应输液、监测生命体征和血常规，并请相关专科会诊。

（3）感染：注意无菌操作，术后应用抗生素预防，一般可避免发生。

（4）肿瘤种植转移：发生率极低。

【术后记录内容和要求】

1.基本信息　患者的姓名、性别、年龄、门诊号/住院号和床号、超声检查号、申请科室、检查部位、申请目的、仪器和探头型号和术前诊断。

2.图像部分　采集的图像最好 3 张以上，包括显示穿刺肿物切面的二维声像图、CDFI 声像图、穿刺针及其针道声像图、术后复查的图像。

3.文字描述

（1）施行手术名称：超声引导下胸壁或胸膜穿刺活检术。

（2）一般情况：穿刺体位，穿刺前的准备程序，如常规消毒、铺巾，局部麻醉。包括穿刺病变的位置、大小、形态、边界、内部回声、血供情况、胸膜厚度和胸腔有无积液。

（3）穿刺过程：包括引导方法、穿刺针规格、进针次数、取出组织长度、数量及大体病理表现、标本的保存和送检，压迫穿刺点方法和时间等。

（4）术后复查：15～20min 后超声检查术后胸腔有无出血。

（5）结果评估：手术过程和结果的总体评价，记录生命体征是否平稳，术后有无不适及并发症，描写病人离开诊室时的一般情况。

（6）术后注意事项：术后压迫止血 15min，术后卧床休息 4～8h，普通进食、保持伤口干燥 3d，禁止剧烈运动和体力劳动 1 周。告知可能并发症，如有异常，及时随诊。

4.署名　包括医师签名、操作日期和时间、记录者姓名。

二、肺部肿瘤

【目的】

1.明确肺部病变性质、组织学类型及来源，指导临床治疗。

2.介入治疗术后评价疗效。

【适应证】

1.超声能显示的周围型肺肿瘤及合并肺不张的中央型肺肿瘤。

2.纤维支气管镜难以到达或取材失败的周围型肺肿瘤。

3.手术、放疗或化疗前需确定肿瘤性质、组织学类型或转移癌的原发组织来源者。

【禁忌证】

1.严重出血倾向者。

2.近期内严重咯血、呼吸困难、剧烈咳嗽或患者不能合作者。

3.有严重心肺疾病者。

4.超声难以显示的病变,部分可显示病变,但受肋骨遮挡,缺乏合适进针入路者。

5.伴有大量胸腔积液的肺肿瘤。

【术前准备】

1.术前检查血常规、凝血功能等。

2.穿刺前均应做胸部 X 线摄片、CT 检查或 MRI 检查,根据 X 线、CT 或 MRI 显示的病变部位,选择靠近病变处肋间进行超声扫查,显示肿块后,从不同角度全面扫查,了解病灶位置、范围、形态、内部结构、与周围组织的位置关系和血管分布情况,确定穿刺部位和进针路径。

3.术前向患者做好解释工作,签署介入手术知情同意书,训练患者学会屏气等,使之配合。过分紧张者,术前 30min 肌内注射地西泮 10mg。

4.准备仪器与器械,一般选取低频凸阵探头引导,探头频率 2.5～3.5MHz,若为周围型肺肿瘤可选择高频线阵探头,探头频率 7～10MHz,18G 穿刺针,活检枪,穿刺引导架,探头无菌保护套等。

【操作方法】

1.根据术前 CT 或 MRI 显示病变部位选取体位,经超声多切面扫查定位,确定穿刺点、穿刺路径及进针深度,避开大血管和周围正常肺组织。

2.常规消毒、铺巾,2％利多卡因局麻,超声扫查再次确定穿刺点、穿刺路径及进针深度,尖刀切皮。

3.嘱患者屏气,将穿刺针迅速刺入病灶内,扣动扳机,完成一次活检。针槽内组织条置于滤纸片并浸泡于甲醛溶液送组织学检查,将针芯内残余组织成分涂片 2～3 张,甲醛溶液固定送细胞学检查。一般取 2～3 针。

4.术后局部加压包扎,平卧 1～2h,避免剧烈咳嗽及运动,注意观察有无气胸等并发症发生。

【注意事项与并发症】

1.注意事项

(1)选取皮肤至穿刺部位距离最短的穿刺路径,全程实时监测,当针尖显示不清时,禁止盲目进针或取样,根据探头平面位置结合声像图可调整进针角度直至清晰显示针尖。

(2)应在肋骨上缘进针,避免伤及肋间血管与神经。

(3)尽量选择病灶边缘,血流信号较丰富并能避开大血管及病灶内坏死液化区域取样,多部位穿刺,以提高穿刺成功率与取材满意率。

(4)合并肺不张的中央型肺肿瘤穿刺时要注意避开不张肺组织内丰富的血管。

(5)若合并大量胸腔积液,可先行胸腔积液穿刺抽吸再行穿刺活检。

(6)制作细胞学涂片时涂片要薄而均匀,组织条需保持完整。

2.并发症

(1)气胸:为肺肿瘤穿刺活检的主要并发症,由于超声能实时监控进针途径和深度,避开含气肺组织,可最大限度减少气胸发生。小量气胸不须治疗,可自行吸收恢复,中至大量气胸应行胸腔闭式引流。

(2)出血:包括咯血和胸腔内出血,与穿刺过程中未能避开大血管所致。少量出血在局部加压包扎后可自行停止。大量出血或咯血应嘱患者平静呼吸,避免剧烈咳嗽,加用止血药物,必要时请相关专科会诊。

(3)感染:注意无菌操作,一般可避免发生。

(4)肿瘤种植转移:发生率极低。

【术后记录内容和要求】

1.基本信息　患者的姓名、性别、年龄、门诊号/住院号和床号、超声检查号、申请科室、检查部位、申请目的、仪器和探头型号和术前诊断。

2.图像部分　采集的图像最好3张以上,包括显示肺肿物切面的二维声像图、CDFI声像图、穿刺针及其针道声像图、术后复查的图像。

3.文字描述

(1)施行手术名称:超声引导下肺肿物穿刺活检术。

(2)一般情况:穿刺体位,穿刺前的准备程序,如常规消毒、铺巾,局部麻醉。穿刺肿物的位置、大小、形态、边界、内部回声、血供情况、周围有无肺不张、胸膜厚度、胸腔有无积液、肿物与心脏大血管的距离和解剖关系。

(3)穿刺过程:包括引导方法、穿刺针规格、进针次数、取出组织长度、数量及大体病理表现、标本的保存和处理方式,压迫穿刺点方法和时间等。

(4)术后复查:15～20min后超声检查术后胸腔有无出血。

(5)结果评估:手术过程和结果的总体评价,记录生命体征是否平稳,术后有无不适及并发症,描写患者离开诊室时的一般情况。

(6)术后注意事项:术后压迫止血15min,术后卧床休息4～8h,保持平静呼吸,普通进食,保持伤口干燥3d,禁止剧烈运动和体力劳动1周。告知可能并发症,如有异常,及时随诊。

4.署名　包括医师签名、操作日期和时间、记录者姓名。

三、纵隔肿瘤

【目的】

1.明确纵隔病变性质、组织学类型及来源,指导临床治疗。

2.介入治疗术后评价疗效。

【适应证】

1.超声能显示的纵隔肿瘤。

2.手术、放疗或化疗前需确定肿瘤性质、组织学类型,或转移瘤需要明确原发组织学来源者。

【禁忌证】

1.后纵隔病灶不宜穿刺。

2.患者肥胖、肺气干扰、骨骼的遮盖致超声无法显示病灶。

3.位置较深、体积较小且靠近大血管或心脏者,穿刺活检有较大风险者。

4.重度肺气肿、肺源性心脏病及严重呼吸功能障碍患者。

5.剧烈咳嗽,无法控制者。

6.意识或精神障碍,无法配合者。

【术前准备】

1.术前检查血常规、凝血功能等。

2.穿刺前均应做胸部 X 线摄片、CT 检查或 MRI 检查,根据 X 线、CT 或 MRI 显示的病变位置进行超声扫查,显示肿块后,从不同角度全面扫查,了解病灶位置、范围、形态、内部回声及与周围组织结构的位置关系,确定穿刺部位和进针路径。

3.术前向患者做好解释工作,签署介入手术知情同意书,训练患者学会屏气等,使之配合。过分紧张者,术前 30min 肌内注射地西泮 10mg。

4.准备仪器与器械,选取低频凸阵探头引导,探头频率 2.5~3.5MHz,18~21G 穿刺针,活检枪,穿刺引导架,探头无菌保护套等。

【操作方法】

1.根据术前 CT 或 MRI 检查显示病变部位选取体位,经超声多切面扫查定位,确定穿刺点、穿刺路径及进针深度,避开心脏、大血管和肺组织。

2.常规消毒、铺巾,2%利多卡因局麻,超声扫查再次确定穿刺点、穿刺路径及进针深度,尖刀切皮,嘱患者屏气,将穿刺针迅速刺入病灶内,扣动扳机,完成一次活检。针槽内组织条置于滤纸片并浸泡于甲醛溶液送组织学检查,将针芯内残余组织成分涂片 2~3 张,甲醛溶液固定送细胞学检查。一般取 2~3 针。

3.术后局部加压包扎,平卧 1~2h,避免剧烈咳嗽及运动,注意观察有无出血、气胸等并发症发生。

【注意事项与并发症】

1.注意事项

(1)纵隔病灶一定要用超声明确与大血管、心脏的关系才可穿刺。

(2)操作敏捷,尽量缩短穿刺针在病灶内的停留时间。

(3)纵隔肿瘤组织来源复杂,如淋巴瘤的各种亚型及胸腺瘤,不仅需细胞形态学检查,还应结合免疫组织化学检查。

(4)胸骨旁、胸骨上窝、锁骨上窝和背部为常用的纵隔超声窗。前纵隔肿块常用经胸骨旁进针路径,必须彩超引导以避免伤及内乳动脉,否则可能导致致命的出血。

(5)较大病灶往往伴有坏死,需借助彩色多普勒超声选择血流信号丰富区又能避开大血管分支的区域,以多点、多角度、多点取材,以提高组织病理组织学确诊率。

(6)穿刺标本放置到无菌滤纸时避免挤压,组织挤压后对于淋巴瘤、胸腺瘤及小细胞未分化癌的鉴别将更加困难。

(7)由于胸部病变受到肋骨、胸骨及锁骨的影响,需要选择尽可能小的探头,置于骨间隙,使探头表面完全与皮肤接触,避开骨骼干扰,使穿刺针与超声声束的角度尽可能小,与皮肤近垂直方向进入。

(8)在保障安全前提下,尽量采用较粗口径的穿刺针以得到足量的标本,也是获得确切诊断的重要条件。但对于直径≤3.0cm 的肿块宜选用细针穿刺,避免刺伤正常肺组织造成气胸等。

2.并发症

(1)气胸:发生率较高,但由于超声能实时监控进针途径和深度,避开含气肺组织,可最大限度减少气胸发生。小量气胸不需要治疗,可自行吸收恢复,中至大量气胸应行胸腔闭式引流。

(2)出血:包括咯血和胸腔内出血,多因穿刺过程中未能避开大血管所致。少量出血在局部加压包扎后可自行恢复。大量出血或咯血应嘱患者平静呼吸,避免剧烈咳嗽,必要时可加用止血药物。

(3)感染:注意无菌操作,术后应用抗生素预防,一般可避免发生。

(4)肿瘤种植转移:发生率极低。

【术后记录内容和要求】

1.基本信息　患者的姓名、性别、年龄、门诊号/住院号和床号、超声检查号、申请科室、检查部位、申请目的、仪器和探头型号和术前诊断。

2.图像部分　采集的图像最好3张以上,包括显示穿刺肿物切面的二维声像图、CDFI声像图、穿刺针及其针道声像图、术后复查的图像。

3.文字描述

(1)施行手术名称:超声引导下纵隔肿瘤穿刺活检术。

(2)一般情况:穿刺体位,穿刺前的准备程序,如常规消毒、铺巾,局部麻醉。穿刺纵隔病变的位置、大小、形态、边界、内部回声、周围有无肺不张、胸膜厚度、胸腔有无积液、肿物与心脏大血管的距离和解剖关系。

(3)穿刺过程:包括引导方法、穿刺针规格、进针次数、取出组织长度、数量及大体病理表现、标本的保存和处理方式,压迫穿刺点方法和时间等。

(4)术后复查:15~20min后超声检查术后胸腔有无出血。

(5)结果评估:手术过程和结果的总体评价,记录生命体征是否平稳,过程是否顺利,术后有无不适及并发症,描写病人离开诊室时的一般情况。

(6)术后注意事项:术后压迫止血15min,术后卧床休息4~8h、普通进食、保持伤口干燥3d,禁止剧烈运动和体力劳动1周。告知可能并发症,如有异常,及时随诊。

4.署名　包括医师签名、操作日期和时间、记录者姓名。

(姜丽宁)

第四章 心脏疾病

第一节 二尖瓣疾病

一、二尖瓣狭窄

病因：既往有风湿热病史的只占 35％。特点：2/3 的患者为女性。约半数患者无急性风湿热史，但多有反复链球菌扁桃体炎或咽峡炎。单纯二尖瓣狭窄(MS)占风心病的 25％，二尖瓣狭窄伴有二尖瓣关闭不全占 40％，主动脉瓣常同时受累。

【病理基础】

急性期风湿活动累及心肌可形成心肌炎，可出现心脏扩大；累及心外膜者可形成浆液纤维蛋白性心包炎，心包膜表面出现纤维蛋白渗出物和浆液，一般心包积液的量不多；心内膜和瓣膜几乎都受累，瓣膜、腱索和乳头肌等发生炎症病变，局部肿胀、增厚，细小的赘生物形成，表面纤维蛋白沉积，结缔组织增生和瘢痕形成。上述病变导致二尖瓣开放受限，瓣口截面积减少，根据病变的程度和性质可分为以下两型。

1.隔膜型　瓣膜交界处粘连和(或)瓣膜本身增厚但瓣膜尚有一定的弹性能自由活动。分为三个亚型。

(1)交界粘连型：瓣叶交界处粘连使瓣口狭窄，其边缘可有纤维样增厚。

(2)瓣膜增厚型：除上述交界处粘连外，瓣膜本身有不同程度增厚，影响其活动度，可伴有轻度关闭不全。

(3)隔膜漏斗型：除瓣膜病变外，有腱索及乳头肌的粘连与缩短，牵拉瓣叶向室腔，但瓣叶尚有一定活动度，常伴有关闭不全。

2.漏斗型　瓣膜极度增厚和纤维化，腱索、乳头肌粘连缩短，瓣膜活动明显受限，瓣口呈"漏斗"状，显著狭窄常伴二尖瓣关闭不全。

【病理生理】

正常二尖瓣瓣口面积为 $4\sim6cm^2$。二尖瓣瓣口随风湿病变进展而逐渐缩小，一般根据瓣口面积大小，确定二尖瓣狭窄的程度及其对血流动力学的影响。

1.左心房压力(LAP)增高及左心房扩张　由于二尖瓣狭窄造成瓣口血流受阻，致左心房扩大、压力升高，以克服由于狭窄所致的瓣口流量限制，保证左心室充盈。二尖瓣轻度狭窄时，LAP 在静息状态下没有改变或轻微升高，活动时可升高；中度狭窄，LAP 在静息状态下持续明显升高，运动时进一步升高，可达 $30\sim35mmHg$；重度狭窄，静息时 LAP 持续升高，产生明显血流动力学异常。左心房扩大导致心肌纤维化,可能出现心房纤颤。心房血液出现涡流,易于继发附壁血栓,多见于左心房后壁及左心耳内。血栓脱落后可引起栓塞。

2.肺阻塞性充血期　由于左心房压力增高,使肺静脉及肺毛细血管扩张、淤血,肺静脉压升高,致阻塞性肺淤血,可产生:①肺淤血使肺顺应性减低,呼吸阻力增加;肺通气/血流比值下降(<0.8),引起低氧血症,致呼吸困难;②肺淤血可使肺静脉和支气管静脉建立侧支循环,使支气管黏膜下静脉曲张,破裂而致大咯血;③肺静脉压升高,一旦超过血浆胶体渗透压则液体由毛细血管到肺间质,可致肺水肿。由各种原因所致体循环回心血量增加,或者心动过速使充盈期缩短时,均可加重肺静脉与肺毛细血管淤血,使上述情况加重。

3.肺动脉高压期　随着二尖瓣狭窄渐重或者血流动力学障碍时间延长,肺静脉毛细血管压力增高,机体势必提高肺动脉压以维持肺循环,早期则主要通过反射性肺小动脉痉挛,为可逆性,肺动脉压可有波动,为动力性肺动脉高压。随时间的推移,长期肺小动脉痉挛可导致血管内膜增生及中层增厚,产生肺小动脉硬化,则进入阻塞性肺动脉高压阶段。由于右心室收缩期负荷增加,产生右心室肥厚,可致右心衰竭及体循环淤血,在发生右心衰竭后,肺淤血常可减轻。

在肺动脉高压阶段由于限制了肺血流量,使肺毛细血管和肺静脉淤血减轻,故发生肺水肿及咯血反而减少。

【超声检查目的】

1.诊断二尖瓣狭窄程度、估测二尖瓣瓣口面积。

2.评价血流动力学改变(平均压差、肺动脉压力)。

3.评价右心大小、形态及右心室功能。

4.评价左心房大小、是否有附壁血栓。

5.评价瓣膜是否适合进行经皮二尖瓣球囊扩张术及相关伴发的瓣膜损害。

6.对体征和症状发生变化的已患有二尖瓣狭窄的患者重新进行评估。

7.对经皮瓣膜扩张介入治疗后的瓣膜功能进行评估。

8.应用TEE引导进行经皮瓣膜球囊扩张术。

【超声心动图表现】

1.M型超声心动图　M超声心动图检查时主要观察二尖瓣波群,显示二尖瓣的活动曲线,及启闭情况。二尖瓣狭窄时,瓣尖增厚,活动度明显减低;二尖瓣前叶活动曲线在舒张期双峰消失,在舒张早期快速充盈时,形成E峰,下降速度减慢,二尖瓣呈持续开放,EA间的F点消失,形成"城垛样"样改变;二尖瓣由于联合处有融合,导致后叶在舒张期向前活动,与前叶同向运动(图4-1-1)。以舒张期前后叶最大距离(Ea-Ep)可以估计二尖瓣的开瓣径。

2.二维超声心动图

(1)最佳成像切面

TTE:胸骨旁左心长轴切面和短轴切面、心尖四腔心切面和两心腔切面。

TEE:经胃短轴和长轴切面、食管中段四心腔和两心腔切面。

(2)经胸超声心动图

①二尖瓣增厚、回声增强,瓣尖增厚明显,交界部粘连、钙化,活动僵硬受限,呈"圆顶样"改变,瓣口面积减小(图4-1-2)。

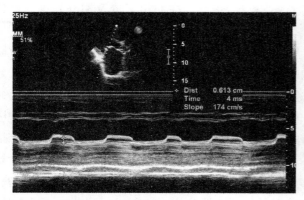

图 4-1-1　M 型经胸超声心动图（TTE）

二尖瓣前后叶增厚，活动度减低，出现同向运动

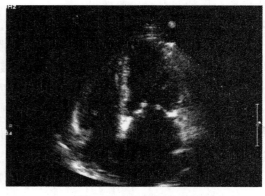

图 4-1-2　心尖四腔心切面

二尖瓣回声增强，瓣尖增厚明显，有钙化，活动僵硬受限

②两叶瓣在结合部有融合，开放受限。舒张期开放时失去正常的"鱼口"样形态，瓣口变形，不对称性，边缘可不规则（图 4-1-3）。可采用二维 Trace 方法直接测量二尖瓣舒张末期瓣口面积。

③腱索及乳头肌增厚，纤维化，出现缩短，活动受限；严重的瓣下装置的纤维化、钙化预示手术效果差。

④左心房扩大，出现腔内涡流，导致超声检查时自显影现象（图 4-1-4）。

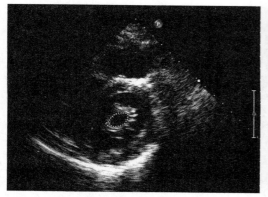

图 4-1-3　短轴切面

瓣叶明显增厚、回声增强，瓣口变形，测量二尖瓣瓣口面积以定量评估二尖瓣狭窄程度

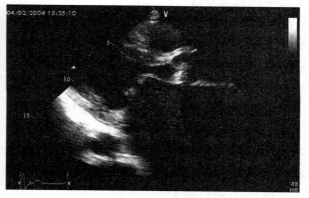

图 4-1-4　TTE 左心室长轴切面

瓣叶明显增厚，左心房扩大，出现自显影

⑤7%～15% 的二尖瓣狭窄患者发生左心房血栓。

⑥出现肺动脉高压时出现右心室扩大，右心室肥厚。

⑦对瓣膜形态进行评分，可帮助选择治疗方案。目前最常见的评分方法为 Wikins 法（表 4-1-1）。MS 的最低分数为 4 分，最高为 16 分。评分≤8 分者适合二尖瓣球囊扩张术，＞11 分者则考虑外科手术治疗。

表 4-1-1　超声心动图评价二尖瓣和瓣下结构的 Wikins 分级评分法

评分	瓣叶活动度	瓣叶增厚度	瓣叶钙化程度	瓣下结构增厚度
1	活动度高	接近正常 4～5mm	单个区域回声增强	瓣叶下方轻度增厚
2	瓣叶中部和底部活动正常	中部正常，边缘显著增厚（5～8mm）	回声增强区局限于瓣叶边缘	腱索增厚扩展至 1/3 长度
3	舒张期瓣叶主要从基底部持续向前运动	整个瓣叶增厚（5～8mm）	回声增强区扩展至瓣叶中部	腱索增厚扩展至远端 1/3

评分	瓣叶活动度	瓣叶增厚度	瓣叶钙化程度	瓣下结构增厚度
4	舒张期瓣叶无或轻微向前运动	所有瓣叶结构均明显增厚（＞8～10mm）	大部分瓣叶广泛回声增强	腱索广泛增厚，延伸至乳头肌

（3）经食管超声心动图（TEE）：①能够精确评价瓣叶的活动度和钙化程度，显示瓣下结构病变程度；②能够确定交界联合处融合的程度；③清晰地可靠显示左心房血栓，尤其位于左心耳处的血栓（图 4-1-5）；④可预测经皮二尖瓣成形术的可行性和评价术后瓣膜功能。

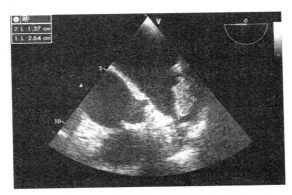

图 4-1-5　经通道超声心动图（TEE）

左心房扩大，左心耳内显示高回声的血栓（血栓大小 2.6cm×1.4cm）

3.三维超声心动图

（1）三维超声心动图对二尖瓣的形态、结构、特别是瓣膜交界联合处的评价可提供更丰富的信息（图 4-1-6）。

（2）是应用于预测经皮球囊瓣膜成形术手术效果的重要及可靠办法。

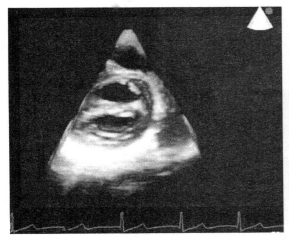
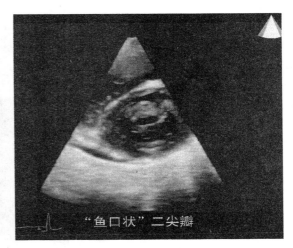

图 4-1-6　三维超声心动图

左图示舒张期正常二尖瓣瓣口的开放状态，右图示二尖瓣瓣叶增厚，瓣口面积减小，呈"鱼口状"

4.彩色多普勒血流成像

（1）最佳成像切面

TTE：胸骨旁左心长轴切面、心尖四腔心切面和两心腔切面。

TEE：食管中段四心腔和两心腔切面。

（2）诊断方法及要点

①二尖瓣狭窄时可见左心室流入道血流在二尖瓣瓣口近端加速形成五彩镶嵌的射流束（图 4-1-7）。射流束的宽度与狭窄程度成反比，即狭窄程度越重，射流束越细。

②邻近二尖瓣瓣口心房面可显示血流汇集区域（PISA），表现为半圆形的彩色混叠区，用于估测二尖瓣口面积。

瓣口面积＝近端血流流率/二尖瓣瓣口早期峰值血流速度＝$(2 \pi r^2 Vr)/V_E$

　　　　　$r=$ PISA 的半径，$Vr=$ 彩色多普勒混叠血流速度

③显示右心扩大，出现不同程度的三尖瓣反流。

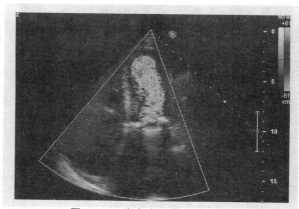

图 4-1-7　彩色多普勒血流成像

左心室流入道五彩镶嵌的射流束

5.脉冲型和连续型频谱多普勒

（1）成像切面和测量指标：TTE 和 TEE 四腔切面和两心腔切面测值可对二尖瓣狭窄进行较为准确的定量诊断。将取样容积置于狭窄的二尖瓣瓣口，由于血流在此处突然加速，记录到舒张期较高速的血流频谱。可根据彩色多普勒显示二尖瓣瓣口射流束来确定频谱多普勒取样容积的放置位置。

主要测量指标：二尖瓣的峰值流速、VTI、峰值压差、平均压差和压力减半时间（PHT）。

（2）二尖瓣跨瓣压差的测量：二尖瓣瓣口连续型多普勒得到舒张期二尖瓣瓣口血流的 VTI 值，测得瓣口的峰值流速和平均压差。测得压差与二尖瓣狭窄程度相关（图 4-1-8），（表 4-1-2）。

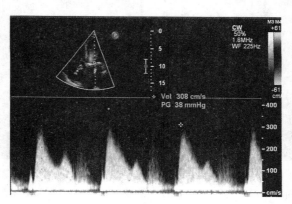

图 4-1-8　舒张期二尖瓣瓣口血流频谱

测得瓣口的峰值流速和压差

表 4-1-2　二尖瓣狭窄程度分级

程度	瓣膜面积（cm²）	平均压差（mmHg）	压力减半时间（ms）
轻度	1.6～2.0	＜5	≤130
中度	1.1～1.5	6～10	130～220
重度：	≤1.0	＞10	＞220

（3）二尖瓣瓣口面积的测定

①连续方程式原理：在无分流及反流的情况下，通过狭窄二尖瓣瓣口的血流量应与通过其他正常瓣口的血流量相等。设 AVA 为主动脉瓣口面积，MVA 为二尖瓣瓣口面积，VTI_{MV} 为舒张期通过二尖瓣瓣口的血流速度积分，VTI_{AV} 为通过主动脉瓣口的收缩期血流速度积分，依据连续方程的原理可推导出如下计算公式：

$$AVA \times VTI_{AV} = MVA \times VTI_{MV}$$

由此可以推导：

$$MVA = AVA \times VTIAV/VTIMV$$

由此得出二尖瓣瓣口面积：＞1.5cm² 为轻度狭窄，1.1～1.5cm² 为中度狭窄，＜1.0cm² 为重度狭窄。

②压力减半时间（PHT）：是指多普勒测量二尖瓣瓣口峰值压力下降一半（50%）时所需的时间（ms）。PHT 时长与二尖瓣狭窄程度呈正相关，即 PHT 越长，二尖瓣狭窄程度越重（图 4-1-9）。估测二尖瓣瓣口面积公式：220/PHT。

③三尖瓣反流频谱：出现肺动脉高压时，可根据三尖瓣反流速度，估测肺动脉压。肺动脉高压程度与二尖瓣狭窄程度相关。

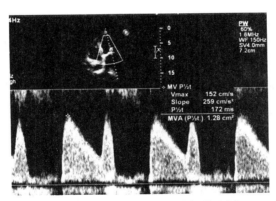

图 4-1-9　压力减半时间（PHT）：舒张期二尖瓣瓣口血流频谱，测定 PHT 估测二尖瓣狭窄程度

6.超声检查评价二尖瓣狭窄的准确性和局限性

（1）不同超声检查方法测得的二尖瓣瓣口面积，与导管测得的压差、面积及解剖学瓣口测量值具有高度的相关性。①二维 TTE 测量的瓣口面积与解剖学瓣口测量面积有良好的相关性，相关系数为 0.95；②PHT方法测量的瓣口面积与解剖学瓣口测量面积间相关系数＞0.80；③彩色多普勒 PISA 法测量的瓣口面积与解剖学瓣口测量面积之间相关系数为 0.87。

（2）用 TTE 检测左心房血栓的敏感性为 32%，特异性为 94%。而 TEE 检测左心房血栓的敏感性为 81%，特异性 99%，TEE 检测左心耳血栓的敏感性和特异性为 98%。

（3）应用压力阶差方法评价二尖瓣瓣口狭窄程度时，测量参数受血流量影响。容量负荷过重或不足将高估或低估压差。

（4）对于伴有二尖瓣反流或主动脉瓣关闭不全的患者，应用连续方程计算二尖瓣面积不准确。

(5)应用压力减半时间方法测量二尖瓣面积时,如果多普勒声束不能调整到与血流方向平行时,PHT出现测量误差,二尖瓣面积常低估。合并中重度主动脉瓣反流时,导致左心室舒张末压增高,PHT缩短,使得二尖瓣瓣口面积高估。

(6)瓣膜成形术后不能用 PHT 法评估二尖瓣狭窄程度。

【治疗】

介入和手术是治疗本病的有效方法。当二尖瓣瓣口有效面积<$1.5cm^2$、伴有症状、尤其进行性加重时,应采用介入或手术方法扩大瓣口面积,减轻狭窄。

1.经皮穿刺导管球囊扩张二尖瓣成形术(PBMV)　为缓解单纯二尖瓣狭窄的首选方法,由于不需开胸,创伤小,恢复快,痛苦小,易为病人接受。系将球囊导管从股静脉经房间隔穿刺跨越二尖瓣,用生理盐水和造影剂各半的混合液体充盈球囊,分离瓣膜交界处的粘连融合而扩大瓣口。在瓣叶(尤其是前叶)活动度好、无明显钙化、瓣下结构无明显增厚者效果更佳。

(1)适应证:①心功能Ⅱ~Ⅲ级。年龄 25~40 岁,25 岁以下易有或诱发风湿活动,年龄较大,瓣膜易有纤维化或钙化;②以瓣膜狭窄为主,且以瓣叶间粘连、融合、瓣叶不或轻度增厚,无钙化;③瓣膜附属结构腱索,乳头肌无明显病变,二尖瓣瓣膜形态及瓣下结构评分<8 分,二尖瓣瓣叶活动度好,瓣叶无钙化,不合并二尖瓣关闭不全,二尖瓣狭窄口面积在 $1~1.5cm^2$;④左心房内径<50mm,房内无血栓。

(2)禁忌证:①近期有风湿活动,或感染性心内膜炎未完全控制;②二尖瓣瓣口面积<$0.8cm^2$,腱索或乳头肌有病变存在;③肺动脉高压,反复右心衰竭,不能完全控制。心功能Ⅳ级。

(3)主要并发症:二尖瓣关闭不全、脑栓塞,以及心房穿孔所致心脏填塞。

2.直视二尖瓣分离术　适应证为二尖瓣瓣膜形态及瓣下结构评分>8 分,面积<$1.0cm^2$,二尖瓣瓣叶中度增厚,交界处有钙化,瓣下结构有融合。

3.人工瓣膜置换术　适应证如下。

(1)严重瓣叶和瓣下结构钙化、畸形、不宜做分离术者;二尖瓣瓣膜形态及瓣下结构评分>10 分,面积<$0.8cm^2$。

(2)二尖瓣狭窄合并较严重的二尖瓣关闭不全者。

【预后】

在未开展手术治疗的年代,从发生症状到完全致残平均 7.3 年,手术及介入治疗明显提高了患者的生活质量和 10 年存活率。

二、二尖瓣关闭不全

【病因】

收缩期二尖瓣关闭依赖二尖瓣装置(瓣叶、瓣环、腱索、乳头肌)和左心室的结构和功能完整,其中任何部分的异常均可导致二尖瓣关闭不全。

风湿热侵犯二尖瓣最多见的病变是瓣膜纤维化增厚,交界融合,形成单纯性二尖瓣狭窄。约 1/3 病例二尖瓣狭窄伴有关闭不全。单纯性二尖瓣关闭不全则较为少见,在风湿性二尖瓣病变中仅占 5% 左右。成年人二尖瓣关闭不全的病因,除风湿性瓣膜病外,尚有冠状动脉粥样硬化引致乳头肌梗死断裂;主动脉瓣狭窄或关闭不全引致左心室扩大的基础上发生二尖瓣关闭不全;二尖瓣瓣叶黏液样变性增厚、瓣叶伸长呈现脱垂,产生关闭不全,在二尖瓣病变的基础上并发细菌性心内膜炎引致二尖瓣关闭不全;胸部创伤引致二尖瓣关闭不全非常少见。二尖瓣交界分离术特别是闭式手术时造成瓣叶撕裂或腱索裂断,亦可产生创伤性或医源性二尖瓣关闭不全。

（一）解剖病因

1.瓣叶因素

（1）风湿性损害最为常见。

（2）二尖瓣脱垂。

（3）染性心内膜炎破坏瓣叶。

（4）厚型心肌病收缩期二尖瓣前叶向前运动。

（5）先心病心内膜垫缺损合并二尖瓣前叶裂。

2.瓣环扩大

（1）心室增大或伴左心衰竭造成二尖瓣环扩大。

（2）二尖瓣环退行性变和钙化。

3.腱索 先天性或获得性腱索病变（过长、断裂缩短或融合）。

4.乳头肌 AMI合并乳头肌坏死及其他少见原因（脓肿、肉芽肿及淀粉样变等）。

（二）分类

1.慢性二尖瓣关闭不全

（1）二尖瓣脱垂（MVP）：是引起二尖瓣反流的常见原因。

（2）腱索断裂或连枷样瓣叶。

（3）乳头肌功能不全：由缺血性心脏病引起。

（4）风湿性心脏病。

2.急性二尖瓣关闭不全

（1）原发性乳头肌断裂。

（2）感染性心内膜炎。

（3）外伤或手术导致腱索或乳头肌断裂。

【病理】

风湿性二尖瓣狭窄并有关闭不全的病例，由于风湿热引致二尖瓣瓣膜长期反复炎变，二尖瓣瓣膜纤维化、增厚、僵硬，交界融合，造成瓣口狭窄，同时瓣叶因纤维化挛缩变形，瓣口游离缘因纤维化增厚或钙质沉积，卷曲不平整，致使前后瓣叶不能在心室收缩时对拢闭合，腱索乳头肌也因纤维化、短缩，将瓣叶向心室腔牵拉，以致瓣叶活动度受到限制，阻碍瓣膜的启闭功能，使二尖瓣既有瓣口狭窄，又有关闭不全。

单纯二尖瓣关闭不全病例，瓣膜虽有一定程度的纤维化、增厚，但瓣叶交界无融合，血流通过二尖瓣瓣口并无障碍，主要病变是二尖瓣瓣环扩大，造成瓣环扩大的原因是急性风湿性心肌炎引致左心室扩大，二尖瓣瓣环随左心室扩大而增厚，后瓣叶基部瓣环增大更为明显，致使瓣叶面积相对不足，收缩期瓣口不能闭合。如风湿热急性期时治疗得当，心肌炎愈好，左心室及瓣环缩小，并恢复正常，则关闭不全可以消失。如果在心肌炎阶段未经内科治疗或治疗无效，则左心室和瓣环持续增大。

【病理生理】

（一）急性

心肌梗死导致腱索或乳头肌断裂或胸部外伤引起的创伤性二尖瓣关闭不全，由于起病急骤，左心房未能适应突然增多的反流充盈量，左心房压力迅速升高，于是肺血管床压力也升高，出现肺水肿、肺高压，有时肺动脉压力可接近体循环压力，但于矫治二尖瓣关闭不全后仍可恢复正常。

收缩期左心室射出的部分血流经关闭不全的二尖瓣瓣口反流至左心房，与肺静脉回流至左心房的血流汇合,在舒张期充盈左心室,致左心房和左心室容量负荷骤增,左心室来不及代偿,使左心室舒张末压急剧升高,导致急性左心衰竭。

(二)慢性

二尖瓣关闭不全时,左心房的顺应性增加,左心房扩大。同时扩大的左心房和左心室可适应容量负荷增加,使左心房、左心室舒张末压不会明显上升;由于左心室舒张时左心房血液仍可通畅地进入左心室,左心房压力迅速下降,因而肺循环压力无明显升高,并发肺高压或肺水肿者较少见,或缓慢呈现。代偿期较长。

二尖瓣关闭不全病例,左心室舒张时既要接受肺静脉回流入左心房的血液,又要接受上一次心搏时反流入左心房的血液,持续严重的过度容量负荷使左心室舒张期延长,充盈容量增多,逐渐发生左心扩大和左心室肥厚,病程进入晚期发生左心衰竭,出现肺部淤血导致肺动脉高压,后可引致右心衰竭。

【超声心动图检查】

(一)超声心动图检查的适应证

1.用于评估二尖瓣反流的严重程度、反流血流束的特征。

2.显示左心室的大小形态和左心室功能状态。

3.显示关闭不全的二尖瓣的解剖结构及二尖瓣装置的形态特征。

4.分析确定二尖瓣关闭不全的病因。

(二)M 型和二维超声心动图

1.最佳显示切面

TTE:胸骨旁长轴和短轴切面,心尖四腔和两腔切面。

TEE:胃底短轴和长轴切面,食管中段四腔和两腔及长轴切面。

2.各种不同病因导致的二尖瓣关闭不全的诊断要点

(1)风湿性二尖瓣关闭不全:二尖瓣瓣膜增厚,僵硬,以瓣尖显著。瓣叶、腱索和乳头肌增厚增粗,回声增强。

心室收缩时二尖瓣前后瓣叶对合不全。二尖瓣狭窄并有关闭不全者,则显示瓣口小且对合不全(图4-1-10)。在急性风湿热时,可显示局灶结节性增厚或散在性的赘生物。

(2)二尖瓣脱垂:二尖瓣脱垂是瓣膜黏液性变性的特征性表现。瓣叶增厚冗长,收缩期瓣叶呈波浪状向左心房波动;收缩中晚期二尖瓣向左心房运动超过二尖瓣环水平>2mm,诊断为二尖瓣脱垂(图4-1-11)。

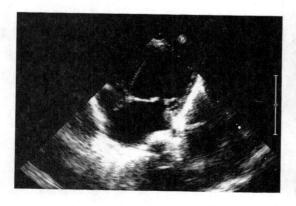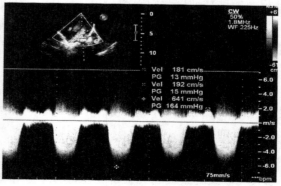

图 4-1-10　风湿性二尖瓣关闭不全

左图示二尖瓣瓣膜增厚、回声增强,闭合不良;右图示二尖瓣瓣口流速增高,同时合并二尖瓣狭窄

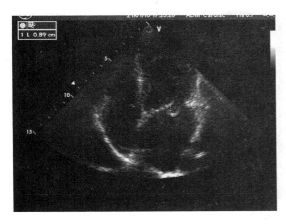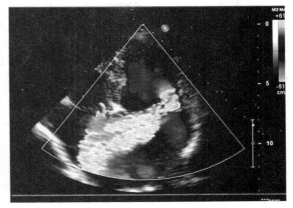

图 4-1-11　二尖瓣脱垂

　　左图示后瓣脱垂,收缩中晚期二尖瓣后瓣向左心房运动超过二尖瓣环水平>2mm;右图示彩色多普勒显示后瓣脱垂导致大量偏心性反流

　　(3)腱索断裂的"连枷样"二尖瓣:二尖瓣前后叶闭合不良,严重的完全不能闭合。收缩期瓣叶完全进入左心房,连同断裂的腱索在左心房内扑动(图 4-1-12)。舒张期瓣叶从左心房返回左心室,失去腱索牵制呈无规律的摆动。

　　(4)乳头肌功能不全:二尖瓣本身没有原发性病变,其病因可以是慢性冠脉供血不足,心肌病,心肌淀粉样变,类癌,先天性乳头肌、腱索畸形等。

　　多发生在心肌梗死后的心肌缺血。前壁和下壁心肌梗死后二尖瓣反流的发生率约20%。心肌梗死后局部室壁运动消失或减弱,同侧乳头肌由于缺血出现钙化或纤维化,导致相对应的二尖瓣瓣叶运动减低,使瓣叶对合不良。左心室扩大使乳头肌收缩时位置偏移等,均可导致乳头肌收缩无力,功能障碍。

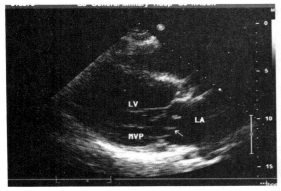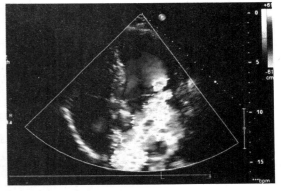

图 4-1-12　腱索断裂的"连枷样"二尖瓣

　　左图示后瓣腱索断裂收缩期瓣叶完全进入左心房,连同断裂的腱索在左心房内扑动;右图示后瓣腱索断裂伴瓣叶脱垂,导致大量反流血流

　　(5)退行性病变:二尖瓣环钙化是退行性病变的特征性改变,表现为二尖瓣后叶根部至瓣环处增厚,回声明显增强。病变可局限于局部瓣环或整个后叶瓣环(图 4-1-13)。瓣环的僵硬度增加,使瓣环不能正常地收缩,导致二尖瓣反流出现。二尖瓣瓣环的钙化程度由钙化的横截面厚度决定:<5mm 为轻度;5~10mm 为中度;>10mm 为重度。

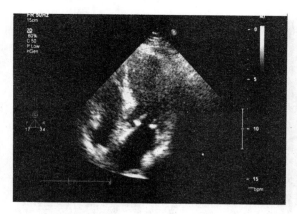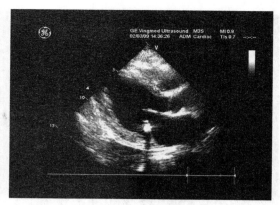

图 4-1-13　二尖瓣钙化

二尖瓣瓣环增厚,回声增强

3.心腔形态学改变　轻度或急性二尖瓣关闭不全时左心房大小通常正常,左心室容积无明显改变。急性重度的二尖瓣关闭不全,引起急性肺动脉高压导致右心腔扩张。慢性二尖瓣关闭不全发展到一定程度,左心室容量负荷逐渐加重,左心室及左心房均扩大,左心室舒张末期内径增加,左心室肥厚,左心室质量增加。

M 型超声心动图见心室间隔和左心室后壁收缩力增强,左心房可显示收缩期扩张性搏动。

（三）脉冲式多普勒和彩色多普勒超声心动图

1.彩色多普勒

（1）M 型和二维 UCG 不能确定二尖瓣关闭不全,UCG 血流显像可于二尖瓣心房侧和左心房内探及收缩期反流束,诊断二尖瓣关闭不全敏感性几乎达 100%,且可半定量反流程度。

（2）成像切面

TTE:胸旁长轴和心尖四腔及两心腔切面。当声束与二尖瓣瓣口垂直时,胸旁切面可评估反流束血流的宽度。TEE:经食管中段四心腔、两心腔及长轴切面。

（3）彩色多普勒的诊断要点及标准

①轻度关闭不全:反流束长度限于瓣叶闭合点之后;反流射流束最小截面宽度<3mm;反流面积<4cm²;反流面积与左心房面积比<20%为轻度关闭不全（图 4-1-14）。

②中度关闭不全:反流束长度于瓣叶闭合点之后,不超过左心房长径的一半;反流射流束最小截面宽度 3~7mm;反流面积<4~8cm²;反流面积与左心房面积比 20%~40%为中度关闭不全（图 4-1-15）。

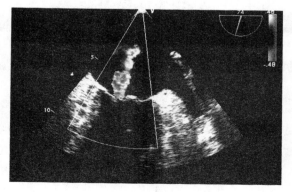

图 4-1-14　二尖瓣轻度关闭不全

经食管超声检查,二尖瓣反流射流束最小截面宽度<3mm

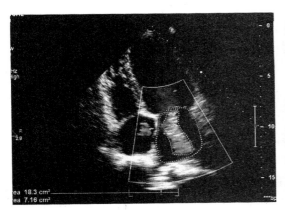 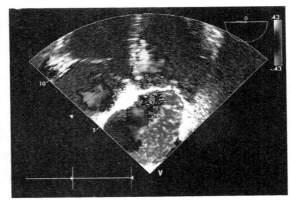

图 4-1-15　二尖瓣中度关闭不全

左图示二尖瓣反流血流束反流面积为 7.12cm²；右图示经食管超声检查，二尖瓣反流射流束与左心房面积比约 35％

③重度关闭不全：反流束长度超过左心房长径的一半；反流射流束最小截面宽度＞7mm；反流面积＞8cm²；反流面积与左心房面积比＞40％为重度关闭不全（图 4-1-16）。

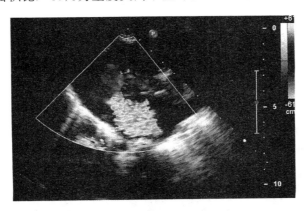

图 4-1-16　二尖瓣重度关闭不全

左心室长轴切面，二尖瓣反流血流束与左心房面积比约 65％

（4）血流汇聚法或等速表面积法：血流汇聚法或等速表面积法是评价反流量的半定量方法。在反流口左心室面的血流量与反流入左心房的血流量相等。经胸心肌四腔心切面显示，Nyquist 极限设置在 50～60cm/s 时，可出现血流汇聚（PISA）（图 4-1-17）。

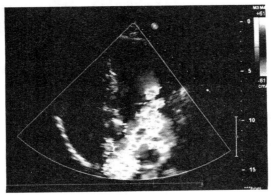

图 4-1-17　血流汇聚（PISA）

四腔心切面显示，二尖瓣大量反流时在瓣口左心室侧出现血流汇聚

根据连续方程原理：

$$反流量＝PISA面积×Nyquist速度$$

$$PISA面积＝2\pi r^2(I＝PISA半径)$$

反流口面积＝反流量/反流束的峰值流速

PISA半径＞8mm时反流口面积＞0.4cm²，提示二尖瓣重度关闭不全。

2.脉冲多普勒

(1)成像切面：经胸心尖和经食管中段两心腔及四心腔切面。

(2)二尖瓣瓣口血流。二尖瓣关闭不全对左心房和左心室产生血流动力学方面的影响。重度关闭不全时，左心房压力增高，二尖瓣E峰增高，E峰减速时间缩短，心室等容舒张时间缩短。

随着左心房压力增高，肺静脉前向血流速度减低。肺静脉内检测到逆向血流是重度二尖瓣关闭不全的特异性表现。

(3)反流量的测定。

左心室流入道血流量＝二尖瓣口面积×二尖瓣口速度时间积分

左心室流出道血流量＝左心室流出道面积×流出道速度时间积分

反流量＝总流量-左心室流出道血流量

反流分数(RF)＝反流量/左心室流入道血流量

每搏反流量＞50ml或反流分数＞60%为重度关闭不全。

3.连续多普勒

(1)成像切面：同于脉冲多普勒成像切面。

(2)反流束的频谱密度的强弱与反流程度相关(图4-1-18)。

(3)肺动脉高压时检测到三尖瓣瓣口高速反流血流，能间接提示二尖瓣关闭不全的严重性。

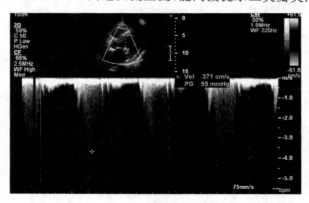

图4-1-18 反流血流频谱多普勒

四腔心切面显示二尖瓣少量反流，反流束的频谱密度的强弱与反流程度相关

（四）超声心动图评估二尖瓣关闭不全程度的指标

结合二维及彩色血流及多普勒参数才能较准确评估二尖瓣关闭不全的程度。参数包括：反流束的长度、面积、反流密度、反流口面积、反流分数和左心房容积。

（五）超声心动图评估二尖瓣关闭不全的准确性和局限性

1.准确性

(1)能够较准确评估二尖瓣关闭不全的病因和程度。TEE检测二尖瓣脱垂和腱索断裂的敏感性和特异性高，而TTE检测的敏感性较低，特异性高。

（2）彩色多普勒和 PISA 显示的反流束面积和反流分数评价关闭不全的敏感性和特异性与造影显像高度相关（r＝0.77～0.87）。反流束的最小截面与反流容积的相关性较好。

（3）脉冲多普勒检测关闭不全的敏感性和特异性均＞90％。

2.局限性

（1）M 型超声在检测二尖瓣脱垂的特异性较高而敏感性较低。

（2）应用脉冲多普勒检测反流分数时需要多个测量参数,较易产生误差。

（3）有二尖瓣膜和（或）二尖瓣环钙化时,评估二尖瓣口血流量的可靠性较差。

（4）左心房扩大及左心房高压并不是二尖瓣关闭不全所特有,应除外其他导致左心房扩大、左心室舒张功能不全的病因。

（5）偏心性反流血流束在靠近左心房后壁时反流程度常被低估。

（6）前负荷或后负荷减少（低血容量或低血压）导致左心室压力减低,从而低估关闭不全程度。

（六）二尖瓣关闭不全预后不良的指征

1.左心室舒张末期内径＞70mm,左心室缩短分数＜31％,预示左心室扩大难于恢复,左心室功能障碍和心力衰竭。

2.重度的关闭不全,即使左心室射血分数正常,出现房颤和肺动脉高压提示预后不良。

（徐　进）

第二节　主动脉瓣疾病

一、主动脉瓣狭窄

【病因和病理】

主动脉瓣狭窄是指左心室收缩期射向主动脉的血流因局部瓣膜阻塞而受阻。当主动脉瓣面积减至正常 1/4 时,产生明显血流动力学改变左心室射血阻力增加,左心室代偿肥厚。

正常主动脉瓣口面积超过 3.0cm^2。当瓣口面积减小为 1.5cm^2 时为轻度狭窄;1.0cm^2 时为中度狭窄;＜1.0cm^2 时为重度狭窄。

（一）主动脉瓣膜狭窄

1.风心病　主动脉瓣狭窄约占风湿性瓣膜病的 1/4,男性多见。几乎无单纯的风湿性主动脉瓣狭窄（AS）,大多伴有关闭不全和二尖瓣损害。

2.先天性畸形　先天性瓣叶畸形。

3.退行性老年钙化性主动脉瓣狭窄　多见于 65 岁以上老年人发病率 21％～29％,常伴有二尖瓣环钙化。

（二）瓣上型主动脉瓣狭窄

病变为位于主动脉瓣窦上方的膜样、局限性或弥漫性狭窄。其临床表现与瓣膜型狭窄相仿,但心脏听诊无主动脉收缩早期喷射音;狭窄后的血液喷射定向于无名动脉,导致右上肢脉搏较强而有力,血压较左上肢高。

（三）瓣下型主动脉瓣狭窄

病变为位于左心室流出道处的主动脉根部的异常隔膜引起的狭窄，多累及二尖瓣前叶。常伴有动脉导管未闭。临床表现与瓣膜型者相仿，但杂音位置较低，以心前区下部为最响，且无主动脉收缩早期喷射音。X线胸部检查无升主动脉狭窄后扩张，无瓣膜钙化，而左心室造影示主动脉瓣下有恒定的充盈缺损等，可与瓣膜型狭窄鉴别。

【病理生理】

风湿性主动脉瓣狭窄为瓣叶增厚，交界处有粘连，有瓣叶缩短时常伴有关闭不全。正常成人主动脉瓣口≥3.0cm²。当瓣口面积减少一半时，收缩期仍无明显跨瓣压差。瓣口≤1.0cm²时，左心室排血受阻，左心室-主动脉间压力阶差增大，收缩压明显升高，跨瓣压差显著。左心室压力负荷增高出现左心室壁向心性肥厚，为维持正常心室壁应力和左心室心排血量，左心室室壁应力增加，出现心肌缺血和纤维化，左心室顺应性减低，心排血量减少，导致左心室功能衰竭。当心功能不全出现后，有左心室扩张，左心室舒张末压增高和肺淤血。由于心排血量减少及左心室肥厚，心肌耗氧量增加，活动后，可有心肌缺血、心绞痛及各种心律失常。

【超声心动图检查】

（一）超声心动图检查的适应证

1.主动脉瓣听诊区闻及Ⅱ级以上收缩期杂音，需行超声心动图检查。

2.超声心动图检查并评估主动脉瓣的狭窄程度。

3.用于评估左心室功能、心腔大小和血流动力学改变。

4.随诊评价症状和体征改变的主动脉瓣狭窄患者或无症状的重度主动脉瓣狭窄者。

5.通过TTE评估主动脉瓣狭窄程度不明或可疑时，建议经食管超声心动图（TEE）检查。

（二）M型和二维超声心动图

1.最佳成像切面

TTE：胸骨旁长轴和短轴切面及心尖三腔和五腔切面。

TEE：心底短轴切面（35°～55°）和长轴切面（35°～55°）。

2.诊断要点

（1）风湿性主动脉瓣狭窄

①M型超声可见主动脉瓣变厚，活动幅度减小，开放幅度<8mm，瓣叶回声增强提示瓣膜钙化。主动脉根部扩张，左心室后壁和室间隔对称性肥厚。

②二维超声心动图上可见主动脉瓣瓣尖增厚，局部瓣缘增厚，瓣叶交界处受累，瓣膜开放受限，开瓣径减小（图4-2-1），左心室壁增厚。

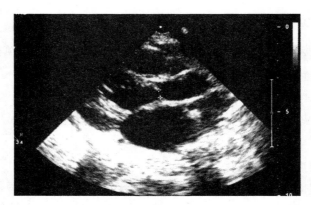

图4-2-1　主动脉瓣狭窄

瓣膜开放受限，开瓣径减小

（2）主动脉瓣退行性变

①主动脉瓣硬化时一个或多个瓣叶增厚（＞2mm），回声增强。瓣叶运动可正常或轻度减低。主动脉瓣硬化常影响瓣缘和基底部。

②病变进一步发展可出现主动脉瓣狭窄。瓣叶增厚、钙化，运动减弱，瓣口面积减小。有纤维硬化结节沉积，钙化在瓣叶的基底部最严重，逐渐向瓣叶边缘延伸（图 4-2-2）。

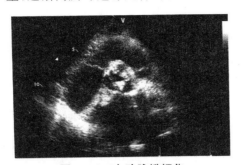

图 4-2-2 主动脉瓣钙化

瓣叶增厚、钙化，运动减弱，瓣口面积减小

（3）先天性主动脉瓣叶畸形

①主动脉瓣为二叶瓣，关闭时呈"一"字形。分为横裂式和纵裂式。瓣叶多为强回声（图 4-2-3）。长轴切面显示瓣叶关闭线多呈偏心性。

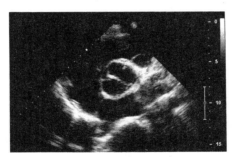

图 4-2-3 主动脉瓣二叶畸形

为二叶瓣，关闭时呈"一"字形，为横裂式

②早期狭窄征象为收缩期瓣叶呈圆顶征，瓣叶边缘向主动脉中心卷曲。

③瓣叶为四叶瓣时，闭合线呈"十"字形（图 4-2-4）。

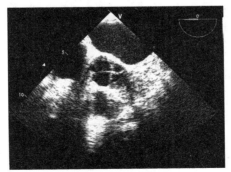

图 4-2-4 主动脉瓣四叶畸形

TEE 检查，瓣叶为四叶瓣，关闭时呈"十"字形

（三）彩色多普勒显像

1.最佳成像切面

TTE:胸骨旁长轴和短轴切面及心尖三腔和五腔切面。

TEE:经胃底和基底段长轴切面。

2.诊断要点

(1)左心室流出道及主动脉瓣瓣口的紊乱五彩射流血流提示狭窄(图 4-2-5)。

(2)显示射流血流的部位和方向,指导连续多普勒检测。

(3)鉴别主动脉瓣上及瓣下狭窄。

(4)显示是否伴发有主动脉瓣关闭不全和二尖瓣关闭不全。

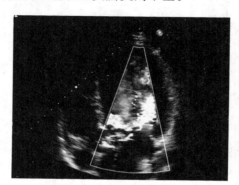

图 4-2-5　主动脉瓣狭窄彩色血流

主动脉瓣瓣口的紊乱五彩射流血流

（四）脉冲及连续多普勒显像

1.最佳成像切面　TTE:心尖三腔和五腔切面。

2.诊断要点

(1)主动脉瓣跨瓣压差测量

①多普勒超声显示血流通过主动脉瓣口的峰值流速,并可计算收缩期左心室与主动脉的最大跨瓣压力阶差,与主动脉瓣狭窄程度直接相关。

简化 bernoulli 方程:$\triangle P = 4V^2$

分别用最大流速(V_{max})和平均流速(V_{mean})得到最大和平均压差(图 4-2-6)。

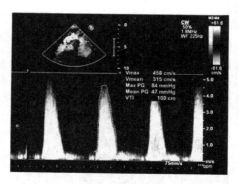

图 4-2-6　连续多普勒

主动脉瓣瓣口的高速血流频谱,测得最大流速、平均流速,得到最大和平均压差

②最大瞬时压差:最大瞬时压差是指收缩期主动脉瓣瓣口两侧压力阶差的最大值。其局限性是只能反映收缩期某点的压差,不能反映整个心动周期内主动脉瓣瓣口两端的压差变化。最大瞬时压差与瓣口

面积之间并无固定的关系,故不能准确反映狭窄的程度。

③平均压差:是指主动脉瓣瓣口两侧所有瞬时压差的平均值,为准确反映瓣口两端压力变化的敏感指标。测量时只需用电子游标勾画出主动脉瓣瓣口血流频谱的轮廓,仪器显示屏上即自动报出最大瞬时速度、平均速度、最大瞬时压差、平均压差等指标。

(2)主动脉瓣瓣口面积测量:瓣口面积是判断主动脉瓣病变程度的重要依据。计算方法如下:

①连续方程式原理:即在无分流及反流的情况下,通过主动脉瓣瓣口的血流量应与通过其他瓣口的血流量相等。设 A_{AV} 为主动脉瓣瓣口面积,A_{MV} 为二尖瓣瓣口面积,A_{LVOT} 为左心室流出道面积,VTI_{MV} 为舒张期通过二尖瓣瓣口的血流速度积分,VTI_{AV} 为通过主动脉瓣瓣口的收缩期血流速度积分,VTI_{LVOT} 为左心室流出道的血流速度积分。

依据连续方程的原理可推导出如下计算公式:

$$A_{AV} \times VTI_{AV} = A_{MV} \times VTI_{MV} = A_{LVOT} \times VTI_{LVOT}$$

由此可以推导:

$$A_{AV} = A_{MV} \times VTI_{MV} / VTI_{AV} = A_{LVOT} \times VTI_{LVOT} / VTI_{AV}$$

左心室流出道面积(ALVOT)(cm²)= 兀 r^2 = 3.14(LVOT 直径/2)²

于胸骨旁左心室长轴切面心电图 T 波起始处测量 LVOT 直径。

②格林(Gorlin)公式 格林公式原用于心导管检查术中计算主动脉瓣瓣口面积,用于频谱多普勒技术时,其公式演化为:

$$A_{VA} = SV / 0.88 \times Vp \times ET$$

式中 SV 为每搏输出量,可由多普勒法测出,Vp 为狭窄主动脉瓣口射流的最大血流速度,ET 为左心室射血时间(亦为频谱持续时间)。

(3)左心室流出道(LVOT)与主动脉瓣峰值流速之比

比值<0.25 提示主动脉瓣严重狭窄。

(五)超声心动图诊断主动脉瓣狭窄的准确性与局限性

1.准确性

(1)二维超声心动图能清晰显示硬化或狭窄的主动脉瓣的形态特征。

(2)多普勒超声能准确地诊断主动脉瓣狭窄,可判断病变严重程度。与心导管测量结果比较相关性好($r=0.91$)。

2.局限性

(1)低估 LVOT 内径是导致主动脉瓣口面积(AAV)低估的最常见原因。

(2)左心衰竭时的低排血量或重度二尖瓣反流均可使主动脉瓣开放幅度减小,有假性主动脉瓣狭窄的改变。

(3)多普勒测量最大跨瓣压差发生在主动脉峰值压力之前,因此多普勒常高估峰值压差及主动脉瓣狭窄程度。

二、主动脉瓣关闭不全

【病因和病理】

指心脏舒张期主动脉内的血液经病变的主动脉瓣反流入左心室,左心室前负荷增加,导致左心室扩大和肥厚。主动脉瓣关闭不全是一种常见的心脏瓣膜病,是由于主动脉瓣及(或)主动脉根部疾病所致。

急性主动脉瓣关闭不全的病因主要有:感染性心内膜炎所致主动脉瓣膜穿孔或瓣周脓肿、创伤、主动脉夹层、人工瓣撕裂。慢性主动脉瓣关闭不全的病因主要为以下几点。

1.主动脉瓣疾病　约2/3的主动脉瓣关闭不全为风心病所致;其他可为感染性心内膜炎所致瓣叶破损或穿孔等;先天性畸形(二叶主动脉瓣、室间隔缺损时由于无冠瓣失去支持可引起主动脉瓣关闭不全);主动脉瓣黏液样变性致瓣叶脱垂。

2.主动脉根部扩张　梅毒性主动脉炎;马方综合征(Marfan综合征);强直性脊柱炎;特发性升主动脉扩张;严重高血压和(或)动脉粥样硬化致升主动脉瘤。

【病理生理】

急性主动脉瓣关闭不全时,当主动脉瓣反流量大,左心室的急性代偿性扩张以适应容量过度负荷的能力有限,左心室舒张压急剧升高,导致左心房压增高和肺淤血,甚至出现肺水肿。

慢性病变使左心室扩张,不至于因容量负荷过度而明显增加左心室舒张末压;左心室重量大大增加使左心室壁厚度与心腔半径的比例不变,室壁应力维持正常;另一有利代偿机制为运动时外周血管扩张,使外周阻力下降和心率增快伴舒张期缩短,使反流减轻。

以上诸因素使左心室功能长期代偿,失代偿期心室收缩功能降低,甚至发生左心衰竭。

严重的主动脉瓣关闭不全使主动脉舒张压下降,冠脉血流减少,引起心肌缺血,促进左心室功能进一步恶化。

【超声心动图】

(一)超声心动图检查的适应证

1.判断主动脉瓣关闭不全的病因。

2.半定量评估主动脉瓣关闭不全的程度。

3.评估左心室的容积、肥厚程度及评价心功能。

4.对无症状的主动脉瓣关闭不全进行随诊。

5.行经食管超声心动图(TEE)检查以诊断由于主动脉夹层、主动脉瘤或感染性心内膜炎所导致的主动脉瓣关闭不全;并判断是否需手术治疗。

(二)M型和二维超声心动图

1.主动脉瓣及根部形态

(1)最佳成像切面

①M型超声心动图:TTE胸骨旁长轴、短轴切面;TEE心底短轴、长轴切面。

②二维超声心动图:TTE胸骨旁长轴、短轴,心尖五腔及三心腔切面;TEE心底短轴、长轴切面。

(2)诊断要点

①M型超声心动图:二尖瓣前叶舒张期震颤;二尖瓣提前关闭,在QRS波开始时,提示重度主动脉瓣关闭不全。

②主动脉瓣叶增厚,回声增强,活动僵硬,舒张期瓣叶关闭时对合不良,可见关闭裂隙,多在2～3mm或以上(图4-2-7)。

③主动脉短轴切面可清楚显示3个瓣的结构及运动情况,关闭时可显示关闭不全的具体位置及裂隙的形状和大小。

④二维超声直接测量主动脉瓣反流口面积:舒张末期,在二维TEE短轴切面勾画瓣叶边缘测量反流口面积。反流口面积$<0.2cm^2$为轻度关闭不全,$0.2～0.4cm^2$表示中度关闭不全,$>0.4cm^2$为重度关闭不全。

⑤风湿性心脏瓣膜病：二维超声心动图心底短轴切面显示瓣叶增厚，以瓣尖明显，瓣叶回缩，瓣膜交界处粘连。

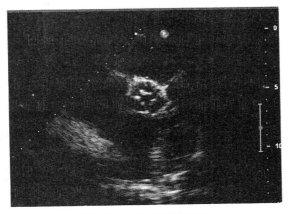

图 4-2-7 心底短轴切面

显示主动脉瓣叶增厚，回声增强，舒张期瓣叶关闭时对合不良，可见裂隙

⑥主动脉瓣退行性病变：一个或多个瓣叶的瓣缘和基底部硬化，瓣叶活动度减低。

⑦感染性心内膜炎：有赘生物、瓣膜穿孔或瓣叶脱垂，瓣叶、瓣环或主动脉根部脓肿。主动脉根部动脉瘤或假性动脉瘤形成（图 4-2-8，图 4-2-9）。

⑧主动脉根部硬化：主动脉前壁或后壁增厚，回声增强，厚度＞2.2mm，出现厚度＞4mm 为重度硬化。

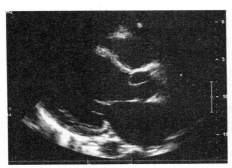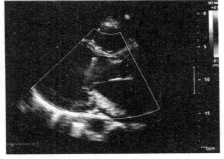

图 4-2-8 主动脉瓣瓣叶脱垂

左图示左心室长轴切面显示主动脉瓣右叶舒张期瓣叶脱入左心室流出道；右图示主动脉瓣脱垂导致中度反流，左心扩大，导致二尖瓣反流

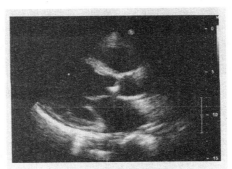

图 4-2-9 主动脉瓣赘生物导致关闭不全

主动脉瓣瓣口显示强回声团块，随瓣膜活动

⑨主动脉根部扩张：轻度 3.5～4.5cm，中度 4.6～5.0cm，重度＞5.0cm。

⑩主动脉瓣二叶畸形:呈二叶瓣,瓣叶多不对称,瓣叶的闭合线为单个线形结合缘,为"一"字形。收缩期瓣叶呈圆顶样,舒张期呈偏心性闭合。根据瓣叶闭合线方向不同分为横裂式和纵裂式。

2.间接征象   主动脉瓣反流对心腔大小及形态影响。

(1)最佳成像切面:

TTE 胸骨旁长轴、短轴,心尖切面。

TEE 心底短轴、长轴切面和四心腔、两心腔切面。

(2)诊断方法及要点

①M 型超声心动图:测量左心室收缩期及舒张末期的内径和室壁厚度,判断心腔的大小及心态的改变;根据测量直接得到左心室射血分数及左心室短轴缩短分数,评价左心室收缩功能的改变。为主动脉瓣关闭不全的程度及预后提供有价值的信息。

②二维超声心动图:直接显示左心室形态的改变。应用简化改良的 simpson 法可以较精确地测量左心室舒张末期容积、收缩末期容积,得出每搏排血量及射血分数。

③轻度关闭不全时,左心室的形态、大小及容积可以正常。

④重度关闭不全时出现左心房、左心室扩大,室间隔、左心室后壁振幅增加,主动脉根部增宽。到一定程度出现心功能不全时,出现室壁运动幅度减低,室壁收缩期增厚率减低,射血分数减低。

(三)彩色多普勒显像

1.最佳成像切面

TTE 胸骨旁长轴、短轴,心尖五腔及三心腔切面。

TEE 心底短轴、长轴切面。

2.诊断方法

(1)在 TTE 胸骨旁长轴切面和心尖切面显示左心室流出道内的舒张期多彩镶嵌的反流血流束(图 4-2-10)。

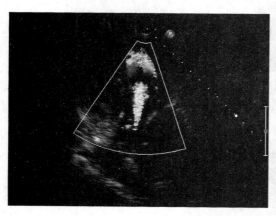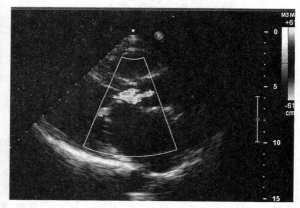

图 4-2-10   左心室流出道内的舒张期多彩镶嵌的反流血流束

(2)可观察反流束的起源和起始部宽度,在瓣口测量反流血流束的最窄径,并可根据反流束的面积进行半定量。

(3)反流分数:在 TTE 胸骨旁长轴切面测量反流束宽度(在 LVOT 和主动脉瓣环结合部),得出与 LVOT 宽度的比值;在 TTE 胸骨旁短轴切面和 TEE 短轴切面上测量反流血流的面积,得出与 LVOT 面积的比值(图 4-2-11)。

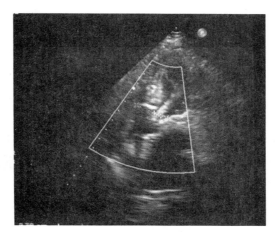

图 4-2-11 反流分数

测量反流束宽度(在 LVOT 和主动脉瓣环结合部),得出与 LVOT 宽度的比值<30%

(4)主动脉瓣反流的定量诊断:多根据多普勒信号在左心室腔内分布范围的大小或反流分数(RF)来估测主动脉瓣反流的严重程度。根据反流分数可分为:轻度 RF<20%;中度 RF 20%~40%;中重度 RF 40%~60%;重度 RF>60%(图 4-2-12)。

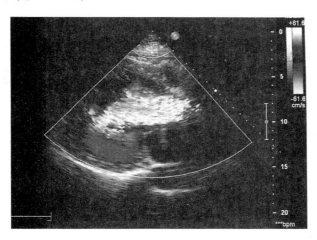

图 4-2-12 主动脉瓣反流的定量诊断

左心室长轴切面显示左心室流出道内的舒张期多彩镶嵌的反流血流束在左心室腔内分布范围>60%,为重度主动脉瓣反流

(5)近端等速表面积(PISA)或反流口近端加速区计算反流率和有效反流口面积。

反流率$(cm^3/S)=2\pi r^2 Vr$

r:舒张早期的 PISA 半径。

Vr:彩色多普勒混叠速度或 Nyquist 速度极限(cm/s)。

反流口面积(cm^2)=反流率/AR 最高流速

(6)彩色 M 型超声心动图:在心尖五心腔切面,将 M 型取样线置于与主动脉瓣反流血流束平行,得出反流血流束在左心室流出道的血流传播速度。以传播速度>40cm/s,为确定关闭不全,>80cm/s 为重度关闭不全。

(四)多普勒血流成像

1.最佳成像切面

TTE:心尖五腔及三心腔切面。

TEE:心底长轴切面测量左心室流出道直径。

2.频谱多普勒

(1)连续方程式原理:即在无分流及其他瓣膜反流的情况下,前向搏出血流量为通过主动脉瓣瓣口的血流量应与通过右心室流出道(RVOT)和二尖瓣瓣口的血流量相等。加上反流量为左心室流出道总搏出量。设 A_{RVOT} 为右心室流出道面积,A_{MV} 为二尖瓣瓣口面积,A_{LVOT} 为左心室流出道面积,VTI_{MV} 为舒张期通过二尖瓣瓣口的血流速度积分,VTI_{RVOT} 为通过右心室流出道的血流速度积分,VTI_{LVOT} 为左心室流出道的血流速度积分。

依据连续方程的原理可推导出如下计算公式:

总搏出量$=A_{LVOT}\times VTI_{LVOT}=A_{MV}\times VTI_{MV}+$反流量$=A_{RVOT}\times VTI_{RVOT}+$反流量 $A=兀 D^2/4$,于胸骨旁左心室长轴切面心电图 T 波起始处测量 LVOT 直径(D)。于胸骨旁短轴切面心电图 T 波起始处测量 RVOT 直径(D)。

反流量=总搏出量-前向搏出量

反流分数=反流量/总搏出量

反流口面积=反流量/反流血流速度积分

(2)中等以上程度的主动脉瓣关闭不全,导致左心室舒张末压增高,二尖瓣口多普勒表现为假性正常化或限制性充盈的频谱。

3.连续多普勒

(1)于主动脉瓣下取样,可测及舒张期湍流频谱。

(2)频谱信号的强度与主动脉瓣关闭不全的严重程度相关。

(3)左心室舒张末压=动脉舒张压-4(舒张末期反流速度)^2

舒张末压越高表明主动脉瓣反流越严重。

(4)压力半降时间(PHT)(ms)=主动脉和左心室间的初始过瓣压力阶差下降一半所用的时间。PHT越短,左心室舒张末压升高越快,主动脉瓣反流越严重。

(5)减速斜率(m/s²)为主动脉舒张压或反流血流速度下降的斜率。斜率越高说明左心室舒张末压越高,反流程度越重。

(五)诊断的准确性和局限性

1.准确性

(1)二维 TEE 测量的反流口面积$<0.2cm^2$,$0.2\sim0.4cm^2$,$>0.4cm^2$ 为判断主动脉瓣关闭不全的轻度、中度和重度的指标,与血管造影结果相符,敏感性、特异性和预测值为$81\%\sim97\%$。

(2)脉冲多普勒测定的反流分数与左心室造影得到的结果高度相符($r=0.91$)。

(3)连续多普勒 PHT$<400ms$,来区分中重度与轻中度主动脉瓣关闭不全的特异性为92%。

(4)反流血流的连续多普勒减速斜率与血管造影对主动脉瓣关闭不全程度的评估相符合($r=0.93$)。

(5)反流束宽度与 LVOT 宽度比值和反流束面积与 LVOT 面积比值判断主动脉瓣反流程度的准确性分别为79%和96%。

(6)TEE 检测反流束宽$>6mm$ 或反流束面积$>7.5mm^2$ 提示术中估测反流量$>40ml$,准确性分别为67%和94%。

（7）彩色 M 型超声心动图得到的反流血流束在左心室流出道的血流传播速度。以传播速度 40cm/s 为区分中重度和轻度关闭不全的敏感性和特异性为 100%，>80cm/s 为判断重度关闭不全的敏感性和特异性为 85%~96%。

2.局限性

（1）不能用二维测量的左心房、左心室大小及容积来判断主动脉瓣反流的程度。

（2）频谱多普勒估测每搏量或反流量以及反流分数的误差主要与测量左心室流出道、右心室流出道直径和二尖瓣环径准确性相关。

（3）反流束宽与 LVOT 宽度比值在偏心性反流时常低估主动脉瓣关闭不全的严重程度。

（4）如果反流流速不清晰或血流与声束夹角>20°时，峰值流速、PHT、减速斜率会低估，主动脉瓣反流程度被低估。

（5）彩色多普勒参数依赖于跨瓣压差，高或低的舒张压可导致高估或低估主动脉瓣关闭不全的严重程度。

（杨　宾）

第三节　三尖瓣疾病

一、二尖瓣关闭不全

【病因及病理】

三尖瓣关闭不全可有相对性和器质性两种。相对性关闭不全者，瓣膜本身并无病变，而系右心室扩大，房室环相应扩张，引起三尖瓣瓣叶对合不良，造成关闭不全。重度风湿性心脏病二尖瓣狭窄或关闭不全的病人常伴有相对性三尖瓣关闭不全。器质性三尖瓣关闭不全是风湿热的后遗症，临床上不多见，大都同时伴有二尖瓣和主动脉瓣病变。病理变化为瓣膜纤维增厚，卷缩，腱索缩短，瓣环扩大，心脏收缩时瓣膜不能完全对合。往往合并瓣膜交界的融合，因而兼有狭窄。

三尖瓣下移畸形三尖瓣下移畸形是一种罕见的先天性心脏畸形。1866 年 Ebstein 首先报道一例，故亦称为 Ebstein 畸形。其发病率在先天性心脏病中占 0.5%~1%。三尖瓣下移畸形系指三尖瓣畸形，其后瓣及隔瓣位置低于正常，不在房室环水平而下移至右心室壁近心尖处，其前瓣位置正常，致使右心房较正常大，而右心室较正常小，伴有三尖瓣关闭不全。此类畸形常合并卵圆孔开放或房间隔缺损以及肺动脉狭窄。由于右心房内血量较多，压力增高，其所含血液部分经房间隔缺损或卵圆孔流入左心房，部分仍经三尖瓣入右心室，故回入左心房的动脉血量减少。

【病理生理】

三尖瓣关闭不全的病理生理是三尖瓣反流的结果，即收缩期血流从右心室反流入右心房，造成右心房高度扩大，压力升高，静脉血液回流障碍。由于右心室负荷增加，代偿而肥厚，容易发生右心衰竭。

【超声心动图检查】

（一）二维超声心动图

1.最佳成像切面

（1）TTE 的右心室长轴切面，胸骨旁心底短轴切面，心尖和剑下四腔切面。

（2）TEE 经胃右心室短轴和长轴切面，食管中段四心腔切面，心底部短轴切面显示右心室流出道长轴。

2.诊断要点

（1）风湿性的三尖瓣反流：三尖瓣瓣膜瓣尖增厚，瓣膜挛缩，腱索、乳头肌增厚，瓣叶交界处粘连融合。

（2）在瓣叶和瓣环正常时，三尖瓣反流多为生理性或是相对性的（图 4-3-1）。

（3）合并心内膜炎时，可能出现瓣膜赘生物或腱索断裂（图 4-3-2）。

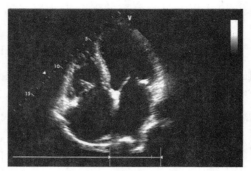

图 4-3-1　三尖瓣反流

三尖瓣无病变，由于右心扩大，导致三尖瓣相对性关闭不全

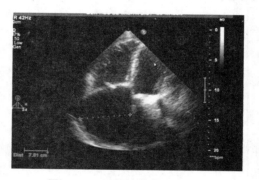

图 4-3-2　三尖瓣赘生物致反流

三尖瓣瓣口显示较高回声团随瓣叶活动

（4）在类癌性疾病，瓣叶增厚挛缩，瓣口固定，常导致大量反流。

（5）接近 30％的二尖瓣脱垂患者出现三尖瓣叶冗长脱垂，导致三尖瓣反流。

（6）三尖瓣下移畸形：三尖瓣后瓣及隔瓣位置低于正常，不在房心室环水平而下移至右心室壁近心尖处，其前瓣位置正常，右心房扩大，而右心室较正常小，伴有房化右心室（图 4-3-3）。

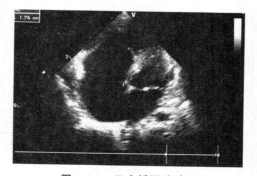

图 4-3-3　三尖瓣下移畸形

三尖瓣后瓣及隔瓣位置低于正常，隔瓣距房室环水平 1.8cm，右心房扩大

（二）彩色多普勒

1.收缩期在三尖瓣的右心房侧显示自三尖瓣瓣口的血流束（图4-3-4）。

2.反流束的大小及长度与反流的动力因素有关，是由速度造成。速度与提高瓣膜的压力梯度相关。由于右心室为低压腔，同等容积的反流血流束出现在右心房较出现在左心房小。

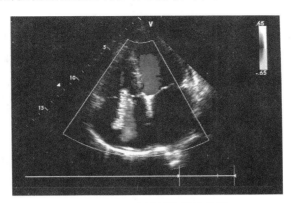

图 4-3-4　三尖瓣反流彩色显像

三尖瓣瓣口显示心房侧自三尖瓣瓣口的反流血流束

3.由于右心压力较低，不能用评价二尖瓣反流的指数来评价三尖瓣反流。

4.可用反流面积和近端汇聚区域来判断关闭不全的程度。

5.诊断重度三尖瓣关闭不全的参数：反流血流束长度＞5.3mm，反流宽度＞7mm，反流面积＞10.6cm²，反流面积/右心房面积＞40％，Nyquist极限为40cm/s时，近端等速表面积半径＞7mm（图4-3-5）。

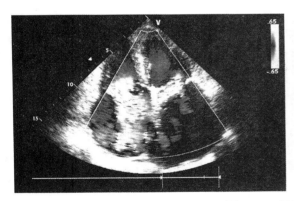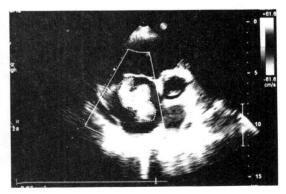

图 4-3-5　三尖瓣重度反流

彩色多普勒显示反流面积/右心房面积＞40％

（三）频谱多普勒心动图

1.脉冲多普勒可以敏感地检测到三尖瓣反流，但不能定量。

2.肝静脉脉冲多普勒在中度反流时，收缩期流速减低，重度反流时收缩期血流消失或出现反向血流。

3.当三尖瓣瓣口舒张期血流速度≥1.0cm/s，常提示重度三尖瓣反流。

（四）超声造影

三尖瓣关闭不全时，超声造影可见造影剂微泡往返于三尖瓣，在收缩期微泡反流至右心房。

二、三尖瓣狭窄

【病理和病理生理】

风湿性单独三尖瓣狭窄极为少见。三尖瓣狭窄几乎都伴有二尖瓣和(或)主动脉瓣病变,而且兼有三尖瓣关闭不全。作为风湿热的后遗症,病理变化和二尖瓣狭窄相似,即瓣膜纤维化增厚,边缘有赘生物生长,三个瓣膜相互粘连或融合,形成三角形狭窄瓣孔。病变也可延及腱索和乳头肌。但三尖瓣病变的程度和范围较二尖瓣为轻,瓣膜下融合很少见,且很少有钙质沉积。狭窄形成后,血流从右心房流入右心室时发生障碍,因而右心房扩大,压力升高。由于腔静脉回流受阻,静脉压长期升高,呈现颈静脉怒张、肝肿大、腹水和四肢水肿等征象。右心室则因血流量减少而萎缩。伴有二尖瓣病变时,右心室可肥厚。

【超声心动图检查】

(一)M 型及二维超声心动图

1.最佳成像切面

(1)TTE 胸旁心底短轴切面,右心长轴和剑下四心腔切面。

(2)TEE 经胃右心室短轴和长轴、食管中段四心腔切面心底短轴切面显示右心室流出道。

2.诊断要点

(1)风湿性的三尖瓣狭窄:三尖瓣瓣膜瓣尖增厚,瓣膜挛缩,腱索、乳头肌增厚,瓣叶交界处粘连融合。

(2)类癌性疾病和 Loeffier 病造成三尖瓣瓣叶弥漫性增厚和粘连,导致三尖瓣狭窄合并三尖瓣关闭不全。

(3)三尖瓣的回声波与二尖瓣狭窄相似,三尖瓣狭窄病人,M 型超声心动图双峰曲线消失,EF 段降速减慢,呈现墙垛样改变。舒张期隔瓣活动反常。右心房扩大,在右心室舒张末压上升时,AC 期间延长。

(4)二维切面超声心动图显示三尖瓣瓣膜增厚,舒张期开放活动受限制。

(5)较少用瓣口面积判断三尖瓣狭窄的程度,若面积<1.3~1.5cm^2 时常出现较明显的症状。

(二)多普勒超声心动图

1.彩色多普勒超声心动图

(1)用于评估三尖瓣狭窄时,显示舒张期三尖瓣瓣口血流加速区,提示潜在的瓣膜狭窄。

(2)指导频谱多普勒取样容积的位置,以判断跨瓣压差及压力减半时间。

2.多普勒超声心动图

(1)取得三尖瓣舒张期血流频谱,得出平均跨瓣压差、压力减半时间。有些二维超声心动图表现为重度狭窄,而测得的跨瓣压差较低,以多普勒测量结果为准。

(2)在没有明显三尖瓣反流时,平均跨瓣压差<2mmHg 为轻度狭窄,2~4mmHg 为中度狭窄,>4~7mmHg 为重度狭窄。

(3)压力减半时间≥190ms 表示重度狭窄。

(杨晓丽)

第四节　感染性心内膜炎

【概述】

感染性心内膜炎(IE)是指细菌、真菌和其他微生物(如病毒、立克次体、衣原体、螺旋体)等病原微生物感染,经血液循环直接侵犯心室内膜、大血管内膜或心瓣膜及腱索所引起的感染性炎症。

此时,细菌就会在瓣膜或内膜表面生长,形成菌团、血小板和纤维素团块,内含大量微生物和少量炎症细胞的赘生物,瓣膜为最常受累部位,破坏瓣膜结构,引起瓣膜的关闭不全。二尖瓣与主动脉瓣损害是 IE 最多见的瓣膜损害。但感染也可发生在间隔缺损部位或腱索与心壁内膜。动静脉瘘、动脉瘘(如动脉导管未闭)或主动脉缩窄的感染虽属动脉内膜炎,但临床与病理均类似于心内膜炎。感染性心内膜炎时,由于细菌侵入内膜,细菌沉淀于低压腔室的近端、血液异常流出处受损的心内膜上,易在受损处黏着并繁殖形成赘生物。

根据病程分为急性和亚急性,并可分为自体瓣膜、人工瓣膜和先天性疾病的心内膜炎。

链球菌和葡萄球菌分别占自体瓣膜心内膜炎病原微生物的 65% 和 25%。急性者,主要由金黄色葡萄球菌引起,少数由肺炎球菌、淋球菌、A 族球菌和流感杆菌等所致。亚急性者,草绿色链球菌最常见,其次为 D 族链球菌(牛链球菌和肠球菌),表皮葡萄球菌和其他细菌较少见。真菌、立克次体和衣原体为自体瓣膜心内膜炎的少见致病微生物。

感染性心内膜炎的易感人群:人工瓣膜置换术后、以前曾经患有感染性心内膜炎、复杂的发绀性心脏病患者、心脏有外科分流或重建管道为高危患者。中危人群包括先天性心脏病,特别是主动脉瓣二叶畸形、后天性瓣膜病、二尖瓣脱垂伴反流。另外,经外科修复的 ASD、VSD、CABG 术后、没有瓣叶增厚和反流的二尖瓣脱垂、起搏器置入术后,为低危或没有危险性的人群。

【超声心动图检查】

迄今超声心动图仍然是检出感染性心内膜炎最好的无创性方法,有很好的敏感性。赘生物是感染性心内膜炎的特异性表现,超声对其检出具有很高的特异性。经胸部超声检查可诊断出 50%～75% 的赘生物,经食管超声可检出<5mm 赘生物,敏感性高达 95% 以上。赘生物≥10mm 时,易发生动脉栓塞。未发生赘生物,不能排除感染性心内膜炎。感染治愈后,赘生物可持续存在。除非发现原有赘生物增大或新赘生物出现,难以诊断复发或再感染。

超声心动图对心脏大小、瓣膜及腱索的形态、受累瓣叶功能障碍以及赘生物的部位、大小、数目也能进行全面系统评价。由于感染性心内膜炎多发生在有心血管病的基础上,所以在检查出赘生物时应注意患者有无心血管基础病变表现。因感染性心内膜炎种类、受累部位及程度不同,超声心动图表现有所差异。

超声检查可见的其他异常有瓣叶结节样增厚、瓣叶穿孔、粘连、室间隔或瓣环脓肿、主动脉细菌性动脉瘤和心包积液。

1.赘生物(VEG)　是 IE 特征性的病理变化,由微生物、血小板、红细胞、纤维蛋白及坏死组织组成,松散易碎,脱落后的赘生物成为栓子,引起远端的动脉栓塞和迁徙性病灶。赘生物在超声心动图上表现为不规则的中等强度回声团块,可呈条索状、绒毛状、粟粒状等,大小不等,常附着于瓣叶上,并随瓣叶一起运动(图 4-4-1,图 4-4-2)。也可见于腱索、乳头肌、血管壁、缺损边缘、心腔壁上,多为异常血流(反流、分流或狭窄射流束)流经或冲击面上。机化的赘生物回声可增强,活动度可减低。

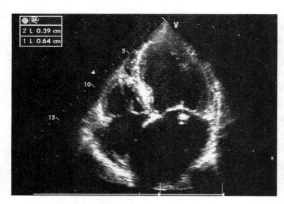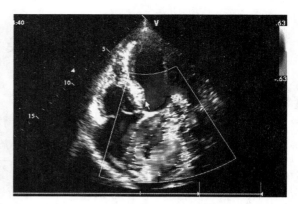

图 4-4-1　心尖四腔切面

二尖瓣后叶赘生物(左),致二尖瓣关闭不全(右)

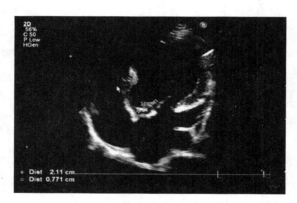

图 4-4-2　心尖五腔切面

主动脉瓣瓣叶上赘生物

　　TEE 对于赘生物的检出更加敏感,尤其是对于<5mm 的赘生物,TEE 有助于早期诊断。赘生物的位置、大小及活动度与预后密切相关。二尖瓣 VEG 较主动脉瓣 VEG 更易引起动脉栓塞。VEG>10mm,或治疗后 VEG 不变或增大者,动脉栓塞的风险明显升高。VEG>15mm 者,死亡率明显升高。因此对合并大的赘生物的患者更倾向于手术治疗。

　　2.脓肿　心脏脓肿对药物疗效差,需要手术治疗。脓肿破溃可以加重结构损毁和血流动力学障碍,诱发心力衰竭,增加手术的难度和治疗风险。TEE 可大大提高脓肿的诊断率,有利于及时手术及改善预后。脓肿在超声心动图上表现为大小形态各异的回声失落区或回声异常的腔隙,壁厚、粗糙。多位于瓣叶体部、瓣周或相邻的心肌内,可伴有瓣膜增厚或赘生物。一旦破裂,可以导致瓣膜穿孔,或心腔间异常瘘管。超声心动图上提示脓肿的间接征象包括:Valsalva 窦瘤形成,主动脉根部前壁增厚≥10mm,间隔旁瓣周厚度≥14mm,人工瓣松脱摇动。

　　3.膨出瘤及穿孔　包括二尖瓣膨出瘤、纤维膨出瘤。

　　(1)二尖瓣膨出瘤:多位于二尖瓣前叶,常为主动脉瓣反流冲击二尖瓣前叶产生继发感染所致。表现为二尖瓣前叶向左心房侧膨出呈风袋样、瘤样或隧道样结构,收缩期及舒张期均存在,破裂后继发大量二尖瓣反流。

　　(2)纤维膨出瘤:位于二尖瓣与主动脉瓣之间的纤维三角,感染后薄弱部位突向左心房或心包,破裂后形成异常通道或心脏压塞。表现为风袋样无回声区在主动脉根部后方突向左心房。

　　4.瓣叶结构损毁　包括瓣膜脓肿、瓣膜膨出瘤形成、瓣叶穿孔、腱索/乳头肌断裂、瓣叶连枷等,常合并大量反流。瓣叶的穿孔以及腱索/乳头肌的断裂可导致急性反流，或原有反流突然加重，甚至出现急性左心衰竭和肺水肿。

5.特殊类型的 IE

(1)人工瓣的 IE(PVE)：PVE 占 IE 的 10%～20%。瓣膜置换术后 IE 的发生率为 1%～4%。其中最大的危险是术后 6 个月，尤其是最初 5～6 周。根据发生感染与手术的间隔时间又分为早发 PVE 和晚发 PVE。前者指瓣膜置换后 1 年内发生的 PVE，多与手术有关，为医源性，致病菌为院内感染致病菌群，其中，凝固酶阴性的葡萄球菌是主要病因，预后差。迟发型 PVE 指换瓣 1 年后发生的感染，多为社区获得性，致病菌与非吸毒者的社区获得性自身瓣膜感染无明显差别。研究表明，术后最初几个月机械瓣较生物瓣更具有感染危险，但 1 年后，生物瓣感染的风险超过机械瓣。

PVE 在超声心动图的表现有以下几个方面。

①瓣膜功能异常，如病理性反流、瓣周漏，或因赘生物过大导致瓣膜活动受限，血流受阻，或是由于周围炎症和纤维化导致瓣膜活动度降低等。

②瓣膜赘生物，呈不规则团块状，边缘粗糙，随心动周期而运动。

③瓣周脓肿，以及邻近心内膜或瓣叶上有赘生物。

④瓣膜松脱摇摆，稳定性差。

⑤生物瓣的瓣叶可以产生类似于自然瓣膜感染的损害，如瓣膜的增厚、穿孔等。

受金属瓣膜或支架声影的影响，TTE 对赘生物、瓣周脓肿等结构异常的敏感性较差，TEE 可以更好地诊断 PVE，评价人工瓣功能和血流动力学异常，评价预后，所有怀疑 PVE 的患者均应接受 TEE 检查。

与天然瓣膜的 IE(NVE)比较，PVE 容易扩散到周边组织，预后较差，更容易出现脓肿、心力衰竭等并发症，死亡率高，内科治疗疗效较差，大多数患者需尽早手术。

(2)右心 IE

①右心 IE 占 IE 的 10%，多发生于先天性心脏病、右心起搏器置入、中心静脉置管、静脉营养以及脑脊液-静脉分流术后患者，但大多数还是见于静脉吸毒者。在静脉吸毒伴发热的患者中，13% 的人有右心 IE 的超声心动图表现，受感染之前，三尖瓣的结构往往是正常的。右心 IE 中，绝大多数三尖瓣受累，此外还可累及肺动脉瓣，欧氏瓣受累也有报道但非常罕见，14% 患者可同时累及左心(图 4-4-3，图 4-4-4)。主要的致病菌是金黄色葡萄球菌，占到 70% 左右，其次主要为链球菌。假单胞菌感染倾向于多瓣膜受累。

②右心内出现任何 IE 的超声心动图主要诊断标准，如心内飘动的团块回声附着于瓣叶或其支持结构，或位于反流束的路径中，或瓣周脓肿、新出现的人工瓣膜脱位，同时伴有血培养典型病原体阳性，则基本能诊断为右心 IE。而静脉吸毒本身就是一条次要 duke 诊断标准。肺细菌性栓塞也是一项 duke 次要诊断标准，但这条依据在诊断右心 IE 中的重要性可能被低估了。

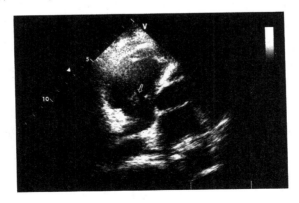

图 4-4-3　三尖瓣瓣叶上赘生物

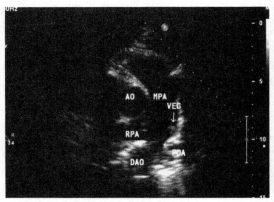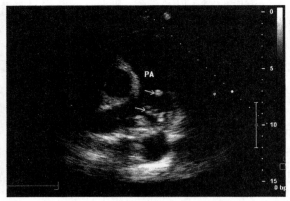

图 4-4-4　大动脉短轴切面,肺动脉内赘生物形成

③右心和左心心内膜炎的临床表现不同。大多数右心 IE 的患者会有收缩期杂音,但没有特异性。通常的表现是持续性发热、菌血症和多发性肺栓塞,缺乏外周血管栓塞是其特异表现。一旦出现外周血管栓塞或神经系统栓塞表现,就需要考虑到合并左心 IE 或矛盾性栓塞可能。当菌血症、发热、胸片上多发性渗出影同时存在时,需要仔细检查右心 IE。

(3)右心 IE 的超声心动图表现为三尖瓣或肺动脉瓣(较少见)上的赘生物。赘生物往往位于瓣膜心房面,处于反流径路中。三尖瓣的赘生物较大,可以超过 2cm,某些情况下甚至需要和心内肿瘤鉴别。右心赘生物需要和心脏内正常解剖结构,如 chiari 网或大的欧式瓣,右心房血栓鉴别。

赘生物的存在并不表示有活动性的感染。超声心动图的发现必须结合临床。陈旧性的或已经治愈的赘生物往往回声增强,甚至钙化。严重的瓣膜损伤导致瓣膜功能障碍和重度三尖瓣反流是三尖瓣心内膜炎的常见后果。而 TEE 往往用于 TTE 透声条件差,或 TTE 阴性但临床高度怀疑心内膜炎(特别是葡萄球菌菌血症)的患者。当怀疑瓣周脓肿、特殊部位右心 IE,如肺动脉瓣受累或欧氏瓣受累时以及怀疑起搏导管和右心人工瓣膜合并感染时,一般要行 TEE。经胃切面是显示三尖瓣最好的切面,而 60°经食管中段切面是显示肺动脉瓣最好的切面。

右心 IE 并发细菌性肺栓塞可导致肺梗死、肺脓肿、双侧气胸、胸腔积液和积脓。多发性肺栓塞会导致右心增大、右心衰竭和三尖瓣反流加重。心脏表现主要是由严重的三尖瓣反流和右心容量负荷过重、心腔增大和右心衰竭所导致。瓣周脓肿比较少见。当右心 IE 使右心房增大右心房压力增高到一定程度时,会出现经卵圆窝的右向左分流。

6.鉴别诊断

(1)风心病鉴别:瓣膜增厚钙化,明显的瓣膜狭窄,瓣膜关闭不全较轻,一般无瓣膜脱垂;瓣膜赘生物常伴有明显的瓣膜脱垂,有明显的关闭不全,瓣膜开放尚好。

(2)黏液瘤鉴别:三尖瓣较大的赘生物,常含有蒂,与瓣膜的运动一致,极易与黏液瘤混淆。黏液瘤常多附于房间隔上。赘生物附着在瓣膜上,且在治疗过程中动态观察,赘生物的大小常有变化,甚至消失。

(3)血栓形成相鉴别:心内血栓多由风心病二尖瓣狭窄、扩张性心肌病和心肌梗死引起,多与血流淤滞有关,多数不发生在心瓣膜上。

(4)二尖瓣连枷瓣叶或腱索断裂:连枷瓣叶或断裂的腱索于收缩期移向左心房,而在舒张期无明显异常运动,瓣叶的心房面无异常的占位性肿块。二尖瓣赘生物是在瓣叶的心房面,且有急性感染史。

7.超声心动图的局限性

(1)非特异性诊断,确诊仍要结合临床及解剖学以及病原学。

(2)不能鉴别感染性赘生物与瓣膜无菌性损害。

（3）不能鉴别赘生物与人工瓣血栓或血管翳。

（4）不能区别活动性或已治愈的赘生物。

（5）可能将瓣膜增厚、断裂的乳头肌/腱索、瓣膜钙化或结节误诊为赘生物。

（王忠华）

第五节　冠心病

冠心病系冠状动脉粥样硬化性心脏病的简称，是指由于冠状动脉粥样硬化，使血管腔阻塞导致心肌缺血缺氧而引起的心脏病，它和冠状动脉功能性改变一起，统称为冠状动脉性心脏病，亦称缺血性心脏病。冠心病临床类型包括隐匿型冠心病、心绞痛型冠心病、心肌梗死型冠心病、心力衰竭和心律失常型冠心病及猝死型冠心病 5 种类型。5 种类型的冠心病既能单独发生，也可合并出现，其中以心绞痛和心肌梗死型冠心病最为常见。

M 型超声心动图及二维超声心动图对心脏和大血管的结构、形态、运动状态的异常具有较高的诊断价值；彩色多普勒超声心动图、经食管超声显像、血管内超声显像、心肌血流灌注等超声技术能进一步了解心脏和大血管的结构、形态变化、局部和整体功能，对冠心病的诊断及指导治疗有着重要的临床意义。

心肌缺血的原因主要是由于冠状动脉的粥样硬化限制了对心肌的血液供应；其次是由于冠状动脉的其他病变，如梅毒、炎症、栓塞、结缔组织病、创伤、先天性畸形等导致冠状动脉的阻塞而引起；少数患者也可因冠状动脉的痉挛而产生。

近年来，据临床病理研究证实，发生粥样硬化病变的血管管壁增厚，弹性减退，管腔狭窄或闭塞，相应区域的心肌血供减少或中断；心肌出现肿胀、变性，以致纤维和瘢痕形成，使室壁顺应性下降，严重者出现心室壁僵硬变形，运动减低，局部或整体收缩功能异常，远端缺血区的心肌可出现代偿性的运动增强。

病变可侵犯冠状动脉的 1～3 支，以左前降支多见，其次是右冠状动脉。病变部位好发于血管起始处，程度最严重。远端较少受累，程度亦较轻。

一、冠状动脉及其分支

（一）左冠状动脉

起自主动脉左冠状窦，经肺动脉与左心耳之间走行向前外，随即分为前降支和旋支。左冠状动脉由起始到分叉之间的一段称左主冠状动脉，长度约 0.5～4.0mm。前降支又称为"猝死"动脉，沿前室间沟下行至心尖，向后反转围绕心尖，向上后至后室间沟与右冠状动脉的后降支吻合，其主要分支有对角支、前（室）间隔支、左圆锥支等。前降支主要分布于左心室前壁、室间隔大部及心尖等处。当前降支闭塞时出现左心室前壁心肌梗死，并涉及室间隔前部。左旋支沿冠状沟左行终止于心脏膈面，长短不一，其主要分支有钝缘支、左心房回旋支、后降支与房室结支。左旋支分布于左心室侧壁、后壁（下壁）和左心房，闭塞后可引起侧壁此后壁（下壁）心肌梗死。

（二）右冠状动脉

右冠状动脉自主动脉右冠状窦发出，经肺动脉干与右心耳之间进入冠状沟，向右下行，绕过心右缘至心脏膈面，沿后室间沟行向心尖，其主要分支有窦房结动脉、右圆锥动脉、右心室前支、右缘支、右心房中支、房室结动脉及后降支。右冠状动脉主要分布于右心房、右心室、室间隔后部及部分左心室后壁。当右冠状动脉阻塞时,可发生左心室后壁(下壁)及右心室心肌梗死,如果动脉的梗死部位在窦房结动脉发出之前,病变累及窦房结动脉,则引起窦房结动脉供血不足,可以产生窦性心动过缓、窦性停搏、窦房传导阻滞及各种心律失常。

二、冠状动脉的超声显像

(一)经胸超声检查

正常左冠状动脉起自主动脉根部短轴切面3～4点钟位置,内径3～6mm,管壁厚1.4～2.0mm,并可见主干分支为前降支和左旋支。将探查切面改变为左心室两腔切面并略作倾斜即可探及沿前室间沟下行的前降支中下段。

右冠状动脉开口在主动脉根部短轴切面10～11点位置,内径2～4mm。将左心室两腔切面稍作旋转,即可显示左心室下壁与膈肌之间沿后室间沟下行的后降支中下段。

1.冠状动脉血流显像　由于冠状动脉走行多变,迂回曲折,真正成直线的节段很短,能与超声切面平行而被长距离探及者较少,因此,超声探查冠状动脉血流大多呈现或长或短的线段显示。在舒张期冠状动脉内血流显示最为清晰,频谱多普勒检测呈现双期灌注,以舒张期为主,也可见收缩期血流信号。若和收缩期冠状动脉内血流相比较,舒张期冠状动脉内血流持续时间长,峰值血流速度快,流速为30～80cm/s,收缩期血流速度为12～20m/s。收缩期冠状动脉内灌注的血流量约占心动周期搏出量的1/3,舒张期占2/3,血流方向由心底流向心尖。血管狭窄时彩色血流显示为偏心性不规则细流束,高速、明亮、彩色镶嵌,若动脉管腔完全闭塞,则彩色血流于阻塞部位及远端中断。当冠状动脉发生粥样硬化病变,病变段血管内超声显示受累动脉管壁增厚,回声增强、毛糙、僵硬、内膜不光滑或连续性消失。当管壁局部增厚大于1.3～2.0mm时,应视为早期粥样斑块形成。

2.探查要点

(1)必须看到两条平行光带开口于主动脉左冠状窦。

(2)必须追踪此平行光带出现为左、右分支,呈横置"Y"字型。据此两点,确认为左冠状动脉才比较可靠,因其周围也常见多条与之平行的带状回声,容易混淆。成人左冠状动脉显示率为58%～99%,找到冠状动脉开口的成功率在成年人为90%～99%,小儿达100%。

3.左冠状动脉硬化的超声表现

(1)管状回声不规则,壁回声强而不均,若见钙化则更具诊断价值。

(2)管腔小于或等于3mm,管腔中断或无回声,间隙消失,或走行扭曲变形。

4.左冠状动脉分支　一般只能显示左前降支和左回旋支近端,而且显示成功率远低于主干,技术难度也较大,除小儿川畸病外,诊断价值也随之降低,

5.右冠状动脉　显示的切面与左主干相似,显示成功率高。一般在10～11点位置可找到右冠状动脉开口于右冠状窦,其显示长度可达3～4cm,左冠状动脉主干内径4～5mm。

(二)经食管超声检查

经食管超声检查不受肺气体影响,所用探头的频率较高,一般为5MHz,图像质量比经胸探查好,对冠状动脉的显示比彩色多普勒超声血流显示有明显的优点。

(三)血管内超声探查

血管内超声探查不但可观察管腔内的变化,而且可对管壁结构显示良好(此为X线血管造影所不能),

并可通过多普勒对血流状况进行检测。但设备昂贵，检查费用也高，属有创性检查，也不能像血管造影那样使血管呈连续状态，处于探索阶段。

三、冠状动脉节段划分

为了判断心肌缺血的部位和范围，目前采用较多的是将心脏划分为 16 个节段，包括 6 个基底段、6 个中间段和 4 个心尖段。这 16 个节段可用 3 个短轴切面和 3 个长轴切面来记录。3 个短轴切面为二尖瓣水平短轴切面、乳头肌水平短轴切面和心尖水平短轴切面；3 个长轴切面为胸骨旁左心室长轴切面、心尖四腔心切面和心尖两腔心切面。这些切面又互为补充，可对某个节段进行多方位的观察，4 个心尖段要用二腔和四腔切面观察分析。这种局部节段的划分与冠状动脉血供之间也存在着密切的关系。

四、室壁节段性运动异常

检测心肌缺血的原则之一是发现心肌缺血段的异常运动。动物试验和临床研究均表明，冠状动脉阻塞导致心肌缺血时，几乎是即刻表现为心肌运动的异常，易被超声显像所证实。这种可逆性的室壁运动异常是心肌缺血敏感而特异性的表现，可作为心肌急性暂时性缺血的早期标志。临床上判断收缩期室壁节段性运动异常多以目测与幅度测量相结合，进行定性与定量诊断。

节段性室壁运动异常或室壁节段运动异常，表现为该节段与邻近正常心肌相比，收缩期心内膜运动幅度及心肌收缩增厚率均降低。

（一）室壁运动的定性分析

用目测定性法观察室壁运动，将室壁运动分为：

1.运动正常　收缩期心内膜向心腔运动幅度及收缩期增厚率均正常。

2.运动减弱　该节段较正常运动幅度减小，收缩期增厚率下降。

3.运动消失　心内膜无运动及收缩期增厚率消失。

4.矛盾运动　该节段运动与正常段相反，收缩期室壁运动背离心腔，甚至形成室壁瘤，收缩期室壁变薄，舒张期向心腔运动。

5.运动增强　运动幅度增强，收缩期增厚率增加。

（二）室壁节段性运动异常的半定量分析

通常采用目测室壁运动记分法。在 16 节段划分法的基础上采用室壁运动记分法对室壁运动的情况进行定量分析，分析每个节段运动是否正常，再根据评分法来判断：室壁运动正常记 1 分，运动减弱为 2 分，运动消失为 3 分，矛盾运动为 4 分，出现室壁瘤为 5 分，运动增强为 0 分。

将各个节段室壁运动记分之和除以参与计分的室壁节段数即为"室壁节段运动记分指数"，用该指数半定量评价室壁运动异常的程度。

室壁节段运动记分指数依据室壁节段性运动异常的范围反映和估计心肌梗死的范围。室壁节段运动记分指数等于 1 为正常，若大于 1 提示左心室收缩功能异常，大于 2 则提示左心室大片心肌收缩功能异常，若大于 2.0，急性心肌梗死患者易发生泵功能衰竭。指数越大，表示室壁运动异常的部位越多，程度越重。在节段评分时也有学者将运动消失伴有瘢痕记为 6 分，矛盾运动伴有瘢痕记 7 分，6 分和 7 分只不过是提醒人们注意这些节段不仅出现了运动丧失或矛盾运动，还伴有瘢痕出现，这是因为瘢痕的出现对临床具有一定的意义。

尽管临床实践已证实了室壁运动记分法的准确性与敏感性,若单纯用这种方法作为判断心肌缺血的唯一标准,仍有其一定的局限性。任何一段心室肌的运动都会受相邻心肌的影响,例如当一缺血心肌出现节段性运动障碍时,其相邻心肌受其影响也会出现运动减弱,反之亦然。若正常有力收缩的心肌与缺血心肌相毗邻,则运动增强的节段可使缺血心肌凸向心腔,从而掩盖心肌的异常灌注。总之,仅观察心肌异常运动,所估计到的心肌缺血的范围常常会过大。

(三)收缩期室壁增厚率改变

收缩期室壁增厚异常也被认为是缺血心肌的另一种形式的重要表现。正常心肌收缩时,室壁厚度增加,当心肌发生急性缺血或心肌梗死时,心室壁收缩期增厚率减低。临床实践证明,收缩期室壁增厚率的变化是反映心肌缺血比较特异的指标。正常心肌在收缩期明显增厚,其增厚率均大于30%,缺血性心肌节段收缩增厚率明显下降。

(四)室壁运动不协调

正常心脏收缩、舒张时,各节段协调一致,而缺血心肌节段出现运动异常,甚至无运动,被邻近正常心肌牵拉或挤压,呈运动不协调的状态,常显示出顺时针或逆时针方向的摆动或扭动。

(五)室壁运动速度改变

M型超声心动图可观察到正常节段心肌运动,其收缩期加速度慢于舒张期减速度,即上升斜率小于下降斜率。同时可以看到收缩高峰时间晚于正常心肌收缩高峰时间。

(六)室壁节段性运动异常的范围

心肌梗死的结果是室壁节段运动异常持续存在,根据室壁节段性运动异常的范围能反映和估计心肌梗死范围,而且与组织学梗死大小间有较好相关。

(七)室壁节段性运动的定量分析

定量分析室壁节段性运动异常主要对室壁节段运动和室壁心肌收缩增厚进行定量测定,从而定量评价室壁节段性运动异常的程度与范围,估计梗死面积。

鉴于观察、分析、判断室壁节段性运动异常受二维图像质量的影响,所以观察者的经验依据多带有一定的盲目性和主观性。反映室壁运动的彩色室壁动态显示技术的原理是在超声背向散射的基础上建立的声学定量技术,它分析感兴趣区内各像素的散射回声是组织抑或是血液密度,进而在整个心动周期中确定并追踪组织和血液的分界面。像素内组织变为血流密度提示内膜向外运动,反之,像素内血液变为组织密度提示心内膜向内运动。逐帧彩色编码向内的室壁运动,收缩早期至末期分布为橘黄色、黄色、绿色、淡蓝色。在收缩末期最后一帧图像上各色带从外向内依次排列,其总的宽度代表整个收缩期内膜移位的幅度,所有外向运动编码为红色。这样,一个心动周期中室壁运动变化就能在一幅图像上显示出来,依彩色室壁动态图像色带宽度即心内膜位移幅度来评价室壁运动状态。半定量记分法以内膜位移大于5mm提示运动正常,得1分;位移2~5mm提示运动减弱,得2分;小于2mm提示运动度减低或无运动,得3分;反向运动得4分。这样,室壁运动的半定量分析变得更为直观、简单、易行。

(八)测定心室壁运动异常的意义

1.与心电图的关系　与心电图反映的缺血区相近,但比心电图更形象。

2.心肌受损程度与心功能关系　计分高者临床症状明显,心功能较差,但有分流、反流时可影响计分。

3.室壁节段性运动异常与存活率　用截头圆锥体公式计算,以占整个心内膜面积之百分比为标准,若≤30%,则患者全部存活;若>35%,60%左右死亡,即预示有高度危险性。

另可计算急性心肌梗死后受损面积有无扩展,若3天后发生扩展,预后欠佳。

4.室壁节段性运动异常与病理性梗死的关系　持续的室壁运动异常95%以上有病理性心肌梗死,运动异常范围与病理性梗死面积存在相关关系。

（九）室壁节段性运动异常的超声表现

1.节段性运动异常

（1）节段性运动减弱：一般左心室壁运动幅度小于 5mm，室间壁运动幅度小于或等于 5mm，即可认为是运动幅度减弱。

（2）室壁运动不协调：正常室壁运动协调一致，当发生局部节段性缺血时，该节段搏动幅度下降，与邻近心肌运动不一致，造成心脏搏动时类似扭动的状态。

（3）收缩、舒张速度改变：正常心肌收缩时，其加速度（M 型超声显示）低于舒张期速度，心肌缺血后，收缩时加速度加快，等于或大于舒张期减速度，同时缺血心肌收缩较正常略有延迟，收缩高峰落后于正常心肌的收缩高峰时间。

2.局部心功能改变

（1）缺血节段局部室壁功能异常：如收缩期室壁增厚率下降，心内膜面积变化率、心内膜弧长变化率减低。

（2）左心室舒张功能异常：可有 2 种改变，在左心室舒张末期压力无升高时，可表现为二尖瓣口血流频谱 E 峰降低，A 峰升高，减速时间延长，E/A＜1；若继而出现左心室舒张末期压力升高时，则可出现所谓"假性正常"频谱，此时二尖瓣口血流频谱出现 E 峰增高，上升速度快，下降时间短（即减速时间缩小于 110ms），A 峰降低，E/A＞2。肺静脉血流频谱异常有助于识别"假性正常"

（3）其他改变：①反复发生缺血，可引起缺血部位心肌回声不均匀，心内膜回声增强。②左心房扩大。③左心室构形改变，形态失常，心尖变圆钝等。

五、超声心动图负荷试验

心脏的氧耗主要取决于室壁张力、心肌收缩性和心率。负荷试验就是通过以上 3 个环节来增加心肌耗氧量。当存在冠状动脉狭窄时，负荷试验可诱发心肌缺血缺氧，导致狭窄冠状动脉所供血的心肌区域收缩性降低。这种收缩性的改变表现为运动减弱、无运动和反常运动，用超声心动图能实时观察到这种变化。负荷试验诱发的节段性室壁运动异常早于缺血性心电图的改变，而且持续时间也长于心电图的改变。因此，负荷试验诱发的节段性室壁运动异常是心肌缺血的敏感指标。此外，用超声心动图还能评价负荷条件下的整体心脏功能，为冠心病的早期诊断提供了一种全新的方法。该技术安全、可靠、准确、实时，且价格相对低廉，明显优于其他无创性冠心病诊断技术。

正常心脏能适应各种应激状态下急剧增加的供血要求（可从 300mL 激增至 2000mL）。冠状动脉狭窄较轻时，冠状动脉血流量可无明显变化，但在应激状态下却不能满足激增要求，出现心肌缺血。超声心动图负荷试验是用体力运动或药物方法增加心肌耗氧量，使冠状动脉狭窄的供血部位心肌出现缺血，产生室壁节段性运动异常，从而提高对冠心病的诊断检出率。

目前临床应用超声心动图负荷试验包括运动负荷（即体力性）、药物负荷及静态负荷（冷加压试验、握力试验和心房调搏心率）。

（一）运动负荷试验

负荷方法有踏车（包括卧位自行车运动）及平板运动。卧位自行车运动可在运动中追随观察，而平板运动只能在运动前后检查。

1.方法　运动试验前患者卧位做常规超声心动图检查，记录二维切面、左心室长轴切面、心尖左心室长轴切面、心尖四腔切面、心尖二腔切面及左心室短轴切面。在卧位自行车负荷时可连续观察以心尖切面为主的各断面，而踏车只能在运动终止后重复上述各切面。负荷量可参考心电图负荷试验。

2.运动试验适应证

(1)疑有冠心病，但静息时超声心动图正常。

(2)负荷心电图阴性，可疑或疑有假阳性者。

(3)为了明确冠心病缺血区及范围者。

(4)评价手术、介入性治疗的效果或为了解心肌梗死的恢复状况。

3.分析

(1)分析运动试验的结果，包括运动量、运动中出现的症状与心电图的变化。

(2)分析左心室整体与局部对运动负荷的反应。左心室对运动的正常反应是心肌收缩性增强。因此，当运动负荷适当时，运动期间室壁运动不呈现增强，则表明收缩性减弱。若发生节段性室壁运动异常，或尽管有适量的运动量，但没有发生室壁运动增强，表明存在心肌缺血。如果静息时已存在室壁运动异常且在运动后更为严重，则表明这一区域又发生新的缺血或者为冬眠心肌(严重的慢性缺血状态)。运动后的室壁运动异常与静息时相同，通常与陈旧性心肌梗死有关，但也可能为冬眠心肌。正常人运动后射血分数增加，左心室收缩末期容积降低。

4.运动负荷试验目的

(1)检测冠心病：当静息状态和运动后存在节段性室壁运动异常则为阳性，提示有冠心病的存在。目前多以大于70%的冠状动脉狭窄作为诊断冠心病的标准，在此标准下运动超声心动图诊断冠心病的平均敏感性为84%，平均特异性为87%。有研究显示单支血管病变无心肌梗死、左心室功能正常者，敏感性较低，假阴性多为单支血管病变所致。此外，结合病史、体征、运动心电图还可判断多支血管病变。陈旧性心肌梗死患者运动中心电图 ST 段降低至少 2mm，运动后室壁运动异常更严重，应考虑多支血管病变。

(2)判断疗效：运动超声心动图可用来判断经皮冠状动脉成形术和冠状动脉搭桥术的疗效，成功的经皮冠状动脉腔内血管成形术和冠状动脉搭桥术后，运动超声心动图可显示节段性室壁运动异常消失。此外尚可估测经皮冠状动脉搭桥术后再狭窄和移植血管的狭窄。

(3)估计预后：有研究表明随访运动后无室壁运动异常的患者 2 年，心脏事件发生率较低，运动试验阳性者预后差。由于判断冠心病的预后需用较长时间，目前尚未见大样本研究的报道，因此，运动超声心动图估价冠心病预后的价值需要时间来检验。

5.负荷运动超声心动图的优点与不足　近年资料表明，其敏感性范围74%～100%，平均84%；特异性64%～100%，平均86%，表明其敏感性明显高于心电图。负荷运动超声心动图存在的问题是运动使肺呼吸快，通气增加，从而使图像质量下降，也很难保持同一切面位置，不利于前后对比。主要局限性是对操作者的依赖性，正确的结果需要有丰富经验的超声心动图医师操作和对图像做出正确的评价。此外，对于肥胖、慢性阻塞性肺部疾病和胸廓畸形患者难以获取满意图像。

(二)药物负荷试验

药物负荷试验已广泛运用于临床，它避免了运动负荷试验图像质量下降的缺点，可以连续监测室壁运动情况，在超声心动图负荷试验中有取代运动负荷试验的趋势。

药物负荷试验使用的药物包括血管扩张剂类及增加心肌收缩性的药物，如多巴酚丁胺、双嘧达莫、腺苷、麦角新碱等，其中多巴酚丁胺最为常用。

1.多巴酚丁胺试验

(1)多巴酚丁胺作用：主要作用于 β_1 受体，对周围血管很少引起节律不齐，对无冠心病者引起血流(冠状动脉)增加,有冠心病冠状运动狭窄者引起异常反应,可早期发现心肌功能失常,用于评价心肌灌注状态。

(2)剂量与用法:静脉分段给药,逐步增加剂量,从 $5\mu g/(kg\cdot min)$ 增至 $30\mu g/(kg\cdot min)$。

(3)结果判断:①达到年龄预测最大心率值的 85%,如果受试者近期有心肌梗死则为年龄预测最大心率值的 70%;②发生新的明显节段性室壁运动异常;③药物达最大剂量;④出现室性心动过速或持续性室上性心动过缓;⑤严重的高血压,收缩压大于 29.3kPa(220mmHg)或舒张压大于 13.3kPa(100mmHg);⑥收缩压明显降低;⑦受试者难以耐受。

(4)试验目的:①检测冠心病。②检测心肌梗死后危险因素分层。③检测存活心肌。④检测冠心病人非心脏手术期间危险因素分层。

(5)注意事项:在用药期间每 2～3min 测一次血压,心电图连续监护,注意病人有无不适症状和心律失常,若有严重反应,立即停药,并注射 β_1 受体阻滞剂,即多巴酚丁胺拮抗剂。

2.双嘧达莫试验

(1)药理作用:双嘧达莫是一种常用的血管扩张剂,能增加冠状动脉血流量,在有一支以上冠状动脉狭窄时,若狭窄明显,用该药后会发生冠状动脉系统血流再分布,狭窄部位因被窃血而产生缺血、心肌缺氧而发生室壁节段运动异常。

(2)剂量与用法:静脉注射 0.56mg/kg,4min 注射完毕,后观察 4min,如发生室壁运动异常,则在 2～3min 内静脉注射安茶碱 125～250mg 以拮抗之,并结束试验。

(3)临床意义:双嘧达莫试验诊断冠心病的敏感性 50%～90%,特异性 100%。

(4)注意事项:同多巴酚丁胺。

(三)心房调搏(经食管或静脉)实验

心房调搏加快心率,心房收缩提前,心房收缩时使房室瓣尚处于相对关闭状态,阻止了静脉回流;调搏停止后,静脉及肺动脉压突然明显升高,使心室壁张力加大及心肌收缩加强,心肌耗氧量增加,诱发缺血。

1.调搏程序

(1)负荷试验前 3 天停用对心脏有明显作用的药物。

(2)按常规左心房起搏,自较低起搏率 10～20 次/min 开始,逐步调高至 90 次/min、120 次/min、160 次/min 3 个级次,每级次各负荷 3min。

(3)调搏前、中、后作超声心动图相同切面(同部位)检测。

(4)发生心绞痛时立即停止,发生房室传导阻滞文氏现象立即注射阿托品。

2.适应证　同药物。

3.临床意义　其敏感性接近药物。

(四)超声心动图负荷试验注意事项

1.严格掌握适应证　有不稳定性心绞痛、严重心律失常、严重房室传导阻滞、心肌炎、心包炎、心内膜炎、血压高于 26.7kPa(200mmHg),均不宜做负荷试验。

2.观察指标　根据需要而定,即观察室壁节段运动异常的切面(长轴切面、短轴切面)。据情况重点选定。

3.负荷试验终点

(1)出现新的室壁节段运动异常或原来部位有异常而在负荷后加重。

(2)出现新的预计的最大量。

(3)发生心绞痛。

（4）心电图已有明显 ST 段改变。

（5）血压达 26.7kPa（200mmHg）。

（6）出现室性心律失常。

（王忠华）

第六节　心肌梗死

心肌梗死是指心肌缺血性坏死,是在冠状动脉病变的基础上,冠状动脉血供急剧减少或中断,使相应的心肌严重而持久的急性缺血所致。临床表现为持久的胸骨后剧烈疼痛、发热、白细胞计数和血清心肌酶增高以及心电图进行性改变,可发生心律失常、休克或心力衰竭。

一、急性心肌梗死

（一）病理概述

急性心肌梗死是由冠状动脉粥样硬化、阻塞等使冠状动脉管腔严重狭窄和心肌供血不足,侧支循环未充分建立,致血流中断使心肌严重而持久地急性缺血达 1 小时以上,引起其供血部位心肌缺血、坏死所致。

急性心肌梗死主要出现左心室舒张和收缩功能障碍的一些血流动力学变化,表现为心脏收缩功能减弱,顺应性降低,心肌收缩不协调,左心室压力曲线最大上升速度减低,左心室舒张末期压增高,舒张和收缩末期容量增多,射血分数减低,心搏量和心排血量下降,心率增快或有心律失常,血压降低,静脉血含氧量降低。心室重构出现心壁增厚改变,心脏扩大和心力衰竭,可发生心源性休克。右心室梗死则表现为右心衰竭的血流动力学变化,右心房压力增高,高于左心室舒张末压,心排血量减低,血压下降。

（二）超声心动图

室壁节段性运动异常,梗死区域室壁运动明显减弱或消失,周边运动减低,与梗死区域相对应室壁运动往往增强。

心肌梗死早期坏死节段心肌回声正常或呈较低回声,室壁厚度亦可无明显改变,但收缩期增厚率明显下降。

梗死区域局部心脏收缩功能下降,整体收缩功能视梗死范围而定,梗死范围较局限,心脏收缩功能正常。梗死范围较广,则常出现收缩功能不全。

左心室舒张功能常异常,当心室顺应性明显下降或左心房室舒张功能明显失常时,可呈现限制型左心室舒张功能异常,此时常合并收缩功能不全。

合并右心梗死时,出现右心室相应节段运动异常及右心扩大、右心负荷过重表现。

左心房、左心室常扩大,梗死面积较大时左心室构形可明显改变,可伴二尖瓣轻度至中度反流。

（三）临床意义

超声心动图对急性心肌梗死的定性、定量诊断具有较高的敏感性、特异性和准确性,因其无创、重复性好,观察治疗的效果对预后评价有很大价值。

二、陈旧性心肌梗死

心肌梗死后,坏死心肌由于纤维及瘢痕形成、残存心肌肥大等组织学改变引起相应声学改变。

（一）超声心动图

梗死区域结构层次不清，回声增强而不均匀，据梗死范围可出现点状、条索状、块状强回声，心内膜回声常明显增强。

梗死区域心肌变薄，常小于 7mm，局部运动减弱或消失；收缩期增厚率明显下降，甚至为零；室壁正常三层结构消失，室壁变薄，此点可认为是较特异性改变。

周边组织回声可正常，室壁厚度正常或略增厚。

（二）临床意义

若梗死区很小，瘢痕形成范围小，超声心动图常不易发现；若范围较广，超声心动图可很好识别，并给予评价；若反复发生梗死或多支冠状动脉反复发生缺血，可形成缺血性心肌病。

三、心肌梗死的合并症

1.室壁瘤

（1）真性室壁瘤：发生率占急性心肌死的 15％左右，梗死区心肌扩张、变薄、心肌坏死、纤维化，85％～95％心尖部受累。超声心动图表现：①心腔在收缩期和舒张期均有局限性膨出，伴或不伴心外壁的膨出。②瘤壁心肌变薄，与正常心肌相延续（即逐步转为正常心肌）。③室壁运动异常，多呈矛盾运动或运动消失（即收缩性消失）而与正常室壁交界点清楚。④瘤颈宽，其长径不小于瘤腔最大径，瘤体最大径与左心室径之比大于 0.5。⑤彩色多普勒超声可见血流信号自由相通，无加速现象。

超声心动图诊断真性室壁瘤的敏感性为 93％～100％，特异性为 94％～100％，是首选的诊断方法。

（2）假性室壁瘤：是急性心肌梗死后形成血肿，外围由心壁层纤维组织形成（即部分瘤壁没有心肌纤维），有小破口与心腔相通。假性室壁瘤还可见于心脏外伤、心肌脓肿破裂等。超声心动图特点：①心室腔外有较大的无回声腔，多见于心尖侧壁。②瘤体与心脏相通的颈部较窄，小于瘤腔最大径的 40％。③心肌可见突然的连续性中断，该处为瘤壁与心肌间转折点。④彩色多普勒可见血流信号自左心室腔通过中断处进入瘤体，通过瘤颈处出现加速现象。多普勒频谱可见该局部血流速度明显高于左心室腔，进入瘤体后呈湍流频谱。

超声心动图诊断假性室壁瘤准确性高，尤其彩色多普勒在区别真性、假性室壁瘤中起决定性作用。

2.室间隔破裂 在急性心肌梗死中占 0.5％～1％，75％破裂在左冠状动脉闭塞所致大面积前壁梗死所涉及心尖间隔部位，多数为 1 个，也可能多个。超声心动图表现：

（1）室间隔瘤的局部变薄，呈矛盾运动或无运动。

（2）室间隔处回声中断，断端不规则（若小于 5mm，常不易发现），断端的形态随心动周期有改变。

（3）彩色多普勒可见血流信号自左心室通过回声中断处分流至右心室，频谱多普勒可见高速过隔血流，在室间隔右室侧呈湍流频谱。

此为获得性室间隔缺损，彩色多普勒为确诊的主要技术，也是极为敏感的技术。

3.乳头肌断裂

（1）断裂的乳头肌呈光团样物连接于二尖瓣的腱索上，随心动周期呈连枷样往返于心室与心房之间。

（2）二尖瓣叶关闭时也随之脱向左心房。

（3）左心房、左心室增大。

（4）彩色多普勒可见中度以上二尖瓣反流。

乳头肌断可引起严重血流动力学改变，左心容量负荷增加，左心衰竭难于纠正，超声心动图可及早做出正确诊断,对临床正确处理十分有利。

4.乳头肌功能不全　因乳头肌急性缺血或梗死后引起纤维化。超声心动图表现:

(1)乳头肌回声异常,增粗或回声不均,内见不规则光点、光带回声。

(2)乳头肌运动异常,收缩减弱或无收缩,致使对腱索牵拉力量改变。

(3)二尖瓣或瓣尖下移,致使前后叶关闭对合不到正常位(向心尖方向移位)。

(4)彩色多普勒可见二尖瓣反流信号,急性心肌梗死引起的乳头肌功能不全可随病情改变使二尖瓣反流程度随之变化,亦为重要特征。

超声对乳头肌功能不全诊断有很大的价值,但要确定乳头肌运动程度比较困难。必须指出,在急性心肌梗死稳定后,尤其慢性期,引起二尖瓣关闭不全原因很多,乳头肌功能不全常常不一定是主要原因,必须确有乳头肌病变诊断才较可靠。

5.附壁血栓形成　左心室血栓 2%～6%的心肌梗死患者可发生附壁血栓,在梗死发生 27～72h 即可形成附壁血栓。超声心动图表现:

(1)在心肌梗死的部位,可见附着于室壁瘤形成区的异常回声团块,其基底部较宽(个别也可有蒂),附着部位无活动。

(2)团块回声较低,而且早期比较均匀,不易被发现。病程时间稍长,出现回声不均匀(有凝血块、纤维化等),边界清楚。

(3)多在心尖部、前壁或后壁或室壁瘤瘤体部位。

(4)一般在梗死后 6～10d 即可显示,血栓形成后短期变化较少,经治疗可变小或消失。

超声心动图是发现附壁血栓首选方法,诊断准确,还可作为治疗效果观察、随访追踪的指标。

6.其他合并症　如心包积液、积血、心律失常、心功能不全等。

(徐　进)

第七节　高血压性心脏病

高血压是以体循环动脉压增高为主要表现的临床综合征,是最常见的心血管疾病,可分为原发性和继发性。原发性高血压又称为高血压病,除了可引起高血压本身有关的症状以外,长期高血压还可成为多种心血管疾病的重要危险因素,并影响重要脏器如心、脑、肾的功能,最终可导致这些器官的功能衰竭。

高血压性心脏病是指由高血压所引起的心脏功能性与器质性的损害。高血压性心脏病血流动力学改变是由于全身动脉持续性收缩,外周血管阻力增高,左心收缩期负荷加重,心肌缺氧、胶原细胞增生、心肌肥厚及心肌重量增加,导致左心室舒张功能减退。长期左心负荷过重,进入失代偿期时心肌收缩力减弱,心排血量下降,心室扩大,出现左心衰竭,晚期可发生全身衰竭。

一、超声心动图表现

1.左心室壁增厚　超声检出室壁肥厚早于心电图,敏感性大于心电图。左心室壁增厚以室间隔与左心室后壁对称性肥厚多见。M 型超声心动图测量室间隔与左心室后壁厚度大于 11mm;扩张性肥厚应与扩张型心肌病鉴别,后者舒张压不超过 14.7kPa(110mmHg),出现于急性心力衰竭时室壁运动减弱更明显;亦有少数呈非对称性肥厚,表现为室间隔或左心室后壁增厚,室间隔厚度大于 16mm,室间隔厚度与左心室后壁厚度之比大于或等于 1.3,与肥厚型心肌病类似,但无流出道梗阻。

2.左心室内径正常或略减小或扩大　病程晚期失代偿时显示左心室扩大,舒张末期容积增大。左心房扩大较常见,可出现于疾病早期,多系轻度扩大,后期当舒张功能受损严重时,亦可明显扩大。

3.室壁运动　高血压病早期由于左心室压力负荷增加,心肌收缩力增强,室壁运动幅度增高。随病程进展至失代偿时,左心收缩力减低,室壁运动普遍减低,收缩期增厚率减低。合并冠心病及/或心肌梗死时,左心室壁可节段性运动异常。

4.心肌重量增加　对心肌重量的测量是评价心肌肥厚的重要指标。采用美国下列公式计算心肌重量和心肌重量指数:

$$LVM(g)=1.05[(IVST_d+LVD_d+LVPWT_d)^3-LVD_d{}^3]$$

式中 LVM 为左心室心肌重量,$IVST_d$ 为室间隔舒张期厚度,LVD_d 为舒张期左心室内径,$LVPWT_d$ 为舒张期左壁后壁厚度。

$$左心室心肌重量指数=\frac{左心室心肌重量}{体表面积}$$

5.左心功能测定　应用超声心动图测定高血压性心脏病左心功能,对本病的诊断和观察病情的进展有重要价值。

(1)左心舒张功能异常:高血压病引起的左心肥厚,首先影响左心舒张功能,心肌弹性度利顺应性降低,左心舒张功能异常往往发生在左心室肥厚前期。早期舒张功能异常主要表现为二尖瓣口舒张期血流峰值速度 E 峰降低,A 峰增高,E/A<1,E 峰减速度时间延长。至病程晚期失代偿期,左心室顺应性减低,表现为二尖瓣口舒张期血流频谱 E 峰增高或正常,A 峰减低,E/A>2.2,E 峰减速度时间、充盈时间均缩短;左心室等容舒张时间缩短;左心室壁增厚,左心室扩大,左心房增大,室壁运动减低。

亦可出现右心室功能异常,其可能机制是:①左右心室具有共同的室间隔,一侧心室的压力和容量的变化可以直接影响对侧心室的顺应性和几何状态,从而影响其功能。②完整心包可增强上述作用。③高血压患者血液中儿茶酚胺和血管紧张素增加,这些体液因素可以引起肺血管收缩,肺动脉高压,导致右心室功能减低。多普勒测定二尖瓣血流频谱,舒张早期 E 峰流速减低,舒张晚期 A 峰流速增加,A/E 比值明显异常。

(2)左心室收缩功能异常:早期心肌收缩增强,左心室射血分数正常或增高,左心室短轴缩短率正常或增大;收缩期主动脉血流频谱峰值速度增高。失代偿期左心室舒张末期容积增大,射血分数减低,短轴缩短率降低;收缩期主动脉瓣口血流频谱峰值速度减低,左心室扩大,室壁运动减低,收缩期增厚率下降。二尖瓣活动幅度小,二尖瓣前叶开放顶点至室间隔距离增大,肺动脉收缩压可增高。

二、鉴别诊断

主要与肥厚性心肌病和主动脉瓣狭窄鉴别。肥厚型心肌病以非对称性肥厚为多见,肥厚的室间隔回声不均匀,可致左心室流出道梗阻。高血压性心脏病多为对称性肥厚,室壁回声呈较均匀的低回声。主动脉瓣狭窄可见瓣膜本身的病理改变,瓣膜增粗、增强或畸形,开放受限,彩色多普勒检测主动脉瓣上可见高速的呈五彩镶嵌的血流信号及湍流频谱。

三、临床意义

超声心动图对高血压性心脏病的诊断有一定价值,可以评价左心室肥厚程度和心肌重量,评价心功能状态,还可以动态观察心肌改变的过程和发展状况。

(杨　宾)

第八节　心肌病

心肌病是指一组病因不明、以心肌病变为主要表现的心脏病，病变原发于心肌，而不包括由其他心血管疾病，如瓣膜病变、冠心病、心包疾病、肺动脉高压、先天性心脏病等所引起的心肌改变。原发性心肌病又分为扩张型心肌病、肥厚型心肌病和限制型心肌病 3 种，以扩张型心肌病最多见。

一、扩张型心肌病

扩张型心肌病病因不甚明确，可能与病毒感染、自身免疫或中毒有关，发病年龄以 25～50 岁为多见，临床大多表现为顽固的或进行性加重的心力衰竭和各种心律失常，预后不佳。

病理改变以弥漫性心肌细胞变性、坏死、心肌纤维化为主，心肌肥厚不显著，心脏扩大明显，二尖瓣环和三尖瓣环增大，乳头肌伸长，可累及心肌节律点及传导系统而引起心律失常。弥漫性的心肌病变使心肌收缩力减弱，心腔扩大，心排血量降低，心室残余血量增加。当心功能代偿不全时心室舒张末期压力增高，左心房压及肺静脉压随之升高或（和）右心房压及体动脉压升高，导致顽固的左、右心衰竭或全心衰竭。由于心腔扩大，乳头肌位置的变化可引起二尖瓣装置异常，导致房室瓣关闭不全。心腔扩大，心肌收缩力减弱，使局部血流速度缓慢，故特有心腔内附壁血栓形成。

临床以充血性心力衰竭、心律失常或栓塞征象为主要表现。由于心排血量减少，病人自觉头晕、乏力、气急、胸闷、心慌。患者的体征可见心尖搏动微弱或不明显，心脏向两侧扩大。听诊第一心音减弱，可闻及第三、四心音或奔马律，心率增快或节律不齐。心尖或心前区可闻及相对性二尖瓣或三尖瓣关闭不全的收缩期杂音。心功能代偿不全时，可出现体静脉、肺静脉瘀血的体征。

（一）超声心动图

胸骨旁左心室长轴切面、短轴切面、心尖四心腔和两心腔切面等是诊断扩张型心肌病的常用切面。

1.心腔扩大　左、右心房和左、右心室均有不同程度增大，以左心室增大较显著，呈球形。左心室长轴切面上室间隔呈向右心腔弓形膨出。与此同时，左心室呈弓形后移，左心室呈球形扩大，显示左心室流出道增宽，左心房扩大。右心房、右心室受累程度相对较轻。由于受到扩大的左心的挤压，故右心内径虽有所增大，但与左心室扩大的程度相比，右心扩大的程度相对并不明显，甚至偶有右心不扩大者。全心型病例则左、右心腔均明显扩大，右心室型病例则与左心室型相反，主要表现为右心极度扩大，而左心扩大不明显甚至可不扩大。

由于心腔明显扩大，室间隔和左心室后壁似乎变薄，实际上室壁厚度的测量值常在正常范围，或呈代偿性增厚。左心室壁运动大多呈普遍性减低，室壁收缩期增厚率明显下降。但少数病例可呈节段性室壁运动异常。

2.瓣膜开放幅度小　由于左心室明显扩大及心脏收缩力减弱，舒张期二尖瓣口血流量减少，活动幅度减低。于左心室长轴及二尖瓣口短轴切面显示"大心腔、小开口"征象。由于二尖瓣及其装置后移，左心室流出道增宽，二尖瓣活动曲线呈"钻石"样改变，前叶开放顶点与室间隔距离增宽，CD 段平直，主动脉瓣开放幅度亦减小。在二尖瓣水平左心室短轴切面上显示二尖瓣前后径缩短，但内外径即前后联合之间的距离基本不变，瓣口面积缩小。主动脉内径正常或缩小，运动幅度低下，主动脉瓣收缩期开放幅度减低，肺动脉及其瓣膜有类似表现。

3.室壁运动普遍减弱　室间隔与左心室后壁呈逆向运动,左心室壁运动幅度普遍降低,收缩期增厚率下降,左心室收缩功能明显减低。室间隔与左心室后壁厚度正常或稍增厚。

4.彩色多普勒　因心腔扩大,血流速度缓慢,导致多普勒血流信号微弱,如果把取样容积置于左、右心房的下部和左、右心室腔内时,常难于记录到心房内舒张期充盈心室的血流信号和心室内的收缩期和舒张期血流信号,可出现多个瓣膜口反流。心尖四腔切面可显示二尖瓣、三尖瓣口心房侧收缩期出现以蓝色为主的反流血信号。心尖五腔切面显示主动脉瓣下左心室流出道内舒张期的红色反流血流信号。由于心室舒张压增高,通过房室瓣口的舒张期血流充盈时间缩短,脉冲多普勒检测主动脉瓣口收缩期血流速度减低,加速时间长,二尖瓣口舒张期血流速度 E 波和 A 波的加速度和减速度斜率减慢,幅度减低,E 峰降低,A 峰增高或减低。

5.右心室扩大为主的心肌病　除累及左心室的扩张型心肌病外,还有一种主要累及右心室的心肌病,较少见。主要表现为右心室容量负荷过重,即右心室内径明显增大,室间隔运动幅度增强,而左心室扩张不明显。此种类型心肌病需排除其他致右心扩大的心脏病后才能诊断。

(二)鉴别诊断

扩张型心肌病有一个发生和发展的过程,因此,不能把"心脏明显扩大,所谓大心脏、小出口以及心功能明显受损"作为诊断本病的必备条件。在临床上,对原因不明的心脏扩大或/及 E 峰至室间隔距离增大的病例,即使心脏扩大的程度较轻、各项心功能指标在正常或正常值的低界时,均应考虑到本病的诊断。除了考虑到本病的早期心脏扩大不明显或心功能呈相对代偿阶段的可能性以外,有些作者把只有心脏轻度异常、呈进展或不进展为显著心肌病的患者诊断为"未定型心肌病"或"隐匿性心肌病"。

少数扩张型心肌病患者由于合并存在二尖瓣关闭不全,左心室容量负荷过度,引起部分心肌呈代偿性室壁运动正常甚至亢进,从而造成另一部分室壁的运动相对正常,呈现室壁节段性运动异常的超声表现。

1.与器质性心脏病晚期心脏扩张的鉴别　严重器质性心脏病的晚期心脏均可发展为全心普遍的和严重的扩张,此时,可称之为继发性扩张型心肌病。原发性和继发性扩张型心肌病之间的超声表现几乎完全相同,往往难于互相鉴别。

2.心包积液　心包积液与扩张型心肌病均表现为心脏普遍增大,但超声心动图上前者表现为心包脏、壁层分离,其间可见无回声暗区环绕;而扩张型心肌病主要表现为心腔扩大,合并严重心力衰竭时,心包腔可有少量的积液暗区。

3.缺血性心脏病　缺血性心脏病亦表现为左心室腔扩大,室壁运动减弱及心功能不全,与扩张型心肌病相似,有时难以以鉴别。但缺血性心脏病发病年龄多在 40 岁以上,室壁运动有明显的节段运动异常,室壁运动场消失、低下、反常,或正常和亢进同时存在,表现为僵硬、扭曲、甚至矛盾运动,主动脉根部内径常增宽,有时可见到心肌瘢痕、室壁瘤、室间隔穿孔、游离壁破裂,结合病史特征可有助于鉴别。

4.风湿性心脏病　扩张型心肌病房室扩大,常伴随瓣膜口血液反流,但瓣膜本身无病理改变;风湿性心脏病瓣膜明显增粗,回声增强,多有粘连,开放受限,关闭时不能完全合拢。

(三)临床意义

超声检查对扩张型心肌病的诊断并无特异性,但在排除了各种器质性心脏病或各种能引起心脏扩大的病因以后,超声对本病的诊断有重要价值。

二、肥厚型心肌病

肥厚型心肌病又称特发性肥厚型主动脉瓣下狭窄,是一种以心肌肥厚为主要表现的、有遗传倾向的心肌病,其特点是左心室和室间隔呈非对称性肥厚,室腔缩小,流出道狭窄,收缩功能亢进和舒张功能明显受损。本病可以猝死为结局,也可在疾病晚期进入充血性心力衰竭状态。超声对本病的诊断具有十分重要价值。

本病多发于儿童或青年,其病理变化为心肌普遍肥大(多数左心室重于右心室,心室重于心房),心肌纤维增粗,心肌细胞肥大,常有不同程度的间质纤维化,细胞变性,并有不同程度的坏死和瘢痕形成,很少有炎性细胞浸润。本病最突出的病理改变为心肌细胞壁的排列杂乱,细胞间的连接常相互倾斜甚至垂直相连,这些错综的连接使心肌收缩时步调不整,影响心电的传播,甚至形成心律失常。

肥厚型心肌病的形态学表现为室间隔及(或)弥漫性心室壁肥厚,心室腔正常或狭小。梗阻型心肌病的病理特点为左心室肥厚重于右心室,室间隔肥厚显著,室间隔厚度与左心室后壁厚度之比大于1.3~1.5。肥厚的室间隔呈块状或瘤样,位于主动脉瓣下,突向心室腔内,使左心室流出道变窄,故又称特发性肥厚性主动脉瓣下狭窄,室间隔亦可呈弥漫性肥厚至心尖部;若室间隔肥厚突向右心室腔,可形成右心室流出道梗阻。偶尔左心室后壁肥厚可致左心室流入道梗阻,酷似二尖瓣狭窄,并可发生二尖瓣关闭不全。心肌肥厚局限于室间隔下1/3部分及心尖部,称心尖肥厚型心肌病。因此根据肥厚型心肌病所致的血流动力学变化,又分为梗阻型与非梗阻型两类。

肥厚型心肌病一般均呈高动力状态,左心室射血分数高于正常。收缩早期,当左心室腔和左心室流出道之间尚未出现压力阶差时,射血速度增快;收缩中期,当出现压力阶差并不断递增时,流出道以远部位内的压力暂时性急剧下降,从而导致主动脉瓣提早不全性关闭;至收缩中晚期,流出道内的压力阶差下降,射血再次加快,随之主动脉瓣又再次开放。由于收缩中晚期左心室腔的容量呈急剧减少,可导致心脏的闭塞和心腔内的梗阻。在肥厚型心肌病病例,任何可增加心室收缩力、降低外周血管阻力和降低左心室容量的因素,均可使心腔和流出道之间的压力阶差增大,梗阻加重。反之,任何降低心室收缩力、增加外周血管阻力和增加左心室容量负荷的因素,均可使压力阶差降低,梗阻程度减轻。

心肌肥厚、心腔缩小、心肌硬度增加、松弛速度减慢和顺应性降低等因素导致舒张期左心室充盈的阻力增大、舒张速率减慢、早期充盈速率和充盈量降低、左心房呈代偿性收缩增强。尽管舒张末期容量减少,但由于舒张末期压力增高,可导致肺瘀血、肺水肿,即舒张功能不全和衰竭。随着病程的进展,心腔可以从缩小转为正常和扩大,收缩功能历经代偿性增强阶段逐步转向受损和失代偿,朝心力衰竭方向发展。

(一)超声心动图

1.室壁非对称性肥厚　取左心室长轴和四腔切面观察,可显示左心室壁明显增厚,以室间隔增厚为主,厚度大于15mm,左心室后壁厚度正常或轻度肥厚,室间隔与左心室后壁厚度之比大于1.3~1.5。增厚的室间隔回声不均,呈斑点状回声增强。收缩期运动减弱,增厚率下降。室间隔基底部常呈纺锤形增厚,局限性向左心室流出道膨出,致左心室流出道梗阻或不全梗阻。心肌肥厚亦可发生于左心室后壁或心尖部。

2.心腔改变　因左心室壁肥厚,左心室内径较正常小,且心腔变形,左心室乳头肌水平横切面可见乳头肌明显增粗,收缩期左心室腔呈哑铃状。左心室长轴切面显示左心室流出道变窄,小于20mm(正常为20~35mm),左心房增大。

3.二尖瓣活动异常　二尖瓣前叶舒张期E峰触及室间隔,EF斜率减慢,由于左心室流出道狭窄及相对性负压,致收缩期二尖瓣前叶前移贴近增厚的室间隔,M型超声心动图可见二尖瓣前叶活动曲线CD段在收缩期出现一个向上突起的异常波型(SAM征),为肥厚型梗阻型心肌病较为特异的征象之一。

4.主动脉瓣活动异常　左心室长轴和主动脉根部短轴切面可见主动脉瓣在收缩早期开放,然后提前关闭,紧接着又开放直至舒张期才完全关闭。M型超声心动图上主动脉瓣曲线呈"M"形改变,亦可有扑动征象。

5.彩色多普勒 收缩期主动脉瓣下左心室流出道内可见五彩镶嵌的彩色血流信号,其频谱显示该处收缩期血流速度增高,正常人血流频谱为圆顶抛物状,而肥厚型心肌病频谱表现为逐渐上升至收缩晚期达高峰,加速时间延长。主动脉内血流速度低于左心室流出道,多在正常范围。

二尖瓣口舒张期血流频谱显示舒张早期 E 峰血流速度正常或略低,下降速度减慢,舒张晚期 A 峰增高,当心房失代偿常时 A 峰减低。

(二)鉴别诊断

本病主要应与主动脉瓣狭窄、高血压所致心肌肥厚鉴别。两者多为对称性左心室壁肥厚,厚度一般小于 15mm,室间隔与左心室后壁之比小于 1.3。主动脉瓣狭窄者可显示瓣膜本身的病变。对于特殊类型的肥厚型心肌病,应结合病史排除其他疾病所致心肌肥厚才能做出诊断。

(三)临床意义

超声检查对于肥厚型心肌病的诊断具有重要价值,优于其他检查方法,能够明确室壁增厚的部位和程度,了解有无左心室流出道梗阻。测定血流动力学改变对药物疗效判断有重要意义。

三、限制型心肌病

限制型心肌病是一种原因不明的、以心内膜纤维化所引起的心脏舒张充盈受限为主要特征性表现的心肌病,通常由心肌纤维化和心内膜炎在疾病晚期表现很相似的疾病所组成。本病在临床上诊断困难,心肌活检对本病有确诊价值,超声检查对本病有重要诊断价值,可避免做有创检查。

限制型心肌病较少见,主要病理改变为心内膜弥漫性增厚,心内膜增厚的程度有时可高达正常人的 10 倍。心内膜下心肌呈弥漫纤维化、胶原纤维玻璃样变,侵犯一个或两个心室,心肌显著增厚、僵硬、弹性丧失。病变常累及瓣叶及键索,二尖瓣腱索变短增厚;病变侵犯心尖及流入道,使心室腔变小,甚至闭塞;心室顺应性降低,舒张末压升高,使心房向心室充盈受限;心室舒张功能严重受损,心排血量减少,心房压升高,肺动脉阻力增高,左心房代偿性扩张,回心血流发生障碍,引起心功能不全,酷似缩窄性心包炎改变。

本病病因见于心内膜心肌纤维化、嗜酸性细胞增生性心内膜心肌炎、心内膜弹力纤维增生症。

(一)超声心动图

1.二维超声心动图 显示左心房径明显增大,室间隔和左心室后壁对称性增厚,主要为心肌内膜增厚,回声增强。右心房亦增大,下腔静脉和肝静脉增宽。

2.M 型超声心动图 改变可见室间隔和左心室后壁活动幅度减低,舒张期活动受限有僵硬感,收缩期增厚率低于 30%;二尖瓣前叶开放幅度增大,后叶开放减小,瓣叶回声可增粗,活动曲线 EF 斜率减慢,A 峰增高。

3.彩色多普勒 各瓣膜口血流速度降低,多合并有瓣膜口反流,可显示反流的异常血流信号。脉冲多普勒可显示二尖瓣舒张期血流频谱 E 峰流速正常或减低,A 峰流速减低似拱桥状。

(二)鉴别诊断

本病主要与缩窄性心包炎鉴别。缩窄性心包炎主要是心包脏层及壁层增厚钙化,超声显示心包脏层增厚,回声增强,而限制型心肌病主要是心肌心内膜层增厚。

(三)临床意义

超声检查对诊断本病有一定价值,能观察心内膜变化情况,有助于排除心包增厚、钙化或心包积液,与缩窄性心包炎鉴别。

(杨晓丽)

第九节　先天性心脏病

一、房间隔缺损

先天性心脏病中,心房间隔缺损(ASD)较为常见,发病率约占各类先心病的 18%,女性较男性多见。其病理为胚胎期原始心房间隔的发生、吸收及融合异常,导致左、右心房之间未闭。房间隔缺损可单独存在亦可与其他心血管畸形合并存在。

房间隔缺损分原发孔型和继发孔型,一般房缺是指继发孔型。根据缺损部位不同,房缺分为以下 4 型。

1.中央型又称卵圆孔型　位于房间隔中部,相当于卵圆窝位置。此型最常见,约占房缺的 76%。

2.下腔型　缺损位于房间隔后下方,与下腔静脉入口相延续,此型约占 12%。

3.上腔型又称静脉窦型　位于房间隔后上方,缺损与上腔静脉入口无明显界限,约占 3.5%。

4.混合型　兼有上述 2 种以上的巨大房间隔缺损,约占 8.5%。

房间隔缺损的血流动力学改变是心房水平的左向右分流,分流量取决于缺损大小和两房间压力差,导致右心容量过重,右心房、室扩大。严重病例后期可发生肺动脉高压。

患者多无明显症状,伴有肺动脉高压者,可于活动后出现心慌、气短等症状。体检胸骨左缘第 2、第 3 肋间可听到Ⅱ～Ⅲ吹风样收缩期杂音,肺动脉瓣区第二心音分裂。当肺动脉显著扩大,可伴有肺动脉瓣关闭不全的舒张早期杂音。X 线检查可见右心房室、肺动脉主干及主要分支均扩大,肺血多。右心导管检查发现房水平血氧含量高于上、下腔静脉平均血氧含量的 1.9%。部分病例心导管可直接进入左心房。

【心脏超声显像】

常规检查心前区、心尖、剑突下各长轴、短轴及四腔切面,测量腔室大小,并观察瓣叶间隔连续活动等。切面超声有 4 个主要切面可显示房间隔缺损:①剑突下四腔切面;②主动脉根部短轴切面;③胸骨旁四腔切面;④心尖四腔切面。

剑突下四腔切面是显示房间隔缺损的最佳切面,可清楚地显示房间隔。检查时探头置于剑突下,声束指向上偏后与皮肤呈 15°～30°。显示房间隔后探头前后摆动扫查,房间隔呈细线状回声带,前起于主动脉根部后方,向后逐渐向左至房间隔消失为止。上自房间隔预部下至室间隔交界处,完整地显示房间隔。房间隔中部呈菲薄的低回声光带为卵圆孔。在其他切面图上亦可扫查房间隔,但在心尖及胸骨旁四腔、主动脉根部短轴切面上,卵圆窝处易出现假性回声失落,应予以注意。

1.心脏切面超声

(1)房间隔局部回声中断:为诊断房间隔缺损的直接征象。房间隔回声带上出现局部回声中断。继发孔型房间隔缺损回声中断多位于房间隔中部。静脉窦型则回声中断位于房间隔顶部。原发孔型缺损则房间隔下部回声中断。

辨认房间隔回声中断的真伪应注意以下要点。

①间隔中部出现可疑回声中断时,应提高仪器灵敏度,房间隔回声增强,卵圆窝处出现细回声为正常。若仍无回声则为缺损存在。

②为避免一个切面的假阳性,应在多个切面上均显示同一中断部位回声。

③缺损处断端回声略增强、增宽。

④缺损处断端在心动周期中左右摆动幅度较明显。

⑤小缺损可做彩色多普勒检测。

缺损口的大小在剑突下四腔或双心房切面测量,缺损口多数在 1cm 以上,大的可达 4～5cm。

（2）右心容量负荷过重

①右心室扩大:四腔切面显示右心房大于左心房,房室间隔呈弧形向左侧房室腔膨出。分流量大者,心室短轴显示正常右心腔新月形或三角形消失而呈半月形。室间隔正常弧度变小甚至呈平直,伴心脏顺时针转位,致右心室完全覆盖在左心室前方。

②三尖瓣环扩大,幅度增强,三尖瓣叶活动幅度大。

③右心室流出道及肺动脉瓣环增宽、搏动增强。肺动脉高压时,可显示肺动脉瓣瓣叶提前关闭,开放时间短。

④室间隔平坦,右心容量负荷严重者,室间隔呈反向运动,与左心室后壁运动同向。

2.M 型超声心动图

（1）房间隔回声连续中断:探头置于第 3～4 肋间显示二尖瓣瓣群后,转动探头使声束逐渐向右下方扫查,显示三尖瓣瓣群,在三尖瓣回声后方为房间隔曲线,>1cm 的房缺可能显示回声中断。

（2）室间隔运动异常:左心室长轴或短轴切面显示室间隔曲线呈两种类型:运动平坦,幅度小,或反向运动(左心室后壁同向运动)。

（3）肺动脉高压者,肺动脉瓣曲线 EF 段平坦。A 波消失,伴收缩期瓣叶提前关闭呈 V 形或 W 形。

3.声学造影检查　房间隔缺损时,心房水平左向右分流时,于缺损口右侧出现造影剂缺损区,即负性造影,由于左心房内无造影剂的血液进入右心房所致。若伴有肺动脉高压,右心房压升高,可见造影剂经过缺损口进入左心房。少数无肺动脉高压病人,在心动周期中有极少量造影剂进入左心房。

4.心脏多普勒超声

（1）脉冲多普勒:心房水平分流取样容积置于房间隔缺损处,或缺损口右心房侧偏右下,显示左向右分流(正向)湍流频谱,始于收缩早、中期,持续至舒张末期。收缩末期达最大分流速度,分流速度达 40mm/s 以上有诊断意义。肺动脉内收缩期血流速度快。伴肺动脉高压者,多有肺动脉瓣反流。三尖瓣流速增快及流量增大。

（2）彩色多普勒显像:可显示过隔血流,即于四腔切面显示红色(左向右分流)血流穿越房间隔进入右心房,并指向三尖瓣,于收缩中晚期及舒张早期,流速最大,色彩明亮。肺动脉内及三尖瓣口可出现折返色彩血流。

【诊断标准】

1.心脏切面超声多个切面显示房间隔局部回声中断。

2.心脏多普勒超声显示心房水平由左向右分流。

3.常伴有右心容量负荷过重表现,亦可不伴有。

【鉴别诊断】

1.卵圆孔未闭　右心房压力增高先天性心脏病常合并卵圆孔未闭,一般不引起两心房间分流。心脏切面超声显示卵圆窝薄膜样回声,上部回声中断或错位,边缘摆动幅度较大。多普勒超声及声学造影无异常发现。

2.肺动脉畸形引流　分为部分型和完全型,常合并房间隔缺损。临床症状较单纯房间隔缺损重。完全型者常有发绀与杵状指。超声检查右心容量负荷过重的表现较单纯房间隔缺损重,并与缺损口的大小不相符合。应于四腔切面显示并观察四条肺静脉开口。部分型者常为右上和(或)右下肺静脉开口于右心房或上腔静脉,只有左侧肺静脉开口于左心房。完全型无肺静脉开口于左心房,于左心房后方发现肺总静脉干。

房间隔缺损一般缺损口较大,常伴有右心容量负荷过重。心脏切面超声对 1.0cm 以上缺损有确诊价值,检出率可达 100%。<1.0cm 的缺损,右心房、心室扩大不明显者,或因仪器分辨力受限,回声显示不清楚者,可做多普勒超声检查。

二、室间隔缺损

室间隔缺损(VSD)是由于胚胎期室间隔发育不全,心室间形成异常通道,产生室水平是血流分流,可单独存在,亦可同时并存复杂性心血管畸形。其发病率约占先天性心脏病的 23%。

室间隔缺损常见为 3 种类型:膜部、漏斗部及肌部间隔缺损。其中以膜部间隔缺损为最多见,肌部缺损最少见。各型又分若干亚型。

1.膜部缺损

(1)嵴下型:位于室上嵴下方,紧邻主动脉瓣右叶的右侧部分,缺损常较大,多累及部分室上嵴和膜部。

(2)单纯膜部缺损:局限于膜部间隔的小缺损,四周为纤维组织。

(3)隔瓣下缺损:大部分位于三尖瓣隔瓣下方,其前缘常有部分膜样间隔组织。

2.漏斗部缺损

(1)干下型:又称肺动脉下型,缺损上缘由肺动脉瓣环构成无肌性组织。缺损位于主动脉右冠瓣的左侧缘。部分病例主动脉瓣可能坠入缺损而导致主动脉瓣关闭不全。缺损位置高,由左心室分流入右心室的血液可直接射入主动脉。

(2)嵴内型:位于室上嵴结构内,四周均为肌组织,分流血液射入右心室流入道。

3.肌部缺损　位于肌部室间隔的光滑部或小梁化部,位置低,周围均有肌性边缘,可为单发或多发。

室间隔缺损心室水平产生左向右分流。分流量大小及分流方向取决于缺损的大小及两心室的压力差。

小的室间隔缺损,缺损口面积<0.5cm²/m²,左向右分流量小,左心室负荷轻度增高,临床无症状。

缺损口面积为 0.5~1.0cm²/m² 的室间隔缺损,左向右分流量大,肺血流量超过正常 2~3 倍。左心负荷明显增加,肺小动脉痉挛,肺血管阻力增高,伴有内膜和中层增厚,右心室负荷增大。此为低中阻力,大分流状态。

缺损口达 1.0cm²/m² 以上为巨大室间隔缺损。左向右分流量更大,肺血管内膜及中层增厚、硬化、部分阻塞、阻力增高、肺动脉高压、右心室压力增高,左向右分流量逐渐减少,为高阻力、小分流状态。随着病情发展,右心室压力明显升高,接近或超过左心室压力,心室水平出现双向分流,甚至右向左分流,称艾森曼格综合征。

主要症状为劳力性心慌、气短,易患呼吸道感染,严重肺动脉高压时,可有发绀和咯血。可有发育障碍和心前区隆起,胸骨左缘第 3~4 肋间有Ⅲ~Ⅳ级全收缩期杂音伴细震颤。反流量大者,在心尖区有舒张期杂音、肺动脉瓣区第二心音亢进。严重肺动脉高压时,杂音和细颤减弱,肺动脉瓣区有舒张早期杂音。

【超声显像】

室间隔缺损类型多,可发生在室间隔任何部位。心脏超声应采用多个切面、全面扫查室间隔各部分,重点在于寻找室间隔有无回声失落及异常血流。小缺损腔室大小均正常。常见的膜部间隔与漏斗间隔各型缺损均分布在自肺动脉瓣环至三尖瓣隔瓣下，与主动脉右冠瓣有密切关系。心脏超声检查应重点观察以上部位，常用切面为左心室长轴切面、心前区各短轴切面四腔及五腔切面。扫查中应注意识别回声失落伪像。脉冲多普勒应在缺损处或可疑缺损的右心室面取样。彩色多普勒应观察各个切面，以便发现小的缺损。

1.心脏切面超声

(1)室间隔回声中断：二维超声显示缺损处回声连续中断，是诊断室间隔缺损的直接征象，可确定诊断并分类。

各型缺损的显示切面及部位：由于室间隔缺损部位不同，应选用不同切面进行检查。

①漏斗部缺损位置高，偏左上方。在右心室流出道长轴切面及主动脉根部短轴切面偏下方显示。其中干下型缺损在肺动脉瓣环下方、主动脉右冠瓣与左冠瓣交界处。嵴内型缺损位于主动脉短轴切面右冠瓣下方、室上嵴(位于主动脉根部短轴切面)的左侧。

②膜部间隔缺损中嵴下型缺损在左心室长轴切面上，于主动脉右冠瓣下方、主动脉前壁与室间隔连续中断。主动脉根部短轴切面上位于主动脉右冠瓣前下方偏右、室上嵴的右侧。单纯膜部缺损多为小缺损，显示切面同嵴下型缺损，位置略偏右后方，主动脉根部短轴切面上，位于主动脉右冠瓣与无冠瓣交界处，恰在三尖瓣隔叶根部旁、胸骨旁、心尖及剑突下五腔切面，可显示室间隔与主动脉根部右前壁连续中断。隔瓣下型缺损更偏右后方，在靠近主动脉根部后方的四腔切面显示室间隔上部回声与房间隔连续中断。

③肌部间隔缺损在左心室长轴切面、四腔和五腔切面，以及各短轴均可显示不同部位的肌部间隔缺损。

④室间隔缺损口在收缩末期较舒张末期缩小20%～50%。同一缺损在不同切面上收缩期缩小程度不一。舒张末期测缺损口的长径与术中测值较为接近。一部位的缺损，应在两个以上切面的相应解剖部位显示回声失落。若更换切面在相应部位无回声失落，多为假阳性。

(2)膜部间隔瘤：采用主动脉根部短轴切面、四腔和五腔切面显示。少数可在左心室长轴切面显示。瘤呈漏斗状，薄壁。基底切面位于室间隔膜部，顶部突入右心室腔，位于三尖瓣隔叶下方。收缩期瘤体膨大，舒张期缩小。

(3)左、右心室容量负荷过重：中等以上室间隔缺损左心室扩大，左心房轻度扩大。在左心室长轴、短轴及四腔切面均可显示左心室扩大室间隔向右膨出、心室壁搏动增强、二尖瓣活动增大，右心室及肺动脉径扩大。

(4)肺动脉高压：肺动脉显著扩大，肺动脉瓣开放时间缩短及瓣叶于收缩中期振动。

2.M型超声心动图　肺动脉高压表现为M型显示肺动脉左叶曲线呈a波消失，EF段平坦，收缩期提前关闭，呈W形或V形。

3.声学造影　心室水平右向左分流出现于右心室压力增高，收缩压达左心室压的2/3时，与舒张早期有少量造影剂经缺损口进入左心室流出道。右心室压达左心室压的3/4时，于舒张早、中期显示心室水平中等量右向左分流。右心室压与左心室压相当或高于左心室压时，全舒张期和(或)收缩期均有右向左分流，大量造影剂进入左心室。心室水平左向右负造影直接观察不易发现，需录像后逐帧回放观察，才能发现。

4.心脏多普勒超声检查

(1)脉冲多普勒：取样容积置于切面超声图回声中断处或其右心室面，可显示收缩期高速正向或双向湍流频谱曲线。小缺损未显示明确回声中断者，取样容积沿室间隔右心室面移动，高速湍流频谱曲线所在部位即为室缺损口。

（2）心脏连续多普勒检查：由于左、右心室收缩期压力差大，室间隔缺损的收缩期左向右分流通常为高速血流，于收缩中期达最高峰。最大血流速度可达 3～5m/s。频谱曲线呈正向或双向单峰形。

肺动脉压力测定：应在缺损口左向右射流的最大速度（V）按简化的伯努利方程计算跨隔压差（△P）：△P＝4V，△P＝LVSP－RVSP。其中，LVSP 与 RVSP 分别为左心室收缩压与右心室收缩压。在无右心室流出道狭窄时，肺动脉收缩压与右心室收缩压一致。无左心室流出道狭窄时，动脉收缩压（BASP）与左心室收缩压近似，动脉收缩压可以代替左心室收缩压。右心室收缩压 RVSP＝BASP－4V。

（3）心脏彩色多普勒检查：显示红色血流束穿越室间隔缺损口进入右心室或右心室流出道，有助于小的室间隔缺损及多发性室间隔缺损的检出及分型。过室间隔异常血流束的起始宽度与缺损口大小近似。伴肺动脉高压者，可显示水平左向右分流为红色，舒张期右向左分流为蓝色。

【诊断标准】

1.心脏切面超声　明确显示室间隔局部回声中断。可伴有左、右心室容量负荷过重及肺动脉高压表现。

2.心脏切面超声　显示可疑回声中断处，彩色多普勒显示红色。越过室间隔的血流束，或于室间隔右心室面局部显示高速正向湍流频谱曲线。

【鉴别诊断】

动脉导管未闭较干下型室间隔缺损的杂音位置高。伴肺动脉高压者，可能只有收缩期杂音。心脏切面超声表现为左心室容量负荷过重，伴肺动脉主干显著扩大及运动幅度大，可能有较大缺损，同时也可合并动脉导管未闭，检查中注意鉴别。

心脏切面超声检查可显示 3～4mm 或以上的室间隔缺损，可以确定室间隔缺损的类型。对于可疑回声中断的小缺损，彩色多普勒可以迅速、准确地检出。

三、动脉导管未闭

动脉导管未闭为常见的先天性心脏病之一，发病率占先心病的 10%～15%，可单独存在，亦可与其他畸形合并存在。动脉导管为胚胎期主动脉与肺动脉通道，位于主动脉峡部和左肺动脉根部之间。胎儿期动脉导管是正常通道，出生后导管应自动闭合。7 个月的婴儿 95% 以上的导管闭合成动脉韧带。若出生后持续开放，则成为动脉导管未闭。

动脉导管一端起于主动脉峡部小弯侧，与左锁骨下动脉相对。另一端位于左肺动脉根部左上方，接近主动脉分叉处。形态可分为管型、漏斗形与窗形。导管直径差异很大，多数为 5～15mm，长度为 3～5mm。体循环血液经未闭的动脉导管向肺循环分流形成肺动脉水平左向右分流，分流量的大小取决于导管的粗细与肺循环阻力。左向右分流致肺循环及回心血流增多、肺循环及左心容量负荷过重，血管及心腔扩大。长期的主动脉血流射向肺动脉，致使肺动脉压升高、右心室排血受阻，压力负荷增加使右心室肥厚、扩大。当肺动脉压接近主动脉压时，产生双向分流（收缩期左向右分流，舒张期右向左分流）或右向左分流。

动脉导管未闭者，仅在较剧烈活动后有心悸、气短。如有右向左分流，则可出现发绀。查体在胸骨左侧第 2～3 肋间听到连续性机器样粗糙杂音，并可扪及细震颤。伴有肺动脉高压者仅有收缩期杂音，肺动脉瓣区第二心音亢进。导管较粗者，血管脉压差增大，甲床下毛细血管搏动，股动脉根部可闻及枪击音。X线可见肺动脉搏动增强，或伴有肺门舞蹈、肺纹理增多、左心室扩大，可伴有右心室扩大。心导管肺动脉水平血氧含量＞0.5 容积以上。若心导管经未闭导管进入降主动脉可确诊。

【超声显像】

1.心脏切面超声操作方法

(1)心脏切面超声:常规检查心前区及心尖区各切面,观察并测量心腔及大血管内径。检出未闭动脉导管及观察分流可采用两个切面。

①胸骨旁心底部短轴切面:显示主动脉长轴左、右肺动脉分叉处及其后方的胸主动脉,观察左肺动脉根部内侧后壁有无回声中断,与后方的胸主动脉有无交通。探头可在原部位转动,左右扫查,便于发现较小的导管。

②小儿可在胸骨上显示主动脉弓长轴切面。转动探头使声束略向左扫查,显示主肺动脉远侧端短轴及主动脉峡部,在左锁骨下动脉开口的对侧略下方寻找有无回声中断及异常通道。

(2)脉冲多普勒取样应置于回声中断处肺动脉侧。彩色血流显像时,探头应在原部位左右扫查,便于发现小导管的细分流束。

(3)伴肺动脉高压时,可采用声学造影,显示左向右分流。

2.超声表现

(1)心脏切面超声表现

①直接显示未闭动脉导管:于主动脉根部短轴显示左右肺动脉分叉处或肺动脉根部有回声中断,并与其后方的胸主动脉相通,可显示导管并对其长度进行测量。

胸骨上主动脉弓长轴切面于左锁骨下动脉对侧(即主动脉峡部小弯侧)或略下方管壁回声中断,并与主动脉远端相通。

②于主肺动脉长轴切面显示主肺动脉扩大,有时呈瘤样扩张,左、右肺动脉均有扩张伴搏动明显增强。

③左心容量负荷增大:左心房、左心室长轴及四腔切面显示房室间隔向左侧膨出,室壁及二尖瓣运动幅度增大。

(2)M型超声心动图:伴肺动脉高压时,可显示肺动脉瓣曲线呈 W 形或 V 形,左心室壁运动幅度明显增大。

(3)多普勒超声

①脉冲多普勒:取样容积置于动脉导管开口处,可显示收缩期、舒张期连续性双向湍流频谱曲线,或全舒张期湍流频谱曲线,表示为小导管或肺动脉高压。一般分流血流多位于主肺动脉外侧部分。肺动脉高压者可能仅显示收缩期湍流频谱曲线,舒张期分流时间缩短。

②彩色多普勒:显示经导管进入主肺动脉的红色血流束沿主肺动脉外侧上行,同时,主肺动脉内侧部分为蓝色血流。若主、肺动脉压差大,则出现以舒张期为主的双期、多彩色镶嵌血流伴折返(混叠)血流,直达肺静脉瓣。

(4)声学造影:肺动脉压显著升高者,外周静脉注入造影剂于肺动脉显影后,可经未闭动脉导管进入降主动脉。

【诊断标准】

1.心脏切面超声显示未闭动脉导管为确诊征象,并可伴有不同程度左心容量负荷增加。

2.彩色多普勒显示左向右分流血流,伴有或不伴有左心容量负荷过重表现。

【鉴别诊断】

动脉导管未闭的临床表现、杂音特点及血流动力学改变与以下几种病有相似处,应注意鉴别以下几项。

1.主动脉窦瘤破裂　多为突然发病,病程进展快。胸骨左缘可及双期粗糙杂音。临床有时误诊为动脉导管未闭。心脏超声检查易发现扩大的主动脉窦突入某心腔,并有破口。脉冲多普勒显示双期湍流频谱曲线。彩色多普勒显示双期多彩血流自瘤口进入某心腔,但不见动脉导管未闭。

2.室间隔缺损合并主动脉瓣关闭不全 室间隔缺损干下型及嵴下型常合并主动脉瓣脱垂,主动脉瓣进入缺损口合并主动脉瓣关闭不全。心脏切面超声显示室间隔缺损及主动脉瓣脱垂。多普勒超声显示收缩期室水平左向右分流及舒张期主动脉瓣反流。

3.主-肺间隔缺损 为罕见病,即主动脉与肺动脉根部间隔缺损,多伴有严重肺动脉高压,症状重,常有发绀。心脏切面超声可显示主-肺动脉根部间隔缺损,肺动脉搏动显著增强。彩色多普勒可见肺动脉内有多彩的分流血流。

4.冠状动脉心腔瘘 即冠状动脉与心腔交通。心脏切面超声显示冠状动脉扩张明显。彩色多普勒于分流心腔内可显示瘘口处喷射多彩镶嵌血流。

四、法洛四联症

法洛四联症在发绀型先天性心脏病中占首位,发病率约占先心病的12%。其基本病变为肺动脉狭窄、室间隔缺损、主动脉骑跨及右心室肥厚。

1.肺动脉狭窄 可表现为单纯肺动脉瓣狭窄或右心室漏斗部狭窄,但多数病例为漏斗部与肺动脉瓣联合狭窄,或伴有肺动脉主干狭窄或闭锁。瓣膜狭窄大多数为二瓣化畸形、交界融合、瓣口狭窄,或为隔膜样瓣叶,中央有小孔。漏斗部狭窄可有两种表现,一为局限型肌肥厚型,即室上嵴、隔束及壁束肌肥厚,构成肌性狭窄。另一为长管型,即右心室漏斗部广泛肌肥厚,呈长管状狭窄。

2.室间隔缺损 多为嵴下型缺损,较单纯室间隔缺损大,位置靠前。少数为干下型缺损。

3.主动脉骑跨 为主动脉瓣顺时针向右转,并骑跨于室间隔上,圆锥室间隔向右前移位,致主动脉起始于两心室。

4.右心室肥厚 为继发性病变。

患儿多自幼发绀,活动或哭闹后加重。喜蹲踞、生长发育缓慢、杵状指(趾)。胸骨左缘第3、第4肋间可闻及收缩期射血性杂音,部分伴有收缩期细震颤。右心导管检查右心室压升高,右心室肺动脉有压差及移行区,血氧饱和度降低。右心室造影升主动脉早期显影,并有骑跨及肺动脉狭窄。

【超声显像】

取左侧卧位,常规切面观察心腔。重点注意探测主动脉骑跨时,探头垂直于第3肋间,声束垂直入射,显示左心室长轴切面。略调整探头位置,使主动脉根部及室间隔交界处位于图像中心,并测量主动脉骑跨率及室间隔缺损大小。

肺动脉狭窄探测漏斗部狭窄时,应在胸骨左缘第3肋间主动脉根部短轴切面,观察并测量前壁及隔束厚度。于室上嵴前方分别测量右心室流出道收缩期与舒张末期径线。若为隔膜型狭窄,应测量膜中心孔大小。若伴有第三心室,应测量舒张末期径。肺动脉及肺动脉瓣狭窄时,需左侧90°卧位或>90°卧位,探头紧贴胸骨缘,声束略向右上倾斜,才能显示肺动脉瓣及主动脉主干及分支。或于剑突下右心室流出道长轴(左心室短轴)切面显示肺动脉瓣。干下型室间隔缺损者,左心室长轴切面不能显示主动脉骑跨时,应先在心底短轴切面找到室缺部位,用通过室缺口的长轴或五腔切面显示骑跨。

1.心脏切面超声

(1)主动脉增宽伴骑跨:左心室长轴切面显示主动脉径明显增宽、前移,右心室流出道变窄、主动脉前壁与室间隔连续中断。室间隔断端位于主动脉前、后壁之间,即主动脉骑跨。于主动脉根部短轴切面显示主动脉径增宽,主、肺动脉关系正常。干下型室间隔缺损者,切面需向左上方移动,或于心尖五腔切面声束向前扫查,可显示骑跨及室间隔缺损。

(2)室间隔缺损:嵴下型缺损在左心室长轴切面显示位于主动脉瓣下,缺损多较大,易于显示。干下型缺损需在主动脉根部短轴切面或右心室流出道长轴切面上显示缺损位于肺动脉瓣下。

(3)右心室肥厚:右心室前壁及游离壁均可有增厚,伴有室腔扩大,在左心室长轴及各短轴切面、四腔面均可显示。

(4)肺动脉狭窄

①漏斗部狭窄:于主动脉根部短轴切面显示如下三型。

局限肌肥厚型:显示室上嵴、隔束、壁束均有肌肥厚。通常在主动脉短轴切面上12点处狭窄最明显。狭窄近侧右心室壁、肌束及室间隔普遍肥厚。狭窄处远侧与肺动脉瓣间扩大形成第三心室。

隔膜型:多于漏斗部显示,一端连于前壁,另一端连接室上嵴附近的线装回声。中央回声中断处为小孔,使漏斗部狭窄,常伴第三心室。

长管型:显示起自肺动脉瓣下整个右心室漏斗部肌肥厚,形成管状狭窄。

②肺动脉瓣叶和(或)瓣环狭窄:于主肺动脉长轴显示肺动脉瓣环变小(成年人＜1.6cm,儿童＜1.3cm),收缩期瓣叶开放不能贴近血管壁。由于瓣叶开放受限,舒张期与收缩期沿血管长轴方向上、下运动,常伴有瓣叶短小、回声增强。可有主肺动脉狭窄后扩张。

③肺动脉主干及左右分支近侧段可能有局限性或普遍狭窄。

④左心房及左心室腔径可变小。二尖瓣形态多正常、幅度小,左心室功能常偏低。

2.M型超声心动图 M型超声心动图在心前区沿左心室长轴扫查可显示如下。

(1)主动脉前移,右心室流出道变窄。

(2)主动脉前壁与室间隔连续中断。室间隔起于主动脉前后壁之间。

(3)右心室壁增厚及右心室腔大,室间隔增厚。

(4)二尖瓣幅度减小,曲线形态正常。

(5)左心房,左心室腔小,室壁运动幅度小。

3.声学造影

(1)收缩期造影剂自右心室进入主动脉根部。若静息时无造影剂自右心室进入主动脉,可做运动。运动后由右向左分流有助于轻型法洛四联症的诊断。

(2)舒张期有少量造影剂引入左心室流出道。

(3)肺动脉内有造影剂有助于与假性动脉干的鉴别。

4.心脏多普勒超声

(1)脉冲多普勒:取样容积置于室间隔缺损近室间隔断端处显示收缩早期低速左向右分流。收缩中晚期右向左分流频谱曲线。

(2)彩色多普勒

①心尖五腔切面于收缩期显示来自左、右心室的蓝色血流射向主动脉根部。

②左心室长轴切面显示室水平有收缩期左向右红色血流及舒张期右向左蓝色血流。

③肺动脉狭窄经狭窄处血流束变细及其远端多彩湍流。

④若为肺动脉瓣和(或)肺动脉主干闭锁,则其远端无彩色血流。

【诊断标准】

1.主动脉增宽、前移、骑跨。主、肺动脉关系正常。

2.室间隔缺损。

3.肺动脉狭窄、右心室漏斗部狭窄、肺动脉瓣狭窄或两者并存的混合性狭窄。

4.右心室肥厚伴扩大。

【鉴别诊断】

1.永存动脉干　为发绀型先天性心脏病。狭窄切面超声左心室长轴切面显示主动脉明显增厚、骑跨。大血管短轴切面显示大血管前方及左侧无右心室流出道及肺动脉。大血管常有 3 个以上瓣叶。

2.右心室双出口　心脏切面超声左心室长轴切面显示两大血管发自右心室,或后方血管骑跨。鉴别点为两大血管并列失去正常关系,心底部短轴切面可显示两大血管根部短轴图像。主动脉与二尖瓣之间正常的纤细回声消失,由高回声团块状取代,后者为肌性连续。

五、心内膜垫缺损

心内膜垫是胚胎的结缔组织,参与形成心房间隔、心室间隔的膜部,以及二尖瓣好三尖瓣的瓣叶和腱索。严重的(完全性)心内膜垫缺损形成房室共道永存。最轻的(不完全性)心内膜垫缺损为第一孔未闭型心房间隔缺损伴二尖瓣裂缺,此两者间有一些中间类型。

房室共道永存的患者心房间隔和心室间隔的膜部均有缺损,故形成大缺损。二尖瓣前瓣叶和三尖瓣叶畸形,或二尖瓣与三尖瓣共同形成一个房室瓣,并有房室瓣关闭不全及左心室流出道狭窄。因此,患者不仅由左向右分流,而且还有房室间的反流,甚至造成心房和心室间的交叉分流,如心室舒张期左心房血液流向右心室,收缩期左心室血液流向右心房。缺损甚大或伴有肺循环阻力增高时,可发生双向分流。本病还常有其他畸形,如双侧上腔静脉、肺动脉口狭窄等。临床表现有乏力、发育不良易患呼吸道感染、心力衰竭等,且常伴有先天性痴呆。有肺动脉高压或合并肺动脉口狭窄者尚有发绀。心尖区可有全收缩期响亮而粗糙的吹风样反流型杂音。X 线片示心脏普遍增大,以左心室增大为主。如有肺动脉高压,则右心室增大显著。其他变化类似心房间隔缺损。

二维超声心动图显示心脏四腔切面的十字交叉消失,4 个心腔均增大,房室瓣呈蓬帆状或分裂状在心室间隔上穿过,或二尖瓣有裂缺并前移,进入左心室流出道,使其狭窄。

【超声显像】

由于心内膜垫发育不全,二尖瓣环的右侧及室间隔向心尖移位。二尖瓣前叶向左心室流出道移位。左心室长轴切面可显示二尖瓣口前移,二尖瓣环与心脏短轴不平行。切面几乎与胸骨长轴平行才能显示二尖瓣短轴切面及二尖瓣前叶裂。胸骨及剑突下四腔切面均可显示房间隔下部及室间隔膜部缺损、二尖瓣和三尖瓣前叶及其附件结构类型特点。M 型超声于沿左心室短轴扫查可显示异常曲线。彩色多普勒可显示缺损口的分流及房室瓣反流情况。

1.心脏切面超声

(1)部分型心内膜垫缺损

①四腔切面显示房间隔下部回声中断。一般在剑突下四腔切面测定其断端间距离。

②二尖瓣水平短轴切面显示二尖瓣前叶于舒张期瓣叶断裂成两部分,断端指向左心室流出道。

③左心室流出道狭窄。

④右心房、右心室、肺动脉扩大。

⑤二尖瓣裂伴有反流者,可有左心房、左心室增大。

(2)完全型心内膜垫缺损:除有上述部分型的表现外,尚有室间隔膜部缺损。3 个亚型的表现如下。

①A 型:在四腔切面显示二尖瓣前叶与三尖瓣隔叶分开,各有腱索附着在缺损的室间隔上端。

②B 型:四腔切面显示二尖瓣前叶与三尖瓣隔叶分开,二尖瓣前叶部分腱索越过室间隔缺损入右心室,附着在右心室异常腱索。

③C 型:二尖瓣前叶及三尖瓣隔叶未分开,即共同房室瓣未分化,呈现背侧与腹侧共同后叶及共同前叶,无腱索相连,在正常心脏十字交叉处(房室间隔与房室瓣形成),结构缺损,4 个心腔互相交通。

2.M 型超声心动图

(1)部分型心内膜垫缺损:M 型心动图扫查可显示如下。

①二尖瓣前叶靠近室间隔。

②舒张期 E 峰贴与室间隔左心室面呈平顶型,尖端消失。

③三尖瓣隔叶 E 峰小,似与二尖瓣曲线相连续。

(2)完全型心内膜垫缺损:M 型沿横轴扫查可显示二尖瓣曲线逐渐前移,越过室间隔缺损进入右心室。

3.声学造影　　右心房显影后有造影剂越过房间隔下部进入左心房下部及左心室。完全型心内膜垫缺损则右心房显影后,舒张期 4 个心腔均有造影剂。

4.多普勒超声　　部分型者于四腔切面显示红色血流越过房间隔下部缺损进入右心房下部直指三尖瓣口。伴有二尖瓣裂隙反流者,收缩期起自二尖瓣叶的以蓝色血流进入左心房。完全型心内膜垫缺损者,则分别显示房、室水平的分流血流及房、室瓣的反流束。

【诊断标准】

1.部分型心内膜垫缺损　　房间隔下部回声失落,伴有(或不伴有)二尖瓣前叶裂隙,常伴右心房、右心室扩大。

2.完全型心内膜垫缺损　　房间隔下部、室间隔膜部缺损及二、三尖瓣分化不全(根据瓣叶分化的表现可分为 A、B、C 亚型)。

【鉴别诊断】

继发孔型房间隔缺损临床表现与部分型心内膜垫缺损相似,心脏切面超声易于区分。继发型者回声中断在中、上部。原发型者房间隔下部缺损,后者较为少见,常伴二尖瓣前叶裂。

(杨晓丽)

第十节　缺血性心脏病

缺血性心脏病(IHD)指因冠状动脉循环改变导致的血流与心肌需求不平衡而产生的心肌损害,分急性暂时性与慢性情况,可由功能性改变或器质性变化引起。非冠状动脉性血流动力学改变引起的缺血,如主动脉瓣狭窄则不包括在内。此病变绝大多数(95%～99%)是因冠状动脉粥样硬化引起,故而又称冠状动脉粥样硬化性心脏病(CHD),简称冠状动脉性心脏病或冠心病(CAD)。

IHD 的主要病因为动脉粥样硬化。易患因素或危险因素众多,其中最重要的是血压长期处于异常水平。血脂增高及糖尿病患者发病率高。

轻度冠状动脉管腔狭窄(<50%)时,心肌血供尚维持正常,临床症状不明显。各种心肌负荷试验显示不出心肌缺血的表现。当冠状动脉管腔狭窄到一定程度时(>50%～75%),其对心肌供血能力大减,导致心肌缺血缺氧,心电图及超声心动图则可有异常表现。缺血范围大小取决于病变动脉支的大小和多少,缺血程度则与管腔狭窄程度及病变发展速度相关。狭窄发展缓慢者,因冠状动脉各分支间的吻合支增粗代偿,心肌缺血可得以改善。此时,即使血管病变严重,辅助检查有心肌缺血表现,但缺血却不明显。患者可无临床症状(资料显示侧支循环>28%,可无明显缺血症状),称之隐匿型冠心病。当至少有一支管腔狭窄达75%以上(有侧支循环时,狭窄程度更重)时,才会发生心绞痛。当狭窄发展快、粥样硬化斑块破裂、病变动脉内血栓形成,或因正常冠状动脉痉挛等急性变化,以致管腔迅速且严重狭窄或堵塞血流急性或暂时性减少,可引起心肌急性缺血或坏死。其中血栓形成是主要原因。临床可出现不稳定型心绞痛、急性心肌梗死(AMI,多为透壁性心肌梗死。非透壁性心肌梗死严重狭窄但仍有血供的冠状动脉内)或猝死,称为急性冠状动脉综合征。在严重但比较短暂(一般不超过20min)的心肌缺血后,心肌不会发生永久性损害,表现为节段性运动障碍,经再灌注治疗后,收缩期功能经一段时间后,可以恢复到正常水平。

对于冠状动脉闭塞引起心肌梗死(MI),发病2个月内为急性心肌梗死,2个月以上为陈旧性心肌梗死(OMI)或愈合性心肌梗死。本病男性多于女性[(1.9~5):1]。40岁以上占87%~96.5%。男性发病高峰为51~60岁,女性为61~70岁。大多数病人患有高血压,近50%以上有心绞痛史,以脑力劳动者居多。

急性心肌梗死后,左心室形态及功能发生变化,称为左心室重构。梗死周围的心肌出现新的梗死区,致正常心肌比例降低,心室功能减退,称为梗死的延展。梗死区变薄扩张致心功能进一步降低,但梗死范围不变,称为梗死的扩展或伸展。此种情况多发生在大面积透壁心肌梗死并将伴发心力衰竭、室壁瘤或心脏破裂时。

当3~4支冠状动脉均为严重粥样硬化,管腔明显狭窄时,心肌可因长期供血不足,导致萎缩、变性,或反复发生局部或弥漫的坏死和愈合,以致纤维组织增生、变长、心室壁增厚及心腔扩大,使心脏收缩和舒张功能受损,即为缺血性心肌病(ICM)。超声心动图表现似"扩张型心肌病"改变。当心脏尚未扩大时,称之慢性缺血性心脏病,超声提示为"慢性心肌缺血"。

【超声显像】

心脏超声对典型的节段性室壁运动障碍、冠心病心力衰竭合并心腔内血栓、陈旧性心肌梗死、室壁瘤、室间隔穿孔等诊断具有特异性,在冠心病的诊断与鉴别诊断中起到重要作用。

1.心脏切面超声和M型超声心动图

(1)心脏型态

①心绞痛患者左心室多无扩大和变形,也有表现为心尖圆钝,少数心室扩大。心房多轻度扩大。

②急性心肌梗死患者,左心室扩大。

③陈旧性心肌梗死患者,左心室腔显著扩大,且形态发生变化。

④广泛前壁梗死并有室壁瘤时,左心室中下部高度扩张,心尖圆钝。

⑤右心室梗死时,右心室增大但较左心室恢复快。

⑥慢性心肌缺血时,心腔正常或增大。心尖多圆钝。伴有进行性心力衰竭者,显示心脏收缩期与舒张期均明显扩大,并可见右心室增大。

⑦少部分限制性缺血性心肌病患者心腔大小可正常。

⑧形成室壁瘤者,心脏形态有改变。心尖部室壁瘤心底部径(收缩期心底部最小径)对手术预后的预测比导管造影测得的EF更有价值。测量应重点在心腔内径。

(2)室壁运动:是不稳定型心绞痛、再次梗死及需要进行冠状动脉旁路移植或成形术的重要预测指标。

①心绞痛发作时,心肌收缩不协调及节段性运动减弱。发作后室壁运动恢复正常。一般心绞痛发作时间极短,故超声检查几乎无机会观测到异常的室壁运动。超声心脏负荷试验(药物或运动),通过诱发心肌暂时缺血,可提高对冠心病的诊断。超声心动图对心肌缺血的检出率高于心电图试验。

②急性透壁性梗死常在心肌受累数秒内出现节段性室壁运动障碍(RWMA),出现运动减弱或消失。

③非透壁性心肌梗死包括内膜下心肌梗死和局灶性心肌梗死。前者因有足量的正常心肌维持室壁收缩运动,因此无 RWMA。后者引起 RWMA 的程度较轻,可仅为增厚,但有位移,与单纯心肌缺血难以鉴别。

④陈旧性心肌梗死时,透壁性心肌梗死大多有病变心肌节段运动减弱或消失,有僵硬感等,常终身存在。尚应注重对非梗死区心肌运动的观察。邻近梗死区的心肌收缩运动减弱。而非梗死区正常心肌代偿性运动增强。但有多支血管病变者,无有效代偿。故当非梗死区心肌未出现运动代偿增强时,提示多支冠状动脉病变,可提示预后。

⑤合并室壁瘤者应测量变薄心肌的范围(通常心脏切面超声测量范围大于实际梗死范围)也有认为高估情况多见于急性期患者。

⑥慢性心肌缺血时,室壁运动呈节段性、多节段或弥漫性减弱,运动不协调。收缩期增厚率减低或消失。

⑦缺血性心肌病室壁运动多普遍减弱,收缩期增厚率减低或消失,应与扩张型心肌病鉴别。

⑧心肌梗死合并室间隔穿孔或急性二尖瓣关闭不全时,因左心室负荷过重,致室壁运动异常节段显示为"运动正常化"。由于此时左心室收缩期负荷明显减轻,可部分或全部抵消心肌缺血,或心肌梗死产生的 RWMA,应仔细观察。

(3)心肌厚度:透壁性梗死壁厚度显著变薄。

①内膜下梗死壁厚度变薄不明显。

②急性心肌缺血常可见心肌变薄。

③急性心肌梗死时,收缩期室壁向外突出并变薄,舒张期恢复。也有认为心肌梗死早期,梗死区心肌增厚,且较 RWMA 更为敏感。

④陈旧性心肌梗死,梗死区主要为瘢痕组织,表现为失去存活性的心肌舒张末期较正常心肌组织明显变薄,通常<7.0mm。变薄的心肌与正常心肌厚度差 4~5mm 或以上,且界限明显。随病程延长,非梗死区健康心肌(多为对侧)代偿性增厚,甚至于舒张期也增厚,看作为心肌梗死的佐证。测量变薄心肌(梗死区)范围与曲率半径变化,有助于判定梗死扩展。

⑤慢性心肌缺血及缺血性心肌病者,心肌多变薄。多支血管病变无有效代偿性增厚。

(4)心肌回声:心绞痛者,部分显示心内膜回声增强,心肌回声多正常。少数可见内膜下心肌回声增强。

①急性期回声密度降低或变化不明显。3~6 个月或以后,心肌回声逐渐接近正常。6 个月后心肌回声逐渐增强。

②以瘢痕组织为主者失去正常心肌的颗粒状细回声,心肌组织回声慢性增强呈线状或条索状。心肌三层结构消失,各层无法区分。

③慢性心肌缺血者,心肌内外膜失去正常光滑特征,代之以回声增强及凹凸不平的僵直状态。

(5)冠状动脉:有时可见病变的左右主干管壁回声不规则、不均匀及回声增强。管腔内可见斑块状回声,重者腔隙减小,甚至出现腔隙回声中断。因冠状动脉病变多为弥漫性,故而若冠状动脉未见异常,多可排除缺血性心脏病。但检查准确性依赖于所用仪器及检查者经验。

(6)心功能测定:左心室功能是估测心肌梗死后病死率的最佳指标。

①心绞痛者主要是弛张障碍。当 E>1 时,不能排除假正常情况。左心室收缩力也可降低,致使 SV、CO 及 EF 轻度降低。

②急性心肌梗死者,主要是左侧心力衰竭,占 20%~48%。SV、CO 可降至原来的 60%~80%。有休

克者,可降至 30%～50%。EF 降低并可导致右侧心力衰竭。舒张功能也减退,并发生于收缩功能减退之前。右心室梗死者早期即可出现右侧心力衰竭。

③急性心肌梗死后,大部分患者舒张功能恢复。但梗死范围大者,异常可持续存在。有认为急性心肌梗死早期,左心室舒张早期充盈减速时间缩短(≤130m/s),为预示心肌梗死恢复期左心室扩大和左心功能不全的特异性指标。而收缩功能则差异较大,梗死区收缩功能显著低于非梗死区。整体收缩功能则因非梗死区的代偿而定。若心室腔扩大合并非梗死区收缩功能降低,则表明失代偿。小面积心肌梗死时,EF值正常或稍降低,SV、CI 及 EF 均正常,大面积梗死时则下降,并形成恶性循环。

④恢复期心脏收缩功能较梗死早期有改变,但也可能无明显变化。一般下壁与后壁较小范围的心肌梗死,左心室整体收缩功能常有不同程度改善,而前壁较大范围心肌梗死时,左心室功能会因梗死的延展和扩展,致使心功能进一步恶化。

⑤陈旧性心肌梗死者,收缩功能明显受损,且前壁梗死较下壁梗死者更为显著。广泛前壁梗死并有室壁瘤者,左心功能严重受损,平均 LVEF 仅为正常人的 50%。

⑥右心室梗死者右心室先出现功能衰竭,在恢复期右心室收缩功能逐渐增强,EF 增加,其恢复速度较左心室快。

⑦缺血性心肌病,弛张障碍甚于顺应性下降。收缩功能常中度以上降低,LVEF 多<35%。

2.多普勒超声

(1)二尖瓣血流:心肌梗死使乳头肌功能不全或断裂、心功能降低及左心室扩大导致瓣膜关闭不全时,可引起二尖瓣反流,提示预后不良。

(2)二尖瓣血流频谱:急性心肌梗死时,二尖瓣血流频谱可表现为两种充盈模式:松弛型异常和限制性异常。前者 VE/VA 降低,IVRT 延长。后者 VE/VA 升高,IVRT 缩短。若两者同时存在,相互掩盖,可表现为假正常图形。动物实验显示冠状动脉血流量降低 20%～30%时,心肌松弛功能首先降低。降低 40%,心肌顺应性下降,左心室舒张末压升高,舒张功能减退,故心肌松弛性对缺血反应最敏感。

(3)其他血流信号

①过隔血流信号:急性心肌梗死并发室间隔穿孔,多发生在心尖段。心尖四腔切面最易显示。

②冠状动脉血流:PW 可探及湍流血流频谱。CDF 多见为节段充盈缺损。

(杨晓丽)

第十一节   肺源性心脏病

肺源性心脏病(肺心病)是指因支气管、肺、胸廓或肺动脉的慢性病变引起的肺循环阻力增高,使右心压力负荷增加、右心室肥厚扩大,最终导致右心功能不全的一类心脏病。慢性阻塞性肺疾病是肺心病最常见的原因,其中以慢性支气管炎最多见(占 70%～80%)。支气管哮喘、支气管扩张、阻塞性肺气肿及限制性肺疾病,如肺实质性和间质性病变亦可引发肺心病。肺心病的基本病理是肺动脉压升高。其升高程度也是肺心病严重程度和预后的指标。

先天性心脏病、左心室衰竭、后天获得性瓣膜病变引起的肺动脉高压(PAH)称为继发性肺动脉高压,占肺动脉高压的大多数。

继发性 PAH 分为如下类型。

1.高动力性 PAH:此时肺血流量增加,最常见于左向右分流的先天性心脏病,如房间隔缺损、室间隔缺损及动脉导管未闭等。长期左向右分流可导致肺小动脉阻力增大,肺动脉压力升高。

2.高阻力性PAH:表现为肺周围血管阻力增加,包括由高动力性PAH发展而来涉及双侧肺部长期、广泛病变引起的。

3.肺静脉高压性PAH,为毛细血管后性PAH,常见于二尖瓣狭窄、左侧心力衰竭及左心房黏液瘤等病变。

原发性肺动脉高压是一种不明原因的,以肺中等或小动脉痉挛、硬化、狭窄引起血管床阻力增加、肺动脉压升高、右侧心力衰竭和低功能状态为特点的进行性加重的少见疾病。若不治疗,致死率甚高。

【超声显像】

1.心脏切面超声及M型超声心动图

(1)血流动力学改变及左心室功能测定:肺心病患者右心室前壁及室间隔对称性肥厚、右心室乳头肌增粗、运动增强。右心腔径饱满,室间隔仍突向右心室腔。室间隔与左心室后壁呈反向运动。

伴有容量负荷过重时,右心室腔增大,房室间隔膨向左心侧,左心腔因受压变小。LV/RV<2。RA/LA增大,右心室流出道≥30mm。

原发性肺动脉高压时,多有功能不全、右心腔增大。

急性肺动脉栓塞时,右心室壁无明显增厚。右心系统往往增大或增宽,房室间隔膨向左心腔,短轴切面可见左心室呈D形。

肺动脉及其分支均增宽。主动脉内径正常。

当右心室代偿失调时,右心室腔进一步扩大,下腔静脉及肝静脉内径增宽。

(2)一般室间隔仍与左心室后壁呈反向运动,幅度增加。失代偿后,运动幅度低平。肺栓塞时,多可见右心室壁节段性运动异常。

(3)房间隔缺损引起继发性肺动脉高压的程度较低且较晚。大的室间隔缺损或动脉导管未闭早期便可引起继发性肺动脉高压。

(4)凡可引起肺血流量增加或肺静脉高压的疾病,均可导致继发性肺动脉高压,如三尖瓣关闭不全、肺动脉瓣关闭不全、乏氏窦破入右心室、二尖瓣狭窄、三房心、左心房黏液瘤及左心功能不全等。

(5)肺动脉瓣活动曲线:M型a波变浅或消失。严重者,肺动脉瓣出现收缩中期关闭现象,使瓣膜运动曲线呈特异性很强的W波形。

(6)下腔静脉萎缩指数:当肺动脉高压导致右心功能不全时,下腔静脉萎缩指数<50%(正常应>50%)。

2.心脏多普勒超声

(1)肺动脉血流频谱:原发性肺动脉高压和严重继发性肺动脉高压时,收缩期肺动脉血流频谱曲线呈狭窄的倒三角形,随肺动脉压力增高,峰值降低并显著前移。峰值流速前移至收缩早期,然后提前减速。有时于收缩晚期再次加速,出现第二个较低的峰。慢性肺源性心脏病患者则极少出现收缩中期切迹。急性肺动脉栓塞的多普勒曲线特点为收缩早期急速短暂充盈后,进而缓慢低速灌注。

CDFI显示肺动脉内血流暗淡且局限。

右心室射血时间和加速时间缩短,减速时间大于加速时间。射血前期/射血期>0.33。

(2)三尖瓣与肺动脉瓣反流及程度:PW于右心室流出道和右心房内看分别探及肺动脉瓣反流信号和三尖瓣反流信号。利用CW测量三尖瓣或肺动脉瓣最大反流速度,可估测肺动脉收缩压及舒张压。

正常人群三尖瓣也可存在反流。

(3)下腔静脉、肝静脉反流:下腔静脉与肝静脉内可见反流信号者,提示三尖瓣反流量大。

（4）肺动脉压：存在三尖瓣反流及肺动脉瓣反流时，应用 CW 记录收缩期三尖瓣最大反流速度及舒张期肺动脉瓣反流速度，可估测出肺动脉收缩压及舒张压。对可疑原发性 PAH 者，利用肺动脉瓣血流频谱估测肺动脉平均压力，对预测其存活期有很大价值。

（5）确定是否存在心内分流，如 VSD、PDA、ASD、乏氏窦破入右心室等左向右分流的先天性心脏病等。心房、心室、大动脉水平的异常交通部位是否存在右向左的分流信号。

（杨晓丽）

第十二节　心脏肿物

心脏内的肿物包括：心脏肿瘤（原发或继发）、血栓、感染性肿物（赘生物或脓肿）等。二维超声心动图是检查心脏肿物的重要手段，并可以提示肿物的性质，对诊断及鉴别诊断具有重要价值。

一、心脏肿瘤

心脏肿瘤比较少见，按起源可分为原发性和继发性两种，大多数心脏肿瘤由邻近的恶性肿瘤直接浸润或远处肿瘤转移所致。原发性心脏肿瘤在所有心脏肿瘤中所占比例很小，可为良性或恶性，任何年龄组均可发生，且大多数为良性病变；继发性心脏肿瘤的发病率是原发肿瘤的 20～50 倍，约 10% 的恶性肿瘤会累及心脏，最常见的是肺部肿瘤，其他累及心脏的肿瘤是乳腺肿瘤、肾肿瘤、肝肿瘤、淋巴瘤和白血病。

（一）黏液瘤

【病理特点】

黏液瘤为最常见的原发性心脏良性肿瘤，约占所有原发性心脏肿瘤的 30%，多为单发，75% 发生于左心房，最常发生于卵圆窝部位，其次为右心房、右心室、左心室。

黏液瘤是来源于心内膜下原始间质细胞的真性肿瘤。外形呈息肉样或者分叶状，瘤体充满胶胨样物质，质脆，不均匀，表面可有血栓附着，亦可出现中心液化或部分区域钙化；肿瘤有蒂和房间隔或心房壁相连，可形成对瓣膜或流出道的梗阻。

【临床表现】

与肿瘤性质、肿体位置、大小、蒂的长短及有无瘤体脱落等有关，主要表现为以下几点。

1.血流阻塞症状　心悸、气短、头晕、心脏杂音以及心影扩大等。

2.动脉栓塞　包括体动脉和（或）肺动脉栓塞症状，例如偏瘫失语等。

3.全身反应　发热、贫血、消瘦、红细胞沉降率加快等。听诊多为心尖区有舒张期杂音或双期杂音，杂音随体位改变而变化的特点可以提示心脏黏液瘤的诊断，并有利于和其他心脏疾病鉴别。

4.心电图及 X 线检查　可出现改变但无特异性价值。超声心动图应为其首选检查方法。

【诊断要点】

1.二维超声　活动于心腔内的不规则的团块影，轮廓清楚，可见蒂与房壁相连。较大的瘤体可以充满整个左心房，如肿瘤阻塞二尖瓣可出现左心房和右心室的扩大（图 4-12-1～3）。

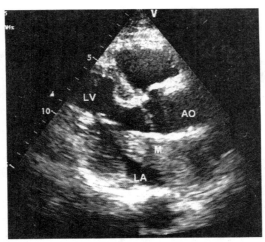

图 4-12-1 胸骨旁左心室长轴切面

显示左心房黏液瘤

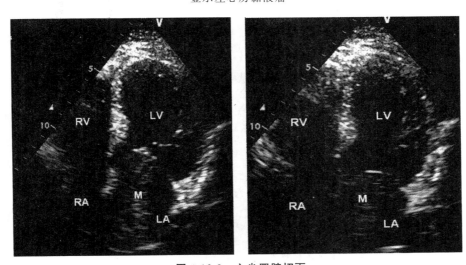

图 4-12-2 心尖四腔切面

显示左心房内黏液瘤，左图示舒张期肿瘤进入二尖瓣，右图示收缩期肿瘤回到左心房内

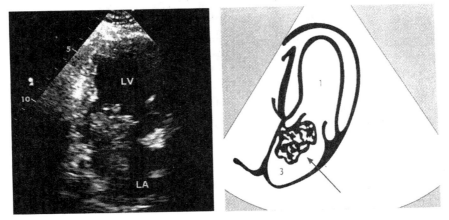

图 4-12-3 心尖二腔

显示左心房黏液瘤，有蒂和房间隔相连

2.M型超声 左心房黏液瘤可出现二尖瓣瓣口舒张期云雾状回声。肿瘤大小可随心动周期变化,舒张期变大,收缩期变小(图 4-12-4)。

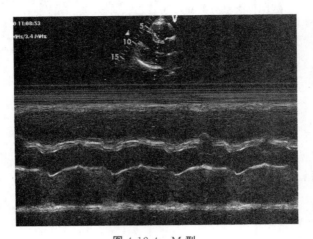

图 4-12-4 M 型

显示左心房内异常云雾状回声,提示左心房黏液瘤

3.多普勒 瘤体内无彩色血流填充。瘤体堵塞二尖瓣时,可有瓣口血流速度加速(图 4-12-5)。

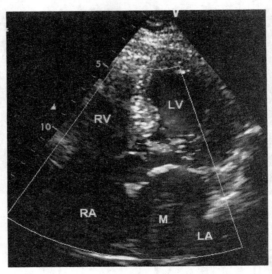

图 4-12-5 心尖四腔切面

CDFI 显示左心房内血流受阻,二尖瓣血流加速

【预后】

大部分黏液瘤都是单一源性、复发很少、家族型倾向很低的简单肿瘤,手术治疗及预后很好。常见 4 种原因引起黏液瘤复发:肿瘤切除不完全、肿瘤呈多源性、家族性肿瘤和转移性复发。因此,超声心动图需复查数年以排除复发。

(二)乳头状弹性纤维瘤

【病理特点】

乳头状弹性纤维瘤是心脏瓣膜最常见的肿瘤,约占原发心脏肿瘤的 10%。多发生在主动脉瓣或者二尖瓣。乳头状弹性纤维瘤体积较小,外观酷似于心脏瓣膜的赘生物,呈乳头状或粟粒样,被覆内皮细胞,乳头轴心为较致密的弹力和胶原纤维,纤维瘤活动度较大,它多无症状而偶然发现,有发生栓塞的危险性。

【诊断要点】

二维超声显示心脏瓣膜上细小的均匀回声的团块结构,一般位于半月瓣的动脉面或者房室瓣的心房侧。主动脉瓣和二尖瓣最多见。其常通过较细的蒂连于瓣膜下游,形态不规则,表面呈细分叶状(图4-12-6,图4-12-7)。

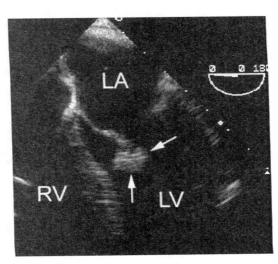

图 4-12-6　食管超声

显示二尖瓣前叶乳头状弹性纤维瘤

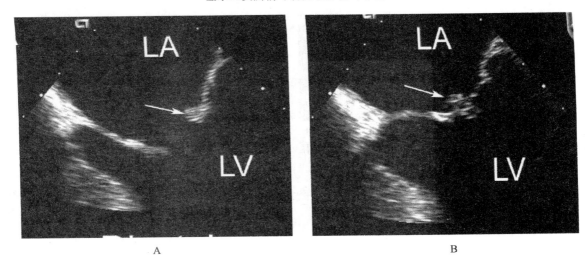

图 4-12-7　卒中患者食管超声检查发现二尖瓣后叶乳头状弹性纤维瘤

A.舒张期;B.收缩期均显示肿瘤

(三)其他原发性良性肿瘤

除上述两种原发性良性肿瘤外,其余原发性肿瘤发病率较低,多为个案报道。

(四)转移瘤

转移瘤均为恶性,转移瘤远较原发肿性心脏肿瘤多见,发生率为 0.1%～0.3%,其主要通过直接浸润或淋巴转移或者血液转移途径到达心脏,是肿瘤的晚期表现,常同时存在其他部位的转移,其来源依次为肺、乳腺、淋巴瘤及白血病。最易受累的部位是下腔静脉和右心房,可伴有心包积液(图4-12-8,图4-12-9)。其超声鉴别诊断如下。

1.恶性肿瘤与心房黏液瘤鉴别 超声对肿瘤的组织定性困难,尤其是当肿瘤位于心房(尤其是左心房),易把非黏液性肿瘤误诊为黏液瘤。

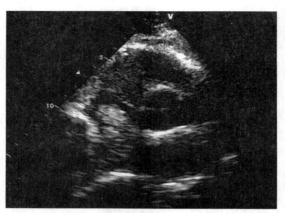

图 4-12-8 肝癌患者术后 1 年

心脏短轴切面显示右心房内类圆形的占位

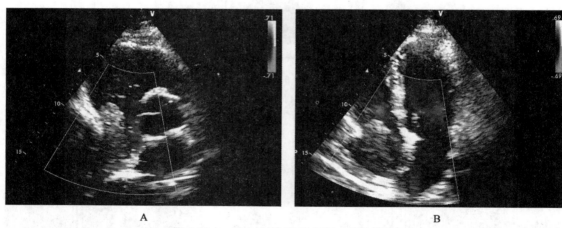

图 4-12-9 同一患者 CDFI 显示右心房占位

A.大动脉短轴切面;B.心尖四腔切面

(1)原发于心脏的恶性肿瘤及转移型肿瘤形态多不规则,多呈实质性中等或强回声,而黏液瘤多为分叶状,较松散,以低回声为主。

(2)心脏黏液瘤与心内膜界限明显,一般有蒂,活动度较大,随心动周期来回摆动,而恶性肿瘤基底面附着面广,与心内膜分界不清,活动度差,较僵硬。

(3)恶性肿瘤易侵及心包致心包积液,而黏液瘤少见。

(4)转移性肿瘤多有原发病,原发恶性肿瘤多有远处转移,追问病史或相关检查多有助于诊断。

(5)检查时注意肺静脉及上、下腔静脉的扫查,如有占位,应该注意是否心脏恶性肿瘤或转移性肿瘤,而不要轻易下黏液瘤的诊断。

2.恶性肿瘤与血栓鉴别 恶性肿瘤由于组织来源复杂,部分肿瘤超声表现与血栓相似,但仍然各有特点,超声心动图可从以下几个方面对二者进行区分。

(1)血栓多为多层回声;而恶性肿瘤多为实质性中等回声。

(2)附壁血栓活动度小,游离血栓活动度大。

(3)血栓多发生于心耳、心尖及室壁瘤处,恶性肿瘤多发生于室壁,或与上下腔相连。

（4）血栓能同时观察到心脏瓣膜病变、心肌病、心房纤颤等；恶性肿瘤多有周围组织浸润或原发病。

二、心腔内血栓

【病理生理】

1.心腔血栓　　发生于左心房及左心室，少数发生于右心房。左心房血栓最常见，病因常为风湿性心脏病、二尖瓣狭窄，多合并房颤及肺动脉高压。因二尖瓣狭窄后引起左心房压力升高血流缓慢，导致血流淤滞形成血栓；其中左心房增大，而产生房颤，致左心房收缩功能障碍，血流更加缓慢，同时，左心房压力升高，引起肺淤血、肺动脉高压。致肺静脉回流障碍，减缓了血流速度，加之本身风湿性心脏病可引起心内膜及血管壁表面粗糙，更加重血栓的形成。少数左心房血栓发生于冠心病、扩张型心肌病及缩窄型心包炎等，考虑因房壁运动减弱、心腔扩大、血液淤滞所致。其易患因素心腔的扩大、心脏收缩功能减低和血流受阻或者停滞。

2.右心房血栓　　相对少见，如形成血栓考虑一下两个方面原因：①所在心腔扩大，房壁运动减弱，或有三尖瓣狭窄并房颤及肺动脉高压，血流运动缓慢，瘀滞而形成血栓；②由于各种腹腔及四肢疾病所致的体静脉血栓形成并脱落，随血流经至腔静脉至右心房而形成。右心房血栓多附于房顶，少数于隔面或充满整个房腔（巨大血栓），血栓形态、大小、内部回声、基底情况及血流信息等均与左心房相似。其主要原发病有瓣膜性心脏病、心力衰竭、心肌梗死、心肌病、人工瓣膜、心律失常如房颤心律。

【超声心动图表现】

超声心动图上常有两种形态，一种是左心房腔内云雾状飘动不定回声，CDFI见其内有血流信号，考虑为血栓形成前驱，另一种较固定，多附着于左心房后壁、侧壁、房顶及左心耳，呈类圆形或不规则形，血栓大小差别大、血栓的回声可根据是否机化、还是新鲜，表现为或强、或弱，基底常较宽。一般不随心脏收缩发生位移（图4-12-10）。CDFI见其内无血流通过。左心室血栓也较多见，仅次于左心房血栓，病因常为急性心肌梗死，扩张型心肌病及其他一些疾病，如心律失常、各种心肌炎等（图4-12-11）。

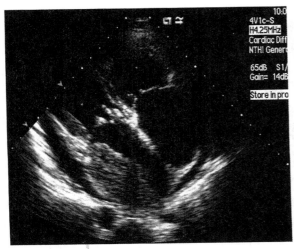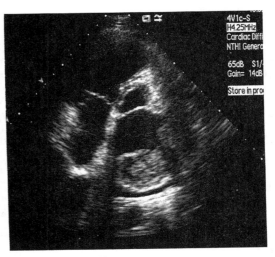

图 4-12-10　风心病患者左心房内可见巨大血栓

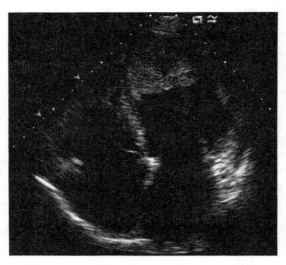

图 4-12-11　前壁心肌梗死患者心尖部室壁瘤

心尖部可见较大血栓

【诊断要点】

二维超声心动图是诊断血栓的最佳成像技术。左心房或者左心室内血栓呈球状或者分叶状。结构清楚,呈高亮回声。左心房内血栓最多见于左心耳。二维超声心动图很难清楚显示左心耳,食管超声对左心耳血栓有较高诊断价值。瓣膜性心脏病患者左心房内可见血流缓慢呈自发声影。左心室内血栓常出现在左心室室壁运动异常的部位,多数在心尖部,少数在下壁。血栓多呈扁平状,表面和室壁平行,血栓厚度一般不随着室壁运动发生变化。

三、心腔内赘生物

【病理解剖】

心腔内赘生物常出现于感染性心内膜炎病例,感染性心内膜炎是指心内膜表面存在微生物感染的一种状态。其特征病变为含有血小板,维持蛋白及微生物及其性细胞的赘生物形成。超声心动图评价心内膜炎最直接的证据就是发现赘生物形成。心内膜炎最好发于血流冲击或局部产生涡流的部位,如二尖瓣关闭不全的心房面、主动脉瓣关闭不全的心室面。也可以见于室间隔缺损的右心室面。另外也伴发于心内外源性装置,如起搏器导线、内置导管或人工瓣膜缝合环等处。二维超声对其检出率较高,一般在60%～80%,M型较局限,经食管超声心动图(TEE)检出率明显增多,甚至可达100%,尤其是对人工瓣膜的赘生物检出。常用的切面有左心室长轴切面、四腔心、二腔心切面、大血管短轴切面及左心室短轴切面。

【超声心动图的诊断要点】

(1)赘生物的直接征象:①赘生物呈团块状、息肉状或绒毛絮状中等强度回声,直接附着于瓣膜上、室壁上、室间隔残端上、动脉壁上或有蒂相连。随血流飘摆于心腔内或大动脉内。极少数的赘生物由于纤维化或钙化,活动度明显减低,甚至消失。②赘生物有"外来植入物感",多突出于心脏正常结构的轮廓之外。③早期出现的赘生物回声较弱,比较均匀,陈旧的或有钙化的赘生物回声较强,后方可伴声影,赘生物的形态在不同切面或不同的时期差异较大。④赘生物可单发或多发,可同时出现在两个以上瓣膜,也可一处出现多个赘生物。⑤赘生物大小不等、大的直径为20～30mm,小的直径为1～2mm,边缘多模糊,呈蓬草样或毛刺状改变,内部回声多不均匀(图4-12-12)。

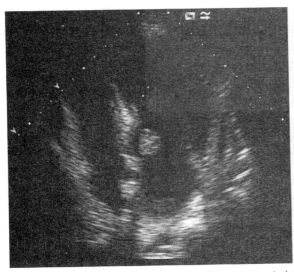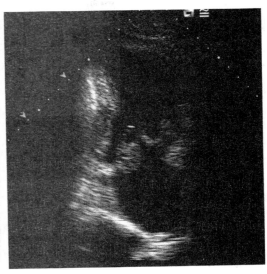

图 4-12-12 心尖四腔和二腔切面

显示二尖瓣赘生物

(2)赘生物的间接征象:①各房室腔大小会发生相应的变化,如二尖瓣和主动脉瓣赘生物或连枷样运动,会产生左心室、左心房的扩大;三尖瓣和肺动脉瓣赘生物或连枷样运动,会产生右心室、右心房的扩大。②房室瓣口高流量引起的 M 型二、三尖瓣曲线陡直、高振幅。室间隔及左心室后壁运动幅度增强。③可观察到原发病的相应超声改变,如风心病者增厚的瓣膜,脱垂的瓣膜,连枷的瓣膜;先心病的室间隔缺损,动脉导管未闭,窦瘤破裂的裂口,手术后的人工瓣膜,修补的补片等。

(3)频谱多普勒和彩色多普勒征象:①主动脉瓣赘生物形成时,左心室流出道内可录及全舒张期高速湍流频谱;彩色则于左心室流出道内出现蓝(红)色为主的花彩反流束,右冠瓣受损为主者,反流束沿二尖瓣前叶走行,无冠瓣受损为主者,反流束沿室间隔走行。②二尖瓣赘生物形成时,左心房内瓣口附近可探及收缩期负向高速湍流频谱;彩色则于左心房内收缩期出现源于二尖瓣口的蓝色花彩反流束,依程度不同,反流范围不同。前叶受累者,反流束沿左心房后壁走行,后叶受累者,反流束沿左心房前壁走行。③三尖瓣赘生物形成时,反流特点基本同于二尖瓣。④肺动脉瓣赘生物形成时,右心室流出道内可见反流束,表现基本同于主动脉瓣。⑤室间隔缺损赘生物形成时,于室缺右心室面可探及收缩期高速湍流频谱;彩色则显示室间隔残端收缩期出现杂乱的红色为主的花彩血流。⑥动脉导管未闭合并赘生物时,多发生在肺动脉外侧壁上,严重者可充满管腔,频谱此时较难正确评价。彩色显示可见动脉壁上的赘生物处无血流充盈。肺动脉主干内收缩期出现杂乱的花彩血流,完全堵塞者主干内无血流信号通过。

(4)经食管超声所见:经食管超声可以清晰显示各瓣口及各心腔内的赘生物,最小可检出 1mm 的赘生物,不仅可以定部位,还可以定数目、大小、与周围组织的关系等(图 4-12-13)。尤其是检出人工瓣膜上的赘生物更有独到之处。

应该进行食管超声检查的高危患者如下。

①心脏瓣膜置换术后患者。

②先天性心脏病患者。

③曾患过感染性心内膜炎的患者。

④新近发生心功能不全的患者。

⑤新近出现房室传导阻滞的患者。

⑥交叉性获得性葡萄球菌菌血症患者。

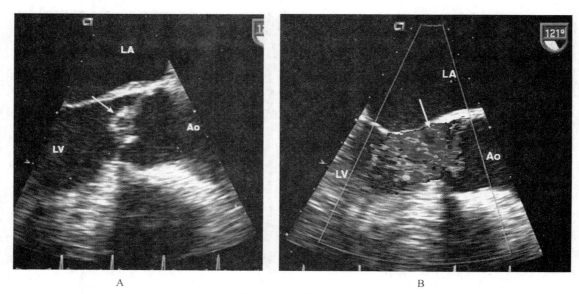

图 4-12-13 食管超声

A.显示主动脉瓣长轴切面显示瓣膜的赘生物,B.CDFI 显示的主动脉瓣的大量反流

(5)并发症:①脓肿:脓肿是心内膜炎严重的并发症,其可分为瓣周脓肿和心肌脓肿,超声表现为形态大小各异的回声失落区域或回声异常的腔隙,脓肿一般不与心腔相通,当脓肿破溃后,可与心腔相通形成窦道,以主动脉瓣周脓肿多见(图 4-12-14)。②瓣叶穿孔及脱垂:超声可以观察瓣叶穿孔的部位,或者瓣叶结构破坏出现的瓣叶脱垂。彩色多普勒可见受累瓣叶出现中到大量反流信号。另外心脏因前负荷增加出现心腔急性扩大心功能降低。

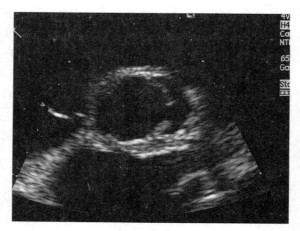

图 4-12-14 大动脉短轴切面

显示 SBE 造成主动脉瓣瓣周脓肿

【外科治疗适应证】

1.赘生物较大(>1cm),活动性强,栓塞的风险大。

2.瓣膜破损造成严重的血流动力学异常。

3.瓣周感染扩散造成脓肿或窦道。

4.人工瓣膜心内膜炎(特别是瓣膜置换术后早期出现的心内膜炎)。

(王金萍)

第十三节　心包疾病

　　正常心包是一包绕心脏的纤维浆膜囊,分为脏层和壁层,其外为纤维层,脏层为浆膜,覆盖于心脏及其周围大血管表面,其折返回来形成壁层心包,衬于纤维心包内,脏层心包与壁层心包之间有一潜在的腔,即心包腔。心包为心脏提供机械性保护,并起到润滑作用,减少心脏和周围组织的摩擦。正常的心包腔有10～30ml液体,起润滑作用以减少脏层与壁层心包表面的摩擦。

　　心包对心房和心室有重要的血流动力学影响。心包的不可延展性限制了心脏的急性扩张。任何充盈压情况下心室的容积在心包剥除后都大于心包完整时。心包亦有助于两个心室间舒张期的偶联:一个心室的扩张改变了另一个心室的充盈,例如一部分右心室充盈压通过室间隔传递到左心室成为左心室舒张期充盈压。由于这一效应的存在,增加了右心室腔内压,此作用在心脏压塞及缩窄性心包炎的病理生理中非常重要。在较高的心室充盈压时,心室间的相互依赖性更为突出。

　　在各种心包疾病的诊断及处理中,超声心动图是极其重要的临床工具。二维超声心动图(2D)可识别心包积液、心脏压塞、心包囊肿及心包缺如。在没有超声心动图之前,临床上发现心包积液非常困难,对心包积液的探查是40年前心脏超声技术最令人振奋的早期临床应用之一。当需要引流心包积液时,在超声导引下进行心包穿刺引流十分安全。经食管超声心动图(TEE)有助于测量心包厚度。

一、心包积液

【病因及病理生理】

　　心包腔内液体增多超过50ml时,临床上称为心包积液。引起心包积液的疾病种类繁多,原因复杂,既可以原发于心包组织本身,也可以继发于邻近组织脏器,或是全身系统性疾病的表现之一。常见的病因有以下几点:①感染性:病毒性(柯萨奇病毒 A、B,埃可病毒,腺病毒,流感病毒,EB病毒等),细菌性(肺炎球菌,葡萄球菌,链球菌,结核杆菌等),真菌(组织胞质菌,念珠菌等)及立克次体、螺旋体、支原体、肺吸虫等。②伴其他器官或组织或系统疾病的心包炎:自身免疫性疾病(急性风湿热,类风湿关节炎,系统性红斑狼疮,皮肌炎,硬皮病,心肌梗死后综合征等),过敏性疾病(血清病,过敏性肉芽肿和过敏性肺炎等),邻近器官的疾病(如心肌梗死,主动脉夹层,肺栓塞,胸膜、肺和食管疾病等),内分泌代谢性疾病(如尿毒症,糖尿病,痛风等)。③物理、医源性病因(心脏手术,创伤,放射治疗)。④恶性肿瘤。⑤药物相关性。⑥特发性(非特异性)。

　　正常心包内压是零或负值。如积聚较多液体时,心包内压力随之升高。当压力达到一定程度时,就会明显妨碍舒张期心脏的扩张,右心回流受阻,体循环严重淤血,左、右心室舒张期充盈受限,心排血量随之下降,收缩压下降,甚至休克。心包积液量对血流动力学的影响程度通常与积液量、积液性质、积液增长速度、心包韧性和心肌功能等因素有关。但心包积液量的大小与心脏压塞症有时不成比例。一般情况下,心脏压塞症出现于较快产生的大量心包积液时,但短时间内产生的较小量积液(200～300ml),心脏不能适应心包腔内压力的突然变化也可引发心脏压塞。若心包积液增加缓慢,即使达到非常大量积液(如1000ml)也可能不会出现心脏压塞,这是由于心包经代偿性扩张减缓了心包腔压力的上升。

【临床表现】

　　急性心包炎的大多数病例是特发性心包炎。常常找不到病因或为特发性病因时,最可能是来源于病毒。患者常有胸痛，可向颈、肩和背部放射。仰卧、咳嗽、吸气时加重，常可由于体位前倾而缓解。可有发热和肌痛前驱症状。由于胸膜心包疼痛造成浅呼吸从而发生呼吸困难。早期可闻及心包摩擦音，为沙沙、刺耳的高音调高频音，通常较为短暂，一般在心脏收缩期和舒张期都可听到，以在胸骨左缘第 3、4 肋间最为清晰。心包摩擦音是心包炎的特异体征，渗液出现后将两层心包完全分开，心包摩擦音消失。

心包积液较多或积液迅速增加者，可出现奇脉、颈静脉怒张、呼气时颈静脉扩张（Kussmaul 征）、肝大、肝颈静脉回流征、周围静脉压升高和淤血等。可有心动过速、血压和脉压差降低、心尖冲动减弱或消失、心浊音界扩大和心音遥远等体征。心脏压塞时可出现面色苍白、发绀、心动过速、血压下降、脉压差缩小和奇脉，晚期出现脉搏无力，甚至休克。

典型的结核性心包炎临床发病呈慢性过程，伴有呼吸困难、发热、寒战和盗汗等非特异性全身症状。充血性心力衰竭较胸痛和心包摩擦音更为常见。

【超声心动图检查】

（一）M 型超声心动图

在心底波群可显示右心室流出道前壁与胸壁之间的心包腔内出现无回声的液性暗区。心室波群显示右心室前壁之前与左心室后壁之后心包腔内液性暗区。当心脏压塞明显时，室壁运动减弱，深呼吸时曲线活动可有变化（图 4-13-1）。

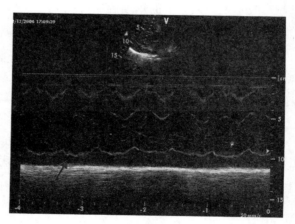

图 4-13-1　M 型超声心动

心底波群可显示右心室流出道前壁与胸壁之间的心包腔内出现无回声的液性暗区；心室波群显示右心室前壁之前与左心室后壁之后心包腔内液性暗区。

（二）二维超声心动图

心包腔被液体或血液填充导致心包积液，超声上表现为无回声暗区。当心包积液超过 25ml 时，无回声暗区存在于整个心动周期，更少量心包积液可于后壁探及，但仅见于收缩期。随着心包积液的增加，心包的活动降低。大量心包积液时心脏在心包腔内"摆动"，这可以解释心脏压塞时心电图（ECG）表现为电交替，但并非所有心脏压塞均可见心脏"摆动"。

左心长轴切面可观察右心室前壁之前、心尖周围及左心室后壁之后一环形带状液性暗区，多数患者左心室后壁之后的暗区较右心室前壁之前为宽（图 4-13-2）。心尖四腔切面可见左、右心室及心尖外缘处环形液性暗区，心底短轴切面可见右心室流出道及肺动脉前有液性暗区环抱心底。剑突下四腔心切面显示右心房及右心室游离壁与膈面间的液性暗区，常为心包穿刺定位切面（图 4-13-3）。大量心包积液时可见心脏悬浮在液性暗区中。

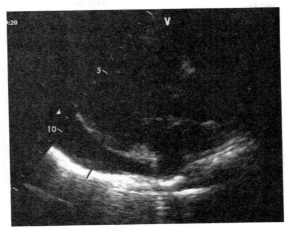

图 4-13-2 左心室长轴切面示左心室后壁心包腔内心包积液,超声上表现为无回声暗区

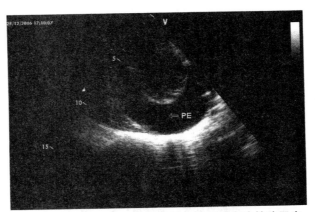

图 4-13-3 大量心包积液时可见心脏悬浮在液性暗区中

对于心包积液的超声定量目前尚无明确的标准,一般采用无回声区宽度半定量法。少量心包积液通常为积液量<100ml,无回声区舒张期宽度<10mm,仅出现在左心室后壁后方或右心室前壁之前的较小范围的心包腔内。中量心包积液积液量为 100~500ml,无回声区舒张期宽度在 10~19mm。大量心包积液积液量≥500ml,无回声区舒张期宽度在≥20mm,无回声区连续分布于心室后方、前方、外侧和心尖部,并可出现心脏摆动现象。

(三)彩色多普勒血流显像

对心包积液和心脏压塞的诊断,多普勒超声心动图较 2D 超声心动图更为敏感。心脏压塞的多普勒检查表现依据胸腔内及心腔内血流动力学随呼吸发生特征性变化。正常情况下,吸气时心包腔内压力(即左心房及左心室舒张压)和胸腔内压力(即肺毛细血管楔压)下降程度相同,但是心脏压塞时心包腔内(和心腔内)压力下降程度实际上小于胸腔内压力下降的程度,因此,左心室充盈压力梯度随吸气减少。因此二尖瓣开放延迟、等容舒张时间(IVRT)延长和二尖瓣 E 峰流速下降。

彩色多普勒血流显像对于因室壁与心包贯通引起的心包腔内积血所致的液性暗区有鉴别诊断作用,可在心壁破损处心包腔内显示蓝色或红色的血流束经破口进入心包腔(图 4-13-4)。

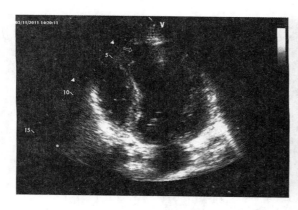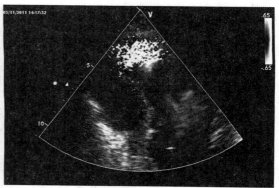

图 4-13-4　二维超声心动图

显示心肌梗死后室壁破裂,形成假性室壁瘤,即心包腔内血肿,CDFI 显示左心室和假性室壁瘤形成交通

(四)心脏压塞

心脏压塞的诊断基于临床和血流动力学变化。心包腔内大量积液或短期内急性形成中量积液,临床多见于胸部外伤、主动脉夹层破裂、心脏介入治疗过程中、心肌梗死室壁破裂穿孔。

心脏压塞时超声心动图的表现主要有以下几点。

1.舒张期右心房壁或右心室壁或两者同时塌陷　心脏压塞时,收缩期由于心包腔压力急剧升高,当超过右心房或右心室舒张压时,室壁出现塌陷现象。

2.左心室和右心室内径及容量随呼吸交替变化。

3.跨瓣血流速率在呼吸周期中的明显变化　吸气时通过三尖瓣和肺动脉瓣的血流速率增加,而通过二尖瓣和主动脉瓣的血流速率减低,在呼气时则相反(图 4-13-5)。

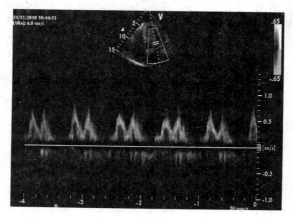

图 4-13-5　二尖瓣血流频谱在呼吸周期中的变化

脉冲多普勒示:吸气时 E 峰降低,呼气 E 峰升高

4.下腔静脉淤血扩张　下腔静脉-右心房交界处内径随呼吸变化率<50% 被认为是敏感的超声心动图诊断心脏压塞的指标,但其特异性仅约 40%。

(五)超声引导下心包穿刺

尽管心包穿刺引流可挽救生命,但经皮盲穿刺有较高的并发症发生率,包括气胸、心脏壁损伤和死亡。超声引导下进行心包穿刺的成功率显著提高,并发症减少。二维超声心动图可定位最佳穿刺点、确定心包积液的深度,通过确定穿刺点距积液的距离引导心包穿刺,并通过剑下切面观察心包穿刺引流的结果。

一般选择左侧卧位或半卧位,以心尖搏动处或剑突下区最为常用。在穿刺引流过程中需要超声心动图监测引导时,选择不影响无菌区但能够理想显示心包积液的声窗。准确定位穿刺引流针或导管的尖端较为困难,因此需要多切面、多角度观察以帮助判断,必要时可以在探头表面采用无菌塑料套接触穿刺无菌区,也可通过使用振荡盐水声学造影成像确定心包穿刺针的位置,因为振荡盐水声学造影剂在心包内而非右心室内。

并非所有心脏之后的液性暗区均提示心包积液,如左侧胸腔积液、左心房瘤样扩张、心包肿瘤或囊肿,可能会有类似影像的特征,应注意鉴别诊断。

二、缩窄性心包炎

【病因及病理生理】

急性心包炎以后,可在心包上留下瘢痕粘连和钙质沉着,常为轻微或局部病变,而心包无明显增厚,不影响心脏功能。部分患者由于心包增厚、炎症、粘连,形成了坚厚的瘢痕组织,心包失去伸缩性,明显地影响心脏收缩舒张功能而成为缩窄性心包炎。

缩窄性心包炎是心包纤维化增厚的结果,常见病因:特发性,感染性疾病(结核、细菌、病毒、真菌、寄生虫),外伤(包括心脏手术),放射,炎症/免疫异常(风湿性关节炎、系统性红斑狼疮、硬皮病、结节病),肿瘤性疾病(乳腺癌、肺癌、淋巴瘤、间皮瘤、黑色素瘤),终末期肾疾病。

缩窄性心包炎时心脏被包裹在坚实的心包内,限制了心脏舒张中晚期的心房和心室的舒张充盈,导致心排血量下降,阻碍静脉回流,引起体循环静脉压增高。心排血量减少可导致水钠潴留,从而增加血容量,使静脉压进一步升高,肺静脉血液回流受阻,呈现肺淤血,肺静脉、肺动脉压力均增高,渐出现右心、左心衰竭的症状和体征。缩窄性心包炎并不少见,但临床上易漏诊,主要原因为其临床表现像其他常见病,没有单独的可靠性高的确诊性检查,因此对收缩功能正常的或可能存在造成心包缩窄的因素的患者均应考虑到本病。

【临床表现】

缩窄性心包炎的早期症状常是隐匿的,可有一些非特异的主诉:如不适、疲劳、运动耐力降低。随着病情进展,出现一些右心衰竭表现(周围水肿、腹胀、腹水)和左心衰竭的症状(劳力性气急、端坐呼吸和夜间阵发性呼吸困难)。

几乎所有病例都有颈静脉怒张,许多患者有 Kussmaul 征(吸气时颈静脉更为扩张)。患者血压偏低、脉压变小和静脉压升高。心脏听诊可有心音低钝,偶尔在舒张早期(第二心音后 60~120ms)可闻及心包叩击音,心包叩击音具有较高频率,出现稍早于第三心音。由于有胸腔积液,肺部听诊可显示肺底部呼吸音减低。由于右心功能受损引起的中心静脉压升高以及左心功能受损出现的水钠潴留,导致周围水肿。

心电图示肢体导联 QRS 波群低电压、T 波变平或倒置及双峰 P 波。胸部放射线检查可显示心包的钙化,心影呈三角形。心脏 CT 及 MRI 发现心包钙化有利于缩窄性心包炎的诊断。

【超声心动图检查】

(一)M 型超声心动图

室间隔运动异常是缩窄性心包炎的特征之一,表现为舒张早期室间隔突然向后运动,舒张中期室间隔运动平直,心房收缩时,室间隔出现突然向前运动。这种室间隔运动的变化是由于右心室早期快速充盈导致室间隔向左心室侧运动,其后由于左、右心室之间的充盈压力进入压力平台期,室壁活动较为平直,最后,由于心房的收缩使右心室充盈增加所致。另外可见舒张早期主动脉根部后壁快速向下运动,舒张中、晚期左心室游离壁运动变平。

部分患者可见心包增厚,呈强回声致密的层状结构,随心动周期活动。

（二）二维超声心动图

双心房明显扩大、双心室内径正常或相对偏小。心包可有不同程度的增厚,回声增强,有时可见钙化、增厚,以左心室后壁、房室沟及心尖部多见,其次为右心室游离壁及左心室侧壁(图 4-13-6)。由于增厚的心包对左心室后壁的限制大于对左心房后壁的限制,左心房后壁能向后扩张,使两者的夹角变小,左心室长轴切面左心房后壁与左心室后壁夹角变小。舒张中晚期室间隔抖动,部分患者可见房间隔抖动。由于中心静脉压增高,下腔静脉及肝静脉增宽,下腔静脉内径随呼吸变化率减小。

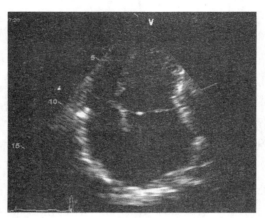

图 4-13-6　心尖四腔切面

双心房扩大,左、右心室游离壁外侧心包增厚伴钙化(箭头)

部分患者心包腔内仍可见积液,积液内往往有较多絮状物或纤维条索状物。

（三）多普勒超声心动图

吸气时三尖瓣血流 E 峰和肝静脉舒张期前向血流速度增加。呼气时三尖瓣血流 E 峰降低,肝静脉舒张期前向血流速度减低,并产生明显的舒张期反向血流。

脉冲多普勒可显示二尖瓣口血流频谱呈现 E 峰增高,A 峰降低,E/A 比值明显增大(图 4-13-7)。呼吸运动对舒张早期二尖瓣口血流速度有明显影响,吸气开始时 E 峰降低,等容舒张期延长;随着呼气 E 峰又升高,等容舒张期缩短。二尖瓣口 E 峰随呼吸变化率＞25％。组织多普勒显像(DTI)显示二尖瓣环 Em(为组织多普勒二尖瓣瓣环运动的峰值速度速度)＞8cm/s。

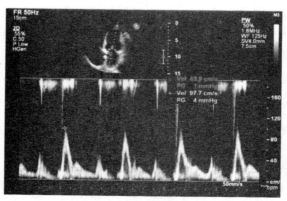

图 4-13-7　脉冲多普勒

显示二尖瓣血流频谱 E 峰明显增高,E/A＞2

（四）鉴别诊断

慢性缩窄性心包炎应与心肌病、心力衰竭、三尖瓣狭窄等疾病相鉴别，但主要应与限制型心肌病鉴别。限制型心肌病的临床表现和血流动力学改变与缩窄性心包炎很相似，临床难以鉴别。

1.为建立缩窄性心包炎的诊断，以下两方面血流动力学特点需通过二维或多普勒超声心动图或心导管检查评价。①胸腔内与心腔内压力分离：增厚的或有炎症的心包阻止随呼吸产生的胸腔内压力变化完全传递至心包和心腔内，从而产生左侧充盈压力梯度（肺静脉和左心房间压差）的呼吸性变化。吸气时胸腔内压力下降（通常为 3～5mmHg），胸腔内其他结构（如肺静脉、肺毛细血管）的压力下降相类似。这些吸气时压力的变化并不完全传导至心包和心腔内。因此，左心室充盈的驱动压力梯度吸气时迅速减小而呼气时增加。这些特征性血流动力学变化可以通过左心室、肺毛细血管楔压与二尖瓣流入血流速度同步描记反映出来。②过强的心室相互依赖性：因在增厚的或无顺应性（粘连）的心包内心腔的总容量相对固定，使左、右心室舒张期充盈发生相互依赖，因此左心室与右心室的充盈随呼吸呈反向变化。吸气时左心室充盈减少，而右心室充盈增加，结果室间隔向左移动，呼气时左心室充盈压增加，室间隔向右移动，限制右心室充盈。

2.超声心动图可在以下几方面提供参考。

（1）组织多普勒显像（DTI）：二尖瓣间隔瓣环速度是反映心肌松弛的指标，限制型心肌病变时因心肌松弛异常，二尖瓣间隔瓣环速度下降（<7cm/s），而缩窄性心包炎时，二尖瓣瓣环速度尤其是间隔侧瓣环速度正常，甚至是增加的。二尖瓣瓣环运动速度对诊断缩窄和鉴别心肌病变有较高价值（图 4-13-8）。

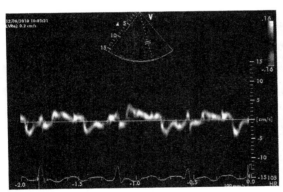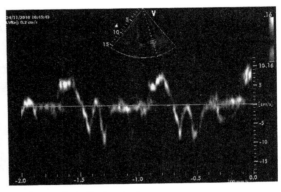

图 4-13-8　二尖瓣瓣环运动速度诊断缩窄和鉴别心肌病

限制型心肌病（左）二尖瓣环速度下降（<7cm/s），缩窄性心包炎（右）二尖瓣瓣环速度正常

（2）二尖瓣流入道血流速度可提示限制性充盈或高充盈压（如 E/A＝1.5、减速时间<160ms）。但二者均可出现二尖瓣口血流频谱 E 峰高，A 峰低，E/A 比值>1。缩窄性心包炎时 E/Em（E 为脉冲多普勒二尖瓣血流的峰值速度；Em 为组织多普勒二尖瓣瓣环运动的峰值速度）与肺毛细血管楔压成反比，但心肌病变时 E/Em 与肺毛细血管楔压成正比。另外缩窄性心包炎患者 E 峰随呼吸改变，而限制型心肌病患者，E 峰随呼吸改变不明显（图 4-13-9）。

（3）缩窄性心包炎患者腔静脉的血流速度随呼吸而改变，而限制型心肌病患者不随呼吸而变化。通常缩窄性心包炎患者呼气时肝静脉的舒张期前向血流速度减低，并产生明显的舒张期反向血流。

（4）肺静脉血流频谱对于两者的鉴别具有一定的价值。有研究表明，缩窄性心包炎患者收缩期血流速度与舒张期血流速度大致相等，而限制型心肌病患者舒张期血流速度>收缩期血流速度。

在诊断缩窄性心包炎时，二维和多普勒超声心动图需结合更多的临床经验。

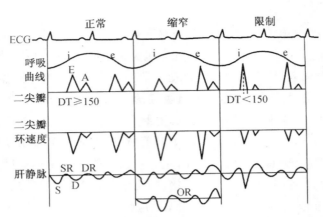

图 4-13-9   二尖瓣瓣环和肝静脉多普勒血流速度、心电图、吸气(i)和呼气(e)呼吸描记

A.心房充盈;D.舒张期血流;DR.舒张期反向血流;DT.减速时间;E.舒张早期充盈;S.收缩期血流,SR.收缩期反向血流

3.超声心动图在诊断缩窄性心包炎时需要注意以下几个问题。

(1)急性心脏扩张、肺栓塞、右心室梗死、胸腔积液和慢性阻塞性肺疾病等疾病也可以有相似的二尖瓣流入血流速度随呼吸变化的特点,应从临床及与二维超声心动图特点方面进行鉴别。

(2)如果合并严重的三尖瓣反流,肝静脉多普勒血流频谱对诊断无意义。

(3)二尖瓣置换术后患者的二尖瓣流入血流速度可随呼吸发生变化,此时肝静脉可以显示特征性的多普勒变化。

(4)若患者出现下壁心肌梗死,即使其有缩窄性心包炎,二尖瓣间隔侧瓣环运动速度也下降,此时多普勒血流可显示呼气时肝静脉有特征性舒张期反向血流可予鉴别。

(5)合并房颤的缩窄性心包炎患者有典型的二维超声心动图特点,无论心动周期的长短,都可能需要较长时间观察多普勒血流速度,才能发现其随呼吸发生的变化。此时呼气时肝静脉反向血流是缩窄性心包炎的重要依据。

三、心包先天性畸形

(一)心包囊肿

心包囊肿是心包的良性结构异常,是罕见的心包良性先天性畸形,发病率约 1/100000 万,约占纵隔肿瘤的 7%。心包囊肿是心包脏层在胚胎发育过程向外膨出形成的囊性结构,与心包腔不交通,囊壁一般光滑,其内含有较为稀薄的清亮液体。心包囊肿常见于右侧肋膈角,亦可见于左侧肋膈角、肺门和上纵隔。

心包囊肿一般无明显临床症状,但可以压迫心脏,通常是在胸部 X 线检查时偶然发现,表现为肋膈角圆形或类圆形肿块,边界清晰。

超声心动图上心包囊肿表现为心脏外囊性病变,囊壁光滑,有时可见钙化灶,囊腔内为较均匀的无回声暗区,透声一般良好。二维超声心动图有益于心包囊肿与其他实体结构的鉴别,因为前者充满清晰液体而呈现无回声。计算机断层显像或磁共振成像也有特征性表现。经食管超声心动图可以较为准确地观察囊肿与相邻心腔壁的相互关系。

(二)先天性心包缺如

先天性心包缺如非常罕见,男性患病率是女性的 3 倍。通常累及左侧心包。右侧心包的完全缺如少见。部分左侧心包缺如多伴有其他先天性心脏畸形,心包缺如较少引起胸痛、呼吸困难或晕厥等症状。部分心包缺如时一些心脏结构(左心房、左心耳、左心室等)会通过心包缺损而疝出,导致大血管扭曲,可能会引起致命性血流动力学后果。

心包缺如时心脏运动范围增大,尤其是左心室后壁。在超声心动图上有类似于右心室容量负荷过重的表现,右心室腔增大,室间隔收缩期矛盾运动,右心室在正常心尖四腔切面图像的中心时应考虑心包缺如。计算机断层显像或磁共振成像对于确定诊断有重要价值,可以显示心包缺失的范围及部位。

(王金萍)

第十四节　复极异常

一、心室复极:T波和U波

【T波】

心室复极在体表心电图上可记录到 T 波。当心室复极异常时,T 波也可以出现异常。T 波的形态及与 QRS 波群(心室除极)相关的位置可以提供给临床医生重要信息。

【T波形态】

T 波与 QRS 波群相比,通常较为低平且基底较宽。由于心室除极发生在特殊分化的希氏束-浦肯野组织,并且由快 K^+ 通道介导,因而心室除极时间为 $100\sim120ms$。而心室复极发生在细胞间,并且由递增的 Na^+ 通道介导。通常情况下,在特定导联上,T 波的方向与 QRS 波群的主波方向相一致。由于心室正常除极顺序是从心内膜向心外膜,而正常复极顺序是从心外膜向心内膜,这一现象看起来是矛盾的。

一般来讲,T 波方向与 QRS 波群的主波方向是相同的。

心室肌细胞存在不同的离子通道细胞群,因而体表心电图上可见不同形态的 T 波,这点现在已很清楚。心外膜下心肌细胞的动作电位时限比心内膜下心肌细胞的要短,而且 1 相切迹较明显。1 相切迹是由几种不同离子通道开放形成的,其中之一是 K^+ 通道(使膜电位恢复接近静息电位)。此外,心室好像有一群特殊细胞群称为 M 细胞,位于"中层-心室肌"。M 细胞的动作电位也有 1 相切迹,但略不如心外膜下心肌明显,但与心外膜和心内膜下心肌细胞明显不同,其动作电位时限较长,特别是在心率慢的情况下。这种效应是由持续 K^+ 内流和较少 K^+ 通道介导的心室复极。最初实验研究显示,T 波起始看起来与心外膜下心肌的动作电位和心内膜下心肌及 M 细胞不同相一致。这种变化非常缓慢,因而很难精确识别 T 波起始。T 波的波峰与心外膜下心肌完全复极一致,而 T 波终点与 M 细胞的复极一致。

若在主波向上的 QRS 波群导联上出现 T 波倒置,称为倒置 T 波(图 4-14-1),这提示心室复极异常。T 波倒置可见于不同的情况,且是非特异性表现。不过,更重要的是去识别异常 T 波,其可能是心肌缺血和其他心脏疾病的最初不明显表现。如基础心电图存在 T 波异常,则可能与长期死亡率的高风险有关。

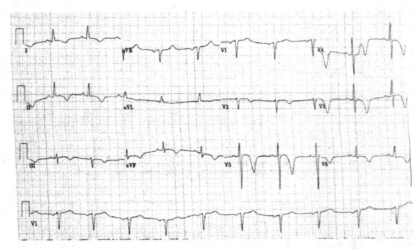

图 4-14-1　T 波异常的患者。图示可见下侧壁导联明显对称的倒置 T 波,其与除极主向量呈相反方向(Ⅰ、Ⅱ、aVL、aVF、V₄ 和 V₆)。V₃ 和 V₄ 导联出现深而倒置 T 波也是异常的。

正常 T 波和倒置 T 波间存在着很多不明显的差异,例如 T 波低平和 T 波不明显倒置。这些改变统称为"非特异性 ST-T 波改变"。这些不明显改变可见于不同情况,而且并不肯定提示有明显的心脏问题。因此,非特异性 ST-T 波改变只是参考指标而并不是诊断结果。例如,不明显的 T 波倒置对于胸痛患者来说可能更有意义。

除此,地高辛可引起侧壁导联的 ST 段下斜型改变(图 4-14-2)。这是以前常见的 ST-T 改变的原因,但现在已不多见,因为地高辛现在应用少了。不过,地高辛现在仍然用于心房颤动和心力衰竭的治疗。还应当注意,地高辛引起的 ST-T 改变和左室肥大引起复极异常时的改变相似。这就是为何对于应用地高辛的患者很少将心室复极异常作为判断左室肥大的标准(Romhilt-Estes 标准)。

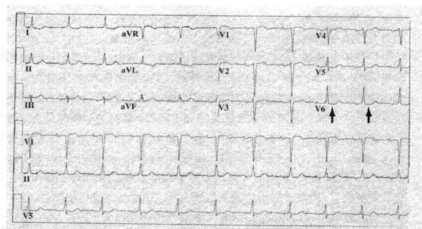

图 4-14-2　服用地高辛患者的心电图上 ST-T 改变。侧壁导联(I、aVL、V₄ 和 V₆,箭头所指)呈"T 垂"型 ST 段和 I、aVL 导联倒置 T 波是服用地高辛患者的典型改变。

【T 波位置】

由于 T 波代表心室复极,因而从 QRS 波群至 T 波终点的时间可提供心室肌复极平台期时限的粗略估计。从 QRS 波群起点至 T 波终点的间期称为 QT 间期。遗憾的是,由于几个原因而很难准确做出 QT 间期的测量。首先,T 波的基底宽而振幅较低,这就很难准确识别 T 波的终点。其次,对于某些患者,可见到 T 波后的反折波,称为 U 波。由于前壁胸导联(V₃ 和 V₄)的正常 U 波最明显,所以许多专家推荐 Ⅱ 导联和 V₄ 导联是测量 QT 间期的最佳导联(图 4-14-3)。还有专家建议评估所有的 12 导联,其中选用最长的 QT

间期进行测量。尽管给出上述这些不同建议,但最新研究发现 50％以上的内科医生(包括心内科医生)测量的 QT 间期值并不正确,这点并不惊奇。

即使 QT 间期能采用标准方法进行测量,但识别"异常"QT 间期也十分困难。当心率较快时,QT 间期就缩短,因而快速心率时的"异常"QT 间期可能实际上是心脏疾病的征象。除此,在"正常"QT 间期和"异常"QT 间期之间存在明显重叠。按照通常指南,QTc 正常上限值,男性约为 0.45s,女性约为 0.47s,15 岁以下的男孩和女孩均为 0.45s。虽然存在上述诸多问题,但 QT 间期的测量值还是十分重要的。总之,医学生应当记住 QT 间期和室性心律失常危险性间存在一定的相关性,例如,QT 间期越长,其发生室性心律失常的危险性也越高。

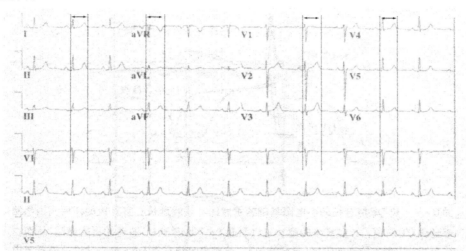

图 4-14-3　QT 间期可通过画出系列"铅垂线"后就比较容易测量,因为在所有导联可同时记录心电图。需要注意,从"单极导联"和 $V_1 \sim V_3$ 导联测出的 QT 间期值略长于从"双极导联"和 $V_4 \sim V_6$ 导联测出的 QT 间期值。例如在该心电图上,未校正的 QT 间期值约 430ms。当粗略估计 QT 间期是正常或异常时,应当注意 QT 间期应小于两个连续 QRS 波群间期(RR 间期)的 1/2。

【长 QT 间期(长 QT 综合征)的遗传因素】

最富有成果的研究领域之一是长 QT 综合征,其基础研究和临床医学之间的相关性已得到证实。长 QT 综合征的患者其基础 QT 间期就延长,而且有发生致命性室性心律失常的危险性。

凡能引起心室肌复极延迟的任何情况都能使 QT 间期延长(图 4-14-4)。需要记住的是,动作电位的平台期是由少量的持续内向 Ca^{2+} 电流和 K^+ 电流与外向 K^+ 电流呈平衡状态时的情况。随着 K^+ 电流的逐渐增加,复极开始,并且心肌回复到静息膜电位。此时,心肌细胞膜对 K^+ 离子可自由通透。还应当记住,复极延长的可能原因包括异常持续的内向 Ca^{2+} 电流或 K^+ 电流,或外向 K^+ 电流的减小或延迟。

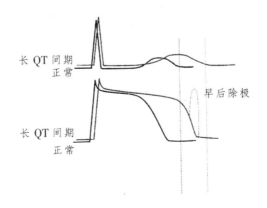

图 4-14-4　长 QT 综合征的心电图基础的示意图。凡能延长心室复极的任何病因都能够延长 QT 间期。心室复极的延长可以引起 Ca^{2+} 通道和 K^+ 通道的再次激活，从而在平台期后引起细胞膜的除极（早后除极）。

已明确有几个遗传因素与 QT 间期异常有关。事实上，目前已有 12 个遗传变异因素与先天性长 QT 综合征有关，约占先天性长 QT 综合征的 70％。其中，最常见的遗传突变是引起外向 Na^+ 电流的减小和（或）延迟。

同样，凡能引起复极延长的任何情况均能增加室性心律失常的可能性，这种心动过速称为触发性心律失常。为了理解触发性心律失常的发生机制，有必要了解离子通道的开放和关闭特征。已有研究表明，离子通道以几种不同状态存在。例如，在基础状态下，Na^+ 通道呈关闭状态。当 Na^+ 通道暴露于小量电流时，它就会短暂开放，并快速进入"失活"状态，此时，该通道不能再次开放。Na^+ 通道从"开放"状态快速进入"失活"状态，是由于蛋白的"尾巴"堵住了该孔道而使 Na^+ 不能进入细胞所致。随着时间的推移，Na^+ 通道要从"失活"状态进入静息状态，此时，该通道可以再次开放。这些"门控特性"可以阻止心肌细胞在暴露大电流时发生再次除极。这种特性与心肌不应期有关。这很容易想到当心肌细胞接受两次刺激时的不应期。若刺激间期足够长时，就可观察到两次正常动作电位。如果越来越早再次刺激心肌细胞时，首先可观察到相对不应期，因为静息状态下 Na^+ 通道开放较少，而且需要较大刺激时，才在该不应期使心肌细胞除极。此外，在相对不应期，很少能见到正常反应，因为有些离子通道处在失活状态，而且不可能回复到静息状态。随着发放的刺激越来越早，当达到某一点而没有 Na^+ 通道可激活时，除极就不可能发生。该期称为绝对不应期，心肌细胞不可能发生除极，因为静息状态下没有 Na^+ 通道可开放。

此外，凡能引起平台期延长的任何情况，Na^+ 通道和 Ca^{2+} 通道均可再次被激活。此时，这些通道回复到静息状态，可引起细胞膜除极。0 相开始后，细胞膜除极称为"后除极"，而且反复后除极常称为"触发活动"。心室肌的反复后除极可引起持续性或非持续性室性心动过速，通常称为尖端扭转型室性心动过速，心电图上表现为尖端扭转的特征（图 4-14-5）。

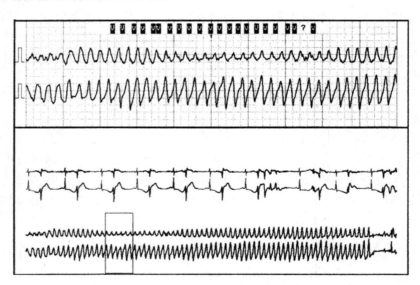

图 4-14-5　1 例长 QT 间期的患者发生了室性心律失常，其原因是使用了阻滞 Na^+ 通道的抗心律失常药。最初，该患者出现单发室性期前收缩及"RonT"现象，随后发生持续时间较长的室性心律失常。需要注意，QRS 波群的大小出现振荡变化。幸运的是，该心律失常呈非持续性的，患者恢复窦性心律。

【获得性长 QT】

已有几个临床病因可引起 QT 间期延长。许多电解质异常可引起 QT 间期延长，包括低钾血症、低钙血症及低镁血症（要记住所有的均为"低"）。传统上讲，T 波后，如有明显的 U 波是低钾血症最主要的心电图特征(图 4-14-6)。最新实验研究资料表明,"U"波实际上是 T 波向右上挑的切迹形成的双叉 T 波。这实际上是混淆是否将 U 波测量并入 QT 间期值的部分原因。总之,正像下面所讨论的那样,真正生理性 U 波不应包括在 QT 间期的测量值内。低钾血症可引起 3 相复极异质性增加和 3 相复极在 M 细胞与心内膜下心肌间的离散,但是第 2 个峰值仍然与心外膜下心肌的完全复极相一致。

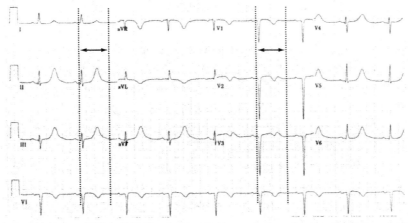

图 4-14-6 低钾血症时的长 QT 间期。Ⅱ 导联可测量延长的 QT 间期。当测量胸导联的 QT 间期时,很明显发现"U"波实际上是双叉 T 波。

许多药物可引起 QT 间期延长。药物相关的 QT 间期延长的最常见机制是阻滞了 K^+ 通道的功能。除此,已有研究表明某些药物可能影响细胞内离子通道蛋白从肌浆网和高尔基氏体向细胞膜的转运量。延长 QT 间期的相关药物的最常见类型是抗心律失常药,包括索他洛尔、得菲利特和伊布利特。图 4-14-7 显示,从 1 例接受得菲利特治疗的男患者记录到的心电图。得菲利特是一种 Na^+ 通道阻滞剂,有时用于治疗心房颤动。在该病例中,由于在心电图上可见到 QT 间期延长,存在发生尖端扭转型室性心动过速的风险,因而停用了该药的治疗。除此,非心脏药物类也可引起 QT 间期延长和增加发生尖端扭转型室性心动过速的风险,包括三环类抗抑郁药、吩噻嗪类、选择性抗生素及抗组织胺药,以及其他多种药物(表 4-14-1)。这些药物包括西沙比利、特纳丁和阿司咪唑,由于其致心律失常作用可引起心脏性猝死而从市场上下架。

表 4-14-1 可引起 QT 间期延长的药物

心脏作用的药物	抗心律失常药	丙吡胺、奎尼丁、得菲利特、索他洛尔、胺碘酮
	钙通道阻滞剂	苄普地尔、雷诺嗪
	利尿剂	吲达帕胺
非心脏作用的药物	抗癫痫药	苯妥英
	抗生素	金刚烷胺、克拉霉素、红霉素、喷他脒、酮康唑、抗疟疾药(氯喹)
	抗抑郁药	Amitrytyline、地昔帕明、氟西汀、丙咪嗪
	抗精神病药	氯丙嗪、氟哌啶醇、利哌酮
	抗躁狂药	锂
	降脂药物	普罗布考
	激素	氟氢可的松、加压素
	化疗药物	他莫昔芬
	其他	砷、美沙酮、甘草精

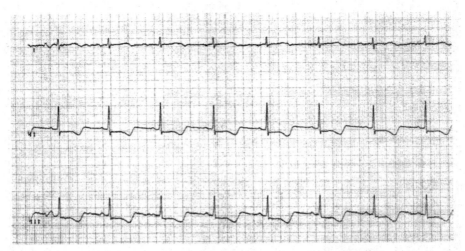

图 4-14-7　得菲利特引起的 QT 间期延长。得菲利特是一种用于治疗房颤的 K^+ 通道阻滞剂。

QT 间期延长常与深而倒置的宽基底 T 波有关,可见于中枢神经系统损伤,特别是蛛网膜下隙出血(图 4-14-8)。但其 QT 间期延长和复极异常的机制还不清楚。不过,有些作者认为可能与自主神经系统功能变化和儿茶酚胺释放增加有关。

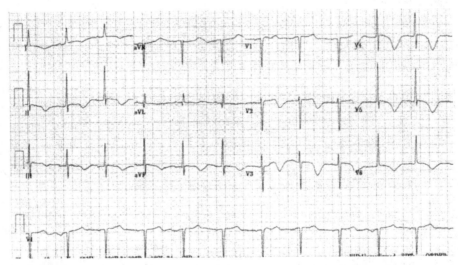

图 4-14-8　1 例蛛网膜下隙出血患者的心电图:QT 间期延长和 T 波倒置。

【U 波】

自从 Einthoven 最初描述心电图后,他又发现 T 波后另一个波的存在,称为 U 波。生理性 U 波常常为低振幅波(小于 T 波的 1/4),在 V_1、V_2 和 V_3 导联最明显(图 4-14-9)。U 波可通过仔细测量额面上某一导联的 QT 间期时最容易被识别,并用这种测量方法来测量胸前导联。QT 间期后出现的任何波形应该定义为 U 波。重要的是要记住一度房室阻滞患者的 P 波可能有时与 U 波相混淆(图 4-14-10)。

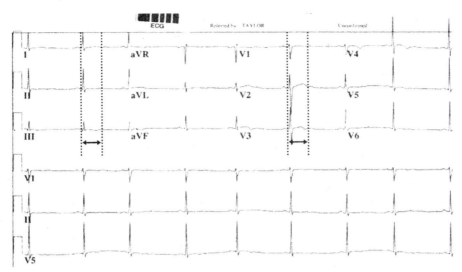

图 4-14-9　正常生理性 U 波。实际的 QT 间期可以通过 II 导联来测量。当从 II 导联移到 V₂ 和 V₃ 导联测量 QT 间期时,可以观察到 U 波是在 QT 间期之后。

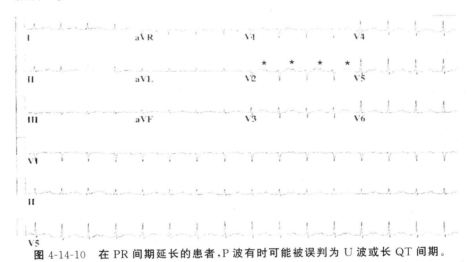

图 4-14-10　在 PR 间期延长的患者,P 波有时可能被误判为 U 波或长 QT 间期。

以前,最被广泛坚持的假说是,希-浦组织(其比 M 细胞有较长的动作电位时限)的复极形成 U 波。解释该假说的主要困难是,希-浦组织的心肌组织块非常小。最新研究显示,U 波实际上是牵张介导的心肌复极。短 QT 间期相关的离子通道病患者虽然有早复极,但心肌收缩时间正常。有趣的是,这些离子通道病的患者存在明显的 U 波,但不是在 T 波结束后的即刻(U 波是希-浦组织的复极表现),而是与左室舒张早期和快速充盈相一致。心肌细胞膜的机械牵张可引起细胞膜的局部除极,即体表心电图上的 U 波。目前,有该领域的许多作者认为,机械牵张引起细胞膜的局部除极是 U 波产生的机制。

虽然传统上认为明显 U 波与低钾血症有关,但最近研究的结果正像上面所述,低钾血症时的 U 波实际上是 T 波切迹或"双组分"T 波。若低钾血症的"U"波被排除后,则在心电图上没有可识别的临床意义的 U 波。很明显,自从 100 年前 U 波被识别以来,直到现在 U 波的形成机制才逐渐被阐明。

长 QT 综合征常用 β-肾上腺素能受体阻滞剂来治疗。对于有些严重的病例,需要植入能自动识别室性心律失常和释放电击的设备(埋藏式心律转复除颤器,ICD)。

二、心肌梗死 ST 段抬高及其他心电图改变

【冠心病的病理生理】

（一）急性心肌梗死相关的细胞改变

心脏的血液供应来自于冠状动脉。在冠状动脉壁内能够形成富含脂质的动脉粥样硬化斑块，这些斑块一旦破裂，其内部的脂质成分就会暴露于血管腔，从而促使血小板聚集和血栓形成。如果形成的血栓巨大，冠脉完全闭塞，则该动脉支配的心肌血供中断，这种状况称为心肌梗死。心肌缺血通常定义为心肌细胞早期阶段出现的可逆性改变。尽管血液供应已不能满足心肌代谢的需要，但如果及时进行血运重建（再灌注），则可能不会出现显著的永久性损伤。

在细胞水平上，当心肌细胞缺血时，细胞膜 K^+ 通透性增加。这种 K^+ 渗透性的增加，最初应归因于一种特定的对低水平 ATP 敏感的 K^+ 通道（Ikatp）被激活。由于细胞内 K^+ 浓度明显高于细胞外，因此在受损区域内会出现因渗透性增加导致的 K^+"外漏"。细胞外 K^+ 浓度增加，导致受损区域细胞膜发生相应的除极。如果心肌细胞持续缺血，则会发生不可逆损伤，细胞膜开始破裂，更多的细胞内 K^+ 外流。由于 K^+ 蓄积在细胞间隙，因此这种局部的离子浓度很小的变化就会引起细胞膜动作电位明显的改变以及相应的心电图变化。

Nemst 方程式（$Vm = RT/F \ln K_o^+/Na_i^+$）：细胞外 K_o^+ 增加出现较小的负值（较大分数的自然对数），细胞膜被部分除极。

（二）心肌梗死和缺血的评估

缺血/梗死相关的心电图表现与心梗的演变过程密切相关。心梗初期称为缺血期，持续数分钟。在此期内处于危险中的心肌活力依靠无氧代谢来维持。当无氧代谢不能满足心肌代谢的需要时，心梗就发生了，随即出现心肌的不可逆损伤和心肌细胞坏死。这种不可逆损伤的程度可能因来自其他动脉的侧支循环开通而减轻。无论是通过血栓部分自溶，还是溶栓药物干预，或是通过血管成形术等冠脉血运重建使血流恢复，从开始几分钟起即进入再灌注期。

心肌坏死和炎症区域发生瘢痕和纤维化改变的最初数周为恢复期。通过前期的改善血流或再灌注可能使梗死区域的心肌收缩力逐渐恢复。恢复期后，患者进入慢性期，此期瘢痕组织和正常的心肌组织共存。

【急性心肌梗死的心电图改变】

与急性心肌梗死相关的一些特征性心电图改变包括以下几种：T 波高尖、ST 段改变和异常的心室除极波（Q 波）。虽然心电图是一项有用的诊断工具，但认识到它的局限性也是非常重要的。这是因为，我们注意到大约 20% 心肌梗死和心肌缺血的患者心电图表现正常，大多数心梗患者不出现 ST 段抬高。

心肌梗死/缺血的心电图改变：

异常的心室除极：Q 波。

异常的心室复极：ST 段抬高，ST 段压低，T 波高尖，T 波倒置。

（一）T 波高尖

在整个心梗进程中，T 波高尖是最早的心电图表现，其特点是高大且基底部相对窄的 T 波。切记 T 波代表心室复极，高血钾时也可能因 3 位相复极斜率增大而出现 T 波高尖。与此类似，在整个心肌缺血期，缺血相关的区域内对低水平 ATP 敏感的 K^+ 通道被激活，使 K^+ 外流，K^+ 在细胞外蓄积。这种离子浓度的变化在心电图上即表现为 T 波高尖，有时，在急性心肌梗死/缺血过程中可观察到。与高钾血症的 T 波高尖不同，心梗/缺血时的 T 波改变仅出现在梗死/缺血的受累区域相应的导联上（图 4-14-11）。通常 T 波高

尖仅出现在起病的最初几分钟,而在来医院就诊的患者中很少观察到这一改变。

(二)ST 段改变

ST 段异常包括 ST 段抬高或压低,是心肌缺血/梗死时最常见的心电图表现。心肌缺血时,出现 ST 段改变的重要机制是细胞外 K^+ 蓄积。在一项有趣的研究中,敲除了产生 I_{katp} 的孔型亚单位基因的小鼠,在结扎冠状动脉使之血流中断时,不出现 ST 段抬高。在整个舒张期(在两次心室收缩之间,相当于 4 相静息期)和收缩期(从 0 相至下一次 4 相的起始),K^+ 渗透性增加均可引起 ST 段抬高。

在整个 4 位相,I_{katp} 增加使细胞外 K^+ 蓄积,将产生心梗时损伤区和非损伤区之间静息电位差。切记细胞膜静息的动作电位的值是由细胞外 K^+ 和细胞内 K^+ 浓度的比值所决定的(Nernst 方程)。细胞外 K^+ 越高,则得出"较大分数值",其自然对数的值越负,细胞膜将去极化。

在心肌损伤区域内放置一个阳极电极,则相对的阴极表面将产生静息期 T-P 段压低。由于所有的心电图机均把 T-P 段视为零点,因此 T-P 段压低将引起 ST 段抬高。相反,当一个阳极电极透过正常的组织探查损伤区域,则会观察到 T-P 段抬高,而在远离损伤区域的导联上将出现 ST 段压低。在 ST 段抬高的心梗中,ST 段压低通常称为"镜像改变",目的是强调 ST 段抬高和压低可在同一过程中出现。

除了影响整个舒张期,I_{katp} 激活也将影响整个收缩期的动作电位。由于心外膜细胞对低 ATP 反应更明显,所以 I_{katp} 激活后,心外膜复极较 M 细胞和心内膜更早(因为有较多的 I_{katp} 通道,或通道具有不同的门控特性)。心外膜的较早复极将引起 ST 段抬高(图 4-14-12),有些人认为可出现"早而高大直立的 T 波"。

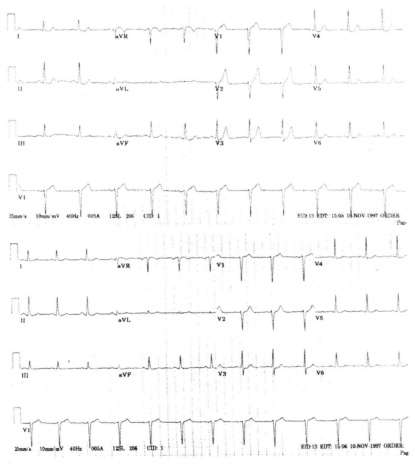

图 4-14-11　一位患有间歇性胸痛的心电图。上图为胸痛发作时的心电图,下图为数分钟后胸痛缓解的心电图。注意,胸痛时,V_2 和 V_3 出现的一过性的高大 T 波。该患者确诊为前降支>90% 堵塞。

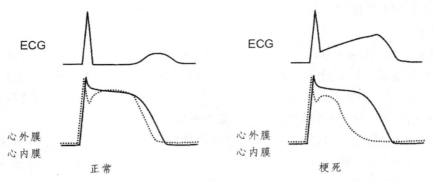

图 4-14-12　收缩期损伤电流。I_{katp} 激活使心外膜细胞动作电位较心内膜细胞缩短,这是由于心外膜细胞对低水平 ATP 有更高的敏感性;存在更多的通道或更敏感。

综上所述,不难看出,心肌梗死时,ST 段抬高是一个复杂的过程。然而,不管是舒张期,还是收缩期的离子浓度和梯度变化引起的 ST 段抬高,仔细观察心电图,尤其是 ST 段抬高和压低的位置和幅度将会提供重要的临床信息,比如受累区域和可能的闭塞部位。

在心梗的发展中,完全的和持续的冠脉闭塞将在受累区域的导联上显示 ST 段抬高,而在透过正常组织,远离损伤区域的导联上"看",则显示为 ST 段压低(镜像改变)。

在这一点上,复习心脏血液供应(冠状动脉解剖)的分布是必要的。切记冠状动脉分为左冠脉和右冠脉,左冠脉起始于单一主干(左主干),它发出后很快分成两支动脉,即走行于心脏前壁的左前降支和走行于左房室沟的回旋支。左前降支发出间隔支供应室间隔,发出对角支供应左室前外侧面。回旋支发出一个大的分支称为钝缘支(心脏的这一侧以往称为钝缘面,因为它与膈肌的夹角为钝角)。

右冠走行于右房室沟内,发出分支(锐缘支)供应右室,随后又分成后降支和后侧支动脉。

当 12 导联 ECG 上出现 ST 段抬高和压低(镜像改变)共存时,应怀疑心肌损伤。

(三)Q 波

QRS 波群起始的负向波称为 Q 波。因为除极顺序从右向左,故 aVR 导联上的 Q 波是预料之中的。异常 Q 波是指在"非预期"导联上出现的负向波。然而,心肌梗死仍是 Q 波异常最重要的原因。心梗的患者在其受累区域内仅有很少的心室肌细胞除极。因此,当把一个电极放在梗死区时,将记录到一个负向波,代表其对侧的心室壁除极的数值。因此,心梗后,将在梗死相关的冠状动脉分布区域内观察到异常 Q 波(下壁、前壁或侧壁),并且至少应在两个相邻的导联上出现才能被确认。异常 Q 波深度至少为 1mm,宽度>0.03 秒(大约 1×1 个"小格")。Q 波可以在心肌损伤最初的几分钟、几小时出现,但常常在冠脉闭塞后 12 小时左右更明显。在 Q 波形成的导联上,有时可伴有 R 波振幅减低。

传统意义上,Q 波形成源于心脏不可逆的损伤。但在心梗的急性期也可看到明显的 Q 波,如果进行及时的血运重建有时可使其消失。实际上,通过现代的早期再灌注治疗已经使 Q 波型的心梗从 65%～70% 减少到 35%～40%。另外,在 25%～65% 的病例中,Q 波将减小,有时可完全消失。

(四)T 波倒置和 ST 段压低

临床上,心梗通常按照 ST 段是否抬高分为 ST 段抬高型心梗(STEMI)和非 ST 段抬高型心梗(non-STEMI),二者的区分有点儿武断,但对临床有用。ST 段抬高通常表示冠状动脉的主支之一完全性闭塞(前降支、回旋支或右冠脉),非 ST 段抬高通常表示冠状动脉的主支之一暂时性闭塞或它们的分支出现暂时或持续的闭塞。non-STEMI 的心电图改变可能是轻微的,包括 ST 段压低和 T 波倒置(图 4-14-13)。

ST 段压低可能是心内膜缺血的表现。冠脉的主支走行于心外膜表面,其发出小分支穿透心室壁供应心内膜。由于心内膜处于"下游区",因此,常常比心外膜更容易引起供血不足。在上面病例中,损伤区域上的阳极电极是透过缺血较少的心外膜组织来"看"缺血更明显的心内膜组织的,因此可能会观察到 ST 段压低。遗憾的是,由于很多情况下都可观察到 ST 段压低,所以不伴 ST 段抬高的孤立性 ST 段压低,在诊断急性心梗时并不特异,尤其是心室肥厚引起的 ST 段压低与心肌缺血很难鉴别。

不过,有一些线索有助于解释心电图上单独出现的 ST 段压低。首先,伴有胸痛的 ST 段压低应高度怀疑心肌缺血。其次,左室肥厚引起的 ST 段压低常常出现于侧壁导联(I,aVL,V₄,V₆)。如果 ST 段压低出现在其他导联更应怀疑心肌缺血。例如,前壁导联 V₂ 和 V₃ 单独出现 ST 段压低可能提示回旋支闭塞,因为这些导联是透过正常心肌组织观察损伤的侧壁。第三,左心室肥厚引起的 ST 段压低表现为从 QRS 波终末至 T 波的下斜型下移。水平型 ST 段压低对于诊断缺血/梗死更具有特异性,但相对来说,这也是非典型的表现。最后,ST 段压低的动态改变强烈提示冠脉暂时性闭塞所致的缺血和冠脉的再灌注。重新审视图 4-14-11 的心电图,注意这份心电图是在整个胸痛期间描记,可以看到 V₃～V₆ 和下壁导联有轻微的 ST 段压低(V₃ 和 V₄ 的 ST 段压低不能以左室肥厚来解释),当患者胸痛缓解时,心电图也恢复正常(冠脉血流恢复)。重要的是,切记与症状相关的 ST 段或 T 波的动态改变需高度怀疑存在潜在的心肌病变。

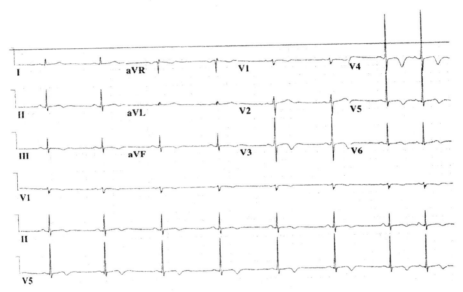

图 4-14-13 右冠脉严重狭窄所致心肌缺血的患者的心电图,可见前壁、侧壁和下壁导联 T 波倒置。即使是下壁存在缺血风险,也可看到 T 波弥漫性改变。与 ST 段抬高不同,T 波变化对"起因"病变的定位仅能提供很少的信息。

切记对心电图的评估要结合患者的症状,如果可能的话,应评估心电图的动态变化。

尽管 T 波倒置与 ST 段压低同样都是异常的,均为心肌缺血的非特异性表现,但 T 波倒置可能还与其他复极异常的情况有关,包括左室肥厚。另外,前壁导联上 T 波倒置可能是正常变异。一般来说,评估 ST 段压低的原则同样适用于 T 波倒置,如果存在伴随症状,T 波倒置出现在下侧壁导联以外的其他导联上,且 T 波存在动态改变,临床医生均应考虑心肌缺血。但是,即使存在这些表现,患者也不总是发生心肌梗死/缺血。在一组胸痛伴独立的 T 波倒置的患者中,只有 60% 的患者存在心肌缺血,5% 的患者有左室肥厚,另有 35% 的患者无明显心脏疾病。

深倒置的 T 波可能与心肌梗死相关。实际上,胸前导联(V₂ 和 V₃)上深而对称的倒置 T 波可能预示着前降支明显狭窄,因 Heins Wellens 首先描述,故有时也称为"Wellens's 综合征"。除此之外,很多其他的原因也可引起深倒置的 T 波,包括肺栓塞、抗心律失常药物的应用、中枢神经系统损伤,甚至可能是正常变异。专家共识中指出:一般来说,在心肌损伤/缺血时,出现的 T 波深倒置常常预示着存在存活心肌,且预后较好。

在 ST 段抬高的心肌梗死中,通常会出现 T 波形态的演变和 ST 段偏离基线(图 4-14-14、15)。最初 T 波是直立的,随后出现 T 波倒置,而此时 ST 段仍然抬高。有研究显示,T 波倒置与心肌再灌注相关,提示预后改善。之后 ST 段逐渐回落,但 T 波仍然倒置。与心梗的变化规律不同,心包炎时,ST 段在 T 波倒置之前经常是正常的,同时出现 T 波倒置伴有 ST 段抬高非常少见,应怀疑心梗的可能。随着时间推移,心梗相关的 T 波倒置有时可恢复,心梗后,T 波恢复正常是左室功能改善和预后较好的标志。

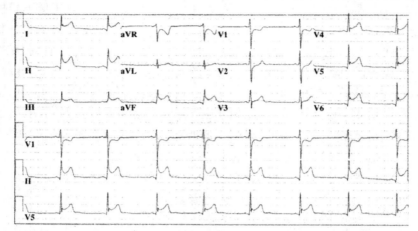

图 4-14-14 　一位大面积下壁和侧壁心肌梗死患者的心电图。注意在下壁和侧壁导联出现明显的 ST 段抬高,由于该图是心梗早期获得的心电图,故 T 波仍是直立的,下壁和侧壁导联可见很小的不明显的 Q 波。

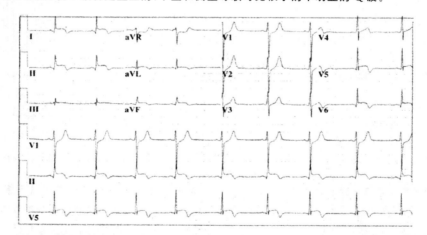

图 4-14-15 　同一个患者心梗后第二天的心电图。注意 ST 段抬高已逐渐回落,T 波变为倒置。

【前壁心肌梗死】

前降支闭塞将引起胸前导联的 ST 段抬高(图 4-14-16)。通常,胸前导联指 V_1,V_2,V_3 和 V_4 导联,两个相邻导联上 ST 段抬高有助于诊断前壁心肌梗死,涉及导联的数量为判断冠脉闭塞的部位和心肌损伤的程度提供了线索。前降支的主要分支是供应间隔的间隔支和供应前侧壁的对角支。一般来说,发出第一间隔支和第一对角支的起点非常靠近,如果第一对角支发出后堵塞,则表现为 V_3 至 V_4 的 ST 段抬高(图4-14-17)。如果前降支近端间隔支和对角支发出之前的部位堵塞,将出现前壁和前侧壁损伤(图 4-14-16),表现为侧壁导联(aVL,I 和 V_6)和前壁导联的 ST 段抬高。ST 段抬高的程度常常能够评估冠脉闭塞的部位和心肌病变的风险。显而易见的是大面积心梗的患者有一个高的近期死亡和并发症风险,以及远期的预后不良。一些病例的前降支"包绕"至心尖部,供应下壁远端的心肌。在这些病例中,前降支闭塞可出现前壁和下壁的 ST 段抬高,而且,ST 段抬高的数量也为评估心肌损害的范围提供了依据。

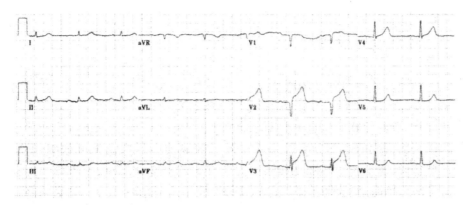

图 4-14-16　前降支近端病变引起的前壁心肌梗死。虽然 ST 段抬高在 V_1～V_6 导联最明显（箭头所指），但在所有前壁导联和 I 和 aVL 导联均可看到 ST 段抬高（箭头所指）。注意对应的下壁导联 ST 段压低。并且前壁导联和 aVL 导联可见异常 Q 波。

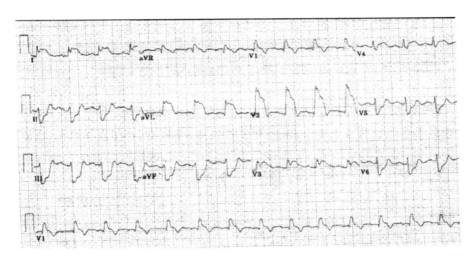

图 4-14-17　前降支远端闭塞所致的前壁心肌梗死。由于闭塞部位在第一对角支以远，故 ST 段抬高仅表现在 V_1～V_3 导联，伴 V_1 和 V_2 导联 Q 波形成。

除非前降支供应下壁，否则常常会观察到对应的下壁导联 ST 段镜像压低。没有下壁导联 ST 段压低并不一定表示预后更好。不伴有下壁导联 ST 段抬高可能也存在下壁损伤（因为前壁导联是透过相对缺血的下壁来看前壁）。

心肌梗死不仅会发生复极的变化，而且可能影响心肌除极。在心肌坏死的区域会产生 Q 波，与未受冠脉闭塞影响的正常心肌比较，心肌坏死区域的除极电压降低。Q 波通常认为是心梗后期，心肌发生不可逆损伤的表现。然而，目前认识到 Q 波也可出现在心梗的早期（也称为"超急期"Q 波），并且能够通过介入治疗重建冠脉血运而完全消失。

右束支和左前分支常常由第一间隔支供血，5%～10% 的前壁心梗患者会出现右束支传导阻滞，这些病例应怀疑前降支近端病变（图 4-14-18）。7%～15% 的前壁心梗患者会出现左前分支阻滞，常与右束支传导阻滞并存，因为二者有类似的血液供应。

随着心梗的进展，ST 段逐渐恢复，而 T 波常变为倒置。如果 Q 波在心梗 24～48 小时甚至 48 小时后依然存在，那么常常会持续一段时间（数周或数月），一般不会完全消失。

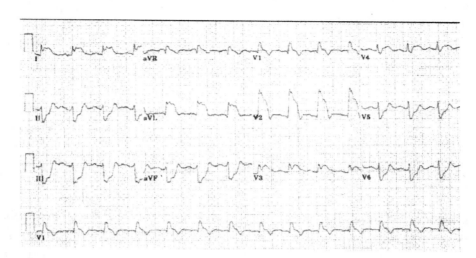

图 4-14-18　前降支近端病变所致的 ST 段明显抬高（注意 I 和 aVL 导联的 ST 段亦抬高）。ST 段抬高的幅度超过了 QRS 波群。这种心电图前壁导联出现的显著变化俗称"墓碑"样改变，提示存在致命的危险。注意该患者还伴随右束支传导阻滞和左前分支阻滞，它们通常由前降支发出的第一间隔支供血。

【下壁心肌梗死】

右冠脉闭塞将引起心脏下壁损伤，心电图表现为下壁导联（II，III 和 aVF）的 ST 段抬高（图 4-14-19）。大多数人的后降支由右冠脉发出（右优势型），大约 10% 的人是"左优势型"，即由回旋支发出后降支供应下壁。在右冠脉闭塞所致下壁心梗的患者中，通常 III 导联较 II 导联的 ST 段抬高更明显，因为 III 导联的向量从更靠右的方向探查左室。另外，I 和 aVL 导联常常出现 ST 段明显压低，因为侧壁导联是透过正常组织"看"梗死区域（图 4-14-19）。相反的，在回旋支闭塞所致的下壁心梗患者中，常常看到 II 导联比其他下壁导联的 ST 段抬高明显，而 I 和 aVL 导联无镜像改变。

一般来说，下壁指的是左室位于膈肌上部的部分，1960 年又进一步将最靠近脊柱（邻近二尖瓣环）的部分划为后壁。虽然最近有人试图去除这些术语，但临床应用时，仍保有"后壁心肌梗死"的诊断分型。后壁多由右冠脉最远端的分支后侧支供血。在心电图上，后壁心梗的表现是 V1 导联上出现明显的 R 波（图 4-14-20）。另外，V1 导联还常常记录到明显的 ST 段压低和 T 波直立。由于 V1 导联几乎正对后壁，故将"看到"与后壁导联相反的镜像改变。也就是说，R 波实际上代表了 Q 波，ST 段压低实际上代表了 ST 段抬高，T 波直立实际上代表 T 波倒置。重要的是，要认识到右束支阻滞时，V1 导联也可出现大 R 波，但右束支阻滞时，还伴有 V6 导联的 S 波和 QRS 波群增宽。

【侧壁心肌梗死】

侧壁心肌梗死是由于回旋支闭塞所致。侧壁导联通常是指 I，aVL，V4 和 V6。遗憾的是，心电图对回旋支引起的心肌梗死是最不敏感的。由于传统的 12 导联心电图是从腋中线记录外侧壁，所以很多回旋支或其分支闭塞的病例均没有相应的 ST 段抬高。因此，一些临床医生主张使用更多的导联记录。

侧壁心梗常常与下壁心梗并存（图 4-14-21）：在有巨大后侧支的右优势型的患者中，右冠脉闭塞将引起下壁和侧壁（主要是 V4 和 V6）的 ST 段抬高。在左优势型的患者中，回旋支闭塞也将引起下侧壁导联的 ST 段抬高。更进一步的观察 aVL 导联是否存在镜像 ST 段压低，有助于区分这两种情况（存在镜像改变：右冠脉闭塞；不存在镜像改变：回旋支闭塞）。比较图 4-14-19 和图 4-14-21，都是下壁和侧壁心肌梗死，但回旋支闭塞时（图 4-14-21），I 和 aVL 导联无镜像改变。另外，比较每一个下壁导联上 ST 段抬高的程度，在右冠脉闭塞引起的下壁心梗中，可以看到 II，avF 和 III 导联的 ST 段抬高的幅度均等。相反，在回旋支闭塞引起的下壁心梗中，Ⅱ导联的 ST 段抬高较 aVF 导联明显，因为Ⅱ导联的心电轴为 60°，而Ⅲ导联的心电轴为 120°，距侧壁更远。

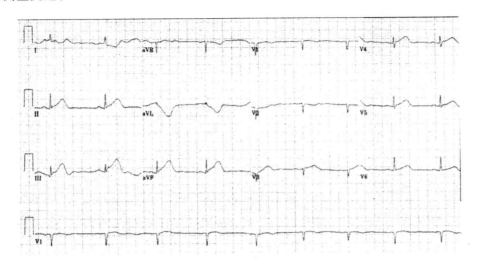

图 4-14-19　右冠脉闭塞所致的下壁心肌梗死。下壁导联 ST 段抬高，注意 aVL 出现 ST 段的镜像改变。

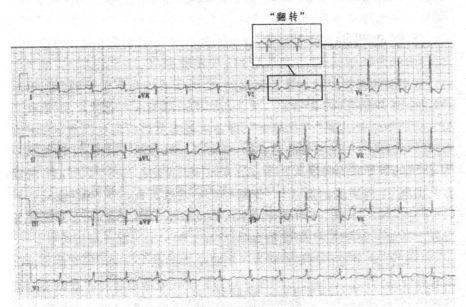

图 4-14-20　下壁心肌梗死合并后壁心肌梗死。V₁ 导联高大的 R 波伴随 ST 段压低需怀疑后壁心梗。插图：如果心电图倒转（即 V₁ 导联以镜像来看），那么，V₁ 导联的心电图改变实际代表了 Q 波、ST 段抬高和 T 波倒置。

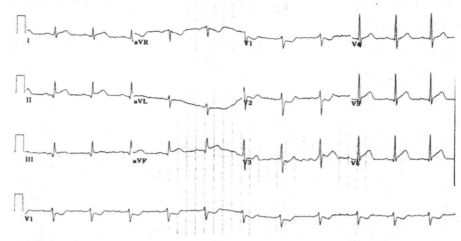

图 4-14-21   回旋支闭塞所致的下壁心肌梗死。注意Ⅰ和 aVL 导联 ST 段镜像压低不明显。Ⅲ导联 ST 段抬高的幅度没有Ⅱ导联明显。

【右室心肌梗死】

右冠脉发出锐缘支供应右室,右冠近段闭塞可引起右室心肌梗死。胸前导联 V_1 和 V_2 代表右室,在大多数下壁心梗的病例中,可以看到 V_1 和 V_2 导联出现镜像 ST 段压低,因为这两个导联是透过正常心肌组织来探查下壁。但是,如果右冠脉近端闭塞同时引起下壁和右室梗死,则 V_1 和 V_2 导联将会由于右室的损伤而不出现 ST 段压低,甚至可以观察到 ST 段抬高。

另一种判断右室心梗的方法是利用右胸导联。右侧胸前导联的位置,RV_1 位于正常的 V_2 处(胸骨左缘第四肋间),RV_2 位于常规的 V_1 导联处。其余的右胸导联的位置与标准的胸前导联类似。累及右室的心梗中,RV_4 的 ST 段抬高是一个不太敏感,但非常特异的表现。

重要的是,任何时候发现存在下壁心肌梗死,都要考虑伴随右室心梗和后壁心梗的可能。评估 V_1 和 V_2 的镜像改变,可以为临床提供重要的线索。一般情况下,大多数 V_1 和 V_2 的 ST 段压低的幅度与下壁导联的 ST 段抬高的幅度相当,如果镜像 ST 段压低的幅度小于预期,则应考虑存在右室梗死。相反,如果 V_1 和 V_2 镜像 ST 段压低幅度明显大于下壁导联的 ST 段抬高幅度,则应考虑伴随后壁心梗。重要的是切记对心电图的解释应结合实际,避免机械套用概念,这比心电图的计算数值更加有意义。如果具有大的后侧支的右冠脉近端闭塞,则对应的前壁导联 ST 段改变将减少,因为右室梗死减少了镜像 ST 段压低,而累及后壁时,在同样的导联上将增加 ST 段压低的幅度。最终的记录结果将有赖于心肌损害的数量和位置,是否存在侧支循环,心脏在体内的方位,以及很多其他的因素。

【左主干】

左冠脉系统起始于左主干,通常在 1～2cm 内即分出前降支和回旋支。左主干闭塞的结果是左室弥漫性缺血,虽然相对少见,但认识到这种具有潜在的灾难性的危险是很重要的。由于在更远端的区域,即心内膜缺血较心外膜更明显,因此大多数心电图导联(Ⅰ,Ⅱ,Ⅲ,aVL,aVF,V_1～V_6)都是透过"缺血较少"的心外膜组织探查"缺血较多"的心内膜组织,经常看到弥漫性 ST 段压低(图 4-14-22)。aVR 导联是个例外,由于左室像一个"壳",它的开口直接指向右侧和后壁,故 aVR 导联是唯一一个直接探查到心内膜的导联,这也是左主干闭塞/缺血会出现 aVR 导联 ST 段抬高的原因。单独的 aVR 导联 ST 段抬高,应考虑左主干闭塞或狭窄。在一些病例中,除了 aVR 导联,依赖于左室的方位,V_1 导联也能"看到"心内膜表面,左主干闭塞时,将会观察到 V_1 导联 ST 段抬高。

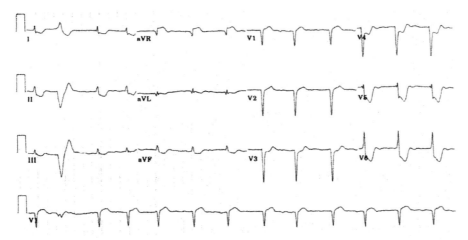

图 4-14-22　一位左主干狭窄 95% 的患者的心电图。可以看到 aVR 和 V$_1$ 导联 ST 段抬高,其他的导联 ST 段压低。前侧壁导联(V$_4$～V$_6$)可以看到 ST 段压低极深。

【合并束支阻滞的心肌梗死】

当患者存在左束支传导阻滞时,判断是否发生急性心肌梗死是非常困难的。最具诊断价值的特性是 QRS 波群正向的导联上出现 ST 段抬高≥1mm,切记左束支传导阻滞是在基础状态下就有除极的变化,通常 ST 段和 T 波与 QRS 波群的方向相反。也就是说,QRS 波群主波向下时,ST 段抬高,而 QRS 波群主波向上时,ST 段压低,因此,在 QRS 波群主波向上的导联上不能期望观察到 ST 段抬高。类似的,当主诉胸痛的患者出现右胸导联(V$_1$ 至 V$_3$)ST 段压低≥1mm 时,应怀疑心肌缺血/梗死。图 4-14-23 的上图是一名同时合并左束支传导阻滞的胸痛患者的心电图,可以看到在 QRS 波群以负向波为主的胸前导联上 ST 段明显压低。下图为患者胸痛自行缓解(可能是血栓自溶)后的心电图,胸前导联的 ST 段压低已经恢复。如果有可能,观察 ECG 的动态改变对临床评估更加重要。图 4-14-24 显示一名下壁心梗合并左束支传导阻滞的患者,在 QRS 以正向波为主的下壁导联出现了与正常不符的 ST 段抬高。

左束支传导阻滞时,ST 段明显抬高(≥5mm)应怀疑心梗的可能。但这种情况是最弱的诊断标准,因为临床上仅有 6% 的左束支传导阻滞患者合并心梗。

由于左束支传导阻滞与除极异常有关,因此识别 Q 波通常无助于对陈旧性心梗的诊断。尽管如此,两个或更多侧壁导联出现 Q 波(>30ms)依然是广泛前壁心梗相当特异的表现,因为在典型的 LBBB 中侧壁导联通常不会看到 Q 波。

右束支传导阻滞存在时,心肌梗死是较容易识别的,因为右束支传导阻滞时,心室最初的除极是正常的,Q 波的评判方法与 QRS 波群正常时相同(图 4-14-25)。右室容积通常小于左室,所以右束支传导阻滞时 ST 段改变常常不明显,因此胸痛的患者一旦出现明显的 ST 段抬高均应怀疑存在心梗。右束支传导阻滞常伴随 T 波异常,所以依靠 T 波形态来进行心梗的评估可能是有问题的。

伴有左束支传导阻滞的心肌梗死的诊断标准:

急性心梗:ST 段改变与 QRS 波群主波方向一致,ST 段明显抬高(>5mm)。

陈旧性心梗:在两个侧壁导联(Ⅰ,aVL,V$_4$,V$_6$)可见 Q 波形成。

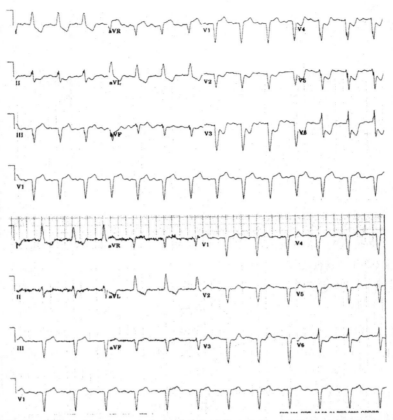

图 4-14-23 左束支传导阻滞的患者。上图：患者胸痛发作时的心电图。注意 QRS 波群负向波为主的胸前导联上 ST 段压低，由于典型的 LBBB 在 QRS 波群负向波为主的导联上应出现 ST 段抬高，所以 ST 段压低提示心肌缺血。下图：胸痛缓解后的心电图。注意前壁导联的 ST 段压低几乎完全恢复。

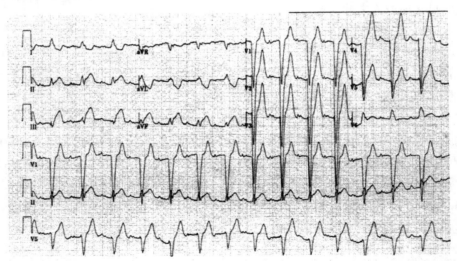

图 4-14-24 下壁心肌梗死合并左束支传导阻滞的 ECG。下侧壁导联 ST 段抬高。正常情况下下壁导联 QRS 波群主波向上，相关的导联出现下斜型 ST 段压低。

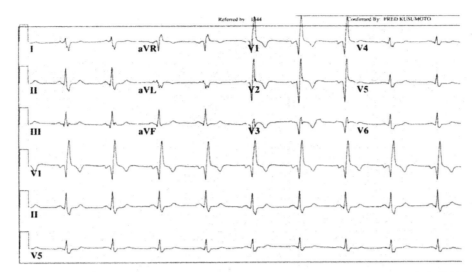

图 4-14-25 右束支传导阻滞时,在 V_2 和 V_3 导联上的异常 Q 波。由于右束支传导阻滞时,起始的间隔激动是正常的,因此,陈旧心梗的异常 Q 波可用心电图来判断。V_1 导联的小 Q 波有时是正常的,但前壁导联出现 Q 波则是异常的。在上面的心电图中,V_2 和 V_3 导联存在异常 Q 波。

三、非心肌梗死相关的 ST 段抬高

【正常 ST 段抬高和早期复极】

QRS 波群与 ST 段之间的转折点称为 J 点。如上文提到的,90% 的年轻男性至少 1 个右胸导联(V_1 ~ V_4)的 J 点高出基线 1mm 以上。尽管老年人群中 ST 段抬高的发生率较低(30%),但是特定个体 ST 段随时间连续性变化的自然数据缺乏。女性 ST 段抬高较为少见(5%~10%)。通常,右胸导联 ST 段抬高可能与深的 S 波有关,而 J 点与 T 波之间的 ST 段会轻度下垂型压低。

显著的 J 点抬高有时被认为是正常变异,它最初于 20 世纪四五十年代被描述,并被定义为早期复极。部分流行病学研究认为,早期复极在年轻的美国黑人中特别常见。心电图可见显著的 J 点伴切迹。切迹样心电图表现的确切细胞学机制可能是某区域心肌的延迟除极和早期复极。最新的实验数据表明:相对显著的瞬时外向电流(Ito)可能与一些心电图改变有关,这种瞬时外向电流在右心室心外膜细胞中最强,导致显著的动作电位 1 相,并形成"尖顶穹隆"形态。这导致除极晚期电压的变化,并可在体表心电图中观察到。早期复极的心电图特征变异性很大,但大致可概括为胸导联 ST 段抬高,显著的 T 波及 QRS 波终末部有切迹改变。

曾普遍认为早期复极是良性的。然而,最近一项涉及 206 位不明原因心脏骤停患者的多中心研究发现:既往有过心脏骤停病史的患者 31% 有早期复极,而对照组这一数据仅为 5%。近期研究热点旨在探讨早期复极与 Brugada 综合征之间的可能关联。Brugada 综合征并不常见,与心源性猝死有关,像早期复极一样,心电图特异性地表现为 QRS 波群终末段的偏移。既然早期复极很常见(人群中约 5%),而青年人不明原因的心源性猝死罕见,因此,早期复极心电图对心源性猝死的预测价值不大。

【左心室肥厚与左束支传导阻滞】

无论左心室肥厚还是左束支传导阻滞,异常心室除极导致心外膜到心内膜的正常复极顺序逆转。因此,两者心电图(右胸导联)可观察到显著的负向 QRS 波群及 ST 段抬高,尤其是左束支传导阻滞患者 ST 段抬高更为明显(>5mm)。显然,在评估 ST 段的同时,要考虑到 QRS 波群的宽度(左束支传导阻滞)和电

压（左心室肥厚）。

【心包炎】

心包是心脏周围的一层薄膜。心包炎的原因很多,包括感染、胶原血管疾病、外伤及肾衰等。由于感染弥漫于心室肌心外膜,因此前壁导联和肢体导联可以观察到广泛的 ST 段抬高,特别是下壁导联。aVR 导联除外,原因是 aVR 导联电极与受损的心外膜之间间隔正常心内膜,ST 段表现为压低。心包炎导致的 ST 段抬高很少超过 5mm,且通常呈弓背向下抬高。当患者以胸痛主诉就诊于急诊室时,心包炎和心肌梗死的鉴别诊断有时有一定困难,但部分心电图表现可提供诊断依据（表 4-14-2）。首先,心肌梗死不同于心包炎,ST 段抬高通常表现为弓背向上抬高或穹隆样改变。心包炎则表现为广泛性而非定位性 ST 段抬高,当然也有例外,"定位性"心包炎曾有报道。其次,ST 镜像改变通常见于心肌梗死,而心包炎则仅见于 aVR 导联,并且无 Q 波。最后,ST 段和 T 波变化的演变时间也不同,心肌梗死 T 波倒置通常出现较早,而 ST 段仍持续抬高;而心包炎患者心电图 ST 段通常在 T 波倒置出现之前就恢复正常。因此,心电图同时表现出 T 波倒置及 ST 段抬高,提示演变期的心肌梗死可能性大。

右心房、左心房上部和下部有心包覆盖,所以心包炎也可以影响到心房组织。位于心房组织上的心包炎症会引起下侧壁导联 PR 段压低和 aVR 导联 PR 段抬高。心室复极时,情况则相反:aVR 导联直接与心房炎症组织相对,而下侧壁导联与心房炎症组织之间隔着正常的心房内膜组织。一般情况下,PR 间期比 ST 段变化要小,但以作者的经验来看,aVR 导联 PR 段升高是心包炎最具特异性的指标。

心包炎:aVR 导联上 PR 段升高、ST 段降低。

表 4-14-2　心包炎及心肌梗死心电图变化

心肌梗死	心包炎
ST 段弓背向上抬高	ST 段弓背向下抬高
冠状动脉对应导联 ST 段抬高	广泛的 ST 段抬高（前壁、下壁、侧壁）
镜像导联 ST 段压低	仅 aVR 导联 ST 段压低
可见 Q 波	无 Q 波
ST 段抬高时,T 波倒置	ST 段回落至基线时,T 波倒置
PR 段改变不明显	aVR 导联 PR 段抬高,下、侧壁导联 PR 段压低

【冠状动脉痉挛】

冠状动脉痉挛毫无疑问也会引起一过性的 ST 段升高。一些患者会突然出现心外膜大血管痉挛,从而导致其下游供血区域心肌缺血。ST 段会升高（其发生机制与心肌梗死相同）,但只是暂时的,持续几秒到几分钟。

【经胸电复律】

作为治疗性选择,一些患者会进行经胸电复律来治疗某些类型的快速性心律失常（临床上最常用于室性心动过速或心房颤动）。在经胸电复律过程中,相对较大的电流（50～300 焦耳）会通过置于皮肤的电极释放,电流使心脏电重整并有望使患者恢复正常心律。15％～20％的患者,在经胸电复律后,立即出现短暂性 ST 段升高,不过,ST 段升高一般只持续几秒钟。但在一些病例中,经胸电复律数分钟后,还能观察到 ST 段升高。ST 段升高的机制还不明确,也未发现和心肌损伤有关,这种现象更常见于左室功能不全的患者。

【左心室动脉瘤/Takotsubo 综合征】

大面积心肌梗死后,一些患者心脏会形成致密瘢痕或者纤维化区域,这被称为左心室动脉瘤。由于心肌梗死早期再灌注的强调,左心室动脉瘤现在很少见到。最容易形成左心室动脉瘤的区域是前壁或者左室心尖部,因此,左室动脉瘤在胸前导联有明显的 ST 段抬高。ST 段上抬通常有明显的"弓背形",而且通常伴随有 T 波倒置。另外,在动脉瘤面对的导联上病理性 Q 波通常能被发现。

一些研究者描述了有趣的与冠状动脉堵塞无关的心尖部短暂球形膨胀综合征,因为像日本人用来捉章鱼的瓶子,特点是有一个细脖子和肚子一大的瓶体,也被称为 Takotsubo 综合征。Takotsubo 综合征更容易在一个经历突发肾上腺素高峰的女性中出现,胸前导联观察到的 ST 段抬高类似于左前降支动脉阻塞的心电图表现。临床上,可观察到心肌坏死标志物的释放和心尖部大片区域的不正常收缩,有趣的是一段时间后,左心室的功能可以恢复到正常或者接近正常,心电图也正常化。

【Brugada 综合征】

1992 年,Brugada 两兄弟于 8 例猝死患者心电图中首先发现了如下特征性表现:右束支传导阻滞、右胸导联 ST 段抬高。尽管世界范围内 Brugada 综合征较为少见,但亚洲男性较为多见,发病率为 0.12%～0.14%。Brugada 综合征遗传方面原因尚不明确,相当比例的患者可能与 Na^+ 通道变异有关。Na^+ 内流减少可能造成除极和复极异常,使心内膜至心外膜传导减慢。Na^+ 电流减弱引发 I_{to} 增强导致复极异常,心电图上表现为右胸导联 QRS 波群增宽,右束支传导阻滞。在试验中,增强 I_{to} 可以形成明显 J 波(右束支传导阻滞的 R')和相关导联 ST 段抬高等类似 Brugada 综合征的心电图表现。有趣的是,I_{to} 似乎在男性及右心室中更强,这也就解释了为什么男性发病率更高及心电图表现特异性定位于右胸导联。在某些病例中,I_{to} 明显增强造成 Ca^{2+} 通道未被激活,导致严重的动作电位时程缩短和复极各向异性。临床观察发现,复极不同步形成折返,可诱发室性心律失常并增加猝死的风险。

【肺栓塞】

偶尔,肺栓塞会引起 ST 段抬高并常见于下壁导联。但肺栓塞常见的心电图表现无特异性,包括:窦性心动过速、电轴右偏及轻微 ST-T 改变。

（姜丽宁）

第十五节　心脏超声造影

1968 年 Gramiak 和 Shah 首先将超声造影技术应用于临床,通过插入主动脉或心脏内的导管注射经手振动的靛氰蓝绿或盐水等,属于创伤性检查方法,未能推广使用。随后改用周围静脉内推注声学造影剂,加上造影剂的改进和技术的成熟,右心系统声学造影开始在临床上广泛应用。但由于上述造影剂所含的微泡直径大,无法通过肺循环,左心系统声学造影一直限于有创性导管方法,或术中在心脏上直接注射,未能在临床普遍推广。

直至 1984 年,Feinstein 等首次报道应用声振方法制备声学造影剂,制成的造影剂内微泡直径与红细胞相似,静脉注射后能通过肺循环,达到左心显影的效果,从此心脏声学造影进入了一个新阶段。此后,学者们对左心声学造影和声学心肌造影的研究产生了广泛的兴趣,致力于新的左心和心肌声学造影剂的研制。二次谐波成像技术等超声工程技术方面的进展,明显提高了造影剂超声信号的敏感性。

一、原理

人体心脏和血管内流动着的血液作为介质基本是均匀的,尽管血液内含有红细胞、白细胞、血小板等有形物质,但由于其超声散射和反射的能力较弱,一般情况下不能反映血液内微弱的不同声阻抗的存在。当超声声束穿越血流时不发生反射,在示波屏上显示为"无回声"暗区。除非在病理性血流淤滞、超声仪灵敏度特别强的情况下,可以出现自发性血流超声显影。如果在人为条件下,在血液内加入声阻抗值与血液截然不同的介质,使血流内出现明显不同的界面时,血液内即出现云雾状回声反射,这就是声学造影成像的基本原理。早期对靛氰蓝绿或盐水等溶液可增强超声信号的原理并不清楚,直到1980年,Meltazer首先证实声学造影剂内含有的微气泡在所有方向上的散射波使超声信号增强,因为气体的声阻抗最大,因此,任何气体均具有强烈的声反射作用。

凡通过直接或经心导管间接经静脉、动脉或心腔内注入可产生强烈超声反射的、足以使心脏或血管内的血液产生云雾状反射的制剂,称之为超声造影剂或声学造影剂。

声学造影剂内的微气泡主要来源于溶液本身原来含有的空气微泡,或当注射器吸取溶液时混入液体内的肉眼觉察不到的空气微泡,或在快速注射时针尖口或导管口形成涡流、被称之为Bernoulli效应所产生的微小气穴可能也参与微泡的形成。随后,临床上开始应用某一种气体事先制备好的或临时制备的含有微泡的声学造影剂。

声学造影剂中微泡的表面张力低于血液时,有利于微泡的生存和运载,从而加强了造影的效果。造影剂和血液之间声阻抗差别的程度,以及造影剂内气泡的生存寿命长短,是能否达到声学造影要求的关键,就是说声学造影剂效应的本质不是溶液的本身,而是注入不同数量、不同直径和不同种类气体的微气泡,尽管各种气体的声阻抗相似,超声效应基本相同,但由于不同气体在血液内的溶解度和生物效应不尽相同,不同造影剂的声学造影效应也有一定的差别。此外,运载微气泡的溶液对微气泡的寿命及其释放速度和数量,亦具有相当重要的作用。

二、造影剂的种类和应用

临床上应用过的声学造影剂已有数十种,原则上,任何气体进入体循环系统均有发生动脉内或微循环内气体栓塞的可能性,因此,在有右向左分流的患者中进行右心声学造影时,均应严格掌握造影剂的剂量。

在各种气体中,二氧化碳在血液中的溶解度最大、最快,因此在使用中最为安全。但二氧化碳具有较强的血管扩张作用,因此在右向左分流病例,二氧化碳随分流进入体循环时,可出现因动脉扩张引起的不良反应。

氮气在血液中的溶解度极小,因此,对疑有右向左分流病例应列为相对禁忌,除非严格控制剂量。

氧气在血液中的溶解度虽略大于氮气,但过高的氧浓度具有细胞毒性作用,目前临床上均以3%双氧水作为声学造影剂。双氧水进入血液后,在血液内的过氧化氢酶的作用下释放出氧分子,因此,氧的释出有一个短暂的延迟。由于氧气的毒性作用和致栓塞作用,应严格控制剂量,尤其在有大量右至左分流病例。

空气中主要含氮气和氧气,在血液中的溶解度很小。由于氮气的毒性较小,相对来说,空气声学造影剂比纯氧气造影剂为安全。但在右至左分流病例仍应控制剂量。空气造影剂须要有载体,在早期,不了解声学造影的原理,其他造影剂内含有的微气泡数量较少,且不稳定,所以早期的声学造影剂的显影效果较差。

所有声学造影剂均适用于左心造影,但由于气体直接进入动脉,即体循环内,如果剂量过大、气泡过大或溶解度过低,均可造成冠状动脉、脑、肺或体循环系统的微血管水平的栓塞及心肌、脑细胞的窒息、缺血。此外,上述所有造影剂内微气泡的直径均较大($20\sim100\mu m$),不能越过肺循环,只适用于导管法或直接在左心房、左心室或主动脉根部或冠状动脉内注射,进行左心声学造影和心肌声学造影。现在正重点致力于直径小于红细胞、半衰期较长的微气泡造影剂的研制,以便可应用静脉注射方法,达到微气泡能自由通过肺循环的新型左心和心肌声学造影剂。

三、静脉右心声学造影的注射装置

1.普通注射针头,优先选用头皮静脉注射针头,8、9号适用于成人,6、7号适用于儿童;4、5号适用于婴幼儿。

2.硅化塑料管,长$20\sim30cm$,用以连接头皮针和三通装置。

3.最好串连两个三通装置,以便必要时可垂直接上两个注射器,以供制备空气造影剂。

4.密闭式或开放式输液装置一套。

5.注射器若干,包括1mL注射器用以推注双氧水,5mL或10ml注射器用以配制和注射空气或二氧化碳造影剂;20ml注射器用以尾随双氧水后推注液体,以便保证双氧水迅速到达心脏内。

声学造影的注射装置有多种,但带有三通连接的输液装置最为方便、实用。接上输液装置后,造影剂可随时通过三通装置直接推入静脉内。停止推注造影剂时,可用缓慢输液方法维持血管在通畅开放状态,以备第二、第三次重复注射。

如果应用空气造影剂,则应安装两个三通,垂直连接两个注射器,分别吸入液体和空气,关闭三通两端,来回用力推注两个注射器30次,液体和空气在注射器内充分振荡混合,即可达到临时制成空气微泡声学造影剂的目的。

应用双氧水造影剂时,也应安装连接两个注射器的三通,以便推注双氧水后立即尾随推注5%葡萄糖溶液或生理盐水20mL。

四、静脉注射法右心声学造影方法

(一)注意事项

1.静脉注射的造影剂剂量视造影剂的种类而不同,任何造影剂的剂量均可根据病人的体重、年龄和造影效果酌情增减。

2.注射速度以快速推注法最为常用。快速推注的目的是为了减少气泡在途中的损失。但对于释放气泡较慢的造影剂量,注射速度适当放慢反而能增强造影效果。

3.重复注射的次数根据需要而定。多次重复注射后造影效果常有所改善,其原因可能与随着注射次数的增加,造影剂在沿途被截留或被吸收等损失有所减少,以及被截留在血管壁的微气泡回到心腔内的数量逐渐增加有关。

4.两次造影剂注射之间的间隔,以心腔内造影反射基本或完全消失、病人无任何不适症状为依据。

5.注射部位以肘部贵要静脉或头臂静脉等粗大静脉为宜。被检查者应脱去上衣,注射侧上肢与躯干保持30°以上,以免静脉受到压迫而影响造影效果。患者一般取左侧卧位,根据探查切面的需要也可取平卧位,或其他特殊体位。

6.造影效果不满意时,应检查造影剂是否失效、针头是否滑出静脉外、剂量是否足够、被注射的静脉是否有阻塞,以及仪器的增益过小或灵敏度不足等原因。

7.碳酸氢钠和弱酸配制的造影剂不应把气态状态的二氧化碳排出注射器外,而应一并注入静脉内,静脉内直接注入气态二氧化碳是安全。如把临时配制的造影剂内的气态二氧化碳从注射器内排出,将会影响造影效果。

8.推注造影剂后,如嘱患者咳嗽、深吸气、挤压注射侧上肢等,均可使被截留在沿途血管壁上的微气泡回到心脏内,从而加强造影效果,但可使右心室排空时间测量值受影响。

9.注射造影剂过程中应观察或询问患者是否有不适感觉。造影过程中常见的不适症状和反应有:药液外溢所引起的注射局部疼痛;药液刺激血管壁引起静脉走行部位静脉壁的疼痛;造影剂内的微气泡经过肺部过滤、破碎时,可有咳嗽反射或胸闷感觉;在由右至左分流的患者中进行二氧化碳声学造影时,由于能引起体循环动脉扩张和造影剂灌注于冠状动脉,患者可出现头晕、头痛、恶心、心律失常和心电图 ST 暂时抬高或降低。上述反应均为轻度,且短暂,停药后即可消失。心电图 ST 改变明显时应停止试验,给予吸氧和对症处理。

10.对于由右至左分流的患者,应酌情减少注射剂量和次数,并延长两次注射的间隔时间,以免发生不良反应。

11.对于心功能不全的患者,应严格掌握剂量,以免注射过多钠盐和液体加重心力衰竭。

12.对于婴幼儿等不合作的患者,应于造影检查前注射或口服足量的镇静安眠剂,以保证检查的顺利进行。

13.凡有冠状静脉窦扩大(其内径超过 5mm)的患者,应同时做左、右肘部静脉声学造影,以便确定有无残存左上腔静脉、右上腔静脉缺如等畸形。

14.声学造影时宜选用多个正规的和非正规的二维切面图像及其 M 型超声心动图图像,必要时,应结合频谱和彩色多普勒信息及临床资料全面分析,以利确诊。

(二)适应证

1.确定右心腔、大血管的结构及其相互关系,检出可能存在的缺损和畸形。

2.检出心内分流,并进行定性、定位、定量以及时相的分析。

3.观察大静脉畸形引流,包括残存左上腔静脉、右上腔静脉缺如、上腔静脉阻塞以及其他上腔静脉畸形引流等。

4.探查右心各瓣膜的异常反流。

5.测定右心循环时间和心排空时间。

6.观察肝静脉以下腔静脉内有无心房收缩期反流征,以判断右心室舒张功能。

7.探测右心系统和血管内血流量、血流速度和方向。

8.肺内右至左分流(肺动静脉瘘)。

9.改善心内膜边界的识别,以利判断心脏的大小以及心室壁的节段运动异常。

10.增强多普勒信号,提高右心瓣膜口反流信号的检出率和定量估测反流量的准确性。

11.用于术后复查和追踪,评价手术近期和远期效果。

(三)禁忌证

1.重症心功能不全而不能耐受造影检查的患者。

2.对声学造影剂有过敏或严重反应的患者。

3.有心内大量右至左分流的重症青紫患者。

五、静脉注射法右心声学造影的临床应用

（一）用于心内结构的分辨

心内膜、房间隔及卵圆孔和肺动脉前壁等常发生假性回声失落，右心声学造影有助于勾画右心腔内膜边界，提供真实的心内结构。

（二）用于房间隔缺损的检出

1.房水平右向左分流征　在平静呼吸下或附加呼吸动作，暂时增加右心房内压力条件下，与右心房内显影的同时或之后的一个心动周期内，在左心房、二尖瓣口、左心室和主动脉内相继出现造影剂回声反射，提示房水平由右至左分流。

（1）乏氏动作：深呼气末紧闭声门，做强力呼气状屏气动作（20～30s），称为乏氏动作。乏氏动作时胸腔内压力增高，上、下腔静脉回心血量减少；动作停止，开始深吸气时，胸腔内压力骤然降低，回到右心房的血量急剧增多，导致瞬时右心房压力增高；同时，因吸气所致肺组织充气扩张，肺静脉回心血量暂时减少，左心房压力下降，导致瞬间右心房压力高于左心房，从而诱发房间隔缺损患者右心房内的造影剂随血流通过缺损口分流至左心房内。

（2）穆氏动作：深呼气末紧闭声门，做吸气状屏气动作称为穆氏动作。穆氏动作时，胸腔压力降低，由于流入右心房的血量增多，导致右心房压暂时性高于左心房，以诱发房水平内右向左的分流效果。

（3）简易呼吸诱导法：令患者连续做数次剧烈咳嗽动作，紧接出现的深吸气动作可有效地暂时诱发房水平右至左分流征。

2.房水平左向右分流征　显影后的右心房内出现负性造影区是房水平由左向右分流的可靠的客现征象。负性造影区的形成机制是左心房压力大于右心房，左心房内的大量血液通过房间隔缺损口向右心房分流，不含造影剂的左心房血液通过缺损口进入右心房内时冲走了右心房内含有造影剂的血液。负性造影区与缺损口相通，最大负性造影区一般出现于心室收缩期，负性造影区的面积与缺损的大小和左向右分流量的大小有关。

3.注意事项　在平静呼吸条件下，如果出现明显的右向左分流征，提示有右心房压力增高、右心室舒张压增高，间接提示存在肺动脉高压或肺动脉狭窄所造成的右心压力增高。

如果附加呼吸动作可使平静状态下诱发出房水平少量右向左分流，可见造影剂通过病理缺损口由右心房进入左心房，提示此种房间隔缺损患者已处于疾病的中晚期，左右心房内的压力已接近平衡。

如果在附加条件下诱发极少量右向左分流征，比如左心房内出现一两个或三五个造影反射小气泡，临床上无阳性体征和症状，超声检查也无异常发现，可认为此种现象无任何病理意义。反射小气泡的来源可能是在附加呼吸动作时，卵圆孔瞬时裂隙状开放或卵圆孔存在无病理意义的少量筛孔所致，不能据此误诊为房间隔缺损。

房间隔缺损病人右心声学造影时负性显影区的阳性率不高，究其原因可能与分流量小或左、右心房间的压力阶差小等因素有关，或因负性显影区持续时间过短未能发现而被遗漏有关。负性显影区还应该与冠状窦或腔静脉血液引流入右心房时在右心房内所形成的负性显影区相鉴别。

在条件许可的情况下，应将造影结果与 M 型、二维、脉冲和彩色多普勒的超声心动图检查结果以及临床资料结合起来进行综合分析，以提高诊断的准确率。

注意检出同时存在的其他先天性畸形，尤其在有大量右向左分流的病例。还应注意排除合并存在的肺动脉瓣狭窄（法洛三联症）、肺动脉高压（艾森曼格综合征）和完全性肺静脉异常回流等畸形。

4.临床价值　房水平有右向左分流征时,右心声学造影诊断房间隔缺损的敏感性和特异性均为100%,单纯有左向右分流征时,诊断敏感性、相特异性为90%左右。目前,单纯房间隔缺损的诊断可以免做心导管检查,合并复杂畸形的患者有时仍须进行心导管检查。

右心声学造影检查对于小量右至左分流房间隔缺损的诊断准确性优于心导管和彩色多普勒。右心超声造影检查不仅能检出解剖结构上的房间隔缺损的有无和大小,而且可以了解分流的时相、方向和数量,可以鉴别Ⅰ型或Ⅱ型房间隔缺损,但对Ⅱ型房间隔缺损的分型有时不够精确。右心声学造影检查对手术效果的判断以及手术后随防有重要价值。

(三)用于室间隔缺损的检出

1.阳性所见　在平静呼吸或附加呼吸动作条件下,静脉注射右心声学造影剂后,左心室、左心室流出道或/及主动脉根部内相继出现造影剂回声反射,提示室水平有右向左分流。右心室内出现与室间隔缺损口相通的收缩期负性造影区,提示有室水平左向右的分流。

在平静呼吸条件下,如左心室内出现右向左分流来的造影剂反射,则应考虑有两种可能:如果是舒张期分流,则提示右心室压已达到或超过了左心室压的2/3,右心室舒张压瞬时超过了左心室舒张压。如果是收缩期分流,则提示右心室压已显著超过了左心室压,其原因常来自于严重肺动脉高压,或严重肺动脉瓣狭窄。

室水平右至左分流征的有或无以及多或少与缺损口大小有关。一般小的室间隔缺损从不发生右至左分流。

左心室内右心室分流来的造影反射如在收缩期消失,且不出现在主动脉内,提示缺损为中等大小,右心室压力增高的程度较轻;如造影反射在收缩期持续存在,并出现在主动脉内,提示为大的缺损,右心室压力已超过左心室。

附加呼吸动作导致右心房压力增高的同时,左心房和左心室的回心血量减少,从而左心室舒张压相对降低,当左心室瞬间舒张压低于右心室舒张压时,可在舒张期诱发出右向左分流,此时可见少量造影剂经缺损口由右心室入左心室。然而,由于附加呼吸动作诱发左心室压降低不像诱发右心房压增高那样敏感和可靠,因此,在室间隔缺损中呼吸动作诱发右至左分流征的阳性率不高,如能诱发成功,对确诊有极大帮助,并提示右心室舒张压已有相当程度的增高。由左向右分流所产生的右心室内负性显影区的阳性率不高,一旦呈阳性,则具有重要诊断价值。阳性率不高的原因,可能是由于左向右分流的血流直接汇入右心室流出道后迅速射入肺动脉而不易在右心室内显示所致。应注意检出可能存在的其他先天性畸形。

2.临床价值　声学造影显示或经诱发出现的右向左分流征象对于室间隔缺损的诊断的敏感性和特异性均为100%。声学造影对鉴别缺损的类型有一定的帮助,尤其是干下型和脊上型。单纯室间损缺可以免做导管检查。超声造影对手术效果的判断和术后随访具有重要价值。

(四)用于法洛四联症的检出

1.阳性所见　静脉注射右心声学造影剂后,右心室内的造影剂经过骑跨在主动脉的巨大室间隔缺损口到达左心室腔内,造影剂常密集于左心室流出道和主动脉根部。在大量右向左分流的病例,左心室腔和左心室心尖部也可看到造影剂回声反射。

2.注意事项和临床价值　法洛四联症的室水平分流主要发生于心室舒张期。一般情况下,舒张期右心室压可能高于左心室压,收缩期两侧心室的压力基本持平,因此,左心室内带有造影剂的血液在收缩期并不回到右心室,而射入主动脉内,在室间隔缺损和骑跨部位可出现造影剂反射呈往返徘徊征象。

由于法洛四联症常合并存在肺动脉瓣上、瓣下或瓣口狭窄,而主动脉同时接受来自双侧心室的血液,因此主动脉内的造影剂浓度明显超过肺动脉。

如左心房和二尖瓣口出现造影剂,应考虑为法洛五联症,即法洛四联症合并房间隔缺损,或可能合并二尖瓣关闭不全。注意与永存动脉干相鉴别,注意其他畸形的合并存在。

(五)用于动脉导管未闭的检出

1.阳性所见 注射静脉右心声学造影剂后,肺动脉内可见到收缩期负性造影区,提示肺动脉和降主动脉水平存在左向右分梳;降主动脉内出现收缩期造影剂回声反射,提示降主动脉水平有右向左分流,也提示合肺动脉高压,即存在艾森曼格综合征。

2.临床价值 声学造影检查对仅有左向右分流的动脉导管未闭的阳性检出率较低。对于合并存在肺动脉高压的动脉导管未闭的诊断具有很高敏感性和特异性,一旦检出,对手术适应证的选择有非常重要参考价值。

3.注意事项 动脉导管细小,分流量小,尽管未闭的导管较粗,但由于疾病的中晚期两侧主动脉、肺动脉压力处于接近持平阶段,分流量不大的病例应结合听诊和临床资料全面考虑,以免漏诊。

(六)用于残存左上腔静脉的检出

冠状静脉窦位于左心房后壁房室交界处,在左心室长轴切面上显示其短轴横切面,心尖部作四腔心探查时,稍将探头尾部抬举指向后背,即可获得冠状静脉窦长轴切面。冠状窦的正常内径在5mm以下,凡遇到有冠状窦增大的病例,应做左、右肘部常规静脉声学造影。

1.阳性所见 左肘部静脉注射右心声学造影剂后,冠状窦内首先显影,继而右心房、右心室相继显影。右肘部静脉注射造影剂后,右心房、右心室显像,冠状窦内不显影。

2.注意事项 正常人左、右侧上肢静脉注射造影剂后,冠状窦内均不显影。如左肘部注射造影剂后冠状窦内首先显影,右肘部静脉注射造影剂后冠状窦显影先于右心显影,则可诊断为右上腔静脉缺如。如左肘部静脉注射造影剂后冠状窦首先显影,右肘部静脉注射造影剂后,在右心显影的同时或稍后冠状窦内出现少量造影反射,则考虑为残存的左上腔静脉与右上腔静脉之间有无名静脉的沟通。如在左肘部静脉注射造影剂后左心房内即刻显影,而右肘部静脉注射造影剂后左心房内不显影,则考虑为残存左上腔静脉直接引流至左心房。

冠状窦扩大的原因以残存左上腔静脉引流入冠状窦最为常见,扩大的冠状窦的直径可达2～3cm。此外,肺静脉畸形引流入冠状窦以及引起右心房压增高、导致冠状窦引流障碍的各种原因,均可引起冠状窦扩大,所不同的是前者冠状窦内的血流是动脉血,后者是冠状窦本身的静脉血,两者在左肘部静脉注射造影剂后冠状窦都不会显影。注意检查可能存在的其他畸形。

3.临床价值 过去诊断残存左上腔静脉主要靠手术、尸检、X线造影或在导管检查中偶然发现,目前静脉声学造影对本畸形的诊断有100%的准确率、敏感性和特异性。

检出残存左上腔静脉的意义在于指导心脏手术和心导管检查。在有残存左上腔静脉病例,体外循环时应注意额外阻断残存左上腔静脉;导管检查时应避免在左上肢进行插管。

(七)用于肺动静脉瘘的检出

本病多数系先天性肺血管畸形,少数系后天性或继发性。由于肺动脉和肺静脉之间的瘘管造成肺动脉与肺静脉直接相通形成短路,使未进行气体交换的肺动脉内的静脉血相继进入肺静脉和左心房,形成右至左分流。分流量大的患者,临床上可出现青紫。

1.阳性所见 肘部静脉注射右心声学造影剂后,右心房、右心室首先显影,经过5～8个心动周期后,左心房、左心室内持续出现造影剂反射。该反射的特点是显影的云雾状颗粒明显比右心内的细小、折光度强,左心内造影剂反射的数量随瘘管的大小和分流量的多少而定。

2.注意事项和临床价值 静脉声学造影检出肺动静脉瘘的敏感性高于肺动脉X线造影。应注意检出可能存在的其他合并畸形。

（八）用于检出或鉴别其他先天性畸形

左、右心室双出口，部分或完全性心内膜垫缺损、永存动脉干、单心室、二尖瓣、三尖瓣闭锁、主动脉窦瘤破裂、右心房左心室通道、矫正性或非矫正性大动脉转位等各种罕见或复杂先天性心脏、大血管畸形，都应常规加做右心或左心声学造影检查，一般都可发挥重要辅助诊断作用，有些病例可起到决定性诊断价值。

（九）用于测定心功能

静脉注射右心声学造影剂可以进行臂至心循环时间的测定、右心室排空时间的测定、肺循环时间的测定、左心室排空时间的测定等。实验测得臂至心循环时间的正常值为（2.81±0.91）s，右心室排空时间正常值为（70.04±18.89）s。

检查过程中静脉受压、造影剂种类、造影剂剂量、注射方法均可影响测量的结果，因此，各实验室应在规范造影剂种类、剂量、注射方法的基础上制定各自的正常值。

臂至心循环时间延长提示右心房压力增高、右心室舒张晚期压增高或右心室整体功能不全，右心室排空时间延长提示右心室功能不全或二尖瓣关闭不全。

声学造影测定心功能可用于右心衰竭病人的临床疗效观察和指导用药。

（十）用于勾画心内膜的边界

正常情况下，受到超声波入射角度、仪器性能、胸壁超声窗和操作者的技巧等影响，部分病人的心内膜边界不清，从而影响药物或运动超声应激试验中对室壁节段性运动异常的判断。在应激试验过程中，注射右心声学造影剂使右心室腔内充满造影剂，从而可改善对右心室室壁节段性运动异常的判断。右心声学造影也可以在声学定量技术分析中改善对右心室内膜精确勾画的效果。

（十一）用于辅助诊断布加综合征

下腔静脉内注射右心声学造影剂，观察下腔静脉和肝静脉内显影情况，判断下腔静脉或肝静脉是否存在阻塞、阻塞是否完全、阻塞的部位和特征等，以确定血栓性阻塞以及膜性阻塞或其他血管异常。

六、左心声学造影

左心声学造影可分直接和间接两种途径。直接方法系有创性检查方法，即通过导管把声学造影剂注入左心房、左心室或主动脉根部内，达到左心系统显影的目的。间接方法系无创性检查方法，即通过静脉注射把声学造影剂注入到左心系统。在实施有创性直接注入方法时，右心和左心声学造影剂均可使用；实施无创性静脉注射方法时，则必须选用专用左心造影剂。

左心声学造影的适应证和临床用途与右心声学造影有相同之处，即主要可用于心内解剖结构的分辨，用于房室间隔分流和瓣膜反流等先天性畸形、获得性瓣膜疾病等的诊断。

左心声学造影也可用于增强左心腔内的多普勒回声效应，改善心脏负荷试验时心内膜和节段性室壁运动异常的识别。

进行先天性心脏病、瓣膜病等手术时，在开胸后行体外循环前，左心声学造影对验证或修正术前诊断、判断手术效果具有应用价值。

七、心肌声学造影

冠状动脉造影能提供冠状动脉狭窄的部位、狭窄的程度及其小血管直径在 $200\mu m$ 以上的侧支循环情况,是诊断冠心病不可缺少的检查方法。尽管在大多情况下,冠状动脉的狭窄程度和相应区域心肌灌注状态呈一致关系,但有时在冠状动脉造影检查结果为正常或仅有无意义的狭窄的患者,其心肌或局部心肌却存在灌注不良或冠状动脉储备功能下降的情况。相反,有时经冠状动脉造影证实某一冠状动脉狭窄严重的患者,其相应局部心肌灌注功能相对正常或冠状动脉储备功能代偿。前者可用冠状动脉动力性狭窄(痉挛)或冠状小动脉闭塞、心肌微循环障碍,即X综合征来解释;后者可解释为存在良好的侧支循环。冠状动脉造影检查主要显示冠状动脉的解剖病变,而不能显示心肌水平的病理生理状态,因此,心肌灌注功能和冠状动脉储备功能的检查在临床上具有格外重要的意义。

此外,超声心动图和X线左心室造影等检查所提供的室壁节段性运动异常的结果,不能区别异常运动节段的心肌是坏死抑或存活。如果心肌坏死,则不再有血管成形或搭桥等血运重建术的指征;如果能被证明运动异常处的心肌是存活的,则不管是顿抑或冬眠,心肌的缺血是可逆的,是可以挽救的,因此具有明确的血管重建术的指征。此外,冠状动脉造影证明冠状动脉存在有意义狭窄的病人,若做心电图、二维超声心动图、X线左心室造影等检查,心肌缺血或节段性室壁运动异常的检出率均较低,因此,上述检查对冠心病的诊断敏感率并不理想。心肌声学造影有助于提高临床冠心病的检出率,尤其对鉴别室壁节段性运动异常的性质具有重要意义。

(一)心肌声学造影的定义

向静脉、主动脉根部、心腔内或冠状动脉内注射声学造影剂,使声学造影剂内含有的微气泡灌注心肌组织,达到心肌超声显影的目的,即称心肌声学造影。

(二)心肌声学造影剂

任何声学造影剂均可获得心肌显影效果,但由于右心声学造影剂所含微气泡的直径较大,静脉注射时,微气泡在肺脏微循环内受阻,无法到达左心系统和冠状动脉内,因此只能在主动脉根部或冠状动脉内直接注射才能达到心肌显影的目的。但由于右心造影剂灌注心肌时微气泡可在心肌微循环内受阻,引起心肌缺血等不良反应,干扰心肌内血流动力学,从而影响对造影结果的判断。因此,右心声学造影剂不是一个理想的心肌声学造影剂。此外,直接注射方法属有创性,亦难于在临床上推广。目前致力于静脉注射心肌声学造影剂的研制。理想的静脉注射声学造影剂应具有如下特征:微气泡的直径应小于红细胞,可以自由通过肺循环和心肌微循环;制剂内的微气泡应具有足够长的生存半衰期,就是说制剂应具有足够的稳定性;有适当数量的微气泡在单位时间内进入心肌达到满意显影的目的,过多微气泡进入心肌可引起过度显影和声影而会影响结果的判断,进入心肌的微气泡过少则影响显影的效果;理想的微气泡应具有类似红细胞在人体内的血流动力学特点,即不会引起多血反应等干扰血流动力学的效应;声学造影剂内微气泡直径的分布非常均匀,没有或有很少量大于红细胞直径的微气泡,以免引起肺脏和心肌微循环的栓塞,导致肺动脉压力增高和心肌缺血或干扰肺和心肌的血流动力学等不良反应;声学造影剂本身应无生物活性,对血液的生化、电解质、肝肾功能和心肌等无任何毒性和不良副作用。

符合要求的左心声学造影剂常用的有声振蛋白制剂和半乳糖制剂。声振蛋白制剂是经声振处理的5%人体蛋白,含有的凝固白蛋白包裹的微气泡的寿命比较长而且稳定,微气泡直径接近红细胞,左心显影效果被肯定,但心肌显影效果较差。半乳糖制剂微气泡直径在$1\sim8\mu m$,平均$2\sim3\mu m$,可以通过肺循环,可以作为静脉注射声学造影剂,左心显影效果好,心肌显影不稳定且不满意。

氟碳造影剂是一种新型造影剂,具有分子量大、质量较重、溶解度较低、产生的微气泡较小等特点,目前有多种制剂在临床应用。

(三)心肌声学造影的方法

心肌声学造影的方法可分为选择性和非选择性两种。选择性心肌声学造影系指在某一特定的冠状动脉内注射声学造影剂,旨在研究与该冠状动脉相应的灌注区的心肌功能。非选择性系指通过静脉、主动脉根部、心腔内注射声学造影剂,旨在研究整体心肌的灌注功能。

(四)临床用途

正常冠状动脉内心肌声学造影显示相应冠状动脉灌注区的心肌显影良好,且均匀,排空迅速;随着冠状动脉狭窄的严重程度,相应灌注区的心肌可表现为显影稀疏或缺损,据此可判定心肌危险区的定位和定量,并区别该处心肌缺血或梗死。可以根据室壁运动异常处的心肌显影结果判断该处的心肌是否存活,以了解心肌的血流储备功能。在急性心肌梗死病人的亚急性期,通过心肌声学造影,可研究再灌注后的冠状动脉是否有残余狭窄、再灌注区心肌顿抑等心肌功能状态。

应用非创伤性静脉注射心肌声学造影剂方法,是当前最受关注的新技术。静脉注射左心声学造影剂使右心和左心心腔相继显影的技术已基本成熟,但心肌显影的效果并不满意。目前正在关注氟碳造影剂的研制,希望通过静脉注射新的氟碳声学造影剂的方法达到心肌有效显影的目的。

(五)心肌声学造影剂的定量测定

近年对心肌声学造影的定量诊断给予了较多的重视,除对声像图采用肉眼观察的经验性半定量方法以外,较多提倡应用视频密度计或声学密度计对圈定感兴趣区动态记录每一瞬时的灰阶或声阶变化,获得整个心动周期的灰阶或声阶变化的时间-强度曲线,据此计算或自动绘出曲线下面积、显影峰值和峰值时间、显影半衰期时间、峰值半衰期时间、显影排空时间等指标,判断心肌灌注、血流排空和血流储备等功能。

临床上非常需要对心肌灌注水平功能的了解,有助于正确判断心脏的病理生理状态,而冠状动脉造影只是提供冠状动脉内腔解剖状态的信息,无法提供真实的侧支循环和心肌灌注的信息。应该指出,梗死冠状动脉内的血栓自溶或经溶栓剂治疗后再通和再灌注以后,其远端灌注区心肌是否存活或冠状动脉狭窄或严重狭窄的远端灌注区心肌是否存活,对选择血管重建术的适应证具有重要价值。

(王金萍)

第十六节　超声心动图在心脏病介入治疗中的应用

经心导管微创介入治疗心脏病是医学领域一门新兴的学科分支。超声心动图在经心导管微创介入性治疗心脏病的术前选择病例、术中监测及术后随诊方面具有较大的临床价值,与心导管检查、心血管造影协同应用对提高心脏病介入性治疗的成功率、减少并发症起到了重要的作用。

【超声心动图在房间隔缺损介入治疗中的应用】

房间隔缺损封堵成功与否与术前正确筛选病例、确定封堵器大小及术中监测等因素有着密切的关系。超声心动图在诊断房间隔缺损、测量缺损的大小、判断缺损残缘长短等方面与其他诊断技术相比具有明显的优越性,对房间隔缺损封堵术具有重要的指导作用。

(一)超声心动图在房间隔缺损封堵术前病例筛选中的作用

1.适应证

(1)中央型继发孔房间隔缺损。

(2)外科手术后的残余缺损。

(3)房间隔缺损≤30mm(国外经验)、≤34mm(国内经验)。

(4)房间隔缺损距上腔静脉、下腔静脉及二尖瓣≥5mm。

(5)房水平左向右分流,无严重的肺动脉高压。

(6)无其他需外科手术矫治的心内畸形。

2.禁忌证

(1)房间隔缺损合并严重肺动脉高压,出现右向左分流。

(2)原发孔房间隔缺损。

(3)混合型房间隔缺损。

(4)下腔型及上腔型房间隔缺损。

(5)超出封堵器适用范围的大房间隔缺损。

3.超声心动图术前病例的选择

(1)经胸超声心动图主要观察切面及观测内容:房间隔缺损封堵术要求准确测量房间隔缺损大小,了解残留的房间隔长度及软硬情况,以便术前确定是否适合进行封堵介入治疗及选择合适型号的封堵器。

1)大血管短轴切面:测量房间隔缺损前后径、房间隔缺损前缘至主动脉根部后壁的距离、房间隔缺损后缘距左心房后壁的距离及房间隔(包括缺损)总长度。

2)胸骨旁四腔切面:测量房间隔缺损后上前下径、房间隔缺损前下缘至二尖瓣前瓣附着点的距离、房间隔缺损后上缘至左心房后上壁的距离及房间隔总长度。

3)剑突下心房两腔及上、下腔静脉长轴切面:测量房间隔缺损上缘至上腔静脉入口处的距离和房间隔缺损下缘至下腔静脉入口处的距离,并测量房间隔缺损大小及房间隔总长度。

(2)经食管超声心动图主要观察切面及观测内容:经食管超声心动图由于距心脏近,探头与心脏之间无其他干扰图像的结构,可以采用较高频率的探头清晰显示心内结构。

1)心房两腔切面:观测房间隔缺损上下径,测量房间隔缺损距上、下腔静脉的距离。经食管超声心动图观察房间隔缺损下腔静脉侧残缘具有一定难度,应在心房两腔切面的基础上将探头进一步向下插入至清楚显示下腔静脉入口或其血流后,逐渐轻轻回撤及轻微左右旋转探头,直至显示下腔静脉侧房间隔缺损残缘。

2)四腔心切面:观察房间隔缺损大小、缺损距二尖瓣隔瓣附着点的长度及后上方房顶部残余间隔的长度及软硬程度。

3)大血管短轴切面:观察房间隔缺损大小及其距主动脉后壁和距心房后壁残余间隔的长度及软硬程度。

4.封堵器大小的选择 Amlpatzer房间隔缺损封堵器为双盘联腰封堵器,其腰部大小即为封堵器型号的大小,封堵时靠其腰部堵住房间隔缺损。因此,选择合适大小的封堵器是封堵成功的关键。

利用经胸超声心动图测量房间隔缺损,选择封堵器大小的主要原则:较硬缘ASD,封堵器较ASD直径大1~6mm;较软缘ASD,封堵器较ASD直径大7~13mm。

对于软缘房间隔缺损的软缘支撑力度的判断,则有赖于配合介入封堵的超声心动图医生的经验。一般而言,较厚、回声较强而不动的缺损缘属硬缘,对封堵器有足够的支撑力;较薄而晃动的缺损缘较软,对封堵器支撑力不如硬缘,但对封堵器仍有一定的支撑力,需视其回声和晃动程度对封堵器支撑力作具体判断;而菲薄且来回飘摆的缺损缘则完全无支撑力,无支撑力的软缘测量时应予剔除。

(二)超声心动图在房间隔缺损封堵术中的应用

1.术中协助判断导管、鞘管是否穿越房间隔缺损。

2.观测球囊腰部的大小及有无分流。

3.观察封堵器左心房侧盘释放后的位置正确与否:利用超声心动图在封堵过程中可以实时监测封堵器左心房侧伞盘是否接近房间隔缺损、接近房间隔缺损后伞盘与房间隔缺损的位置关系,对下一步是否释出右心房侧伞盘及如何释出右心房侧伞盘(释出时机、速度及鞘管后退速度等)具有明确而重要的指导作用。

4.释出后封堵器的位置正确与否:在双侧伞盘释出后,超声心动图应多切面扫查观察封堵器左、右侧伞盘是否均分别位于房间隔缺损两侧。经食管超声心动图可以清晰准确地对此做出判断。

5.确定封堵器的牢固性:封堵器双盘伞盘释出后,在超声心动图的监测下嘱术者适当用力牵拉、推挤封堵器。如封堵器固定牢固,牵拉时封堵器右心房侧伞盘被牵拉开、离开房间隔,封堵器左心房侧伞盘无移动;推挤时封堵器无移位。

6.检测有无残余分流:封堵器双侧伞盘释出后,用彩色多普勒检测有无残余分流。

7.检测有无二尖瓣反流:左、右心房侧伞盘释出,旋下固定钢缆前,必须用超声心动图检测有无封堵器导致的二尖瓣反流。这种情况往往发生于房间隔缺损距二尖瓣根部距离过近,封堵器左心房侧伞盘顶融二尖瓣隔瓣导致其关闭不到位所致,为避免此种情况的发生,在选择房间隔缺损封堵病例时缺损距二尖瓣根部距离最好大于7mm,最小不能小于5mm。部分房间隔缺损患者由于右心室过大,室间隔向左心室移位等原因可合并二尖瓣前瓣轻度脱垂而出现少量反流,故封堵术前应注意观察有无此种情况及反流量的多少,以免将已有的少量二尖瓣反流误认为封堵器所致。若术前二尖瓣反流已达中量,则不适合行封堵术,而应选择外科手术同时处理房间隔缺损及二尖瓣关闭不全的问题。

8.术中特殊问题观察和处理

(1)注意有无新出现的心包积液:在封堵术全过程中超声心动图医生都应注意有无新出现的心包积液或原有的心包积液量增加。预防术中心脏压塞的发生。

(2)封堵器脱落:房间隔残缘较短而封堵器选择过小的病例可能会出现封堵器脱落。利用超声心动图检查可在心腔内发现脱落的封堵器,指导临床操作医生尝试经导管取出,如失败应行外科手术取出。

(三)超声心动图在房间隔缺损封堵术后的应用

超声心动图具有简便、易行、可重复检查的优点,对房间隔缺损封堵术后的疗效观察具有重要作用。可以对术后有无残余分流、封堵器有无移位、对瓣膜有无影响等做出明确的判断。

【超声心动图在室间隔缺损介入治疗中的应用】

超声心动图可用于室间隔缺损封堵术前诊断,确定适应证、禁忌证和治疗方案;术中实时监测引导介入治疗操作、准确判定治疗效果;术后定期动态随访,观察疗效。在室间隔缺损介入治疗中超声心动图与X线检查密切结合,可提高介入治疗的成功率、减少并发症。

(一)超声心动图在室间隔缺损封堵术前的应用

1.适应证

(1)膜部、嵴下、肌部、部分嵴内室间隔缺损。

(2)VSD直径:左心室面2.0~15mm。

(3)VSD直径:右心室面≥2.0mm。

(4)距主动脉瓣距离≥2.0mm,无明显主动脉瓣脱垂及反流。

(5)距三尖瓣距离≥2.0mm,无明显的三尖瓣发育异常及中度以上的三尖瓣反流。

(6)嵴内型VSD:左心室面≤8mm,右心室面≤4.0mm。

(7)肌部VSD≤14mm,距右心室的前、后联合处及心尖≥5.0mm。

(8)左心室有不同程度扩大。

(9)无其他需外科手术治疗的心脏畸形。

2.禁忌证

(1)缺损类型:干下型、隔瓣下型室间隔缺损;部分较大的嵴内型和部分肌部室间隔缺损。

(2)缺损大小:≥9.0mm 的嵴内型室间隔缺损;右心室侧缺损口与左心室侧相同的较大膜部型室间隔缺损(一般＞10.0mm);超出封堵器适用范围的大室间隔缺损。

(3)缺损残端距瓣膜之间距离及瓣膜情况:缺损残端距主动脉瓣或三尖瓣≤1.5mm(嵴内型室间隔缺损除外);主动脉瓣脱垂及主动脉瓣反流;缺损边缘大部分由三尖瓣瓣叶构成;三尖瓣瓣叶的主要腱索附着于缺损缘;紧邻心尖及室间隔与右心室的前、后联合处的肌部室间隔缺损;室水平右向左或双向分流;感染性心内膜炎合并缺损周围赘生物。

3.超声心动图术前病例的选择　超声心动图检查室间隔缺损时,需根据患者的具体情况选择合适的检查部位,采用多切面、多方位、多角度观测,进行综合判断。室间隔缺损的类型不同,超声心动图观察切面和内容亦不同。

(1)膜部型室间隔缺损

1)非标准左心室长轴切面:在胸骨旁左心室长轴切面的基础上声束略向右扫查,观察和测量室间隔缺损残端距主动脉右冠状动脉瓣的距离。

2)大血管短轴切面:测量室间隔缺损残端距三尖瓣隔瓣的距离及缺损口左、右心室侧大小。

3)心尖五腔切面:测量室间隔缺损残端距主动脉右冠状动脉瓣及无冠状动脉瓣的距离及缺损口左、右心室侧大小。

4)大血管短轴、胸骨旁五腔等切面:观察三尖瓣瓣叶及腱索的附着位置、运动状态;缺损周缘与三尖瓣瓣叶和.(或)腱索粘连等情况;缺损口右心室侧形态及左、右心室侧缺损口的多少。

5)在上述不同切面测量彩色血流分流束的多少、宽度及瓣膜反流情况。

(2)嵴内型室间隔缺损

1)大血管短轴及右心室流出道长轴切面:测量缺损口左、右心室侧大小及缺损残端距肺动脉后瓣和三尖瓣隔瓣之间的距离。

2)胸骨旁左心室长轴切面:测量缺损口左、右心室面大小及缺损残端距主动脉右冠状动脉瓣之间的距离。

3)在上述不同切面测量彩色血流分流束的宽度。

(3)肌部室间隔缺损:肌部室间隔缺损可发生于肌部室间隔任何部位,多数位于室间隔前部、中部和心尖部。应根据患者具体情况选择切面。通常采用左心室系列短轴、胸骨旁左心室长轴、胸骨旁四腔或五腔等切面观察。

1)测量缺损口左、右心室侧大小。

2)测量缺损残端与瓣膜间距离。

3)观察室缺的位置及与调节束、腱索和肌小梁的关系。

4)位于近心尖部的肌部室间隔缺损,注意测量缺损下缘残留室间隔的长度。

5)位于室间隔与右心室的前、后联合处附近的肌部室间隔缺损,注意测量缺损边缘距室间隔与右心室的前、后联合处的长度。

6)肌部室间隔缺损可为单发或多发缺损,应注意缺损左心室侧为单个缺口、右心室侧呈多孔类型与多发性室缺的鉴别。

4.封堵器类型及型号大小的选择　选择合适类型及大小的封堵器是取得封堵成功的关键。超声心动图与 X 线左心室造影观测室间隔缺损的大小及其与周边结构的关系对选择封堵器的类型和大小具有决定性的作用。超声心动图在缺损口残端与三尖瓣的距离和缺损口周缘粘连情况以及牢固性的判断等方面比 X 线左心室造影具有明显的优越性,在选择封堵器类型及大小时应综合考虑。

（1）膜周部室间隔缺损口右心室侧边缘增厚或粘连的形态各异,选择封堵器的原则不同。室间隔缺损封堵原则上按左心室侧缺损口大小选择封堵器大小。较小的缺损通常选择的封堵器大小与缺损口大小相接近;较大的缺损在超声所测缺损口径或分流宽度基础上加 1～2mm 选择封堵器大小;若缺损口较大、右心室侧周缘粘连不牢固或为多出口者,则在超声所测缺损口径或分流宽度基础上加 2～3mm。

缺损口形态是封堵器选择的另一主要因素。管形或漏斗形、右心室侧分流孔为单孔,选用对称型或偏心型封堵器;缺损口呈瘤形者可选用"小腰大边"的特殊封堵器,大小以左心室侧伞盘能够占据整个瘤腔为原则;对于少数瘤型、左心室面邻近主动脉瓣而右心室侧粘连牢固且为单一出孔者也可考虑采用普通对称型封堵器封堵右心室侧出口,但需持谨慎态度,以防因术前对右心室侧出口牢固度判断不准确而造成术后封堵器移位及残余分流。缺损口右心室侧呈不规则型者,选用对称型封堵器封堵左心室侧缺损口。

（2）嵴内型室间隔缺损的左心室侧上缘紧邻主动脉右冠瓣,多数缺损上端与主动脉瓣之间无距离,因此应选择主动脉侧伞盘无边的偏心型封堵器类型。放置合适的封堵器后左心室侧伞盘有可能"托住"主动脉右冠状动脉瓣,对瓣叶无明显影响,而不出现主动脉瓣关闭不全。封堵器大小选择,可根据二维超声心动图多切面所测缺损口左、右心室侧大小及彩色多普勒血流束宽度,同时参考 X 线左心室造影分流宽度进行综合判定。缺损口<5mm,通常在测量最大缺损径或分流束宽度基础上选择大 2～3mm 的封堵器;若缺损口≥5mm,则选择大 3～4mm 的封堵器。部分患者可伴有主动脉瓣脱垂,常可影响缺损大小的准确测量,脱垂较明显时不应选择进行封堵治疗。

（3）肌部室间隔缺损:先天性肌部室间隔缺损,其周缘均为肌性间隔组织。由于肌性间隔具有一定的退让余地。通常选择较大一些的封堵器,较小的肌部室间隔缺损在超声测量舒张期左心室面缺损口径基础上加 3～4mm,较大的肌部室间隔缺损加 5～6mm,甚至更大。

（二）超声心动图在室间隔缺损封堵术中的应用

1.术中协助判断鞘管是否穿越室间隔缺损进入左心室　室间隔缺损封堵术的第一步是建立封堵轨道,超声心动图可以协助判断鞘管是否由右心室穿越室间隔缺损进入左心室。在判断鞘管位置时,应注意超声的扫查手法,通常选择胸骨旁五腔切面或剑突下五腔切面,逐步地连续摆动、旋转扫查找出鞘管长轴影像,可以确定其与室间隔缺损口之间的关系。

2.观察封堵器左心室侧伞盘的位置　室间隔缺损封堵器的左心室侧伞盘在左心室内释出后逐渐拉近室间隔缺损的过程中,应用超声心动图可实时监测封堵器左心室侧伞盘是否接近室间隔缺损口。使用偏心型封堵器时,超声心动图可观察左心室侧伞盘的短缘或无缘侧是否位于主动脉瓣侧、较长侧伞盘是否位于下方,协助介入医生调整封堵器上下的位置,避免因偏心型封堵器方向不佳造成对主动脉瓣的影响。

3.监测封堵器右心室侧伞盘的位置　当右心室侧伞盘释出后,超声心动图观察封堵器左、右心室侧伞盘是否分别位于室间隔缺损两侧,并观察封堵器与三尖瓣叶及主动脉瓣的关系。

4.判断有无残余分流　封堵器双侧伞盘释出后,彩色多普勒应监测封堵器周围有无残余分流。

5.检测主动脉瓣和三尖瓣有无反流　在封堵器左、右心室侧伞盘释出,封堵器未释放之前,超声心动图应检测封堵器与主动脉瓣及三尖瓣的关系,确定封堵器有无影响瓣膜而导致主动脉瓣或三尖瓣反流。若封堵器影响瓣膜、反流较明显,则应撤出封堵器。为避免此种情况发生,在室间隔缺损封堵术前筛选时,若缺损与瓣膜之间距离过短、主动脉瓣脱垂较明显或三尖瓣叶的大部分构成缺损口假性间隔瘤,应选择外科手术治疗。而对于因缺损口右心室侧三尖瓣瓣叶和(或)腱索粘连导致缺损口分流方向发生改变、室水平分流后即通过三尖瓣反流入右心房且反流量不大者,在缺损封堵后三尖瓣反流可能反而减少。

6.监测有无新出现的心包积液或原有的心包积液量增加。

（三）超声心动图在室间隔缺损封堵术后的应用

1.封堵器移位及残余分流 缺损口右心室侧三尖瓣和（或）腱索粘连不牢固、封堵器选择较小，可能会发生封堵器的微移位或明显移位，导致残余分流。封堵器移位时，超声心动图可发现封堵器的形态及位置异常，彩色多普勒显示封堵器移位处出现左向右分流。一般来说，轻微移位不会影响封堵器的牢固性，如果没出现溶血等其他并发症，可以继续观察；一些病例随术后封堵器周围组织的粘连、增生，残余分流可减少或逐渐消失。如果封堵器移位明显、出现明显溶血表现，应外科手术取出封堵器，并修补室间隔缺损。

2.三尖瓣反流、腱索断裂伴关闭不全 三尖瓣关闭不全是单纯膜部或膜周型室间隔缺损封堵较常见的并发症之一。若封堵器距离三尖瓣腱索附着点过近，封堵器释放后随心跳长期摩擦导致部分腱索断裂，当三尖瓣反流量较大时，可导致右心腔扩大及心功能障碍，应早期选择外科手术治疗。

3.主动脉瓣反流 嵴内型室间隔缺损或较大的膜周部室间隔缺损封堵，封堵器选择过大时可影响主动脉瓣关闭、导致主动脉瓣反流。

【超声心动图在动脉导管未闭介入治疗中的应用】

目前动脉导管未闭封堵技术已成为成熟的介入治疗方法。超声心动图在动脉导管未闭封堵介入治疗术前诊断、筛选病例、术后疗效观察方面具有较大的临床价值；在术中监测、判定治疗效果方面具有辅助价值。

（一）超声心动图在动脉导管未闭封堵术前的应用

1.适应证

（1）单纯动脉导管未闭的最窄内径一般≤12mm，部分直径＞12mm的导管亦可封堵，但需根据肺动脉压力、年龄等情况综合判断。

（2）导管未闭外科手术后存在较大的残余分流患者。

（3）肺动脉高压患者，应为左向右分流，肺血管阻力应小于8Woods单位。

（4）体重≥5kg。

2.禁忌证

（1）动脉导管未闭为复杂性先天性心脏病生存的主要通道。

（2）肺动脉高压，以右向左分流为主的患者。

（3）感染性心内膜炎合并导管周围赘生物。

（4）合并其他必须行外科手术的心脏及大血管畸形。

3.超声心动图术前病例的选择 超声心动图主要从胸骨旁肺动脉长轴切面及胸骨上窝主动脉弓长轴切面判断动脉导管未闭的位置和形态；测量动脉导管未闭的长度、导管的主动脉侧和肺动脉侧内径；测量彩色多普勒血流分流束的宽度，观察分流的方向及时相；测定动脉导管未闭的分流速度及压力阶差；估算肺动脉压力，肺动脉压力的大小影响着封堵术适应证的选择和术后的恢复；观测动脉导管未闭的形态及其与周围结构的关系，动脉导管未闭的形态及其与周围结构的关系和选择封堵器的类型和大小密切相关，漏斗形动脉导管未闭选择的封堵器可以比管形动脉导管未闭略大，长径较大或窗形的动脉导管未闭应选择相对较大的封堵器。此外，动脉导管未闭与主动脉和肺动脉之间的夹角有可能影响到封堵器释放后的形态；尤其是儿童患者选用较大封堵器时，主动脉侧伞盘可能影响到降主动脉血流。

4.封堵器大小选择 超声心动图对动脉导管未闭诊断的符合率很高，但对于动脉导管未闭解剖类型的判断和大小的观测受患者自身的条件及操作者技术，诸如肥胖、肺气、切面的选择、测量的部位、仪器的调节等因素影响，与心血管造影对比有一定的差异。临床经验表明，对于10mm以下的动脉导管未闭，术前超声心动图检查可以基本确定能否进行封堵术，并可帮助选择封堵器的大小；而对于10mm以上的动脉导管未闭,主要应根据心血管造影检查结果,并结合超声检查结果进行综合判断,以确保封堵术成功。

对于通常大小的动脉导管未闭(4~6mm),选择 Amplatzer 封堵器直径成人一般应大于动脉导管最窄直径 3~4mm;儿童因动脉导管弹性较大,一般大于动脉导管最窄直径 4~5mm。动脉导管未闭手术后残余分流患者,封堵器直径应大于残余分流处最窄宽度 2~3mm。由于动脉导管未闭的大小、形态、走行个体差异较大,还应根据患者的具体情况进行综合判断后选择。

(二)超声心动图在动脉导管未闭封堵术中的应用

1.观察封堵器位置 观察封堵器两端是否分别位于未闭的动脉导管两侧,若不合适可适当调整至最佳位置。

2.判断有无残余分流 一般情况下,封堵即刻彩色多普勒血流图即可见降主动脉向肺动脉的分流消失。若发现封堵器内残余分流,但分流量及分流速度不大,可以观察数分钟,超声心动图监测若发现分流消失或明显减少,可释放封堵器。若封堵器封堵后残余分流明显,分流速度>3m/s,封堵器释放后有可能引起溶血,需更换较大型号的封堵器。

3.封堵器对周围结构有无影响 在封堵器未释放前,应多切面扫查观察封堵器是否影响降主动脉和左肺动脉内径,有无因内径变小而发生湍流。在年龄较小、动脉导管未闭较大的儿童患者尤其应注意这一点。

(三)超声心动图在动脉导管未闭封堵术后的应用

检测术后并发症:残余分流、封堵器(物)的移位或脱落、降主动脉或左肺动脉狭窄。

(张永乐)

第五章　周围血管疾病

第一节　颈部血管

一、概述

颈部动脉发自主动脉弓。右颈总动脉及右锁骨下动脉通过无名动脉与主动脉弓相连接,左颈总动脉及左锁骨下动脉分别起源于主动脉弓。起源于主动脉弓的三支动脉开口位置从右到左依次为无名动脉、左颈总动脉、左锁骨下动脉。颈部动脉主要为颈总动脉、颈内动脉、颈外动脉及其椎动脉。颈动脉属于脑部大动脉,管壁中有多层弹性膜和弹性纤维,管壁富有弹性称弹性动脉。血管壁较厚,可分3层:①内膜:由内皮、内皮下层和内弹性膜组成,内皮下层中含胶原纤维、弹力纤维,之外为内弹性膜,内弹性膜与中膜的弹性膜相连,故内膜与中膜没有明显的界限。②中膜:主要由大量弹性膜和一些平滑肌组成。成人约有40～70层弹性膜,各层弹性膜由弹性纤维相连,弹性膜之间有环行平滑肌及少许胶原纤维和弹性纤维。③外膜:此膜很薄,主要由较致密的结缔组织组成,没有明显的外弹性膜,外膜逐渐过渡为较疏松的结缔组织。

(一)颈总动脉

左颈总动脉直接由主动脉弓发出,右颈总动脉由头臂动脉干发出。颈总动脉浅面有胸锁乳突肌覆盖,沿气管和食道的外侧上行,到平甲状软骨上缘处,分为颈内动脉和颈外动脉。颈总动脉分叉处为"膨大部位",在后面的动脉壁内有米粒大的增厚结构,称为颈动脉体(颈动脉球),是化学感受器,能感受血液内氧和二氧化碳分压及血液酸碱度等变化的刺激,可反射性调节呼吸和血压。颈总动脉体表投影下方为胸锁关节,上方为下颌角与乳突尖连续的中点,两者之间连线为颈总动脉和颈外动脉的投影。

(二)颈内动脉

颈内动脉在甲状软骨上缘平面起自颈总动脉,先位于颈外动脉的后外侧,后转向内侧,向上经颅底颈动脉管入颅腔。颈内动脉起始处稍膨大,称为颈动脉窦。颈动脉窦壁内有压力感受器,能感受血压的变化,对调节血压有重要的作用。颈内动脉在颈部无分支,进颅后才开始分支,分出眼动脉、后交通动脉、前脉络膜动脉、大脑前动脉及大脑中动脉,主要供应大脑半球前五分之三部分的血液。

(三)颈外动脉

颈外动脉从颈总动脉分出后,初在颈内动脉的内侧,然后在颈内动脉前方绕至其外侧。在颈部有很多分支,主要分支有甲状腺上动脉、舌动脉、面动脉、枕动脉、颞浅动脉、上颌动脉,主要供应面部和头皮组织的血液。

(四)椎动脉

椎动脉为锁骨下动脉最大的分支,起自锁骨下动脉第一段,沿前斜角肌和颈长肌之间上行约 4cm。上段为椎动脉的第一段,后穿过第 6～1 颈椎横突孔形成椎动脉的第二段,最后经枕骨大孔入颅腔。左、右椎动脉在脑桥下缘汇合成一个基底动脉,基底动脉是脑血液供应的重要来源之一,主要供应大脑后部、小脑和脑干的血液。

椎动脉起始部位往往是脑血管疾患的好发处。椎基底动脉和颈内动脉入颅后,在大脑底部借前后交通动脉连接,形成一个多角形的大脑动脉环,又叫 Willis 环。

二、颈部血管彩色多普勒超声检查

(一)检查方法

1.颈动脉检查方法　　使用高频线阵探头用直接接触探测法,将探头轻轻放置颈根部(锁骨上缘)、胸锁乳突肌前缘气管旁。先进行纵切扫查,显示血管长轴切面,从颈总动脉近心端沿其血管走行方向往头侧移动,依次显示颈总动脉干的近端、中段和远端。跨过颈动脉分叉处,向上分别探测颈内动脉与颈外动脉,尽可能探查到进颅前的最高部位。纵切扫查后,将探头旋转 90°,沿血管走行做横切面扫查。颈内、颈外动脉区分要点:

(1)依据颈内、颈外动脉的走行特点,探测颈内动脉时探头应向外侧动,探查颈外动脉时探头要向内侧动。

(2)颈内动脉内径多大于颈外动脉,在颈部无分支;颈外动脉内径较细,颈部有甲状腺上动脉、舌动脉、面动脉等分支。

(3)通过颈内、颈外动脉不同的脉冲多普勒频谱特点区别颈内动脉和颈外动脉,颈内动脉为低阻血流频谱,颈外动脉为高阻血流频谱。

2.椎动脉检查方法　　患者体位同前,将探头纵向置于受检者胸锁乳突肌内侧气管旁,显示出颈总动脉图像后,探头稍向外侧动,即可显示出椎动脉颈段,沿其长轴向上移动,可见椎动脉颈 6～颈 2 颈椎椎骨段的节段性管状回声。因椎静脉与椎动脉伴行会出现 2 条平行的血管回声,一般表浅的是椎静脉,较深的为椎动脉;向心方向的双峰血流波为椎静脉,离心方向的低阻三峰频谱为椎动脉。

(二)检查内容

1.检查颈动脉、椎动脉管径是否匀称,有无变细、增宽、局部狭窄与膨大,血管是否弯曲、受压或扭结。

2.检查血管壁的厚度、回声,内膜面是否光滑,有无增厚或连续性中断。

3.检查血管搏动是否规律。

4.从颈动脉根部向上进行纵切与横切仔细寻找管腔内有无异常回声。颈动脉分叉处、颈内动脉起始段及椎动脉起始段是斑块的好发部位,对回声较弱的软斑可适当提高增益,或结合彩色多普勒血流显像协助判断。

5.椎动脉进入横突孔的位置正常还是变异;横突孔内段因脊柱遮挡不显示,呈节段显示;因左椎动脉起始点较低,并接近心脏,直接从左锁骨下动脉发出,夹角较小,左侧椎动脉及压力较右侧大,导致管腔增宽;右侧则由锁骨下动脉上的无名动脉分支,压力较小,管径多较左侧细。

6.检查颈动脉的外膜、中膜及内膜,内膜呈细线状中等回声,均匀一致,薄而平滑,与外膜平行,连续性好;外膜呈强回声线;中膜为线状弱回声。测量外膜与内膜表面的厚度,正常值小于或等于 0.9mm。

7.内径的测量

测量颈总动脉内径:在颈总动脉远端距分叉部 2.0cm 处测量,内径为 5.5～7.0mm。

测量颈内、颈外动脉内径:在距分叉膨大部以远 10～15mm 处测量,颈内 4.5～6mm,颈外 4.0～5.0mm。

测量椎动脉内径:在较平直的颈 3～5 段测量,左侧 3～4mm,右侧 2.7～3.5mm。

8.描述血管腔内斑块部位、形态、回声特点(强、高、低、弱回声和不均质回声)、其后有无声影、表面有无溃疡。测量斑块的大小、狭窄比值(血管本身的内径减去狭窄处内径,再除以血管本身的内径,乘以百分数)。

(三)脉冲多普勒检查

二维图像是脉冲多普勒检查的基础。脉冲多普勒具有距离选通功能,可探测某一深度的血流速度、方向等,用于血管检查可使采样容积精确定位于血管内,通过获取血流频谱确定血流,判断方向,鉴别血流类型,测定血流速度,定量计算各种血流指标,了解血流信息。

1.检查方法

(1)检查时,注意在二维图像清晰显示血管的基础上转换脉冲多普勒检测。将取样点置于管腔中,使声束与血流方向夹角平行,与血管在一个平面上,观察血流频谱的形态,同时辨别听觉信号是否正常,尔后停帧测定血流参数。

(2)检测均在血管长轴进行,选择血流平稳、不受生理因素影响的部位测量。

颈总动脉:距分叉部位 2cm 处。

颈内动脉:距起始段膨大部远端 1.0～1.5cm 处。

颈外动脉:距分叉处远端 1～1.5cm 处。

椎动脉:颈椎第 5～4 或 4～3 椎体间管腔内。

2.颈部动脉的频谱特征　颈动脉和椎动脉血流频谱均呈 3 峰。收缩期为离心方向层流,呈双峰,即 I 峰与 II 峰(也称 S_1 与 S_2),通常 I 峰大于 II 峰。舒张早期增速形成第 III 峰(也称 D 峰),在舒张期,基线上均有持续而低速的血流。

(1)颈内动脉:供应大脑前三分之二的血液,脑组织毛细血管丰富,血管床阻力小,血流频谱中低阻高流量型,收缩期频谱曲线上升不太迅速,双峰间切迹不太明显,舒张期下降延缓。

(2)颈外动脉:分支多,供应面部和头皮组织的血液,血管床阻力大,血流频谱呈高阻低流量型,收缩期频谱呈尖峰状,双峰间有明显切迹,与舒张期之间形成缺口,舒张期只有少量血流信号。

(3)颈总动脉:颈总动脉具有上述两者的特征,收缩期血流速度快,呈尖峰状,并有次峰,舒张早期下降后又上升形成第 III 峰,舒张期基线上均有持续而低速的血流;分叉处因内径突然增宽,血流方向发生改变,表现为涡流。

(4)椎动脉:供应大脑后三分之一的血流,频谱较之颈总动脉、颈内动脉及颈外动脉低小,频谱特征表现为收缩期上升支陡直,下降支略延缓,全舒张期血流均在基线上。

流速的影响因素很多,如心输出量、心搏力、血管壁弹性、管径粗细等,一般随年龄增长而减慢。阻力指数与搏动指数亦表现为随年龄增长而降低。

3.影响检查的技术因素

(1)操作方法:检查颈部大动脉均使用高分辨率高频线阵探头,探头既长又宽,因此掌握正确的操作方法很重要。

首先应熟悉仪器性能,将检查程序调整到最佳使用条件。在检查时,还应注意调整图像的亮度、局部增益及聚焦范围,使血管清晰显示,以操作者能在图像上清楚观察到血管壁的内膜、中膜及外膜为标准。

另外,应熟练掌握手法,探头沿血管的走行作纵、横两种断面扫查。手法应轻盈灵巧,否则,如用力不当,会加重管腔狭窄,出现血流速度增快或减慢的现象,尽量避免人为误差。

(2)取样部位:获取正确的脉冲多普勒频谱曲线与准确的取样部位有着密切的关系。颈部动脉在确定多普勒取样时,均应选择较为平直的管腔、不受生理因素影响的部位,使记录的血流频谱能客观地反映血流生理状态。如果把颈总动脉的取样部位选择在分叉处,因该处为膨大部位,血流从小直径的管道流向大直径管腔,流体有惯性,它不可能按照管道的形状突然扩大,而是离开小管后逐渐扩大,因此,在管壁拐角与流束之间形成漩涡,那么在该处测得的血流必然是涡流或湍流,而不能代表颈总动脉正常血流状态。

另外,在取样部位获取血流频谱时,应同时显示血管二维解剖结构图,注意做到在二维实时状态下取样。否则,因呼吸、体位、脉动等因素的影响,取样容积易移至血管周边或中轴上,这样既记录不到正确的频谱曲线,也不能客观地了解血流生理状态。

(3)取样容积:经过距离选通后所获得的取样区域称为取样容积。取样容积是一个泪珠样的小体积,其长度取决于取样脉冲持续时间,其宽度取决于取样深度处的声束直径。

在对血流取样时,取样容积内包含了速度各不相同的许许多多细胞,因而取样信号是一个由不同频率组成的复杂信号。血管内部的血流速度有一个较大的分布范围,位于轴心的液层速度快,称轴流;靠近管壁的液层流速减慢,称边流。由于血液是黏性液体,管腔同一横面上的各点流速不同,轴流速度大于边流速度,因此,要反映血管在一截面上的平均血流速度,必须将取样容积的长度调节到刚好覆盖管径,这样取样获得的血流频谱信号就代表了血管内的平均血流速度。当然,也客观地反映了血流生理状态。

为获取代表颈部动脉的血流速度,在使用脉冲多普勒检查时,应依据血管的宽度灵活调整取样容积。椎动脉一般采用 1.5～3.0mm 的取样容积,颈总动脉、颈内动脉及颈外动脉采用 2～5mm 的取样容积,这样的取样容积所获得的血流速度可代表血管瞬间的平均血流速度。

(4)取样角度:在脉冲多普勒技术血流定量测定中,影响其准确性最重要的因素是角度测量。在血流参数检测中,不同作者用相同方法测定,但结果往往相差甚远,其主要原因可能就是角度测量不准。实验研究表明,如果 θ 角能够准确测出,则血流参数就可以准确获得。角度增大时,频谱的幅度被压缩,如频谱压缩不严重,对诊断不会有影响,如频谱压缩严重,影响对血流的分析判断,可能产生假阳性的诊断结果。

颈部动脉血流参数的检测要求沿长轴的纵切图像,此时血流方向在图像平面上,并与血管中心轴平行。为了提高准确度,图像选取的原则是使多普勒 θ 角度尽可能小,使多普勒频谱幅度尽可能大,如果能使角度控制在 20° 以内,则由角度造成的速度误差大约为 6%,这个误差是可以允许的,如果太大就没有临床意义。本书所提供的正常值数据均采用 45°～60°,角度控制在 15° 以内,所测得的血流参数误差均小于6%,因此,具有极高的可信性。

另外,在对每一条血管做多普勒检查时,依据血管走行调好角度后,不要随意改动。原则上使血流与声束的 θ 角平行,以 45°～60° 为最佳选择。

(四)彩色多普勒超声检查

彩色多普勒超声是实时二维血流成像技术,其彩色血流图像显示在 B 型图像上,所以二维多普勒血流取样必须与 B 型图像的信息重合。为满足这一点,用同一个高速相控阵扫描探头进行平面扫查,以实现解剖结构与血流状态 2 种显像。彩色多普勒发射过程与普通 B 型超声相似,但接收时则有所不同,提取的信号被分两路:一路经放大处理后按回声强弱形成二维黑白解剖图像;另一路对扫描线全程作多点取样,进行多普勒频移检测,信号经自相关技术处理,并用彩色编码用红、蓝、绿三色显示血流频移信号。朝向探头的正向血流以红色代表,背离探头的负向血流以蓝色代表,湍流方向复杂多变、以绿色为代表。操作者可以根据自己所喜爱的颜色及习惯进行调节。血流速度愈快彩色愈鲜亮,速度缓慢彩色较暗淡,故由彩色的类型、亮度即可了解血流状况。

彩色多普勒血流显像对于血管内血流的显像是直观的,对于辨别血流的湍动、了解流速在血管内的分布较脉冲多普勒更好。但是,对血流的定量测量不能获得确切数值,因此不具备定量功能,需与脉冲多普勒配合使用,两者彼此补充,方能取得良好效果。

1.检查方法　首先将血管二维图像显示清楚,清晰显示管腔及管壁结构,增益不要太强。然后启动彩色显示装置,减少声束与血流方向间的夹角,使彩色血流充盈于管腔内。朝向探头的为红色,背离探头为蓝色,观察血流彩色的变化及有无缺损部位,辨别缺损部位是血栓还是斑块,确定其病变性质。

另外,血流速度过快,频移过高,超过发射脉冲重复频率的阈限时可出现混叠现象,显示错乱,这时可通过使用彩色零线移动调节或通过改变速度范围的方法清除这种现象。反之,血流速度过慢,频移过低,发射脉冲重复频率的阈限定得过高,血管内可无彩色血流显示。

2.正常彩色血流显像　血管壁与血流界限分明,颈总动脉、颈内动脉及椎动脉在收缩期显示管腔中央为色彩明亮的高速血流,靠近两侧管壁为色彩暗深的低速血流;舒张期中央高速血流柱变窄,色彩转浅淡,两侧壁低速血流增宽。所以,在整个心动周期,上述动脉的彩色多普勒检查显示为略带起伏、稍有变化的彩色血流。

颈外动脉在舒张期血流很少,因此,它的彩色多普勒特点是忽隐忽现的彩色血流,表现为收缩期充盈,舒张期消失。

在颈总动脉分叉处及颈内动脉起始段膨大部位血流紊乱,甚至出现涡流,显示为紊乱的彩色血流。这种紊乱血流的程度取决于颈动脉窦的大小、颈内动脉与颈外动脉的夹角。

3.彩色多普勒超声检查的临床价值　彩色多普勒超声检查颈部动脉为无损伤检查方法,不但可观察血管形态方面的变化(如狭窄、硬化斑等),而且还可以对血流作定量测定,特别对脑供血不全的诊断为其他方法不可比拟,被誉为"非创伤性血管造影"。总之,对颅内外血管病变的诊断、估计预后、判断疗效方面有非常重要的临床意义。

(1)二维超声

①确定血管的解剖结构和形态。

②确定病变发生的部位及其范围。

③计算局部管径或面积的狭窄百分比。

④确定病变的结构构成。

⑤追踪观察病变的发展和消退。

⑥准确引导脉冲多普勒或彩色多普勒确定取样部位。

(2)脉冲多普勒

①通过频谱评估血管有无机能障碍。

②通过多普勒声频传号评估血管内血流动力学状态。

③血流指标定量测定。

④判断血流方向,鉴别血流类型。

⑤通过血流指标的变化判断颅内远端动脉的病变。

⑥有助于血栓及脂肪软斑的诊断。

(3)彩色多普勒

①非创伤性血管造影,提供截面血管造影。

②探查血流状态。

③鉴别血流性质。

④判断血流方向及类型。

⑤通过颜色亮度对血流速度作宏观了解。

二维超声、脉冲多普勒和彩色多普勒在对颈部血管手术效果的评估、预防保健、流行病学研究等方面具有一定价值。

4.彩色多普勒超声的临床适应证

(1)血管狭窄、闭塞、痉挛。

(2)脑血管畸形。

(3)脑动脉早期硬化。

(4)短暂性脑缺血发作。

(5)脑供血不全。

(6)椎基底动脉供血不足。

(7)高血压。

(8)脑梗死。

(9)高脂血症。

(10)冠心病。

(11)糖尿病。

(12)大动脉炎。

(13)颈动脉瘤、颈动脉体瘤。

(14)颅内动脉瘤、动静脉瘘。

(15)锁骨下动脉盗血综合征。

(16)鉴别耳性眩晕或供血不足造成的眩晕。

(17)颅内压增高。

(18)证实脑死亡。

(19)手术前后评价。

三、颈动脉粥样硬化

（一）病因病理

动脉粥样硬化是一非炎症变性疾病,能影响到全身任何动脉,是最常见的血管疾患,脂质代谢紊乱和动脉壁功能障碍是引起本病及形成粥样斑块的重要因素。引起动脉粥样硬化的因素包括遗传、持续高血压、饮食中脂肪的含量、内分泌功能失调、糖尿病、吸烟,以及持续的情绪紧张及缺乏运动。早期表现为内膜下结缔组织疏松变性,继则为胆固醇及钙盐的沉积,形成纤维斑块,致管腔狭窄,最后内膜破裂形成溃疡。由于病变处管壁薄弱可破裂出血,亦可因管腔狭窄和粥样斑块脱落引起脑缺血和脑梗死。粥样硬化斑块的好发部位以颈动脉分叉处最多,其次为颈内动脉起始段及颈总动脉其他部位,颈外动脉及椎动脉少见。斑块可呈单发性,也可呈多发性。

（二）临床表现

颈动脉粥样硬化是脑实质缺血性病变的主要原因之一,当粥样硬化斑块致血管腔狭窄大于60%时,临床上出现症状。脑缺血期可引起眩晕、头痛及昏厥等症状,脑梗死时可引起脑血管意外,有意识突然丧失、瘫痪、失语等症状。脑萎缩时可引起动脉硬化性痴呆,有精神变态、行动失常、智力及记忆力减退以至性格完全改变等症状。有些也可无任何症状。所以,很多老年人因缺乏对颈动脉的检查而被延误诊断。

（三）声像图特点

1.动脉管壁　正常三层结构消失或破坏,管壁增厚,内膜面粗糙不平,不规则增厚,一般呈细点状或线状弱回声,少数为中等回声,内壁厚度大于1.0mm,这是由于少量脂肪沉积于内膜形成的。

2.软斑　斑块呈中强或弱回声,由内膜向管腔内凸出,形态规则或不规则,有的可呈扁平样或偏心半圆型,内部结构均匀或不均匀;不均匀软斑其形态多不规则,易被血流冲击,形成脱落栓子,是造成栓塞的一个危险因素。

3.硬斑　多发生在颈总动脉近分叉处,其次为颈内动脉起始段。斑块轮廓清晰,呈强回声或中等强度回声,形态可呈块状或点状,大小不一,有的不规则,其后方伴声影。钙化性较强的斑块其后方伴明显声影,因声影的遮盖,不能显示整个斑块轮廓,仅可见局部一扁平状强回声。

4.混合斑　由不均质的软、硬斑混合组成,呈强回声、中等回声、低回声、无回声等混合存在,形态极不规则,范围较大。混合斑常常造成局部管腔高度狭窄或堵塞。

5.血栓形成　血栓的回声水平取决于血栓的发生时间。急性血栓呈现很低的回声,甚至二维图像难以发现,需借助彩色血流显像加以证实。随着血栓时间的延长,血栓回声水平逐渐增强。

6.脉冲多普勒声像图　颈动脉微小的粥样硬化病灶一般不会引起血流动力学的改变;当血管增厚、管腔狭窄不明显或轻度狭窄时,血流速度正常或稍加快,此时血流频谱亦无明显改变。只有当斑块致血管狭窄大于50%时,狭窄段出现湍流频谱,血流速度明显增加,表明峰值血流速度与舒张末期血流速度加快。颈动脉极度狭窄时,出现低速血流频谱,血流速度显著降低。如血管远端狭窄,其近端舒张期血流速度可降低,阻力指数和搏动指数均可增高。

7.彩色多普勒血流显像　彩色血流显像显示硬斑块的界限更为分明,对斑块游离表面观察更为清晰,尤其对位于血管前壁的斑块,通过彩色显示,可迅速与某些伪像相鉴别;软斑有时因回声太低,在二维声像图上有时难以辨认,在彩色多普勒显像中软斑区表现为局部彩色血流缺损。当管腔有较明显狭窄时,局部可出现五彩缤纷的湍流色彩,颈内动脉完全堵塞时则无血流信号。

（四）狭窄程度的判断

1.颈内动脉狭窄分级的多普勒频谱诊断标准

(1)内径减少0%～50%(无血流动力学意义狭窄):收缩期峰值流速小于120cm/s,频窗存在。

(2)内径减少51%～70%(中度狭窄):收缩期峰值流速大于120cm/s,舒张末期流速小于40cm/s,频窗消失,颈内动脉收缩期峰速与颈总动脉之比小于2。

(3)内径减少71%～90%(严重狭窄):收缩期峰值流速大于170cm/s,舒张末期流速大于40m/s,频窗消失,颈内动脉收缩期峰速与颈总动脉之比大于2。

(4)内径减少91%～99%(极严重狭窄):收缩期峰值流速大于200cm/s,舒张末期流速大于100cm/s,频窗消失,颈内动脉收缩期峰速与颈总动脉之比大于4。

(5)内径减少100%(闭塞):闭塞段可见血栓回声,管腔内无血流信号,同侧颈总动脉舒张期无血流信号,甚至出现反向血流。

2.颈总动脉狭窄程度的判断　由于颈总动脉表浅,显示清晰,可较好地在二维超声或彩色血流显像下测量管腔内径或面积,一般情况下可采用形态学指标判断颈总动脉的狭窄程度。颈总动脉狭窄严重时,可引起同侧颈外动脉血流部分或全部逆流入颈内动脉,从而引起颈总动脉的压力阶梯下降,狭窄处流速与狭窄程度不呈正比。

3.颈外动脉狭窄程度的判断　颈外动脉狭窄多位于起始部,其发病率较颈内动脉狭窄低,对人体的影响也小。有报道大于或等于50%的颈外动脉狭窄的诊断标准为狭窄处峰值流速大于或等于150cm/s,其与颈总动脉峰值流速之比大于或等于2。

(五)鉴别诊断

1.颈内动脉与颈外动脉闭塞性疾病的鉴别　正常情况下,颈内与颈外比较好鉴别,当有病变时,特别是其中一条血管闭塞、先天发育异常或外科手术后,均可给两者的辨别带来困难。除正常声像的鉴别外,还应注意以下几个方面:

(1)颈外动脉起始段分支较多,一般病变较轻;颈内动脉颅外段一般无分支,一旦发生病变,随着病程延长,可使颈内动脉颅外段全程闭塞。

(2)颈外动脉狭窄频谱显示阻力高,颈内动脉狭窄频谱显示阻力相对较低。

(3)当颈总动脉闭塞或重度狭窄时,可引起同侧颈外动脉血液逆流入颈内动脉,不会引起颈内动脉血液逆流入颈外动脉。

(4)颈总动脉的血液频谱改变不同。因为2/3的颈总动脉血流量供给颈内动脉,当颈内动脉存在较严重的狭窄或闭塞时,同侧颈总动脉血流呈现颈外动脉化血流,表现为高阻力甚至出现反向波,当颈外动脉存在闭塞性病变时则同侧颈总动脉血流并无此改变。

(5)如果远端动脉或其分支动脉呈现狭窄下游的频谱改变,则提示其相应的颈内动脉或颈外动脉存在狭窄或闭塞。

2.颈动脉狭窄与非颈动脉狭窄所致血液流速加快的鉴别　颈总动脉远端狭窄所致射流可引起同侧颈内动脉、颈外动脉血液紊乱,流速明显加快,给是否合并颈内动脉与颈外动脉狭窄以及狭窄程度的判断造成困难。此时,不应过多地依赖多普勒频谱,应结合二维图像和彩色血流显像进行判断。另外,一侧颈内动脉重度狭窄或闭塞不仅引起同侧颈外动脉流速加快,还可引起对侧颈动脉流速代偿性加快。

(六)临床意义

彩色多普勒超声可以清晰地显示颈部血管壁和管腔内结构、血流状态,检出动脉粥样硬化斑块和血栓并做鉴别诊断;较准确地判断血管腔狭窄范围及程度,并能对动脉闭塞的原因做鉴别诊断;亦可对颈动脉内膜剥离术后进行追踪随访。

四、颈动脉瘤

(一)病因病理

颈动脉瘤大多数为动脉硬化与创伤所致,也可由感染、梅毒、纤维肌性增生、马方综合征、血管中层囊样变性坏死等引起。颈动脉造影或内膜剥脱术后也可引起,但以动脉硬化为最多见。颈动脉瘤多发生于成人,儿童较少见,先天性极为罕见。一般为单发,一侧血管局部囊性病变,腔内可有血栓形成,如脱落栓子循环至颅内,可引起脑梗死。

(二)临床表现

患者常因颈部肿块而就诊。肿块位于颈前三角区,有明显的搏动,常可闻及收缩期杂音,压迫动脉瘤近端时,肿块搏动与杂音可减小或消失。动脉瘤继续增大时,可引起疼痛和压迫症状,压迫气管、食道及喉返神经,出现呼吸和吞咽困难或声音嘶哑,少数病人有头痛、头昏、耳鸣等症状。

（三）声像图特点

1.病变血管处呈局限性扩张或膨大　小者呈梭形，大者呈囊球形或多段扩张；管壁变薄，边缘尚清晰，两端壁与正常颈动脉壁相连续；管腔内膜粗糙。瘤内如有血栓形成则可见贴近管壁处有低或中等回声区，中心为无回声液腔，实时显像可见有收缩期搏动。

2.脉冲多普勒特点　瘤体内显示为涡流频谱，表现为高阻力、低流速特征，血流声频信号低弱。

3.彩色多普勒血流显像特点　显示瘤体内血流束与颈动脉相连续，血流进入瘤体内呈云雾状飘动，横切时可见血流在瘤内旋转显示红蓝相间双向漩涡状，部分呈多彩血流；如有血栓形成，血流束小于瘤径。

（四）鉴别诊断

1.颈动脉体瘤　位于颈动脉分叉处，颈动脉及分支明显增粗，常被肿瘤包绕，可见血管伸入肿块内部，为实性肿物。

2.颈神经鞘瘤　位于颈总动脉分叉处的后方，常将颈内、外动脉推向前外侧移位，血管本身不扩张，不进入肿块之内，内部回声以实性为主。

3.颈动脉扭结　是颈动脉血管硬化晚期时产生延长和弯曲的结果，少数属于先天性改变。二维图像可见颈动脉迂曲扭结，多发生于近心端。彩色血流显像可见因血管绕行方向变化而显示的不同方向彩色血流。

五、颈动脉体瘤

（一）病因病理

颈动脉体位于颈总动脉分叉后方的动脉外鞘内，为一小卵圆形或不规则扁平形的红褐色组织，体积 $6mm \times 3mm \times 4mm$，属化学感受器。颈动脉体的血液供给来自颈外动脉。颈动脉体瘤的发生原因不明，经动物实验证明，慢性缺氧将导致颈动脉体肥大。颈动脉体瘤不常见，它来自副神经节组织的非嗜铬神经节瘤，多数为良性，一般为单侧，约5％为双侧，双侧者常先后发生。少数病例有家族史。

（二）临床表现

颈动脉体瘤一般生长缓慢，可长达数年或数十年，有个别生长较快。各种年龄均可发生，平均年龄25岁左右，无性别差异。颈动脉体瘤为颈部无痛性肿块，典型的颈动脉体瘤位于下颌角下方、胸锁乳突肌内侧缘深部，恰好在颈总动脉分叉处。肿瘤呈球形，多数质地呈中等硬度，表面光滑，触之为囊性呈海绵感。早期肿块可向两侧移动而不能上下移动，由于血运丰富，可扪及搏动，压迫肿瘤可变小。颈动脉体听诊可闻及杂音。颈动脉体瘤一般从颈总动脉分叉处向上生长，不向锁骨区生长，5％～15％的病例瘤体向咽喉部膨出，引起吞咽困难和声音嘶哑。当肿瘤增大压迫邻近器官和第Ⅸ至第Ⅻ对脑神经时，可引起头痛、颈痛、耳痛、吞咽困难、声音嘶哑、舌肌萎缩、霍纳氏综合征等。少数病例合并有颈动脉窦综合征，系由于心脏功能受抑制，患者可突然发生心跳缓慢，血压下降，导致脑缺血、缺氧而出现昏厥症状。

（三）声像图特点

1.二维超声图像特点　颈动脉体瘤多为实质性低回声包块、有完整的包膜，瘤体直径一般不超过2～3cm，个别可达20cm。根据其形态分为2种：

（1）局限型：肿瘤位于颈总动脉分叉处外膜内，与外膜紧密相连，向上生长居颈外和颈内动脉之间，并使两者分开，间距加大。

（2）包裹型：肿瘤围绕颈总、颈内、颈外动脉生长，可侵犯血管壁的外膜，甚至侵犯中层及内膜。

2.脉冲多普勒特点　肿瘤内可探及较丰富的动、静脉频谱。为协助临床选择治疗方案，可进行颈动脉压迫实验,于压迫前后分别检测两侧颈动脉血流速度。如压迫后患侧血流完全阻断,近心端无血流信号,而近颅段有逆向血流,健侧血流速度增加,表明侧支循环已建立。此法可为临床提供血流定量指标。

3.彩色多普勒血流显像　可清晰地显示颈动脉与肿瘤的关系,颈总动脉向外前移位,或颈内、颈外动脉分叉角度扩大;颈动脉由于受压,管腔内彩色血流束变细,严重者可伴多彩血流,少数病例颈动脉闭塞,则无血流显示。肿瘤的血供主要来自颈外动脉和颈总动脉,瘤体内血管丰富,可见较多不同方向的彩色血流束穿行其中。

(四)鉴别诊断

1.与颈交感神经鞘瘤、颈神经鞘瘤、颈神经纤维瘤的鉴别　二维图像显示为实性占位性病变,边缘清晰光滑,位于颈总动脉分叉的后方,将颈内、颈外动脉推向前方,与颈动脉分叉处无依附关系,彩色多普勒可见颈总动脉分叉的血流束行进于肿瘤前方表浅处。血管不进入肿块内部。

2.与颈动脉瘤的鉴别　颈动脉呈局限性扩张或膨大,可见动脉旁有一囊实性肿物,可见收缩期搏动,腔内可有血栓回声,彩色多普勒显像瘤体内为多彩血流。

3.与腮裂囊肿、腮腺肿瘤的鉴别　腮裂囊肿为一无回声囊性肿物,腮腺囊肿位于耳下的腮腺内,位于颈总动脉分叉上方,与颈动脉无密切关系。

六、椎基底动脉供血不足

(一)病因病理

椎基底动脉供血不足是一种常见的缺血性脑血管疾病,好发于椎动脉起始部。此病为一临床症候群,发病原因为多种因素,一般有血管位置与形态的变异、椎动脉粥样硬化、颈椎病、两侧椎动脉管径极度不对称、血流量减低、锁骨下动脉盗血综合征等。

(二)临床表现

椎基底动脉供血不足多发生于中老年人,患有颈椎病和血管病变者有80%的人在50～70岁之间出现症状,男女病人之比为3:2。可有眩晕、头痛、视力障碍及意识障碍等症状。

(三)检查方法

长期以来,由于缺乏对椎基底动脉供血情况的检测手段和方法,对其定性、定位及定量的诊断存在一定困难。经颅多普勒为颅内段椎动脉和基底动脉提供了一种安全有效的检查方法。它具有深度聚焦延伸、低脉冲、高发射频率的多普勒动态血流分析诊断系统,但对血管腔图像缺乏直观性。高频率、多功能彩色超声诊断仪对颅外段椎动脉提供了一种无创、方便、直观、定量的检测手段,为临床诊断椎基底动脉供血不足提供了有价值的依据。

(四)声像图特点

1.二维超声　椎动脉管壁增厚,内膜毛糙,管径狭窄以一侧狭窄多见,管径可小于2.0mm,严重狭窄者不足1.5mm。如有斑块形成可致局部管腔狭窄,对侧椎动脉可呈现代偿性改变,表现为内径增宽、流速加快和血流量增加。

2.脉冲多普勒特点

(1)血流参数的改变:椎动脉出现收缩期及(或)舒张期血流速度减低为主要特点,表现为以下几种情况:

①双侧椎动脉均为低速度血流(较少见)。

②一侧椎动脉流速减低,而另一侧椎动脉流速正常(比较常见)。

③一侧椎动脉流速减低,而另一侧流速为代偿性增高。

④有时可出现椎动脉流速增高(可一侧增高,对侧正常或双侧均增高),椎动脉痉挛。

⑤部分可伴有搏动指数增高和阻力指数增高。

(2)血流频谱形态改变

①椎动脉出现低流速血流频谱,表现为收缩期峰值及舒张期波幅均明显降低,舒张期可出现部分断流,甚至完全断流。严重者仅见随心动周期有规律出现的低小单峰异常频谱,表示椎动脉已无有效供血。

②椎动脉硬化引起供血不足,血流频谱收缩期 $S_1 < S_2$ 峰,或双峰融合,波峰圆钝呈拱形。

③频谱宽度增加,出现流速增高的湍流频谱。

④椎动脉管腔内探测不到血流频谱则说明完全阻塞。

⑤椎动脉如为逆向血流频谱则提示为锁骨下动脉盗血。

3.彩色多普勒血流显像　由于椎动脉管腔狭窄,流速减低,彩色血流信号减少,血流束变细,椎动脉明显弯曲可见弯曲部位为多彩血流;如彩色血流色彩倒错(应为红色而其为蓝色),则可判定为锁骨下动脉盗血。完全无彩色血流显示,应考虑为椎动脉闭塞。

因为正常椎动脉的流速明显低于颈总、颈内动脉,所以应用彩色多普勒血流显像技术时注意适当降低速度范围,有利于椎动脉彩色血流的显示。如椎动脉未显示血流时,应将彩色多普勒与脉冲多普勒技术结合起来综合判断。亦可嘱患者头部正位休息 5min 左右再次检测,或者进行转颈试验而进一步验证,不应轻易诊断椎动脉闭塞。

(五)鉴别诊断

1.椎动脉狭窄与椎动脉不对称的鉴别　双侧椎动脉的粗细不对称很常见,大约 80% 可见左侧椎动脉内径大于右侧椎动脉。一般椎动脉的粗细差异无临床意义,但是当一侧椎动脉很细小(内径小于 2mm),可引起椎-基底动脉供血不足。一侧椎动脉发育不全表现为管腔普遍性细小,但血流充盈满意,频谱形态正常,对侧椎动脉可增宽。椎动脉狭窄表现为某段管腔血流束变细,流速突然加快。

2.椎动脉完全闭塞与椎动脉缺如的鉴别　前者二维超声心动图仍可见椎动脉管壁,而后者在椎静脉后方,不能发现椎动脉样结构。有时两者难以鉴别。

3.椎动脉起始部狭窄与锁骨下动脉狭窄的鉴别　对于单独的椎动脉起始部狭窄与锁骨下动脉开口后狭窄,仅依据在椎动脉远端或上肢动脉分别探及狭窄下游的血流频谱,两者比较容易鉴别。而对于锁骨下动脉和椎动脉开口前的狭窄,同侧远端椎动脉和上肢动脉同时呈现狭窄下游的频谱改变。

4.锁骨下动脉、颈动脉和对侧椎动脉闭塞性疾病与椎动脉狭窄的鉴别　前者可引起椎动脉流速代偿性升高,整条椎动脉流速均升高,而后者为椎动脉狭窄处流速突然加快,且其远端呈狭窄后的紊乱血流。

5.椎动脉流速降低与椎动脉狭窄下游血流的鉴别　远端椎动脉或基底动脉闭塞可引起近端椎动脉流速减低,多普勒频谱收缩期上升陡直,而椎动脉狭窄下游的频谱表现为收缩期上升倾斜,两者可以鉴别。另外,在严重心功能不全也可导致椎动脉流速减低,甚至呈类似狭窄下游的频谱改变,但这种波型改变一般都是双侧的,而椎动脉狭窄引起的狭窄下游的频谱改变一般为单侧。

(六)临床意义

彩色多普勒对颈部椎动脉检测成功率很高,虽肥胖、颈椎横突、锁骨的遮盖及椎动脉走行弯曲等因素可影响某段椎动脉的清晰显示,但对椎动脉性疾病的诊断影响较小。

由于双侧椎动脉汇合成基底动脉,因此,当椎动脉有闭塞性病变时,侧支循环可以建立。彩色多普勒超声不仅可以诊断椎动脉狭窄或闭塞,还可以了解其侧支循环情况,同时评价颈动脉情况,为临床治疗方案的选择提供重要依据。

七、锁骨下动脉盗血综合征

(一)病因病理

锁骨下动脉盗血综合征通常是由于动脉粥样硬化或大动脉炎,使锁骨下动脉近心端狭窄或闭塞所致,其中绝大多数锁骨下动脉阻塞的原因是动脉硬化。由于锁骨下动脉近端闭塞,闭塞远侧的压力下降,健侧椎动脉上行的血流进入脑底动脉后向下流向患侧椎动脉供应侧支循环,到达锁骨下动脉及其次级的动脉系统时发生血液逆流现象,从脑底动脉窃取血流,损害了脑干的血液运输。

(二)临床表现

多见于左侧。多数患者可能没有症状,但当并发有其他动脉病变时,就可产生脑部或上肢缺血症状。上肢供血不足表现为患侧上肢麻木、乏力、沉重或冷感。桡动脉搏动减弱或消失,血压比健侧低 $2.67\sim4.00kPa(20\sim30mmHg)$。可在锁骨上窝听到血管杂音。椎基底动脉供血不足患者患侧上肢用力时出现头晕或眩晕、恶心、呕吐、视物模糊、共济失调等症状,少数病人可发生意识障碍及摔倒。颈动脉系统缺血可出现发作性轻偏瘫、半身感觉障碍,亦可出现一过性失语症。

(三)彩色多普勒特点

患侧椎动脉在收缩期及舒张期全程呈逆向血流频谱,形态呈单峰低小频谱;健侧椎动脉均为正向血流频谱,形态高,呈湍流频谱。

彩色血流显像表现为椎动脉血流颜色与椎静脉或颈内静脉血流颜色一致,而与颈动脉血流颜色不一致。

二维声像图显示一侧锁骨下动脉或无名动脉狭窄或闭塞。

八、粥样硬化性脑梗死

(一)病因病理

脑动脉粥样硬化是脑梗死的原因,是中老年人最常见的疾病之一。颈动脉粥样斑块和内膜溃疡是脑梗死的潜在病因,颈动脉内膜溃疡表面与血小板黏附,导致纤维素血小板物质沉积,这些物质脱落后引起远端动脉的栓塞,从而引起脑梗死。

(二)临床表现

脑梗死在脑血管病中发展最快,起病急骤,常无任何症状突然起病,多数症状迅速达顶峰。一部分患者在起病时出现栓塞病灶侧头痛,多数表现为颈动脉系统特别是大脑中动脉闭塞症状,如突起的偏瘫、失语、偏盲、局限性癫痫发作或偏身感觉障碍等局部脑症状。病人多有不同程度的运动、言语、智能障碍等后遗症,约有 20% 的脑梗死病人可能复发。

(三)彩色多普勒特点

1.二维图像特点　多数患者有多发或单发斑块,形态多不规则,大小不一,回声强弱不等,以软斑及混合斑多见。其中一侧血管可发生完全阻塞,血管内充满弱回声,颈总动脉内壁以粗糙为主,厚度 $1.0\sim1.3mm$。

2.脉冲多普勒特点　舒张期血流速度明显减低,健侧亦减低,最大峰值血流速度减慢,血管阻力增高,表现为阻力指数增高。

九、大动脉炎

（一）病因病理

多认为大动脉炎属于自身免疫性疾病，且大多与结缔组织疾病及某些感染（结核、链球菌、梅毒、病毒等）有关。大动脉炎主要累及主动脉的大、中分支，最常累及的是主动脉弓及头臂动脉、颈总动脉和锁骨下动脉，但不侵犯上述血管的颅内段。血管损害的特点是斑块状内膜增厚，纵行的瘢痕形致血管节段性改变，常有血栓形成及血管再通。显微镜下见动脉壁三层均有慢性炎症，炎症常致动脉壁变薄形成动脉瘤或致管腔进行性狭窄，最终引起动脉阻塞与远端组织的梗塞，甚至脑梗死。

（二）临床表现

起病大多缓慢，病程1个月至30余年。早期有低热、关节痛、肌痛、食欲和体重下降等大动脉炎活动期的表现，持续数周或数月后渐出现大动脉及其分支管腔狭窄或闭塞的表现。临床上根据血管受累部位分为3种类型：

Ⅰ型：主要累及主动脉及其分支，即头臂动脉型。病变主要位于主动脉弓及头臂动脉、颈总动脉和锁骨下动脉，是最常见的一型，有脑和上肢供血不足的症状与体征。50%左右的患者在颈部或锁骨上下区有血管杂音。如锁骨下动脉受累，轻者患肢无力、麻木、发冷、沉重感、活动后间歇性疼痛。患肢动脉搏动减弱或消失，上肢血压降低或测不出，下肢血压正常或增高。锁骨下动脉盗血时加重脑缺血，甚至出现脑梗死。如颈总动脉受累，常见短暂性黑矇晕厥、失明、偏瘫、失语或昏迷。病人因视网膜及脑动脉供血不足而常采用头低位姿势以增加脑血流量和改善视力。

Ⅱ型：主要累及胸腹主动脉。

Ⅲ型：是以上两型之混合型。

（三）彩色多普勒特点

颈动脉近端及中段管壁正常结构消失，外膜与周围组织分界不清，内膜呈节段性不规则增厚，厚度不一，一般为1.4～3.0mm；呈弱回声及中等回声，有的可呈斑片状增厚，管腔节段性狭窄或闭塞；可继发血栓，血栓的回声常常较管壁的回声低；颈总动脉近端有的内壁变薄，管腔呈瘤样扩张。锁骨下动脉或肱动脉以狭窄为主，极少发生局部管腔扩张的改变。

血管狭窄时腔内彩色血流在收缩期高速射流呈湍流，闭塞时无血流通过；颈总动脉起始段如瘤样扩张可显示紊乱血流；狭窄段收缩期血流速度明显增高，阻力指数高，可出现锁骨下动脉盗血。

（四）临床意义

彩色多普勒可较好地诊断本病，并能与常见的动脉粥样硬化相鉴别。二维超声可以观察受累动脉壁的结构改变、有无继发血栓和合并动脉瘤、病变部位血流动力学改变等情况，对狭窄部位、范围和程度的判断较为准确。但是，对于左颈总动脉起始部、左锁骨下动脉起始部、胸主动脉及肾动脉等，由于受骨骼遮盖、肥胖及气体等因素影响则显示不满意，难以清晰显示受累动脉的管壁结构，有可能将这些部位的轻度狭窄遗漏。

虽然血管造影不能显示管壁的结构和了解血流动力学的变化，由于可以清晰显示受累的部位、程度和范围，仍认为是诊断多发性大动脉炎的重要检查方法，也是选择手术治疗的重要依据。

（徐 进）

第二节　下肢动脉疾病超声评价

一、概述

　　下肢动脉疾病的症状可以只是运动时轻度的肌肉痛(跛行),也可以是重度缺血以致于可能需要截肢。据估计,下肢动脉疾病发病率为 3%~10%,70 岁以上人群甚至增加到 15%~20%。这类疾病主要影响 50 岁以上的人群。从 20 世纪 80 年代开始,由于彩色多普勒的应用,多普勒超声已成为评价下肢动脉的一种实用方法。许多有关多普勒超声和血管造影的比较研究显示,多普勒超声与血管造影的结果有可比性。在过去的 10 年间,超声扫查技术并无太大改变,但多普勒超声一直在病人治疗方法的选择方面起着核心作用,临床医生可以根据多普勒超声结果制定相关治疗计划,而不必进行诊断性血管造影,因为后者与所有有创性检查一样,有发生一定并发症的风险。

二、下肢动脉系统的解剖

　　腹主动脉位于腹部正中稍偏左侧,在脐部平第 4 腰椎水平分叉。腹主动脉分叉形成左右髂总动脉(CIA)。髂总动脉长度存在变异(3.5~12cm),有时很短,其分叉处距离腹主动脉很近。髂总动脉分为髂外动脉和髂内动脉,均位于骨盆深方。髂内动脉供应盆腔壁和盆腔内脏器。髂外动脉常位于髂静脉浅方,其长度存在变异(6~12cm)。髂外动脉在腹股沟韧带水平移行为股总动脉(CFA)前发出旋髂深动脉和腹壁下动脉。腹主动脉和髂动脉位于腹膜后,常因肠气的干扰导致超声显示困难。超声常能显示股总动脉的一条分支腹壁浅动脉。

　　股总动脉在腹股沟区分为股深动脉和股浅动脉。股深动脉常走行在股浅动脉的后外侧,供应大腿组织和肌肉。当股浅动脉闭塞时,股深动脉成为下肢的重要侧支循环通路。股深动脉于起点附近便发出旋股内侧动脉和旋股外侧动脉。股浅动脉走行在大腿内侧,在膝关节上方收肌管水平移行为腘动脉。股浅动脉发出的大分支很少,但膝降动脉可以成为下肢的重要侧支循环通路。腘动脉走行在膝后或腘窝内,在膝以下分叉为胫前动脉和胫腓干。腘动脉在膝部周围发出许多分支供应膝关节、腓肠肌和比目鱼肌。胫前动脉近端向前外方穿过骨间膜后走行在小腿前外侧。然后下行延续为足背动脉。胫腓干长短不一,向下分叉为胫后动脉和腓动脉。胫后动脉走行于小腿内侧,远段走行于内踝后方。腓动脉位置较胫后动脉深,沿着腓骨走行,至外踝上方浅出,分为外踝支、跟骨支和穿支。需要注意的是,当胫动脉存在疾病时,腓动脉常是备用动脉。因而,在拟行远端动脉旁路术时,对腓动脉的识别是有意义的。

　　足前部的血供主要由足背动脉、足底内侧和足底外侧动脉供应,后两者是胫后动脉的分支。足背动脉和足底动脉吻合成足底弓供应足趾。

　　日常检查中可能会发现下肢动脉系统的许多解剖变异。

　　侧支循环和旁路多数情况下,症状与病变程度是成正比的,但有时会惊奇地发现动脉闭塞的患者症状却很轻微。相反,某些患者只有一两处血管狭窄,生活质量却严重受损。这主要与侧支循环的建立情况有关。如果某段动脉严重狭窄甚至闭塞,常常会有其他旁路血管运输血液供应该病变区域,这就是侧支血管。在这种情况下,动脉病变处远端的大分支通过反向血流向该动脉主干供血。例如,当髂总动脉闭塞时,髂内动脉反向血流向髂外动脉供血。(图 5-2-1)。需要注意的是,用多普勒超声很难追踪侧支血管的走行径路,特别是盆腔血管。但这并不成为问题,因为超声检查者关注的是主要血管的病变长度和严重程度。然而,建立的侧支循环质量很重要,这可以通过患者的临床症状和测量踝肱指数(ABPI)来评估。

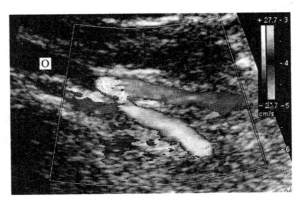

图 5-2-1 侧支血管

髂总动脉闭塞(O),髂内动脉探及反向血流(蓝色),以供应髂外动脉(红色)

三、下肢动脉疾病的相关症状

1.间歇性跛行 动脉粥样硬化在发达国家是影响健康的主要问题,这与他们的生活方式息息相关,如吸烟、饮食结构,这些都会促进动脉粥样硬化进展。据估计,在 55~74 岁的人群中,约有 4.5% 的人患间歇性跛行。有证据表明,存在间歇性跛行的患者与无跛行者相比心脏性疾病病死率明显增高。间歇性跛行由下肢动脉狭窄引起,下肢动脉狭窄引起症状往往需要几个月甚至几年。跛行的典型表现为在行走的过程中出现腿部肌肉疼痛和痉挛迫使患者停下来休息以缓解症状。疼痛的程度和可行走的距离每天都不一致,但是快走和走斜坡会加快症状的出现。疼痛的部位(即小腿、臀部或大腿)常与病变的分布有关。例如,腹主动脉-髂动脉的病变会引起大腿、臀部和小腿的跛行,而股动脉-腘动脉的病变只引起小腿痛。有时一些体征提示下肢血流供应情况恶化,如小腿的毛发减少,不长趾甲。跛行只发生在运动时,因为休息时狭窄或闭塞远端的肌肉群有足够的血流灌注。而运动时肌肉的代谢明显加快,狭窄或闭塞限制了向远端肌肉的供血,所以引起跛行。

许多患有间歇性跛行的患者常采用非手术治疗。包括减少或根除能引起动脉粥样硬化的危险因素,如吸烟,而且建议患者适量运动以促进病变血管周围的侧支循环建立,从而减轻症状。如有必要,可以通过连续测量踝肱指数或运动试验来监测患者的病情。介入治疗主要是血管成形术,即通过经皮球囊导管来扩张血管狭窄或闭塞处。有时会在狭窄的动脉内放支架以预防再狭窄,但部分病例会因为内膜增生引起支架内狭窄。除非患者有严重的跛行,否则一般不考虑做外科旁路术。因为在旁路术中或术后存在发生某些并发症的风险,极少数情况下可导致截肢,甚至死亡。

2.慢性重度下肢缺血 慢性重度下肢缺血是指动脉狭窄或闭塞导致远端的血流量明显减少,不能维持远端组织的代谢需求而出现静息痛。典型表现为患者在晚上出现严重的静息痛,为缓解症状,被迫睡在椅子上或把腿悬在床边,这可通过增加静水压来增加血流量。TASCⅡ建议采用下述标准诊断慢性重度下肢缺血:

重度下肢缺血(CLI)这个词应该用于所有经客观证实由于动脉闭塞性疾病引起慢性缺血性静息痛、溃疡或坏疽的患者。CLI 有慢性的含义,有别于肢体急性缺血。

除以上内容,该资料还指出:

诊断 CLI 需包括踝肱指数,趾收缩压或经皮血氧分压。缺血性静息痛多发生于踝压低于 50mmHg 或趾压低于 30mmHg 时。当患者踝压高于 50mmHg 时,虽然 CLI 也可能是引起静息痛的原因,但这时需要考虑是否存在其他原因。当患者有溃疡或坏疽时,建议诊断 CLI 的标准为:踝压低于 70mmHg 或趾收缩压低于 50mmHg。

下肢缺血的治疗包括血管成形术或动脉旁路术。不幸的是,有些患者不适合采用上述治疗方式,最终只能截肢。

3.急性下肢缺血　急性下肢缺血是由于下肢动脉突然梗阻导致的,它会影响下肢活力。阻塞的部位多变。如果动脉本身存在病变,当病变部位血流速度过低时,可引起自发血栓形成,即所谓的慢性病变基础上的急性闭塞。这种情况下,动脉闭塞的节段往往较长。如果病变周围尚未建立良好的侧支循环,就很可能发生急性缺血。栓子也可来自身体其他部位,如心脏或动脉瘤,并随血流一直向下肢远端移动,直到动脉的直径小于栓子时,栓子便停留在该处,导致动脉栓塞。此种情况下,栓子常阻塞于动脉分叉处,如股总动脉分叉处,或远端的腘动脉和胫腓干。再如,栓子阻塞于腹主动脉分叉处,并向双侧髂总动脉突入,形成所谓的鞍形栓子。当发生栓塞性闭塞时,一般来不及建立侧支循环,这时肢体便会出现缺血。

当发生急性缺血时,只要患者条件允许,就该紧急处理:栓子切除术、旁路术或溶栓治疗。如果不治疗,急性缺血会导致肌肉坏死或坏疽。急性缺血会引起腓肠肌肿胀,而肌肉周围的筋膜会限制小腿继续肿胀,从而引起肌间室压力增大,即筋膜间室综合征。肌间压力快速增加会进一步加剧肌肉的缺血。如果肢体有存活的可能性,可以切开筋膜进行减压,即筋膜切开术。

肌肉严重缺血后会产生毒素,从而引起全身性症状导致器官衰竭和死亡。如果下肢的血流不可能恢复,则应该实行紧急截肢。

发生在足的微栓塞常称之为垃圾足或蓝趾征。局部组织发生梗死会导致坏疽。而这些患者中可触及踝动脉搏动的并不少见。当大面积组织受累时后果会很严重,需截除足趾、足前段或腿。

四、病变类型和下肢动脉波形

值得注意的是,当检查一段较长的动脉时,可能会遇到各种病变类型。常见的有单发或多发的动脉狭窄或闭塞、弥漫性管壁钙化、动脉瘤以及少见的动脉夹层。此外,检查者必须有能力从视觉和听觉上区分正常和异常的多普勒波形(图 5-2-2)。静息状态下,除腹主动脉以外,下肢动脉的正常多普勒频谱为频窗干净的三相波(图 5-2-2A)。这种特征性搏动性波形与管壁顺应性及远端血管对脉波的反射有关。健康的青少年甚至可能出现四相波。三相波很容易从频谱中辨识。老年患者或心排血功能差的患者,其波形往往表现为二相波,甚至是单相波。

病变动脉远端的典型波形表现为收缩期加速时间延长(图 5-2-2B)。例如,Sensier 等进行的一项研究证明,通过对股总动脉的多普勒波形进行定性分析,其预测严重的腹主动脉-髂动脉病变的敏感性达 95%,特异性达 80%,准确性达 87%。该项研究显示观察股总动脉的波形可有效地提示近心端病变。收缩期加速时间短的三相波提示近心端正常。需要注意的是,对于青少年,如果近端髂动脉存在较短段狭窄时,股总动脉处的波形可以正常。当检查处的远端动脉存在重度病变时,该处动脉波形表现为高阻,低容量。例如,股浅动脉重度病变的近端波形出现收缩期降支特征性顿挫(图 5-2-2C)。这是由于动脉病变或闭塞对脉搏产生反射导致的。管壁重度钙化后血管会变得僵硬,其顺应性减小,从而影响多普勒波形,常见于糖尿病患者的胫动脉,其波形表现为连续正向的单相波。图 5-2-3 显示了一系列病变动脉的不同节段的图像和波形。

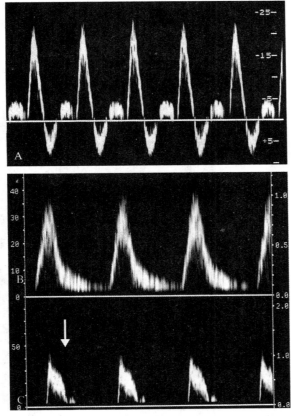

图 5-2-2　波形能提供动脉近端和远端有用的信息

A.正常股浅动脉的三相波；B.股总动脉波形圆钝：收缩期加速度时间延长和搏动性减弱说明近心端动脉存在显著病变；C.股浅动脉闭塞近端的波形：高阻，低容量波形，以及收缩期降支出现特征性顿挫，该特征由远端病变血管的脉波反射引起

五、踝肱指数测量和运动试验

在详细讨论下肢扫描前，有必要讨论一下简易便携式连续多普勒仪的作用。这些仪器的声频输出有助于我们主观上判断特定部位的血流状况，如踝。尽管 ABPI 是一种简单的定性评定方法，但它可以发现病变并判断动脉病变的程度。ABPI 在以下情况尤其适用：当我们不能确定患者腿部溃疡是由静脉还是由动脉病变引起时，如果 ABPI 正常，则表示腿部溃疡是由静脉病变引起的。该测量只需 10～15min。测量前，患者至少休息 5～10min，然后取仰卧位以消除流体静压的影响。然后，在踝部放好血压计套袖。用高频连续多普勒探头(8～10MHz)监听足背动脉和踝关节处胫后动脉的多普勒信号。

有严重动脉病变的患者，腓动脉可能是唯一给足供血的血管，所以有时有必要检查。将血压计套袖的气囊加压直到动脉血流信号消失，即大于该处血管的收缩压，一般至少大 20～30mmHg 才能阻断动脉。然后将气囊减压到动脉信号重新出现，此时记录到的压力即为相应动脉的收缩压。利用类似的方法测量两上肢的肱动脉收缩压，以防患者有上肢的病变。然后将测量的最大踝压除以最大的肱动脉压便得到 ABPI。该指数不受患者收缩压的影响，可用来对动脉病变的严重程度分级。由于有下肢动脉搏动波的放大和远端血管对脉搏反射的影响，踝肱指数正常范围为 1～1.4。需要注意的是，许多文献中认为 ABPI ＞0.9就提示动脉循环是正常的。

　　ABPI 异常说明动脉存在病变,但不能指出下肢病变的具体位置。节段性测压是通过利用多个气囊分别放于踝关节、膝下、膝上以及大腿根部水平来测量不同平面的动脉压以判断病变的部位。相邻节段压力差显著提示该段动脉存在病变。

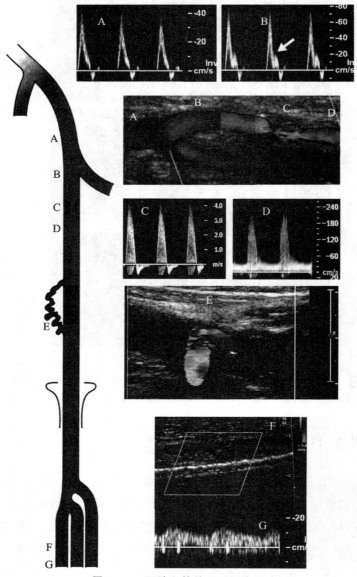

图 5-2-3　下肢血管的系列图像和波形

　　A.股总动脉的正常搏动性波形;B.股浅动脉的波形显示收缩期降支的顿挫,说明远段存在病变引起阻力增加;C.该段存在重度狭窄;D.狭窄后湍流波形;E.一短段股浅动脉闭塞,通过侧支循环再灌注;F.胫后动脉管壁呈高回声及彩色多普勒显示其内血流呈串珠状(红色)证明引流动脉有显著钙化;G.胫后动脉的多普勒频谱波形表现异常低速圆钝波形

　　轻到中度跛行的患者,其静息踝肱指数可以是正常的。这类患者可进行踏车试验。踏车试验前后均测量踝压和肱压。患者在踏车试验过程中出现跛行后应停止试验并记录患者行走的距离和运动后压力下降的程度。因为,运动会增加肌肉的血供需求。随着血流量的增加,狭窄处的压力梯度增加,狭窄远端压力会降低。而最终狭窄会限制血供进一步增加,从而引起病变远端肌群的跛行。此外,也可用市售的屈足器械来运动小腿肌肉。患者只需坐在检查床上,这样可以减轻心脏的负荷。运动试验也是一种特别有用的筛选试验。有椎管狭窄、坐骨神经痛或肌肉骨骼病变的患者也可出现跛行的相关症状。这些患者运动

试验后的压力是正常的。遗憾的是,各血管实验室的运动方案限定范围很宽(如速度 2～4km/h,运动时间 2～5min,平板倾斜 10%～12%)。这样造成不同人群间的结果不具可比性。但可以通过随访个体来监测其疗效或进展。

六、下肢动脉超声检查的应用

检查所用的时间取决于需要检查的节段数量。检查双侧的股动脉-胭动脉一般要用 30min。然而,扫查双侧腹主动脉-髂动脉到踝关节处需用 1h 以上,具体时间取决于检查者的经验。下肢血管的超声扫查不需要特殊的准备。但腹主动脉-髂动脉的检查需要患者禁食一晚,以提高该区域的图像清晰度。然而我们的经验提示这样并无多大帮助,特别是对于需要即刻检查的患者。肠道准备是有效的,但老年患者或糖尿病患者很难实施,对于临时就诊的患者,这也是不切实际的。

超声扫查腹主动脉-髂动脉时,患者应该排空膀胱,这样可以改善该区域血管的显示,也能减轻由探头加压造成的不适。检查室的温度应该合适(>20℃),以避免引起外周血管收缩。

【仪器参数设置】

在检查前,应该选择外周动脉条件,但当动脉存在显著病变时常需要调节固定设置。脉冲重复频率常设定在 2.5～3kHz,以便能检查出一定的高速血流。仪器设置正确时,用彩色多普勒能快速找出正常的动脉节段。表现为彩色充填到管壁。彩色多普勒显像通过红蓝色的交替来显示搏动性血流,血流的搏动性与舒张期血流反流有关。

七、开始超声扫查

应从腹股沟区的股总动脉开始扫查,因为股总动脉的血流模式可以反映腹主动脉-髂动脉和股浅动脉的状况。掌握腹股沟区动静脉的正常解剖,并能识别其主要的分支血管和血管分叉是很重要的。中频线阵探头是扫查股动脉、胭动脉和小腿动脉的最佳选择。低频凸阵腹部探头用于腹主动脉-髂动脉的扫查。节段性扫查的顺序可不同。整个检查过程中,应结合 B 型超声成像、彩色多普勒和频谱多普勒。彩色多普勒用于识别腹主动脉-髂动脉和小腿动脉。测量血流速度时,应使多普勒角度≤60°。

1.评价腹主动脉-髂动脉和股总动脉　患者放松,取仰卧位,且头下垫有枕头。要求患者放松腹肌,并将双侧上肢放于旁边。如果有肠气,让患者翻身可改善髂动脉的显示。检查步骤如下:

(1)选用中频线阵探头,采用腹股沟区横断面,显示股总动脉位于股总静脉外侧。然后采用纵断面追踪显示股总动脉至腹股沟韧带深方,直至中频线阵探头难以显示股总动脉,可换用低频凸阵探头。用探头将肠气向上推压,并将彩色取样框置于扫描区域的边缘,有助于腹主动脉-髂动脉区的显示,并可改善频谱多普勒的校正角度。

(2)纵断面显示髂外动脉,利用彩色血流显像追踪髂外动脉的起始处。常可以看见髂外动脉位于髂静脉的浅方。如果检查区域肠气较多,可倾斜或旋转探头,或选取腹壁的斜断面和冠状断面,可能有助于的图像显示。

(3)髂总动脉分叉处需要通过寻找髂外动脉和髂内动脉的起始处来确定。这可以通过纵断面来显示,但横断面也有助于分叉的显示,因为髂内动脉常在后内侧分出。分叉处是定位腹主动脉-髂动脉病变的重要解剖标志。有时髂总动脉分叉处位于盆腔深处,因而难以显示髂内动脉,此时需要推断髂总动脉分叉处的位置,然而髂总动脉有时可能很短,所以这种方法不够可靠。

(4)纵断面追踪髂总动脉至腹主动脉分叉处。在该点,横断面有助于确认腹主动脉分叉处。采用纵断面来评估髂总动脉起始处。采用横断面和纵断面来扫查腹主动脉,以除外腹主动脉瘤或狭窄。

2.评价股动脉和腘动脉　检查开始前,患者需平卧,腿外旋,膝关节轻度弯曲并加以支撑。检查步骤如下:

(1)用中频线阵探头在腹股沟区横断面扫查来确定股总动脉,并向远端扫查至股动脉分叉处。股总动脉位于股总静脉外侧。

(2)然后转成纵断面扫查股动脉分叉处。股深动脉常位于股浅动脉后外侧,检查股深动脉时需稍微向外转动探头。常能扫查到相当长的股深动脉,特别是当股浅动脉闭塞、股深动脉作为侧支循环供血到大腿远端时。股浅动脉的起始处常位于股深动脉前内侧,检查股浅动脉起始处需向内轻微转动探头。

(3)采用纵断面沿大腿内侧扫查股浅动脉,在此区域,股浅动脉位于股浅静脉的浅方。如果纵断面扫查丢失了股浅动脉,可以通过横断面重新找出。股浅动脉远端位置较深,走行于收肌管内,延续为腘动脉。常可以从此位置开始显示腘动脉近端,直至在膝关节以上水平。大腿较粗时可以用低频探头。有时从前方更易显示该处动脉。

(4)让患者侧卧来扫查腘动脉。此外,患者也可以俯卧,将足放于枕头上,但许多老年患者不能保持这种体位。也可以将腿悬于检查床边,并将足放于凳上。不管采用哪种体位,重要的是不能过度伸直膝关节,因为过度伸直会很难显示腘动脉。相反,如果过度弯曲膝关节,探头会不易放于腘窝。

(5)从腘窝中部开始,横断面扫查定位腘动脉,并可看见它位于腘静脉深处。然后转为纵断面,向腘窝以上追踪扫查,直至前述大腿下段内侧扫查部位。

(6)然后沿着腘窝及腘窝下方纵断面扫查腘动脉,该处腘动脉可能直接延续为胫腓干。胫腓干可以从很多位置进行检查。

3.评价小腿动脉　小腿动脉可以在不同位置进行扫查。从小腿远端开始检查,常常更容易显示相应动脉,然后向近端连续扫查。需要注意的是,用高频线阵探头更易扫查踝关节水平的小腿动脉。

(1)胫前动脉

①使腿外旋,且膝关节稍微弯曲,在膝关节水平以下,从后内侧扫查胫前动脉起始段,可以发现胫前动脉很快便从腘动脉分出。在该处常常只能看到1~2cm的胫前动脉起始段。胫腓干则是腘动脉的直接延续。

②从小腿上段前外侧可以扫查胫前动脉起始段,在该部位胫前动脉穿过骨间膜呈弧形走行并逐渐靠近探头。在横断面上,骨间膜表现为胫骨和腓骨间的线状强回声。动脉位于骨间膜之上。沿小腿前外侧一直向下扫查直到胫前动脉延续为足背动脉。

(2)胫后动脉

①使腿外旋,且膝关节稍微弯曲,在膝关节水平以下,从内侧扫查胫后动脉起始段,在该处胫腓干分为胫后动脉和腓动脉。胫后动脉近端轻微向探头靠近,伴行的2条胫后静脉是扫查动脉的有用标志。在这个断面可以看到腓动脉起始段,它位于胫后动脉起始段的后方。

②胫后动脉沿着小腿内侧走行至内踝处。从小腿内侧扫查时,胫后动脉位于腓动脉浅方。

③胫后动脉起始段可以从膝下后外侧看到。在该处可见,胫后动脉从胫腓干分出并向深部走行。

(3)腓动脉:可以从小腿的不同部位观察腓动脉。最佳部位因人而异。

视野1:可采用前述观察胫后动脉的方法,从小腿内侧观察腓动脉起始段。采用该位置扫查,腓动脉位于胫后动脉深方,紧靠腓骨,且周围伴行着更粗大的腓静脉。继续向远端追踪腓动脉,常需要沿纵轴向前或向后轻微转动探头。

视野2:可以从小腿后外侧向远端追踪腓动脉。

视野3:有时可以从小腿前外侧观察腓动脉,此时腓动脉位于胫前动脉的深处。当然,从这一方向观察腓动脉最为困难。

4.常遇到的问题　下肢的多普勒扫查存在许多问题和伪像。

八、超声表现

1.B型超声成像

【正常表现】

像颈动脉一样,正常外周动脉的管腔应该是清晰的,管壁结构均匀一致,但噪声会在血管中产生斑点伪像。有时能在正常的股动脉和腘动脉看到管壁的内中膜层。事实上,如果不借助彩色多普勒成像,常常很难清楚显示腹主动脉-髂动脉段,股动脉收肌管段和小腿部动脉。

【异常表现】

管腔内的可见粥样硬化斑块,特别是有钙化时。粥样斑块可以广泛弥漫性分布,特别在股浅动脉更是如此(图5-2-4)。在股总动脉分叉处的大斑块相对容易发现,而且这些斑块可能会向股深动脉或股浅动脉蔓延。股总动脉的限局性斑块多表现为菜花状,且常位于管腔后壁。动脉壁的钙化,特别是糖尿病患者,会引起明显的声反射,这在小腿动脉的管壁表现得特别明显。当动脉闭塞一段时间后,血管可能会收缩,表现为相邻静脉旁的纤细条索样结构,最常见于股浅动脉和腘动脉。B型超声结合彩色多普勒用于诊断股浅动脉或腘动脉的急性闭塞很有帮助,这时管腔内可能存在新鲜血栓。因为血栓的回声类似于血液,管腔内可以表现为无回声极低的回声(图5-2-5)。但是,彩色多普勒可以显示闭塞血管处的血流缺失。血管闭塞的发生常很突然,患者几乎没有任何近期征兆。

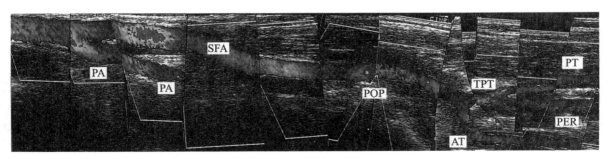

图 5-2-4

A.股总动脉内的钙化斑块(箭头所示),钙化导致灰阶信号缺失,产生宽大的声影;B.股浅动脉内的钙化斑块导致部分管腔内彩色血流信号缺失(箭头所示)

异常扩张的血管或动脉瘤的测量应该采用B型超声。

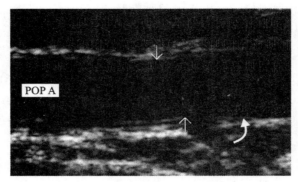

图 5-2-5　腘动脉(POPA)急性闭塞

两箭头所示位置之前的管腔是通畅的,其远端管腔内呈现相对低回声,提示闭塞。在闭塞部位仍可见少许内膜结构(弯箭头所示)

2.彩色多普勒

【异常表现】

重度狭窄导致的彩色血流信号紊乱区从狭窄处开始,远端达到的长度可以是管腔内径的 3～4 倍。应采用可以进行角度校正的频谱多普勒检查彩色血流紊乱区,从而评估狭窄的程度。另外,重度狭窄远端的正常动脉内可出现平缓的低速血流,表现为单向持续血流信号。

下肢动脉闭塞最常出现在股浅动脉和腘动脉。血管内完全没有彩色血流信号充盈提示动脉闭塞。闭塞可以发生在动脉起始段或中段。有时某一动脉自分叉处起始段已经闭塞,另一分支血管内仍可存在血流。如股浅动脉闭塞时,股深动脉常常是开放的。当动脉中段闭塞时,常可见到侧支血管从主干闭塞开始处发出。同样,可发现侧支血管供血至闭塞动脉的远端。侧支血管从主干分出后走行纡曲,有时只有采用横断面扫查才能显示这些侧支血管。因此,结合纵断面和横断面有助于发现可疑的闭塞。扫查闭塞远端血管,应该降低脉冲重复频率(常为 1 kHz),以增加对低速血流的敏感性。闭塞远端的彩色血流常表现为持续前向性血流,且搏动性减低。因为有更多侧支血管汇入其中,闭塞远端血管内的血流也可以逐渐增加。彩色多普勒可以发现该现象。侧支血管内高速血流会导致其汇入处大动脉内血流显著紊乱,易误诊为狭窄,应该用频谱多普勒仔细检查该部位。在狭窄血管周围建立的良好侧支循环会导致狭窄血管段内流速很低,所以可能会将较长的一段血管狭窄误诊为闭塞,应该降低 PRF 来检测病变处的低速血流。

3.频谱多普勒　异常表现和狭窄的分级

应该用频谱多普勒评估彩色血流紊乱区。如果获得足够的血流信号有困难,可以增加频谱多普勒的取样面积使其覆盖管腔。应该测量狭窄前、狭窄处和狭窄后动脉的流速。当存在明显狭窄时,狭窄处的流速会增加,频带增宽,且狭窄远端出现湍流。如前所述,管腔直径向心性狭窄 50% 相当于横断面积减少75%,从而导致显著的血流改变。用于下肢动脉狭窄程度分级的主要标准是收缩期峰值流速比。将狭窄处的收缩期峰值流速(Vs)除以狭窄前正常处的收缩期峰值流速(Vp)。关于采用何种标准诊断 50% 或以上的下肢动脉内径狭窄,文献给出的比值并不一致。许多血管中心用收缩期峰值流速比≥2,而其他一些中心将此值设为 2.5。有必要采用其他影像学方法,如血管造影或 CT 血管成像(CTA),评估和修正你所用的多普勒诊断标准。当动脉存在多节段病变时,仍能用流速比对动脉狭窄程度进行分级。对分叉处的狭窄程度进行分级是比较困难的,特别是当分叉近端血管和其分支血管管径存在变异,且没有任何相关参考值时,要慎重解释流速比的变化。股总动脉分叉处存在此类情况。另一种令人困惑的情况是,当腹主动脉-髂动脉和股总动脉正常,而股浅动脉闭塞,股深动脉重度狭窄时,股总动脉表现为舒张末期高流速的单相波,但收缩期加速度时间仍然很短。解释这种情况下的血流波形要慎重。

最后,动脉瘤样扩张处血流紊乱,常表现为收缩期峰值流速减小。

还有其他一些方法用于对下肢动脉病变进行分级,包括脉动指数,但是这些方法常与连续波多普勒一起用,而由于双功多普勒超声可以直接测量流速的变化,其使用可能减少。

九、特殊应用

动脉旁路术前对小腿动脉和足底弓进行评估。多普勒超声结合连续波多普勒有助于进行旁路术前的评估,确定哪条小腿动脉对于足远端的供血最为重要。可据此结果选择一条动脉作为远端吻合血管。这很重要,因为需要有一个低阻力的动脉通路以确保移植血管通畅,并能向足部供血。3条小腿动脉都与足末端的足底动脉弓相连。胫后动脉和足背动脉通过足底动脉向足弓供应大部分血流。足底动脉弓供血给跖足底动脉和趾底固有动脉。评估时,应将患者腿部置于下垂位置,以使病变远端血管得到最充分血供。多普勒超声能够评价每条小腿动脉到踝水平的通畅性和质量。利用连续多普勒评价足底动脉弓的多普勒信号。用手指选择性压闭已经过多普勒证实的目标血管,如果足底动脉弓内的血流大量减少,甚至中断,说明该动脉与足底动脉弓是相连续的。实际可能会有不止一条动脉向足底动脉弓供血,使得上述检查方式更为复杂。腓动脉也可以通过侧支向胫前动脉远段或足背动脉供血,并可借此供血给足底动脉弓。

十、评价动脉支架

尽管部分专家认为动脉内支架置入术与标准的血管内球囊扩张术一样不能长期有效地维持血管通畅,但为了预防动脉再狭窄常常置入支架。支架主要用于腹主动脉-髂动脉和股总动脉近端,也可用于股浅动脉和腘动脉。支架的长度和大小多种多样,如果血管病变很广泛,可以使用多个支架。B型超声常能看到支架,表现为强回声。超声能显示支架的交叉网格样金属结构。如果动脉粥样硬化斑块明显钙化或纤维化,难以被压平,有时可以看到支架被斑块顶起的征象。彩色多普勒和频谱多普勒可用于评价支架内血流情况。在支架两端的区域内常能发现局限性血流紊乱,这是因为两端较凸起的缘故。应该用频谱多普勒对支架内狭窄进行分级。关节附近动脉内的支架,如股总动脉或腘动脉,在关节活动过程中会受压,可能出现扭结或弯曲。

十一、其他病变和综合征

青年患者出现下肢症状有时与血管的炎症或小血管病变有关,如血栓闭塞性脉管炎(Buerger 病)。大血管近端的血流常正常,而小腿血管内的血流常为低流量、高阻的波形。

1.腘动脉压迫综合征　腘动脉压迫综合征是一种罕见的动脉病变,它也能引起跛行。由于动脉壁受损,腘动脉压迫综合征可出现远端动脉栓塞。这种情况下,腘动脉常在膝关节水平以下走行异常。当跖屈时,腘动脉常受腓肠肌头压迫。腘动脉也可能在腘窝处受纤维束压迫。为了证实腘动脉压迫综合征,患者常仰卧位,并让小腿轻度弯曲,足悬于检查床外,在膝关节水平以下腓肠肌头的水平检查腘动脉。让患者在有抗力的情况下做跖屈动作,通常由一同事反作用于患者的足部。在这个检查过程中腘动脉狭窄或闭塞说明可能存在腘动脉压迫综合征。然而有证据显示,正常人在该项检查过程中也可出现腘动脉显著受压,从而让人们对该项检查产生了一定的怀疑。

2.腘动脉外膜囊性病变　腘动脉外膜囊性病变是一种罕见的动脉病变,其腘动脉壁囊性膨胀,并突向动脉管腔内,最终导致腘动脉闭塞,常发生在膝关节水平。年轻患者应该考虑到该病,特别是没有其他病变时。治疗方式为切除局部病变部位并修补或行旁路术。

(张　坤)

第三节　上肢动脉疾病超声评价

一、概述

不同于下肢动脉,上肢动脉很少发生动脉粥样硬化,约占全部肢体动脉病变的 5%。最易受累的部位是锁骨下动脉(SA)和腋动脉。上肢动脉的粥样硬化有时与颅外颈动脉病变有关。颈部放疗可导致纤维化和瘢痕形成,也可损伤锁骨下动脉和腋动脉。锁骨下动脉在胸廓出口处受压,即胸廓出口综合征(TOS),会造成显著的上肢症状。

来源于心脏或锁骨下动脉动脉瘤的栓子会造成腋动脉或肱动脉的急性阻塞。这种情况下,多普勒超声扫查有助于发现闭塞的长度和部位。微循环病变,如雷诺现象,能引起明显的手部症状,可能与动脉粥样硬化相混淆。

二、上肢动脉解剖

左锁骨下动脉直接从主动脉弓分出,而右锁骨下动脉从无名动脉或称头臂干分出。锁骨下动脉、锁骨下静脉和臂丛神经均从胸廓出口处离开胸廓。锁骨下动脉走行于前、中斜角肌之间,从锁骨与第一肋骨之间穿过,延续为腋动脉。锁骨下动脉的直径为 0.6~1.1cm。锁骨下动脉有许多重要的分支,包括椎动脉和胸廓内动脉(也称乳内动脉),胸廓内动脉常用于冠状动脉旁路手术。

腋动脉在上臂大圆肌肌腱下缘处延续为肱动脉。腋动脉的直径为 0.6~0.8cm。肱动脉走行于上臂内侧,位于肱三头肌和肱二头肌之间的肌间沟内。肱深动脉在上臂丛肱动脉主干分出,在肱动脉远端闭塞时,肱深动脉成为肘部附近重要的侧支血管。在肘窝处,肱动脉由内侧向外侧走行,并在肘关节下 1~2cm 处分为桡动脉和尺动脉。然而,肱动脉分叉的位置存在很多变异,有时可在上臂。尺动脉走行在前臂的屈肌腱深方。桡动脉沿着前臂外侧走行,一直到拇指,在腕部可触及该动脉搏动。尺动脉走行在前臂内侧,有时它是前臂的主要供血动脉。骨间总动脉是尺动脉的一个重要分支,当桡动脉和尺动脉闭塞时,骨间总动脉可成为侧支血管。桡动脉供血给手部的掌深弓,尺动脉供血给掌浅弓。掌深弓和掌浅弓间常存在交通动脉。某些人只有一支血管供应掌弓系统。掌指动脉供血给手指。

三、上肢动脉疾病的症状和治疗

由于侧支循环建立良好,许多有慢性上肢动脉疾病的患者很少出现症状。但部分患者在上肢活动或运动后会出现疼痛和沉重感。有显著慢性症状的患者,如果其病变血管能够被扩张,可以行血管成形术。上肢动脉很少行旁路手术。急性阻塞会导致病变远端显著缺血,前臂和手可能会出现变凉和疼痛的症状。对于许多急性缺血的患者,如果给予合适的抗凝治疗,其手臂和手的症状就可以得到改善。如果远端缺血持续存在,可以考虑行取栓术、溶栓治疗或旁路手术。手臂或肩部的外伤可以损伤动脉,这时需行局部修补或旁路手术。锁骨下动脉或腋动脉的动脉瘤可以行移植血管旁路手术,有些患者可以行血管内修补术,即在瘤腔内置入带膜支架,并跨越瘤腔两端,隔绝瘤腔,使血流不能进入动脉瘤腔内。偶尔会出现动静脉畸形的病例。动静脉畸形的大小及分布多种多样,可以影响手指、手或手臂。

四、多普勒超声评价上肢动脉疾病的实用性考虑

上肢动脉的检查至少要 30min。超声扫查前不需任何特殊准备,在检查锁骨下动脉远段和腋动脉时,患者需显露肩部和上臂。检查室内应保持适宜的温度(＞20℃),以防温度过低而引起远端动脉的收缩。扫查上肢血管时,患者可采取坐位或仰卧位。当采取仰卧位时,患者的头下应垫一薄枕。扫查锁骨下动脉和腋动脉近端时,检查者应坐在患者头侧,这比坐在患者旁边检查更方便。检查腋动脉远端和肱动脉时,检查者应坐在患者旁边,患者手臂外展、外旋,手臂应予以适当支撑,使其处于一个舒适的位置上。检查肱动脉远端、桡动脉及尺动脉时,患者手部应予以适当支撑,且掌心向上。患者坐位时容易进行激发试验,有助于检查胸廓出口。应将超声仪设置为外周动脉检查的条件,在没有上肢动脉检查预设的情况下,应该选择下肢动脉条件。

五、扫查技术

中频线阵探头是扫查锁骨下动脉和腋动脉最合适的探头。而高频线阵探头是扫查肱动脉、桡动脉和尺动脉最合适的探头,特别适用于扫查腕关节周围位置表浅的桡动脉和尺动脉。扫查指动脉时,可以用小型"曲棍球杆样"高频探头。此外,扫查锁骨上窝处的锁骨下动脉近端可以选用中频凸阵探头,因为凸阵探头更贴合锁骨上窝。

1.锁骨下动脉和腋动脉　　在锁骨上窝处横断扫查位于锁骨下静脉上方的锁骨下动脉,随后将探头转为纵断面扫查锁骨下动脉至其起始端。左锁骨下动脉直接起始于主动脉弓,不易显示。有时应用低频相控阵探头可以追踪至锁骨下动脉的起始端。低频相控阵探头也能用于头臂动脉的扫查,因其体积较小,适合检查扫查窗受限的部位。有时右锁骨下动脉起始端显示困难,特别是当患者的脖子粗或短时。为使线阵探头在锁骨上窝接触良好,需要使用较多的耦合剂。随后,在纵断面向外侧追踪扫查锁骨下动脉,直至其消失在锁骨下方。锁骨后方显示为宽大声影。由于胸壁界面引起的镜面效应,锁骨下动脉下方会形成镜面伪像。

经过锁骨深方后,锁骨下动脉再次显示,并向远端延续为腋动脉。可在两个位置上扫查腋动脉。一是从前方扫查,可以看见腋动脉走行在肩部肌肉的深方。当腋动脉位置过深时,可以采用低频凸阵探头,并向远端追踪扫查。二是可以从腋窝处扫查,直至肱动脉。

值得注意的是,在锁骨上窝处可见锁骨下动脉的一个分支——胸廓内动脉的近端。胸廓内动脉常用于冠脉旁路手术。它从锁骨下动脉下方以 90°分出,沿胸壁走行。发出后,胸廓内动脉走行在肋骨后方,所以只能在肋间扫查到。检查胸廓内动脉发出后的近端血流情况,有助于确定旁路移植血管是否通畅。冠脉旁路手术后,胸廓内动脉的血流频谱波形发生改变,表现为舒张期血流增多(图 5-3-1)。

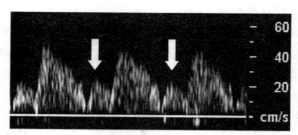

图 5-3-1   左侧胸廓内动脉用作冠脉旁路手术移植血管后的频谱多普勒波形。箭头所指为收缩期

2.肱动脉   肱动脉作为腋动脉的直接延续,走行在上臂的内侧,直到肘窝。在肘窝处,肱动脉位置表浅。扫查肱动脉直到其在前臂上端分为桡动脉和尺动脉。

3.桡动脉和尺动脉   横断面能很好地显示出肱动脉分为桡、尺动脉的位置。然后在纵断面上扫查桡动脉和尺动脉,直至腕部。尺动脉的近段走行位置较桡动脉深,直至前臂中部,尺动脉走行变表浅。在腕关节处,常常更容易确定桡动脉和尺动脉,可以向上追踪至肘关节。

4.掌弓和指动脉   多普勒超声扫查可用于检查掌弓和指动脉,但连续波多普勒能更快和更简便地检测出动脉信号,特别是对指动脉。桡动脉有时也被用于冠脉旁路手术的移植血管。人为压迫桡动脉,采用连续波多普勒监测手部动脉的血流信号,如果可以监测到信号,可以证实尺动脉能维持手部血供。如果动脉信号消失,那么切除桡动脉会引起手部缺血。此外,也可以进行艾伦试验。受检者紧握拳头,检查者同时压迫其腕部的桡动脉和尺动脉。松开拳头,然后松开桡动脉恢复其供血,继续压迫尺动脉,这时手掌会快速红润或再灌注,证明血流通畅。如果手掌持续苍白10~20s,说明桡动脉的供血不佳。同样,通过继续压迫桡动脉而松开尺动脉,可以评价尺动脉的供血情况。

六、超声表现

【正常表现】

上肢动脉正常的多普勒超声表现与前述下肢动脉相同。其多普勒频谱波形在静息状态时常为三相波,运动后组织充血,则表现为舒张期血流增多。外界温度的变化会显著影响远端动脉的波形。某些因素如体温的调控可以影响向腕部和手部供血的远端动脉的血流波形,使其出现周期性改变。受周期性调控的影响,血流波形可在一分钟内由高阻型变成充血型。外周血管舒张引起外周阻力降低,血流量增加,桡动脉和尺动脉的波形表现为充血性。外周血管收缩引起外周阻力增加,血流量减少,其波形表现为二相波。根据报道,锁骨下动脉峰值流速的正常范围是80~120cm/s。因为桡动脉在手腕处更易触及,故常认为桡动脉是前臂的主要供血动脉,但许多情况下,尺动脉的血流量更多。

【异常表现】

由于缺乏对上肢动脉病变分级的特异性标准,所以我们采用下肢动脉病变分级的标准来评价上肢动脉。因此,当狭窄处的收缩期峰值流速是狭窄近端正常节段收缩期峰值流速的2倍时,提示该处血管直径减小50%以上。然而,许多上肢动脉的病变常发生在锁骨下动脉起始段,其近端为主动脉弓或头臂干,由于受到位置、大小和形态的影响,两者的直径难以准确测量,或根本无法测量。在这种情况下,往往需要通过一些间接征象进行诊断,如高速射流、湍流或狭窄远端出现低速血流。收缩期峰值流速>180cm/s提示明显异常。此外,应该检查同侧椎动脉,注意血流波形有无异常,如阻尼血流或反向血流。锁骨下动脉起始段的斑块常难以发现。锁骨下动脉近端闭塞与重度狭窄常难以区别,任何不确定的情况都需要在报告中强调指出。导管穿刺术导致的管壁损伤可引起桡动脉、肱动脉或腋动脉形成动脉夹层。这时可能看到内膜扑动、双腔或急性闭塞。

上肢动脉的急性闭塞常由来自心脏的栓子引起,最常发生于肱动脉、桡动脉和尺动脉。动脉管腔显示较清晰,但彩色血流显像显示没有血流信号。胸廓出口综合征所致的锁骨下动脉受损也会引起上肢动脉的急性闭塞。

大的动静脉畸形很容易被彩色血流显像所发现,表现为局部血流信号增多。病变处频谱多普勒表现为低阻、高流量波形。

七、胸廓出口综合征

怀疑有胸廓出口综合征的患者常需要进行血管评价。锁骨下动脉和臂丛神经从胸廓出口处离开胸部,它们在第一肋上方和锁骨下方处走行于前斜角肌和中斜角肌之间。该解剖区域空间狭窄,走行于此的神经或动脉受压后会产生手和手臂的感觉症状。压迫主要发生在3个部位。第一处是在锁骨下动脉走行于斜角肌之间时,由于肌肉肥大、纤维束或颈肋压迫所致。颈肋是由第七颈椎发出的多余肋骨,发生率不到1%。第二处是锁骨下动脉走行于第一肋和锁骨之间时。纤维束或损伤(如锁骨骨折)引起的纤维化可能压迫该处动脉。第三处是在喙突下,较少见,腋动脉在此走行于胸小肌深方,并靠近肩胛骨的喙突。

典型的情况是只有当手臂处于某些特殊位置时,神经和血管才会受压。出现的症状包括感觉异常,如疼痛、手部针刺感、手部无力和其他神经障碍。如果只有臂丛神经受压(占90%左右),胸廓出口综合征可以只是神经性的。对于神经性胸廓出口综合征,常可发现异常的神经传导,并与前臂或手的肌无力和肌萎缩有关。

动静脉性胸廓出口综合征较少见,占10%左右,而有时也会出现血管和神经同时受压的情况。紧邻受压处以远的锁骨下动脉可以出现动脉瘤样扩张。这些动脉瘤腔内的栓子可以导致其远端手指动脉的栓塞,并可以是胸廓出口综合征患者的首发症状。对胸廓出口综合征的评价和治疗仍然存在很大的争议。治疗多采取手术方法,可切除颈肋,切断纤维束,有时也切除第一肋骨,以缓解压迫症状。尽管大部分患者通过手术治疗后症状有所缓解,亦有少数患者手术后无任何改善,可能需要进一步评价血管情况。

1.评价胸廓出口综合征的方法　在多普勒超声检查时,使手臂处于一系列不同的位置,首先用连续波多普勒检查桡动脉血流信号,可能会有很大帮助。可以采用一系列诱发试验。但这些试验可能会出现假阳性和假阴性结果,所以应该多次重复检查以获得一致的结果。需要注意的是,文献中对这些试验的描述存在显著的差异,所以应避免用某个具体的名字来命名,如Adson's试验和Roos试验。

(1)过度外展试验:患者自然坐好,手臂缓慢外展。当手臂完全外展时,前臂外旋以使手掌朝上,手肘朝下。手臂保持该姿势抬高或下降,患者的头部转向另一侧。该试验可用于判断锁骨和第一肋之间或喙突区域的压迫情况。

(2)肋骨-锁骨法:患者在深吸气过程中将胸部向前而肩部向后,即所谓的"军人姿势",这个动作可以反映锁骨和第一肋骨之间的动脉压迫情况。

(3)深吸气法:深吸气时患者伸展颈部,将头转向患侧,然后再转向对侧,在这个过程中检查腕关节处的脉搏。阳性结果提示动脉在斜角肌间有压迫或患者存在颈肋。

(4)牵引试验:找到桡动脉脉搏。牵引手臂几秒钟后脉搏搏动减少即为阳性体征,说明被检查侧存在颈肋,并压迫动脉。

最后,可以让患者自己将手臂放置到可以诱发出症状的部位,如举过头顶,并进行检查。有时,前面所介绍的方法均为阴性,而这一方法却能得出阳性结果。这些试验过程中,多普勒信号发生任何变化或消失都说明锁骨下动脉受到压迫。应该告知患者,检查过程中如果出现任何症状都要告诉检查者。因为出现症状而多普勒信号仍正常说明该症状可能为非血管病变所引起。

2.胸廓出口综合征的多普勒超声评价　检查时,患者应取坐位,以方便进行诱发试验。锁骨下动脉从锁骨上和锁骨下部位开始扫查。要记录血流速度,任何血管异常如走行纤曲或动脉瘤样扩张都应该注意。配合诱发试验,用笔形多普勒检查桡动脉信号是否减少或者消失,并评估锁骨下动脉。在手臂充分外展的情况下,从锁骨下扫查锁骨下动脉是种有用的方法。在诱发试验中,锁骨下动脉任何血流波形的改变或流速显著增加的部位都要记录。典型者,大多数高速射流发生在锁骨区域。胸廓出口综合征并没有确切的诊断标准,但收缩期峰值流速加倍提示存在显著的血流动力学改变。有严重血管症状的患者在进行诱发试验时,锁骨下动脉会完全闭塞,诊断并不难。许多医生要求检查患者双侧上肢,因为有时虽然只有一侧上肢有症状,但双侧上肢动脉的检查结果都为阳性,这种情况下,对有症状的一侧进行治疗,疗效可能并不显著。

八、动脉瘤

上肢动脉很少发生动脉瘤,其中锁骨下动脉较常发生,这与胸廓出口综合征有关。假性动脉瘤最常发生在桡动脉、肱动脉或腋动脉处,这与动脉穿刺有关。有些患者以锁骨上窝处的搏动性肿块就诊,常见于右颈部。这多是由头臂干远端、颈总动脉近端和锁骨下动脉近端的纤曲引起。有时,在手腕的桡动脉或尺动脉处也能看见这种搏动性肿块,主要是由邻近的腱鞘囊肿使血管走行扭曲引起,可以通过手术摘除腱鞘囊肿。

九、上肢循环系统的其他疾病

手部和上肢的一些症状有时是由微循环或神经病变引起。尽管多普勒超声扫查可以排除大血管的病变,但存在这些异常的患者最好在专门的微血管中心进行评价。

雷诺现象可以由原发性手指血管痉挛引起,也可以继发于结缔组织病,如硬皮病,继发性者罕见但更严重。原发性雷诺现象,外界温度和情绪的变化均可引起指端缺血症状,表现为手指颜色改变,即受冷时变白或发绀。之后,随着手指变暖,血管充血,手指变为潮红。这些征象可能会被误诊为动脉粥样硬化闭塞性病变,但应用笔形多普勒可以检测到桡动脉和尺动脉都有搏动性血流信号,且双侧肱动脉收缩压一致。继发性雷诺现象会引起更持久的症状,严重者甚至可能需要截除1个或几个手指。

振动性白指病是由于长期使用电钻和其他振动类机械引起手指和手的神经和微循环受损。这会导致手指苍白,失去感觉和灵活性。在该病中,直至腕关节处,动脉的多普勒波形仍可是正常的。但在更远端的动脉可以出现高阻血流波形,这是由于微小动脉和毛细血管床受损导致血流阻力增高。损害严重时,多普勒难以探测到血流信号。

交感反射性营养不良(RSD)常发生于手或手臂局部外伤(有时是很轻微的)后,受伤部位表现为疼痛严重、感觉过敏、运动受限,目前对其认识有限。患者所述的疼痛往往与受伤的程度(可能只是轻度扭伤或擦伤)不成正比。症状可以持续数个月,有时需要强化治疗才能完全恢复上肢的功能。该病可以累及青年人和儿童。手或手臂会发冷、变色或出现发绀。然而,多普勒检查常显示肱动脉、桡动脉和尺动脉存在搏动性血流信号。交感反射性营养不良也可累及下肢。

（张　坤）

第四节　急性动脉栓塞

急性动脉栓塞为动脉管腔被脱落的栓子阻塞，导致远端动脉急性缺血。因发病急剧需积极处理。栓子来源①心脏病：占栓子来源的90%左右。主要是风湿性心脏病和心肌梗死，血栓常在心房纤颤时脱落。②动脉病：主要为动脉硬化、动脉瘤和动脉创伤。动脉壁硬化斑块或血栓脱落形成栓子。③心脏和动脉手术或造影后也易发生血栓脱落。栓子脱落后随动脉流向远侧，一般多停留在动脉分叉处或分支开口处。小的栓子常栓塞脑动脉、腹部内脏动脉和上肢动脉，较大的栓子常栓塞下肢动脉，如髂动脉和股动脉。约70%以上的动脉发生在下肢。疼痛是最早出现的症状，多为持续性剧痛，活动时加重。发病时多位于梗死平面，以后延向远侧。皮肤苍白如蜡，可有散在紫斑，患肢远端冰凉，向近侧温度渐升。患肢远侧麻木，感觉丧失。肌力减弱，甚至麻痹，足趾屈伸困难。梗死远侧动脉搏动消失或减弱。检查时应注意梗死部位，缺血时间和发病原因，特别要注意心脏情况。

超声显像检查特别是CDFI检查有助诊断，并能进一步判断栓塞部位。根据动脉搏动消失和该段血管未显示彩色血流可判定栓塞的部位。如双侧股动脉搏动消失，双侧股动脉无血流，则判断为腹主动脉骑跨栓。股动脉搏动消失，股动脉无血流则为股动脉栓塞，腘动脉搏动消失，腘动脉无血流，为腘动脉栓塞。但腘动脉栓塞时其股动脉也可因痉挛而摸不清，而CDFI可见彩色血流。另外根据反映温度降低的平面极其一致的感觉、运动障碍平面要比栓塞部位低一掌至一个关节的情况亦可寻找栓塞部位。CDFI可显示栓塞部位的彩色血流中断及栓子，其远端无彩色血流，频谱多普勒也不能引出。

【急性动脉栓塞与急性动脉血栓的鉴别诊断】

国内一组89条动脉栓塞及125条动脉血栓彩色多普勒血流显像检查报告为：栓塞患者合并风湿性心脏病46例，冠心病26例，高血压21例，房颤59例，安装心脏起搏器3例，瓣膜置换术3例。血栓患者合并高血压45例，高血脂58例，糖尿病8例。栓塞起病急骤为2~6h，凉麻痛症状明显，皮肤苍白，无脉。血栓起病相对较缓慢为2h至数天。超声检查栓塞血管管腔内可见团状低回声，血流突然中断，远端管腔内见均匀低回声为继发血栓。血栓处血管壁边缘可见少量血流使血流中断面呈鼠尾状。两者病变近端血流常呈射流频谱，阻力指数较高，栓塞远端血管常无血流信号或低阻。血栓远端多为低阻血流，并可见侧支血管。统计结果显示病变近端最高血流速度、加速度时间及阻力指数两组差异无显著性意义。病变近端内径两样本均数差异有显著意义（$P<0.05$）。病变远段内径最高血流速度及加速度时间两组差异无显著性。病变远段阻力指数两组差异有显著性（$P<0.05$）。

急性动脉栓塞与急性动脉血栓形成的发病和处理有很大不同。动脉栓塞患者房颤病例占66.3%。彩色多普勒超声检查检查的目的是确定栓子位置和大小，争取在最短的时间手术取栓，术后患处很快恢复动脉血流，病情好转。对急性栓塞病例及时诊断，早期手术是治愈的关键。虽然血管造影是金标准，但临床上动脉造影常使手术延迟2~3h。另外血管造影对闭塞远段血管壁及血流情况不能显示。因此彩色多普勒超声已是血管外科首选的主要检查项目。急性血栓病情同样较急，没有侧支建立者同栓塞一样急需手术取栓。同时急性动脉栓塞在彩色多普勒超声检查时需观察病变处内膜情况，测量内径供外科医师选择取栓导管型号及判断导管是否能进入病变血管。栓子在二维超声一般表现为中低回声团，栓子与血管壁界面常不清，彩色血流中断的界面较平直。而急性血栓呈均匀低回声，一般与血管壁紧密相连。由于血管本身的动脉硬化，管壁增厚不平，更需仔细观察病变处内膜，观察管腔内有无腔隙，测量内径，为临床医师提供资料。但血管内径<2mm时，则没有手术条件。急性血栓阻塞时，彩色血流中断的界面通常不直而呈

鼠尾状或毛刺状。由于阻塞处血管的近远端产生了明显的压差,所以栓塞或血栓共性表现是阻塞处近端血流呈高速的射流频谱,没有房颤栓塞时 Smax 可达 200cm/s,阻力指数明显增高。血栓患者动脉管壁一般有原病变损害,Smax 增高一般不超过 150cm/s,但由于栓塞患者大多有房颤存在,心排血量相对较低,致使房颤栓塞时近端血管 Smax 仅为 30~60cm/s。

动脉栓塞远端血管阻力指数壁急性动脉血栓低,一般由于栓塞后继发血栓完全阻塞了血流,侧支不能及时建立致使远端无血流信号,或只显示为低阻血流,也有呈现收缩期单相低速低阻频谱。血栓出现在动脉有损害的情况下,肢体多有侧支血管建立,呈收缩期单相低阻频谱。手术证实动脉远端有动脉频谱者手术效果更好。在彩色多普勒超声检查时,不但要检查阻塞部位,更要注意远端流出道情况。

(王金萍)

第五节　肠道血管疾病

肠道血管疾病包括肠道缺血性病变和其他病变。腹腔内胃肠道血供主要来自于腹主动脉的三大分支,即腹腔动脉、肠系膜上动脉和肠系膜下动脉。正常静息状况下,胃肠道动脉血流量占心排血量的30%。

腹腔动脉开口相当于第 12 胸椎和第 1 腰椎之间,主要有 3 个分支:肝动脉、脾动脉和胃左动脉,分别供应肝、脾、胆囊、胃、十二指肠和胰腺上部的血供。胃的血供丰富,故临床上胃缺血梗死少见,肝动脉的胃十二指肠动脉分支-胰十二指肠上动脉与来自肠系膜上动脉的胰十二指肠下动脉的分支彼此吻合,共同供给胰腺、十二指肠 2~4 段血供。

肠系膜上动脉开口在腹腔动脉下半个椎体,除供应胰腺、十二指肠外,还供应全部小肠、升结肠和横结肠右半部分的血供。其左侧分出 12~16 支肠支供给空肠、回肠,右侧分出回结肠动脉、结肠中动脉和结肠右动脉。肠支在进入肠壁之间互相吻合成血管弓,近段空肠系膜内动脉弓只有初级弓,直支血管较长,周围脂肪较少,愈近远段动脉弓愈多,由初级弓分出动脉支吻合成二三级弓,到末端回肠可达四五级弓。静脉的分布与动脉大致相同,最后汇合成肠系膜上静脉进入门静脉。

肠系膜下动脉开口于第 3、第 4 腰椎之间,主要分为结肠左动脉和乙状结肠动脉二支。结肠左动脉供应横结肠、脾曲及降结肠血运,由于其分支的联络线长、吻合支少,故血供较差。乙状结肠动脉一般为 2~4 支,供应降结肠远段及乙状结肠。从回盲部至乙状结肠,结肠动脉各支之间相互吻合在结肠内缘形成沿结肠肠管方向的边缘动脉,并由此再分出动脉直支至肠壁内,称为结肠终动脉。结肠静脉的分布大致与相应的动脉并行,肠系膜下静脉与脾静脉汇合后流入门静脉。直肠肛管的血供主要来自于直肠上、下动脉及骶中动脉。

肠道血管疾病可分为以下三大类。

1.急性肠缺血综合征　肠系膜上动脉栓塞和血栓形成,急性非肠系膜血管阻塞性肠梗阻,肠系膜静脉血栓形成和缺血性结肠炎。

2.慢性肠缺血综合征　如腹(肠)绞痛,腹腔动脉压迫综合征。

3.其他疾病　入肠系膜上动脉压迫征,血管炎等。

一、急性肠缺血综合征

1.肠系膜上动脉栓塞。

2.急性肠系膜上动脉血栓形成　本病是指该动脉本身有病变基础,在一些诱因下形成血栓。主要的病变基础为动脉硬化,其他可有主动脉瘤、血栓闭塞性脉管炎、结节性动脉周围炎和风湿性血管炎等。低血容量或心排血量突然降低脱水、心律失常、血管收缩药或过量利尿药为常见的诱因。

本病好发于动脉开口部位,并常涉及整个肠系膜上动脉,因此,病变可涉及全部小肠和右半结肠。由于发病前肠系膜上动脉已有病变,因此发病后的腹痛剧烈程度常不如肠系膜上动脉栓塞。早期诊断较困难。肠系膜上动脉造影常在该动脉起始部3cm内发现血栓而导致梗死,因有侧支循环形成,故梗阻远端可有不同程度的充盈。

超声显像应对腹主动脉、肠系膜上动脉做仔细扫查,本病大多有动脉硬化(包括腹主动脉、肠系膜上动脉及其他动脉),可发现动脉管壁不光滑,并可见斑块强回声伴声影及在肠系膜上动脉管腔内发现血栓回声,血栓远端管腔内不见彩色血流,也引不出多普勒频谱。

3.非肠系膜血管阻塞性肠梗死　本病是指临床表现为肠梗死,但无肠系膜动、静脉血流受阻的证据,占急性肠系膜供血不全的20%～50%。起病多与低血容量性休克、充血性心力衰竭、主动脉供血不全、头颅损伤、血管收缩药和洋地黄中毒有关。肠系膜血管血流量下降,血管床呈收缩状态。如时间较长,即使原发因素已被解除,但系膜血管仍持续收缩,肠壁组织仍处于"低流灌注"状态,缺血、缺氧导致肠坏死,甚至穿孔和腹膜炎。临床上有腹痛、胃肠道排空症状和白细胞计数增多。如出现严重腹痛、呕吐咖啡样物或便血,尤其是腹膜刺激征时,常提示病变已进入肠梗死阶段,甚至已有穿孔或腹膜炎。本病应与肠系膜阻塞性病变相鉴别,前者在及时发现和纠正病因后常可治愈,而后者则需较早手术探查。肠系膜上动脉造影显示动脉本身无阻塞,但其主干或其分支有普遍或节段性痉挛,肠壁内血管充盈不佳为其特征性表现。超声显像可显示肠穿孔或腹膜炎表现,彩色多普勒血流显像未发现肠系膜上动脉的阻塞征象。

4.肠系膜上静脉血栓形成　本病有原发性和继发性两种,但以继发性多见。常伴有高凝状态(如真性红细胞增多症和癌症)、肠系膜上静脉损伤(外伤、手术、放疗、门-腔静脉分流术后)、腹腔感染和长期服用避孕药等。近50%的患者有周围静脉血栓炎症病史,因此可能是血栓性静脉炎的一种特殊类型(内脏型)。

本病起病较慢,常有腹部不适、厌食、大便习惯改变等,随病情进展而腹痛加剧、腹胀、呕吐、便血、呕吐咖啡样物、腹膜刺激征甚至循环衰竭。实验室检查有白细胞计数增多、红细胞浓缩。腹部X线平片可见肠管扩张、肠壁水肿增厚、肠襻之间分离。腹腔穿刺如抽到血性腹水,提示肠管已有坏死。术前诊断困难,常因急性肠梗死合并腹膜炎在剖腹探查中确诊。超声显像和彩色多普勒血流显像显示肠系膜上静脉、脾静脉、门静脉等门静脉系统较为容易,大多可以全程显示(以上3支静脉主干)。肠系膜上静脉内的血栓可以显示,并可检测血流方向和异常血流及频谱,若有周围静脉血栓性静脉炎,则更支持本病诊断。

二、慢性缺血综合征

1.腹(肠)绞痛　多见于老年人,常有严重的动脉硬化并影响2支或3支供应肠道血液的腹主动脉分支。临床表现为间歇的中上腹痛,其特点是发生于餐后15～30min,并持续1～2h。患者常害怕进食会引起腹痛,而进食减少并伴有体重减轻。体检腹部可闻及收缩期杂音。超声显像及多普勒血流显像可见2支或3支腹主动脉大分支有明显的狭窄。

2.腹腔动脉压迫症　多见于年轻女性,有反复腹痛发作,但只有腹腔动脉狭窄的证据。上腹痛的频度和周期不定,与进食关系也不肯定,常不伴恶心、呕吐。体检在上腹部可闻及血管杂音,不向下腹部传导。超声显像和彩色多普勒血流显像显示腹腔动脉近开口处有狭窄以及狭窄后的扩张。引起腹痛的原因尚不明确,因为腹腔动脉狭窄后建立起来的侧支循环可避免引起肠缺血。亦有认为腹痛可能由腹腔神经节病变所致。

三、其他肠道血管疾病

1.肠系膜上动脉压迫征　肠系膜上动脉一般在第 1 腰椎平面有腹主动脉分出,十二指肠水平段从该动脉和腹主动脉之间穿过,如果该动脉由腹主动脉分出的位置过低或两者之间的夹角过小,或者十二指肠上升段过短或屈氏韧带过短,均可形成肠系膜上动脉对十二指肠的纵行压迫。任何年龄均可患此病,但以20～30 岁多见,性别差异不大。一般起病缓慢,病程较长,且有间歇反复发作的特点。50％患者有类似幽门梗阻样呕吐,吐后症状缓解。餐后取俯卧或侧卧位可使 50％以上患者症状得到缓解。提供检查可无特殊。少数患者以间歇胰腺炎或间歇胃潴留作为首发症状。诊断主要依靠上消化道钡剂检查,典型表现为十二指肠横段及上升段交界处有纵行压迫征象,呈“刀切征”,钡剂通过受阻,改变体位或加压按摩可使钡剂通过,受阻近端的十二指肠可见到不同程度的扩张和逆蠕动波,严重者可见到幽门松弛,钡剂在胃和十二指肠内反复交流而不易通过受压处。肿瘤、结核、克罗恩病等也可引起十二指肠横段梗阻,但这些疾病在上消化道钡剂造影时多表现为肠腔狭窄,很少出现“刀切征”,必要时通过小肠镜检查可以鉴别。

2.血管炎　许多全身性疾病可引起血管炎,其特征是血管的炎症和坏死。

典型的结节性多动脉炎常累及中、小动脉,其特征是肝、肾和内脏血管有 1cm 左右的扩张的血管,大约有 2/3 的病人有胃肠道症状,包括腹痛、恶心、畏食和腹泻。此外,血管阻塞能引起缺血,继而引起溃疡、梗死和肠出血。虽然皮质激素和环磷酰胺能改善患者的存活率,但同时又有引起血小板减少、黏膜溃疡而增加胃肠道出血的危险。过敏性紫癜的特点是全身小血管炎,并伴有紫癜、关节炎和腹痛三联征。累及胃肠道者占 29％～69％,80％以上患者有腹痛,50％以上有黑粪。超声显像显示肝、肾、肠系膜动脉可见直径1cm 左右的囊性扩张,并与该区域内的动脉相通,彩色多普勒血流显像可得到证实。

（张　坤）

第六节　脉管组织肿瘤

脉管系统包括血管系统和淋巴管系统,血管系统由动脉和静脉两部分组成,动脉和静脉由毛细血管网连接,血管壁的细胞有两类,即位于血管腔表面的内皮细胞和血管壁外层的血管周围细胞、平滑肌细胞及血管球细胞,其中大中型动脉、静脉壁含有平滑肌和弹性纤维,小动脉仅有平滑肌,毛细血管则由内皮细胞和基质组织,其外偶见血管外皮细胞。淋巴管系统与静脉伴行,包括大的淋巴管和 6 个淋巴囊,淋巴囊再发出毛细淋巴管,毛细淋巴管仅有内皮细胞。脉管组织病变包括良性、交界性及恶性病变。血管组织肿瘤主要由血管内皮细胞、外皮细胞或血管球细胞发生的肿瘤,其中有良性血管瘤及血管畸形;淋巴管肿瘤主要来源于淋巴管内皮细胞。

一、血管良性肿瘤

血管发育分为 3 个时期,丛状期可形成广泛的毛细血管网,网状期部分血管形成较大的管腔,管状期则形成具备正常功能的动脉和静脉。血管良性肿瘤是来源于分化成熟的血管所形成的肿瘤或血管畸形,它是最常见的软组织肿瘤之一,约占良性软组织肿瘤的 7%。根据其临床形态、血管内径的大小、内皮细胞的形态和特征性的组织结构,可进一步分为多种亚型,各亚型与血管的发育有一定的关系,在丛状期发生异常者可能形成毛细血管瘤,在网状期发生异常者可能形成海绵状血管瘤,在管状期发生异常时,则可能出现动、静脉畸形等血管畸形。软组织血管瘤好发于头面、四肢和躯干等部位,其中超过 50% 的病例发生在头颈部,以毛细血管瘤、海绵状血管瘤和由两者形成的混合型血管瘤最为多见。多数血管瘤为单发性,当其为多发性(伴有或不伴有内脏的相关疾病)或累及身体的较大部分时,称为血管瘤病。血管瘤几乎没有恶变。

1.毛细血管瘤　毛细血管瘤是最常见的血管瘤,主要发生于 1 岁以内的婴儿。在婴儿的头 6 个月生长迅速,第 10 个月开始消退,在儿童期经常可以彻底消失。毛细血管常发生于皮肤和皮下组织,呈红色或紫色的隆起性肿块,边界清楚,边缘常呈结节状或不规则形。多数病变位于眼睑和面部,该病变也是婴儿时最常见的眼眶血管性肿瘤,可以位于眼眶的表浅部位或其深部,以眼眶的内上方较常受侵,少数也可在眶内生长或眼睑、眶内并存,广泛性病变可累及眼眶的大部并可侵犯颅内,眼眶可以变大,有轻度突眼,眼睑和结膜水肿,哭闹和低头时突眼加重。该肿瘤无包膜,在镜下由大量毛细血管和内皮细胞增生而成。超声显像检查的目的不仅在于对病变进行定性诊断,还在于观察病变的范围,尤其对位于眼眶深部但无表浅病变的肿瘤来说,判断病变的范围特别重要,因为肿瘤可以通过眶上裂、视神经管和眶顶向颅内侵犯。位于眼眶内的肿瘤大多数位于肌椎外,最多见眶内鼻侧上 1/4,少数位于肌椎内或同时位于肌椎内外。超声显像显示毛细血管瘤为不规则的肿块,边缘边界清楚,肿瘤与眼肌相比,回声较低,如病变内有间隔时可呈分叶状表现,肿瘤内部有较粗血管时可见管状结构,如肿块内有亚急性期出血,则显示为不均匀较高回声。

其鉴别诊断如下。

(1)绵状血管瘤:眼眶内的海绵状血管瘤比较多见,应与毛细血管瘤相鉴别。

(2)眶内淋巴管瘤:肿瘤随年龄的增长而增大,一般不会自行消失。超声显像显示为囊性无回声。

(3)横纹肌肉瘤:多见于婴幼儿,为低回声肿块,逐渐增大可侵犯邻近骨骼,不会自行消失。

(4)神经鞘瘤:多见于成年人,肿瘤位于肌椎内,圆形,一般低于毛细血管瘤的回声。

(5)泪腺肿瘤:位于眼眶的外上方、肌椎外,有显著的占位表现,可挤压眼球使之局部凹陷,恶性者还可破坏骨质,肿瘤回声增高。

(6)脑膜膨出:位于眼眶前部,有局部骨质缺损,内为囊性肿物回声。

2.海绵状血管瘤　海绵状血管瘤较毛细血管瘤少见,为先天性,有学者认为本病并非真性肿瘤,而是有假性包膜的孤立性的静脉畸形。该瘤可以逐渐长大,无自然消退倾向。海绵状血管瘤可见于儿童,也可见于成年人,可发生于身体的任何部位,其中以四肢、躯干、头面部和颈部多见,在儿童常见于身体上部的软组织,成年人的病变分布较广,可见于咽旁间隙、眼眶和四肢等部位。海绵状血管瘤好发于女性,多见于30~40岁。多数为单发病变,病变常较大,生长较缓慢,无痛,临床症状主要与其发生的部位有关,位于浅部的肿瘤常呈凹凸不平的蓝色隆起性肿块,触诊柔软。位于深部软组织者呈表面颜色较淡的弥漫性肿块。该病变是眶内最常见的肿瘤,患者有突眼、视力下降,有出血时病变可突然增大,突眼加重,但在咳嗽及头部位置改变后,病变的大小不会发生变化,突眼也不会加重。海绵状血管瘤亦可发生于骨骼、肝、脾和胃肠等部位。海绵状血管瘤质地柔软,有假性包膜,切面呈腔隙状,由具有囊性扩张管腔的、薄壁的较大血管构成,内含大量的淤滞的血液。与毛细血管瘤不同,海绵状血管瘤没有显著的动脉血供。肿瘤体积大而部位深在时可发生血栓、钙化和感染。海绵状血管瘤常伴有某些综合征。Kasaback-Marritt 综合征为巨大的海绵状血管瘤伴有血小板减少性紫癜,常见于婴儿单个肢体的巨大血管瘤,在切除肿瘤后紫癜可得到纠正。海绵状血管瘤一般较毛细血管瘤大,可发生于身体的任何部位,以四肢多见,尤其好发于肘和膝的远端,经常位于深部增长间隙内,也可侵犯局部的肌肉、肌腱、结缔组织、脂肪、滑膜和骨骼等其他结构,这些结构可以单独受侵,也可同时受侵,其中骨骼受侵是因为局部压力较大所致,骨质有虫噬样改变。眼眶内病变以球后肌椎内最为常见,占83%,也可发展到肌椎外并累及眼外肌,少数病变完全位于肌椎外,病变边缘清楚,常为卵圆形或圆形,较大者可有细小分叶,眼球受压变平或呈凹陷状。超声显像显示海绵状血管瘤内部为条带状、蜂窝状不均匀中高回声,彩色多普勒血流显像血流一般不显示。海绵状血管瘤常有钙化,49%为静脉石,具有特征性。

其鉴别诊断如下。

(1)神经鞘瘤:常位于组织间隙内,液化、坏死和囊性变多见,超声显像为不均匀较高回声(比海绵状血管瘤回声略低),少数神经鞘瘤可有钙化,但不像海绵状血管瘤有呈圆形的静脉石。

(2)血管球瘤:发生于指(趾)的海绵状血管瘤多数表现比较典型,但很少有脂肪组织,表现不典型时(尤其是位于甲床部位者)应与血管球瘤区别,前者即使较大,也常无远端指(趾)背侧的骨质侵蚀,而后者很少位于表皮质的浅表部位。

(3)血管外皮细胞瘤:常有丰富的血供,超声显像可类似海绵状血管瘤,但该病变发病率较低。

(4)脑膜瘤:眶内脑膜瘤位于视神经旁或骨膜下,为低回声表现。

(5)毛细血管瘤:眼眶毛细血管瘤多见于婴幼儿,以肌椎外多见,常有动脉血供,回声不均匀增强,眼眶海绵状血管瘤多见于20~50岁的成年人,常位于球后肌椎内,病变独立于体循环,血流非常缓慢。

(6)恶性软组织肿瘤:软组织内海绵状血管瘤(尤其是位于肌肉内者)需要与恶性肿瘤进行鉴别,后者常无脂肪和纤维组织分隔,超声显像显示恶性软组织肿瘤为不规则、不均匀低回声,呈浸润性生长,肿块体积较大者,常有液化、坏死,显示为不规则、片状无回声区;肿块内及周边彩色血流丰富,并能引出搏动性新生血管彩色血流及搏动性动脉血流频谱,RI<0.40。

二、血管畸形

血管畸形来源于异常的血管或淋巴管,根据其畸形血管的结构不同,可以分为动脉畸形、毛细血管畸形、静脉畸形、淋巴管畸形以及混合畸形。根据其畸形血管内液体的流动速度,将血管畸形分为快速流动的血管畸形、静脉畸形和淋巴管畸形。

1.动静脉畸形(AVM)　动静脉畸形又称为动静脉血管瘤和蔓状血管瘤,病变主要由小动脉和小静脉组成,并有动静脉瘘形成,其性质是一种血管畸形,并非真性血管肿瘤。本病常为先天性,但也可以由外伤、肿瘤、感染等引起,常见于儿童和青年人,以女性多见,可以发生于身体的任何部位,以四肢多见,尤其是下肢病变约占有动静脉畸形的80%,颈部及耳后较多见,少数位于眼睑和口唇,病变多位于软组织的深部。该病变常与动脉相通,位于颈部者常与颈动脉分支相通,下肢者可与股动脉分支相通,有动静脉瘘者可扪及搏动、温度升高和血管杂音,并可以侵犯邻近的骨骼。眶内病变比较特殊,肿物多位于内上象限,肿块柔软,压迫时可以变小,但不能推动。患者常表现为慢性进行性眼球突出,视力和视野可有损害,低头或压迫颈静脉时,眼球突出加重,肿瘤内出血或血栓形成时病变体积增大,眼球突出进一步加重。动静脉畸形缺乏包膜,主要由管壁厚薄不一的动静脉团块和纤维组织组成,输入动脉和引流静脉有多支,管径较正常血管大1倍至数倍,血管扭曲缠绕呈藤蔓状,类似蚯蚓,管壁增厚,管腔扩大,经常合并毛细血管瘤和海绵状血管瘤,若见到伴行的中等大小的动静脉或静脉内膜因压力增高而变得肥厚则可确诊。病变内可有积血、血栓和纤维化等,以致血管间互不贯通,呈节段状或葡萄状。超声显像显示为动静脉畸形,形状不规则,边界不清楚,表现为多数盘曲杂乱的条状、线状、环状或团状的异常血管结构,其内夹杂纤维和脂肪组织,因此回声呈不规则增强,但没有明确的实性肿块。与对侧正常的结构比较,部分患者病变区域的皮下脂肪经常增多,病变也累及邻近的骨质。因为有动静脉间的直接交通,血流较快,彩色多普勒血流显像血流丰满、快速。

其鉴别诊断如下。

(1)静脉畸形:静脉畸形多发生于四肢、盆腔、椎旁等部位,病变部位经常较深,可单发亦可多发。病变为局部静脉扩张,其内血流缓慢,而且缺乏正常的静脉瓣。超声显像为低速、充盈、扩张的血流束。

(2)动静脉瘘:动静脉瘘经常由外伤引起,动静脉间通常只有单一的血管交通,而动静脉畸形经常为先天性的病变,可有多支动静脉间的血管交通,并有局部异常畸形的血管团。

2.静脉畸形　静脉畸形与动静脉畸形、动静脉瘘及其混合性病变等,都属于周围血管性病变。静脉畸形可以发生在四肢、面颈部、盆腔椎旁等部位,其中以位于四肢尤其是下肢多见(位于上肢者则是最为常见的血管畸形类型),病变的部位经常较深,少数病变可以局限于皮下脂肪内,可单发或多发,多可触及肿块,伴有疼痛或无疼痛。该病变的手术效果并不满意。不完全切除后,残留病灶比手术前更具有侵袭性。

静脉畸形是毛细血管后的静脉扩张,静脉内血流缓慢,缺乏正常的静脉瓣,有引流静脉,但是没有明显的供血动脉和动静脉间的分流。

动脉造影和静脉造影曾是诊断该类病变的金标准,但两者均匀创伤性,对病变的显示范围也较小,也无法观察病变区域的解剖结构。该病变可以为局灶性、节段性、多灶性,也可以为弥散性,其中位于四肢的弥散性病变中有35%是静脉畸形。超声显像能清楚显示病变范围,其范围经常较临床估计的范围大,同时尚可以观察邻近的无症状区域的病变,对附近的肌肉和肌腱等组织结构也可显示,对诊断有很大帮助。位于四肢的病变经常境界不清,顺肢体的长轴发展,与筋膜面平行,沿神经血管的走行区分布,经常侵犯肌肉、筋膜甚至肌腱,出现特征性的蜿蜒的条状结构,内部有条带状的分隔,邻近的正常血管的分布无异常。该病变常有肌肉萎缩和皮下脂肪的增多。

静脉畸形的血管内为滞留的血液,为低一无回声,CDFI可显示慢速静脉血流。

其鉴别诊断如下。

(1)动静脉畸形和动静脉瘘:两者也可以出现肌肉萎缩和皮下脂肪的增多,但静脉畸形血流缓慢,CDFI为扩张的低速静脉血流。而动静脉畸形和动静脉瘘血流速度很快,可以出现湍流,同时也常有扩张的供血动脉和引流静脉,其中,动静脉瘘经常有动静脉交通。

(2)动脉瘤和假性动脉瘤:前者为动脉局限性扩张,后者为动脉邻近的假性血管腔的形成,两者均与动脉关系密切,无明显的扭曲血管结构,CDFI可确诊。

(3)肿瘤或肿瘤样病变:部分软组织肿瘤或肿瘤样病变的血供也比较丰富,但其局部常有显著的肿块征象,而静脉畸形常有局部的肌肉萎缩和皮下脂肪的增多。

三、血管肉瘤和淋巴管肉瘤

血管肉瘤又称恶性血管内皮瘤或血管内皮肉瘤,它是来源于血管内皮细胞的恶性间叶组织肿瘤,发病率甚低,约占软组织恶性肿瘤的1%。该肿瘤的病因尚不清楚,但可以发生于放疗的照射部位(放疗后1～26年发生,平均10年)和长期滞留的异物周围,并可以在动静脉瘘、血管瘤、神经纤维瘤、肌肉内脂肪瘤、平滑肌瘤等良性肿瘤的基础上发生。淋巴管肉瘤又称为Stewert-Treves综合征,起源于淋巴管内皮细胞,因镜下表现与血管肉瘤无法区分,故很多学者将本病归入血管肉瘤的范畴。血管肉瘤好发于男性和乳房切除后的女性,可以发生于任何年龄,以60～70岁的成年人发病多见。血管肉瘤约50%发生于皮肤和软组织,其他病变位于乳腺、骨骼、肝和脾等实性脏器,少数肿瘤发生于下腔静脉、肺动脉或主动脉等大血管。皮肤和软组织的血管肉瘤好发于头颈部,特别是头皮最为多见,多数病变早期表现为边缘较硬的淤血斑,继之呈进行性隆起性结节,可伴有溃疡,50%以上的病变为多发性;巨大肿瘤可伴有血小板减少性紫癜综合征或动静脉瘘。皮肤和软组织内的血管肉瘤恶性程度很高,进展迅速,手术后75%的病例有局部复发,约1/3病例有局部淋巴结、肝、肺等部位的转移,患者一般死于起病后2～3年,5年生存率仅为10%。本病易发生大出血和深部组织的浸润。在镜下,肿瘤由许多不规则的互相吻合的血管腔组成,内有不同程度间变的内皮细胞。典型的血管肉瘤常见于乳腺癌手术后1～30年的女性患者,以上肢最为常见,与手术后淋巴回流受阻,导致长期严重的淋巴水肿有关;与乳腺癌无关的患者多位于头部和小腿,病变多较表浅,通常位于皮肤和皮下组织。该病变的形态常不规则,边缘清楚或不清楚,内部为不均匀低回声,肿瘤内有出血时,可有不规则无回声区。

【鉴别诊断】

1.*细血管瘤*　应与高分化血管肉瘤区别,前者见于婴幼儿眼眶的皮肤和皮下,边界清楚,后者好发于成年人尤其是老年人的头皮和上肢,呈浸润性生长。

2.*海绵状血管瘤*　呈分叶状,有纤维组织分隔,边界清楚。

3.*其他软组织肉瘤*　部位多较深,大量出血少见,超声显像显示为不均匀低回声。

(张　坤)

第七节　视网膜血管病变

视网膜中央动脉和供应脑部的血管都是颈内动脉的分支,它和供应脑部的动脉一样,彼此之间无吻合支,属于终动脉。由于动脉痉挛、血栓形成或栓塞等原因,使管腔主干或分支阻塞血流中断时,称为视网膜中央动脉阻塞。阻塞一旦发生,被供应区视网膜立即缺氧、坏死、变性,通常难以恢复而使视力遭受严重破坏。由于视网膜中央动脉阻塞多与全身疾病密切相关,导致阻塞的各种血管壁病理改变,也往往提示了其他器官特别是颅内小动脉的管壁也有同样病变。因此,视网膜中央动脉阻塞的发生常被看作为其他器官特别是颅内也将出现并发症的先兆。

一、视网膜中央动脉阻塞

眼球视网膜血液供应有两个来源,视网膜外层由脉络膜毛细血管供血(后睫状动脉系统),视盘和黄斑中央凹也由后睫状动脉供血;内层视网膜由视网膜中央动脉供血。以上任何一种供血障碍都将发生视力障碍,视力下降严重程度与阻塞动脉的大小、数目及程度有关。视网膜中央动脉阻塞在眼科急诊中甚为常见,尤以老年人居多。

视网膜中央动脉阻塞是眼科的危急症,患者的患眼视力突然丧失,瞳孔散大,对光反应消失。检眼镜下见视盘苍白,视网膜动脉显著狭窄。视网膜呈乳白色水肿混浊,视盘附近更为明显。黄斑由于视网膜组织菲薄,能透露脉络膜毛细血管层,与周围乳白色混浊对比,形成典型的樱桃红点,中央凹反射消失。发病几周后视网膜浑浊消退,但血管更细,伴以白鞘或形成白线,黄斑区色素紊乱,视盘颜色变为苍白。

视网膜中央动脉不全阻塞时,视力减退及眼底病变的程度均较轻。若患眼有睫状动脉供养黄斑及其附近,则中心视力及该区眼底可保持正常,但视野呈管状。偶然也有睫状动脉单独发生阻塞者,此时中心视力突然丧失,视盘黄斑区呈舌状乳白色浑浊,有樱桃红点。该动脉管腔呈一致性或限局性狭窄,视野有包括注视中心的大暗点,阻塞也可仅侵犯中心动脉某一分支,而以颞上支最为常见。视网膜水肿及视功能的损害局限于该支供应的区域,视野呈扇形或象限性缺损。若黄斑受到侵犯中心视力则下降。视网膜中央动脉阻塞的并发症有以下几种。

1.视神经萎缩　阻塞后期视盘苍白、边界清楚、网膜动脉细。可有白鞘或成白线。静脉较细,黄斑色素变性,视网膜恢复透明,出现淡红色。

2.视网膜出血　典型的视网膜动脉阻塞看不见视网膜出血,只有在晚期病例可能由于新生血管破裂,或毛细血管因缺氧损害,偶见小出血点位于视盘附近。当合并有视网膜中央静脉阻塞时,眼底可布满出血和水肿。视力突然完全消失,可协助诊断。

3.继发性青光眼　为少见的并发症。见于病后4～10周,多为50岁以上的老年人,大部分是中央动脉阻塞的病例。发生青光眼的原因尚不明确。有学者认为是坏死性视网膜的毒性产物刺激虹膜产生纤维血管膜,覆盖房角阻碍房水排出,使眼压增高。

视网膜动脉阻塞的原因有血栓形成、栓塞或痉挛,视网膜动脉粥样硬化和高血压动脉硬化时,管壁内面粗糙,管径逐渐呈不规则狭窄,易于形成血栓,栓子并不多见。老年人栓子多来源于有病的颈内动脉或椎动脉。年轻人栓子多来源于风湿性心脏病或细菌性心内膜炎的赘生物,特别是在心导管或瓣膜手术后,长骨骨折后可能产生脂肪栓子。

二、视网膜中央静脉阻塞

视网膜中央静脉的主干或其属支,可因各种原因而发生阻塞,称为视网膜中央静脉阻塞。阻塞发生后,静脉血液回流被阻断,阻塞处远端的静脉扩张纡曲,管壁缺氧导致渗透性增加,以致血细胞及血浆渗出,引起广泛出血、水肿和渗出。对视网膜的破坏程度虽不如视网膜中央动脉阻塞来的迅速和严重,但也足以造成内层视网膜的广泛萎缩和变性。而高达10％～20％的新生血管性青光眼的并发率又进一步增加本病预后的严重性。

视网膜静脉阻塞较之视网膜动脉阻塞常见。视网膜中央静脉阻塞时,视力多降低至仅能辨别指数或手动,但光感经常存在。眼底所见视盘红色、边界模糊,整个眼底布满视网膜出血斑,以后极部最为显著,主要为浅层火焰状或条状出血。在出血较少或近周边处,也可见到圆形或不规则形的深层出血。渗出斑块掺杂于出血之间。视网膜水肿在后极部显著,甚至隆起。视网膜静脉显著扩张、纡曲,颜色暗紫,可呈腊肠状。动脉由于反射性收缩而变狭窄。阻塞不完全时,上述眼底改变程度较轻。有的阻塞发展缓慢,在全部典型改变发生之前数周或数月内,即开始出现一些征象。当阻塞仅涉及某分支时,称视网膜静脉分支阻塞,一般多发生于动静脉交叉处,眼底各种改变仅出现于该静脉的引流区。由于黄斑经常受到侵犯,中心视力也受到损害。

并发症如下。

1.黄斑水肿　长期慢性黄斑水肿常形成囊样变性,严重者可有板层穿孔。

2.新生血管形成　　可反复出血,严重者玻璃体内积血,使视力严重障碍。

3.新生血管性青光眼　　多见于视网膜中央静脉阻塞。常于发生后 3 个月,虹膜及前房角出现新生血管膜,玻璃体内充满血液,眼底不能窥入。常见光感消失,眼压升高,药物难以控制。

年轻病人局部吸收功能较强,后遗损害较之老年人为少。

阻塞的病因较多,主要为动脉硬化、炎症及血液循环淤滞。老年病人多有高血压及动脉硬化,年轻病人多由于静脉炎症改变使血管内壁粗糙,易致继发血栓。血液病如红细胞增多症、高眼压、视神经或眶部肿物压迫均可致视网膜血液循环淤滞,尤其是当静脉管壁已有病理改变时,更易形成血栓,阻塞静脉管腔。

大部分分支阻塞患者预后较好,视网膜中央静脉阻塞患者的预后往往不佳。

三、视网膜静脉周围炎

视网膜静脉周围炎是指发生在视网膜中央静脉周围间隙或其血管外膜的炎症病变。其结果常常使静脉管壁遭受炎症的损害形成血栓或破裂出血,出血量多少不一,但可反复发生。若吸收不全,可引起机化而导致瘢痕增殖。以往认为由结核引起。事实上,许多其他的疾病诸如糖尿病、镰形细胞贫血、肉样瘤病、红斑狼疮等都可产生同样的临床病变。

视网膜静脉周围炎又称青年性复发性视网膜玻璃球体出血,多见于青年男性。发病年龄以 20～30 岁为最多,常两眼先后发病。自觉症状主要为视力突然减退。有的病人在开始数日内,感觉视力轻度模糊或有类似飞蚊幻视症状,随后视力在短期内可降至仅能辨认指数甚至光感,发病轻者可无症状。

眼底在玻璃体内有大量积血时不能看到,只见黑色或红色反射。玻璃球体出血吸收后,才能看见本病的主要改变,但玻璃体常遗留或多或少的不规则条索状、膜状或尘状浑浊。周边视网膜小静脉呈现不同程度的扩张、充血,管径不规则和纡曲。邻近的视网膜上有火焰状或不规则形状出血。在小静脉外有白色结节状或不规则片状或形成边缘不清、宽窄不一的白色片状或条状带。当病变进展时,受侵犯的小静脉越来越多,并且逐渐波及大支。有时则大支先受侵犯。病变附近的小动脉偶然也有同样病变。有的病例在活动期可合并脉络膜视网膜炎。在出血后几周内,视网膜损害常自行好转。本病有反复发作倾向,通常在视网膜损害未完全吸收之前,又出现新的出血。在出血吸收过程中,往往发生机化及新生血管增殖,形成增殖性视网膜病变,可导致继发性视网膜脱离。严重者晚期还可伴发青光眼及白内障。病理表现为非特殊型与肉芽肿型。前一种较为多见,静脉壁及其周围组织有淋巴细胞浸润,内皮细胞可轻度增殖,渗出可侵犯管腔并使之闭锁。后一种病理类型中可见上皮样细胞、淋巴细胞,有时也有巨细胞浸润。形成结节,围绕静脉,或多或少阻塞管腔。曾有人报道在病变区找到结核杆菌。

【鉴别诊断】

1.周边部葡萄膜炎　　因为本病也是周边部静脉炎为病理基础,所以有时与周边部视网膜静脉周围炎难以鉴别。鉴别要点是:患眼前房水中含有浮游体,房水闪光阳性,前房角有灰白色渗出或粘连;玻璃体内出现雪球样渗出,周边部眼底尤其在下方见大片渗出或网膜前灰黄色渗出,为周边部葡萄膜炎的特点。相同点是:视网膜周边部小血管白鞘、网膜上出血、渗出及病灶。

2.视网膜分支静脉阻塞　　患者年龄多在 50～60 岁,常有高血压病史。分支静脉阻塞病变仅限于某一分支静脉引流区。病变的静脉充盈纡曲,常见于动静脉交叉后。病变以出血为主。视盘及阻塞部位常出现新生血管,因黄斑常被累及而发生永久性视力损害。

3.糖尿病性视网膜病变　　糖尿病性视网膜病变常为两侧性。双眼病变可有轻重之差。典型眼底改变主要集中后极部,微血管瘤分布于小动脉或静脉的末端或附近,散在、圆形、点状的深层出血及小的浅层条状或火焰状出血。灰白色小硬性渗出成组地分布于颞上下血管之间或后极部,亦可见到新旧不等的灰白棉絮样白斑。视网膜静脉饱满,当视网膜病变进展时,大支静脉中段出现管径不均匀呈梭形、串珠样或球状扩张,尤其是主支静脉明显。在动脉小支闭锁后静脉肿胀处可发生新生血管。中年以上患者视网膜动脉可呈高血压样改变,在进展快的眼底病变可见到小分支动脉呈白线。晚期糖尿病视网膜病变可发生视网膜前出血,玻璃球体出血,机化条索或膜片而形成增殖性视网膜病变。

(张 坤)

第八节 腹主动脉

一、概述

腹主动脉位于脊柱左前方,上界从膈下始,下界至髂动脉分叉。管壁光滑,管径均匀,纵切为长管状,横切为圆形,有搏动,管腔内为无回声。正常内径测量值:肾动脉以上为 2.0cm(1.6~2.4cm),肾动脉以下为 1.8cm(1.4~2.1cm),末端为 1.5cm(1.1~20cm)。

(一)腹腔动脉

在相当于第一腰椎水平由腹主动脉前壁发出,横断扫查显示腹腔动脉呈短干状,长约 10cm,两个分支呈"Y"字形。右侧分支为肝总动脉,内径 0.65cm;左侧分支为脾动脉,内径约 0.45cm。

(二)肠系膜上动脉

自腹主动脉前壁发出,低于腹腔动脉 1~2cm,与腹主动脉前壁成锐角(小于 30°);向下穿行于左肾静脉和脾静脉之间,经胰腺钩突及十二指肠第三段前面进入肠系膜。正常内径 0.67cm。

(三)肾动脉

为成对动脉,相当于肠系膜上动脉起点之下 20cm 处,自腹主动脉两侧分出,左肾动脉直接进入肾门,内径约 0.42cm;右肾动脉起点稍低,较左肾动脉略细长,从下腔静脉后方进入右肾门。

(四)髂总动脉

为腹主动脉终端分支,起于第 4~5 腰椎水平,髂总动脉自腹主动脉分出后向右越过左髂总静脉。

(五)彩色多普勒血流显像

腹主动脉管腔内为红色血流,随心脏收缩和舒张有明暗的变化。频谱形态为双峰层流,收缩期峰值迅速上升,形成第一峰,舒张早期迅速下降至基线;随后舒张中晚期又上升,形成第二峰。腹主动脉的峰值速度自上而下呈下降趋势,至髂总动脉和髂内外动脉,血流峰速增快,波形高耸,舒张期血流成份增大。腹主动脉的实质性脏器分支(肾动脉、腹腔动脉、肝动脉、脾动脉)的多普勒频谱收缩期高速血流之后,峰速逐渐下降,持续至舒张末期,呈低阻血流频谱。

二、腹部血管彩色多普勒超声检查

(一)适应证

彩色多普勒超声检查适应证有:①搏动性腹主动脉;②腹部中线处的疼痛;③下肢循环障碍;④近期腹部损伤;⑤怀疑特发性主动脉炎(年龄 40 岁以下,伴有与主动脉及其分支有关的血管症状)。

（二）检查前准备

1.病人准备　病人在检查前禁食、禁水 8 小时,如果有脱水情况可以饮水,如果是急腹症可立即进行检查。如果临床情况允许,婴儿应该在检查前 3 小时禁食。如果没有禁忌证,特别在扫查胰腺、下腹部和盆腔时,给病人饮水是有助于检查的。

2.病人体位　病人取舒适仰卧位平躺,头部可以垫一小枕头,如有剧烈的腹部触痛,亦可在病人的膝下放一枕头。病人平静呼吸,但在检查特殊的脏器时,病人应该屏住呼吸。

3.探头的选择　成人选用 3.6MHz 的凸阵探头最佳,儿童和瘦小的成人可选择 5MHz 的探头。

4.设置合适的增益　当探头开始放在腹部中央的顶端(剑突角处),要求病人深吸气和屏住呼吸。探头声束的角度朝向病人右上腹显示肝脏,调节增益,使图像的均匀度和质地正常,并能够识别紧邻肝脏后方的膈肌反射带。门静脉和肝静脉以腔内无回声的管状结构显示,门静脉壁有回声,肝静脉壁的回声较静脉回声弱。

（三）扫查技术

为了提供更多的信息和更好地确定部位,在探测的过程中,探头可在不同的方位转变角度,对腹部进行全面扫查。如果偏斜探头仍不能显示肝脏和脾脏的上部时,在肋间探测就是非常必要的。

在横断面扫查后,转变探头角度 90°,从腹中部的剑突下开始在肋骨下扫查,反复探测肝脏,必要时,要求病人深吸气,使肝脏显示更清楚。确定合适的增益,必要时,探头扫查方向朝向病人的头部,在肋骨之间扫查,可更好地显示肝脏和脾脏。

在肋骨下,保持探头垂直,朝病人的脚部(尾部)移动,重复不同的垂直切面对全腹部进行扫查。

如果腹部某一部分扫查不清时,病人可取坐位或站立位。如果需要,亦可行侧卧位扫查显示肾脏和脾脏。当怀疑有异常时,应让病人转动体位。

如果肠气遮盖,轻轻地加压、转动探头的角度,必要时用斜向或侧向切面扫查,或从脊柱的两边扫查。有时亦可取站立位探测。

把探头移向腹中线,朝向左侧缓慢地移动探头,直到显示搏动性管状结构。紧接着,探头向下移至脐下,可见腹主动脉一分为二,这是腹主动脉的分叉。在腹主动脉横切面测量其各段的内径。在腹主动脉分叉的下方轻轻地向右或向左侧转动探头的角度显示髂总动脉。只要在腹主动脉上发现局限性不规则或其他的改变,就应该在该病变水平及其上下做横向扫查。老年病人腹主动脉的行程可发生变化,并可能有移位或方向的改变,但腹主动脉的直径改变不明显。如果腹主动脉难于确定,通过背后朝左肾探测。

腹腔动脉干和肠系膜上动脉是腹主动脉扫查最重要的解剖标志。

识别以下结构是非常重要的:①腹主动脉和下腔静脉;②肝脏、门静脉、肝静脉;③胆道和胆囊;④脾脏;⑤胰腺;⑥肾脏;⑦膈肌;⑧膀胱(必须充盈);⑨盆腔结构。

三、腹主动脉瘤

（一）病因病理

动脉瘤是动脉壁病变或损伤而形成的局限性动脉异常扩张或膨出。以胸、腹、下肢主动脉瘤较为常见。

腹主动脉瘤常见病因有动脉粥样硬化、损伤、感染、梅毒、先天性异常(Mafan 综合征)等。多量脂质在动脉壁沉积,形成动脉粥样斑块、甚至钙质沉着,动脉管壁退行性变化,动脉中层硬化失去弹性,肌纤维和弹性组织变薄、断裂,逐渐为纤维组织代替,在血流冲击下局部血管扩张形成动脉瘤,称为真性动脉瘤。真性动脉瘤壁仍完整,呈梭形,多发生在肾动脉水平以下。由于动脉壁病变,使内膜或中层撕裂,被高压血流冲击,使中层逐渐分离、扩张,形成假血管腔。假血管腔呈双腔状,有时其远端仍可破裂而与血管腔相沟通,形成夹层动脉瘤。夹层动脉瘤可发生在胸主动脉或腹主动脉。

腹主动脉瘤多为单个,受累段管壁扩张,血流紊乱,多有血栓形成,随着病程发展,出现下肢栓塞,瘤体可突然破裂。

(二)临床表现

中上腹或脐周搏动性包块是最典型的体征,肿块表面光滑,有膨胀性搏动和震颤,收缩期可闻及杂音。腹部隐痛或胀痛。下肢出现急性或慢性缺血症状,下肢血压降低,足背动脉搏动减弱或消失。瘤体破裂时出现撕裂样剧痛,迅速出现休克,病死率高。

(三)声像图特点

怀疑为腹主动脉瘤时,应从膈下起始部至髂动脉分叉处做全面观察,操作轻揉,切勿重压,以免发生破裂或血栓脱落。

1.真性动脉瘤

(1)腹主动脉局部管腔呈瘤样扩张,纵切面呈梭形,内径大于3.0cm;管壁变薄,内膜粗糙,与正常管壁相连续,管腔相通,内为无回声,可见搏动。

(2)动脉瘤并发附壁血栓时,可见瘤体内壁斑片状低回声或中等回声,瘤体向管腔突出,表面不规则;血栓机化后内部回声不均匀,形成钙化灶时呈强回声斑块。

(3)彩色多普勒血流显像瘤体近端彩色血流及频谱形态正常,瘤腔内血流为五彩镶嵌或红蓝相间,频谱形态为涡流;瘤体远端血流速度减慢,频谱恢复层流状态。

2.夹层动脉瘤

(1)腹主动脉局部中层剥离,或由胸主动脉中层剥离后延伸至腹主动脉,管壁增宽,内可见剥离的内膜回声;纵切面呈平行线状,横切面呈双环状,把动脉分成真、假两个腔;动脉壁与内膜线状回声之间的无回声区为假腔,内为血液充填,可见破裂口与腹主动脉真腔相通。

(2)彩色多普勒血流显像显示夹层动脉瘤真腔内血流速度快,色彩明亮,甚至有湍流;假腔中血流速度慢,颜色暗淡或不易显示,远端破裂口处血流呈五彩镶嵌。

3.假性动脉瘤

(1)腹主动脉无局限性扩张,管壁形态无明显异常发现,动脉周围可见搏动性无回声。

(2)显示腹主动脉旁囊性肿块,边缘清楚,不规则,与动脉壁不连续,内为无回声。

(3)彩色多普勒血流显像可显示起自腹主动脉的彩色血流进入囊性无回声区,起始部呈高速湍流,进入囊肿内呈红蓝相间血流信号。

(四)鉴别诊断

腹主动脉瘤主要与假性动脉瘤鉴别。腹膜后淋巴瘤、胰腺囊肿、肾上腺囊肿、椎旁脓肿、肠系膜囊肿等,均可表现为与腹主动脉关系密切的低回声或无回声肿块,但多切面观察均与腹主动脉壁间明显分界,彩色多普勒血流显像内部无血流显示,结合其他表现不难鉴别。

(五)临床意义

腹主动脉在下降过程中如果直径明显增加是一种异常征象,某段腹主动脉直径比正常增大,要考虑可能是动脉瘤。当有血栓存在时,测量主动脉内径必须测量血栓的大小和无回声的管腔内径。测量异常节段长度也是很重要的,如果腹主动脉横断面的直径大于5cm,存在破裂的高度危险,需要做紧急的治疗安排。

主动脉在任何水平横断面的直径不应超过 3cm。如果主动脉的直径超过 5cm,或动脉瘤迅速增大(主动脉内径每年增加超过 1cm 可认为是发展快)表明有破裂的可能。

四、腹主动脉移位

腹主动脉可因脊柱侧凸、腹膜后肿块或腹主动脉旁淋巴结推挤而移位,淋巴结或肿块在移位的腹主动脉后方或周围显示。有些病人有类似动脉瘤的表现,必须进行仔细的横向扫查,以确定腹主动脉。

五、腹主动脉修补术

当病人行腹主动脉外科修补术时,应用横断面估计腹主动脉支架的位置和口径是很重要的,以排除腹主动脉剥离或漏出。近期插入的移植物周围的液体可以由出血引起,也可以由术后局部的水肿或感染引起,参照病人的临床情况进行超声追踪扫查是必要的,行腹主动脉修补术的所有病例,其腹主动脉支架的全长连同其上方和下方的腹主动脉均需检查。

(张　坤)

第九节　血管内超声检查

血管内超声检查有血管腔内超声显像和血管腔内多普勒血流速度描记,前者反映血管内膜下各层的解剖形态,后者记录血管内的血流速度,是无创性的超声技术和有创性的心导管技术相结合诊断心血管病变的一种新的方法。本法通过心导管或导引钢丝将超声换能器置入心血管腔内进行探测,再经电子成像系统显示心血管断面的形态和血流图形。由于换能器直接置于血管腔内探测,声能衰减小,换能器的频率可做到 12～40MHz,分辨力极高。

目前临床用于评价血管动脉粥样硬化的手段有限,为数众多的偏心性管腔狭窄常被低估。利用导管进行介入治疗是解决动脉粥样硬化引起的动脉狭窄的新方法,但术后有急性闭塞或再狭窄的可能,其发生率高达 20％～40％,因此,术前仅凭冠状动脉造影很难做到对动脉粥样硬化的准确了解。血管镜只能观察血管的内膜面,而不是动脉壁各层,特别是不能观察内膜下的动脉粥样硬化斑块。无创性的超声显像仅限于周围血管的切面显像,因受分辨力的限制几乎不能显示肌性血管的三层结构。经胸超声心动图能显示冠状动脉的近端,但成功率低,图像质量难以满足临床对冠状动脉疾病治疗决策的需求。血管内超声检查的应用对于上述治疗的缺陷有互补的作用,因而越来越受到临床的重视和超声界的关注。

一、血管腔内超声显像

(一)超声导管的特点

目前常用的血管腔内超声导管的直径有多种,可满足不同人群的需求。超声导管在腔内可以多平面、多角度地 360°扫描观察血管内膜及肌层的结构,评价血管和斑块的形态学特征,检出斑块的敏感性、特异性、准确性均在 90％以上;定量血管内径和斑块大小的能力较高。

以往认为肌性动脉具有典型的内、外弹力膜,它的中膜由平滑肌细胞组成,故在中膜和内膜之间、中膜和外膜之间的声阻抗相差较大,超声界面十分明显。近年有不少学者提出了不同的观点,认为正常冠状动脉细小,血管内超声无法分清管壁的三层结构而表现为一层回声环,如果出现三层结构,则表示内膜增厚,提示早期冠脉粥样硬化,明确血管内超声的三层结构是否与早期冠状动脉粥样硬化有关,具有重要的临床价值。

(二)心血管疾病的诊断

1.冠状动脉粥样硬化　不少研究认为,血管内超声能够提供动脉粥样硬化斑块的组织学特征和细节,并具有识别可逆性的脂质沉积与不可逆性的纤维性粥样硬化斑块、钙化性的粥样硬化斑块和血栓、溃疡性斑块的能力。在血管内超声图像上,动脉粥样硬化斑块表现为内膜环形或不均匀增厚突起,管腔向心性或偏心性狭窄。脂质斑块为均匀的低回声反射,纤维斑块的回声较强,其后无声影,而钙化斑块的回声最强,其后有声影,导致斑块下管壁的各层结构不能显示。尽管在粥样硬化的狭窄前期,血管的功能障碍是极其轻微的,但近期的研究认为,早期的动脉粥样硬化斑块多为脂质斑块,虽然造成冠状动脉狭窄的程度常不严重,但它较纤维斑块和钙化斑块更具危险性。斑块形成早期,冠状动脉代偿性扩张而无狭窄的冠状动脉,心肌梗死的发生率为20.5%,这是因为脂质斑块常含有丰富、柔软的脂肪,周围常有一层薄的纤维帽,这种不稳定的斑块容易在一些诱发因素的作用下发生纤维帽的破裂,脂质溢出。脂质溢出以后在斑块上形成溃疡造成血栓形成、血管堵塞或诱发血管痉挛,这是导致冠心病患者猝死、急性心肌梗死及不稳定型心绞痛的重要原因。

脂质斑块破裂和脂质溢出的全部过程在血管内超声上有鲜明的形态学特征,并可做出定量分析。脂质斑块的主要特征是在斑块内发现低回声区,通常代表斑块中的脂肪,周围强回声区代表纤维性组织包裹。纤维帽破裂表现为斑块内膜的回声中断,血管腔与斑块上的溃疡相通呈纺锤形。

血管内超声还可用于评价血管壁的动力学,了解冠状动脉的血流储备,表明血管内超声是诊断冠状动脉粥样硬化的有效方法。

2.高血压病　病理学研究证实,高血压病患者有小动脉管壁增厚,特别是中膜厚度与血管腔直径的比值增大。将高血压病患者与年龄配对的正常人比较,29%的高血压病患者中膜厚度/腔径比值升高。首先研究股动脉和肱动脉等中动脉的中膜肥厚是否与小动脉的中膜肥厚一致,其次研究能否根据中膜的厚度进行高血压病严重程度的定级,最后研究抗高血压药物能否使管壁增厚逆转。实验研究揭示,这种现象在应用某些药物后确实发生。抗高血压治疗与动脉粥样硬化和并发症的关系及影响,则是另一个潜在的研究领域。

3.心脏瓣膜病　血管内超声能实时显示瓣膜的形态和功能,测定瓣口面积,在瓣膜球囊成形术前后评价手术疗效。二尖瓣的疾病可导致肺静脉压升高,某些慢性二尖瓣疾病患者肺静脉中膜肥厚,发生所谓的动脉化,血管内超声可测量肺静脉管壁肥厚,评价和预测二尖瓣疾病引起的肺动脉高压的可逆性。

4.主动脉疾病　血管内超声可显示主动脉管腔的几何形态和管壁的形态学特征,从而能研究主动脉的粥样硬化及其并发症。经食管超声心动图能提供胸主动脉的信息,但不能提供腹主动脉的信息。随着血管内超声的应用,腹主动脉的显像已成为可能,对某些病人具有全面评价急性主动脉夹层分离的优点,定量分析主动脉缩窄的程度也成为可能。

5.先天性心脏病　初步的可行性研究已经显示,血管内超声能获得心内结构的高分辨力显像。在婴幼儿主动脉缩窄球囊扩张或肺动脉扩张术前,血管内超声帮助选择气囊导管的大小,评价气囊扩张术前后的血管形态,甚至可用于静脉畸形引流的诊断。

(三)心血管疾病的治疗

目前冠心病介入治疗的方案很多,包括球囊扩张成形术、激光消融、定向切除、旋切及支架植入等,但不同方法各有其适应证及局限性,术前对冠状动脉病变的详细了解有助于选择更为理想的治疗方案。血管内超声可用于术前治疗方案的决策。通过对病变部位钙化、偏心性及异常形态的认识,有表浅钙化的向心性或偏心性病变宜选择旋切、准分子激光消融或外科搭桥术;偏心性病变无明显钙化者宜选择旋切;夹层分离及真性血管瘤(即使有钙化)宜选择支架植入术;旁路移植的静脉内血栓形成的病人用溶栓或经导管去除,也可两者结合应用;移植静脉内有明显纤维化的患者宜选用联合扩张或支架植入术。

(四)对介入治疗作用机制的研究及并发症的监测

1.球囊扩张成形术　血管内超声可观察到球囊扩张成形术通过以下机制引起血管腔的扩大:

(1)斑块碎裂、内膜斑片的形成及局限性的中膜分离。

(2)无斑块部位血管壁的偏心性的伸展。

(3)斑块的受压及整个血管壁的伸张。

经血管内超声还观察到球囊扩张术后,在动脉粥样斑块最薄的部位及粥样斑块与正常内膜的交接处易产生撕裂。内膜斑片在超声中的表现是线样结构,有或无游离缘,可在血流中特征性地运动。超声还可清楚地显示中膜分离的程度、血管的真腔及假腔。因此,血管内超声有助于监测球囊扩张术后常见的并发症,如严重的夹层分离、急性血栓形成造成的管腔完全堵塞等。

血管内超声还有助于理解不同性质的斑块对球囊扩张的反应:高回声的斑块(纤维化或钙化斑块)在血管成形术后会造成断续性的延续到中膜的分离;严重钙化的病变球囊扩张术常失败;较柔软的斑块球囊扩张后表现多样化,如内膜撕裂、斑块碎裂、斑块压缩及血管壁的扩张等。

利用血管内超声在球囊扩张术中监测血管内径,可随时了解管腔的扩张程度,并能及时提醒医生何时终止扩张。在血管内超声指导下行球囊扩张术,冠状动脉残余狭窄明显减少,并且更易于发现钙化及夹层分离。

2.冠状动脉内斑块切除术　冠状动脉成形术方法不同,效果也明显不同,旋磨或直接切除斑块的治疗效果要优于球囊扩张成形术,并发症及再狭窄率也低于球囊扩张成形术。斑块切除术的效果取决于粥样斑块的切除是否完全,然而过度地切除斑块会削弱管壁强度,导致继发性的血管瘤形成或血管的急性穿孔,因而术前详细了解斑块的性质、厚度和范围非常重要。对此,血管内超声显像可直观地显示体内血管壁上动脉粥样硬化斑块的部位、厚度和性质,从而能成功地指导经导管斑块切除术的进行。

Matarz 等在 47 例斑块定向旋切治疗前后行血管内超声检查的患者中发现,超声测得的平均斑块体容积为$(134.0\pm94.8)mm^3$,与组织学测量值$(187.4\pm128.8)mm^3$ 高度相关$(r=0.96,P<0.001)$,血管腔容积也从$(27.2\pm12.3)mm^3$ 增加到$(58.7\pm30.3)mm^3$,平均切除率是$(76\pm23)\%$。其中 11 例(23.4%)管腔的增大仅仅是由于斑块的切除引起的,提示定向旋切术扩大管腔直径的机制主要是斑块的减少,而血管重构(如扩张、分离)可能并不重要。高速旋磨术可选择性地消除硬的、尤其是钙比的斑块,术后有少量的组织分离及血管扩张,如辅以球囊扩张术可通过血管的分离及扩张进一步加强效果,特别是对于无钙化的部位。

血管内超声还可用于监测定向旋切术的并发症,包括夹层分离等。左冠状动脉回旋支定向旋切术后,发生进行性横向夹层分离并引起远端继发性完全闭塞的病例中,血管内超声首先发现夹层分离的内膜入口部位及管腔在收缩期受压,冠状动脉造影提示远端血流减少。

3.激光治疗　Honey 等用血管内超声发现,单用准分子激光术治疗与球囊扩张术相比,前者治疗后管腔直径及横截面积明显小于后者。但是如在准分子激光术后再用球囊扩张术与单用球囊扩张术比较,则测量值无明显差别$(P>0.05)$。准分子激光的作用机制并不是为了消除大量的粥样硬化斑块(实际上可减少 9%斑块),而是经准分子激光建立通道,以利于球囊扩张导管的通过。血管内超声监测准分子激光治疗可以减少消融引起管壁穿孔及分离的可能性,尤其是对于完全堵塞的血管,可以帮助导管达到堵塞血管的远端,避免由于盲目消融而造成导管误入内膜或引起穿孔。用冠状动脉腔内超声监测急性心肌梗死患者经脉冲染料激光消栓和球囊扩张术后的效果,在首次激光消栓后,尽管冠状动脉造影显示血管已被打通,但冠状动脉腔内超声仍发现有残余狭窄,经第二次激光消栓和球囊扩张后才得到满意结果,说明在激光消栓过程中,应用冠状动脉腔内超声可以更满意地监测激光治疗的效果。

4.血管内支架植入　冠状动脉内支架植入主要用于冠状动脉成形术后有夹层分离者,以防止冠状动脉急性闭塞或再狭窄。不同材料的支架有不同的超声显像特征:金属材料的支架表现为高回声;含钙的支架回声强伴远处的声影,表现为一系列的投影线;多聚物支架为中等回声。血管内超声检查可了解病变部位管腔大小、形态和斑块的性质、特点,以帮助选择不同类型、大小的支架,确保支架植入合适的部位及血管的真腔,还可了解支架植入后的扩张程度及其与血管壁接触是否紧密。

血管内超声监测支架放置的标准是:①支架完全扩张,支架撑杆与血管内膜表面之间无空隙;②支架伸展均匀,支架的最小与最大直径比大于0.8;③支架内管腔横截面积接近邻近的参考血管。

支架植入后如果扩张不充分,在血管内超声指导下用与血管直径比为 1.17 ± 0.9 的球囊,以平均为 14.9 ± 1.5 个标准大气压的压力再扩张,以使支架充分扩张。这样,术后可不需用抗凝治疗,而仅用抗血小板药物,减少了支架植入常见的亚急性血栓形成及抗凝剂引起的并发症。

5.评价冠状动脉旁路移植手术的效果　血管内超声能在术中评价静脉移植血管或乳内动脉和自然冠状动脉之间的吻合情况。通过测量吻合口开放的宽度和动脉粥样硬化的程度,评价移植手术是否恰当、端-侧吻合和端-端吻合的利弊。血管内超声可研究活体移植血管内血小板的沉积、新的内膜增生和移植血管的动脉粥样硬化。

（五）对介入治疗术后再狭窄的预测

冠心病导管介入治疗的效果已被多数学者所肯定,但介入治疗术后部分血管会发生再狭窄,且发生率甚高。血管内超声可根据手术前后对病变性质的了解,预测术后发生再狭窄的可能性。一般向心性斑块、球囊扩张后斑块无明显碎裂或分离,再狭窄发生率较偏心性斑块及具有高回声特性的高纤维化、钙化的斑块显著升高。含脂质及纤维蛋白原较多的低回声斑块较软,易于切除,但同时也易于产生血小板的沉积;脂质丰富的斑块易变性而诱导生长因子的释放,继而产生内膜的增生,斑块的这些性质是介入治疗后发生再狭窄的可能机制。

（六）三维重建

经血管腔内超声显像的血管三维重建能以纵轴方向的二维切面或三维圆柱形的形式表现,而前者的重建更方便、省时,因而在经皮冠状动脉内血管成形术中的应用更有潜力。二维的血管纵轴切面上不仅能清楚地显示血管壁的结构、管腔的形态,了解病变的性质、范围及支架在血管内的位置、扩张情况等,而且可精确快速地定量测定血管腔的内径、病变的厚度、长度等,可为经皮冠状动脉内血管成形术中选择球囊或支架的大小、放置的位置等提供依据。

二、冠脉腔内多普勒血流速度描记

（一）原理

冠状动脉腔内多普勒血流速度描记是将超声探头置于心导管或导引钢丝顶端,在冠状动脉内测定血流速度的一种方法。由于导管或钢丝十分细小,同时声束方向和血流方向一致,使用十分方便,可以深入到冠状动脉近端和远端精确测量冠状动脉内的血流速度及其相位变化,可像常用的导引钢丝一样穿越狭窄部位。

（二）显示

血流速度的显示有两种技术：

1.过零检测　系测量多普勒频移信号相邻过零点的时间间隔信号,每过一次零产生一个过零脉冲。此方法对多普勒信号的处理显示是近似的,现已很少采用。

2.快速傅里叶频谱显示　系利用数学方法对多普勒信号的频率、振幅及其随时间变化的过程进行分析,最后显现实时的血流频谱,是目前通用的显示方法。

（三）冠状动脉内多普勒血流特征

冠状动脉多普勒血流速度测定可获得以下指标：

1.冠状动脉血流储备（CFR）　即充血反应（应用血管扩张剂,如罂粟碱、腺苷等,使正常心包内冠状动脉和心肌内冠状动脉下游的血流速度增加）后,最大速度与静息平均速度的比值。

2.舒张期峰值流速（PVd）　即冠状动脉舒张期最大血流速度。

3.收缩期峰值流速（PVs）　即冠状动脉收缩期最大血流速度。

4.平均峰值流速（APV）　指 2s 内冠状动脉最大流速的平均值。

5.舒张期速度积分（DVI）　即舒张期平均血流速度与时间的比值。

6.收缩期速度积分（SVI）　即收缩期平均血流速度与时间的比值。

7.1/3 血流分数（1/3FF）和 1/2 血流分数（1/2FF）　分别指舒张期起始 1/3 和 1/2 时间内的血流分数。该指标反映冠状动脉灌注的狭窄阻力和心肌内阻力。

8.舒张期与收缩期的峰值流速比值　（PVd/PVs）。

9.舒张期与收缩期的流速积分比值　（DVI/SVI）。

10.近端与远端的流速比值（P/D）。

（四）正常冠状动脉血流速度的图形特点

1.相位性:正常人冠状动脉内血流速度的频谱分析结果显示正常左冠状动脉近端的舒张期峰值血流速度在 40～80cm/s,收缩期在 10～20cm/s,右冠状动脉的血流速度较左冠状动脉低 15～20cm/s,具有明显的舒张期高而收缩期低的特征。正常人冠状动脉舒张期和收缩期血流速度比值通常大于 1.5。这种以舒张期血流占优势的特征在正常左冠状动脉几乎均可见到,而在正常右冠状动脉不常见。

2.充血反应:应用血管扩张剂,如罂粟碱、腺苷和潘生丁等,能使正常心包内冠状动脉和心肌内冠状动脉下游的流速增加 3 倍以上。

3.不同冠状动脉分支血流速度积分的差别:左前降支近端静息状态下,舒张期血流速度积分较右冠近端高。左前降支近端充血反应后,平均降值流速、舒张期降值流速及舒张期速度积分较回旋支及右冠状动脉近端高。

4.冠状动脉各支近端和远端静息状态下及充血反应后,平均冠状动脉血流速度和平均冠状动脉血流储备相似。

（五）异常冠状动脉的血流速度的图形特点

狭窄的冠状动脉舒张期血流速度较收缩期低,平均舒张期/收缩期血流比值下降。用 80 通道脉冲多普勒速度计和术中冠状动脉探头的近期研究也获得了类似结果。明显狭窄的冠状动脉在搭桥术前,舒张期血流下降而收缩期血流增加,在搭桥术后,远端冠脉的速度图形又再次恢复正常。

1.冠状动脉侧支循环的血流特征　临床药物和心导管研究已经证实,侧支循环对挽救急性心肌梗死患者的濒死心肌至关重要,其临床意义主要有:①对冠状动脉造影未显示侧支循环或显示侧支循环不良者,有助于提高经皮冠状动脉腔内血管成形术的安全度;②若测定结果显示侧支循环良好,可避免经皮冠状动脉腔内血管成形术过程中采用主动脉内球囊泵等有潜在并发症的辅助措施;③辅助药物负荷试验研究心肌缺血。

1991 年 Ofili 首次将尖端安装有多普勒探头的经皮冠状动脉腔内血管成形术导管插至狭窄 90% 冠状动脉远端测定冠状动脉血流速度,研究侧支循环取得成功。冠状动脉造影并未显示左冠状动脉至右冠状动脉或右冠状动脉至左冠状动脉的侧支循环,但在球囊扩张过程中,因侧支循环迅速建立,远端血流速度先为零,后随着球囊的多次扩张,出现侧支循环的逆向血流。采用冠状动脉流速描记钢丝的研究表明,在完全或次全闭塞的冠状动脉,侧支循环迅速或缓慢形成,狭窄远端的侧支血流特征是逆向血流,约占经皮冠状动脉动脉腔内血管成形术后顺向血流的 30%。经皮冠状动脉腔内血管成形术球囊扩张阻塞冠状动脉过程中,对应一侧冠状动脉流速的改变亦能反映侧支循环,在有和无侧支循环者,对应一侧冠状动脉瞬时流速的增加分别是 23.4%±17.2% 和 4.8%±11.3%。

2.狭窄冠状动脉的血流储备特点 在血流受限的狭窄血管,由于下游阻力血管为维持血供而代偿性扩张,用血管扩张剂后,冠状动脉血流成倍增加的能力受到限制,因此,冠状动脉严重狭窄者,冠状动脉血流储备显著下降。由于狭窄致冠状动脉血流储备下降,提示下游阻力血管反应正常,即影响冠状动脉微循环的因素(如左心室肥大、陈旧性肌梗死、X 综合征)可以被除外。测量另一支无狭窄冠状动脉的血流储备,对排除导致微循环血管扩张剂反应普遍下降的原因非常有益。

(六)冠状动脉内多普勒在介入性治疗中的应用

1.判断特异性介入治疗的必要性 外科盛行的观点认为,所有病变的冠状动脉均需完全再血管化,即使很轻微的病变均会发展,而再手术的机会有限且非常困难。心脏介入治疗,则允许进行病变的特异性治疗,认为不稳定型心绞痛往往是单个"罪犯"病灶的作用结果,血管成形术是治疗这类疾病的有效方法。联系到血管成形术后轻中度狭窄患者再狭窄发生较多这个事实,有力地支持了冠状动脉血流不受限的病灶免行血管成形术的观点。

虽然很多人认为用冠状动脉造影显示狭窄的百分比可评价狭窄冠状动脉的生理功能。然而根据以往多普勒导管的研究结果,对这种看法提出严重挑战。尽管犬实验性冠脉缩窄的狭窄百分比与冠状动脉血流储备呈曲线相关,但这种关系在术中心外膜冠状动脉多普勒检查时并未发现。虽然很轻或很重的狭窄都能想象到狭窄对血流储备的影响,但中度狭窄对血流储备产生的影响却难以预测。只有局限于单支病变的患者,狭窄百分比才与预计的血流储备下降的程度相关,主要原因是由于造影不能显示不同程度的弥漫性动脉粥样硬化。在多支病变的患者,管径狭窄 30% 和管径狭窄 70% 的功能意义不能仅用解剖方法来准确评价,故经皮冠状动脉腔内血管成形术前用冠状动脉流速描记测定血流储备有利于掌握冠状动脉介入治疗的适应证。

对 30%～70% 中等狭窄的病灶,应该根据血流储备或跨病灶压力阶差来决定是否需要行成形术。在多数行冠状动脉成形术的多支病变者,除产生症状的病灶外,大多数病灶是属于中等程度的狭窄。

2.评价经皮冠状动脉腔内血管成形术介入治疗术后的效果 一个多中心的研究项目揭示,冠状动脉球囊扩张术能与冠状动脉搭桥术一样,改善冠状动脉病变远端的血流速度,使舒张期和收缩期血流图形正常。有人用多普勒血流速度描记钢丝对一组 38 例冠状动脉球囊扩张术患者和 12 例冠状动脉正常组的对照研究显示,冠状动脉狭窄远端的测量值对预测冠状动脉球囊扩张术的效果较近端的测量值更具价值,术后远端的平均峰值血流速度提高的幅度较近端大。研究表明,在冠状动脉严重狭窄(>70%)者,冠状动脉狭窄远端测量的舒张期/收缩期血流比值远较非严重狭窄远端的测量值低,两者差别有显著性意义(P<0.001)。成功的球囊扩张术后 10～15min,随着舒张期/收缩期血流比值明显上升(P<0.001),血流速度

图形的相位恢复正常,而术后在冠状动脉狭窄近端测量的血流速度相位与正常冠状动脉相比,并无明显差别,舒张期/收缩期血流比值也无明显增加(P<0.01)。

Ofili等在球囊扩张术前后用多普勒血流速度描记钢丝,对一组29例冠状动脉明显狭窄者进行了舒张期平均血流速度和峰值血流速度、舒张期血流速度积分、收缩期舒张期总血流速度积分和舒张期前1/3血流分数的测定,并与17例正常冠状动脉者对照。冠状动脉球囊扩张术后,除血流图形的相位得到改善外,总血流速度积分和狭窄远端舒张期峰值血流速度也明显改善。与术前比较,球囊扩张成功者充血期狭窄近端和远端平均血流速度及舒张期峰值血流速度明显增高,近端和远端血流速度比值改善的程度与冠状动脉造影成功的程度相符。该研究结果表明,介入治疗后狭窄近端和远端平均速度之比值和舒张期/收缩期血流速度比值能为评价介入治疗即刻的生理效果提供重要的信息。此外,狭窄远端的血流速度参数在术后几分钟内就能得到恢复,而冠状动脉血流储备则需几周。

采用冠状动脉流速描记钢丝测定经皮冠状动脉腔内血管成形术后舒张期与收缩期的峰值流速比值降低、冠状动脉血流速度的正常化、近端与远端的流速比值的降低,以及舒张期与收缩期的峰值流速比值的增加,是反映经皮冠状动脉腔内血管成形术成功的重要指标,尤其是在经皮冠状动脉腔内血管成形术后用冠状动脉造影显示效果不确定时。然而,定向冠状动脉粥样斑块旋切术后狭窄减轻者,狭窄远端平均峰值流速仅中度增加,舒张期与收缩期的峰值流速比值无明显改变。其原因可能与手术后偏心管腔内有粥样斑块残留、血栓形成及血小板释放血管活性因子、舒张期与收缩期的峰值流速比值正常化延迟等因素有关。冠状动脉旁路术后再通的移植支舒张期与收缩期的峰值流速比值平均为2.28,狭窄移植支舒张期与收缩期的峰值流速比值平均为1.30,被移植段远端冠状动脉血流速度可恢复至正常的舒张期优势型,舒张期与收缩期的峰值流速比值显著增加。当经皮冠状动脉腔内血管成形术后冠状动脉造影显示效果可疑时,冠状动脉血流速度的正常化及P/D比值的降低是反映经皮冠状动脉腔内血管成形术成功的重要生理信息。但也有学者认为,经皮冠状动脉腔内血管成形术后右冠状动脉的近端与远端的流速比值及舒张期与收缩期的峰值流速比值无明显改变。

3.预测急性闭塞　经皮冠状动脉腔内血管成形术过程中测定冠状动脉流速对导管介入术后并发症的预测有重要意义。有报道急性心肌梗死经皮冠状动脉腔内血管成形术过程中,若球囊扩张后10min内冠状动脉流速先上升再下降,则冠状动脉急性闭塞的可能性极大。这一现象出现于临床症状、心电图改变及冠状动脉造影显示再闭塞之前。首次经皮冠状动脉腔内血管成形术球囊扩张后,平均峰值流速和舒张期与收缩期的峰值流速比值短暂正常化后急剧下降的患者,发生冠状动脉内膜撕裂飘动、管腔闭塞。重复球囊扩张并安放弹性支架后冠状动脉再通,平均峰值流速和舒张期与收缩期的峰值流速比值恢复并接近正常,跨狭窄压差明显降低。

4.评价定向冠状动脉旋切术的效果　定向冠状动脉旋切术能明显改善冠状动脉狭窄在造影上的表现。血管腔内超声检查结果显示,正常冠状动脉组织也被非对称性切除,导致管腔不规则,造成对术后残余狭窄的评价更加困难。

冠状动脉旋切术后的病理检查和腔内超声显像发现,患者的冠状动脉存在偏心通道,伴有明显的残余斑块附着和血栓形成。血小板黏附在暴露的管壁中层,偶尔也黏附在外膜上,导致局部血管活性物质的释放,限制了血流速度的变化。也许冠状动脉定向旋切术后,舒张期/收缩期血流比值恢复正常的时间要较球囊扩张术长。冠状动脉旋切术与球囊扩张的血流动力学改变不同,使平均舒张期/收缩期血流比值变化不明显。

5.评价激光成形术的效果　Stgal等研究了7例冠状动脉明显狭窄者准分子激光成形术后加做或不加做球囊扩张术者,冠状动脉狭窄远端的血流速度。1例左回旋支完全闭塞者,多普勒血流速度描记钢丝在血管成形术前,穿过病灶到达远端,记录到明显的左前降支至回旋支的侧支循环。用 1.7mm 准分子激光导管进行了成功的左回旋支再通后,轻而易举地在狭窄远端记录到正常的前向血流。但流速较慢平均峰值血流速度为 10cm/s,冠状动脉血流的相位依然异常,以收缩期血流为主,平均舒张/收缩期血流比为 0.6。残余狭窄处再行球囊扩张术,使狭窄从 57% 进一步降至 43% 后,多普勒前向血流速度增至 37cm/s,冠状动脉流速的相位恢复正常,以舒张期血流为主,平均舒张期/收缩期血流比值升至 3.4。

6.大隐静脉旁路移植血管和其他移植血管解剖病变的评价　判断大隐静脉移植血管或移植血管吻合口粥样硬化的意义非常重要。了解正常冠状动脉的实际口径对准确计算狭窄百分率是必要的,然而正常冠状动脉的实际口径,往往被不能认识的弥漫性病变所替代。对于大隐静脉移植血管而言,用狭窄的移植静脉与正常静脉内径之比值评价其生理意义更不可靠。很多静脉移植血管的内径比冠状动脉吻合口大得多,所以同样是 70% 的狭窄,与自体冠际相比,移植血管对血流的影响就小得多。另外由于内膜增生,移植静脉的内径会发生不同程度的变化,因此,移植 3 个月后与移植 3 年后的血管相比,同样 80% 的狭窄,它们对血流产生的影响有明显差异。因移植血管具有根据冠状动脉血流的需求舒缩管径的能力,能按照自体冠状动脉的口径和心肌灌注范围的不同,内径发生相应的变化。基于上述原因,建立一种评价移植血管病变程度的生理学方法十分必要。

虽然对大隐静脉旁路移植血管能否使冠状动脉血流储备恢复正常,在文献上早有争议。但是 White 等的资料揭示,如果注意到血管移植后的心肌灌注情况(如对避免心肌梗死、心壁肥厚的作用),则血流储备对评价移植血管的病变程度是很有用的。与预期的正常值对照,尽管通过血管移植后冠状动脉吻合口的口径减小近 50%,冠状血流储备是正常的。所以,在吻合口有疑问的移植血管或自体血管血流储备正常,有力地证明无血流限制性梗阻。

（王金萍）

第六章　消化系统

第一节　肝脏囊性占位性病变

超声显像诊断肝脏囊性病变具有高度的敏感性,能检出直径小于 2mm 的微小囊肿,准确率可达 98%以上,已成为首选的检查方法。

肝脏囊性病变在声像图上的表现有三大主要征象:

1.边界清晰、完整,与周围肝组织界限分明,外形多呈圆球形或椭球形。

2.内部呈无回声暗区或伴有细弱光点,并可见其移动。

3.具有后壁和后方回声增强效应。

【单纯性肝囊肿】

单纯性肝囊肿多为潴留性或老年退行性变,亦可为先天性。潴留性囊肿由于体液潴留而形成。胆汁潴留性囊肿来源于肝内小胆管的阻塞,阻塞原因可能为炎症、水肿、瘢痕等;黏液囊肿来源于胆管的黏液腺;淋巴囊肿来源于淋巴管的阻塞扩张,多位于肝表面;血液囊肿可由于肝穿刺或外伤后出血造成。先天性者一般认为是由于肝内胆管胚胎发育障碍所致。但二者的鉴别常较困难,一般通称为单纯性肝囊中。囊肿大小的差别可较大,可为单个,亦可为多个,多个者呈散在分布。本病的检出率与增龄有密切关系。学者对 1391 例健康者检查发现,在 50 岁以上人群中单纯性肝囊肿检出率达 2%~5%。

(一)声像图特征

1.肝脏体积一般不增大,切面形态正常,肝内出现一个或数个圆形或椭圆形无回声区,孤立地存在于肝内。

2.具有典型囊肿声像图特征

(1)囊壁菲薄,边缘整齐、光滑,或呈前壁细薄、后壁为亮弧线、侧壁失落等征象。

(2)内部为清晰的无回声区。

(3)伴后壁和后方回声增强,侧壁声影内收。小的囊肿后方回声增强可呈典型的"蝌蚪尾"征。

(4)位置表浅、体积较大的肝囊肿,当用探头加压时显示可压缩征。

3.囊肿大小的差别可较大,可为单个,亦可为多个,多个者呈散在分布。

4.不典型肝囊肿见于囊肿合并出血或有继发感染时,此时囊内可出现弥漫性细小光点,囊壁也可增厚、模糊不清。

5.彩色多普勒血流检测无回声内无血流显示。

(二)鉴别诊断

1.具有典型囊肿的三大主征,特别是具有后壁和后方回声增强,易与肝内低回声肿块和肝静脉、门静脉横断面图像区别。

2.囊肿呈圆形或椭圆形,与节段性扩张的肝内胆管亦易于鉴别。

3.与其他肝内囊性病变的鉴别如肝脓肿、肝癌液化等。

【多囊肝】

多囊肝为先天性疾病,常有遗传性及家族史。多囊肝常伴有其他脏器的囊肿,包括肾脏、脾脏和胰腺,其中约50%伴有多囊肾。多囊肝的囊肿大小不一,米粒大小至数厘米甚至几十厘米。囊肿数目众多,绝大多数累及全肝,也可仅累及某一肝叶。囊壁菲薄,囊内含有澄清液体,不含胆汁,如合并感染或出血,则囊液可混浊或变红。囊肿周围肝组织可正常。

(一)声像图表现

1.典型的多囊肝,肝脏左右叶普遍性增大,切面形态失常,表面不规则。轻型患者,肝脏形态、大小改变不明显,切面形态大致正常。

2.肝内密布多个大小不一的圆形无回声区,小者数毫米,大者数厘米,以 2~5cm 多见。边界清晰,一般圆形无回声区之间互不连通。严重者肝实质及肝内管道结构显示不清。

3.多囊肝常与多囊肾、多囊脾等其他内脏的多囊性病变合并存在,50%以上合并多囊肾。

4.彩色多普勒血流检测无回声内无血流显示。

(二)鉴别诊断

大多数多囊肝的声像图表现典型,超声诊断较为容易,若同时伴有其他脏器如肾、脾等多囊性病变,即可确诊为多囊病。

在鉴别诊断上须注意本病以下几方面的特点:

1.本病多见有遗传性及家族史,变化一般缓慢。

2.肝脏体积普遍性增大,形态失常。

3.肝内呈广泛分布的大小不等的液性暗区,且互不连通,多不能显示"后方增强征"。由于囊肿相互靠近,穿透上方一个囊肿的声束落入下方一个囊肿的液区之中,而此液区内无任何界面,不会发生反射或散射现象,致使其上方一个囊肿的后方回声增强征不予表现。

4.多可同时检出其他脏器内的囊肿。

【肝脓肿】

肝脓肿是由于阿米巴原虫或细菌感染引起,一般的病理变化过程为:炎症(阿米巴肝炎)→部分坏死液化→脓肿形成。阿米巴的溶组织酶直接破坏肝细胞、原虫大量繁殖阻塞肝静脉等造成肝组织梗死,形成脓腔较大,且多数为单发性。细菌性肝脓肿系由化脓性细菌如大肠杆菌、葡萄球菌及链球菌侵入肝脏所致。其侵入的途径包括门静脉、胆道系统、肝动脉,以及邻近组织的直接侵入等。细菌侵入肝脏后引起炎症反应,多形成较多的小脓肿,亦可融合成较大的脓腔。脓腔的中心为脓液和较多的坏死组织,其外周可有纤维组织包裹。

(一)声像图表现

1.二维声像图　肝脓肿声像图依据不同病变阶段而有不同表现。

(1)脓肿早期:此期脓肿尚未液化,其边界模糊不清,声像图显示病灶局部为不均匀低回声区,无清晰的壁,后方回声增强,内可见不规则的无回声区,动态观察短期内(1周左右)有明显变化。

(2)脓肿液化不全期:此时脓肿部分开始液化,主体呈无回声区,其内有光团状回声,脓肿边界渐清楚,内壁不光滑,有后方回声轻度增强。

(3)肝脓肿液化期:此期为典型肝脓肿,脓肿大部或全部液化,呈圆形或椭圆形无回声区,其内有少许光点回声,周边轮廓清晰,内壁光滑,伴后壁和后方回声增强,侧边声影内收。

(4)肝脓肿愈合期:此期脓肿逐渐缩小,呈边界清晰的回声减低区,或同时有不清晰的残存光团回声。

(5)慢性厚壁肝脓肿:此型脓肿内含有的坏死物较多,呈不规则光团、光点回声,无回声区小,脓肿壁的光带回声强而增厚,后方回声有轻度增强。典型脓肿常有伴发征象,如右侧膈肌活动受限和反应性右侧胸腔积液等。

2.彩色多普勒血流显像　大多周边可见血流信号,早期内部也可见斑片状血流信号,但血管形态正常,多呈动、静脉频谱。

3.超声造影　肝脓肿动脉期呈不均匀或以周边为主的高增强,内部呈分隔状增强,分隔间为无增强的坏死液化区。门静脉期及延迟期增强区减退或呈等增强。肝脓肿的增强模式与肝胆管细胞癌具有一定程度的相似性,结合临床资料有助于鉴别诊断。

(二)鉴别诊断

肝脓肿声像图表现与脓肿的病理过程和坏死组织的复杂结构有关,某一次超声检查常只反映脓肿由形成至吸收、愈合演变过程中的某一阶段声像图变化。各个阶段的病理变化特征不同,使肝脓肿声像图表现复杂。因此,在肝脓肿的诊断中密切结合病史与体征动态观察至关重要。

阿米巴性肝脓肿与典型细菌性肝脓肿的鉴别诊断需依靠病史,前者起病多较缓和,有阿米巴痢疾史。后者起病多较急,常伴高热、肝区疼痛、血常规白细胞和(或)中性粒细胞增高。

【肝包虫病】

肝包虫病即肝棘球蚴病,因吞食棘球绦虫虫卵后,其幼虫在人体内脏寄生引起。70%～80%寄生在肝脏,肺次之。包虫病在我国有两种,即细粒棘球蚴和泡状棘球蚴,主要流行于新疆、甘肃等牧区,其他地区也有散在分布。

肝包虫病可分布为单个囊肿,也可为多个囊肿群集于一处。由寄生于肝内的蚴虫发育所形成的囊腔,外层形成纤维包膜,构成棘球蚴外囊。另有囊壁并分化为两层:其外层形成角化层,无细胞结构,呈粉皮样。内层为生发层,生发层的细胞可以不断芽生出具有空腔化作用的细胞,随着生长发育,空腔逐渐扩大为生发囊腔,即母囊。在母囊壁上又可产生数量不等的带有吸盘、小钩的原头蚴,发展为子囊、孙囊。子囊、孙囊破裂后,大量头节进入囊液,聚集成囊砂。泡状棘球蚴在肝内以群集的小囊泡向周围组织浸润扩散,囊泡体积小,一般不超过3mm,在肝内形成肿块状或弥漫性结节状损害,在较大的病灶中可发生变性、坏死,形成液化腔,外形不规则,没有明显的囊壁。

(一)声像图表现

1.肝包虫囊肿的典型表现:囊壁较厚,呈双层结构,内层为内囊,欠规则,外层为外囊,光滑,回声强。若为新近发生的肝包虫囊腔,则呈饱满的球形单腔囊肿,内无子囊形成的小囊,当内囊脱落后,囊腔内出现漂动的不定形膜状回声带;当子囊进入囊腔后,便发育成多个大小不等的小囊,积聚于大囊内,形成"囊中之囊"的特征性改变。小囊间及大囊内可见囊砂形成的大小不等的粒状强回声,改变体位时可有移动征。有囊壁钙化者,在囊壁局部可出现斑片状或弧状强回声,伴有声影。

2.类实质性回声多由肝泡状棘球蚴的无数小泡性囊肿集合而成,因囊壁回声强而密集,周围有较多间质,故多表现为类实质性团块回声,或由肝包虫病继发改变即肝包虫衰老或自然死亡,内囊、子囊退化,合并感染,使囊肿完全失去囊性特征,类似实质性。需注意与肝肿瘤鉴别。

3.彩色多普勒血流检测:内多无血流显示。

(二)鉴别诊断

肝包囊虫病的诊断需根据流行病学资料,超声显示肝脏内有典型的双囊征,囊中之囊,囊中有不定型膜状回声,或囊内有囊砂征等征象,结合 Casom 试验或血清学检查阳性结果,即可确定诊断。部分声像图不典型的肝包虫病应注意与肝内其他囊性病变相鉴别。但疑为肝包虫病囊肿时切勿做穿刺抽液检查,以免囊液外溢,发生其他部位的种植。

(王金萍)

第二节 肝脏实质性占位病变

【肝血管瘤】

肝脏血管瘤组织学上分为毛细血管瘤和海绵状血管瘤,前者少见并可转化为后者。因此,肝血管瘤主要为海绵状血管瘤。血管瘤是肝脏最常见的良性肿瘤,本质上是一个缓慢流动的血湖,一般认为是一种血管的先天性畸形,发生率为 0.35%~2%。肉眼观察肿瘤呈紫红色或蓝色,由大小不等的血窦组成。镜下血窦壁为单层内皮细胞的血管间隙,各间隙之间为厚薄不一的纤维隔,纤维隔起自瘤体中心,然后延及整个瘤体。血管瘤大小不一,以直径 2~3cm 多见。

血管瘤多在中年以后发病,女性多于男性。症状取决于肿瘤发生部位、大小、增长速度和邻近器官受压情况。一般位于肝边缘,直径大于 5cm 或增长快的患者,有上腹闷胀不适、肝区隐痛等症状。而位于肝实质内较小的血管瘤多无症状,常在体检或手术中偶尔发现。如果肿瘤破裂出血,可引起急腹症或出血症状。

(一)声像图表现

1.高回声型 肝内出现圆形或椭圆形的高回声团块,其内间隔细管状或圆点状无回声区,呈网络状。团块边界清晰、锐利,呈浮雕样,后方回声无衰减。仪器分辨率高时,可见瘤体与肝组织间有小血管的管道相通。大多数小血管瘤表现为高回声型,但并非均为毛细血管瘤,小海绵状血管瘤也多为此型。

2.低回声型 肝内见圆形或椭圆形低回声,其内亦有不规则"小等号"状血管断面回声,当其位于瘤体边缘时可形成所谓"周缘裂隙征"。低回声境界清晰、规则,外周可有相对较厚的线状强回声环绕,不同的病例高回声或厚度略有差异,但在同一病例其厚度均匀。瘤体后方回声可轻度增强。本型多见于小的海绵状血管瘤。

3.混合回声型 本型多见于直径大于 5cm 的较大海绵状血管瘤。肝内出现圆形或不规则形混合回声,边界尚清晰。瘤内可见低回声、强回声及小的不规则无回声区混合存在。瘤周仍可见线状高回声环绕,但可不完整或厚薄不甚一致。若瘤内血窦较大和丰富时,瘤体后方回声可以轻度增强。

4.囊性型 临床上非常少见,声像图上酷似囊肿,定性诊断较困难。这种囊性特征可能是血管瘤内部无血液凝固和纤维化不严重的缘故。

5.等回声型 极少数较小血管瘤的内部回声水平与肝脏实质回声相等,超声检查较易漏诊,但仔细观察,借瘤体周边的环形线状强回声仍可辨认出。

上述血管瘤内部回声的强与弱,是瘤内血管腔、血管壁及血管间隙之间纤维隔的多少和薄厚的综合回声特征。若血管瘤内产生血栓、纤维化、钙化等改变,则内部回声可更复杂。

6.血管瘤间接征象 位于肝实质深部、直径小于 5cm 的血管瘤多不引起肝脏外形的变化,对肝内管道系统也无明显挤压和推移作用。但位于肝脏面包膜下的小血管瘤,易引起局部肝包膜向外突出。直径大于 5cm,尤其是向肝脏面生长的血管瘤常使肝脏外形失常,并引起肝内管道结构受压和移位。对体积较大、位置又浅的血管瘤,适当加压扫查可发现肿瘤有压缩变形的特征。

7.尽管血管瘤富有血管　但血流速度极缓慢,彩色多普勒检查仅可显示部分血管瘤内部及周边的斑片状或短线状血管,动、静脉频谱均有,若为动脉,则大多为低速血流。对较小的血管瘤,尤其是位于肝脏深部者难以检测到血流信号。

8.超声造影　动脉期周边强化,可呈环状高增强或乳头状增强,继而周边强化灶融合,向中央逐渐填充,门脉相及延迟相继续填充,填充完全呈高增强或等增强,或中央可有始终未增强区域。

（二）鉴别诊断

1.高回声型肝血管瘤与肝癌的鉴别　高回声型血管瘤具有浮雕样清晰、锐利的边界;内部回声呈"网络状";周缘见整齐的线样强回声环绕等特征。而肝细胞癌大多为低回声团块,周边常伴"声晕"。因此,声像图上二者易鉴别。

2.低回声型肝血管瘤与肝细胞癌的鉴别　通常低回声型肝血管瘤周缘有整齐的线状强回声包绕,其内可有不规则的"小等号"状血管断面回声。而低回声型肝细胞癌外周有声晕,内部回声不均匀,肿瘤常见明显的球体占位感。彩色多普勒检查,癌结节周边或内部常具较明显的血流显示,多为流速较高的动脉频谱。

3.混合回声型肝血管瘤与肝细胞癌的鉴别　前者边界多较清晰,外周有不完整的高回声线环绕,瘤体大小与其对周围组织结构的挤压不相称。其内回声虽不均匀,但均为片状强回声或低回声区,无明显的球体占位感。肝细胞癌边界多不规则、不清晰,内部回声不均,可见数个小结节融合而成,周缘可出现不完整声晕,瘤体对肝组织结构产生明显挤压或浸润。上述声像图表现虽有所区别,但实际工作中,对此做出鉴别诊断多有困难,往往需结合其他诊断方法才能确诊。

（三）临床价值

超声对微小的(直径2cm左右)高回声型血管瘤,具有很高的准确率;对低回声型、混合回声型(直径5cm以上)血管瘤,常规超声定性诊断尚存在困难,超声造影检查可明确诊断。极为不典型者需结合其他影像学检查方法综合分析。

【肝局灶性结节性增生】

肝局灶性结节性增生(FNH)是正常肝组织成分以不正常结构排列的肝脏良性实质性肿块。大体上与腺瘤相似,中心有星形或长条形纤维瘢痕以及由此向周围呈放射状分布的纤维隔膜,此被认为是FNH的组织结构特征。FNH不是在肝硬化基础上发生的,其病因不甚明了,可能与肝局部缺血修复反应受阻有关。临床上绝大多数患者无任何症状,病变也无恶变及出血的可能,不必切除。

（一）声像图表现

FNH二维声像图特征多变,一般显示为边界不规则的均质性高回声或低回声区,可与周围正常肝组织区别。极少数因内部出血而呈混合性回声。CDFI可见较丰富的血流信号,典型者结节中心呈离心性或放射状血流。超声造影动脉相早期自中央向周边呈离心性或放射状增强,随即病灶其他部位迅速均匀增强,门脉相及延迟相呈高增强或等增强,少数典型病例可见中央未增强的瘢痕组织。

（二）诊断与鉴别诊断

该病超声造影典型者诊断准确率高,不典型者诊断该病前应排除以下疾病:

1.肝细胞癌　直径2cm左右的小肝癌绝大多数声像图显示为低回声型,周围伴"声晕"。癌肿直径较大时回声多不均匀。

2.转移性肝癌　常为多发性,典型声像图表现呈"牛眼征",少数无此征的单发的转移结节难与FNH鉴别,应仔细检查其他脏器有无原发灶。

3.肝血管瘤　血管瘤内呈"网络状",边界清晰,周缘见线状强回声环绕。

4.肝腺瘤　肝腺瘤声像图与 FNH 极为相似,但前者瘤内易发生出血、坏死和液化而使声像图发生相应的改变。

5.肝再生结节　发生在肝硬化病例中,直径多较小,多呈圆形或形态不规则的低回声区,周围存在不规则结缔组织高回声。

（三）临床价值

FNH 是肝脏的一种良性局灶性病变,一般不需外科手术。超声检查对其具有较高的检出率,但不典型者鉴别诊断必须结合其他影像学检查方法,甚或须行超声引导下穿刺组织学活检。

【肝腺瘤】

腺瘤为均匀的肝细胞组织,不含胆汁且缺乏库普弗细胞,亦无肝小叶及汇管区,瘤体与正常肝组织间有纤维包膜分隔,所以其境界清楚。瘤内易发生出血、坏死。

本病多见于女性,尤其是长期服用避孕药者发病率更高。临床症状随肿瘤大小及部位不同各异。较小者一般无任何症状,较大且位于肝表面时可引起压迫症状。若伴瘤内出血可引起急性腹痛,破裂者可导致腹腔出血等严重并发症。

（一）声像图表现

小腺瘤不引起肝脏形态改变,且边界清楚,可见高回声纤维包膜。其内部回声多略高于周围肝组织,分布欠均匀。大的肝腺瘤边界可不清晰、不规则,内部回声不均匀,可见大小不等的团状强回声。瘤体内出血、坏死、液化时可出现不规则的无回声区。瘤体破裂时,其周围或腹腔内可见积液暗区。肝腺瘤超声造影表现与其二维图像一样缺乏特异性。一般情况下表现为动脉相整体高增强、门脉相等增强、延迟相等增强或低增强,部分内可见无增强区。

（二）鉴别诊断

1.肝血管瘤　肝血管瘤具有典型的超声造影征象,且高回声型其边界清晰呈浮雕状,内呈"网络状"回声,易与肝腺瘤鉴别。

2.FNH　肝腺瘤内很少出现扭曲的中央滋养动脉,造影时动脉相病灶内不会出现放射状增强,可与典型的肝局灶性结节性增生鉴别。

3.肝细胞癌　小肝癌周边多伴"声晕",大肝癌多出现门静脉癌栓,随访可发现增长较迅速。但当肝腺瘤延迟相呈低增强时与肝癌难以鉴别,需行肝穿刺组织学活检鉴别。

（三）临床价值

超声对肝腺瘤的检出率有很高的敏感性,但缺乏特异性,从而难以定性诊断,除结合其他影像学检查外,对高度怀疑肝腺瘤或其他恶性肿瘤者,须行超声引导下穿刺组织学活检鉴别。

【肝错构瘤】

肝错构瘤属血管平滑肌脂肪瘤,形态上由血管、平滑肌和脂肪三种成分构成,但其比例因人而异,容易误诊。过去认为是一种错构瘤,近年研究认为可能是由一种始基细胞多向分化形成的肿瘤。临床表现常无症状,多在体检或伴发结节性硬化症时由影像学检查发现。有的病例肿瘤大时可压迫周围器官或破裂出血而产生症状。肝的血管平滑肌脂肪瘤 1976 年才被认识,非常少见,容易被误认为肝细胞癌。

声像图上多呈中至高回声,境界欠清,内部回声不均匀,有的内部有多个小无回声区。超声造影表现为一般良性结节特点,即动脉相出现高增强,门脉相及延迟相为等增强。单凭声像图表现难以确诊。

【肝结核】

肝结核常为肺结核血行播散形成,在发病的早期,肝内有散在的粟粒样结核结节,随着病情进展,粟粒样结节内出现大小不等的脓腔,其内充满干酪样坏死组织和脓液,称之为干酪坏死期。

　　早期超声检查仅显示肝脏轻至中度肿大,内部回声增强或无特殊改变,部分儿童患者高频超声可显示肝内散在低回声结节,结节内可见点状钙化斑。干酪坏死期的二维声像图表现与肝脓肿类似,彩色多普勒显示以少血流型为主。超声造影与增强 CT 均表现为病灶内不均匀强化。

　　诊断注意点:常需结合临床及其他检查进行考虑,病灶的形状、大小及回声短期内均可改变,钙化的强回声伴声影可帮助诊断。

【原发性肝癌】

　　本病为我国常见的癌症之一。30～50 岁男性发病率较高。原发性肝癌根据其组织来源可分为肝细胞性肝癌、胆管细胞性肝癌、混合性肝癌、纤维板层肝癌等。其中,90%以上为肝细胞性肝癌(HCC)。

(一)肝细胞性肝癌

1.病理与临床　　根据我国肝癌病理协作组提出的分类,HCC 的大体病理分为四个大型。

(1)弥漫型:癌结节较小,弥漫分布于整个肝脏,数目众多,难以与肝硬化结节鉴别。

(2)块状型,直径在 5cm 以上,超过 10cm 者为巨块型。发生在右叶者为多,可有完整或不完整的假包膜,周围常可见小的卫星癌结节。巨块型肝癌易出血坏死、液化及自发性破裂。

(3)结节型:结节最大直径不超过 5cm。此型最常见,可分为单结节、融合结节、多结节,形态多呈类圆形,边界欠清,常伴有明显肝硬化。

(4)小癌型:单个癌结节或相邻两个癌结节直径之和在 3cm 以下。患者常无临床症状。

2.二维及彩色声像图表现

(1)巨块型:单个结节直径一般在 10cm 以上,周边可见卫星灶,肝脏轮廓局限性向外隆起,多呈高回声,呈分叶状,边缘多清晰,内部回声不均匀,周围大血管受压移位。肿块发生液化坏死时可见形态不规则的无回声区。CDFI:肿块周边及内部可见滋养血管,血管走行异常、迂曲。

(2)结节型:可为单个结节或多个结节,大小不一,从 0.5cm 至 5cm 不等,高回声、等回声及低回声结节均可见,高回声及等回声结节周边常伴声晕,低回声型后方回声可稍增强。CDFI 表现同巨块型。

(3)弥漫型:最少见,在肝硬化基础上发生,肝脏形态失常呈肝硬化表现,体积不缩小或增大,内可见弥漫分布的低回声结节,边界不清晰,常伴有门静脉、肝静脉或下腔静脉癌栓。CDFI:肝内动脉血流信号增多,血管迂曲,癌栓处血流充盈缺损,动静脉瘘形成后门静脉内可见高速搏动血流信号。

(4)小肝癌:直径小于 3cm,呈圆形或类圆形,周边可见声晕,内部多表现为低回声,回声不均匀,也可表现为高回声,与肿瘤细胞脂肪变性有关。

3.癌肿肝内转移征象

(1)卫星癌结节:多见于巨块型肝癌,常发生在巨块型肝癌附近的肝组织内。多呈圆形或椭圆形,边界较清楚,周边可伴声晕,直径多在 2cm 左右,数目不定,内部多呈低回声。

(2)门静脉癌栓:门静脉癌栓主要有三种表现。

1)局限性门静脉某一支管腔内,显示边界清晰、孤立、均匀的等回声或低回声团块。多普勒检查显示癌栓周围有血流通过。

2)某一支门静脉腔被条索状等回声或低回声团所充填,管腔内无回声区几乎消失,提示门静脉管腔完全阻塞,但门静脉管壁回声基本正常。

3)一支或数支门静脉腔内被癌组织填充,且管壁因严重受浸润或破坏而连续性中断甚或显示不清。门静脉干周围因形成广泛的吻合支而呈"海绵样"变性,表现为筛网状高回声。多普勒检查显示门静脉内正常血流充盈缺损,其周见筛网状彩色血流信号,频谱显示为门静脉样频谱。

(3)肝静脉与下腔静脉癌栓:常见于晚期肝癌病例。声像图表现为静脉腔内均匀的中、低回声团块,但管壁回声多显示正常。

4.癌肿对周围组织挤压征象

（1）肝内血管形态的改变：癌肿压迫肝内血管使管腔变窄，失去正常形态，自然走向变更，发生移位或环绕肿块边缘。

（2）肝内胆管扩张：癌肿压迫某一支肝内胆管引起远端胆管扩张，位于肝门部的癌肿则可使肝内胆管普遍扩张。

（3）癌肿位置紧邻肝脏膈面可引起右侧横膈抬高或局限性膨隆：癌肿位于肝脏面且向表面隆起时，可压迫右肾及胆囊等脏器，使之移位。

5.超声造影声像图表现　　典型 HCC 超声造影表现为造影剂"快进快出"，动脉相呈高增强，小病灶表现为均匀增强，较大肿瘤则多为不均匀增强，与肿瘤坏死、变性或液化有关；HCC 门脉相及延迟相多呈低增强，少数仍呈等或稍高增强，多见于分化程度较高的肿瘤。

（二）胆管细胞性肝癌

胆管细胞性肝癌也属于肝内胆管癌，病因不明，常见病因多为肝内胆管结石。此外，华支睾吸虫感染、理化因素、Caroli 病等与发病也密切相关。早期无明显症状，后期可出现全身无力、腹痛、消瘦、梗阻性黄疸等。本病好发于中老年人，男女发病率无明显差异。一般无肝炎后肝硬化病史，AFP 常无升高。

1.二维及彩色声像图表现　　早期肝脏形态无明显改变，可呈高回声、等回声及低回声，边界不清晰，大多无声晕，常伴有远端胆管扩张。CDFI：多为乏血供，多数内部无明显血流信号或有少许血流信号。

2.超声造影声像图表现　　动脉相早期大部分表现为高增强，增强方式可以不同，可表现为完全增强或病灶周边不规则环状增强，动脉相呈环状增强时需与注意肝血管瘤鉴别，但在门脉相晚期及延迟相肝胆管细胞癌表现为低增强。

超声造影在鉴别诊断胆管细胞性肝癌的同时，可以更清晰地显示病灶边界及浸润的范围。

（三）纤维板层细胞癌

纤维板层细胞癌是肝细胞癌的一种特殊类型，在我国、日本及普通型肝细胞癌多发的地区罕见，西方国家较为多见。该型癌细胞分化好，恶性程度较低，预后好于普通型肝细胞癌。

超声一般表现为单发肿块，多位于肝左叶，较大，直径可达 8～12cm，边界清晰，内部回声不均匀，多呈高回声，也可呈等回声或稍低回声，常可见中心瘢痕引起的放射状低回声区，约 30% 的肿瘤内部有局灶性钙化。CDFI：肿瘤内血流信号非常丰富，可探及动脉或门静脉样血流，极少并发血管栓塞。

（四）鉴别诊断

1.肝血管瘤　　肝血管瘤生长缓慢，质地柔软，很少发生肝内血管绕行征和血管压迫症。肿块边界多较清晰，形态较规则，周边多有线状强回声环绕。而原发性肝癌肿块边界多不规则、不清晰，周边多有声晕，且对周围管道系统有明显的挤压征象。彩色多普勒检查血管瘤瘤周及瘤内仅可见散布的斑点状彩色血流信号，即使少数瘤体有较丰富的血供，其流速也明显较癌肿内血流速度低。各自具有典型的超声造影征象有助于鉴别。

2.转移性肝癌　　多数情况下，超声发现转移癌的患者已确诊其他部位有原发癌存在、或二维声像图上具有典型的"牛眼征"、或超声造影具"厚环状"增强者易鉴别。

3.肝硬化　　结节性肝硬化声像图上肝区可出现弥漫性分布的再生结节低回声，与弥漫性肝癌极易混淆，但后者往往伴广泛的门静脉及肝静脉癌栓，易与肝硬化鉴别。

4.肝脓肿　　肝脓肿早期病变组织没有发生液化，其声像图与肝细胞癌颇为相似，但随病程进展会迅速变化，出现液化较完全的无回声区，此时易与肝癌鉴别。所以，在肝脓肿与肝癌的鉴别诊断中临床病史及短期内追踪观察至关重要。

5.其他 小肝癌(直径小于 3cm)应注意与局限性脂肪肝、FNH、肝腺瘤等肝脏良性局灶性病变鉴别。癌结节周边多伴声晕,彩色多普勒检查显示结节内部和(或)周边有相对高速的动脉血流,或超声造影呈"快进快出"征象,有助于确诊。

(五)临床价值

1.超声诊断肝癌准确率 对直径大于 5cm 的肝癌超声诊断准确率超过 90％,与其他影像诊断的准确率相似,甚或过之。对直径小于 5cm 的肝癌超声诊断准确率也可达 80％以上,仅次于血管造影。除此,超声检查价格低廉且无损伤性,所以便于反复多次检查而具独特价值。

2.超声对肝癌的定位诊断 超声检查可通过显示门静脉、肝静脉和下腔静脉及其他标志如胆囊、静脉韧带、肝圆韧带等对肝癌进行定位诊断,肿瘤越小,符合率越高。若肿瘤过大,上述血管及解剖标志显示不清时定位诊断则较困难。

3.超声对肝癌数目的评估 原则上可准确评估其数目,但检查者往往在检出主瘤后忽略了对肝脏其他部位的仔细扫查,致使遗漏子瘤,应引起高度注意。另外,位于肝脏表面的微小结节超声检查易漏诊。

4.血管内癌栓的检测 超声检查不仅是确定血管内有无癌栓的最为简单、方便和可靠的方法,而且可对其进行精确定位。尤其是彩色多普勒超声的应用,可对癌栓的血供及门静脉的血流动力学改变进行定量定性分析,为临床治疗方法的选择及预后的估测提供了必不可少的依据。

5.超声对肝癌诊断的假阳性及假阴性 超声如同其他影像技术一样,对肝癌的诊断主要是推论性的,在与其他疾病如肝脓肿、肝血管瘤等鉴别诊断中易将其误诊为肝癌,即出现假阳性。同样某些癌肿过小、部位隐蔽或操作者经验不足等可漏诊,即出现假阴性。由此,对少数确认困难的病例应结合临床及其他检查方法综合分析,必要时需行超声引导下肝穿刺细胞学或组织学检查。

【肝母细胞瘤】

肝母细胞瘤较少见,是由肝脏胚胎组织发生的肿瘤。主要发生在婴幼儿,肿瘤一般发生在右叶,多为单个肿块,也可为多个结节。临床上主要表现为在上腹触及一质地较硬的肿块,可有轻压痛。

(一)声像图表现

1.肝脏形态异常,各径线测值呈明显增大。肝包膜回声线完整,但可向表面呈半球状突起。

2.肝内可见一圆形或椭圆形或分叶状的团块图像,与周围肝组织分界明显。瘤内回声强弱不一、分布不均,常见高回声及无回声区。如发现伴有声影的高回声,则往往表示病变区有钙化灶存在,对诊断本瘤有很大帮助。

3.门静脉、肝静脉的较大分支内偶可见癌栓组织回声。

4.腹膜后区可见低回声团块,边界清晰,为肿大的淋巴结,提示癌肿已发生肝外转移。

(二)临床价值

婴幼儿发现有上腹肿块,临床上鉴别诊断常较困难。超声检查能明确肿块的性质及其与周围组织、器官的关系,对鉴别肝母细胞瘤、肾母细胞瘤、肾上腺及腹膜后神经母细胞瘤有很大帮助。

【转移性肝癌】

肝脏是多种恶性肿瘤最易发生转移的器官。转移途径有门静脉、肝动脉血行转移和淋巴结转移,邻近脏器如胆、胃等癌肿也可直接浸润播散至肝脏。转移性肝癌常为多发性,仅少数转移为单个结节,如结肠癌肝转移。转移性癌较少合并肝硬化和侵犯门静脉形成癌栓。癌结节自发性破裂者也很少见。

转移性肝癌早期无明显症状和体征,一旦出现临床症状,病灶多已巨大或数目众多。出现类似原发性肝癌的症状,但多较轻。

（一）声像图表现

1.结节型　最为多见。癌肿常多发，偶有单发，直径以 3cm 左右为多。有时众多结节融合成团块状。癌块内部回声多种多样，可为低回声、强回声或混合回声，且常出现"牛眼征"，即癌肿周边有较宽的低回声晕环绕，其边界清晰；内部为比较均匀的高回声或等回声；高回声中央部有小片状无回声区或弱低回声，为出血、坏死所致。"牛眼征"被认为是转移性肝癌典型的声像图，且多见于腺癌肝转移。

2.巨块型　癌肿以单发为主，直径 5～10cm。此型癌块内常发生大片出血、坏死、声像图上主要表现为混合型回声。

3.浸润型　位于肝脏周邻的器官如胃、右肾等部位的癌肿可直接浸润肝脏。声像图显示原发癌与肝脏毗邻部见有不规则块影，其边界不清晰，内多为不均匀的低回声。因原发癌与转移灶非常接近，有时仅从声像图上难以区分何为原发癌。

4.弥漫型　多数微小肿瘤弥散分布于肝内，致使肝脏回声显著增粗、杂乱，表现为边界不清晰的斑块状高、低回声，但不能确定肿瘤的具体边界和形态。

5.周围组织的继发征象　转移性肝癌罕见有门静脉、肝静脉或下腔静脉癌栓出现，此点与原发性肝癌易向门静脉播散的特点不同。另外，转移癌肿不断增大时，可发生与原发性肝癌类似的肝内肝外挤压征象。

6.超声造影声像图表现　主要有两种表现。①动脉相周边强化，呈厚环状或"面包圈"样，内部无明显强化，门脉相及延迟相整体无增强，呈"黑洞"征；②可与原发性肝细胞癌的造影表现相似，即"快进快出"。由于肝转移瘤在门脉相及延迟相常表现为"黑洞"征，与周围增强的肝实质可形成明显反差，此时进行全肝扫查，常可观察到二维超声不能发现的小病灶及等回声型病灶，极大地提高了转移性肝癌的检出率。

（二）鉴别诊断

1.肝细胞癌　部分原发性肝癌与继发性肝癌之间有较明显的差别，而部分则基本相似，很难鉴别。原发性肝癌多为单发，且常伴有不同程度的肝硬化，易侵及门静脉引起癌栓为其特点。除此之外，彩色多普勒检查在癌肿周边及内部可见较丰富的彩色血流信号，且多为高速动脉血流，此点与转移性肝癌多属少血供不同。

2.肝血管瘤　高回声型转移性肝癌与血管瘤的鉴别主要是前者周边多伴声晕：低回声型转移性肝癌与血管瘤的鉴别主要是后者周边多见线状强回声环绕，且内部见筛网状回声。超声造影有助于鉴别。

3.肝硬化结节　硬化结节多数边界清晰，形态可不规则，周边可见纤维隔样强回声而无"声晕"。转移性肝癌多不伴肝硬化声像图改变，且癌结节周边见低回声晕环。超声造影有助于鉴别，硬化结节三个时相均呈等增强。

（三）临床价值

在癌肿治疗前后及随访中，超声检查能较早地提示肝内有无转移灶存在，一般直径大于 5mm 的癌灶，高分辨率超声仪即可显示。但有些情况也会导致漏诊，如癌肿位于肝右叶上段接近横膈或位于远场区等。再者某些转移癌灶回声强度与肝脏接近二维图像不易显示而引起漏诊，此时行超声造影检查至关重要。

来自不同脏器和组织的转移性肝癌，声像图上大多数特征性不强，难以判断其原发病变所在部位。因此，对原发灶不明确的肝转移癌有必要行超声引导下组织学活检，有利于确定原发肿瘤的组织结构特点和部位。

（代　涛）

第三节　肝脏弥漫性病变

弥漫性肝病是由多种病因引起肝脏弥漫性损害的一种疾病,如感染、肝硬化、慢性酒精中毒、肝脏淤血、淤胆、遗传和代谢性疾病、药物和化学物质中毒等均可引起肝脏功能损害及肝脏组织学发生变化,即肝细胞变性坏死,血管充血,组织水肿,炎性物质渗出,纤维结缔组织增生。这种组织学的变化在超声探测中可有一定的特征性,超声检查对于肝脏弥漫性病变可作为首选检查方法,但因其病理改变类似,可有共同的声像图表现,还需要密切结合临床资料综合判断。

【病毒性肝炎】

(一)声像图表现

1.急性病毒性肝炎

(1)肝脏体积不同程度增大,各径线测量值均增加,形态饱满,肝缘角圆钝。

(2)肝实质内回声减低,光点分布稀疏,肝内血管壁及胆管壁回声相对增强。

(3)胆囊壁回声增厚、毛糙或水肿,部分可见胆囊腔缩小或呈萎缩状,内无胆汁。

(4)脾脏轻度增大或正常。

(5)肝门部及胆囊颈周围可见轻度肿大淋巴结。

(6)彩色多普勒超声检查时肝门部肝动脉显示清晰,管径略增宽,血流速度加快。

2.慢性肝炎　慢性肝炎随炎症及纤维化的病理程度不同其声像图表现各异,轻者肝脏大小和实质回声多无异常,重者可表现近似肝硬化的声像图改变。

(1)肝脏体积正常或轻度增大,或仅有左叶轻度肿大,肝脏下缘角变钝。

(2)肝表面欠光滑,肝实质光点不均增粗,回声可略增高。

(3)肝静脉属支显示欠清晰或不清,肝外门静脉主干和脾静脉稍增宽。

(4)胆囊壁增厚、毛糙。

(5)脾脏可正常或增大。

3.重型病毒性肝炎

(1)肝脏体积缩小,形态失常,常以左肝缩小为甚,表面不光滑。

(2)肝实质回声紊乱、强弱不均,肝静脉变细,甚至消失或显示不清。

(3)肝内可见门静脉扭曲、移位或腔径发生改变。

(4)胆囊可增大,胆囊内可见胆汁的细弱光点回声,透声差,壁水肿、增厚。

(5)腹水。

(二)临床意义

1.判断肝病的病变程度　肝病患者病变程度与肝脏包膜及实质回声、门静脉管径、血流速度、肝静脉内径及频谱波形、脾静脉内径、胆囊壁的厚度、脾脏大小密切相关,上述参数均与肝纤维化程度一致。

2.药物疗效及预后的评估　超声动态观察上述指标有助于观察药物的疗效,监测病情发展,对肝病的预后做出判断。

【脂肪肝】

当肝内脂质含量超过肝脏湿重的 5% 时,称为脂肪肝。它是一种多病因引起的获得性、可逆性、代谢性肝病。如肥胖、高血脂、糖尿病、嗜酒、妊娠、长期服用某些药物等因素均可引起肝细胞脂肪变性,成为脂肪肝。

脂肪肝一般较轻时无明显临床症状,较重的脂肪肝可出现肝区隐痛、腹胀、疲乏无力、食欲缺乏等症状。

(一)声像图表现

依据肝内脂质含量及分布的形式不同,声像图可分为弥漫浸润型脂肪肝及非均匀性脂肪肝两大类。

1.弥漫浸润型脂肪肝

(1)肝切面形态正常或饱满,肝脏大小可正常,肝脏脂肪变较重者,肝脏可有轻至重度增大,边缘变钝。

(2)肝实质前区回声增强,光点密集而明亮,又称明亮肝,后区回声由浅至深面逐渐减弱。

根据肝内回声强弱程度不同,可将脂肪肝分为:轻度,肝实质前区回声稍增强,后区回声稍减弱,深面肝包膜及膈肌光带显示较清晰;中度,肝实质前区回声增强,后区回声减弱,深面肝包膜及膈肌光带显示欠清,提高增益可显示;重度,肝实质前区回声明显增强,后区回声明显减弱,深面肝包膜及膈肌光带回声显示不清。

(3)轻度脂肪肝肝内管道结构可显示正常,管道壁结构回声减弱,中度脂肪肝血管壁显示尚清或欠清,重度者血管结构回声显示不清。CDFI:肝内门静脉及肝静脉血流充盈较差或不易显示。

(4)肝肾回声对比度加大,即脂肪肝回声明显比正常肾实质回声增强。

2.非均匀性脂肪肝

(1)局限浸润型:肝内脂肪呈局灶性堆积,声像图显示为局限的高回声团,形态欠规整,轮廓清晰,可单发,亦可多发。

CDFI:肝内高回声团内部无血流信号显示,周边可有正常的肝静脉或门静脉分支血流显示。超声造影:肝内局灶性脂肪浸润,造影显示高回声团在动脉期、静脉期及延迟期与正常肝组织同步增强。部分病例动脉期可稍高增强,静脉期及延迟期呈等增强。

(2)弥漫非均匀浸润型:肝实质弥漫性脂肪浸润,回声增强,而中间存留小片、局限的正常肝组织的相对低回声区,边界清楚,形态可不规则。该低回声区多见于门静脉左右支前方、肝脏边缘部分及胆囊区周围。CDFI:肝内低回声区周边及内部均无血流信号显示。超声造影:肝内低回声区与肝组织同步增强。

(3)叶段浸润型:脂肪浸润的肝实质呈高回声区,分布在某一肝叶或某一肝段,境界清晰,而另一部分叶段呈相对低回声区,常以肝静脉为界,CDFI可显示肝叶段的正常血流信号。

(二)鉴别诊断

非均匀性脂肪肝的弱回声区及局限性浸润型的高回声区应与小肝癌及血管瘤鉴别。肝癌有明显的占位效应,部分癌肿周边可见声晕,边界较清晰。CDFI:癌肿周边及内部可见较丰富的血流信号,呈高阻力动脉频谱。较大肿瘤可使周边血管结构变形。超声造影肝癌病灶呈"快进快退"增强,而非均匀性脂肪肝的弱回声区无肿瘤占位效应,往往呈形态不规则的片状结构。CDFI显示弱回声区周边及内部无血流信号,超声造影弱回声区与肝组织同步增强。

高回声区的肝血管瘤境界清晰,多呈类圆形或椭圆形,内部呈"网络状"结构。CDFI显示较大的肝血管瘤,周边可见少许血流信号,呈低阻力动脉频谱。超声造影显示病灶呈"慢进慢出",即渐进性、向心性增强。而非均匀性脂肪肝的高回声区超声造影与肝组织同步增强。

上述病变需仔细观察二维图像、CDFI及超声造影进行综合分析,做出鉴别诊断。

(三)临床意义

1.超声对弥漫性脂肪肝具有重要的诊断价值。

2.对病变的程度进行分度,且对治疗效果进行追踪观察。

3.部分局限浸润型脂肪肝与肝肿瘤难以鉴别时,可进行超声造影以资鉴别,如仍有困难,建议做其他影像学检查(CT、MRI),必要时可行肝穿刺活检以明确诊断。

【血吸虫病肝】

血吸虫病是我国水网地区常见的寄生虫病,常累及肝脏。血吸虫侵入肝脏后产生的急性虫卵结节可引起急性血吸虫病肝;未积极治疗或反复感染造成的慢性虫卵结节、虫卵钙化可刺激肝小叶汇管区大量纤维组织增生,小胆管增生和炎性细胞浸润等可引起慢性血吸虫病肝,最后可导致肝硬化。

(一)声像图表现

1.急性血吸虫病肝

(1)肝脏常有轻度肿大,形态基本正常,边缘角稍钝。

(2)肝脏内部回声稍增强,肝内回声分布不均匀,肝内管道结构清晰、走向正常。

(3)脾脏肿大,脾前后径(厚度)测量值大于4cm。

2.慢性血吸虫病肝

(1)肝切面形态正常或失常。肝右叶常显示缩小,左叶增大,肝左外侧角和下角呈钝角。

(2)肝表面由于纤维组织间隔收缩呈波浪状或凸凹不平。

(3)肝脏实质根据增生的程度不同,可有以下声像图表现:

1)鳞片状回声:肝内弥漫分布回声稍强的纤细的光带,将肝脏实质回声分割成小鳞片状,境界不清楚,范围3～5mm,同时有较粗大的斑片状强回声在其内分布。

2)网格状回声:肝实质内由较细而均匀的纤维光带分割成大小不一的网格状回声,网格范围2～5cm,网格境界不清楚,内部呈低回声或等回声。

3)粗网格状回声:网格状回声增强、增粗、不均匀,所分割的肝实质境界清楚,近似圆形,范围常小于3cm,回声较低,易误诊为肝癌。

4)肝内门静脉壁回声增强,管壁增厚、毛糙。肝内门静脉二、三级分支常显示增粗。门静脉主干及分支均有不同程度的扩张。

5)脾脏肿大,脾门区脾静脉增宽,脾静脉内径超过0.8cm。

6)彩色多普勒超声:肝内血流可显示无异常。并发门静脉高压症时,门静脉内径增宽,血流速度减慢,可显示侧支循环的血流。

7)腹水:肝血吸虫病晚期时,腹部可探及大片的腹水无回声区。

(二)鉴别诊断

典型的血吸虫病肝因声像图上呈网格状回声,诊断并不困难,而血吸虫性肝硬化,肝内出现粗大网格状高回声将肝实质分成的低回声团及中等回声团易误诊为肝癌图像,二者应予以鉴别。肝癌病灶应有球体感及占位效应。周围常有"声晕",有时还可见门静脉内有癌栓,结合病史、AFP等生化检查及超声造影可做出鉴别诊断。

(三)临床意义

急性血吸虫病肝在声像图上无特征性改变,超声难以诊断。慢性血吸虫病肝声像图显示典型的网格状征象时,超声诊断比较准确。鳞片状回声改变需要仔细观察,结合病史进行诊断。粗网格状回声改变有时不易与结节性肝癌鉴别,需要与其他影像学和血清学化验结果结合考虑诊断。

【淤血肝】

淤血肝患者一般都有长期慢性心脏病史,由于右心衰竭、大量心包积液、缩窄性心包炎等引起血液回心受阻,导致下腔静脉及肝静脉扩张,肝内长期慢性淤血而缺氧,最终可形成心源性肝硬化。

(一)声像图表现

1.肝脏肿大,肝实质回声均匀,因阻性充血回声减低。

2.下腔静脉、三支肝静脉及其属支内径明显增宽,下腔静脉内径大于2.5cm,肝静脉内径大于1.1cm。

3.下腔静脉随心动周期搏动及受呼吸的影响,其双重搏动均减弱或消失。

4.CDFI:下腔静脉、肝静脉彩色血流在严重回流受阻时,血流反向,呈向肝血流,下腔静脉、肝静脉血流频谱三相波消失,显示呈向肝或离肝的单向血流频谱。

(二)临床意义

临床上慢性心脏病患者或各种病因引起右心衰竭及心包积液的患者,若有右上腹胀痛、肝大,超声显示肝大,下腔静脉、三支肝静脉均增宽,即可明确诊断为淤血肝。当心衰治疗纠正后,淤血肝脏回缩,下腔静脉及肝静脉有不同程度的缩小。因此,超声对其诊断及治疗效果的观察亦有诊断价值。

【肝糖原累积症】

肝糖原累积症为先天性代谢性疾病,属于罕见的隐性遗传性疾病,多发生于幼儿及儿童期,由于糖代谢异常致糖原沉积在肝脏,致肝脏图像异常。由于声像图表现无特征性,诊断应结合临床考虑。

声像图表现:

1.肝脏肿大,肝缘、肝角圆钝。

2.肝实质回声明显增强,光点粗大、明亮,后方回声有不同程度的衰减,呈脂肪肝图像改变。

3.脾亦常有肿大。

【肝硬化和静门脉高压症】

肝硬化是肝脏受一种或多种因素的损害而使肝细胞变性、坏死,肝细胞结节状再生及纤维组织增生,致肝小叶结构和血循环破坏和重建,形成肝硬化。我国最常见的为门静脉性肝硬化。病因主要是肝炎、乙醇和血吸虫,其次为胆汁性、坏死后性和淤血性。

(一)声像图表现

1.肝切面形态失常,肝脏各叶比例失调。门静脉性肝硬化肝右叶、尤以肝右后叶缩小明显,肝左叶相对增大或正常。血吸虫病性肝硬化左叶明显增大。坏死后性肝硬化左叶缩小或完全萎缩,肝右叶肥大。肝脏活动时的顺应性或柔软性消失。

2.肝表面不光滑、高低不平,呈细波浪状(结节0.3~0.5cm)、锯齿状(结节0.5~1cm)、大波浪状(结节1~2cm)、凸峰状(结节>2cm)。

3.肝内光点回声增强、增粗,并有结节感。肝内可见圆形或不规则低回声区,回声类似正常肝组织,动态观察显示回声增强。

4.肝静脉形态失常,肝静脉变细或粗细不均,肝静脉内径<7mm,走行迂曲。

彩色多普勒超声检查时,肝静脉心房收缩期间歇显示的向心血流消失,多普勒频谱呈二相波或单相波。

5.门静脉高压征象

(1)门静脉系统内径增宽,主干内径≥1.4cm,并不随呼吸而改变。CDFI:门静脉血流速度减慢,频谱平坦,有时呈双向血流或反向血流。

(2)脾脏肿大,厚度≥4cm,上下径≥11cm,光点回声增强、增密。

(3)脾静脉扩张、迂曲,内径≥0.8cm。

(4)肠系膜上静脉扩张,内径>0.7cm,并可呈囊状扩张。

（5）侧支循环形成。

1）胃左静脉扩张、迂曲（内径＞0.5cm），肝左叶和腹主动脉之间纵向和横向扫查，显示迂曲的管状无回声区，CDFI 显示为红色或蓝色血流，呈向肝或离肝静脉血流频谱。

2）脐静脉重开，在门静脉左支矢状部经腹壁至脐部之间可见管状无回声区，可迂曲，CDFI 显示其为离肝静脉血流。

3）胆囊壁呈双边影、增厚，为门脉高压症时，胆囊静脉回流受阻所致。

4）脾肾交通：脾静脉与肾静脉之间、脾静脉和左肾包膜之间、脾包膜和肾包膜之间，显示细带状彩色血流，呈离肝静脉血流频谱。

5）脾胃短静脉交通。脾上极内侧与胃底部显示为迂曲管状或团状彩色血流信号，双向静脉血流，为脾静脉和胃短静脉之间迂曲的交通支。

6）脐周静脉曲张：高频浅表探头显示腹壁下曲张的静脉血流。

6.腹水　①少量腹水，肝肾间隙、盆腔显示；②中等量腹水，以上部位、胆囊周围、网膜囊及脾周围显示；③大量腹水，两侧腹、肝脾周围、肠管之间，肠袢浮游在腹水中。

7.门静脉血栓　门静脉内出现片状和光团状回声，填塞或部分填塞管腔。CDFI：门静脉血流变细，充盈缺损或不显示。肝硬化门静脉高压、门静脉血流速度十分缓慢时，可出现门静脉血栓，常见于门静脉高压断流术脾切除后，脾亢症状解除、血小板破坏减少，呈高凝状态，门静脉血栓易形成。

8.门静脉系海绵样变性　门静脉系呈不规则囊状、网状扩张，CDFI 呈静脉血流显示，并相互交通，呈海绵样结构；或肝内门静脉纤维化闭锁，呈条索状强光带结构。以上改变门静脉高压时可以发生，最常见于门静脉高压断流术后、门静脉系血栓形成后再通，为门静脉血栓后一种转归的表现。

9.其他类型肝硬化的声像图表现

（1）胆汁性肝硬化：除具有门静脉高压症的声像图表现外，肝脏声像图有两个征象。

1）肝切面形态正常，大小可正常或均匀性轻度肿大。肝实质内光点分布不均匀，光点增多、增粗。

2）肝内管道壁回声增强，三级胆管壁可呈不均匀增厚，回声增强，或轻度不均匀扩张。

（2）淤血性肝硬化

1）早期肝脏形态正常，均匀性增大，晚期肝脏缩小，表面不光滑。

2）肝实质回声增粗、增强或无明显改变。

3）下腔静脉、肝静脉增宽，下腔静脉＞2cm，肝静脉＞1.1cm。

4）下腔静脉管径随心动周期及呼吸变化减弱或消失。

5）晚期门静脉增宽，脾增大，腹水形成。

（3）血吸虫肝硬化：患者有血吸虫疫区生活史及感染史，声像图肝脏实质具有典型的网格状或地图状特征，门静脉增宽，脾脏肿大。

（二）鉴别诊断

1.早期肝硬化与慢性肝炎声像图类似，均为肝实质光点增粗、分布不均匀，鉴别诊断较困难，需肝穿刺活检病理确诊。

2.弥漫性肝癌与结节性肝硬化应进行鉴别（表 6-3-1）

表 6-3-1　弥漫性肝癌和肝硬化的鉴别诊断

	弥漫性肝癌	肝硬化
肝形态、大小	失常，肝脏增大	失常，缩小
肝内结节	多个，类圆形或形态不规则结节，边缘毛糙，结节有突破边缘生长感，结节内回声分布不均	无明显结节，或不规则形结节状。边界不清楚或有清楚锐利边缘，呈较强回声

续表

	弥漫性肝癌	肝硬化
管道系统	显示不清,有受压、推移、绕行的征象	显示清晰,血管、胆管三级分支均可显示
门静脉癌栓	主干及分支内显示实质性回声,管壁模糊或局部中断,内可探及动脉血流信号	无或合并门静脉血栓时,门静脉内有实性回声,与门静脉管壁分界较清,栓子内部无血流信号
彩色多普勒	肝内显示丰富的红色带状血流,频谱呈高速高阻动脉血流	肝内彩色血流显示无明显差异
超声造影	门静脉癌栓内可见血流灌注	无血流灌注

3.肝硬化结节与小肝癌的鉴别

(1)肝硬化结节:结节回声与周围肝实质相似或稍强,边界欠清晰,亦可呈不规则低回声区,结节无血流灌注,周边无声晕,内部可见等号状或短线状回声。小肝癌多呈低回声区,也可为等回声及强回声,边界较清晰,部分周边有声晕,内部回声可均匀或不均匀。

(2)CDFI:肝硬化结节无血流信号显示或血流信号不丰富,多以静脉血流信号为主,动脉血流信号则为中等阻力。小肝癌周边及内部呈高速高阻的动脉血流信号。

(3)超声造影:肝硬化结节动脉期可呈稍高回声增强或等增强,门静脉期和延迟期呈等增强,而小肝癌动脉期呈高增强,门静脉期及延迟期为低增强。

(三)临床意义

1.典型的肝硬化声像图改变,超声检查具有诊断意义。

2.诊断门脉高压较敏感,可判断门静脉高压的有无,鉴别其类型。

3.结合肝脏图像判断腹水原因,可方便地观察腹水消长情况。

4.对肝硬化患者进行定期监测,结合二维图像、CDFI、超声造影可早期发现小肝癌病灶。

5.可观察肝硬化门静脉高压症分流术后血管吻合口或血管支架是否通畅。

(代　涛)

第四节　肝移植的超声检查

超声检查以其无创、简便、可重复对比观察而在肝移植全过程中成为重要而且首选的检查方法,尤其是彩色多普勒超声及超声造影在肝移植术前、术中和术后,特别是术后并发症中的监测有重要的意义。

一、术前超声观察内容

1.肝脏实质　观察肝脏大小、形态、内部回声结构,有无局灶性病变。对于已知有肝脏肿瘤的患者,需观察病灶的位置、数目、大小、病灶内及周边的血流信号;有无侵犯肝内血管及胆管系统,有无肝门部淋巴结转移。对于肝脏局灶性病变不能确定性质时,可采用超声造影以提高诊断准确性。

2.肝内外脉管系统

(1)肝内外血管:了解门静脉、肝静脉、肝动脉解剖结构及其通畅性,有无血管病变及变异。

1)门静脉:观察门静脉主干及其主要分支有无变异,如右前支或右后支从门静脉主干或左支发出、门静脉右支缺如等；了解肝 S_4 段门静脉分支来源；测量门静脉拟吻合口管径。

2）肝静脉：观察肝左、中、右静脉汇入下腔静脉的方式，肝左静脉与肝中静脉有无共干；测量肝右静脉、肝中静脉根部管径；了解肝中静脉属支数目及管径情况，各属支的引流区域；了解有无副肝右静脉及其数目和管径。重点描述直径超过 5mm 的肝中静脉粗大属支及副肝右静脉。

3）肝动脉：观察腹腔干、肝总动脉、肝固有动脉有无病变，并测量其管径。如需了解肝动脉变异、S_4 段肝动脉来源及位置，可尝试采用二维及三维超声造影。

（2）胆道系统：了解肝内外胆管有无扩张，胆管腔内有无异常回声，胆囊有无异常。测量胆总管内径。

评价肝动脉：了解肝动脉解剖形态及其变异、S_4 段肝动脉来源及位置，对活体供肝手术有重要意义。由于肝动脉管腔细小、走行迂曲，且发生变异的概率较大（可高达 45％），普通超声不容易显示。二维及三维超声造影避免了彩色多普勒超声的不足，为观察肝动脉提供了新的手段。二维超声造影显示肝动脉的图像效果类似 X 线血管造影；三维超声造影能单独显示肝动脉的血管树状结构，有利于显示肝动脉特别是肝内动脉的空间解剖形态，二者结合能较普通超声更清楚地显示肝动脉走行、分布、管径等。

评价肝静脉及门静脉：普通超声能较好地显示门静脉、肝静脉解剖结构及其变异。但受肋骨或肋弓遮挡、肠气干扰、经腹探查频率较低等因素影响，对肝静脉根部、副肝右静脉、门静脉不明显的变异观察尚不全面。术中超声探查可在很大程度上弥补经腹超声探查的不足。对于肝静脉和门静脉解剖结构及其变异的评价，CT 或 MR 血管造影的诊断准确性高于普通经腹超声。

评价胆道系统：超声对肝内外胆管扩张及结石等病变的诊断敏感性较高，但对于胆道变异却无能为力，难以提供有用信息。而了解胆管变异对于活体移植术亦非常重要，目前主要依赖于术中 X 线胆道造影。

二、术中观察内容

1.活体肝移植供体　重点探查肝静脉。将探头置于肝脏膈面，先确认下腔静脉位置。从肝上下腔静脉开始，沿肝膈面做横断扫描，确认肝中静脉全程走行，并在肝表面利用电刀进行标记。如切取右半肝作为供肝时，需仔细扫查肝中静脉的属支及副肝右静脉，重点标记直径超过 5mm 的粗大属支的汇入点及其在肝表面的投影，以便对这些静脉进行必要的重建和吻合；如切取左半肝作为供肝，还应明确肝中静脉是否与肝左静脉共干。此外，根据外科医生需要，进一步扫查门静脉及肝动脉是否存在变异。

2.供肝植入血管重建后　重点观察移植肝肝动脉、门静脉、肝静脉吻合口及其近端、远端血流情况。如发现肝动脉无血流信号，或血流显示不良，吻合口远端峰值流速小于 25cm/s，在排除血管痉挛因素后，提示有肝动脉急性血栓形成、吻合口狭窄、吻合血管成角等可能，需要重新吻合肝动脉。对于活体供肝植入后，还可测量吻合后门静脉的血流速度及血流量，若发现门静脉血流明显不足，应注意为侧支分流造成；如门静脉血流量明显增大［大于 25ml/(min·kg)］，提示术后有发生小肝综合征的可能，手术医生可考虑进行脾动脉结扎等相应处理。此外，术中超声还需观察吻合后下腔静脉和肝静脉的血流通畅性，测量肝静脉血流速度及观察其波形，若发现肝静脉血流速度明显减低，肝静脉呈平坦波形时，提示有肝静脉流出道不畅可能，需重新调整移植肝的位置或处理吻合口，以确保移植肝流出道的通畅。

临床意义评价：术中超声不仅采用了高频率专用探头，提高了分辨率，能实时动态显示肝脏及其血管解剖形态及血流动力学信息；而且探头直接放置于脏器表面探查，减少了干扰因素及伪像，极大地提高了诊断的准确性及敏感性，有利于指导进行合理的手术处理，具有其他影像学手段不可比拟的优势。但肝动脉及其分支因管径相对细小，解剖结构较复杂，即使高频术中超声探头的显示能力也有限，难以准确诊断肝动脉变异。利用术中超声造影技术可能对肝动脉的观察有所帮助。

对于供肝胆道变异的观察,术中普通超声同样没有价值。但利用术中胆管插管将超声造影剂注入胆道内进行超声造影检查,可能是值得尝试的新方法。

三、术后超声检查

对于术后早期在监护室的患者,需进行床边检查。一般于术后 24h 常规进行第一次床边超声检查,获得基础资料。术后 1 个月内每周至少进行 2～3 次超声检查,直至患者完全稳定。如发现异常,则需增加检查次数,以便密切动态观察。对于中后期患者,一般建议每隔 3 个月左右超声复查一次,有术后并发症者或术前为肝脏恶性肿瘤患者复查间隔时间应更短些。

1.正常移植肝二维及彩色多普勒血流动力学变化　　肝移植术后肝动脉及门静脉的血流动力学变化是评估移植肝及早期发现并发症的重要参数之一。彩色多普勒超声对血流的监测具有较高的敏感性及特异性,特别是肝动脉频谱形态、阻力指数(RI)及门静脉平均血流速度等在预测肝移植预后方面具有重要的应用价值。

(1)移植肝二维声像图变:正常移植肝术后体积增大,内部回声不均,实质回声稍增强,肝内细小管道结构显示不清,门静脉血流速度较正常人加快,约 2 周后恢复到正常范围;术后早期(1～2 周)肝动脉显示较细,连续性欠佳,血流速度较正常肝动脉低,RI 波动在 0.50～0.70;肝静脉走行规则,术后早期波幅降低,正向波降低或消失,呈负二相波或连续的粗锯齿状负向波。胆管多数正常,少数呈轻度扩张,可能由于胆管微血管再灌注损伤致胆管壁舒缩活性减低有关。部分患者肝周边可有大小不等、形状不一、边界不清的低回声灶,可能与冷缺血有关,约 4 周内可恢复正常。

(2)移植肝血流动力学变化:肝移植术后早期(1 周内)肝动脉流速偏低,门静脉流速偏高,这可能是由于肝动脉内径较细,吻合口早期水肿而致血流欠通畅,门静脉血流代偿性增多,随着肝动脉吻合口水肿消失,大约于 1 周后肝动脉流速进入正常范围,门静脉流速也恢复正常。上述现象的可能原因为肝动脉“缓冲效应”的正常生理调节作用,肝动脉血流量减少,门静脉血流量增加;反之,门静脉血流量减低,肝动脉充分扩张,血流量增加,以此调节肝脏血供的稳定。

阻力指数(RI)比较稳定,受角度影响小,变异性小,是反映血流循环阻力的良好指标,能提供动脉供血区组织及血管壁弹性的综合情况。肝移植术后早期肝动脉阻力指数增高一般被认为与术后早期肝细胞水肿致远端血管床阻力增高及吻合血管壁水肿,血管顺应性差导致肝动脉舒张期血流的减少有关。有资料显示,造成移植术后肝动脉舒张期血流减少可能与肝动脉血管本身存在的某种机制有关,也可能与供体缺氧时间过长或手术操作造成的肝动脉痉挛有关。如果肝移植术后肝动脉阻力指数持续增高,而肝动脉收缩期峰值血流速度逐渐下降,应警惕移植肝肝动脉即将形成血栓综合征可能。而肝动脉阻力指数持续减低(RI<0.5)应警惕移植肝肝动脉狭窄可能。

正常移植肝肝静脉频谱为 HVO 型(三相波),由 a、S、D 波组成:S 波频谱起始于心室收缩期,心房充盈,腔静脉血液回流至右心房,肝静脉血流离肝方向,为第一个负向波。D 波是心室舒张早中期,右心房血液迅速流入右心室,静脉血液继续流向下腔静脉,产生第二个负相波。a 波为右心房收缩使右心房部分血流返回下腔静脉,波及肝静脉(使血流方向逆转)产生的正向波。多数学者认为下腔静脉内径较宽,血流速度快,极少发生狭窄或栓塞,但临床一旦出现,情况危急。利用彩色多普勒超声床边监测,早期诊断移植肝肝段下腔静脉、肝静脉狭窄或血栓形成等并发症,对临床争取时间治疗,保证移植肝的存活有着重要价值。

在肝脏血流量方面:门静脉与肝动脉的进肝血流与三根肝静脉及若干肝小静脉的出肝血流保证了肝

脏血流的平衡与稳定。门静脉血流量为入肝血流量的 75%，肝动脉血流量为进肝血流量的 25%。术后 1 周内肝动脉血流量减少，而门静脉血流量的增加不足以补偿肝动脉血流量的减少，所以术后 1 周内移植肝脏的总的入肝血流量是减少的，1 周之后则逐渐恢复正常。研究认为肝动脉和门静脉之间的"缓冲效应"虽是一种代偿反应，但这种代偿反应在血流量上并非是等值的，也就是说当肝动脉灌注量减少 50% 时，门静脉不一定就会增加 50% 的血流量，反之亦然。研究发现术后早期（1 周内）移植肝处于缺血状态，与肝动脉血栓形成的高发时间（术后 5～10 天）相符；移植肝动脉峰值血流速度、血流量及肝总血流量均是一个逐渐恢复正常的过程，术后使用彩色多普勒超声密切监测肝动脉及门静脉的各项血流参数对早期诊断并发症具有重要意义。

多普勒超声是测量血流流速的首选检查方法，能够对门静脉及肝动脉血流量进行半定量测定，但测定结果易受血管横断面积的估算、声束的方向、血管的弯曲度、血管周围的均匀性及操作者经验等的限制，其准确性还存在较大的争议。有许多研究探讨彩色多普勒超声测定血流量的准确性和重复性。Bolognesi 等比较了用彩色多普勒超声测得的门脉血流量和吲哚氰绿持续输注测得的肝血流量，二者密切相关，认为彩色多普勒超声是相当准确的测量肝硬化门脉血流量的方法。Zoli 和 Ohnishi 报道的同一操作者与不同操作者间的 PV 血流量测定值的变异度均小于 8%～10%。有学者报道采用彩色多普勒超声监测肝移植术后病例，基于彩超的局限性，目前对肝动脉血流量尚很难做出非常准确的定量。学者认为，借助彩色多普勒超声这种无创、简便易行的定量检测方法测定的血流量作为相对值看待或作为自身的前后对比研究仍有重要的临床应用价值。

2.移植肝血管并发症声像图改变

（1）移植肝动脉血栓形成（HAT）：肝动脉血栓形成是肝移植术后最严重的并发症，通常发生在移植术后的 5～10 天，成人发生率 3%～5%，小儿发生率 9%～15%，总发生率 6%～9%。原因与动脉血管细小、内膜分离、吻合口缩窄和成角等因素有关。肝动脉血栓形成的临床症状不典型，可以表现为发热、转氨酶升高、肝区疼痛等，如不及时治疗，可引起高达 75% 的死亡率。治疗效果主要取决于能否早期发现，彩色多普勒超声常能在移植肝出现明显肝功能损害前发现该并发症。经急诊手术取出血栓后成功避免了再次肝移植。

声像图改变：

1）移植肝动脉栓塞时，肝脏体积增大，内部回声不均匀，根据梗阻发生时间长短，早期肝脏回声弥漫性减低，以后可出现坏死区的低回声区或无回声区，当出现因坏死后形成的肝脓肿时，无回声区内部出现较多的光点回声或斑片状回声团。

2）肝动脉血流信号完全消失，沿门静脉分支仔细寻找是否有肝动脉血流信号的消失。

3）门静脉血流速度明显增加，呈花色血流，其血流平均速度增加至 35cm/s 以上多见。

4）肝外动脉消失，肝内动脉信号搏动降低，延迟出现的上游动脉信号提示肝动脉血栓形成伴侧支循环形成，在肝门区看到动脉侧支循环形成。

资料显示，肝门部和肝内门静脉周围肝动脉血流信号不显示是发生 HAT 的最重要征象。Nolten 报道，以此为诊断标准，其敏感性为 82%，特异性为 86%。以移植肝肝门部肝动脉血流信号完全消失为诊断 HAT 的标准，还要注意肝移植术后肝动脉内径较细，流速缓慢，显示血流信号有困难，此时可以门静脉主干及其左右分支作为参照物在其周围仔细寻找动脉频谱。而且因血管重建，肝外的肝动脉和门静脉的关系可能会有一定的改变，肝内则相对恒定，所以寻找不到肝外动脉频谱尚不足以判断移植肝动脉供血障碍，还需参考左右肝动脉的情况，如均未测到动脉样血流频谱，则支持诊断。

诊断肝动脉血栓形成时要警惕假阳性和假阴性，超声对肝门部肝动脉和右肝动脉的检出率较高，但对肝动脉吻合口处和左肝动脉显示较困难,且由于术后早期门静脉血流速度增高,一定程度上亦干扰了肝动脉的显示,再加之术后肝脏的异常情况(如排斥反应,肝动脉狭窄、细小、成角、解剖异常,病毒性肝炎,肝组织水肿等)及仪器敏感度等因素影响,一些患者的肝动脉用常规超声检查技术不能显示,并不一定就意味着有肝动脉血栓形成。学者曾遇到1例患者术后24h内床边彩色多普勒超声检查在肝门部及肝内均未见明显动脉血流频谱,血管造影检查显示肝固有动脉及其分支血流通畅,考虑为肝动脉吻合口痉挛或成角造成超声检查的假阳性结果。假阴性主要来源于膈下动脉、肠系膜上动脉或肝动脉近端的侧支形成。对部分已有侧支循环形成的肝动脉血栓形成患者,肝内往往仍能检测到动脉血流信号,但常伴有阻力指数(RI)降低和收缩期加速时间(SAT)的延长。Dodd等报道,侧支循环动脉的RI一般小于0.5。肝动脉血栓形成发生后侧支循环形成虽可使肝内血运得到一定程度的补充,但不足以改善血管的缺血状态,如未能及时发现并处理,仍可造成危害。

对于循环系统已稳定的患者,在未能检出肝动脉频谱时,可给予硝苯地平10mg舌下含服,30min后再次检查,此法可提高部分低血流灌注病例肝动脉频谱的检出率。另有文献报道,当肝动脉收缩期有血流显示而舒张期无血流信号(RI=1)或舒张期血流速度减慢(RI>0.7),患者无血小板减少,收缩压大于100mmHg时,可经静脉用PCI改善肝动脉血流,恢复肝动脉正常血流,排除肝动脉血栓形成。

复习文献可知,伴随HAT还可以出现:①肝外动脉血流信号消失,肝内动脉频幅下降;②因侧支形成,肝动脉收缩期加速时间延长;③肝门部侧支循环;④部分病例随肝动脉血流信号消失的同时,伴有门静脉内径增宽和流速增快。其机制可能与动脉血供减少后门静脉代偿性供血有关。其他继发改变:HAT后由于肝脏缺血,有时可在声像图上出现肝实质不规则的回声不均等梗死征象;因胆管仅由肝动脉供血,在HAT后缺血往往较重,可出现胆汁瘤、脓肿、肝内胆管扩张等改变。

目前超声造影技术可以明显提高移植肝动脉的显示率,减少肝动脉血栓形成的假阳性率,减少具有创伤性的血管造影。超声造影可以显示肝动脉主干及其分支,尤其对移植肝吻合口处的显示具有很重要的意义。出现移植肝动脉栓塞者,超声造影不能在动脉期显示肝动脉血流束,而在门脉期显示门静脉血流束。

(2)移植肝动脉狭窄:移植肝动脉狭窄发生率约为10%,最常见于吻合口。临床主要表现为转氨酶升高等肝功能损害。肝动脉狭窄的检查很关键,因为移植肝的胆道系统完全靠肝动脉供血,一旦肝动脉供血不足极易引起胆系并发症,导致严重后果。

声像图改变:肝动脉狭窄的彩色多普勒超声表现为肝动脉内的高速血流,吻合口处发现高速射流,呈花色血流。肝动脉狭窄的超声扫查技术要求较高,由于肥胖、肠气干扰,尤其是吻合口邻近腹腔动脉或腹主动脉者,较难直接显示狭窄的部位。如果频谱多普勒测到肝内动脉SArr>0.08s和RI<0.5,以及肝内肝动脉分支出现所谓的“呆小波”,均可提示肝动脉狭窄,但特异性差。若术后早期肝动脉多普勒检查正常,其后出现SAT延长等表现,则诊断的意义更大。但诊断前应排除动脉暂时性痉挛所致。“tardus parvus waveform”波形国内也有学者称其为“慢小波”,表现为动脉频谱圆钝且流速减低,有研究表明,肝移植后肝动脉出现此种波型可能与肝动脉狭窄或患者的血液处于高凝状态有关。

(3)移植肝门静脉病变:门静脉阻塞性疾病主要为门静脉内血栓形成和瘤栓,门静脉系统血栓形成因发病急缓、闭塞程度及部位不同,其临床表现不一致。急性完全阻塞早期,可引起腹部剧烈疼痛、恶心、呕吐、腹胀、腹泻及血便等,腹部体征与腹痛不相称。慢性门静脉血栓形成时,还表现有门静脉高压症状及体征。门静脉内瘤栓常由肝癌直接侵入门静脉分支。侵入门静脉的癌细胞可沿门静脉分支进入较大的分支,直至肝外的门静脉主干,或沿着逆流的血液至门静脉的其他干支内,形成瘤栓(表6-4-1)。

表 6-4-1   血栓与瘤栓的鉴别

	血栓	瘤栓
栓塞方向	自肝外向肝内	自肝内向肝外
栓塞程度	附壁血栓,部分栓塞	完全栓塞
栓子回声	早期呈低回声	呈较强回声
栓子内血流	未见动脉血流	内部可见动脉血流
病史	有肝硬化、脾切除病史	肝内可见肿瘤灶

(4)移植肝动静脉瘘:肝内较小的肝动静脉瘘可存在于肝癌、肝硬化及少数肝血管疾病中。移植肝该并发症较罕见,常因肝脏活检损伤所致,往往很小且多为意外发现。

声像图改变:灰阶超声可无任何异常,彩色多普勒超声显示门静脉内有反向血流或双向血流或肝静脉管腔内出现五彩镶嵌血流束;脉冲多普勒于静脉管腔内测得"高速低阻"型动脉血流频谱,肝动脉阻力指数及搏动指数减低;调节多普勒显示高速血流时,可以直接检测供血动脉和瘘管。学者曾遇一例超声图像为移植肝门静脉左支呈逆肝血流,测其频谱可见"高速低阻"动脉血流频谱。由于病例数所限,超声对移植肝动静脉瘘的诊断准确性尚须进一步探讨,血管造影仍是确诊的金标准。

(5)移植肝动脉假性动脉瘤:肝移植术后肝动脉假性动脉瘤系动脉壁破裂,形成与动脉腔沟通的搏动性血肿,血肿机化后周围被纤维组织包裹,形成瘤壁,具有生长快、易破裂的特点,早期往往不易发现,可根据发生部位分为肝内与肝外肝动脉假性动脉瘤,但二者的病因、临床经过、影像学表现及预后并不相同。

声像图改变:肝内肝动脉假性动脉瘤特征性彩色多普勒超声图像为血管周围存在无回声或混合性回声区,彩色多普勒常显示红蓝相对的彩色血流,非常有特征性,破裂处可探及双期双向高速血流频谱。

彩色多普勒超声对移植肝静脉并发症有诊断价值,肝移植术引起肝静脉、下腔静脉狭窄或闭塞的原因及其相应彩色多普勒超声表现主要有下列几种情况:①术式的影响,肝移植术后下腔静脉吻合口对位不佳,供肝肝上下腔静脉与成形的受体肝静脉端端吻合时口径相差太大,供肝下腔静脉过长,术中血管吻合时扭曲成角,缝线张力过大等多种原因均可引起静脉吻合口狭窄甚至急性静脉闭塞。对急性静脉闭塞患者需急诊手术切除过长静脉段,重新吻合或急诊置入支架缓解。此外,背驮式肝移植术时,如果供肝肝后下腔静脉远心端残留过多,可形成一个较大的盲袋样结构,其内血流缓慢,并有涡流形成,也会增加血栓发生可能性。此型彩色多普勒超声表现为吻合口处彩色血流束变细、弯曲甚至中断或呈盲袋样较大血流束。②移植肝血管内血栓、癌栓形成,堵塞肝静脉或下腔静脉引起狭窄或扩张,或肿瘤复发引起的外压性狭窄。此型彩色多普勒超声表现为彩色血流束充盈缺损或明显受压移位,血流束变窄。③受者瘦小而供肝体积过大或肝脏肿胀,术后肝段下腔静脉易受压而狭窄。此型彩色多普勒超声表现为血流束变窄为主要征象。④肝移植术后,各种凝血物质较多进入血液中,出现高凝状态,致血栓形成,或者因用抗凝治疗维持凝血功能于较低水平,故血肿无法短期内吸收消失而产生血管压迫。此型彩色多普勒超声表现也主要为充盈缺损或血流束受压变细征象。

排斥反应、胆道并发症、肝动脉并发症、病毒性肝炎等原因引起移植肝功能损害时,肝细胞水肿和炎症细胞浸润,可使肝脏肿胀,加之肝包膜束缚,肝脏顺应性下降,肝静脉搏动性下降,最终导致肝静脉频谱变钝,反相波消失,即 HV1 型。随着肝功能损害加重,肝纤维化明显时,肝顺应性显著降低,肝静脉走行迂曲、变细,肝静脉频谱呈"类门脉样"平坦波形,即 HV2 型。

应用彩色多普勒超声对移植肝进行动态监测时,应注意避免由于人为操作所造成的技术误差,对血流量测定时应给予相对固定的取样条件,尽可能排除造成误差的因素,提高检查的准确性。

四、超声对移植肝胆道并发症的检测

肝移植术后胆道并发症种类较多,临床表现多样,并且与供肝缺血-再灌注损伤、胆管局部血供、胆道重建方式及免疫排斥反应等相互关联。目前尚无统一分类,常见分为两大类:胆瘘和胆道狭窄、梗阻。超声在其诊断中有独特应用价值,是移植肝胆道疾病的首选检查方法。

1.胆道并发症的发生时间与类型:胆道并发症多发生在术后早期,Greif 等报道 1790 例原位肝移植术后,发生胆道并发症 217 例,其中术后 1 个月内发生者约占 1/3(n＝83,占 38%),术后 3 个月内发生者约占 2/3(n＝143,占 66%)。学者统计资料中,术后 1 个月内发生者为 37.0%,术后 3 个月内发生者为 72%,与文献报道相符。其中,68.8%的胆瘘发生在术后 1 个月内;学者统计资料中,64.5%(20/31)的胆道狭窄患者为单纯吻合口狭窄,后者多发生在术后早期,因此超声观测到的胆管扩张在 1 个月以内发生者为 42.5%,高于其他时段发生率。需要指出的是,由于手术吻合口水肿性狭窄,再灌注引起血管内皮细胞或胆管微血管损伤,导致胆管壁舒缩活性降低及其内脱落上皮细胞碎屑阻塞,少数患者术后早期可出现轻度胆管扩张,一般 1～2 周可恢复正常,不属于胆道并发症范畴。

2.移植肝血流动力学变化对胆道并发症的影响及其超声检测:肝移植术后胆道并发症按病因学可分为缺血性、技术性、免疫性损伤及其他。其中,移植肝动脉系统供血不足,缺血-再灌注损伤、胆管吻合缺陷及排异反应为最重要的影响因素,而这些因素均可引起相应的血流动力学变化。随着手术技术及器官保存技术的发展和改进,肝动脉系统供血不足成为关键因素。彩色多普勒超声由于可在床旁进行,无须搬动患者,操作简便,相对价廉和无创伤性,用作术后血管性并发症的常规监测手段,诊断的敏感性和特异性都较高。

声像图改变:

(1)移植肝胆道并发症二维及彩色多普勒血流图变化

1)胆管扩张:可表现为肝内外胆管扩张,也可表现为肝内胆管局部多处狭窄及扩张,呈串珠状,多伴管壁增厚,回声增强。

2)胆瘘:表现为肝门、肝内或肝周、腹腔局限性积液暗区,部分暗区内可见细小光点。

3)胆汁淤积:表现为肝内外胆管腔内透声差,可见细小光点回声。

4)胆泥:主要分布在肝外胆管和大的肝内胆管分支,表现为扩张的胆管腔内出现团状或条索状中高回声,后方无声影。

5)结石:表现为局部胆管腔内强光团,后方伴声影,伴或不伴局部胆管扩张。

(2)移植肝胆道并发症的血流动力学变化

1)肝动脉血流变化及其意义:肝移植过程中,供肝胆管、肝门部结缔组织和门静脉壁的动脉血液都是由肝动脉供应的,胆道动脉血供对保持胆管的完整性、通畅性至关重要,胆道重建时对其血供的破坏将引起胆道并发症。目前研究表明,除肝动脉血栓形成及狭窄这些严重肝动脉并发症外,肝动脉过细、胆道周围小动脉灌注不充分、未被发现的供体小动脉血栓、门静脉周围微血管损伤等引起的胆道系统供血不足均会导致胆道并发症的发生。正常情况下,肝移植术后早期肝动脉血流速度较低,RI 较高,2 周后流速增加,RI 下降至正常。资料显示胆道并发症组术后 15 天内肝动脉 PS 减低,分析其原因可能为:①并发肝动脉血栓形成时,肝动脉血流 PS 下降或出现反向血流,最后肝动脉血流信号消失;②肝动脉吻合口狭窄＞50%时,可引起动脉灌注量降低,产生胆管缺血,超声对狭窄部位直接显示较为困难,主要依赖狭窄远端肝动脉频谱的表现来诊断,主要表现为 PS 降低和收缩期加速时间延长;③技术性因素引起的供肝小动脉丢失过多,肝门附属组织解剖过度时,胆管血供减少,肝动脉特别是肝右动脉灌注量减少,此时肝动脉 PS 降低;④术后急慢性排异反应时,免疫性炎症造成动脉内皮细胞水肿,内膜硬化、管腔变窄,致 Ps 降低。

RI 反映动脉收缩期与舒张期血流速度的变化梯度,不受血管形态及取样角度影响,是判断肝动脉血流的重要参数,其降低提示动脉壁弹性减低,血流近端存在梗阻。学者一组资料中低阻力指数者共 44 例,包括首次检查 RI≤0.50、随访两次以上发现 RI≤0.50 及 RI 较首次检查降低>0.30 者,其中 30 例术后发生胆道并发症,二者表现出明显的相关性。

超声在移植术后早期对肝动脉检测存在一定难度,对多发生于吻合口处的血栓及狭窄难以直观显示,有时还可能将肝门部的一些侧支血管误认为肝动脉而导致假阴性。超声对肝门部肝动脉和肝右动脉的检出率较高,但对肝动脉吻合口处和肝左动脉显示较困难,且由于术后早期门静脉血流流速增高,一定程度上干扰了肝动脉的显示,加之术后肝脏的低灌注状态及仪器敏感度等因素影响,一些患者用常规超声检查技术不能显示肝动脉。据报道,在观察移植肾肾动脉狭窄时,测量小叶间动脉比检测吻合口处血管的敏感性更高,因为动脉狭窄时,远端反应性扩张,舒张期血流增加,导致 RI 降低。由于移植肝肝右动脉显示率较高,我们认为测量肝右动脉比测量肝动脉吻合口处的 RI 更有价值。但是,病毒性肝炎、排异反应、低血压、肝动脉细小、术后早期血管痉挛、高血压动脉硬化、包裹性积液压迫肝动脉及有门静脉血栓时也可引起肝动脉血流信号减弱,RI 小于 0.50,因此动态观察是非常必要的。

2)门静脉血流变化及其意义:肝移植术后移植肝功能正常者 2 周内门静脉流速明显增高,以后逐渐降至接近正常。胆道并发症组资料中,肝动脉供血不足同时临床未发现排异反应者术后 15 天内门静脉流速增高,而有排异反应,同时超声未发现动脉血流明显异常者术后 15 天内门静脉流速减低,这是因为当肝动脉供血不足时,由于门静脉与肝动脉血流之间存在的动态平衡,会导致门静脉血流代偿性增多;当发生排异反应时,由于单核细胞聚集在门静脉周边的间质组织及门静脉壁,造成门静脉内皮炎、肝细胞水肿等,使门静脉向肝内供血减少,门静脉流速明显降低。胆管壁表面静脉丛直接注入门静脉,门静脉血流不畅、门静脉周围微血管损伤可导致胆管壁表面静脉回流受阻而引起胆道并发症。

3)排异反应与胆道并发症的相关性:移植免疫学研究表明急性排异反应早期主要损害 Gillison 鞘内结构,即血管内皮和胆管上皮细胞。胆管上皮细胞往往是肝移植急性排异中最重要的靶细胞。其损伤表现为胆管壁断裂伴有基底膜破坏,胆管周围出现淋巴细胞性动脉炎。随着排异进一步发展,动脉炎加重,血管闭塞,产生胆管缺血性损伤和不可逆性细胞变性坏死。在慢性排异期,胆管上皮细胞大小不一、胞质嗜酸性变,部分胆管上皮细胞脱落,可形成胆泥或结石。随着病程进展,胆管逐渐被破坏,而代之以纤维结缔组织,产生胆道消失综合征。因此,排异反应是导致肝移植术后胆道并发症发生的重要原因。

肝静脉频谱波型及内径、流速与肝功能损害、肝静脉回流受阻及排异反应密切相关,排异反应时肝细胞水肿和汇管区炎性细胞浸润致肝脏肿胀,包膜束缚,肝脏顺应性下降,肝静脉频谱曲线变钝,呈单相波或负二相波,同时中央肝静脉内皮炎造成肝静脉管腔变窄,波幅减低。本次研究中,有排异反应者术后 15 天内肝静脉平均流速减低,时间上与文献报道的排异反应一般在移植后数天至 2 周左右出现、80%～90% 发生于移植后 1 个月内相符。

3.超声与其他影像学检查方法对诊断胆道并发症的比较:虽然经各种途径胆道造影是诊断术后胆道并发症的金标准,但其有创价格高昂,使得选择这项检查受到一定的限制。超声可动态观察病程进展,对各种胆道并发症发现率高,特别是胆管扩张、胆泥及结石形成等。从本次研究来看,发现时间也与发病机制及其他影像学检查发现时间相符,表明超声可及时发现胆道异常,且无创、方便、价格低廉、可重复多次、易于随访。另外,彩色多普勒超声能敏感地判断移植肝内血流的异常,了解血管吻合的通畅程度,便于及时处理,减少术后并发症,提高移植成功率。因此,作为肝移植术后常规检查的首选方法,超声是不可替代的。

但超声在胆道并发症的诊断中也有以下几方面的局限性:①对于胆瘘患者,超声只能发现肝门、肝内或肝周、盆腹腔局限性积液暗区,不易判定胆瘘的原因,也不易与上述部位的血肿鉴别。②超声对胆道扩张诊断敏感,但对胆道狭窄诊断不敏感,不易明确梗阻部位。③超声对胆道铸型及胆泥,特别是与长条状胆泥难以鉴别。

（代　涛）

第五节　肝肿瘤化学消融治疗

一、经皮经肝无水乙醇注射治疗原发性肝癌

【目的】

超声引导下经皮经肝无水乙醇注射治疗(PEIT)肝癌是将无水乙醇注入肝癌病灶内,致使癌细胞变性、坏死和瘤内微血管栓塞、蛋白凝固,进一步引起癌组织缺血、凝固性坏死,从而达到治疗目的的非手术治疗方法,大量的临床资料显示其疗效可与外科根治手术相媲美,尤其适合于下列情况,如肝内多发病灶或肝硬化、肝功能差、高龄肝癌患者不适合手术者,或不愿手术的肝癌患者。

【适应证】

PEIT 治疗原发性肝癌的适应证取决于肝癌病灶体积大小、数目、门静脉有无癌栓及肝功能等级、凝血功能等相关因素。

1.目前 PEIT 治疗肝癌公认的适应证如下。

(1)直径≤3cm 的小肝癌。

(2)癌结节数目≤3 个。

(3)无大量腹水等全身恶病质者。

(4)凝血功能基本正常。

2.相对适应证:肿瘤较大或病灶超过 3 个,但一般情况较好、无明显恶病质、肝功能 A 或 B 级,且无其他适宜的治疗方法者。

【禁忌证】

有下述情况不应行 PEIT 手术。

1.巨大肝癌。

2.弥漫性肝癌或合并广泛性门静脉癌栓。

3.合并凝血功能障碍性疾病,有明显出血倾向,血小板计数$<50\times10^9$/L(5 万/ml)。

4.出现肝外转移且无法手术切除或其他方法治疗者。

5.严重乙醇过敏者。

6.严重肝功能不全,全身情况差已出现恶病质者,如重度黄疸或大量腹水不能耐受 PEIT 者。

【术前准备】

PEIT 介入治疗原发性肝癌的术前准备包括以下几个方面。

1.询问患者既往病史,如有无高血压、心脏病史等及有无乙醇过敏史。

2.向患者及家属讲解治疗过程可能发生的危险和并发症,签署治疗知情同意书。

3.进行相关检查,包括血常规、凝血功能检查及肝功能与甲胎蛋白(AFP)检查,结合相关影像学检查(既往超声报告、CT 等检查资料);术前进行彩色多普勒超声检查或加做超声造影检查,以便于治疗前对患者情况进行评估,事先预计操作可能遇到的困难,并进一步确定患者是否适合 PEIT 介入治疗。

4.尽可能对病灶进行超声引导下穿刺活检以获得明确的病理诊断,其主要目的是避免治疗前误诊,亦有利于术后的疗效评价与相关资料的积累。

5.准备相关治疗物品,包括穿刺包、消毒液、探头无菌隔离套、治疗车、无水乙醇、胶布及麻醉药等。此外,超声介入室还应备有抗过敏抗休克及镇痛药、止血药、氧气等应急抢救药物与设施。

【操作方法】

1.常规全面彩色多普勒超声检查,重点扫查所要治疗的肝癌病灶。

2.选择最佳的穿刺路径与穿刺点,体表标记后按常规消毒,铺无菌巾,局部注射麻醉药直至肝包膜。

3.在超声引导下从体表定位标记处进针,将细针刺入肝癌病灶后部,退出针芯,接上抽入无水乙醇的针筒,缓慢注入无水乙醇并边注射边缓慢退针,注射过程中观察无水乙醇弥散的范围,注射完毕后插入针芯退针,退针至肿瘤边缘稍做停顿后监视无药物外渗则继续退针。

4.如患者疼痛,可当穿刺针退至近肝包膜时抽出针芯接上利多卡因,边推注边将穿刺针退至体外。退针后再次消毒穿刺点,然后用纱布覆盖穿刺点并用胶布固定。

5.所有患者于介入治疗后留观 20～30min,观察患者无发热、疼痛、出血或气促等不适与并发症方可离去。

超声引导穿刺是 PEIT 治疗成功与否的关键步骤,其原则主要包括:①选择安全且距离较短的穿刺点与穿刺路径。其原则是在能够避开血管、相邻脏器和穿刺障碍物如肋骨或气体等的前提下,尽可能缩短穿刺距离。②清晰的超声引导监视声窗。整个穿刺过程应该在超声的监视下进行,以确保穿刺的安全。肝包膜下肝癌应尽量使穿刺经过一定厚度正常肝组织(一般建议至少 1.0cm)再进入肝癌病灶,以防止无水乙醇漏出。

PEIT 介入治疗肝癌时无水乙醇的注射总量与每次注射量,以及注射时间间隔,目前研究尚不完全一致,主要包括如下几个方面。①按 $V=4/3\pi(r+0.5)^3$(式中 V 为注射总剂量,r 为病灶半径)公式计算注射总剂量;②注射量按肿瘤直径+1(<5cm)与直径+2(>5cm)来计算;③按瘤体直径大小计算,一般以 1～1.5ml/cm 为宜,初次注射量可略多,以后逐渐减少;④疗程按肿瘤直径 1cm 注射一次再追加 1～2 次计算。根据临床观察,一般直径为 2cm 的肿瘤,每次注射无水乙醇量为 2～4ml,间隔 3～4 天 1 次,共 2～4 次即可;如直径为 3cm 的肿瘤,则每次注射 5～8ml 无水乙醇,间隔 3～4 天 1 次,共 4～6 次即可。

【注意事项和并发症】

超声引导下无水乙醇注射治疗原发性肝癌病灶,其关键在于尽可能使无水乙醇弥散、包绕整个肝癌病灶,确保肿瘤组织全部坏死从而达到治疗目的。

1.注意事项

(1)对于小肝癌(直径≤3cm),超声引导穿刺时可穿刺入癌灶中心,在同一点注射无水乙醇基本上就能使其弥散整个病灶,而对于较大的癌灶应采取多点注射。

(2)如患者出现较明显的疼痛或其他明显不适时应停止注射。

(3)应缓慢注射,以便无水乙醇在肿瘤组织内均匀浸润。注射时如发现无水乙醇沿着针道逆流,应减慢注射速度或停止注射。

(4)注射结束后,穿刺针应在原位停留 1～2min 等无水乙醇弥散后再拔针,如癌肿病灶体积较大可采取逐步分段拔针,此举可防止由于快速拔针引起无水乙醇溢出包膜而致剧烈腹痛。

(5)治疗结束后,留观30~40min,应仔细观察患者的生命体征如心率、血压等,患者一般情况稳定后方可离开。

(6)部分患者PEIT介入治疗后肝功能(主要是转氨酶)可轻度改变,此情况主要发生在肝癌体积较大伴肝硬化、无水乙醇注射量较大时,如出现此情况,再次治疗时无水乙醇量应适当减少,治疗后可服保肝药。

2.并发症　PEIT治疗肝癌较常见的不良反应与并发症有发热、疼痛、肝功能损害等。

(1)发热:可能与肿瘤组织坏死有关,一般多为低热,予对症治疗即可,个别患者可服用退热药。

(2)疼痛:疼痛部位常在穿刺点、上腹部,偶可在肩部,一般无须特别处理,可嘱咐患者静卧0.5h以上即可自行缓解,如患者疼痛无法忍受,可行吸氧、注射止痛药。

(3)肝功能损害:部分患者对无水乙醇不耐受,治疗后偶可出现醉酒状态,轻度肝功能受损一般无须特殊处理,治疗后可自行好转。

(4)其他并发症:伴有冠心病、高血压病、糖尿病的个别患者可出现短暂心房纤颤、一过性高血压与低血糖等症状,应严密观察患者,以便早期发现并对有基础疾病患者采取个体化治疗,有利于减少并发症的发生。

【疗效评价】

PEIT治疗原发性肝癌其疗效评价最常用的手段为影像学检查,包括彩色多普勒超声、CT或增强CT、MRI及超声造影等。一般于介入治疗疗程结束后1个月进行。

1.彩色多普勒超声显示癌肿回声增高,血供的信息有一定参考价值。

2.增强CT、MRI对消融治疗疗效评定有重要的应用价值。

3.实时超声造影评价肿瘤介入治疗效果有较高的实用价值,有助于判断疗效或发现残留癌组织。

4.甲胎蛋白(AFP)测定是判断PEIT介入治疗肝癌疗效较为可靠的一项指标,但不适用于术前无AFP升高患者。经PEIT治疗后AFP开始持续下降或降至正常水平,为治疗有效;如不能降至正常或下降后又升高甚至仅为低度水平AFP的波动,则常提示仍有残存癌细胞或复发或可能存在门静脉分支癌栓,必要时进一步治疗。

5.因取材代表性问题,病理组织不作为常规判断疗效的方法之一,但研究表明超声造影有助于取材部位的选择,提高残留组织检出率。

【术后记录的内容和要求】

1.基本信息　患者的姓名、性别、年龄、门诊号/住院号和床号、超声检查号、申请科室、检查部位、申请目的、仪器和探头型号和术前诊断。

2.图像部分　采集的图像最好3张以上,包括显示每个肿瘤大小测量值的肝癌二维声像图、CDFI的声像图、穿刺针置入肿瘤的位置及其针道的声像图、治疗过程中无水乙醇弥散的声像图、治疗结束消融范围的声像图等。

3.文字描述

(1)施行手术名称:经皮经肝无水乙醇注射治疗原发性肝癌。

(2)一般情况:患者所取的穿刺体位,常规消毒、铺巾,麻醉方法,药物及剂量。治疗肿瘤的数目、部位、大小、回声、血流、周围有无重要脏器及血管。

(3)穿刺过程:引导方法、穿刺针的规格、穿刺进针次数、无水乙醇用量及弥散情况、患者反应等。

(4)结果评估:对手术过程和效果的总体评价,记录患者有无不适表现和反应,术中处理、用药和效果,并描写患者离开诊室时的一般情况。

(5)术后超声评估无水乙醇弥散范围,术后腹腔有无出血。

(6)术后注意事项需记录术后注意预防的并发症,如出血、感染等,术后监护 4h,禁食、卧床、补液。卧床休息 8h 后,普通进食,保持伤口干燥 3d,禁止剧烈运动 2 周。告知可能的并发症,如有异常及时随诊。

4.署名　包括医师签名、操作日期和时间、记录者姓名。

二、经皮经肝醋酸注射治疗原发性肝癌

【目的】

超声引导下经皮经肝瘤内注射醋酸疗法(PAIT)为治疗肝癌的非手术方法之一。由于醋酸有很强的溶脂作用,在组织中有较无水乙醇更强的扩散作用,经临床应用认为是一种较理想的介入治疗肝癌的注射剂,其治疗机制是利用醋酸使癌组织脱水和蛋白质凝固变性坏死,从而达到治疗目的。

【适应证】

1.一般适应证

(1)直径≤3cm 的小肝癌。

(2)癌结节数目≤3 个。

(3)无大量腹水等全身恶病质者。

(4)凝血功能基本正常。

(5)与其他肝癌非手术治疗方法联合应用以提高疗效。

2.相对适应证　肿瘤较大或病灶数目超过 3 个,但一般情况较好、无明显恶病质、肝功能 A 或 B 级,且无其他适宜的治疗方法者。

【禁忌证】

1.弥漫性肝癌或伴广泛门静脉癌栓的肝癌。

2.有严重肝功能失代偿,伴有黄疸或大量腹水者。

3.合并凝血功能障碍性疾病、有明显出血倾向者。

【术前准备】

术前准备同 PEIT,其中醋酸浓度可选用 15%~50%。

【操作方法】

治疗前建议局麻甚至使用镇静药以减轻醋酸注入时患者因刺激而引起的疼痛。具体操作方法同超声引导下注射无水乙醇介入治疗肝癌。醋酸注射总量、每次注射量及注射时间间隔和疗程均与肿瘤体积密切相关,对于 1~2cm 和 2~3cm 单发病灶,注射总量分别为 4~6ml、6~12ml,每次注射量分别为 1~2ml、2~4ml,注射间隔一般为每周 2 次,注射次数分别为 2~4 次、4~6 次。以上注射量、间隔及次数均取决于肝癌病灶的体积,并根据患者肝功能等全身一般情况及肿瘤灭活情况个体化选定。

【注意事项和并发症】

1.注意事项

(1)在治疗过程中应边注射边观察醋酸的弥散范围,如有必要可调整角度再行穿刺以保证醋酸在瘤体内充分弥散。

(2)注射结束后,穿刺针应在原位停留 1~2min,等醋酸弥散后再拔针,必要时可回抽留在瘤体内多余的醋酸以减少醋酸沿针道漏出。

(3)治疗结束后,应仔细观察病人的生命体征,如心率、血压等,患者情况稳定30min后才可离开,鉴于目前临床上应用病例较少,有待进一步总结经验。

2.并发症 超声引导下经皮经肝瘤内注射醋酸一般无严重的并发症,其常见并发症为局部疼痛或低热,但位于肝表面的癌肿病灶治疗时醋酸可刺激包膜而引起较剧烈的疼痛或拔针时醋酸沿着针道漏出而造成疼痛或造成腹腔其他脏器与组织损伤,应严密观察,必要时予以处理或住院治疗。

【疗效评价】

一般认为醋酸较无水乙醇易在肝癌病灶内弥散,其疗效与无水乙醇相似,PAIT术治疗原发性肝癌的随访判断疗效指标与PEIT术介入治疗肝癌一样,为影像学检查如增强CT或超声造影等及生化检查如AFP等。

【术后记录的内容和要求】

1.基本信息 患者的姓名、性别、年龄、门诊号/住院号和床号、超声检查号、申请科室、检查部位、申请目的、仪器和探头型号和术前诊断。

2.图像部分 采集的图像最好3张以上,包括显示每个肿瘤大小测量值的肝癌二维声像图、CDFI的声像图、穿刺针置于肿瘤位置及其针道的声像图、治疗过程中醋酸弥散的声像图、治疗结束消融范围的声像图等。

3.文字描述

(1)施行手术名称:原发性肝癌经皮经肝醋酸注射治疗术。

(2)一般情况:患者所取的穿刺体位,穿刺前常规消毒、铺巾,麻醉方法,药物及剂量。治疗肿瘤的数目、部位、大小、回声、血流、周围有无重要脏器及血管。

(3)穿刺过程:引导方法、穿刺针的规格、穿刺进针次数、醋酸用量及弥散情况、患者反应等。

(4)结果评估:对手术过程和效果的总体评价,记录患者有无不适表现和反应,术中处理、用药和效果,并描写病人离开诊室时的一般情况。

(5)术后超声观察醋酸弥散范围、术后有无出血。

(6)术后注意事项包括注意预防的并发症,如出血、感染等,术后监护4h禁食、卧床、补液。卧床休息8h后,普通进食,保持伤口干燥3d,禁止剧烈运动2周。告知可能的并发症,如有异常及时随诊。

4.署名 包括医师签名、操作日期和时间、记录者姓名。

三、经皮经肝高温生理盐水注射治疗原发性肝癌

【目的】

超声引导下经皮经肝高温生理盐水注射治疗原发性肝癌是超声引导介入治疗方法中的一种。文献研究表明,从抽取煮沸的热盐水到匀速注入肝癌病灶内需0.5~1min,注入的热盐水可达80℃以上,而热盐水超过60℃时即可引起正常肝细胞坏死,肝癌细胞的耐高温能力远比正常肝细胞差,因此将高温盐水注入病灶后可引起肝癌病灶热凝固坏死,从而达到治疗目的。

【适应证】

1.一般适应证

(1)适用于肝功能较差的病例,主要适合于肝硬化合并肝癌,尤其是不能耐受乙醇不良反应的患者。

(2)适用于不能或不愿接受其他疗法的病例。

(3)主要适用于体积较小的肝癌病灶,直径≤3cm的小肝癌病灶,数目≤3个。

（4）与其他疗法联合使用,增强肝癌的治疗效果。

2.相对适应证　病灶数目超过 3 个,但一般情况较好、无明显出血倾向、肝功能 A 或 B 级,且无其他适宜的治疗方法者。

【禁忌证】

1.合并凝血功能障碍性疾病,有明显出血倾向或无安全穿刺路径者。

2.弥漫性肝癌或巨块型肝癌或伴门静脉癌栓的肝癌。

3.患者全身一般情况差,如有严重肝功能失代偿、伴有黄疸或大量腹水等,不能耐受治疗者。

【术前准备】

超声引导下经皮经肝高温生理盐水注射治疗肝癌的术前准备与 PEIT 介入治疗肝癌大体一致。

1.询问患者的既往病史。

2.向患者详细介绍治疗过程、注意事项及可能发生的并发症,签署治疗知情同意书。

3.进行术前常规超声等必要的相关影像学检查及凝血功能等检查,进一步确定患者是否适合本法治疗。

4.准备相关治疗用品如穿刺针等,并做好术前常规体表定位。

【操作方法】

将生理盐水加热到沸腾,局部麻醉后在彩色多普勒超声引导下经穿刺针将高温生理盐水注入肝癌病灶内,抽取的热盐水应在 0.5～1min 注入,待高回声团完全覆盖肿瘤并超出瘤缘至少 0.5cm 时停止注射。在操作过程中,应密切监视肿瘤回声改变及范围情况,且应密切观察周边组织结构以防止高温盐水渗漏到肝外、肝内管道等引起损害。文献报道,每注射约 10ml 高温生理盐水可造成约 2.0cm 的类圆形坏死区,每次注射量视肝癌病灶大小而定,一般为 8～30ml,平均 1cm 病灶结节注射高温生理盐水 5ml 左右,每个癌肿病灶每周治疗 2 次,总治疗次数为 4～8 次,具体次数根据肿瘤灭活情况而定。注射结束后应仔细观察患者的生命体征如心率、血压等,患者情况稳定后方可离开。

【注意事项和并发症】

高温盐水与无水乙醇一样,在肝癌病灶内易弥散,但在实际操作中仍存在弊端而限制其推广应用,即瘤内纤维组织与细胞的组成比例及是否瘤内存在纤维隔影响热盐水的弥散,每次注射量尚无明确的标准。虽然研究报道此方法在临床实践中取得了较为满意的结果,但其确切的临床价值仍有待进一步评价。

本疗法未发现与治疗有关的严重并发症,其常见并发症包括烧灼疼痛、因肝组织坏死吸收而引起的低热,偶尔穿刺部位可发生局部皮肤烫伤,一般不必特别处理。

【疗效评价】

超声引导下经皮经肝高温生理盐水注射治疗肝癌其疗效评价与其他非手术治疗肝癌的评价手段及标准是一致的,主要根据影像学检查与生化检查结果来判定,疗程结束后超声复查可显示癌肿病灶回声呈稍高回声或等回声,体积可不变或变小甚至消失,未探及血流信号;增强 CT 或 MRI 可显示癌肿病灶不增强,超声造影可显示癌肿病灶呈"充盈缺损"改变;AFP 明显下降并逐渐降至正常水平。

【术后记录的内容和要求】

1.基本信息　患者的姓名、性别、年龄、门诊号/住院号和床号、超声检查号、申请科室、检查部位、申请目的、仪器和探头型号和术前诊断。

2.图像部分　采集的图像最好 3 张以上,包括显示每个肿瘤大小测量值的肝癌二维声像图、CDFI 的声像图、穿刺针置于肿瘤位置及其针道的声像图、治疗过程中高温生理盐水弥散的声像图、治疗结束消融范围的声像图等。

3.文字描述

(1)施行手术名称:原发性肝癌经皮经肝高温生理盐水注射治疗术。

(2)一般情况:患者所取的穿刺体位,穿刺前常规消毒、铺巾,麻醉方法,药物及剂量。治疗肿瘤的数目、部位、大小、回声、血流、周围有无重要脏器及血管。

(3)穿刺过程:引导方法、穿刺针的规格、穿刺进针次数,高温生理盐水用量及弥散情况。

(4)结果评估:对手术过程和效果的总体评价,记录患者有无不适和反应,术中处理、用药和效果,并描写患者离开诊室时的一般情况。

(5)术后超声表现:术后高温生理盐水弥散范围、术后有无出血。

(6)术后注意事项应记录术后注意预防的并发症,如出血、感染等,术后监护 4h 禁食、卧床、补液。卧床休息 8h 后,普通进食,保持伤口干燥 3d,禁止剧烈运动 2 周。告知可能并发症,如有异常应及时随诊。

4.署名 包括医师签名、操作日期和时间、记录者姓名。

四、经皮经肝无水乙醇注射治疗原发性肝癌合并门静脉癌栓

【目的】

门静脉癌栓(PVTT)是肝癌晚期的一个主要特征,会引起门静脉高压、肝衰竭、腹水,最终导致死亡。超声引导下经皮肝、门静脉穿刺注射无水乙醇治疗门静脉癌栓可提高肝癌的治疗疗效,延长患者生命,部分患者可达治愈的效果。

【适应证】

理论上位于门静脉除主干外的任何部位癌栓均可行无水乙醇注射(PEI)治疗。

1.肝内肿瘤能得到根治性治疗,而癌栓无法一同切除的门静脉癌栓。

2.肝癌术后复发或术后出现门静脉癌栓者,不宜再次手术或拒绝手术者。

3.癌栓位于门静脉分支内。

4.增强影像学检查证实栓子内有血流供应。

5.合并心肺脑肾等疾病或因高龄(>70 岁),不能耐受手术等治疗者。

6.作为整体治疗方法之一,可与手术、TACE、射频、放疗联合应用以提高疗效。

【禁忌证】

由于门静脉癌栓是肝癌的肝内转移结果,因此,PEI 治疗肝癌的禁忌证也是门静脉癌栓无水乙醇注射治疗的禁忌证,具体包括以下几方面。

1.乙醇过敏。

2.严重出血倾向,血小板<$50×10^9$/L。

3.明显梗阻性黄疸。

4.中至大量腹水。

5.严重心肺脑肾疾病,一般情况极差,具有恶病质者。

6.门静脉主干癌栓穿刺难以到达,或合并肠系膜上静脉、脾静脉癌栓者。

【术前准备】

1.患者准备 常规超声检查及血清 AFP 检查,必要时结合 CT 或 MRI 等影像学检查,明确肝癌病灶数目、大小、部位及门静脉癌栓的部位、范围;检查血常规、肝肾功能、凝血功能等并确定 PEI 的适应证及禁忌证;必要时做经皮门脉癌栓超声造影或门静脉栓子穿刺活检,以确定病灶及栓子性质;术前应签署治疗

同意书及授权同意书。

2.器械准备　彩色超声诊断仪,普通凸阵探头或穿刺探头,相关治疗物品包括穿刺包、无菌手套、探头无菌隔离套、无水乙醇、麻醉药品(一般为利多卡因)等,并准备急救药品、物品等。

【操作方法】

1.超声定位选择穿刺点　选择超声检查能显示癌块及门静脉癌栓最清晰、离体表最近或较近的体位,并根据同一原则选择穿刺点。

2.消毒与麻醉　常规消毒穿刺点周围皮肤20～30cm的范围,铺无菌巾,2%利多卡因局麻至肝包膜。

3.穿刺及注射方法　嘱患者平稳呼吸或屏气,从定位标记处穿刺进入肝内,观察针尖回声,在超声监视下缓慢穿刺,达门静脉癌栓前,用较快速度穿刺门静脉壁进入栓子内,再缓慢注入无水乙醇,监视屏幕见乙醇弥散整个癌栓实体后,将穿刺针迅速退出门静脉,再缓慢退出肝。治疗后密切观察患者血压、脉搏等生命体征,观察患者有无明显疼痛等不适,患者平卧休息0.5h后无任何明显不适方可离开治疗室。

4.疗程　每4～5天注射1次,8～12次为1个疗程,如癌栓长度>5cm或充满型癌栓应做分点注射,每次治疗前复查肝功能、AFP和超声,注射量与注射间隔时间需根据患者具体病情及治疗后反应而定。每个疗程结束后,观察2～3个月,观察期间,每2～4周复查一次肝功能、血常规、AFP和超声,若2个月后肿瘤和门静脉癌栓缩小不明显或AFP不能降至正常,且肝功能和血常规均正常,可进行下一个疗程的治疗。

【注意事项和并发症】

1.注意事项

(1)肝门静脉系统伴行胆管和丰富的神经等组织,行门静脉穿刺或门静脉癌栓内注射无水乙醇将刺激门静脉管壁及伴行的神经,可引起不同程度的疼痛甚至剧痛,以致一些体质衰弱者无法坚持治疗,故门静脉癌栓穿刺技术要求较高,力求准确无误地1次穿入癌栓,避免多次重复穿刺门静脉,造成疼痛加剧,甚至出血。

(2)门静脉癌栓生长的一个显著特点常为沿门静脉内壁离心式向门静脉主干方向发展,因此应先治疗癌栓头端(即靠近门静脉主干端),以阻止癌栓向主干方向发展。

(3)超声引导穿刺时,更适宜选择普通探头,采用徒手穿刺法,由于普通探头操作简便灵活,探头可上下滑动、左右摆动倾斜和及时调整方向等优点,有利于多点多部位进行注射,有利于显示进针全过程及针尖到达的部位。

(4)在注射乙醇时应缓慢逐渐推注,尤其在前1～2次注射时更是如此,以减少患者疼痛,必要时可同时肌内注射镇痛药物。不宜注射过量乙醇。一般每次2～5ml为宜。

2.并发症　超声引导下PEIT介入治疗门静脉癌栓最常见的并发症是疼痛,经一般处理如吸氧等可缓解,疼痛明显者可注射镇痛药。部分患者肝功能可受到影响,疗程结束后1个月内多可恢复。

【疗效评价】

治疗后严密观察1～2周,观察肝功能与AFP情况,随访1～3年。短期疗效的判断方法有以下几种。

1.血清学随访　AFP是肝癌伴门静脉癌栓的敏感性指标,观察患者血清AFP的变化可提示疗效和转归。大多数AFP阳性患者治疗后转阴或测定值降低。

2.超声随访　二维超声以癌栓缩小、消失或停止发展与癌栓内血流信号消失为近期治疗有效,超声造影门静脉栓子无增强为近期治疗有效。随着时间延长,栓子可机化,门静脉再通。

3.CT和MRI　癌栓坏死CT像为低密度影,增强CT无增强表现,如有强化则提示癌组织存活。MRI的价值同CT。

4.活检　为判断癌组织是否存活的金标准,但应注意某一点的穿刺活检结果并不能代表整个癌栓的情况,也不如其他检查简便易行。

【报告内容和要求】

1.基本信息　患者的姓名、性别、年龄、门诊号/住院号和床号、超声检查号、申请科室、检查部位、申请目的、仪器和探头型号和术前诊断。

2.图像部分　采集的图像最好3张以上,包括显示每个肿瘤大小测量值的肝癌及门静脉癌栓二维声像图、CDFI的声像图、穿刺针置于肿瘤及癌栓的位置及其针道的声像图、治疗过程中无水乙醇弥散的声像图、治疗结束消融范围的声像图等。

3.文字描述

(1)施行手术名称:原发性肝癌合并门静脉癌栓经皮经肝无水乙醇注射治疗术。

(2)一般情况:患者所取的穿刺体位,穿刺前的准备程序,如常规消毒、铺巾,局部麻醉。包括肝癌及癌栓的数目、部位、大小、回声、血流、周围有无重要脏器及血管。

(3)治疗过程:包括引导方法、穿刺针的规格、穿刺进针次数,无水乙醇用量及弥散情况等。

(4)结果评估:对手术过程和效果的总体评价,记录患者有无不适表现和反应,术中处理、用药和效果,并描写患者离开诊室时的一般情况。

(5)术后超声表现:术后无水乙醇弥散范围、术后有无出血。

(6)术后注意事项:需记录术后注意预防的并发症,如出血、感染等,术后监护4h禁食、卧床、补液。卧床休息8h后,普通进食,保持伤口干燥3d,禁止剧烈运动2周。告知可能的并发症,如有异常及时随诊。

4.署名　包括医师签名、操作日期和时间、记录者姓名等。

(代　涛)

第六节　肝肿瘤微波消融治疗

【目的】

超声引导下肝脏肿瘤微波消融治疗对单发小肝癌获得根治,对于复发病灶及不能手术者达到减瘤目的,微波消融治疗途径主要有超声引导下经皮穿刺、腹腔镜及腹腔镜超声下、开腹手术中进行,以经皮穿刺消融治疗应用最多。

【适应证】

1.一般适应证

(1)直径≤5cm的单发肿瘤结节或最大直径≤3cm的3个以内多发结节,无血管、胆管侵犯或远处转移,肝功能Child分级A或B级的肝癌患者。

(2)无严重肝肾心肺脑等器官功能障碍和凝血功能障碍者。

(3)手术切除后复发或中晚期肝癌不能手术切除者。

(4)肿瘤距肝门部总肝管、左右肝管的距离至少5mm。

(5)对邻近心、膈、胃、肠管、肾上腺、胆囊、肝门部、大血管等重要结构的肿瘤灶,可消融治疗结合无水乙醇注射治疗。

(6)对于3个以上的多发病灶或单个病灶直径>5cm者的肿瘤灶,可先行肝动脉化疗栓塞后再行微波消融治疗。

(7)可作为肝移植等待供肝期间的术前治疗。

2.相对适应证   对于肿瘤病灶较大、数目较多者,但一般情况较好、无明显出血倾向、肝功能 A 或 B 级,不适宜手术切除和肝动脉化疗栓塞者,可行微波消融姑息性治疗,以减缓病情。

【禁忌证】

1.巨块型或弥漫性肝癌,合并门静脉主干及主要分支或肝静脉癌栓。

2.肝功能 Child 分级 C 级。

3.不能纠正的严重凝血功能障碍。

4.近期有食管胃底静脉曲张破裂大出血。

5.严重的心、肺、肝、肾功能衰竭,不能耐受手术者。

6.合并活动性感染尤其是伴有胆道系统感染者。

7.顽固性大量腹水,合并肝性脑病或恶病质。

【术前准备】

1.详细询问病史和体格检查,充分了解患者的病情和心理状况。

2.检查血常规、凝血功能、血型、甲胎蛋白(AFP)、癌胚抗原(CEA)、心肺肝肾功能、血糖等,并行心电图(ECG)、彩超或超声造影、增强 CT/MRI 等检查。

3.实施肿瘤消融治疗前,应向患者和其家属告知治疗目的、治疗过程、治疗风险、可能发生的并发症及预防措施等,征得患者及家属的同意并在手术知情同意书上签字。

4.治疗前穿刺活检以明确病变的病理学性质。

5.有凝血功能障碍或低蛋白血症者,术前应予以纠正。

6.准备彩色多普勒超声仪,3.0～3.5MHz 低频凸阵探头,探头无菌保护套,穿刺引导架;微波消融治疗仪;一次性微波消融针;消毒包,主要包括弯盘、镊子、尖手术刀、缝合针线等。

7.监护及抢救用多功能监护仪、氧气通道、麻醉机、除颤器、吸引器及急救药品,在消融过程中进行心电、呼吸、血压、脉搏、血氧饱和度监测。

8.根据消融范围必须超出肿瘤边缘 0.5cm 以上的原则,结合 CT、MRI、超声等影像学检查提供的肿瘤大小、形态、部位等制定微波消融治疗方案。

【操作方法】

1.术前禁食 8～12h,禁水 4h。消融治疗前给予镇静药,对有出血倾向者,术前用维生素 K 和巴曲酶(立止血)等,建立静脉通道。

2.经皮消融治疗一般采用利多卡因局麻,可静脉给镇静镇痛药,必要时静脉全身麻醉,静脉麻醉用药可采用芬太尼和咪达唑仑,也可用药效更强、作用时间更短的丙泊酚等。

3.根据病变部位,患者取仰卧位、侧卧位,超声扫查选择最佳穿刺点和进针路径。常规消毒、铺巾,2% 利多卡因局部浸润麻醉,辅以静脉麻醉。

4.微波消融治疗超声引导下将消融针穿刺至肿瘤最深部,布针范围应从三维空间热场上完全覆盖病灶,采用由深浅分段凝固、多点多部位凝固,根据肿瘤大小和形态选择不同功率,时间组合,一般使用 50～60W 300s,有效的微波消融应完全灭活肿瘤及肿瘤边缘的正常肝组织 0.5cm。通常情况下,单针穿刺消融适用于<2～3cm 直径的结节,对>2～3cm 的肿瘤需施行多针组合穿刺消融,完成 1 点治疗后,针尖后退约 1cm,再次重复以上消融治疗步骤。肿瘤直径<3cm 时行 1～2 点消融,直径 3～5cm 者行 2～3 点消融,直径>5cm 者行 4～8 点消融,多发肿瘤一次凝固治疗 1～3 个。治疗结束后对针道行高功率凝固,避免出血或针道转移。若肿瘤内或周边有较大穿行血管,可首先选取大功率 70～80W 100s 凝固以阻断血供防止出血。治疗完毕,拔针时仍保持微波辐射,以预防针道出血和肿瘤种植。消融时最好导入测温针监测微波辐射区域温度。

5.微波消融治疗术中超声评价　超声显示微波辐射区呈高回声,与病变组织脱水、变性、组织水分汽化等有关,之后逐渐减低呈低回声。消融治疗后,可借助 CDFI 或超声造影评估病灶坏死情况,后者可显示组织的微循环灌注,更加可靠准确。

6.消融结束后拔出微波消融针,局部包扎、卧床休息,注意观察生命体征及腹部情况等,超声检查腹腔有无积液。治疗后应至少住院观察 1d。需要再次治疗者,可在前次治疗后 1 周左右进行。

【注意事项和并发症】

1.注意事项

(1)有效治疗应包括肿瘤及其周围正常肝组织 0.5～1.0cm。肿瘤直径 2cm 以下者可行单针消融治疗,多能取得满意的消融效果;直径＞2cm 的肿瘤应采用多点、多方位穿刺,力求使凝固性坏死区覆盖肿瘤及外周正常组织至少 5mm,以达到肿瘤完全灭活及所需的无瘤边缘,防止复发;随着瘤体增大,消融不全率增高,尽管微波消融治疗对瘤体大小没有严格限制,但瘤结节最好不超过 6cm。

(2)较大肿瘤或多发肿瘤结节单纯微波治疗效果欠佳,采取联合治疗有助于提高疗效,如,可先行 1～2 次肝动脉栓塞化疗(TACE)后再进行微波消融治疗或微波消融治疗联合无水乙醇注射治疗等。

(3)病灶位置特殊,如靠近肠管、胆囊、肝门部、大血管等重要结构者,微波消融治疗应慎重,可对这些区域进行微波消融联合乙醇注射消融或 TACE 治疗,微波消融治疗顺序一般以肿瘤深部为先、特殊部位肿瘤及与相邻其他脏器区域为先,对邻近重要结构的病灶区域可辅以无水乙醇注射等治疗。

(4)对体积较大肿瘤的微波消融治疗,注意进行周边封闭和凝固内部滋养血管。

(5)微波消融针较粗,应注意预防出血,尽量减少穿刺进针次数,在穿刺肿块时,尽量经过一定厚度的正常肝组织再进入瘤体,出针时注意边退针边凝固针道。若穿刺中发生肝被膜下或肝实质出血,应立即进行微波凝固止血,必要时可提高功率辐射直至出血停止。

(6)测温针具可监测治疗有效温度,判断疗效及监护重要组织器官温度,肿瘤细胞在 54℃ 1min 或 60℃ 即刻发生不可逆性坏死。使用测温针者,针应放置到距离肿瘤边缘 5～10mm 处,对邻近重要结构处病灶消融治疗,最好在重要结构的边缘留置测温针,测温针距离肿瘤边缘应＜5mm。

(7)为克服癌肿内部和周围血流的冷却作用,可利用高功率微波先凝固滋养血管,还可利用药物减少肿瘤内部血流或术中直接压迫肝门血管,减少血供后再行微波消融。

(8)热消融过程中,由水蒸气和组织凝固性坏死形成的微气泡呈强回声,超声实时引导下消融治疗通常借助强回声区域判断消融范围,但仅能粗略评价凝固范围。增强 CT、MRI 被认为是评价肝癌消融治疗效果的可靠标准,但不适宜消融治疗即刻评价,且不宜短期内多次反复进行检查。超声造影在消融术后 20～30min 进行,可准确判断肿瘤治疗后灭活程度及疗效,对灭活不全者可及时进行针对性补针治疗。

2.并发症　肝癌热消融治疗常见的不良反应为治疗时和治疗后短暂的疼痛、发热、无症状性胸腔积液等,多数患者在治疗后 1～2 周症状自行消失,需要干预处理的严重并发症较少,常见严重并发症有肠穿孔、腹腔出血、感染、针道种植转移等。

(1)疼痛:为各种消融治疗后常见并发症,数天后可缓解,若疼痛剧烈可给予相应止痛药物治疗。

(2)发热:常由肿瘤坏死产生的吸收热所致,一般体温＜38.5℃,无须特殊治疗。

(3)胸腔积液:邻近膈肌的病灶行微波消融治疗可致反应性胸腔积液,通常量少,对症治疗效果好。

(4)出血:对于术前有出血倾向者,术前、术后应予对症治疗;术中注意避开大血管,若肿瘤内或周边有大血管穿入者,可先选取大功率(70～80W)将其凝固。对于瘤体明显凸出于肝表面者禁忌行穿刺微波消融治疗。

(5)感染:术后体温持续不降或达 39℃ 以上应考虑感染,术中注意无菌操作,术后给予抗生素预防可减少感染发生。

(6)皮肤损伤:消融时针杆热量可造成针旁皮肤烫伤,近年来随着水冷式微波消融仪的广泛应用大大减少了此并发症的发生。

(7)针道种植转移:偶有发生,边辐射边退针有助于避免。

(8)肠穿孔:发生于邻近肠管或有肠管侵犯的病灶,对于这些特殊部位的病灶,消融范围应适当减少,邻近肠管的区域可以联合无水乙醇注射治疗。

(9)胆道损伤:多发生于肿瘤紧贴第一肝门者。联合无水乙醇注射有助于避免胆道损伤。

【疗效评价】

肝癌微波消融治疗后疗效评价应在治疗结束后定期进行,主要包括超声造影、增强 CT 或 MRI 检查,血清 AFP 检查,肝功能检查,组织活检。原发性肝癌治疗前后血清 AFP 水平的改变为判断疗效的重要指标,治疗后血清 AFP 水平明显下降或恢复正常,是治疗显效的标志。超声造影、增强 CT 或 MRI 可显示肿瘤内血流灌注情况,是肿瘤消融后疗效评价的可靠影像学方法。此外,消融治疗后还可对瘤周或影像学可疑残留区域再活检,更加客观地了解肿瘤坏死情况。

术后 1 个月复查 AFP 和肝功能等生化检查,超声造影、增强 CT 或 MRI 进一步确定消融是否完全,如评价结果提示消融不完全,宜再次行消融治疗,消融完全的病例可每 2 个月复查 1 次,随访内容为影像学及生化检查。

【术后记录内容和要求】

1.基本信息　患者的姓名、性别、年龄、住院号和床号、超声检查号、申请科室、治疗部位、申请目的、仪器和探头型号和术前诊断。

2.图像部分　采集的图像最好 3 张以上,包括显示每个肿瘤大小测量值的肝脏肿瘤二维声像图、CDFI 的声像图、微波天线置于肿瘤位置及其针道的声像图、治疗过程中气体弥散的声像图、治疗结束消融范围的声像图等。

3.文字描述

(1)术前诊断与手术名称:肝肿瘤微波消融治疗术。

(2)一般情况:患者所取的治疗体位,穿刺前常规消毒、铺巾,麻醉方式、麻醉用药名称及用量。治疗肿瘤的数目、部位、大小、回声、血流、周围有无重要脏器及血管。

(3)治疗过程:引导方法、微波治疗系统的名称、微波天线的规格、穿刺进针次数、微波能量发射次数、功率、时间;有无使用辅助方式引导穿刺治疗,如超声造影、虚拟导航、人工腹水、人工胸腔积液等。

(4)术后复查:15~20min 后超声检查术后腹腔有无出血。有无术后立刻超声造影评估疗效及结果。

(5)结果评估:对手术过程和效果的总体评价,记录患者有无不适表现和反应,术中处理、用药和效果,并描写病人离开诊室时的一般情况。

(6)术后注意事项:需记录术后注意预防的并发症,如发热、出血、感染等,术后监护 4h 禁食、卧床、补液。卧床休息 8h 后,普通进食,保持伤口干燥 3d,禁止剧烈运动 2 周。告知可能的并发症,如有异常应及时随诊。

4.署名　包括医师签名、操作日期和时间、记录者姓名。

(代　涛)

第七节　胆囊、胆管疾病

一、胆系结石

（一）胆囊结石

胆囊结石是最常见的胆囊疾病，形成的原因很复杂，一般认为与胆系感染、胆汁的理化性质改变、胆汁滞留及寄生虫病等密切相关。

【临床表现】

1.当结石还是泥沙样或很软时，一般无明显症状，或轻微的右上腹不适、嗳气。

2.结石到一定大小时，才会右上腹痛，或持续或可向右肩部或背部放射。

3.发生梗阻时，可出现右上腹绞痛，黄疸。

4.合并感染时伴寒战、发热。

5.部分病人绞痛发作时可引起心电图改变，临床称之为"胆-心综合征"。

【超声表现】

由于胆囊结石的形态、大小、成分、数量不同，加之胆囊、胆汁状态及结石在胆囊内位置的影响，声像图差别较大，复杂多变。

1.2D上典型结石特征

（1）胆囊腔内多个切面均能显示的强回声团，边界清晰（见图6-7-1）。

（2）后方伴声影。

（3）可随体位改变而移动。

2.非典型结石2D上表现

（1）充满型结石：表现为正常胆囊液性透声腔消失，囊壁明显增厚，胆囊轮廓的前壁呈弧形或半月形中等或强回声带，囊腔被不规则的强回声及后方宽大声影取代，胆囊后壁完全不显示，这种现象称为"囊壁结石声影三合征"即"WES三合征"（见图6-7-2）。

（2）胆囊颈结石：尚未嵌顿时，周围有胆汁衬托，在横断面上出现"靶环征"；若结石嵌顿颈部时，由于囊壁与结石紧密接触，其间无胆汁衬托，强回声减弱，声影混淆，极易漏诊，需多切面观察。

（3）胆囊泥沙样结石：一般沉积在胆囊最低位置，形成沿胆囊壁分布的强回声带，后方有弱声影，若无声影时改变体位鉴别（见图6-7-3）。

（4）胆囊壁间结石：表现为胆囊壁上附着一个或多个强回声光点，其后方伴有"彗星尾"征（见图6-7-4），改变体位时不移动。

（5）胆囊术后胆囊管扩张伴结石：确认胆囊切除后，在胆囊窝内见类圆形无回声，一般腔很小，腔内见强回声，伴声影。注意胆囊切除术后的早期可在胆囊窝内探及类圆形无回声，系胆囊床水肿或局限性积液所致，多在随访1个月内消失。

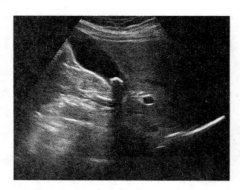

图 6-7-1　胆囊结石

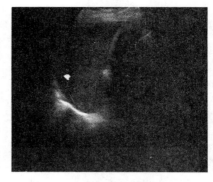

图 6-7-2　胆囊结石填满型

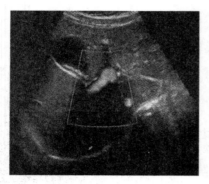

图 6-7-3　泥沙状胆囊结石

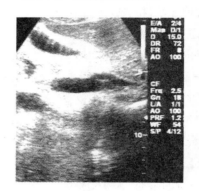

图 6-7-4 胆囊壁间结石

【鉴别诊断】

对不典型结石应注意排除假阳性和假阴性的干扰。

1.正常胆囊内结构　正常胆囊的交界皱襞或颈部粗大黏膜皱襞可在某一断面形成较强的回声并有声影,貌似结石,多切面扫查即可消失。

2.无胆汁胆囊　胆囊慢性炎症、肿瘤、胆囊内内瘘或先天性小胆囊等均不显示胆囊形态,胆囊床内挛缩的胆囊瘢痕或进入胆囊床部位的肠管内容物,类似胆囊部位伴声影的强回声团,但无明显"WES"三合征,可动态或加压观察。

3.胆囊切除术后胆囊床内钛夹　确认手术史。

4.胆囊内非结石性回声　胆囊内的胆泥、组织碎屑、脓性团块、血凝块、气体、肿瘤等用利胆药几周后再复查可做出鉴别。

5.钙乳胆汁　少见,絮状。

6.胆囊钙化　X线腹部摄片有助于鉴别。

7.伪像　改变体位或活动后再查容易鉴别。

(二)胆管结石

胆管结石比较常见,与代谢、慢性炎症和寄生虫病关系密切,是外科性黄疸的最常见病因,依其发生部位分为:

1.肝外胆管结石

【临床表现】

多数来自胆囊或肝内胆管的继发性结石,少部分为肝外胆管内形成的原发性结石。病人多数有反复发作的上腹疼痛和胆系感染病史,严重时出现上腹绞痛、黄疸、高热和寒战,甚至导致中毒性休克;少数病人无症状或轻微上腹不适,易误诊为胃部疾病。

【超声表现】

2D典型表现:

(1)肝外胆管扩张,与门脉主干形成"双筒枪"征。扩张的胆管壁增厚,回声增强,内壁欠光滑(见图6-7-5)。结石部位在胆囊管以上,胆囊不大;结石在胆囊管可引起胆囊肿大;结石在胆总管则可引起整个胆道系统扩张。

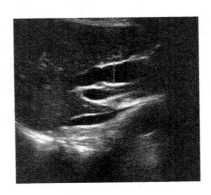

图 6-7-5 胆总管扩张

(2)胆管腔内存在伴有声影的恒定强、低、等回声团,与胆管壁间分界清晰,后方伴声影(见图6-7-6 图6-7-7)。

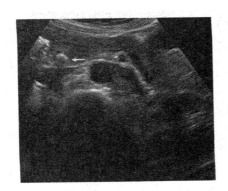

图 6-7-6 胆总管结石

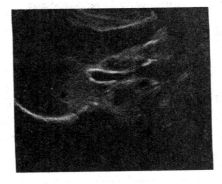

图 6-7-7 胆总管结石

(3)肝外胆管结石多位于下段,经常停留于胰腺段或壶腹部,受前方胃和十二指肠腔内气体和内容物的干扰,加之管腔本身相对较细,胆汁充盈少,超声显像模糊,诊断困难。

【鉴别诊断】

胆总管下段结石需与十二指肠气体、蛔虫残骸和回声较强的肿瘤鉴别,主要依靠多切面动态来观察。十二指肠气体形成的强回声形态不固定,周围无连续性管壁回声;蛔虫残体有节段性的"等号"样回声;肿瘤后方无声影,胆管壁连续性被破坏。

2.肝内胆管结石 多数为原发色素性结石或混合结石。

【临床表现】

一般多数无自觉症状,与肝外胆管结石类似。

【超声表现】

较易显示,2D上特征为:

(1)沿肝内胆管分布贴近门静脉的斑片状或条索状强回声,伴声影(见图6-7-8)。

（2）当结石所在胆管有胆汁淤滞时，强回声周围呈现宽窄不等的无回声区。

（3）结石近端小胆管扩张，与伴行的门静脉分支可形成"平行管"征，或呈树枝状、囊状。

【鉴别诊断】

肝内胆管积气：有手术史，强回声形态不稳定，可随体位改变而移动，后方有"彗星尾"征（见图6-7-9）。

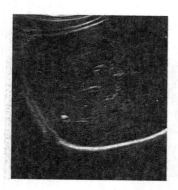
图 6-7-8　肝内胆管结石

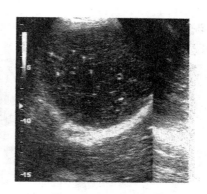
图 6-7-9　肝内胆管积气

二、胆系感染

（一）急性胆囊炎

急性胆囊炎是胆囊的急性化脓性炎症，也是常见的急腹症之一。

【临床表现】

依炎症程度不同而差异较大，轻者仅有低热、乏力、右上腹胀满及右上腹轻压痛；重者起病急骤、高热寒战、右上腹持续性绞痛并阵发性加剧，部分出现黄疸，"墨菲征"阳性。

【超声表现】

1.急性单纯性胆囊炎

（1）胆囊形态饱满、肿大，长径＞9cm，宽径＞3.5cm。

（2）囊壁弥漫性增厚、回声增强或胆囊轮廓不清，外壁线不规则（见图6-7-10）。

（3）超声"墨菲"征阳性。

（4）胆囊收缩功能差或丧失。

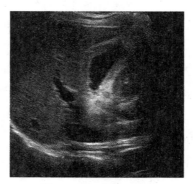
图 6-7-10　急性胆囊炎

2.化脓性胆囊炎

（1）增厚的囊壁内见间断或连续的弱回声，呈"双边影"。

（2）胆囊内见多量粗细不等的强回声斑点，无声影，呈悬浮状。

3.急性坏疽性胆囊炎 具有典型急性化脓性胆囊炎的声像图特点，囊底部和颈部常可见局灶性坏死，极易穿孔。

4.胆囊穿孔 穿孔后胆囊内液腔缩小或消失，张力减低，胆囊壁模糊、连续性中断，局部出现包裹性液性暗区，由于穿孔处周围组织广泛的粘连，声像图复杂，当暗区内有气体强回声及"彗星尾"征，为坏疽性胆囊炎并胆囊底穿孔的特征性表现。

【鉴别诊断】

1.胆囊肿大 可见于胆总管结石、胆囊收缩功能失调、长期饥饿等，但囊壁光滑。

2.胆囊壁增厚 肝硬化腹水、低蛋白血症、心功能衰竭等均可出现胆囊壁增厚，可扫查相关脏器。

3.胆汁内异常回声 胆道梗阻、长期禁食、肝炎均可致胆汁透声异常，通过病史可以鉴别。

（二）慢性胆囊炎

慢性胆囊炎是由急性炎症反复发作迁延而来，也可以是原发的慢性炎症改变所致，多数合并胆囊结石。

【临床表现】

临床无任何症状，亦可表现为上腹胀满，脂餐后上腹痛。

【超声表现】

1.轻型时胆囊壁稍增厚。

2.严重时胆囊增大或缩小，囊壁增厚＞0.3cm，当胆囊与周围组织粘连萎缩时，轮廓及内腔均变得模糊不清且固定（见图 6-7-11）。

3.胆囊收缩功能差或丧失。

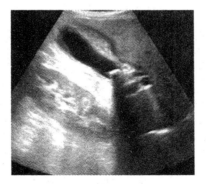

图 6-7-11 慢性胆囊炎并结石

4.胆囊壁彩色血流信号显示率低。

【鉴别诊断】

1.胆囊癌 以弥漫浸润为特征，局部胆囊壁浸润较深，但其他部位胆囊壁正常，且多数向腔内生长，晚期囊壁全层破坏，连续性中断。

2.胆囊腺肌病 囊壁内有含液的小囊腔。

（三）化脓性胆管炎

主要为胆管梗阻和胆管化脓菌感染所致。

【临床表现】

阵发性右上腹痛，胆道蛔虫引起者则有剧烈绞痛、高热，重者可出现中毒性休克和昏迷。

【超声表现】

1.肝脏明显肿大,回声增强,有时可并发肝脓肿;肝内小胆管壁增厚、回声增强,呈"等号"样改变。

2.胆管腔内可见斑点状回声或絮状沉淀物;肝外胆管扩张,壁增厚,边缘模糊,壁内出现低回声带,甚至呈"双边"状。

3.急性胆道炎合并肝内外胆管积气,表现为点状或带状强回声,呈"串珠状"沿胆道系统走向排列,后伴"彗星尾"征。

【鉴别诊断】

胆道术后的胆道积气和硬化性胆管炎,可根据病史及有无急性感染加以区别。

(四)硬化性胆管炎

硬化性胆管炎也称纤维性胆管炎或狭窄性胆管炎,是一种原因未明的胆管疾病。

【临床表现】

进行性加重的梗阻性黄疸,多伴有中等程度的发热,右上腹不适或胀痛,上腹部压痛,后期可出现胆汁性肝硬化和门静脉高压。

【超声表现】

1.病变分节段型和局限型,胆管管壁明显增厚,约0.2~1.0cm,表现为僵硬的强回声带,后方可伴声影。

2.病变管腔内径狭窄,管壁凹凸不平,管腔呈串珠样改变,严重时可完全闭塞。

3.肝门区淋巴结肿大。

4.肝脾肿大。

【鉴别诊断】

1.原发性胆管癌　浸润性原发性胆管癌好发于肝外胆管,管壁增厚的范围相对局限,局部突然被截断,病变以上整个胆管系统明显扩张;而硬化性胆管炎则病变范围较广,病变以上胆管扩张较轻或不扩张。

2.化脓性胆管炎　起病急骤,胆管壁略增厚,管道增宽、胆汁透声差;而硬化性胆管炎起病缓慢,症状逐渐加重,胆管壁增厚明显,管腔狭窄,声像图特征相差较大。

三、胆道蛔虫

胆道蛔虫是常见的急腹症,是肠道蛔虫病的常见和严重的并发症,多见于儿童和青壮年。

【临床表现】

主要表现为右上腹阵发性"钻顶样"剧烈绞痛,向右肩放射,疼痛可突然缓解,常伴有恶性呕吐,吐出物可为胃内容物、胆汁,亦可吐出蛔虫;可发热、寒战、黄疸等。

【超声表现】

1.肝外胆管不同程度的扩张。

2.在扩张的胆管内可见双线状平行的强回声带,从肝外胆管向肝内胆管延伸,少数进入胆囊(见图6-7-12,图6-7-13)。

3.与胆管壁分界清楚。多条时呈现类似胎儿脐带样回声,其后方可出现声影。

4.虫体死亡后演变成胆泥、胆石。

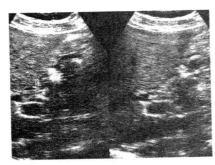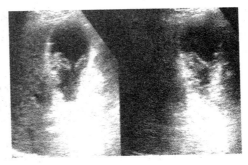

图 6-7-12 胆总管蛔虫　　　　　　图 6-7-13　胆囊蛔虫

【鉴别诊断】

排除假阳性：如肝动脉有时穿行于胆管和门脉之间，酷似扩张的胆管内双线状回声，观察搏动性或行 CDFI 即可。

四、胆囊息肉样变

是从影像学角度反映胆囊病变形态的一种统称。

（一）胆囊息肉

属乳头状瘤，分胆固醇性息肉和炎症性息肉。

【临床表现】

临床表现不典型，部分表现为上腹不适或隐痛等与胃炎、慢性胆囊炎相似的症状。

【超声表现】

1.2D

（1）胆囊形态大小正常。

（2）病灶呈中等回声，自胆囊黏膜面向腔内隆起，呈乳头状或桑葚状，一般多发，可发生于胆囊任何部位，直径一般不超过 1cm，以强回声为主（见图 6-7-14）。

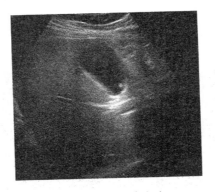

图 6-7-14　胆囊息肉

（3）后方不伴声影。

（4）病变不随体位改变而移动。

（5）病变基底部较窄，有的可见蒂与囊内壁相连。

2.CDFI　检出率低，以点状或短线状为主。

3.PW　低速低阻型。

【鉴别诊断】

通常炎症性息肉较胆固醇性息肉内部回声较低,且与慢性胆囊炎征象并存。一般检出率高,诊断容易,但对胆囊腺癌、腺瘤的早期与较大的胆固醇息肉鉴别困难,需 CDFI 或动态连续观察。

(二)胆囊腺肌病

胆囊腺肌病属于胆囊的增生性病变之一,是以胆囊腺体和肌层增生为主的良性疾病,目前病因不明。

【临床表现】

主要表现为右上腹不适、食欲减退,特别是餐后症状明显。

【超声表现】

1.2D

(1)胆囊壁呈弥漫性、节段性或局限性增厚、隆起。

(2)增厚的囊壁内有多个微小的圆形液性囊腔,可合并壁内小结石,表现为强回声斑点及后方"彗星尾"征。

(3)胆囊腔部分狭窄、变形;脂餐试验显示胆囊收缩功能亢进。

2.CDFI　病灶内无血流信号。

【鉴别诊断】

与某些急性化脓性胆囊炎鉴别主要是结合病史。

五、胆系肿瘤

(一)胆囊腺瘤

胆囊腺瘤是最多见的胆囊良性肿瘤。

【临床表现】

一般无明显症状,多在体检时发现。

【超声表现】

1.2D

(1)单发或多发,自胆囊壁向囊腔隆起的强回声团,呈圆形或乳头状,体积大,但<1.5cm(见图 6-7-15,图 6-7-16)。

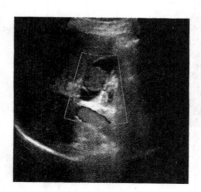
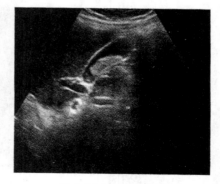

图 6-7-15 胆囊腺瘤　　　　　图 6-7-16　胆囊腺瘤

(2)后方无声影。

(3)不随体位改变而移动。

（4）多数基底较宽,少数有蒂。

2.CDFI　部分瘤内可检出彩色血流信号,以短线状为主。

3.PW　呈低速低阻型。

【鉴别诊断】

检出率高但定性困难。

（二）胆囊癌

胆囊癌是常见的胆囊恶性肿瘤,病因与发病机制尚不完全明了。

【临床表现】

1.早期轻微的右上腹不适。

2.中晚期可出现明显的右上腹持续性疼痛、食欲缺乏、黄疸、胆囊区压痛及右上腹包块。

【超声表现】

1.2D 上分五型

（1）小结节型:多属早期,病灶自胆囊壁向囊腔突起,呈乳头状,中等回声,基底较宽。

（2）蕈伞型:病灶自胆囊壁向囊腔突起,直径多在 1.0cm 以上,中等或偏低回声,后方回声衰减,基底较宽,局部囊壁与瘤基部分界不清。

（3）厚壁型:胆囊壁不规则增厚,局限性或弥漫性,囊壁僵硬变形。

（4）混合型:具有隆起和厚壁型声像图特征,此型多见。

（5）实块型:多属晚期,胆囊增大,囊腔内无回声区消失,被一回声不均的异常回声团所充填;胆囊与肝脏的正常界限中断、消失;肝门淋巴结肿大。

2.CDFI　胆囊癌病灶内彩色血流信号丰富,呈分枝状或杂乱型。

3.PW　高速高阻,$V_{max}>30cm/s$。

【鉴别诊断】

一些胆囊良性病变形成的胆囊壁增厚或隆起性病变,如慢性胆囊炎、胆囊腺肌症、腺瘤、息肉等,需与胆囊癌相鉴别。其主要区别在于:

1.慢性胆囊炎之胆囊壁增厚较均匀,内壁较规则,CDFI胆囊壁彩色血流显示率低,即使于胆囊壁测得动脉血流,亦为低速血流,血流频谱形态与正常无异。

2.胆囊腺肌症在增厚的胆囊壁内可显示出许多小暗区,CDFI于病灶内无血流信号显示。

3.胆囊息肉和胆囊腺瘤,两者直径一般比胆囊癌小,CDFI囊壁及病灶血流显示率均较低。病灶内血流分布以点状或线状为主,其动脉血流表现为"低速低阻"型,与胆囊癌的"高速高阻"形成鲜明的对比。

4.胆囊腔回声异常的疾病,如胆囊腔内沉积物、胆囊积脓、胆囊充满型结石、粘附于胆囊壁的泥团(见图6-7-17)、胆囊泥沙样结石、胆囊内凝血块等,除了可通过观察胆囊壁的连续性,是否与肝分界不清,有无肝内胆管局限性扩张、肝门淋巴结肿大和移动体位等方法加以区别以外,尚可通过 CDFI 表现鉴别之,如在异常回声内测及彩色血流信号,则提示为占位病变,反之,则为胆囊腔内沉积物等。

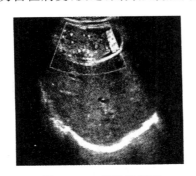

图 6-7-17　胆汁淤积团

（三）胆管癌

通常是指源于主要肝管和肝外胆管的恶性肿瘤,发病率男性多于女性。

【临床表现】

1.起病隐袭,主要症状为无痛性黄疸,进行性加重,常伴有上腹痛、发热和消化不良等症状。

2.晚期可出现陶土样便、肝肿大、门脉高压、腹水等。

3.常在早期发生转移。

【超声表现】

1.病灶以上胆系扩张,呈"平行管"征;如肿瘤位于胆囊管以上,则胆囊不增大、胆总管不扩张;如肿瘤位于胆囊管以下,则胆囊增大。

2.在扩张的胆管内见稍低或中等回声的结节(个别病例表现为强回声,可能与钙盐沉着或合并结石有关),呈球形或乳头状,与胆管壁分界不清,位置固定,后方无声影。

3.病变部位胆管壁不规则增厚、回声增强,扩张胆管突然被截断,或逐渐变细,呈"鼠尾"状。

4.壶腹癌除上述表现外,可伴有主胰管扩张。

5.CDFI在病灶内如检出血流信号,特别是PW测得动脉性血流频谱有助于诊断及鉴别诊断(见图6-7-18)。

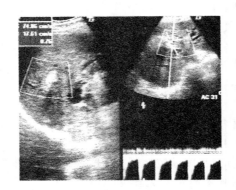

图 6-7-18   胆管癌

【鉴别诊断】

根据肝内外胆管明显扩张及扩张的胆管远端腔内有异常回声,超声诊断准确率较高,但需与下列疾病相鉴别:

1.胆管结石   胆管癌的肿块多为中等回声,后方无声影,CDFI检出血流信号;而结石多为强回声,后方伴声影。

2.胆管内沉积物   当肝外胆道梗阻时,扩张的胆道内可出现块状或絮状的胆泥,特别是当胆道内有积脓时,较稠的脓栓常附于胆囊壁,产生类似软组织沉积的声像图,通过改变体位,观察其是否移动有助于鉴别。

3.胰头癌   胰头癌患者胰头部有低回声肿块,有主胰管扩张,胰后段胆总管不扩张;而下段胆管癌则胰头形态正常,主胰管轻度扩张或无明显扩张,胰段胆管癌则肿瘤较胰腺癌小,轮廓更清晰,胰后段胆总管扩张。

4.硬化性胆管炎。

5.肝肿瘤   近肝门部的肝肿瘤,特别是肝门部的肝转移瘤,由于瘤体小、周边有声晕,当其压迫肝外胆管导致胆道明显扩张时,极易将胆管外的肿瘤看成胆管内的肿瘤,需多切面扫查。

六、先天性胆系疾病

（一）先天性胆囊异常

【临床表现】

一般无明显临床症状，仅在合并胆囊炎症和胆囊结石时出现相应的症状。

【超声表现】

1. 皱褶胆囊 胆囊的体底部之间，被一强回声一分为二，仔细观察两腔是相通的，胆囊底常有结石。

2. 双胆囊 超声可见两个相互独立的完整的胆囊结构，有各自的胆囊管，分别汇入胆总管，两个胆囊大小相似或一大一小。

3. 胆囊憩室 胆囊壁局部向外凸出，形成一圆形囊腔，此囊与胆囊腔有较宽的通道，憩室内可有小结石。

4. 异位胆囊 正常的胆囊解剖位置未显胆囊图像，于异位的地方探及胆囊回声；此时应注意勿将肝及其旁的几条血管与之混淆，CDFI能将之鉴别开来。

【鉴别诊断】

鉴别诊断一般无困难。

（二）先天性胆管异常

Ⅰ.先天性胆管囊状扩张

也称先天性胆总管囊肿，是一种伴有胆汁淤积的胆道疾病。

【临床表现】

本病常于儿童时期反复发作。临床上以腹痛、黄疸、腹部包块为三大主要症状。反复感染可使病情恶化。

【超声表现】

1. 典型的先天性胆总管囊状扩张症为胆总管部位出现局限性囊状无回声区（见图6-7-19），多呈椭圆形或纺锤形，囊壁清晰光滑、较薄，囊腔呈液性无回声，后方有增强效应。肝内胆管一般正常或轻度扩张。

2. 肝内胆管囊状扩张主要表现为：囊肿在肝内胆管出现，沿左右肝管分布，与肝内胆管走行一致并与左右肝管相通，呈多个圆形或梭形无回声区，呈串珠状排列，管壁回声较强。

3. 混合型声像图改变：具有上述两种类型的表现。

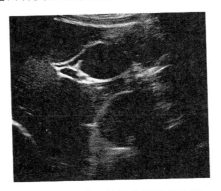

图 6-7-19 先天性胆总管囊状扩张

【鉴别诊断】

根据声像图特点，结合小儿反复发作的右上腹绞痛、黄疸及腹部包块等临床症状，诊断并不困难。

1.先天性胆总管囊状扩张症应与右上腹囊性肿块鉴别,如肝囊肿、小网膜囊积液、胰头囊肿等。鉴别要点是:先天性胆总管囊状扩张,在脂餐后可缩小,而其他囊肿不会,还可通过多切面探测,从解剖关系上可以鉴别。

2.先天性胆总管囊状扩张症还应与门静脉瘤样扩张症鉴别,后者声像图表现为局部无回声区与门静脉内无回声区相延续,CDFI见无回声区内呈漩涡状彩色血流,红蓝相间。

3.肝内胆管囊状扩张症需与多囊肝和肝门部胆管癌相鉴别。多囊肝患者症状轻,肝脏内大小不等的囊互不相通,而前者各囊间互相沟通,肝门部胆管癌的特点为肝内胆管扩张,管腔较平滑,肝门部可见肿块回声。

Ⅱ.先天性胆道闭锁

先天性胆道闭锁是新生儿期一种少见的严重梗阻性黄疸疾病。急需外科处理,否则死亡。

【超声表现】

1.肝内型　肝脏肿大,肝内外胆管均显示不清,肝门部出现条索状强回声,位于左、右门静脉分叉部的前方,两端尖细,中间膨大,回声均匀,无囊腔,边界清,后方无声影。胆囊不显示或在胆囊区见一无腔隙或很小腔隙的强回声带。晚期可有脾静脉扩张、脾大、腹水等征象。

2.肝外型　肝脏肿大,肝内胆管明显扩张,肝外胆管在闭锁段以上扩张,以下则显示不清。如闭锁部位在胆囊管汇合处以上者,胆囊则显示不清,反之则有胆囊增大、胆汁淤积;仅有胆囊管闭锁者罕见,也不用治疗。肝外型胆道闭锁早期如不行手术矫正,晚期将出现肝硬化、门脉高压声像图征象。

【鉴别诊断】

1.肝内型先天性胆道闭锁需与新生儿肝炎鉴别,后者黄疸相对较轻,黄疸程度有波动,肝脏仅轻度肿大,血清甲胎蛋白增高,声像图可显示肝内胆管及胆囊结构。

2.肝外型先天性胆道闭锁应与先天性胆管囊状扩张症鉴别,后者黄疸多为间歇性,右上腹有包块,胆管扩张,形态失常更加明显,1岁以内极少出现肝硬化、门脉高压声像图征象;而前者多数在半岁内出现难以恢复的胆汁性肝硬化。

七、黄疸

黄疸是由于血清内胆红素浓度增高,是巩膜、皮肤、黏膜、体液和其他组织被染成黄色。黄疸虽多见于肝胆疾病,但在其他引起胆红素代谢异常的疾病中也可出现。

【临床表现】

主要表现为巩膜、皮肤黄染和各种原发病的症状。

【超声表现】及【鉴别诊断】

声像图能清晰地显示肝内外胆管的扩张程度,又可显示肝、脾、肾等器官的形态,按病理分型为:

1.溶血性黄疸

(1)脾脏中度以上肿大,不伴有脾静脉扩张。

(2)肾脏轻度增大,肾锥体显露。

(3)肝内外胆管无扩张。

2.肝细胞性黄疸

(1)胆囊壁粗糙、水肿,胆囊无回声区缩小或无明显改变。

(2)急性肝炎可有肝脏轻度肿大,肝脏回声无明显改变;肝癌肝硬化等则具有这些原发病的特征声像图。

（3）肝内外胆管一般无扩张。

（4）部分病例可有脾肿大,特别是肝硬化患者。

3.梗阻性黄疸

（1）肝外胆管梗阻:肝内胆管扩张:一般左右肝管内径 3～4mm 轻度;5～6mm 中度;7mm 以上为重度。二级以上末梢支肝胆管内径达 2mm,亦考虑轻度扩张;若肝内胆管管腔明显并与相应的门脉呈"平行管"征则提示轻、中度扩张;若胆管呈"树杈状"或呈"放射状"、"丛状"向肝门部汇集提示重度扩张(见图 6-7-20)。

肝外胆管扩张:＞6mm 轻度,但有胆囊切除或胆系手术史(可在 7～10mm)除外;＞11mm 为明显扩张,尤其是脂餐后,仍＞10mm;扩张的肝外胆管与伴行的门静脉呈"双筒枪"征。

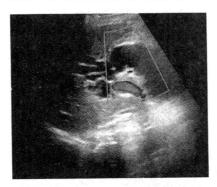

图 6-7-20　胆总管扩张

（2）梗阻部位的判断:胆总管扩张是下段梗阻的佐证;胆总管正常,而肝内胆管或左右肝管扩张提示上段梗阻。多数情况下,胆囊与胆总管的张力状态是一致的,即胆囊增大提示下段梗阻,胆囊不大提示上段梗阻;胆囊与胆总管处于矛盾的张力状态多提示胆囊颈部梗阻或胆囊本身存在病变;胆管、胰管均扩张,提示壶腹部梗阻。

（3）梗阻病因:主要有胆管结石、胆管癌、胰头癌及壶腹周围癌,此外还有炎性胆管狭窄、胆管血栓、胆管癌栓等。

（代　涛）

第八节　胰腺疾病

一、胰腺炎

（一）急性胰腺炎

急性胰腺炎在胰腺疾病中较为常见,多发于成人。可由暴饮暴食、酒精中毒、创伤、手术、内镜检查、高脂血症、胆道结石或蛔虫、胆胰肿瘤等引起。急性胰腺炎在病理上分为水肿型和坏死型。水肿型急性胰腺炎主要病理表现为胰腺间质充血、水肿,病变较轻。坏死型急性胰腺炎病理表现为大量胰腺腺泡、脂肪、血管坏死,伴周围大量血性渗出液,死亡率高。

【临床表现】

起病急骤,患者有上腹疼痛并向左腰背部放射,恶心、呕吐,早期可出现休克、虚脱,常有发热,少数伴有黄疸、血及尿淀粉酶增高、白细胞增高等。

【超声表现】

1.胰腺弥漫性或局限性增大,以前后径增加为主,可失去正常形态。水肿型胰腺边缘整齐,形态规则,出血坏死型边缘模糊,形态不规则,与周围组织分界不清。

2.水肿型内回声减低,呈弥漫分布的弱点状,间有强弱不均、边界不清的片状回声。严重水肿时可见囊样无回声区。

3.胰管轻度扩张或不扩张。

4.急性出血坏死型胰腺炎,胰腺轮廓不清,见大片混杂回声,强回声为被胰液皂化之脂肪组织(见图6-8-1),大小不等的液性暗区为外渗的液体或假性囊肿。

5.胰周、小网膜囊、肾前旁间隙会出现无回声区。胰腺周围胃肠气体增多。

6.形成胰腺脓肿后,表现为胰腺正常结构消失,病灶为不均匀混合回声。

7.彩色多普勒表现:急性胰腺炎由于炎症渗出,胃肠明显胀气,干扰胰腺内部血流显示。坏死区内血流信号完全消失。在胰腺后方胰头附近可见肝动脉及其分支轻度扩张,脉冲多普勒检测血流速度增高,RI及PI无明显变化。

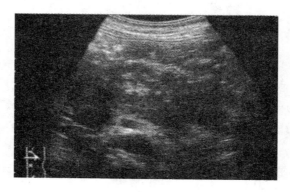

图 6-8-1　急性出血坏死型胰腺炎

【鉴别诊断】

1.慢性胰腺炎急性发作(弥漫性增大)　有反复胰腺炎发作病史,胰腺边缘轮廓线多呈高低不平,不光滑,内部回声呈粗大的高回声,部分病例胰腺内部可出现胰管扩张,伴有结石回声。

2.弥漫性胰腺癌　形态失常,胰腺边缘轮廓线高低不平,不规则呈浸润状,内部回声强弱不均、交错、紊乱,后方回声衰减。胰腺内可探及血管迂曲扩张,色彩丰富,脉冲多普勒于上述部位取样,可检测到动、静脉血流频谱,PI及RI减低。

3.胰头癌　胰头局限性增大,失去常态,内部显示有低回声团块,常有胆道系统扩张、胰管扩张,胰头部主胰管截断或被挤压推移,其后方门静脉、下腔静脉受压被推移。

4.胰头囊肿　在局部增大的胰腺内见无回声,圆形,壁光滑,后方回声增强。

(二)慢性胰腺炎

慢性胰腺炎又称慢性复发性胰腺炎,为慢性胰腺功能不全最主要的原因。约30%~60%的病例是由于急性胰腺炎反复发作所形成。病理上分为三型:

1.慢性钙化型　以胰腺硬化、钙化、胰体缩小、胰管扩张和结石形成为主。

2.慢性梗阻型　系由胆道疾病所致的胆源性胰腺炎,胰腺萎缩不明显。

3.慢性炎症型　少见,仅有炎症细胞浸润。

【临床表现】

慢性胰腺炎表现为上腹部疼痛、腹胀、厌油、消化不良、脂肪泻及消瘦等。

【超声表现】

1.胰腺大小无一定规律,取决于病理类型,急性发作时可轻度或局限性增大,但不如急性胰腺炎严重;少数患者胰腺体积缩小,形态僵硬,边缘不整。

2.内回声增强、粗大、不均。

3.主胰管增宽,大于3mm,呈串珠状,粗细不等,囊壁不光滑。有时胰管液性暗区内见结石强回声团块,后方伴声影(见图6-8-2)。

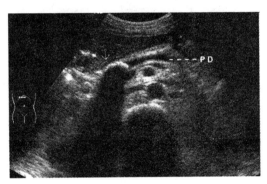

图6-8-2　慢性胰腺炎胰管结石

4.假性囊肿形成者可在胰内或胰周探及圆形或椭圆形无回声区,囊壁厚而不规则,边界模糊,囊内可见弱回声。

5.慢性胰腺炎时,纤维化胰腺组织压迫造成胰腺段胆总管狭窄,胰头部局限性炎性肿块及胆总管结石,均可引起梗阻部位以上的胆道扩张。

【鉴别诊断】

1.胰腺癌:胰头癌为低回声,边界不整齐,有浸润现象,且伴有胰管及胆管扩张的声像特征。

2.老年人胰腺:老年人因胰腺组织萎缩,表现为胰腺缩小,实质回声增强和边缘不规则,但内部回声较均匀,而慢性胰腺炎回声粗糙,分布是不均匀的,结合病史不难诊断。

3.弥漫性肿大型慢性胰腺炎应与腹膜后淋巴瘤、平滑肌肉瘤等鉴别。

4.慢性胰腺炎伴有假性囊肿时需要与肝、脾、肾囊肿等鉴别。

二、胰腺囊肿

(一)真性囊肿

囊肿上覆盖有上皮细胞者为真性囊肿,较少见。可分为先天性囊肿和后天性囊肿,后天性囊肿则包括潴留性囊肿、寄生虫性囊肿(胰包囊虫病)、肿瘤性囊肿。

【超声表现】

1.先天性囊肿　又称多囊胰,胰实质内单发或多发无回声区,类圆形,壁薄,常合并肝、肾囊肿。

2.潴留性囊肿　体积相对较小,回声表现同先天性囊肿,有时可见胰管与囊肿相通(见图6-8-3),也可合并存在胰管结石、胰腺钙化及胰实质回声不均匀增强等慢性胰腺炎的超声征象。

3.寄生虫性囊肿　声像图特征为囊肿壁不规则增厚,囊壁回声强,在囊肿内可见子囊或头节所致的高回声。

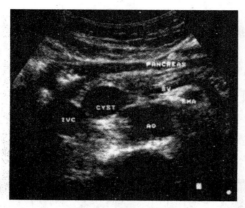

图 6-8-3　胰头部囊肿

【鉴别诊断】

先天性胰腺囊肿应与急性出血坏死型胰腺炎所形成胰腺内残留腔相鉴别。后者声像图也表现为胰腺内部散在的多个小无回声区,壁较厚,但两者从病史及临床症状可以鉴别。

(二)假性囊肿

胰腺假性囊肿多继发于急性胰腺炎和各种原因所致的胰腺损伤。由于胰腺组织坏死、崩解,胰液及血液溢出,刺激网膜包裹及周围纤维组织增生,形成囊肿样改变。因囊壁无胰腺上皮细胞覆盖,故称假性囊肿。假性囊肿多发生于胰腺体尾部,一般位于胰腺腹侧面,与胰腺相连。囊壁为周围组织,如胃后壁、横结肠壁、肠系膜等。

【临床表现】

囊肿较小时无任何症状,较大时出现上腹部肿块,压迫邻近脏器和组织可出现恶心、呕吐、食欲下降、腹痛、低热等症状。若囊肿破裂,可出现腹水和出血。

【超声表现】

1.胰腺体尾部无回声区,多单发,内可有分隔。少数可多发。

2.囊壁与周围组织分界不清,大囊肿可压迫胰腺及周围组织,使其结构显示欠清。

3.囊内多为无回声区,合并出血或感染时,囊内可见点状或片状回声增强区。囊肿后方有回声增强效应。

4.囊肿巨大时(见图 6-8-4),邻近器官常有不同程度的推压、移位现象,也可使胰腺失去正常形态。

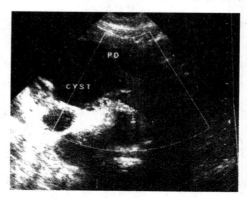

图 6-8-4　胰腺假性囊肿声像图

5.假性囊肿自发性破裂时,病人突然腹痛,超声显示囊肿变小,壁不完整及腹腔积液。

【鉴别诊断】

1.胰腺脓肿:其囊壁多增厚,脓腔内可见随体位浮动的低、中、高强度的点、片状回声。

2.陈旧性胰腺血肿:可呈无回声的囊肿样表现,往往需超声引导经皮穿刺才能确诊。

3.胰腺假性动脉瘤:彩色多普勒有助于鉴别。

4.还需与胰腺周围脏器的囊肿相鉴别,如胰头部的囊肿,应与肝脏及右肾囊肿鉴别;胰体部的囊肿,应与网膜囊积液鉴别;胰尾部的囊肿,应与脾、左肾囊肿鉴别。若胰腺轮廓显示完整,形态正常,一般为胰腺外囊肿。

三、胰腺肿瘤

(一)胰腺癌

胰腺癌可发生在胰腺的任何部位,以胰头癌最多见,约占 2/3 左右,其余为胰腺体、尾部及全胰腺癌。癌肿质地坚硬,与周围组织无明显分界,可有出血、坏死,也可形成不规则囊样间隙。胰头癌常侵及十二指肠壁,而与壶腹部的关系模糊不清。若阻塞胰管,可使其扩张、扭曲或狭窄。

【临床表现】

患者起病隐匿,开始感上腹不适、隐痛、食欲减退、乏力、体重减轻、黄疸等为胰腺癌的早期症状。

【超声表现】

1.直接征象

(1)胰腺径线增大,多呈局限性肿大(见图 6-8-5),可突出胰腺表面,也有的呈弥漫性增大而失去正常形态者。肿瘤的边界不清、不规整,呈锯齿状浸润现象。

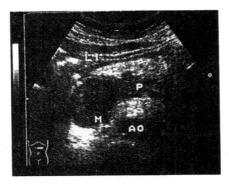

图 6-8-5 胰头癌声像图

(2)内部回声减低,间杂有散在不均匀的点状回声或斑块状回声,也有混合性回声,偶见高回声癌结节,后方回声衰减。

(3)当癌肿内坏死、液化时,可显示不规则的无回声区。

(4)彩色多普勒显示肿瘤内可测及斑点状或短线状血流信号,为高阻动脉频谱,瘤体周围有彩色血流绕行。

2.间接征象

(1)胰头部癌可压迫和浸润胆总管,引起肝内外胆管和胆囊扩张。

(2)胰头癌可引起胰腺体尾部胰管扩张、迂曲,胰管壁较光滑或呈"串珠"状。若癌肿浸润胰管,可使胰管闭塞而不能显示。

(3)对周围脏器或血管有压迫现象,胰头癌可使下腔静脉移位,胰体尾部癌肿可挤压肠系膜上动脉、脾静脉等。

（4）胰腺癌晚期常有肝、周围淋巴结转移及腹水等。

【鉴别诊断】

1.急性胰腺炎　胰腺弥漫性增大,边缘光滑,内部呈均匀低回声,无局限性病灶,无胰管扩张,胰腺后方回声无衰减。

2.慢性胰腺炎局限性肿大　局限性胰头肿大的慢性胰腺炎,类似胰头癌,鉴别较困难,需结合病史、症状及声像图的表现综合分析。

3.壶腹癌　胰头癌和壶腹癌均可引起胆道系统扩张和胰管扩张。胰头癌较易显示,肿块回声常位于扩张胆总管中断处下方。壶腹癌不易显示,扩张胆总管显示较长,多可显示胆总管下段,且对胰管无推移挤压及阻断征象。

4.胰体癌向前或向后生长还需与肝癌、腹膜后肿瘤相鉴别　胰尾位于脾与左肾夹角处,当发生胰尾肿瘤时应与左肾上腺癌肿及左肾上腺肿瘤相鉴别。

（二）胰腺囊腺瘤与囊腺癌

胰腺囊性肿瘤包括胰腺囊腺瘤和胰腺囊腺癌,比较少见,其病因仍不清楚。估计其来源可能有以下几方面:①由异位的消化道始基细胞或十二指肠畸变的 Brunner 腺侵入;②起源于腺管的腺泡细胞;③起源于胰管上皮;④残留的胎生组织。胰腺囊腺瘤可分为浆液性囊腺瘤和黏液性囊腺瘤两种类型,而囊腺癌则可能由黏液囊腺瘤恶变而来。胰腺囊性肿瘤多见于中年妇女,可发生于胰腺的任何部位,但以胰腺体尾部多见。

【临床表现】

胰腺囊腺瘤生长缓慢,一般病史较长。囊腺癌常由囊腺瘤恶变而来,即使是原发性囊腺癌其病程也比胰腺癌长。上腹胀痛或隐痛、上腹部肿块是胰腺囊性肿瘤的主要临床表现,其次有体重减轻、黄疸、消化道出血、各种胃肠道症状和肝转移。

【超声表现】

1.浆液性囊腺瘤:呈圆形,边缘光滑,境界清晰,整体回声稍高,当肿瘤由大量的极小囊肿(<2mm)构成时呈均质实性表现;如囊肿较大(5~20mm),则表现多房性,每个房紧密相连呈蜂巢样结构(见图 6-8-6)。

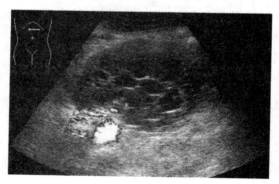

图 6-8-6　胰腺囊腺瘤

2.黏液性囊腺瘤和囊腺癌:可表现为单房或多房,但多房者每个房的直径相对较大,常有后壁增强效应。房内有时可见粗大不规则的乳头状赘生物由囊壁突入囊内。囊腺癌与囊腺瘤声像图难以区分,囊腺癌彩色多普勒显示团块内部血流色彩丰富,有搏动性,脉冲多普勒可检测到动脉血流频谱,实时图像显示囊壁较厚、附壁实性团块较大、外形不规整。复查肿物生长迅速,外形变化较明显、合并腹水或有其他部位转移灶等情况时考虑囊腺癌。

3.胰管可有轻度扩张,多数无明显变化。一般无胆管梗阻和扩张。

【鉴别诊断】

1.胰腺假性囊肿　常伴有急性胰腺炎或外伤史,囊壁厚薄相对均匀,囊液透声好,内部无乳头状突起。

2.胰腺癌　内部实性低回声,后方回声衰减明显,常伴胰管扩张,瘤内血流信号稀少。

3.胰腺包虫囊肿　一般同时存在肝包囊虫,需结合流行病资料进行鉴别。

4.胰岛细胞瘤　低血糖病史,较小的圆形实性肿物,内部血流丰富。

(三)胰岛细胞瘤

胰岛细胞瘤分为功能性和非功能性两类,功能性胰岛细胞瘤以胰岛素瘤最常见,其他胰岛细胞瘤还有促胃泌素瘤、高血糖素瘤、肠肽瘤、生长抑素瘤等。

1.胰岛素瘤　胰岛素瘤起源于胰腺β细胞,在胰腺内分泌肿瘤中最为常见,肿瘤好发于体尾部,大多为良性,如有转移则是诊断恶性胰岛素瘤的可靠依据(见图6-8-7)。

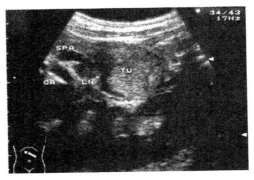

图 6-8-7　恶性胰岛细胞瘤,伴淋巴结肿大

【临床表现】

胰岛素分泌亢进引起的症状,90%以上的患者有 Whipple 三联征病史:①反复发作的空腹期低血糖症状;②发作时血糖<2.43mmol/L;③口服或静脉注射葡萄糖或进食后缓解。随病程进展,发作时可呈现意识障碍、交感神经兴奋的表现、精神异常及颞叶癫痫四组症状。

【超声表现】

(1)肿瘤常位于胰腺体尾部,因肿瘤小,胰腺轮廓常无明显异常,对周围脏器亦无压迫现象。虽胰腺正常,但症状典型,仍不能排除本病。

(2)肿瘤多为类圆形,直径 1～2cm 左右,边界整齐,有包膜。

(3)大多数内部呈较均匀弱回声。约 10%呈高回声或等回声型,高回声型肿块周围可有弱回声晕并伴侧后声影,等回声型周边可有高回声带。

(4)肿块较大者,内部可出现不均匀粗大回声,或伴出血坏死的无回声区。

(5)胰管无明显扩张。

(6)肿瘤内部血流信号丰富。

(7)如同时发现肝内转移瘤应考虑为恶性。

【鉴别诊断】

胰岛素瘤具有临床及实验室的典型表现,因此临床诊断并不困难。若临床表现不典型,只能提示超声所见。超声较易发现瘤体较大的无功能性胰岛细胞瘤,除需与胰腺癌鉴别外,还需与胃、脾、左肾上腺、左肾及腹膜后肿瘤相鉴别。

2.无功能性胰岛细胞瘤　本病很少见,因肿瘤无内分泌功能,故称无功能性胰岛细胞瘤。多见于年轻女性。

【临床表现】

患者无临床症状,加之部位较深,生长较慢,故多数患者直至出现腹部肿物或压迫症状时才就诊,少数患者于体检时偶然发现。肿瘤常位于胰腺体尾部,通常较大,可达 5～10cm。

【超声表现】

(1)肿块体积较大,呈圆形、椭圆形或分叶状;包膜完整、清楚,与胰腺体尾部相连。

(2)内部为实质性细小回声;肿瘤较大者内部出血,坏死及囊变时回声不均质,可见类似分隔和不规则无回声。

(3)肿块巨大时出现周围器官压迫征象,如胆总管受压扩张,胃肠推移甚至梗阻,脾静脉受压引起脾肿大或区域性门静脉高压症等间接征象。

(4)恶性变时可有肝内转移。

(5)彩色多普勒可见瘤体大多有丰富的血流,并可探及动脉性频谱。

【鉴别诊断】

(1)胰腺癌:肿块多位于胰头,边缘不规则,胰管和胆道扩张明显,彩色多普勒显示肿瘤周围有血管绕行,内部血供较少。

(2)相邻脏器的肿瘤:扫查时应仔细观察胰腺的形态及血管走行,以确定肿块的位置。如左肾、肾上腺及腹膜后肿瘤均位于脾静脉后方,无功能性胰岛细胞瘤则位于脾静脉前方。

(四)壶腹癌

壶腹癌又称壶腹周围癌。常发生于十二指肠乳头或胆总管壶腹部。病理组织类型以腺癌最多见,其次为乳头状癌、黏液癌等。壶腹癌早期即很容易浸润阻塞胆总管和主胰管,引起黄疸。因而病人就医较早,手术切除率和 5 年生存率均高于胰头癌。

【临床表现】

多见于 40 岁以上的男性,较早出现黄疸,呈进行性加重。持续性背部隐痛,还可有消化道出血、贫血、发热及呕吐等症状。

【超声表现】

直接征象:

1.癌肿位置　肿块位于扩张的胆总管末端(见图 6-8-8),其左侧为胰头,右前方为十二指肠第二部肠管。胰头正常。

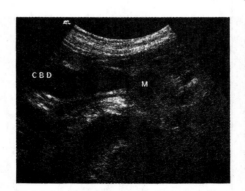

图 6-8-8　壶腹部低回声占位,胆总管扩张

2.癌肿大小形态　壶腹癌体积较小直径大多在 1～3cm。

3.内部回声　大多表现为高回声肿块,少数呈低回声或混合回声。

4.癌肿边缘 不规则。

5.CDFI 显示肿块内斑点状彩色血流,可测及高阻动脉频谱。

间接征象

1.胆道扩张 表现为肝内外胆管扩张及胆囊肿大。胆总管全程严重扩张,且较胰头癌和胆总管下段癌所致胆总管扩张更长。

2.主胰管扩张 严重扩张的主胰管从头至尾部贯穿整个胰腺,有的病例可同时显示胆总管和主胰管扩张,呈"双管扩张"征。

3.周围血管受累 胰头直接受浸润、周围淋巴结以及肝脏转移等征象。

【鉴别诊断】

1.胰头癌。

2.胆总管下段癌 多为单个,亦可多发以及弥漫浸润,超声显示扩张胆总管远端软组织肿块,呈低或中等回声,无胰管扩张。

3.胆总管下端结石 若结石嵌顿于胆总管下端,局部组织水肿可引起胰管扩张而呈"双管扩张"征,易导致误诊,应仔细观察其声影,利用改变体位,局部加压发现其移动或变形的特征有助于鉴别。

4.胆总管或壶腹部炎性狭窄 胆总管扩张程度较壶腹癌轻,管壁增厚,末端无肿块显示。

(五)胰腺转移性肿瘤

胰腺转移性肿瘤较少见,其原发肿瘤主要为胃癌、肺癌、结肠癌、乳腺癌等,可以是邻近器官肿瘤直接侵犯,也可经淋巴管转移至胰腺周围淋巴结。声像图表现肿块以低回声为主,边界清楚,形态多为类圆形,较原发性胰腺癌生长慢,发生胆管及胰管扩张的比例较低。鉴别诊断的关键是病史及原发灶的确定。

四、胰腺损伤

胰腺损伤主要为交通事故,暴力由前向后将胰腺挤压于脊柱上,形成剪力,造成损伤。临床上单纯胰腺损伤较少见,约60%～90%合并腹部其他内脏损伤,多合并十二指肠损伤,增加症状体征的复杂性。因此,对上腹部受伤的病人均应考虑到胰腺损伤的可能。

【临床表现】

上腹部严重挫伤后可出现腹痛,并有腹胀肠鸣音减弱或消失、呕吐,腹肌紧张,上腹部有明显压痛及反跳痛,血和尿淀粉酶可有升高。

【超声表现】

1.早期,胰腺轮廓欠清,边界不整,内回声不均。

2.胰腺局部可见血肿低回声区,低回声区边界清,包膜不明显。

3.胰腺周围及腹膜后可见不规则低回声区或液性暗区,常伴有腹腔积液的表现。

4.后期有假性囊肿形成时见囊肿表现。

(王金萍)

第九节　脾脏疾病

一、先天性脾异常

（一）副脾

由胚胎期一些脾脏组织胚芽未融合而形成,其发生率可达 15%～40%,主要分布于脾门和脾尾区。通常为单个,也有多发者。大小一般为 0.5～2.0cm,个别可达 3～4cm。

【临床表现】

多无临床症状,较大者左上腹可触及包块。

【超声表现】

副脾大多位于脾门区,形态为圆形或类圆形的实质性回声,包膜清晰完整,回声与主脾回声一致。脾肿大或脾切除术后,副脾也可增大。彩色多普勒血流显示副脾内可见有与脾相通的血流信号(见图 6-9-1,图 6-9-2)。

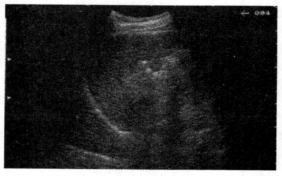

图 6-9-1　副脾

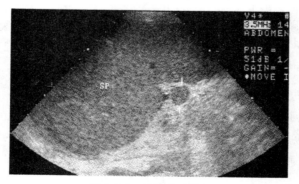

图 6-9-2　脾肿大、副脾

【鉴别诊断】

1.脾门淋巴结　肿大的淋巴结回声更低,不均匀,包膜不如副脾清晰,可显示淋巴门回声且不与脾脏回声相连。

2.胰尾、左肾上腺的肿瘤　形态不规则,回声与脾脏不相同,不均匀,呼吸运动时移动方向、幅度与脾不一致。以水充盈胃做声窗,对胰尾肿瘤的观察大有帮助。

（二）游走脾

脾位于正常位置以外的腹腔其他部位,称为游走脾或异位脾,较少见。主要是由于脾韧带松弛、脾蒂过长或肿大脾脏的牵引作用所致,脾不在脾窝内,或位置不固定,脾脏可随体位的改变游走。

【临床表现】

临床症状不典型,多为查体意外发现,可能因一定程度扭转而引起腹部不适。严重扭转时可产生急腹症症状。

【超声表现】

脾区探不到脾脏回声,腹腔其他部位探测到与脾脏形态、轮廓、回声相同的肿块。彩色多普勒可显示脾门动静脉血流,脾内血管呈树枝样分布。

（三）多脾综合征

多脾综合征为罕见的先天性多脏器畸形综合征,特征为多个小脾,数目2～4个,常有左侧双器官,并发先天性心脏畸形或伴其他脏器畸形。多脾症的发生可能因胚胎期脾始基芽融合不全或异位脾芽形成,或部分脾组织脱离主脾发育而成。发生部位约半数在脾门,少数在胰尾周围。

【超声表现】

常于脾门区显示多个大小相似的脾脏,少数于胰尾部探及包膜完整、内部回声与正常脾脏类似的近圆形的低回声或弱回声,可与脾脏完全分离或有结缔组织相连。CDFI可显示出入脾门的血流信号。常有下腔静脉肝段缺如,而引流入奇静脉。腹主动脉位于脊柱前方,扩张的奇静脉位于其左后方。并发先天性心脏病出现相应超声表现。

（四）脾缺如

脾缺如多见于脾切除手术后,少数为先天性缺如,脾未发育。脾区和腹腔其他部位探测,均未显示脾脏图像。

（五）先天性脾脏反位

先天性脾脏反位与肝脏或其他内脏反位同时存在。在右季肋区显示脾脏回声。

二、脾脏弥漫性肿大

弥漫性脾肿大(简称脾肿大)的原因很多,可分为:①感染性脾肿大,包括急性和慢性炎症如病毒性肝炎、血吸虫病等;②非感染性脾肿大:a.淤血性脾肿大,如肝硬化门脉高压、慢性右心衰等;b.血液病性脾肿大,如白血病、淋巴瘤等;c.脾肿瘤等引的脾肿大。上述各种病因的脾肿大均可导致脾功能亢进。

【临床表现】

脾脏弥漫性肿大多为全身性疾病的一部分,轻度肿大时,无明显临床症状。肿大明显时,会压迫周围脏器(如胃)引起腹胀、食欲不振等,体检时可触及左上腹包块。

【超声表现】

1.二维超声　脾脏体积增大,长径大于11cm、厚径大于4cm,或者脾脏面积指数大于20cm。在没有脾下垂时,下极超过肋下,或上极接近或超过脊柱左侧缘(即腹主动脉前缘)。脾脏内部回声,感染性者回声增强;血液病性者回声减低;淤血性者为低回声或中等回声,且脾静脉扩张、迂曲,内径大于0.8cm。在小儿脾脏,脾/左肾长轴比率大于1.25。

2.超声对脾肿大的分度

(1)轻度:脾测值超过正常范围,仰卧位深吸气时,脾下极不超过肋弓下缘3cm。

(2)中度:仰卧位深吸气时主,脾下极超过肋弓下缘3cm,但不超过脐水平线。

(3)重度:脾下极超过脐水平线,脾周围器官受压移位或变形。

彩色多普勒超声:脾门及脾实质内血管增多、增粗,脾门静脉内径可达1.0～2.0cm。脾动静脉血流速度加快,血流量明显增加。不同原因引起的脾大,其增加的程度也有一定差异。门脉高压引起的脾脏肿大,脾静脉血流量显著增加(见图6-9-3)。

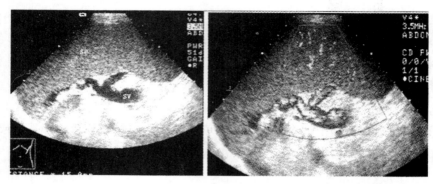

图6-9-3 脾肿大

【鉴别诊断】

诊断脾肿大时应注意与肿大的左肝叶、腹膜后或左肾巨大肿瘤、胃内液性暗区、脾窝积液辨别。肝大的肝左叶回声与脾回声极为接近,容易被误认为脾脏的一部分,应仔细辨认肝、脾间的界线。上腹部手术后、肺气肿、肠胀气的病人,脾脏不易清晰显示,容易将胃内液性暗区和脾窝积液误认为脾脏。

三、脾脏占位性病变

(一)脾脏囊肿

脾囊肿分为真性囊肿、假性囊肿和包虫囊肿。真性囊肿比较少见,其囊内壁衬有分泌细胞,可与多囊肝、多囊肾伴发,一般无症状。假性囊肿可继发于损伤后血肿、炎症性积液与脾梗死所致的局部液化性病变,其囊壁由纤维组织构成。包虫囊肿由棘球蚴虫引起,囊壁由纤维组织和薄胚膜构成,可有钙化,囊内常有子囊,多与肝及其他器官的包虫囊肿并存。

【临床表现】

小的囊肿不引起临床症状,大的囊肿因压迫周围脏器而出现左上腹不适、胀痛、消化不良等症状。肋缘下可触及肿大的脾脏,若囊内继发感染则会出现发热和腹痛。

【超声表现】

较大的囊肿可引起脾脏增大,将脾实质回声挤压成不规则形;位于边缘的囊肿可使局部外隆(见图6-9-4)。脾实质内可见一个或多个囊肿,其后方回声增强。真性囊肿壁薄而光滑、规则,囊内常为无回声。假性囊肿,囊壁往往毛糙,不甚规则,囊内可见弥漫性分布的点状或斑片状回声。包虫囊肿的囊壁较厚,常可见斑点状钙化,囊内常有子囊形成的分隔样回声。囊肿周围脾实质一般回声均匀。囊肿内无血流信号。

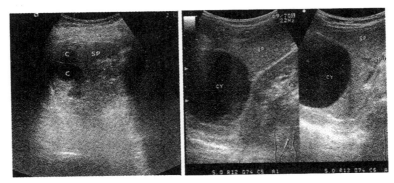

图 6-9-4 脾囊肿

【鉴别诊断】

根据脾内典型的囊肿声像图改变不难诊断,还需与脾肿瘤、胰尾部囊肿、脾包膜下血肿等鉴别。

(二)脾血管瘤

脾血管瘤为脾脏最常见的良性肿瘤,多为海绵状血管瘤,偶为毛细血管瘤,不如肝血管瘤常见,分为结节型和弥漫型两种。

【临床表现】

病人一般无明显临床症状,多为检查时发现。

【超声表现】

脾内出现一个或数个圆形或椭圆形的实质回声,边界清晰、规整,周围一般无声晕、包膜(见图 6-9-5)。内部可为高回声、低回声或混合回声,分布均匀或呈蜂窝状。当有纤维化时,回声呈现不均匀性增高。弥漫性脾血管瘤,可使脾脏不同程度肿大和外形改变。多数未能显示瘤体内的彩色血流,个别在瘤体周边可见点状或短线状血流,一般为静脉血流频谱。

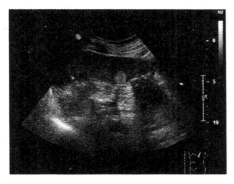

图 6-9-5 脾血管瘤

【鉴别诊断】

1.脾错构瘤 临床罕见,呈圆形的实质性中等偏高回声,边界清晰,规整,内部回声不均匀,后壁回声清晰,无衰减。脾错构瘤是脾脏独有的多血管型良性肿瘤,彩色多普勒显示瘤内血供丰富,可测及动脉血流及门脉样血流。

2.脾淋巴瘤。

(三)原发性脾脏淋巴瘤

原发性脾脏淋巴瘤是一种罕见的恶性淋巴瘤,是指病变首发于脾脏,而无脾外淋巴组织受侵。脾脏本身是一个很大的淋巴造血组织,常为恶性淋巴瘤侵及的部位。尤其是 HD 晚期极易侵及脾脏。

【临床表现】

左上腹部疼痛及肿块是最常见的症状,部分病人伴有低热、食欲减退、恶心、呕吐、贫血、体重减轻或乏力等。

【超声表现】

当肿瘤组织在脾实质内局限性生长时,脾实质内出现单个或多个边缘清晰、光滑的低回声圆形肿块,无包膜,内部回声均匀或不均匀,当肿瘤内部发生液化坏死时,声像图表现为肿块内出现无回声区。当肿瘤呈弥漫性浸润生长时,脾脏可明显增大,内部回声减低,无明显的占位病变特征。彩色多普勒显示瘤体内及周边均可探及丰富的高速动脉血流,可达 90cm/s(见图 6-9-6)。

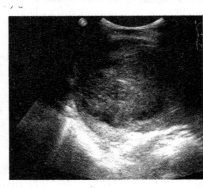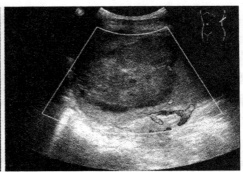

图 6-9-6　脾淋巴瘤

【鉴别诊断】

脾脏良性病变除错构瘤外均显示为少血供,错构瘤内多为丰富的门脉样血流,而淋巴瘤以动脉血流为主,且血流速度峰值相对较高,转移瘤瘤内一般无血流信号。通过其血供特点,并结合二维图像对良恶性肿瘤的鉴别有重要意义。

(四)脾转移恶性肿瘤

临床少见,原发灶多为肺、胃、胰腺、结肠,其次为绒毛膜上皮癌、恶性黑色素瘤及乳癌等,多属血行转移,少数经淋巴逆行转移,亦可由邻近脏器癌肿直接侵入。

【临床表现】

表现为原发病相应的临床症状及脾脏肿大。

【超声表现】

脾脏有不同程度肿大,实质内可见团块状回声,内部回声可表现为无回声、低回声、高回声或混合型回声,分布不均,周围水肿或有较多血管者呈"牛眼"征。CDFI:显示肿块周边绕行的动静脉血流,瘤本内无血流显示。

【鉴别诊断】

需与原发性脾脏淋巴瘤、脾错构瘤相鉴别。

(五)脾梗死

脾梗死是由于风湿性瓣膜病、细菌性心内膜炎等多种疾病造成脾动脉分支的突然栓塞所致。梗死的病灶常为多发,表现为尖端朝向脾门的楔状分布,多在脾实质的前缘部,梗死局部组织水肿、坏死,逐渐机化、纤维化形成瘢痕。如果血栓含有感染细菌则引起败血性梗死,往往可形成脾脓肿。

【临床表现】

表现为左季肋区突发性疼痛并进行性加重,向左肩部放射。疼痛的轻重与梗死所产生的腹膜刺激和脾周围炎的范围有关,梗塞范围较大或合并感染者,可伴发热。

【超声表现】

梗塞早期表现为脾实质内,特别在脾前缘近脾切迹处出现一个或多个楔形或不规则形低回声区,楔形底部朝向脾包膜,尖端指向脾门,边界清楚。随病程延长,其内部回声逐渐增高,不均匀,并可见斑片状强回声。若梗死灶坏死液化则表现为不规则无回声区,可发展为假性囊肿。陈旧性梗死灶纤维化钙化时,病灶回声明显增强,后方可伴声影。彩色多普勒显示病变区无血流信号(见图6-9-7)。

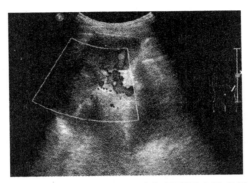

图 6-9-7　脾梗死,梗死区未探及明显血流信号

【鉴别诊断】

对于不典型的病例,应注意与脾脓肿、脾包虫病、脾海绵状血管瘤相鉴别。脾梗死并非占位性病变,很少引起脾包膜和形态的改变,CDFI有变化,动态观察其变化,有助于鉴别诊断。

(六)脾结核

脾结核为全身性血行播散性结核的一部分,它可表现为弥漫的粟粒样结核结节,也可表现为慢性局灶性病变如结核瘤、结核脓肿。

【临床表现】

表现为一般结核病的毒血症状,如发热、盗汗、消瘦、脾区隐痛和脾脏肿大。

【超声表现】

急性粟粒性结核时,脾内出现许多散在分布的微小结节,直径 0.2～0.5cm。治愈后可残留或演变为多数点状强回声(见图6-9-8),可有线状声影。局灶性脾结核常呈单发或多个低回声结节,有时酷似肿瘤,其中可伴有小片无回声区和斑点状、斑块状强回声,后者常伴有声影。脾脏轻度或中度肿大。

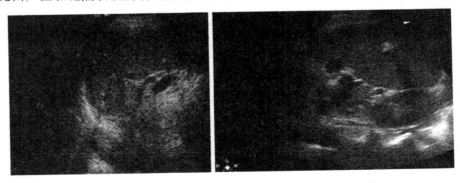

图 6-9-8　脾脏结核

【鉴别诊断】

1.脾脓肿　常单发,边界清晰,壁较厚。囊内液性暗区可见密集点状或絮状回声。脾结核以多发为主,边界多不规则,内部回声杂乱,其特点为有坏死、增生、钙化斑等不同病程的声像图表现同时存在。

2.脾梗死　其所致凝固性坏死也可在脾内形成强回声区,但范围较大,呈楔形,尖端指向脾门,易于鉴别。

3.脾原发性恶性淋巴瘤　常伴有全身淋巴结肿大及肝转移,结合病史容易诊断。

（七）脾脓肿

脾脓肿多来自血行感染,为全身感染疾病的并发症。常继发于伤寒、败血症和腹腔化脓性感染,脾中央破裂、脾梗死、脾动脉栓塞术后均可继发感染形成脓肿。

【临床表现】

脾脓肿的临床表现、症状及体征无特异性,多表现为畏寒、发热、脾区疼痛,患有感染性疾病及脾脏外伤史患者出现腹痛加重,高热持续不退。

【超声表现】

脾脓肿的早期诊断较为困难,有脓肿形成后,超声显像可清晰显示病灶,诊断较为容易,其声像图的特征为:①脾大,脾内回声增强。②早期脾实质内出现单个或多个圆形或不规则形的回声增高或减低区,随病程进展,病灶内坏死液化,表现为形态不规则的无回声区,壁较厚、粗糙、边缘不整齐,脓肿内有气体生成时,可有斑点状强回声(见图6-9-9)。③彩色多普勒,脓肿的厚壁上可显示丰富的血流信号。④动态观察,脾内无回声区可进行性增大。

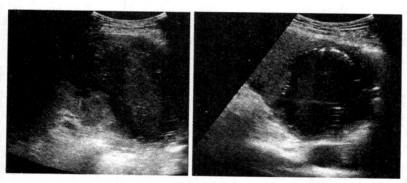

图 6-9-9　脾脓肿,脓肿周边出现微泡样气体回声

【鉴别诊断】

脾淋巴瘤表现为低回声团块,转移瘤表现为低回声或高回声团块,有时与脾脓肿不易区别。动态随访观察,脾脓肿在短期内变化较大。还需与脾血肿相鉴别。

四、脾破裂

脾是腹部内脏最容易受损的器官,在腹部脏器钝挫伤中,脾破裂约占20％～40％左右。大多数为被膜和实质同时破裂。少数受伤时被膜未破仅有实质破裂,以后脾被膜破裂内出血称延迟性破裂。临床上可分为包膜下破裂、中央破裂和真性破裂。

【临床表现】

患者腹部有直接外伤史,左上腹疼痛,继而呈弥漫性全腹疼痛,但上腹痛最明显。有时伴有恶心、呕吐,出血较多时,可在短期内发生休克。

【超声表现】

1.脾包膜下血肿　脾大小、形态正常,脾脏包膜下可见形态不规则的低回声区或无回声区,多为月牙形(见图6-9-10),无回声区内可见细弱光点飘浮。

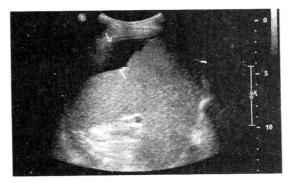

图 6-9-10　脾包膜下血肿

2.中央破裂　脾体积增大,局部回声紊乱,密度不均,可出现不规则回声增强或减低区,也可出现不规则的无回声区。

3.真性破裂　脾包膜边续性中断,局部回声模糊,脾实质回声紊乱,密度不均,脾周围及腹腔内均可出现无回声区(见图 6-9-11)。

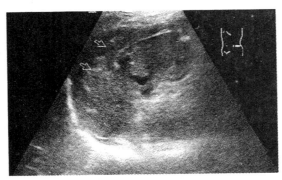

图 6-9-11　脾破裂(真性破裂)

【鉴别诊断】

脾破裂需与脾脓肿相鉴别,脾脓肿时脾内回声增强,实质内可见边界清晰的低或无回声区,壁较厚,内壁不整齐。脾破裂有外伤史,脾内回声不增强,脾内无回声边界模糊,脾被膜连续性中断。

五、脾萎缩

脾脏长径<5cm,厚<2cm,内部回声增粗、增强,提示脾缩小和功能下降,多见于老年人,疱疹性皮炎,系统性红斑狼疮,甲亢等病。

(代　涛)

第十节　食管疾病

一、先天性食管闭锁及食管气管瘘

本病为新生儿相对较多见的胃肠道畸形,是先天性食管畸形中最重要的一种,也是新生儿急症,如不及时治疗可在短期内死亡。国外统计其发病率为1/4000。

【病因病理】

在胚胎发育过程中,原始前肠应该分割为两个平行的管腔,腹侧的成为呼吸道,背侧的成为食管。在前肠分割过程中如有任何缺陷,即可形成食管气管瘘。在胚胎早期,由于食管上皮的增生,食管曾经历过一个实质化的过程,约于胚胎第 8 周在管内出现空泡,通过空泡的融合形成永久的管腔。如果食管某一部分没有空泡出现,这部分就发生闭锁。

食管闭锁和食管气管瘘可同时存在,也可分别发生。分为以下 5 型(图 6-10-1):Ⅰ型:食管上部和下部完全分开,均呈盲管状闭锁,中间部可缺如,或为纤维组织索条,使上、下部连接,无食管气管瘘。Ⅱ型:食管上部下端与气管相通,而下部呈盲端。Ⅲ型:食管上部呈盲端,而下部上端与气管相连,此型最常见。如上下端距离>2cm 称Ⅲa 型,如上下两端距离<2cm 称Ⅲb 型。Ⅳ型:双瘘型,即食管上、下部分别与气管连通,中部缺如或为纤维组织索条相连。Ⅴ型:食管通畅,并有与气管相连通之瘘管。

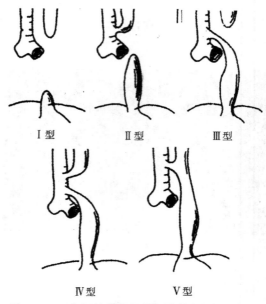

图 6-10-1　先天性食管闭锁与食管气管瘘的分型

【临床表现】

患儿出生后即有唾液过多现象,经常口吐白沫,系因口腔分泌液不能下咽之故。喂奶或喂水时发生呛咳、呕吐、呼吸苦难及发绀等,易并发吸入性肺炎。

【X 线表现】

X 线检查是诊断本病不可缺少的方法。

1.腹部透视或平片　主要观察胃肠内有无气体及液平面。上部食管无论是否为盲端,若下部食管与气管相通或瘘者,胃肠道内皆可有气体充盈;如果下部食管为盲端,胃肠道内则无气体显示。本症常伴有先天性肠道闭锁或狭窄。

2.插管造影　即用一条导管自鼻孔经咽部插入食管,如能顺利插入胃腔,则证明食管通畅,但不能排除有无食管气管瘘。可疑者,可将导管置于食管上端注入 1~2ml 碘制剂,可显示相应的异常食管改变,并确定有无气管食管瘘存在(图 6-10-2)。但须注意,造影剂有时经咽部反流入气管,似气管食管瘘,需仔细观察加以鉴别。

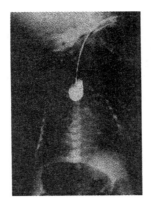

图 6-10-2　先天性食管闭锁及食管气管瘘

食管上部呈盲端,胃肠道内有大量气体,故该患者为Ⅲ型

二、先天性食管狭窄

本病较食管闭锁少见,很少合并食管气管瘘。其病因不甚清楚。

【病理】

本病为食管壁或内膜的发育异常。它可以是管壁某段的局部性增厚,形成管腔的肌性狭窄;也可以是食管黏膜呈环状或瓣膜状隔,形成膜性狭窄。膜性狭窄环围绕在食管内腔周围,形似蹼状,所以又有"食管蹼"之称。较常见的部位是食管中下 1/3 交界处 2~3mm 长一段呈带状狭窄。

【临床表现】

症状出现时间和轻重取决于狭窄的程度。本病在哺乳期症状可不明显,但在能进食后则渐趋明显。轻者有阻挡感,重者则为下咽困难,有的可因硬食而引起出血。但严重的狭窄可在早期出现类似食管闭锁的症状。

【X 线表现】

狭窄近侧食管腔有不同程度扩张,钡剂通过狭窄段受阻,狭窄段始终不能扩张至正常食管腔大小,狭窄远端食管管径正常。蹼、膜、纤维肌肉增厚显示为光滑的环形狭窄。偶尔同一病例同时存在环状局限狭窄和长段狭窄。狭窄部位黏膜光滑,但纵行黏膜消失。偶尔轻微狭窄不能识别。如狭窄位于食管下段近膈食管裂孔时,往往与贲门失弛缓症难以鉴别。

【鉴别诊断】

1.食管壁内气管软骨异位症　是一种罕见的先天性食管狭窄,一般认为与胚胎发育异常有关,属于一种前肠畸形。病变部位的食管壁含有气管组织为其病理特征。X 线表现扩张段与狭窄段之间没有移行段而呈截然变窄。软骨位于黏膜下者之狭窄重于位于肌层者;软骨呈环形者重于半环形者。狭窄段以下正常食管段的局限性扩张每随贲门开放又消失,称为"钟摆征",尤其当出现"细管征"(为呼吸道上皮围成的管道与食管腔相通而形成)时具有特征意义,但此征少见。总之,本症与上述先天性狭窄不易鉴别,而且大多将其作为先天性食管狭窄的一个少见原因论述。

2.炎性狭窄和食管瘢痕狭窄　除临床资料外,二者都有管壁韧度减弱甚至僵直缩短,黏膜纹粗乱毛糙,边缘不规则以及狭窄段较长等特点,与先天性食管狭窄不难鉴别。

三、重复食管（先天性食管囊肿）

本病是非常少见的先天性畸形,在纵隔囊肿中占5％～10％,虽亦来源于原始前肠,但远较支气管囊肿发病率低。

【病理】

较常见囊肿呈圆形或椭圆形,很少呈管状。它与主食管可不相通或相通。囊肿壁包含黏膜层、黏膜下层和肌层。被覆上皮中有时还有一部分胃黏膜上皮(呈胃囊肿)分泌盐酸或胃蛋白酶,这时可并发溃疡、出血,甚至穿孔,并可与支气管和肺部相通。

【临床表现】

临床症状出现的早晚和轻重取决于副食管的形态和大小。多见于婴儿和儿童。多无临床症状,大者压迫食管可引起吞咽困难和呕吐。也可出现气急、发绀,还可继发肺炎及胸膜炎。

【X线表现】

与其他后纵隔肿瘤或囊肿不易鉴别。①囊肿位于后纵隔食管旁,可发生于食管行径的任何部位;②呈圆形或椭圆形,也可呈管状,长轴与食管一致,轮廓规则光滑,体积可大可小,有长达12cm的报道;CT平扫呈水样密度;③吞钡显示食管受压较著;④囊肿与食管相通,或发生溃疡与食管相通,且囊肿内有气体或造影剂进入可明确诊断,由于开口非常小,所以造影剂往往不能进入囊腔。但上述①至③与食管旁的支气管囊肿不易鉴别,如囊肿发生于中下纵隔则首先考虑为食管囊肿。

四、先天性贲门弛缓症

本病是由于膈裂孔先天性缺陷或神经调节失衡所致。贲门经常开放,胃内容物容易反流入食管。

【临床表现】

主要表现为呕吐,出生后几天内出现,平放时发生,如将小儿竖起即可防止。随着贲门肌张力逐渐完善,大多可自愈。

【X线表现】

置患儿于斜卧位,用奶瓶吞稀钡,食管往往扩张和松弛。钡剂持续通过增宽而开放的胃食管连接处进入正常位置的贲门。较多钡剂充满胃内,患儿卧位,腹压增加时,胃内大量造影剂即反流入扩张的食管。根据钡剂反流的程度,可分为3度。Ⅰ度:钡剂反流至食管下段。Ⅱ度:钡剂反流至食管中段。Ⅲ度:钡剂反流至食管上段。也有文献将胃食管反流分为4级。Ⅰ级:不超过主动脉弓。Ⅱ级:到达或超过主动脉弓。Ⅲ级:到达颈部者。Ⅳ级:钡液呕出体外或吸入气管者。如果偶有少量造影剂反流入食管,则不能轻易做出先天性贲门弛缓症的诊断。同时,检查应包括胃和上段小肠,以排除梗阻性病变。

【鉴别诊断】

1.胃食管反流　可继发于先天性幽门肥厚、食管裂孔疝、食管黏膜的损伤、胃反流物的刺激、胃十二指肠炎症、十二指肠梗阻等所造成的梗阻,不宜称为贲门迟缓症。

2.新生儿食管暂时性低张力　是神经肌肉发育未成熟所致。临床表现为吞咽困难和食物反流。X线检查病儿食管几乎没有动态改变,甚至长时间检查也不见食管蠕动。食管无梗阻性病变。在1周以内食管出现正常蠕动,随之症状消失。但该症的诊断必须排除吞咽困难和反流的所有其他原因。

五、食管异物

【病理】

食管异物滞留于正常生理狭窄部者较常见,尤以第一狭窄部最多。当异物不能及时取出或咽下时,则可发生充血、水肿以致溃疡形成,甚至穿孔引起食管周围炎症、纵隔炎、纵隔脓肿及食管气管瘘等。有时异物虽然坠入胃内,但可致食管损伤。

【临床表现】

一般有明确的异物误咽史,且立即有阻塞感、作呕及异物刺激出现频繁的吞咽等。如为尖刺状异物则有刺痛感。偶有异物较大或伴软组织肿胀,压迫喉和气管出现呼吸困难或呼吸道症状,可能误为气管异物。

【X线表现】

透视和摄片多可确定异物的有无,以及位置、大小和形态等。此外,如临床怀疑有异物存在,而在食管未发现异物时,应进一步检查胃肠道。

1.X线不透性异物 多为金属异物,但铝制金属因其密度较低,故显影浅淡,必须仔细观察。硬币样异物嵌留于食管中常呈冠状位,而异物嵌留于气管内则呈矢状位,以此可予鉴别。

2.X线可透性异物 各种果核及较薄的鸡、鱼骨片等通常在食管不能显影。①如异物较大,钡剂通过受阻。钡剂通过后异物表面覆有钡剂易于发现。②如异物较小,钡剂通过无受阻,或残留的微小钡影不易观察时,可吞服浸透钡剂的棉絮小团。由于带钡的棉絮挂在异物上或为异物所阻,可间接指出异物的位置和形状。③有时也可先吞服黏稠钡剂,然后再饮1~2口温水冲洗食管,此时异物表面仍有钡剂存留,表示异物所在部位。诚然,较深的食管擦伤亦可有此表现,可再吞钡棉絮,观察有无挂钩现象可资鉴别。但有时难以鉴别,需行食管镜检查。④食管异物所在部位可有痉挛征象。

六、食管憩室

食管壁局部向外膨出的袋状结构称为食管憩室,可发生于食管的任何部位。

【病理】

分类方法如下:①根据憩室壁是否有正常食管之各层组织所构成分为真性和假性憩室。真性憩室由食管壁各层组织构成,而后者的壁则缺少肌层。②按发病原因分为先天性和后天性。③按发病原理不同分为内压性、牵引性、牵引内压性(即混合性)3种,其中牵引性多见。因食管内压力增加引起的管壁薄弱处向外突出形成的憩室称为内压性憩室。多见于中老年人咽与食管交界处之环咽肌区的后壁(称咽食管憩室)及食管下段(多见于膈上右后方)。因食管周围组织炎症痊愈过程中与食管粘连及瘢痕收缩、牵拉所形成的憩室,称牵引性憩室。常见于食管中段,多见于气管支气管结核性淋巴结炎的病例。④按部位分为食管上段憩室[主要是咽部憩室(包括咽侧憩室和咽食管憩室)]、食管中段憩室和食管下段憩室(膈上食管憩室)。

【临床表现】

各类憩室一般均无自觉症状。咽部憩室可有咽部异物感及憩室内食物反流,甚至可压迫食管。大而狭颈的憩室易潴留食物,可产生憩室合并出现腐败性臭味。牵引性憩室有较大的开口,食物不易滞留,所以甚少出现症状。食管憩室如并发炎症则可出现疼痛。

【X 线表现】

根据其 X 线形态可分为 3 类：①幕状憩室：此为中段食管牵引性憩室的影像，多位于食管前方。一般颈口宽大，呈垂直状向外突出，或可向任何方向牵引，边缘光滑整齐或呈锯齿状小突起。少数病例可呈波浪状边缘。幕状憩室在长期的内压增加时，亦可形成为囊袋状憩室。②囊袋状憩室：此型多为内压性憩室的表现。囊袋向下垂突，有细蒂样的颈部与食管相连。颈部过窄有时可不显影，大的憩室可见气钡液平。③牵引内压性憩室：颈口相对宽大，呈猫耳状或椭圆形

此外应该注意：①咽侧憩室：多见于中老年人。当环咽肌功能紊乱和咽腔内压增高时，咽侧的薄弱区就可向外呈耳状突起，一般为双侧性。小的咽突不引起症状属正常变异；少数此突起可穿过舌甲膜向外下持久膨出形成咽侧憩室。故在 CT 或 X 线测量时应予注意，咽侧突深约 1.0cm，<1.5cm；如>1.5cm 可诊为咽侧憩室。②膈上食管憩室：一般位于膈上 5～6cm 的一段，可伴有裂孔疝、贲门失迟缓症和食管广泛痉挛等动力异常表现。膈上食管憩室应与食管裂孔疝鉴别，前者的囊袋状影与食管相连，而后者的膈上疝囊（即食管旁型裂孔疝）通向食管裂孔与胃相通，且其内有粗大胃底黏膜。

【鉴别诊断】

主要注意与食管功能性憩室相鉴别：食管功能紊乱为食管神经肌肉功能异常的表现，它的出现多与第三收缩有密切关系。本病的 X 线表现是多样的。可见于多种原因所致的食管炎症。弥漫性食管收缩，显示食管下 2/3 呈节段性非蠕动性的第三收缩。在两个收缩环之间形成多个（3～5 个）圆形的假憩室，即食管功能性憩室。有人还称之为串珠状食管征。总之，食管功能性憩室为食管功能紊乱的征象之一，亦可见于早期贲门失弛缓症。

七、食管壁内假性憩室

又称为食管壁内憩室，因其未突出于食管壁外故又有部分性食管憩室之称。

【病因病理】

其病因可能为各种炎症、功能紊乱（如食管裂孔疝、贲门失迟缓、食管功能紊乱症、食管蹼等所致的紊乱），各种损伤（化学性、放射性、酒精过度损伤等）所致，还有个别并发食管癌的报道。大多数人认为继发于上述疾病，多伴有食管受阻或功能紊乱，进而侵及食管黏膜下腺体，腺体受累后扩张，加上炎性物质阻塞排泄口，而形成壁内囊腔（憩室）。憩室内炎症如进一步扩散，可与邻近憩室形成通道。憩室可局限性或弥漫性分布。如因腐蚀、破坏、糜烂、溃疡等病变在壁内形成的空腔不应视为壁内憩室。

【临床表现】

多表现为间歇性吞咽不适，并逐渐加重，重时自觉食物流动缓慢，并轻度阻挡感，无呕吐、反酸及其他重要症状。

【X 线表现】

表现为食管壁内小囊袋状憩室，囊底宽 1～4mm，颈部长约 1～2mm，可为节段性或弥漫性分布。国外有学者认为，50% 病例有壁内通道，通道平均长度 1.2cm（范围在 0.3～7.0cm），平均宽度 1.6mm（范围在 1～4mm）。壁内通道是诊断壁内憩室的特征之一，提示憩室炎性扩散征象，应与食管表浅性溃疡相鉴别。大部分憩室颈部垂直于食管，部分呈斜向胃端走行。国内有学者认为憩室颈管向胃端斜向走行可能是另一重要征象。

此外，还可发现炎症、功能紊乱等相应表现。还应注意憩室的显示以双对比造影为佳。

八、食管及胃底静脉曲张

食管静脉曲张分为两型:上行性及下行性。上行性主要为门静脉高压所致;而下行性较少见,常伴有上腔静脉阻塞或纵隔纤维化等。

【病理】

食管的血供丰富,包括食管黏膜下静脉丛和食管周围静脉丛。食管黏膜的血液引流到黏膜下丛,然后穿过肌层至食管周围静脉丛。食管上段静脉大部注入甲状腺下静脉;中部引流入奇静脉、半奇静脉而后回流入上腔静脉;下段的静脉注入门静脉系统的胃冠状静脉及胃短静脉,与食管静脉丛间相互交通,成为一条门静脉与腔静脉之间的通路,这就是门静脉高压时形成食管静脉曲张的解剖基础。

脾静脉的血栓、先天性狭窄、周围炎症或肿瘤的侵蚀压迫等造成的脾静脉梗阻亦可引起食管胃底静脉曲张。由于引流胃底血液的胃冠状静脉(位居胃底内侧)直接引流入门静脉,而胃短静脉(位居胃底外侧)于脾门附近加入脾静脉,再引入门静脉主干。当脾静脉有梗阻时,胃底部和脾脏的大量血液由胃短静脉逆流入胃冠状静脉、食管静脉再注入门静脉。此时,胃短静脉、胃冠状静脉及食管静脉均扩张淤血,同时引起食管下端和胃底部黏膜下层的静脉曲张。所以,在没有明确的门静脉高压的病因及表现,但有脾大而且有食管静脉曲张的症状时,应注意观察食管下端及胃底有否静脉曲张的 X 线表现,进而判定脾静脉梗阻的存在。

门静脉阻塞引起的食管静脉曲张,开始于食管下段膈裂孔上区。这是因为这段食管直接引流入门静脉的分支——胃冠状静脉,以及该段食管具有特殊的解剖和功能特点。它具有很丰富的黏膜下静脉网,而其黏膜下层又很疏松,因此静脉周围缺乏结缔组织支持,容易引起静脉的曲张。此外,横膈的正常运动于呼气时起了负压的吸引作用,这也是静脉曲张开始于食管下段的另一因素。

裂孔段食管从不发生静脉曲张,是因为该段食管的静脉壁很厚,有很厚的黏膜肌层作支柱。同时。黏膜与黏膜下层之间有结缔组织紧密地连接在一起,使血管不能扩张和纡曲。此外,横膈肌肉的不断收缩起了挤压血管的作用,使此段血管内静脉血易于排空,防止了血液的滞留和淤积。

【临床表现】

早期可不出现症状。食管胃底黏膜由于静脉曲张而变薄,易被粗糙食物所损伤或黏膜面发生溃疡或糜烂而破裂,引起大量出血,临床表现呕血或柏油样便。而且出血不易自止,部分病人可直接因出血死亡。如为门静脉高压所致,则可伴有脾大、腹水、脾功能亢进和肝功能异常等。

【X 线表现】

为提高食管胃底静脉曲张的显示率,检查时应注意以下几点:①以小口中等稠度的钡餐为宜。②加用抗胆碱药,肌注 10～20mg 山莨菪碱,降低食管张力并减少分泌。③一般采用卧位检查,以克服钡餐下行过快。有腹水等横膈抬高病人,卧位使横膈过高,食管扭曲加重,故仍以立位为佳。④深呼吸及 Valsalva 呼吸法有利于食管下段静脉曲张的显示。⑤早期食管静脉曲张,必须采用摄片方法,并在不同充盈程度,以及不同呼吸相时多次摄片来观察。⑥显示胃底静脉曲张,应先用少量钡餐,稠度以黏附黏膜为宜,咽下空气或吞服一定量产气剂作双重对比更有意义。

1.上行性食管静脉曲张　X 线表现可分为以下 3 度。

(1)轻度:局限于下段。黏膜纹增宽,略呈凹凸不平或稍有纡曲。管腔边缘略不平整,可见多发性小凹陷或略呈锯齿状边缘。上述改变以管腔舒张时较明显。

(2)中度:病变超过下段累及中段。正常平行的黏膜纹消失,代之以纵行粗大的结节状条状影,出现小的圆形或环状透亮区,进一步呈串珠状或蚯蚓状充盈缺损。食管边缘凹凸不平。由于黏膜下静脉曲张,食管被撑开而略增宽,食管收缩欠佳,排空延迟(图 6-10-3A)。

(3)重度:静脉曲张扩展至中上段,甚至食管的全长。由于肌层的退化,食管明显扩张,不易收缩。腔内出现大小形状不一的圆形、环状或囊状充盈缺损,多数缺损相互衔接如虫蚀状或曲链状影像(图 6-10-3B)。管壁蠕动明显减弱,钡餐排空延迟,严重时如部分梗阻状,类似食管癌,但食管壁仍柔软,可扩张。可资与食管癌鉴别。

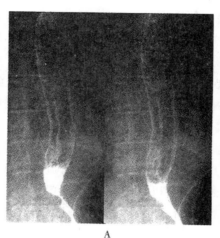

A

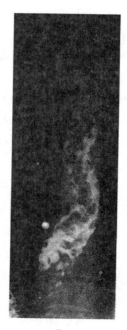

B

图 6-10-3　食管静脉曲张

A.食管黏膜纹粗大、纡曲,出现小的圆形或环状透亮区;

B.食管腔内出现大小形状不一的圆形、囊状充盈缺损,多数缺损相互衔接如虫蚀状或曲链状影像

2.胃底静脉曲张　较食管静脉曲张先发生,也可单独存在。常见 3 种 X 线形态:①泡沫状:在胃底和贲门附近呈现葡萄状。直径为 1～2cm 的圆形、椭圆形、弧形之透亮影,表面涂有一层薄钡影,形如泡沫状。胃底与膈肌厚度增大。②蚯蚓状:表现为胃底有较正常粗的似蚯蚓屈曲的条状阴影。③肿块状:胃贲门区或胃底呈现分叶状、边缘光滑肿块。根据胃壁柔韧度存在并结合临床资料与恶性肿瘤不难鉴别。此外,脾

大可造成胃的压迫推移。

3.下行性食管静脉曲张　与上行性表现相同,只是病变开始于食管上段,并可下行至食管中部或更广泛。于呼气时静脉曲张更著。

此外,一般食管静脉曲张的程度与门静脉压力增高的程度成正比,但由于门静脉之间的其他分支扩张了,食管胃底的静脉可以没有或只有轻度扩张;食管胃底静脉曲张在出血后可以减轻。

九、食管贲门失弛缓症

过去曾称为贲门痉挛,为神经肌肉功能紊乱性疾病。本病并不罕见,为食管慢性梗阻的主要原因之一。

【病理】

多认为因贲门部及食管下端肌壁内奥氏神经丛的神经节细胞变性、减少,甚至消失,造成贲门管的功能性狭窄和狭窄以上的食管高度扩张。但在疾病的早期阶段,贲门部并无器质性狭窄。还有研究发现迷走神经变性和迷走神经背侧运动核的变性;亦发现食管下端肌层内化学受体缺乏及肌细胞改变,而致肌层不能松弛;同时还伴有消化道内分泌的紊乱。由于食管高度扩张,管壁相对变薄,食管黏膜可因食物长期潴留,而发生糜烂、出血,继而可穿孔及纵隔炎。扩张的食管下端不扩张段长约 2～5cm,直径约数毫米至 1cm 左右,该部肌层多正常,有时可有增厚,继发炎症后也可发生纤维化。长期食物潴留刺激食管黏膜可并发食管癌。

【临床表现】

一般认为女多于男,以青壮年较常见。本病发病缓慢、病程较长。主要症状为胸骨后沉重的阻塞感,吞咽困难,在精神紧张时症状可以加剧。可出现呕吐,甚至不能弯腰。食管扩张和黏膜炎症可引起胸骨后疼痛不适,且在早期为著;当食管明显扩张时,疼痛反而逐渐减轻,甚至逐渐消失。

【X 线表现】

①平片或透视:显示食管高度扩张致纵隔阴影增宽,其内可见液气平面。胃泡内见不到气体,即使有量也很少。②钡餐检查:显示食管下端梗阻如漏斗状、萝卜根状或鸟嘴状。可见到极少量钡剂间歇地通过。食管可轻到重度扩张。食管蠕动消失,有时可发现逆蠕动。让病人吞咽数口温水,或做跳跃动作,或嗅用亚硝酸异戊酯等平滑肌松弛药可使钡剂顺利通过,并可显示正常的黏膜皱襞。

【鉴别诊断】

食管贲门失弛缓症应注意与食管下端浸润型癌肿相鉴别。前者食管下端缩窄,黏膜无破坏中断,亦无充盈缺损,管壁尚柔软,有一定收缩度;而后者黏膜有破坏中断,管腔内或胃底有充盈缺损,管壁僵硬,扩缩度消失,一般鉴别不难。然而有时浸润型食管癌早期可无明显的黏膜增粗或破坏,而且由于病变尚未累及肌层或尚未达到环形浸润的程度,故钡餐可通过狭窄段,而且可有一定扩缩度,致使鉴别困难。但有人指出:食管下端狭窄,无充盈缺损,而近端食管扩张,如不见胃泡,贲门失弛缓症可能性大;如见到胃泡则贲门癌可能性大。此外,偏心性狭窄趋向于癌肿。尽管如此,对黏膜纹的观察仍是两者进行鉴别的关键。

十、食管裂孔疝

本病为最常见的膈疝,系贲门连同部分胃疝入胸腔。

【病因病理】

本病病因可分为先天性和后天性。前者主要指先天性短食管。后天性食管裂孔疝的发病因素主要有：①膈食管膜松弛；②食管裂孔扩大；③食管绝对性或相对性变短；④腹内压增大；⑤食管胃角增大变钝（常由胃大部切除所致）。

食管裂孔疝通常分为4种类型：①先天性短食管型；②牵引型，因炎性挛缩或瘢痕牵引而变短；③食管旁型，疝入胸腔的胃，依附着食管下端并与之平行，贲门管与胃的交界点仍位于膈下；④滑动型，此型最常见；⑤混合型。

【临床表现】

本病轻者无症状，重者有上腹部不适、饱胀、呃气、反酸和呕吐等。如局部有炎症或溃疡则出现胸骨后烧灼痛，疼痛可以放射至背部、季肋区及肩部等，可以很像心绞痛。滑动性疝的症状为间歇性。若症状持续加重，常为嵌顿性的表现。

【X线表现】

在平片或透视检查下，轻者无阳性发现，严重者心后区有水气囊阴影。钡餐造影的常见征象有：①膈上出现疝囊，疝囊横径较食管宽，囊壁为整体收缩，无蠕动波，但疝囊<2cmX线难以显示（图6-10-4）；②疝囊中出现粗大胃黏膜皱襞，为诊断本病的又一重要征象；③疝囊上缘可见到上升的食管下括约肌的收缩区，称A环；④疝囊的侧壁可见对称性切迹，即Z线或齿状线所在处，称为食管胃环或B环，深约1～5mm；齿状线在正常生理活动时可上移，亦可轻微凸入胸腔约1cm，形成一过性生理性"疝"，因而此环必须出现在膈食管裂孔上至少1～2cm，才能肯定是滑动性食管裂孔疝的证据；⑤食管下端纤曲延长，或紧张缩短而有炎性狭窄，有时可见黏膜的刺样小溃疡；⑥在俯卧左后斜位可见膈肌食管裂孔明显松弛，胃内容物易反流；⑦贲门管增宽（正常<2cm），故有人主张在贲门管宽度>2cm，伴有胃食管反流或第三收缩出现，应诊为食管裂孔疝；⑧贲门管呈尖端向上的幕状（正常时为管状）；⑨食管胃角变钝，食管胃角亦名贲门角、贲门切迹等，是贲门口上方左侧壁与胃底内侧壁之间的夹角，正常<30°；⑩胃泡可缩小变形。此外，短食管型表现为食管缩短，食管旁型见贲门仍居膈下。

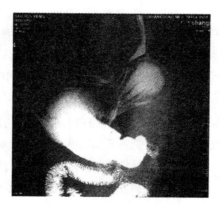

图6-10-4　食管裂孔疝
膈上可见巨大疝囊影

还应注意，食管裂孔疝和食管下端癌的关系如下：①食管裂孔疝由于贲门功能不全，常有反流性食管炎，反流性食管炎可产生溃疡，长期溃疡刺激可发生癌变。此外，长期反流性食管炎使食管鳞状上皮柱状化生（即Barrett食管），在此基础上可产生癌变。②偶然并存。③癌发生在裂孔疝之前，是由于食管下端及贲门部肿瘤生长刺激食管或肿瘤侵犯食管神经丛而使食管收缩变短，病变食管亦因纤维组织增生收缩变短，牵拉贲门而导致食管裂孔疝。总之，X线检查发现食管裂孔疝之后不可以满足这一疾病的诊断，尤其有吞咽困难的患者,应注意排除裂孔疝与癌肿并存,并同时特别注意与食管裂孔疝并反流性食管炎鉴别。食管裂孔疝合并食管炎时,食管下段可以痉挛、狭窄,但与正常食管呈渐进性,无明显分界,且具有一定的扩张度,黏膜可增粗、紊乱,但无中断、破坏征象。疝囊圆滑、柔软,黏膜规则,无胃底软组织肿块。

【鉴别诊断】

1.食管膈壶腹　为一正常的生理现象,表现为膈上 4～5cm 的一段食管,管腔扩张呈椭圆形,边缘光滑,无 A 环和 B 环,贲门管形态宽度正常。膈壶腹的收缩随食管的蠕动波来临而收缩变小,疝囊的收缩与食管蠕动无关。疝囊内可见粗大的胃黏膜,而膈壶腹则无。

2.胃黏膜逆行脱垂入食管　比较少见。表现为食管下端管腔增宽,黏膜增粗,甚至可呈蕈伞状或圆形充盈缺损影。但此黏膜纹的改变不恒定,特别在站立位食管排空后即消失不见。此外,食管下端扩张亦不显著,其边缘无 A 环和 B 环。

十一、胃食管前庭功能不全

在食管和胃位置正常的情况下(即无膈上胃囊),发生胃内容物反流入食管,称为胃食管前庭功能不全,过去曾称为食管裂孔功能不全。

【病因】

本病的原因大致是机体脏器发育不全(常见于小儿);年老体弱者脏器的机能退化;再者就是先天的发育缺陷及后天的原因所造成的机能缺陷,如胃大部切除破坏了正常胃贲门切迹角及其生理功能,高位溃疡瘢痕牵拉及肿瘤浸润贲门管致闭锁不全等。

【临床表现】

可以没有症状,也可以类似滑动性食管裂孔疝的症状。

【X 线表现】

贲门管松弛、闭合不全,任何原因所引起的腹压增加都可使胃液反流。有时食管裂孔可较正常略宽。食管可有扩张。较轻者需采用显示滑动型裂孔疝的方法才能显示,即行仰卧头低足高位,俯卧左右斜位腹部加压,以及胃充盈后弯腰等检查方法以利显示。

十二、食管炎及食管溃疡

【病因病理】

食管炎可为化学性、机械性、感染性所致,其中以胃液反流所致的消化性食管炎(即反流性食管炎)以及吞食化学腐蚀剂所致的腐蚀性食管炎最为多见。而机械损伤和感染(主要为白色念珠菌食管炎)比较少见。感染的病原学诊断需结合临床。食管炎主要表现为黏膜充血水肿,继而出现糜烂,多在食管下段或中段,亦可侵及全部食管,严重者可有溃疡形成,甚至破溃形成纵隔瘘或胸腔瘘。慢性溃疡由于炎性纤维组织增生,可形成瘢痕性食管狭窄。

【临床表现】

多为胸骨后闷痛或烧灼痛,进食时加重。在急性期畏惧饮食,慢性期则有不同程度的阻挡感。

【X 线表现】

早期或轻度的食管炎主要表现为食管下段痉挛收缩,黏膜纹多属正常,亦可略增粗或纡曲。黏膜糜烂严重者可有锯齿状多发小龛影。如溃疡破入纵隔可见造影剂溢入纵隔,且常见液气平面影。慢性期食管炎轻者征象不明显,或仅见局部黏膜纹扭曲或粗糙,蠕动弱,甚至管壁略僵硬。重者常显示漏斗样或广泛边缘毛糙的狭窄,炎性狭窄可使食管缩短。

还应认识到:①消化性食管炎(即反流性食管炎)在病理上或食管镜检查时,虽有充血、水肿、表面糜烂和浅小溃疡形成,但表面糜烂和浅小溃疡在 X 线上是不能显示的,并且水肿也常为食管痉挛所掩盖。反流性食管炎可见胃食管反流,但并非一定出现,尤其在食管痉挛时,常阻止反流发生。②真菌性食管炎早期食管黏膜水肿;后期可见斑片和溃疡。斑片是白色伪膜斑块(包含真菌、剥脱的黏膜和渗出的纤维蛋白)形成的线样或不规则充盈缺损;还有些真菌性食管炎食管黏膜呈针尖状或结节状肉芽肿表现,结节和斑片融合形成明显的鹅卵石或蛇皮样表现。③创伤性或异物损伤可见部分黏膜纹肿胀,甚至形成大小、形态不一的龛影,可酷似食管癌。④急性放射性食管炎可见放射野食管壁上多发的、小的、散在的龛影,亦有约 50% 有颗粒状表现而无溃疡。反复水肿和痉挛可出现食管狭窄。

【鉴别诊断】

食管炎性狭窄范围一般较长,与正常食管相互移行,有的可如鼠尾状;管壁舒缩多较好,轮廓相对较光滑。浸润性食管癌引起的狭窄段相对较短,与正常食管分界明显,多呈环形狭窄,局部黏膜破坏,轮廓不整,食管无缩短,可资鉴别。

十三、巴瑞特(Barrett)食管

Barrett 食管亦称柱状上皮食管。

目前大多数学者认为它是后天性疾病,是伴随着胃食管反流而形成的一种获得性疾病。由长期的胃食管反流和反流性食管炎引起的食管远端进行性柱状上皮化生。本病好发于食管下段,而且在本病的基础上发生腺癌的概率增加,故又进一步认为本病属癌前期疾病。本病确诊依赖于病理检查证实,食管下端鳞状上皮被柱状上皮取代的范围在 2cm 以上。

【临床表现】

一般见于 40 岁以上。主要表现为胸骨后或心窝部疼痛,吞咽时疼痛加重,并有阻挡感,可并发出血。

【X 线表现】

最常见于胃食管反流和滑动性食管裂孔疝的患者,其次是不同程度的食管中段或下段狭窄。可伴有溃疡形成,类似胃溃疡的龛影。有时可看到黏膜增粗、不规则以及颗粒状、结节状改变。上述征象并非特异,在食管狭窄病变的鉴别诊断时应想到该病。也有报道,食管双重造影像上显示食管中段或狭窄处网状黏膜纹向下延伸,为诊断本病的有价值征象。此征象与该处存在特殊的柱状上皮或绒毛化生密切相关。然而此征象发生率很低。

【鉴别诊断】

反流性食管炎的浅小溃疡、裂孔疝疝囊与食管交界部的溃疡(又称交界溃疡)、Barrett 溃疡(又称消化性溃疡)三者既有联系又有区别。

1.反流性食管炎的浅小溃疡　发病部位在食管下段的鳞状上皮。溃疡浅小,常小于 1～2mm。X 线表现食管下段狭窄,不显示龛影。

2.交界段溃疡　发病部位在食管裂孔疝胃囊之上 2cm 一段食管内的鳞状上皮或柱状上皮。发生于鳞状上皮者较浅小,直径一般 1cm 以下;发生于柱状上皮者较大、较深,直径可达 2～3cm。X 线表现有食管裂孔疝的各种征象,并在胃囊上方 2cm 一段食管内显示有龛影。

3.Barrett 溃疡　病变部位在食管已化生的柱状上皮,多位于中下段。溃疡较大可呈穿透性。X 线表现在食管的管状缩窄部分显示龛影,如伴有食管裂孔疝,龛影距胃囊距离在 2cm 以上。

十四、反流性食管息肉

反流性食管息肉是食管下端和贲门部的一种炎性息肉,系长期胃食管反流引起的局限性黏膜增生肥大,也有人认为是逆行脱垂的胃黏膜组织。

临床多见于老年人,一般无明显吞咽困难症状。

【X 线表现】

食管下端圆形椭圆形充盈缺损,边缘光滑,大小在 1~2cm 之间,质地较软,多伴有食管炎征象,有的可见与粗大黏膜相连续,周围管壁无僵硬或舒张受限。钡剂通过多无受阻。胃镜检查确诊后可保守治疗观察,我们曾观察一例 2 年不变。

十五、食管结核

本病很少见,好发于主动脉弓至气管分叉水平的中段。在病理上分为粟粒、增生和溃疡 3 型。

【临床表现】

常见症状为胸骨后疼痛和吞咽不适、咽下困难。追问病史可有其他结核病史。

【X 线表现】

分为两类型。①增生型:因食管壁增厚,造成管腔内局限性充盈缺损。附近可有软组织块影,为增厚的管壁或增大的淋巴结。因纤维组织牵拉黏膜可皱缩、凹凸不平或尖角征。②溃疡型:病变处可见充盈缺损及龛影。龛影多为长条状,附近黏膜有辐凑现象。

总之,食管结核的 X 线表现无特异性,需密切结合临床诊断。应注意与食管其他炎症和溃疡相鉴别,本病与食管癌等病的鉴别有一定困难。

十六、食管肿瘤

食管肿瘤大多数为恶性,而其中主要为癌。其他恶性肿瘤还有平滑肌肉瘤、淋巴瘤和脂肪肉瘤等。食管的良性肿瘤相当少见,其中大多数为平滑肌瘤。食管的良性肿瘤除起源于肌层的平滑肌瘤外,还有起源于黏膜和黏膜下层的息肉、腺瘤、脂肪瘤、纤维瘤及血管瘤等。起源于黏膜和黏膜下层的肿瘤可有蒂;发生于上段者多单发,发生于中下段者可为多发性。

十七、食管平滑肌瘤

本病为最常见的食管良性肿瘤,约占食管良性肿瘤的 2/3。

【病理】

起源于食管的肌层、黏膜肌层,故肿瘤位于黏膜下壁内。因为食管肌层于食管上端 6cm 左右是横纹肌,中段 10cm 左右为横纹肌和平滑肌混合组成,以下部分由平滑肌组成,故平滑肌瘤以食管下段最多,中段次之,上段 6cm 范围不应发生。肿瘤多呈圆形或卵圆形,少数呈螺旋形、环形或哑铃状等。外有包膜,表面光滑。少数多发。肿瘤少血管,瘤内偶有钙化,表面偶见溃疡。

【临床表现】

一般病程较长,症状多不显著。可表现为胸骨后不适、异物感、梗塞感或疼痛。个别较大肿瘤可引起吞咽困难的症状。

【X 线表现】

采用低张双重造影,摄取病变的正位和切线位非常重要。常规食管吞钡检查时可因钡剂过多而掩盖较小的肿瘤。①腔内充盈缺损:多呈宽基底圆形、椭圆形,少数呈分叶状或多结节状;边缘光滑。缺损与管壁的交界清楚且为锐角。正位钡剂沿肿瘤两侧下行呈"分叉状"。在双重造影片或黏膜像上肿瘤的轮廓被勾画出来呈"环形征",或肿瘤的上下缘呈弓状积钡为其典型表现。②黏膜改变:肿瘤区多被展平消失,或表现有薄层钡剂呈均一的"涂抹征";或可见重叠的对侧的正常黏膜纹平行通过。附近黏膜正常,肿瘤表面多无龛影。③管腔轮廓和管壁改变:钡剂偏流,变细,对侧有可张性,钡剂通过无显著阻塞。如肿瘤为马蹄形、螺旋状斜行包绕食管,则管腔可显示不同程度的扭转。管壁柔软。④纵隔软组织肿块:较大的肿瘤可显示软组织肿块,甚至可误为纵隔肿瘤。肿瘤偶有钙化。

十八、食管癌

食管癌在胃肠道肿瘤中居第二位,在我国北方地区最多。患病年龄多在 40 岁以上,青少年亦有发病者。本病男性多于女性。

【病理】

食管癌起源于食管黏膜,故多为鳞状上皮癌,少数为腺癌。腺癌来自食管下端贲门部之胃黏膜或 Barrett 食管。

1.早期食管癌　癌仅浸润食管黏膜及黏膜下层,不论有无淋巴结转移者称为食管表浅癌。其中无淋巴结转移者称为早期食管癌。可分为 3 型。①平坦型:癌肿限于黏膜层,既不隆起又不下陷,局部血管充血颜色较深。②轻微凹陷型:癌肿在黏膜呈糜烂或浅表性溃疡,溃疡边缘呈地图状或黏膜轻微隆起,病变局限于黏膜。③轻微隆起型:病变区黏膜稍肿胀隆起,呈颗粒状,邻近黏膜可中断或增粗,亦可伴有浅表糜烂,病变局限于黏膜下层以上。

2.中晚期食管癌　某医院曾将本病分为以下 4 种病理类型。①髓质型:约占食管癌总数的 60%,恶性程度最高。癌肿在管径内呈浸润性生长,可累及管壁周径的全部或大部,使管壁增厚。②蕈伞型:约占 20%,恶性程度最低。肿瘤为圆形或卵圆形,呈扁平状凸入管腔,形如蘑菇样。癌肿边缘与周围黏膜的分界清楚,且常有外翻征象。③溃疡型:约占 10%。癌肿大多向管壁外层生长,可形成大而深的溃疡,甚至形成瘘管。④缩窄型:约占 9%,恶性程度中等。癌肿在管壁内呈环形浸润,可累及食管的全周。由于肿瘤中纤维成分多,致使管壁增厚和管腔环形狭窄。肿瘤与正常组织间分界不清。

某医学院也曾将其分为 4 型:①浸润型,相当于上述的髓质型和缩窄型;②增生型,相当于上述蕈伞型;③溃疡型;④混合型。

3.食管癌的蔓延途径　可有以下几种。①壁内扩散:出现两个以上病灶。②直接侵犯周围组织:因食管无浆膜包裹,癌肿易直接浸润相邻器官。上段癌可侵入喉部、气管、颈部软组织甚至甲状腺。中段癌可侵入气管、支气管形成食管气管瘘,其中少数可侵及奇静脉、胸导管、主动脉、胸膜、肺以及胸椎椎体等。下段癌可侵及贲门、膈肌及心包等。③淋巴转移:癌可通过黏膜及黏膜下淋巴管转移至区域或附近淋巴结。应注意中段者可逆行转移至膈下淋巴结,下段者转移至食管旁淋巴结、贲门淋巴结及胃左淋巴结。④血行转移：主要见于晚期病例，可转移到肝、肺、骨骼及肾脏等。

【临床表现】

早期食管癌很少有症状，待肿瘤逐渐长大后才有症状出现。主要为持续性和进行性吞咽困难。癌肿侵犯喉返神经时可出现声音嘶哑、呼吸困难等。如病变位置较高或形成食管气管瘘，则造成病人进食时呛咳，并可继发呼吸道和纵隔炎症。

【X线表现】

一般除早期病变外，其诊断不难。早期食管癌必须采用低张双重造影。为了防止遗漏食管壁的轻度局限性僵硬，大量钡剂充盈法是不可缺少的。

1.早期食管癌　可归纳为5种征象：①食管黏膜增粗、中断和纡曲；②在增粗的黏膜面上形成小溃疡，大小从 0.2cm×0.2cm 至 0.4cm×0.4cm；③局限性小的不规则充盈缺损，大小从 0.5cm×0.5cm 至 0.5cm×2.0cm 左右；④食管管壁局限性僵硬；⑤食管运动功能障碍。

2.中晚期食管癌　食管癌浸润达肌层后，X线表现日趋明显。X线表现归纳如下：①管腔内充盈缺损及狭窄，可伴有龛影（图 6-10-5）；②正常黏膜纹消失，代之以黏膜纹紊乱、中断及破坏；③病变区管壁僵硬、扩张受限、蠕动减弱以至消失，为癌肿浸润肌层的结果；④钡剂通过受阻及排空障碍。

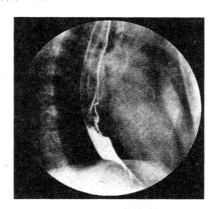

图 6-10-5　食管癌

食管下段不规则充盈缺损，充缺表面有不规则龛影

3.不同类型食管癌的 X 线特点

（1）髓质型：病变范围一般较大，管腔内可见明显的不规则充缺。管腔显著狭窄。上部食管常呈扩张状态。由于病变向外生长，可见梭形软组织肿块。

（2）蕈伞型：管腔内有低平不规则充缺。充缺表面常有浅表龛影。病变晚期才出现管腔明显狭窄，且多为偏侧性。

（3）溃疡型：为大小形态不同的龛影。龛影深入食管壁，甚至超出食管轮廓外。如溃疡边缘隆起者，亦可出现"半月征"。钡剂通过无明显受阻。

（4）缩窄型：病变处食管呈环形狭窄或呈漏斗状梗阻。病变范围较小，约为 3～5cm。管壁僵硬，边缘多较光滑，钡剂通过高度受阻，致使上部食管显著扩张。可在黏膜下生长，发生在下端者易误诊为贲门失弛缓症。

（5）混合型。

4.诊断食管癌时应注意的问题　①食管癌穿孔和瘘管形成：常见的为食管气管瘘，约 1/4 可发生气管瘘，常见部位为左主支气管，有时可显示造影剂进入左主支气管，亦可仅表现为肺部感染。必须注意排除由于吞咽功能降低，使造影剂流入气管。癌肿穿入纵隔可造成纵隔炎症或脓肿，而致纵隔增宽。癌肿亦可穿入胸膜腔形成脓胸。②食管癌淋巴转移：上段食管癌可转移至上纵隔淋巴结，引起上纵隔增宽。中段食管癌可转移至隆突下淋巴结。在淋巴转移表现突出，而食管本身改变轻微的情况下，易将食管癌误诊为纵隔占位，这时食管亦可移位。同样，如纵隔占位与食管壁紧密粘连或侵及食管壁，亦可将纵隔占位误认为食管癌或其他肿瘤。③蕈伞型食管癌边缘与周围黏膜分界清楚，钡剂通过受阻不显著，甚至对侧管壁较柔软，但充缺形态不整，常有表浅溃疡，勿误认为良性肿瘤（如平滑肌瘤）。④癌肿向腔外生长明显时，出现纵隔软组织肿块。

（王志永）

第十一节　胃肠道和腹膜腔病变

食管癌是常见的恶性肿瘤，在消化道肿瘤中居首位，好发年龄为 40～70 岁，男女发病之比为 8∶1～3∶1。食管癌是由食管黏膜上皮或腺体发生的，90% 以上是鳞癌，少数是腺癌，以中段最多见，其次为下段，而上段最少。病理上分三型：①浸润型；②增生型；③溃疡型。

【诊断要点】

1.症状和体征

（1）早期：可无明显症状，部分患者有食管内异物感、吞咽食物哽噎感、胸骨后针刺样疼痛或烧灼感。

（2）中、晚期：主要表现为进行性吞咽困难，甚至不能进食，最终导致恶病质及全身衰竭。

（3）如癌肿已侵犯食管外组织，多有持续性胸骨后疼痛或背痛；侵犯喉返神经可致声音嘶哑；侵犯气管形成食管-气管瘘，进食时有呛咳。

2.食管造影

（1）食管黏膜皱襞中断、破坏和消失。

（2）管腔狭窄见于各型食管癌的进展期，表现为食管轮廓不规则，管壁僵硬；典型浸润型食管癌表现为环状向心性狭窄，范围局限，分界清楚，边缘较光整。

（3）腔内充盈缺损是增生型食管癌的主要表现。

（4）溃疡型食管癌典型表现为轮廓不规则的长形龛影，长径与食管纵轴一致，位于食管轮廓之内，周围有不规则充盈缺损。

（5）病变段食管壁僵硬，蠕动消失。

3.带网气囊食管脱落细胞检查　是一种简便易行的诊断方法，早期病例阳性率可达 90%。

4.食管镜检查　对临床高度怀疑而又未能明确诊断者，应进行此项检查，并取组织活检。

5.CT 表现　食管壁增厚，可以是偏心性的或环形的；食管腔变形、狭窄甚至闭塞，局部可见软组织肿块，其上方管腔不同程度扩张，可伴有积气或积液；增强扫描增厚的食管壁或肿块有轻度强化。

【MRI 表现】

1.扫描方法：空腹扫描，T_1WI 和 T_2WI，局部薄层连续无间隔扫描，横断面、矢状面扫描可以显示肿瘤与周围组织的关系，冠状面有助于观察纵隔淋巴结。正常食管充分扩张时食管壁厚度 <3mm，>5mm 为异常；食管与周围器官间有脂肪间隙，MRI 表现为高信号。

2.食管癌表现为食管壁增厚，可以是偏心性的或环形的；腔内肿块轮廓不规则，T_1WI 呈等或低信号，T_2WI 呈稍高信号，信号强度不均匀；食管腔变形、狭窄甚至闭塞，其上方食管不同程度扩张，可伴有积气或积液。

3.增强扫描:增厚的食管壁或腔内肿块有轻中度强化(图6-11-1)。

4.食管癌外侵时,食管周围脂肪间隙模糊或消失,可在纵隔内形成肿块,邻近器官受侵犯;淋巴结转移以纵隔、颈部淋巴结多见。

5.食管癌MRI分期:

(1)Ⅰ期:食管腔内肿块,或局限性食管壁增厚(3～5mm)。

(2)Ⅱ期:食管壁增厚>5mm,未向外浸润和远处转移。

(3)Ⅲ期:癌肿已经侵犯食管周围组织,可有纵隔淋巴结肿大,但无远处转移。

(4)Ⅳ期:有远处转移。

6.鉴别诊断:

(1)食管静脉曲张:常有肝硬化病史,食管下段和胃底胃壁均增厚,可见较多流空血管信号。增强扫描曲张的静脉呈条纹状、分叶状及蚯蚓状强化,其强化程度基本与腔静脉同步。

(2)食管平滑肌瘤:表现为突入腔内或腔外的类圆形软组织肿块,表面一般光滑,边界清楚,T_1WI表现为等信号,T_2WI呈稍高信号,病灶内钙化表现为低信号影,一般无邻近脂肪层和纵隔侵犯。

(3)食管炎症及瘢痕:可引起食管壁增厚,但增厚程度较轻且均匀,周围脂肪间隙存在。

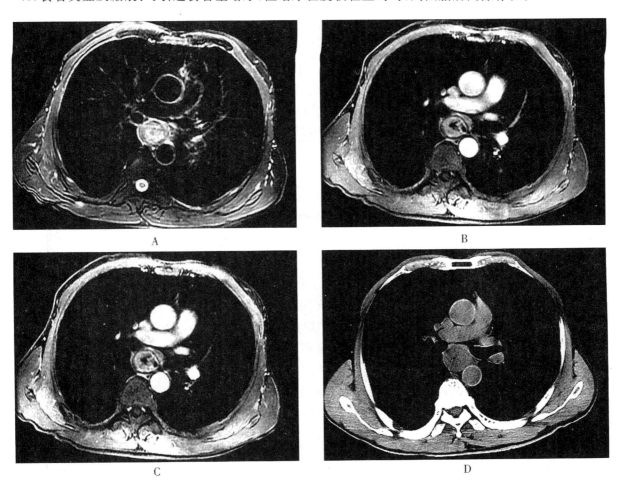

A

B

C

D

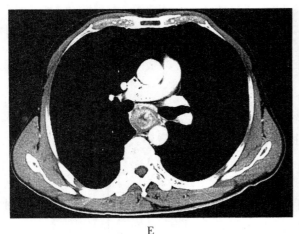
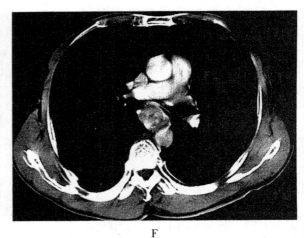

E　　　　　　　　　　　　　　　　　　F

图 6-11-1　食管癌

A～C.A 为 T_2WI，B 和 C 为增强扫描，食管中段管壁增厚，管腔狭窄，T_2WI 呈不均匀高信号，增强扫描呈明显不均匀强化，病灶累及食管肌层；

D～F.分别为 CT 平扫和增强扫描动脉期、静脉期，食管中段可见软组织肿块影，增强扫描呈不均匀明显强化

一、胃癌

胃癌是最常见的消化道恶性肿瘤之一，好发年龄为 40～60 岁，男性多于女性，常见于胃窦部小弯侧，是由胃黏膜上皮发生的恶性肿瘤。早期胃癌是指癌组织浸润仅限于黏膜及黏膜下层者，未侵及肌层，不论其有无淋巴结转移；中晚期胃癌（进展期胃癌）指癌组织浸润超过黏膜下层或浸润胃壁全层。

【诊断要点】

1.早期胃癌临床症状不明显。

2.中晚期胃癌表现为上腹部疼痛、食欲缺乏、黑便、体重减轻等症状。疼痛多无节律，进食后不能缓解。

3.主要体征为上腹部扪及肿块，触及区域肿大淋巴结，如锁骨上淋巴结。

4.实验室检查：粪便隐血试验常呈持续阳性，有辅助诊断意义。CEA 明显增高。

5.上消化道造影：

（1）早期胃癌：

1）隆起型（Ⅰ型）：高度＞5mm、小而不规则的充盈缺损。

2）表浅型（Ⅱ型）：胃小沟、胃小区破坏呈不规则颗粒状，可见轻微凹陷小龛影。

3）凹陷型（Ⅲ型）：深度＞5mm、形态不规则的龛影，并可见黏膜皱襞中断。

（2）进展期胃癌：

1）蕈伞型：多为界限清楚的不规则分叶状充盈缺损、胃腔狭窄及胃壁僵硬。

2）浸润型：胃腔变形和胃壁僵硬，病变部位蠕动消失；当全胃广泛受累时，胃容积缩小且形态固定则谓之"皮革胃"。

3）溃疡型：恶性龛影往往大而浅，位于胃轮廓之内；外形不规则呈半月形，多尖角；龛影周围绕以较宽的透亮带即"环堤征"；环堤内见结节状、指压迹状充盈缺损；上述征象称"半月综合征"。

4）黏膜皱襞破坏、中断、消失，局部胃蠕动消失。

6.内镜检查：是诊断早期胃癌的有效方法，与细胞学检查、组织病理学检查联合应用，可大大提高诊断阳性率。

7.CT 表现:正常胃壁厚度<5mm,注射对比剂后有明显强化,可表现为单层、部分二层或三层结构。胃癌可表现为胃壁不规则增厚,增厚的胃壁内缘多凹凸不平:也可表现为突入腔内的分叶状或菜花状软组织肿块,表面不光整,常有溃疡形成:伴或不伴胃腔狭窄。增强扫描增厚的胃壁或腔内肿块有不同程度的强化。胃周围脂肪线消失提示癌肿已突破浆膜层。CT 对诊断肝脏、腹膜后等部位转移很有帮助。

【MRI 表现】

1.胃壁局限性不规则增厚或表现为突入胃腔内的分叶状或菜花状软组织肿块,表面不光整,常伴有溃疡形成;T_1WI 上呈等信号或稍低信号,T_2WI 呈高信号或稍高信号;增强扫描呈中等至明显强化(图 6-11-1;图 6-11-2;图 6-11-3)。

2.伴有溃疡的肿块在 T_2WI 可见溃疡内高信号的积液:胃周围脂肪线消失提示癌肿已突破浆膜层(图 6-11-4A、B);肝脏内转移表现为多发结节状病灶,T_1WI 呈稍低信号,T_2WI 呈高信号。

3.腹腔内及腹膜后淋巴结增大提示淋巴结转移可能,增强扫描肿大淋巴结有轻度强化。

4.胃癌的 MRI 分期:

(1)Ⅰ期:胃腔内肿块,无胃壁增厚,无邻近或远处转移。

(2)Ⅱ期:胃壁厚度>10mm,但癌肿未超出胃壁。

(3)Ⅲ期:胃壁增厚,并侵犯邻近器官,但无远处转移。

(4)Ⅳ期:有远处转移。

5.鉴别诊断:

(1)胃淋巴瘤:单发或多发结节、肿块,边缘光滑或轻度分叶,T_1WI 呈等或稍低信号,T_2WI 呈等或稍高信号,增强扫描呈轻中度强化;病变范围广泛可越过贲门或幽门侵犯食管下端或十二指肠,胃壁增厚明显,常>10mm,但仍保持一定的扩张度和柔软性。胃与邻近器官之间的脂肪间隙存在,常伴有腹腔内淋巴结肿大。

(2)胃间质瘤:是发生于胃黏膜下的肿瘤,病变部位黏膜撑开展平,但无连续性中断,胃壁尚柔软,T_1WI 呈等或稍低信号,T_2WI 呈稍高信号,增强扫描一般呈明显强化:肿瘤大多位于胃体呈外生型生长,腔内型少见:当黏膜表面受侵破溃时,可见气体、液体或口服对比剂积聚。

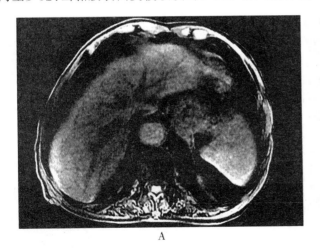
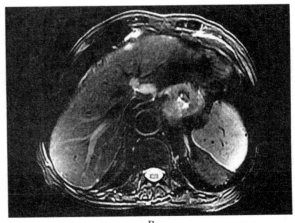

A　　　　　　　　　　　　　　　　B

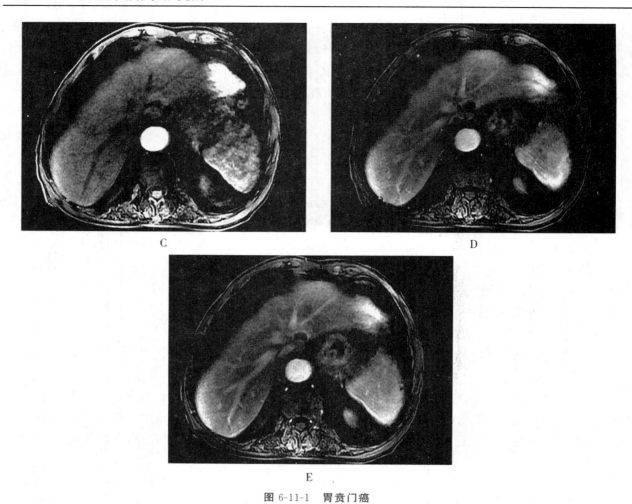

图 6-11-1　胃贲门癌

A.T₁WI,贲门部菜花状软组织肿块,表面不光整,呈等低信号;

B.T₂WI,病灶呈稍高信号,肿块伴有溃疡,溃疡内可见高信号积液;

C～E.增强扫描肿块呈不均匀中等度强化

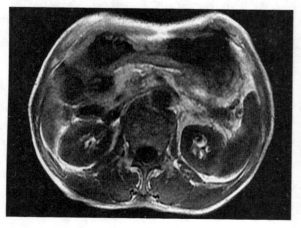

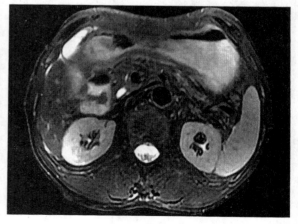

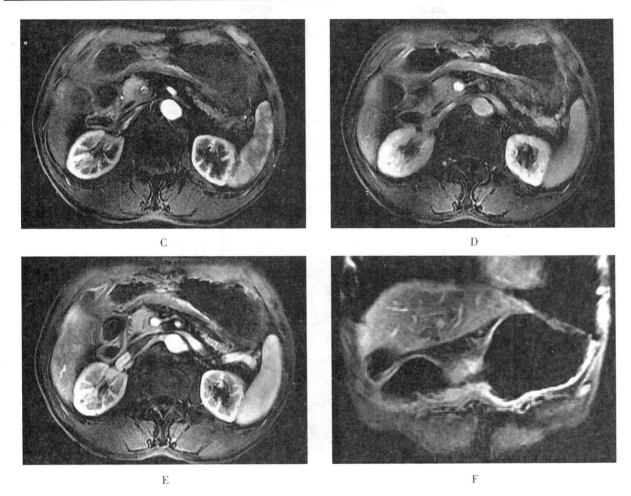

图 6-11-2 胃体癌

A.B.T₁WI 和 T₂WI 胃体部胃壁不规则增厚,黏膜中断,胃腔狭窄,T₁WI 及 T₂WI 上病灶均以等信号为主,但与正常胃壁相比信号欠均匀;

C～F.增强扫描病灶中等度强化,与正常胃壁信号具有明显差异,病灶侵犯黏膜层、黏膜下层和肌层

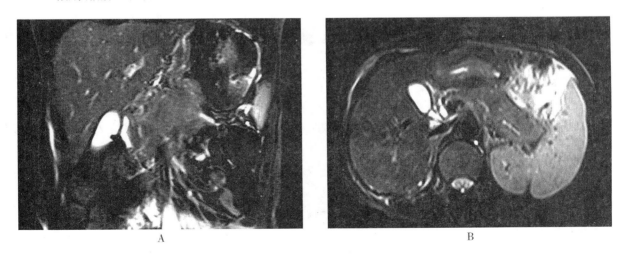

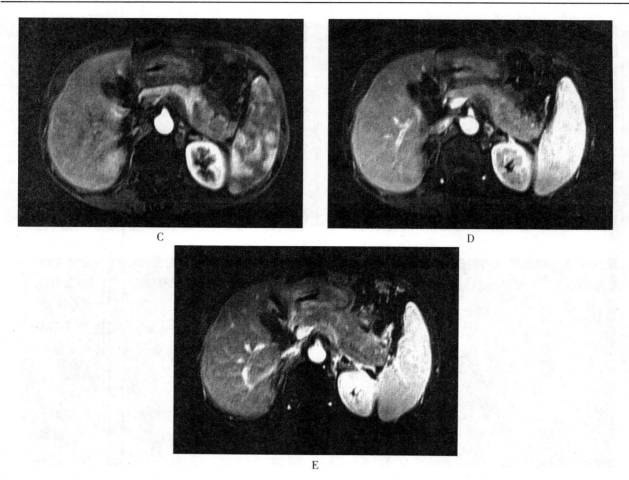

C

D

E

图 6-11-3　胃窦癌

A、B.冠状面和横断面 T_2WI 见病灶位于胃窦部,T_2WI 呈稍高信号;周围组织受压表现,胃周围脂肪线消失;
C～E.分别为增强扫描动脉期、门脉期、延迟期,胃窦部病灶不均匀强化

二、直肠癌

直肠癌是发生于乙状结肠直肠交界处至齿状线之间的癌肿,是消化道常见的恶性肿瘤,男性多见,好发年龄为 40～50 岁。

【诊断要点】

1.直肠癌早期无明显症状。

2.直肠刺激症状,排便习惯改变,便意频繁,便前肛门有下坠感、里急后重、排便不尽感,晚期有下腹部疼痛。

3.癌肿侵犯致肛管狭窄时,大便变形、变细,当造成肠管部分梗阻后,有腹痛、腹胀、肠鸣音亢进等症状。

4.癌肿破溃或感染时大便表面带血及黏液,甚至是脓血便。

5.直肠指检:是诊断直肠癌最重要的方法,可了解癌肿的部位、距肛缘的距离及癌肿的大小、范围、固定程度及其与周围脏器的关系。

6.内镜检查:包括直肠镜、乙状结肠镜和结肠镜检查,内镜检查不仅可在直视下肉眼观察病变,而且可取活体组织进行病理学检查。

7.腔内超声:用腔内探头可检测癌肿浸润肠壁的深度以及有无邻近脏器的侵犯。

8.CT 表现:早期仅一侧直肠壁局限性增厚,随着病变发展可侵犯肠管全周,肿瘤向内外扩展形成肿块,侵犯直肠周围间隙。直肠周围淋巴结肿大表现为直肠周围脂肪间隙内(直肠系膜)出现直径>1cm 的结节状软组织影。

【MRI 表现】

1.肠壁局限性或全周弥漫性不规则增厚,伴有蕈伞状肿块,管腔不规则狭窄。SE-T_1WI 肿瘤表现为等信号或等、低混杂信号,T_2WI 肿瘤为高或稍高信号。

2.增强扫描直肠癌呈均匀或不均匀强化,延迟期肿瘤边界、病变段肠壁的外缘显示更加清晰,有利于判断肿瘤在肠壁的浸润深度及直肠系膜受侵的程度(图 6-11-4)。

3.MRI 检查可以明确诊断直肠系膜是否受侵,在临床外科手术治疗中具有重要意义。当 T_2WI 脂肪抑制序列显示肠周脂肪间隙出现肠壁外结节状软组织影,并 T_1WI 动态增强扫描明显强化,则为直肠系膜受侵的特征性表现。

4.直肠癌 Dukes 分期(改良方案):

(1)A 期:肿瘤局限于肠壁。

A_0 肿瘤局限于黏膜层或原位癌

A_1 肿瘤侵及黏膜下层

A_2 肿瘤侵犯肌层

(2)B 期:肿瘤穿透肠壁,侵入肠周脂肪间隙或邻近器官,无淋巴结转移,尚可切除者。

(3)C 期:不论肿瘤局部浸润范围如何,已有区域淋巴结转移者。

C_1 肿瘤附近淋巴结有转移

C_2 肠系膜血管根部淋巴结有转移

(4)D 期:远处脏器有转移,如肝、肺、骨骼、脑等;远处淋巴结如锁骨上淋巴结转移;肠系膜血管根部淋巴结伴主动脉旁淋巴结有转移;腹膜腔广泛转移;冰冻盆腔。

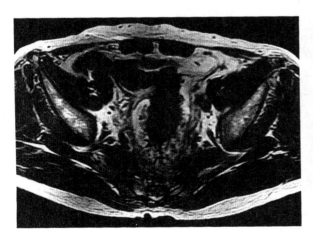

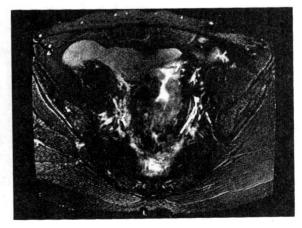

A   B

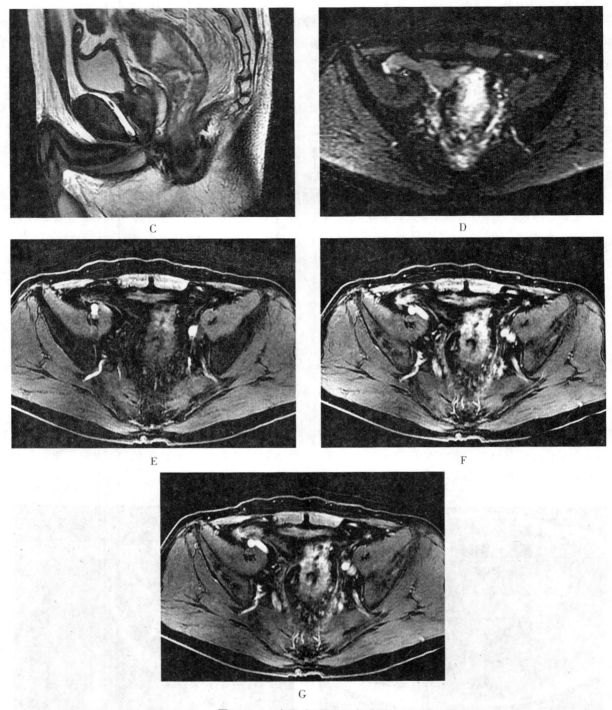

图 6-11-4　直肠癌(累及乙状结肠)

A～C.分别为 T_1WI 横断面、抑脂 T_2WI 横断面和 T_2 矢状面,直肠上段及乙状结肠下段肠壁弥漫性不规则增厚,呈等 T_1、稍长 T_2 信号,肠腔狭窄;

D.DWI 病灶呈稍高信号;

E～G.增强扫描病灶呈不均匀强化

三、胃肠道间质瘤

胃肠道间质瘤（GIST）是发生于胃肠道黏膜下的间叶源性肿瘤，占胃肠道肿瘤的 1%～3%，好发年龄为 40～69 岁。可发生于从食管至直肠的消化道任何部位，多发生于胃和小肠，其中胃占 60%～70%，小肠占 30%，男女发生率无明显差异，但小肠间质瘤多见于女性。

【诊断要点】

1.临床表现与肿瘤的大小、发生部位、肿瘤与胃、肠壁的关系以及肿瘤的恶性程度有关，缺乏特异性。肿瘤较小时多无症状，往往偶然发现。

2.最多见的首发症状为不明原因的腹部不适、隐痛或扪及腹部肿块，其次是肿瘤引起的消化道出血或贫血，还可引起腹泻、便秘和肠梗阻症状。

3.消化道造影：

（1）肿瘤向胃腔内生长表现为形态规则、边缘光整的充盈缺损，中心有溃疡时可见"龛影"。

（2）肿瘤向胃腔外生长表现为局部胃腔受压变窄，呈推移改变，病变部位黏膜撑开展平，但无连续性中断，胃壁柔软，蠕动正常。

（3）小肠间质瘤表现为沿小肠长轴发展的偏侧性肠腔狭窄，可伴有多发溃疡。腔外型肿块表现为肠管呈外压性改变，相邻肠管受推移，显示无肠管的空白区。

4.CT 表现：多表现为大小不等、圆形或类圆形软组织肿块，少数呈不规则形；因肿块易发生坏死、囊变或出血而致密度不均，少数病变可见钙化灶；肿块形成溃疡可见"气-液"或"液-液"平面。低度恶性肿瘤直径多<5cm，密度较均匀，边缘锐利；高度恶性者直径多>6cm，可见分叶，边界不清，与周围器官有粘连，密度不均匀。增强扫描肿瘤呈中等度均匀或不均匀强化，门脉期强化比动脉期明显，中心坏死、囊变区域较大时可出现厚壁囊肿样强化。

5.免疫组织化学表现：CD117 阳性、CD34 阳性，Actin 和 S-100 阴性或弱阳性，是诊断胃肠道间质瘤的金标准。

【MRI 表现】

1.分型：依据肿块与胃、肠壁的关系分为腔外型、腔内型及混合型（同时向腔内外生长），以腔外生长为主，MR 多方位成像可清楚显示肿瘤起源部位以及肿瘤向腔内、腔外或跨壁生长的情况（图 6-11-5～图 6-11-9）。

2.肿瘤多表现为大小不等、圆形或类圆形软组织肿块，边界清晰，T_1WI 以低信号为主，T_2WI 以高信号为主，信号不均匀，可伴有出血、钙化、坏死。增强扫描肿块中度至明显不均匀强化，静脉期强化程度高于动脉期，DWI 呈高信号，ADC 值不同程度降低。

3.胃间质瘤：大多位于胃体，呈外生型生长，腔内型少见。典型的胃间质瘤 MR 表现为起源于胃壁的不均匀强化的外生型肿块，黏膜表面可有溃疡，可见气体、液体或口服对比剂进入。

4.小肠间质瘤：以空肠多见，肿瘤通常较大，绝大多数为偏心性，无肠壁向心性环状受累，病变主体位于腔外，肿瘤黏膜面溃疡时，可见气体、液体或口服对比剂进入其内；增强扫描大多数病灶呈周边不均匀性强化。

5.远处转移：具有较高的转移率，肝脏和腹膜是最常见的转移部位，转移灶大小不一，边缘清楚，T_1WI 呈等或低信号，T_2WI 呈高信号，增强有明显强化。

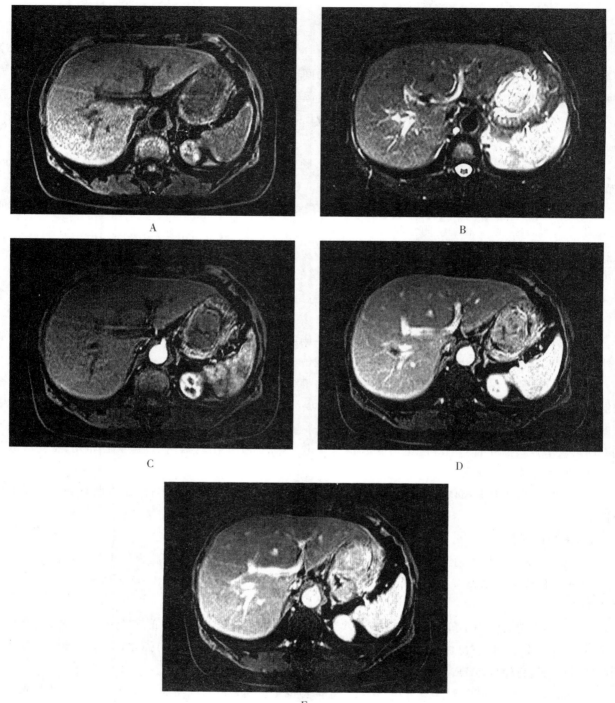

A
B
C
D
E

图 6-11-5 胃间质瘤(腔内型)

A.B.T₁WI 横断面和抑脂 T₂WI 横断面胃腔内见息肉状肿块,T₁WI 以低信号为主,T₂WI 呈混杂信号;
C～E.分别为动态增强扫描的动脉期、门静脉期、延迟期,肿块不均匀中度强化,静脉期强化程度高于动脉期

6.鉴别诊断:

(1)胃淋巴瘤:多表现为胃壁明显增厚,病变范围广泛,常伴有腹腔内和腹膜后淋巴结肿大。

(2)胃癌:黏膜破坏比较明显,胃壁僵硬,蠕动消失,多直接侵犯邻近器官,胃周围可见多发大小不等的淋巴结。

　　（3）胃肠道神经鞘瘤：起源于胃肠道壁内，在壁内生长或向腔外突出，呈圆形或卵圆形，T_1WI 呈低信号，T_2WI 呈高信号，信号均匀，出血、囊变少见，增强扫描动脉期强化不明显或仅轻度强化，延迟期强化；间质瘤信号多不均匀，常伴有坏死、囊变、出血，增强后中度或明显强化。另外，免疫组织化学检查胃肠道神经鞘瘤 S-100 蛋白和 NSE 呈强阳性反应，而 CD117、CD34 呈阴性。

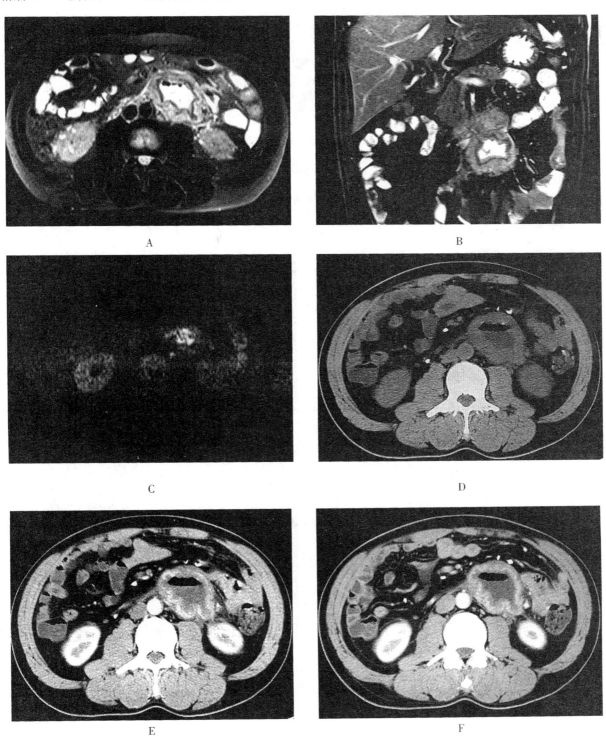

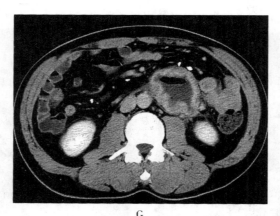

G

图 6-11-6   十二指肠间质瘤

A.B.抑脂 T_2WI 横断面和冠状面见十二指肠水平部局限性肠壁增厚,信号不均匀,T_2WI 呈稍高信号,肠腔呈瘤样扩张;
C.DWI 序列病灶呈稍高信号;

D~G.分别为 CT 平扫、增强扫描动脉期、门静脉期及静脉期,肿瘤呈中等度强化,门脉期强化比动脉期明显

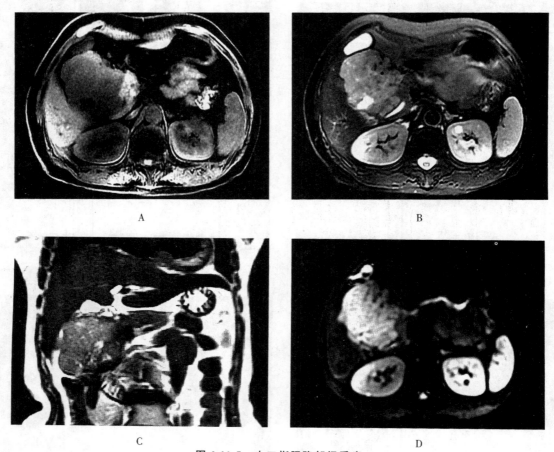

A

B

C

D

图 6-11-7   十二指肠降部间质瘤

A~C.分别为 T_1WI 横断面、抑脂 T_2WI 横断面和冠状面,十二指肠降部见稍长 T_1、长 T_2 为主的混杂信号占位灶,边界欠清;D.为 DWI,病灶呈高信号

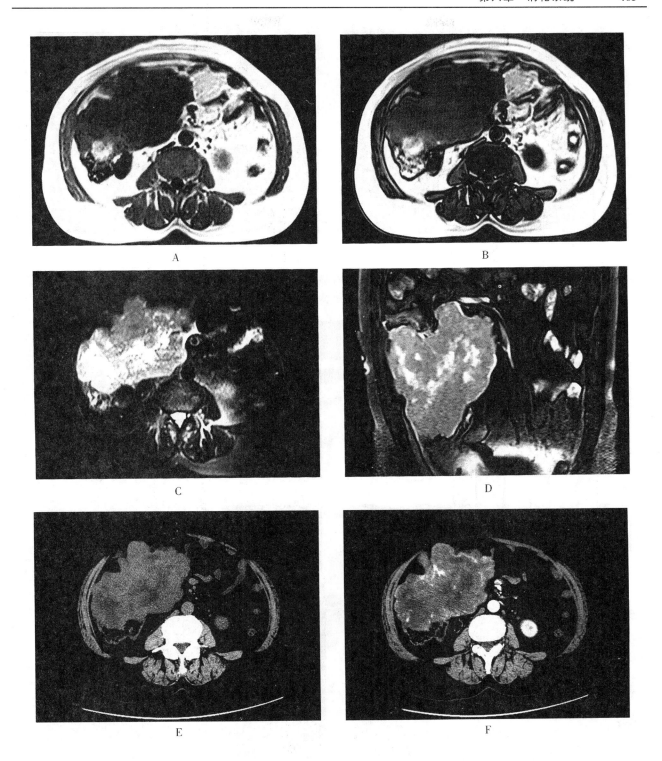

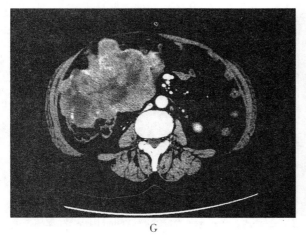
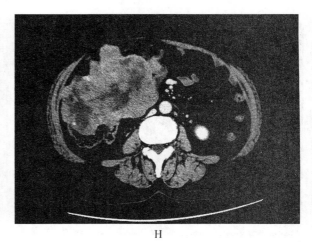

G   H

图 6-11-8　升结肠间质瘤

A～D.A 和 B 分别为同相位 T_1WI 横断面和反相位 T_1WI 横断面,C 和 D 为抑脂 T_2WI 横断面和冠状面,右下腹肿块呈分叶状,与结肠分界不清,T_1WI 以低信号为主,伴局灶出血,T_2WI 呈混杂信号;

E～H.分别为 CT 平扫和增强扫描动脉期、门静脉期及延迟期,右下腹混杂密度肿块,增强扫描动脉期呈中度不均匀强化,门脉期比动脉期强化明显,病灶内囊变、坏死区无强化

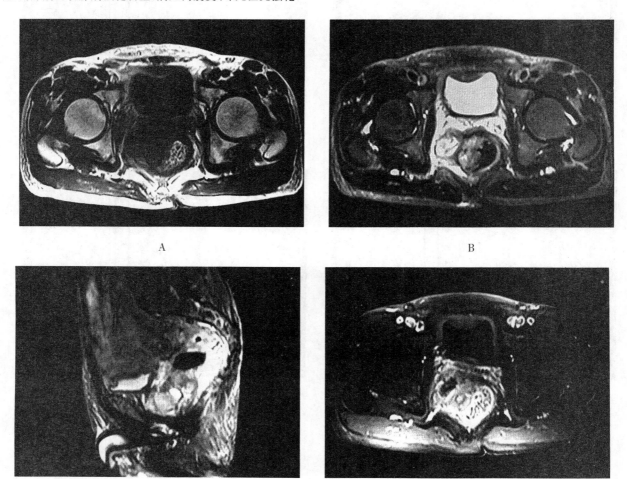

A   B

C   D

图 6-11-9　直肠间质瘤(混合型)

A～C.分别为 T_1WI 横断面、抑脂 T_2WI 横断面和 T_2WI 矢状面,直肠管腔扩张明显,直肠右侧壁见软组织肿块,呈长 T_1、长 T_2 信号,并向直肠内外突出,与前列腺分界不清;

D.增强扫描病灶呈明显不均匀强化

四、胃肠道淋巴瘤

胃肠道淋巴瘤约占全身淋巴瘤的 0.9％,以非霍奇金淋巴瘤(NHL)多见,占 NHL 的 4％～20％,可以是全身淋巴瘤的局部表现,也可以是局部原发的淋巴瘤,以前者多见。原发性胃肠道淋巴瘤起源于胃肠道黏膜固有层和黏膜下层的淋巴组织,多属于 B 细胞起源。淋巴瘤在消化道的好发部位是胃和小肠。

(一)胃淋巴瘤

胃淋巴瘤以非霍奇金淋巴瘤多见,在消化道淋巴瘤中发病率最高,占 50％以上,发病年龄较胃癌为轻,多在 40～50 岁,男女发病率无差异。病变起自胃黏膜下的淋巴组织,常多发,也可单发,与幽门螺旋杆菌慢性感染有关,属于低度恶性黏膜相关淋巴瘤(MAL)。

【诊断要点】

1.早期无任何症状。

2.随着病变进展,可有上腹疼痛、食欲不振、恶心、呕吐、黑便、体重下降、弛张热,很少出现幽门梗阻。

3.80％可触及上腹部肿块,也可有浅表淋巴结肿大,或肝脾肿大。

4.分型:

(1)肿块型:为境界清楚的隆起性块影,基底宽大,表面可见多发小溃疡或有粗大迂曲的黏膜。

(2)溃疡型:呈腔内巨大溃疡,外形多样,深浅不一,边缘不规则,周围呈弥漫隆起,浸润范围广泛,与正常胃壁分界不清楚。

(3)浸润型:病变主要在黏膜下沿胃壁蔓延,以致胃壁增厚、变硬,胃腔狭窄变形,黏膜皱襞粗大、迂曲,表面可有多发小溃疡和小结节,也称为巨大皱襞型。

(4)息肉结节型:多发息肉状小隆起,大小不一,状如鹅卵石。

5.上消化道造影:

(1)胃黏膜粗大,但无明显破坏。

(2)充盈缺损,边缘光整,如有表面溃疡可见龛影,溃疡周围的环境常较光整。

(3)全胃浸润时表现似浸润型胃癌的"皮革胃",但仍有一定的扩张度及柔软度,胃壁伸展性良好,不引起梗阻。

6.CT 表现:胃内可见单发或多发结节、肿块,或广泛的黏膜增厚、增宽,而黏膜表面相对正常。病变范围广泛,可以是胃窦部、胃体和胃底部,也可以是全胃;增强扫描病灶呈轻到中度均匀强化,或呈黏膜线完整的分层强化。

7.胃镜活检正确诊断率只有 50％～60％。

【MRI 表现】

1.胃腔或胃壁黏膜下层结节或肿块,胃壁增厚,黏膜肥大;受累范围相对较大,但无明显胃、肠梗阻表现。

2.病灶累及范围广,边界清楚,边缘光整。T_1WI 呈等、低信号,T_2WI 呈等、稍高信号,T_2WI 病灶信号比大多数原发恶性肿瘤信号要低(图 6-11-10A、B),DWI 均呈高信号,注射对比剂后呈轻至中度强化(图 6-11-11C)。

3.胃外壁较光整,周围脂肪间隙清晰,可见脾脏增大及弥漫性腹膜后或肠系膜淋巴结肿大(图6-11-12;图6-11-13)。

4.鉴别诊断:

(1)胃癌:黏膜破坏比较明显,胃壁僵硬,蠕动消失,多直接侵犯邻近器官,但腹腔内巨块转移的淋巴结罕见,极少有肾门以下淋巴结肿大。淋巴瘤多呈全周性胃壁增厚,厚度为1.2～7.7cm,平均为4cm,胃壁光整,胃周脂肪线清晰。

(2)息肉结节型胃淋巴瘤需与多发息肉、胃内转移瘤(如黑色素瘤转移)鉴别。

(3)浸润型胃淋巴瘤需与胃黏膜巨肥厚症鉴别。

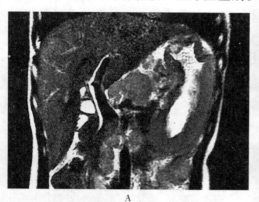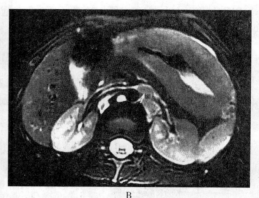

图 6-11-10　胃非霍奇金淋巴瘤

A、B.T₂WI冠状面和抑脂 T_2WI 横断面图像,胃壁弥漫性增厚,主要累及胃体和胃窦,胃外壁光整,胃周脂肪线清晰,肝胃韧带处巨块状肿大淋巴结,腹膜后可见多个肿大淋巴结(↑)

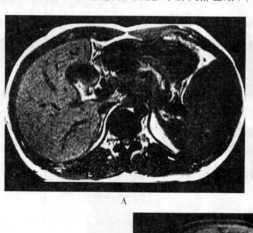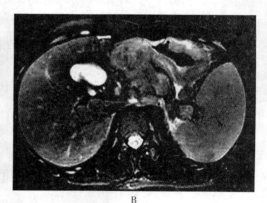

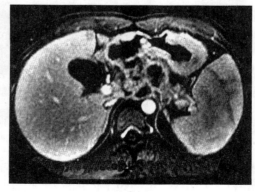

图 6-11-11　胃淋巴瘤

A、B.T$_1$WI和抑脂 T$_2$WI 横断面见胃壁弥漫性增厚,胃外壁较光整,周围脂肪间隙清晰,T$_1$WI 为等、低信号,T$_2$WI 为等、高信号;

C.为增强扫描增厚胃壁,呈中等度均匀强化

(二)小肠淋巴瘤

小肠淋巴瘤是常见的小肠肿瘤,以继发性非霍奇金淋巴瘤多见。好发于青壮年,男性多于女性。可发生于小肠的任何部位,以淋巴组织丰富的回肠远端多见,起源于小肠黏膜下淋巴组织,病变局限于一段肠管或散在分布于多段肠管。

【诊断要点】

1.早期:局限于肠壁黏膜下淋巴瘤可无症状。

2.晚期:可出现持续性脐周疼痛、不规则发热、腹泻或腹泻与便秘交替、肠道出血、贫血、消瘦乏力或肠梗阻等表现。

3.体检:可触及腹部包块,继发性淋巴瘤常有浅表淋巴结肿大。

4.肿瘤浸润肠壁造成肠蠕动失常,可引起肠套叠。

5.消化道造影:

(1)早期局限于黏膜下层,消化道造影常无异常表现,局部也可能有黏膜增粗、变平表现。

(2)进展期病变表现为多发性腔内充盈缺损,肠管边缘可呈不规则改变,但肠蠕动仍存在,无僵硬现象。

(3)病变发展到后期可显示局部肠管变形、僵硬,肠腔节段性狭窄或增宽,黏膜增粗呈雪花片状或消失,肿块较大者相邻肠管间距离增宽。

6.CT 表现:多为小肠壁增厚(>1cm)、僵硬,受累的肠管较长,形成多个圆形或卵圆形的厚环,伴节段性肠腔狭窄或"动脉瘤样"扩张。也可表现为单发或多发软组织肿块,突向肠腔内或突出于肠壁外和浆膜面,肿块密度多较均匀。增强扫描增厚的肠壁、肿块或淋巴结呈轻到中度均匀强化。

7.分型与胃淋巴瘤相同。

【MRI 表现】

1.肿瘤浸润小肠壁可造成肠壁增厚(>1cm)、僵硬,受累肠管范围较大,形成多个圆形或卵圆形的厚环,伴节段性肠腔狭窄或"动脉瘤样"扩张。也可表现为单发或多发软组织肿块,突向肠腔内或突出于浆膜面和肠壁外,少数肿块表面可发生溃疡或瘘管。

2.病灶 T$_1$WI 呈等、低信号,T$_2$WI 呈等、稍高信号,DWI 序列呈高信号;增强扫描增厚的肠壁、肿块或淋巴结呈轻到中度均匀强化(图 6-11-12);肠腔内的液体 T$_1$WI 呈低信号,T$_2$WI 呈高信号,形成较好的影像对比。

3.晚期病变肠腔的肿块和肠系膜、腹膜后淋巴结融合并包绕肠系膜血管形成"夹心面包征"。

4.鉴别诊断:

(1)小肠间质瘤:肿瘤多较大,呈圆形或椭圆形,境界清楚,多向腔外生长,瘤体信号不均匀,可发生坏死、液化,因此鉴别不难。

(2)局限性肠炎(Crohn 病):病变呈跳跃性改变,与正常肠管境界清楚,管腔狭窄呈偏心性,黏膜溃疡,肠腔轮廓常呈锯齿状,肠管外形固定,蠕动消失。晚期由于大量纤维组织增生,肠腔呈不规则线状狭窄,有假息肉形成,出现典型的"卵石征"。

(3)肠结核:好发于回盲部,受侵肠管很少见巨大软组织肿块。由于结核性干酪样坏死,受累肠管以痉挛收缩为主,可出现激惹征象,肠管外形常不固定。

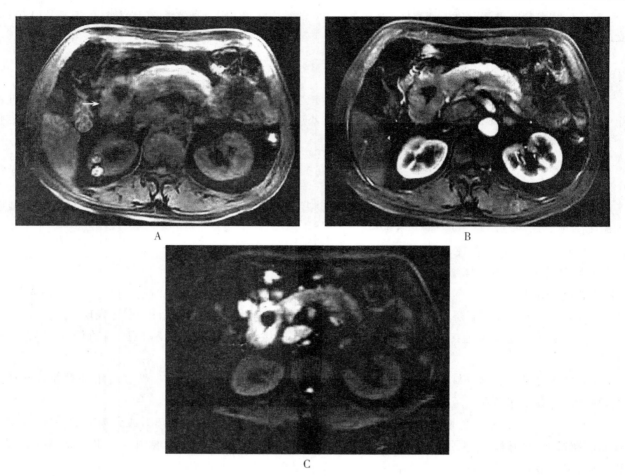

图 6-11-12   小肠淋巴瘤

A.脂肪抑制 T_1WI 小肠肠壁明显增厚,形成肿块(↑),呈较均匀低信号;

B.增强扫描病灶呈轻度到中度强化;

C.DWI 病灶呈高信号

五、腹膜假性黏液瘤

腹膜假性黏液瘤(PMP)是一种少见的腹膜肿瘤,发病年龄为 17～79 岁,平均为 53 岁。本病多由具有分泌黏液功能的黏液腺瘤或黏液腺癌破裂,种植转移到腹膜、网膜所致,其原发病常见于卵巢或阑尾,病理特点为腹腔内充满大量黏液样液体以及腹膜和网膜等处多发胶冻样肿物,被形象地称为"果冻腹"。

【诊断要点】

1.多数患者起病隐匿,进展缓慢,症状缺乏特异性,因此经常是在拟诊为卵巢肿瘤或阑尾炎进行剖腹探查时才意外发现。

2.主要表现为腹痛、腹胀、恶心、呕吐、乏力、食欲不振、腹部肿块、腹围进行性增大及体重下降等。

3.常为大量黏液样腹腔积液,流动性较差,腹腔穿刺常不易抽出,部分患者亦可以表现为无明显黏液的渗出液,甚至是血性液体。

4.实验室检查:CEA、CA19-9、CA125 等可有升高,尤其是 CEA 具有重要的诊断意义,明显升高往往提示病变趋于晚期、恶性程度较高及预后不良等。治疗后复查肿瘤标志物,有预测肿瘤复发的意义。

5.超声检查:腹腔内可见无数大小不等液性暗区,呈蜂窝状,边界欠清晰,肝脏、脾脏边缘可见"扇贝样"压迹,改变体位无腹腔积液流动征象。

6.CT 表现:腹腔、盆腔内有大量液性低密度区,呈多囊状改变,其内伴有絮状、结节状或线样高密度分隔;网膜增厚,密度增高,伴有网膜饼样肿块或结节,有时可见弧形钙化更具有意义。

【MRI 表现】

1.腹腔、盆腔内有大量多囊状液性区,其内伴有絮状、结节状或线样分隔。肝脾等实质脏器边缘见"扇贝样"或"结节状"压迹(图 6-11-13)。

2.腹膜、大小网膜弥漫性不规则增厚呈"饼状",肠管受压移位,走行僵硬,厚度为 1.0~2.0cm。

3.病灶信号在 T_1WI 呈略低于肌肉信号,T_2WI 呈高信号,但低于水的信号(图 6-11-13A,B;图 6-11-14A~C)。小肠集中于腹部中央,但无明显压迫改变,肠管内径多正常(图 6-11-14A)。

4.增强扫描显示囊实性病变的囊壁、网膜、腹膜轻度强化,而囊内容物无明显强化(图 6-11-13C~E;图 6-11-14E)。

5.根据病变分布的范围可分为弥漫性和局限性,局限性腹膜假性黏液瘤边缘界限清楚,或无明显的壁结构。

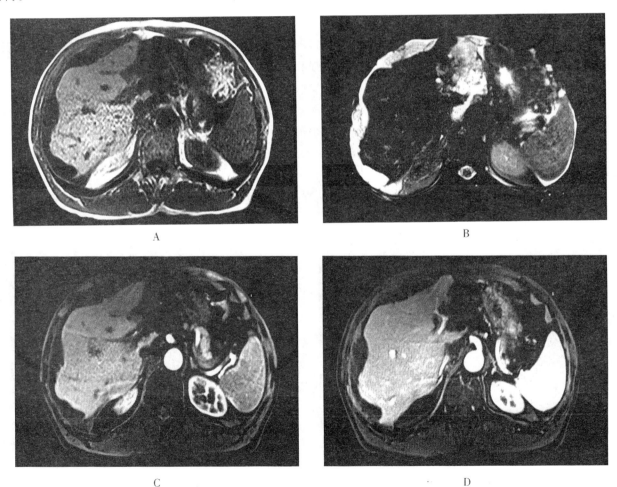

A

B

C

D

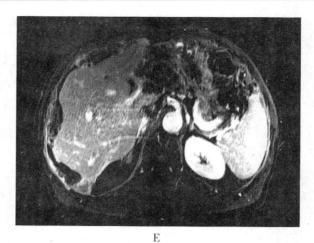

E

图 6-11-13　腹膜假性黏液瘤

A、B.T₁WI 横断面和抑脂 T₂WI 横断面,病灶在 T₁WI 略低于肌肉信号,T₂WI 呈高信号,肝脏边缘见"扇贝样"压迹;

C~E.分别为动态增强扫描动脉期、门静脉期及延迟期,囊实性病变的囊壁、网膜、腹膜渐进性轻度强化,囊内容物无明显强化

6.鉴别诊断:

(1)结核性腹膜炎:临床常有午后低热、消瘦、盗汗等结核中毒症状,体检腹部柔软,有揉面感,MR 表现为肠系膜增厚合并大结节,结节中央可见坏死,增强扫描为边缘环状强化,多伴有淋巴结肿大或钙化,肝脏、脾脏表面一般不受侵犯。

(2)腹膜间皮瘤:表现腹膜结节性病灶合并大量腹腔积液,肝脏、脾脏表面可形成梭形压迹或凹陷,与腹膜假性黏液瘤表现相似,但腹膜间皮瘤增强扫描结节呈均匀强化,且极少伴有肠系膜或网膜异常。

(3)非黏液性腺癌的腹膜癌性转移:临床多表现为血性腹腔积液,MR 见散在腹膜实质结节伴局限性腹膜增厚,且常合并腹腔脏器和淋巴结转移。

(4)胰腺假性囊肿:局限性腹膜假性黏液瘤与胰腺假性囊肿相似,但后者临床常有胰腺炎病史,囊肿壁薄,信号不均匀。

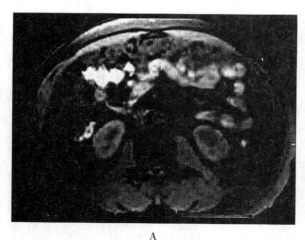

A

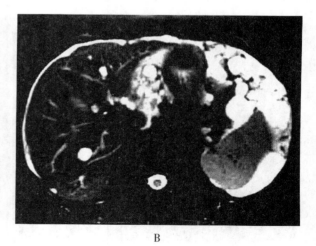

B

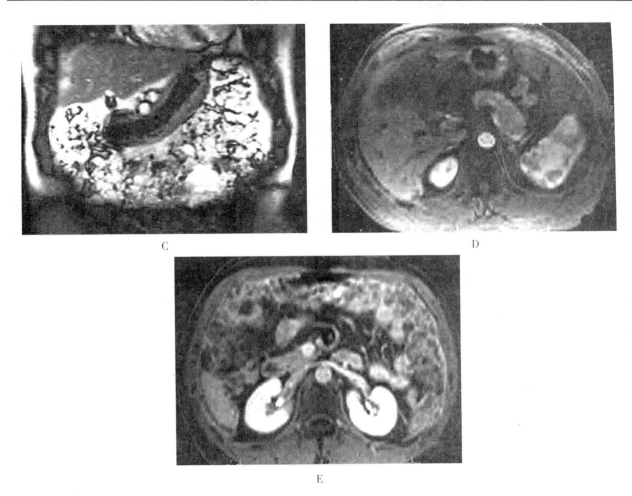

图 6-11-14 腹膜假性黏液瘤

A.抑脂 T_1WI,大网膜处多发分房样黏液团块,呈稍低信号,肠管向中间聚拢;

B、C.抑脂 T_2WI 横断面和 T_2WI 冠状面,肝脾周围及系膜处多发黏液团块,呈高信号;

D、E.动态增强扫描动脉期及延迟期,病灶早期无明显强化,延迟扫描呈蜂窝状强化

（索　峰）

第十二节　腹膜后病变

一、腹膜后肿瘤

腹膜后肿瘤是指原发于腹膜后间隙中各种组织的肿瘤,其主要来自腹膜后间隙的脂肪组织、纤维结缔组织、筋膜、肌肉、血管、神经、淋巴以及胚胎残余组织或组织来源不明,但不包括腹膜后间隙内各器官的肿瘤,占全身软组织肿瘤的 10%~20%,以恶性多见,约占 80%。本病可发生于任何年龄,多见于 50~60 岁,10 岁以下约占 15%。

【诊断要点】

1.症状与体征

(1)腹部肿块:80％的患者有腹部肿块,肿块多较大、深而固定,畸胎瘤、纤维瘤或纤维肉瘤质地较硬,脂肪瘤或脂肪肉瘤质地较软。

(2)腹痛与腹胀:腹痛多为肿块压迫邻近神经丛或神经干所致。腹胀多因肿块巨大,或压迫消化道引起部分梗阻所致。腰背痛与腿痛多因压迫腹膜或腰骶部神经所致。

(3)其他:发热、体重减轻以及较大肿块压迫邻近器官的症状,如压迫膀胱可有尿频、尿急,压迫直肠可有便秘,压迫门静脉或下腔静脉可出现腹腔积液、腹壁静脉曲张。

2.消化道造影　钡餐或钡灌肠可见胃肠被肿块推压的征象,并能排除消化道本身病变。

3.静脉尿路造影　观察肾及输尿管被推压移位情况、肾轴的改变、肾和输尿管造影的形态改变等,以明确肿块与肾和输尿管的关系。

4.超声检查　对肿块定位有一定帮助,能明确肿块的大小、数目、囊性或实性以及与毗邻器官的关系。

5.CT表现　CT可清楚地显示腹膜后肿瘤及其与邻近结构的关系,尤其是能早期发现病变;根据某些特殊征象可以对部分肿瘤进行定性诊断。

【MRI表现】

1.腹膜后肿瘤共同的特点

(1)腹膜后肿瘤一般都较大。

(2)较大的肿瘤信号不均,常出现坏死、囊变。

(3)推压邻近结构,这一征象有助于腹膜后肿瘤定位。

2.解剖定位

(1)肾旁前间隙肿瘤:肿瘤起自左肾旁前间隙可将胰体、尾部向前推移,甚至可使胰腺的长轴呈前后走行,同时也可将降结肠向前推移。起自右肾旁前间隙的肿瘤可将十二指肠降部和升结肠向前推压。有时可致不同程度的肾前筋膜增厚。

(2)肾周间隙肿瘤:常可使肾脏移位,肾轴旋转,肾周脂肪囊受压、变形、缩小。

(3)肾旁后间隙肿瘤:可将肾旁后间隙撑大,腰大肌受压变形。

3.定性诊断

(1)脂肪肉瘤:为腹膜后最常见和最大的肿瘤。

1)实质型:以纤维组织为主,脂肪含量少,MR信号缺乏特异性,与纤维肉瘤不易区分(图6-12-1)。

2)假囊肿型:此型最常见,SE序列上表现为与脂肪相似的信号特征,即 T_1WI 为高信号,T_2WI 为高或等信号,在脂肪抑制图像上病灶内脂肪信号被抑制。

3)混合型:以纤维组织为主的实体成分与散在的脂肪组织成分混合存在,纤维部分于 T_1WI、T_2WI 呈低或等信号,脂肪成分在 T_1WI 为高信号,T_2WI 为高或等信号,脂肪抑制像上脂肪信号被抑制。

4)脂肪肉瘤具有侵袭性生长方式,它可侵入各种间隙内,此为脂肪肉瘤的特点。

5)MR对肿瘤内钙化的显示不如CT敏感。

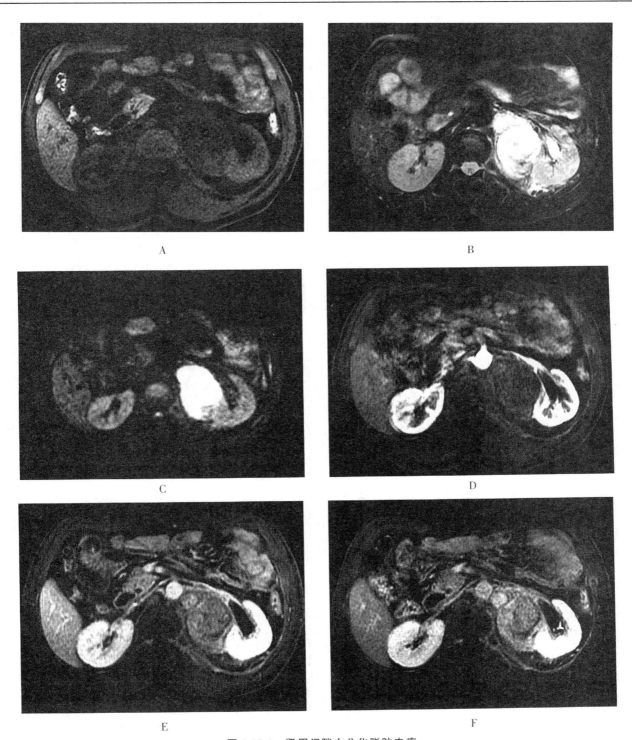

图 6-12-1 肾周间隙去分化脂肪肉瘤

A、B.T₁WI 横断面和抑脂 T₂WI 横断面见病灶位于左肾内侧间隙,T₁WI 呈低信号,T₂WI 呈不均匀高信号;C.DWI 病灶呈显著高信号;D～F.分别为动态增强扫描皮髓期、实质期及排泄期,病灶呈延迟强化,病灶内含有少量无强化的脂肪成分

（2）平滑肌肉瘤:

1）平扫为软组织信号肿块,中心多有不规则坏死或囊变。当坏死区较大时,肿块表现为内缘不规则的厚壁囊肿。

2）多表现为 T_1WI 等、低混杂信号，T_2WI 呈高、等混杂信号。

3）有出血时，可见 T_1WI 呈高信号，T_2WI 呈低或高信号。

4）增强后肿块强化明显，强化常不均匀，坏死区无强化（图 6-12-2）。

5）平滑肌肉瘤常见的转移部位为肝脏，肝内转移灶为典型的"牛眼征"，有助于本病的诊断。

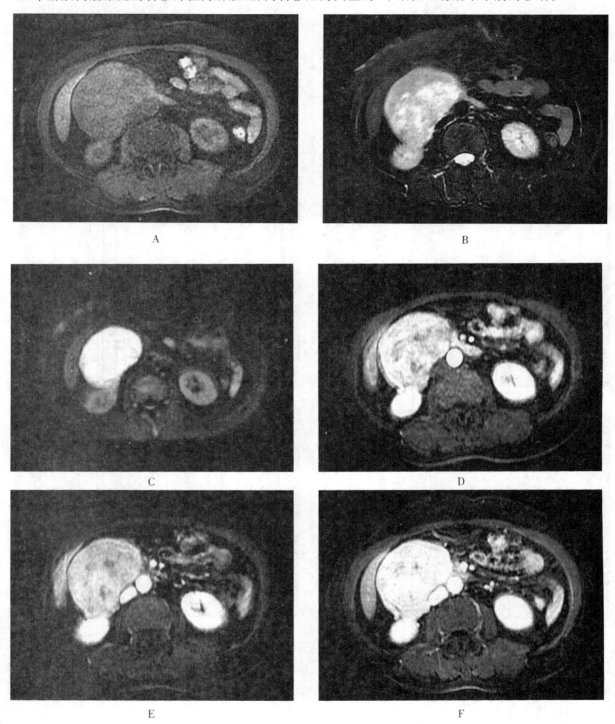

图 6-12-2　腹膜后平滑肌肉瘤

A.B.T_1WI 和 T_2WI 见右侧腹膜后软组织肿块，T_1WI 上呈等、低信号，T_2WI 上呈不均匀高信号；病灶内液化坏死在

T_1WI 上呈低信号，T_2WI 上呈高信号；

C.DWI 病灶以高信号为主；

D～F.增强扫描肿块不均匀明显强化，延迟扫描强化范围逐渐扩大，向中心填充，坏死区无强化

（3）纤维组织细胞肉瘤：

1）MR 表现为 T_1WI 略低信号，T_2WI 高信号，T_1WI 和 T_2WI 信号多不均匀（图 6-12-3）。

2）增强扫描肿瘤明显强化。

3）约 25% 的病例可见瘤内不规则钙化，但 MR 不敏感。

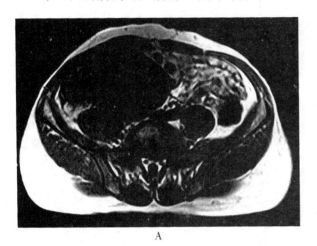
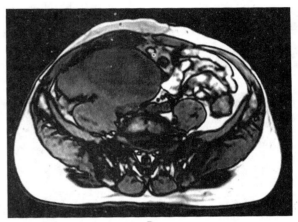

图 6-12-3　纤维组织细胞肉瘤

A、B.T_1WI 同相位和 T_1WI 反相位见右侧腹膜后肿块，T_1WI 同反相位均为不均匀低信号；C.T_2WI 病灶呈混杂高信号

（4）神经母细胞瘤：

1）恶性度高，转移快，见于婴幼儿和儿童，3 岁以下占 80%。

2）呈不规则形、有分叶无包膜的软组织肿块，瘤内可有不同程度的坏死、囊变导致病灶在 T_1WI、T_2WI 均为混杂信号，增强扫描为不均匀强化（图 6-12-4B～D）。

3）75% 以上病灶有斑点状及斑片状钙化灶（图 6-12-4A），但 MR 对显示钙化不敏感。

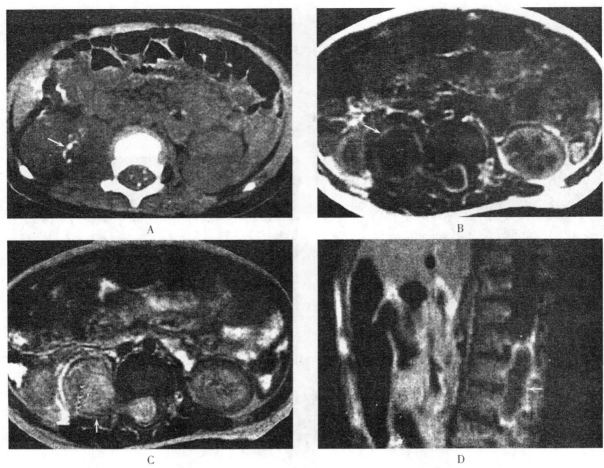

图 6-12-4　硬膜外腹膜后神经母细胞瘤

A.CT 平扫见肿块位于右侧腰大肌,沿椎间孔向椎管内延伸至硬膜外间隙,肿块边缘可见沙砾样钙化(↑);

B.T₁WI 横断面肿块边缘呈环形高信号(↑);

C.T₂WI 横断面肿块呈混杂高信号(↑);

D.抑脂 T₁WI 矢状面增强扫描肿块边缘环形强化(↑)

（5）畸胎瘤:

1）绝大多数为良性,病理包括内、中、外三个胚层成分。囊性多见,少数为实性。

2）MR 对钙化不敏感,较大的骨性或钙化成分在 T₁WI 及 T₂WI 上均为低信号。

3）脂类成分与囊性区域 MR 信号均有典型表现,并可见"液体-脂肪"交界形成的不同信号平面(图6-12-5)。

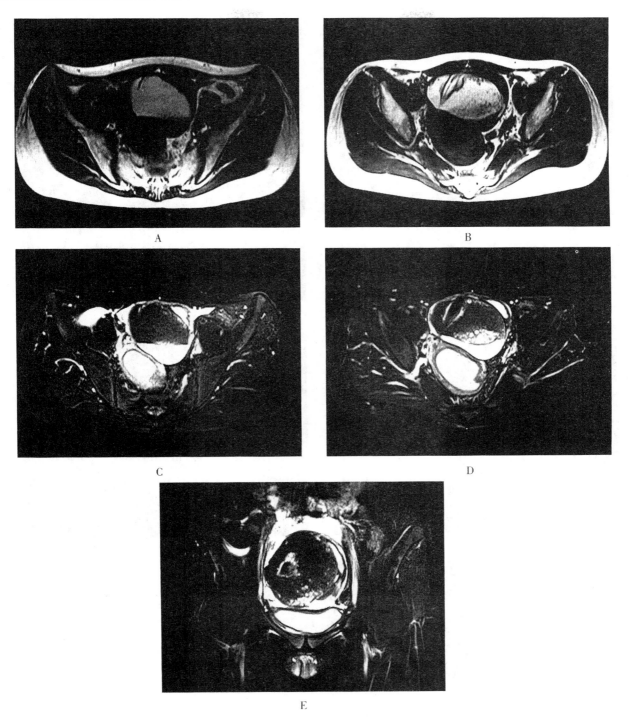

图 6-12-5 腹膜后畸胎瘤

A~E.A 和 B 为 T₁WI,C~E 为抑脂 T₂WI。肿块内脂类成分在 T₁WI 上为高信号,在 T₂WI 脂肪抑制像上为低信号,囊性区则为长 T₁、长 T₂ 液体信号,并可见"液体-脂肪"平面

(6)异位嗜铬细胞瘤:肾上腺以外的嗜铬细胞瘤,是起源于交感性副神经节细胞的肿瘤,故又称副神经节瘤。

1)主要沿腹主动脉旁交感神经链分布,占所有嗜铬细胞瘤的 10%,分为功能性和无功能性两种。

2)肿瘤为圆形或卵圆形,血供丰富,增强扫描一般强化明显,瘤内常有坏死、囊变(图 6-12-6;图 6-12-7)。

3)绝大多数异位嗜铬细胞瘤表现与肾上腺内者相仿,但有少数病例强化不明显,与病理上脂肪含量较高有关。

4)无功能性和恶性嗜铬细胞瘤瘤体均较大。

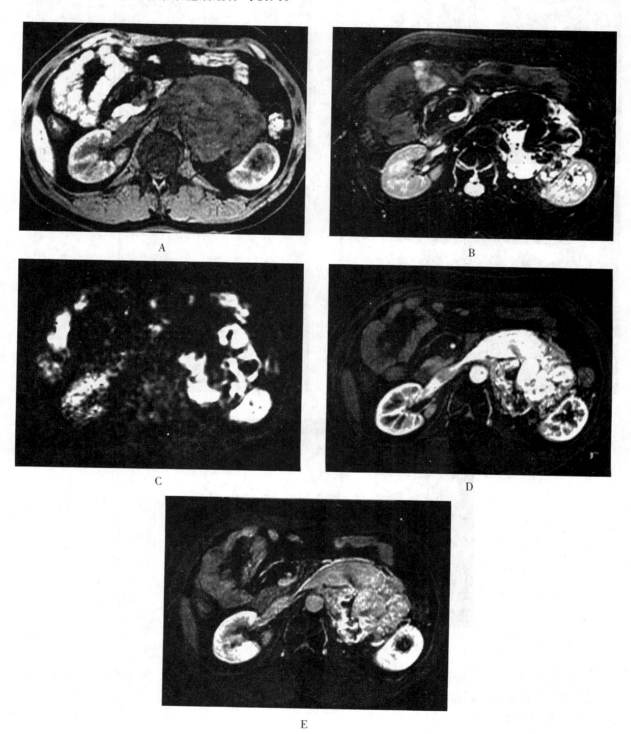

图 6-12-6　左侧肾门旁异位嗜铬细胞瘤

A、B.T_1WI 横断面和抑脂 T_2WI 横断面见左侧肾门旁肿块累及左肾静脉,T_1WI 呈低信号;T_2WI 呈显著不均匀高信号,其内可见大量流空血管影;

C.DWI 病变实性部分呈显著高信号；

D、E.增强扫描动脉期及延迟期见病变实性部分逐渐强化

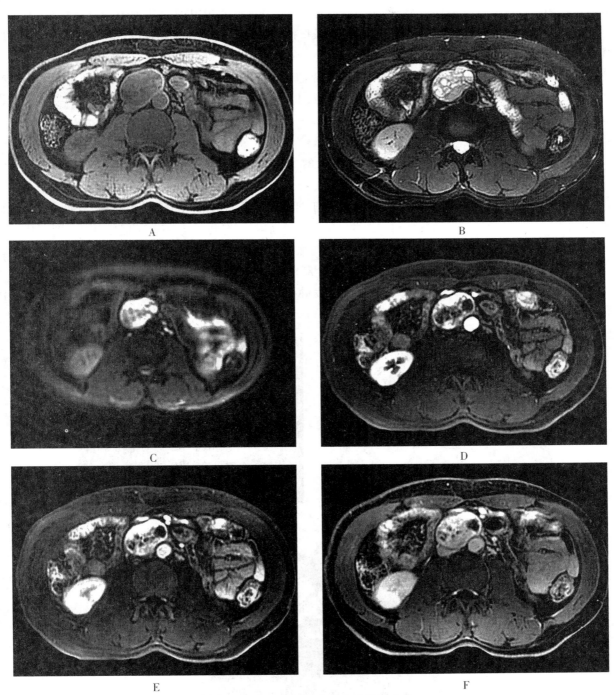

图 6-12-7　腹主动脉旁异位嗜铬细胞瘤

A、B.T₁WI 横断面和抑脂 T₂WI 横断面见腹主动脉旁肿块，T₁WI 呈低信号，T₂WI 呈显著不均匀稍高信号，并可见多发囊变、坏死区；

C.DWI 肿块实性部分呈显著高信号；

D～F.分别为增强扫描动脉期、静脉期、延迟期。肿块实质部分明显强化，门静脉期及延迟期强化范围更大

(7)神经源性肿瘤:包括神经纤维瘤、神经鞘瘤和神经节细胞瘤。

1)均为良性肿瘤,沿脊柱两侧分布。

2)神经鞘瘤 T_1WI 信号高低不定,多为稍低或等信号,信号较为均匀;T_2WI 为不均匀高信号,有时中心可见更高信号,与神经鞘瘤的囊变、坏死有关;增强扫描实性部分明显强化。神经纤维瘤通常为双侧性,T_1WI 较肌肉组织信号略高,T_2WI 为高信号。

3)神经节细胞瘤呈卵圆形或不规则形,境界清楚,T_1WI 示肿瘤信号等或稍低于腹壁肌肉信号,T_2WI 呈高信号,一般不发生坏死、囊变;增强扫描病灶呈轻、中度强化,多强化不均匀,肿瘤可向周围器官间隙嵌入式生长,当其包绕血管时,血管并无明显受压变窄。

(8)淋巴瘤:

1)MR 平扫表现为腹膜后多个淋巴结肿大,肿大的淋巴结直径在 1.5cm 以上,后期淋巴结肿大融合成团块状。

2)病变信号强度在 T_1WI 为等或稍低信号,略高于肌肉而低于脂肪;T_2WI 上呈稍高信号,明显高于肌肉信号,并与周围脂肪信号类似。脂肪抑制序列淋巴结仍呈较高信号,有助于小的病变淋巴结检出(图 6-12-8)。

3)MR 检查不用对比剂即能区别增大的淋巴结与血管,并显示血管被包绕、移位等情况。另外,可以鉴别淋巴瘤治疗后的肿瘤残余、复发与纤维化。若发生纤维化,则 T_1WI、T_2WI 均表现为低信号。

4)应与转移性淋巴结肿大鉴别:①后者多有原发肿瘤病史;②淋巴瘤患者常有发热、贫血以及全身浅表淋巴结肿大,并可有骨髓象异常。

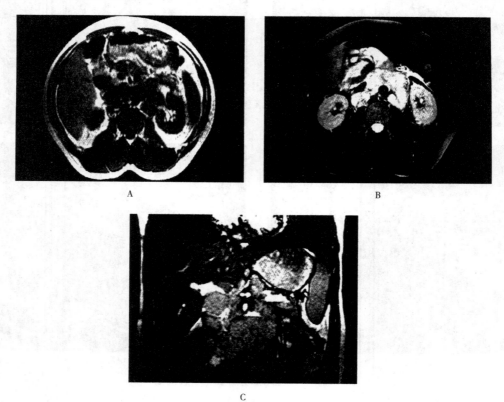

图 6-12-8　腹膜后淋巴瘤

A～C.A 为 T_1WI 横断面,B 和 C 分别为 T_2WI 横断面和冠状面,腹膜后多发肿大淋巴结互相融合,呈均质肿块,肿块包绕下腔静脉、门静脉及腹主动脉;其信号强度在 T_1WI 呈稍低信号,略高于肌肉而低于脂肪,T_2WI 呈高信号,明显高于肌肉

二、腹膜后纤维化

腹膜后纤维化少见,发病率约为 1/20 万,发病年龄为 8～75 岁,平均约 50 岁,男女发病之比为 3∶1～2∶1。按病因可分为原发性和继发性:原发性占 2/3,目前倾向认为与血管炎、免疫性疾病、从事石棉职业有关;继发性占 1/3,考虑与下列因素有关,可继发于麦角胺、β 受体阻滞剂、甲基多巴或盐酸肼苯哒嗪等药物的使用,有结核、梅毒、放线菌病和各种真菌感染等特异性感染病史,或患有 Crohn 病、憩室炎、阑尾炎等非特异性感染,有乳腺癌、肺癌、甲状腺癌、胃肠道癌、泌尿生殖器癌以及淋巴瘤和肉瘤等,或曾有腹膜后出血、尿外渗、辐射、手术等病史。

【诊断要点】

1.症状和体征

(1)腰背酸痛、疲乏、体重减轻、发热等。

(2)压迫症状:75%～80%的患者出现输尿管部分或完全梗阻的表现,如肾盂积水、尿路刺激征、少尿或无尿、慢性肾衰竭和氮质血症等,淋巴管和下腔静脉压迫可引起下肢水肿。

(3)腹部肿块:大约 1/3 的患者可在下腹部或盆腔触及肿块。

2.实验室检查 贫血,血沉加快,碱性磷酸酶升高等。

3.超声检查 肾盂及输尿管积水,肾门水平以下的腹膜后发现边界清晰的无回声肿块,腹主动脉前方及双侧被片状低回声包绕,腹主动脉及髂血管显示不同程度的狭窄。

4.静脉尿路造影 一侧或双侧输尿管受压变窄、僵直、扭曲且向中线移位但不超过中线,有不同程度的肾盂、输尿管扩张积水。

5.CT 表现 病变沿着血管走行分布并包绕腹主动脉、下腔静脉的片状、板状或边界清晰的软组织密度肿块,增强扫描呈不同程度强化。

【MRI 表现】

1.病变部位:多发生在腰 4、5 水平腹主动脉、下腔静脉周围,上缘很少超过肾动脉水平。

2.急性期肉芽肿组织内含毛细血管、细胞成分较多,在 T_2WI 上信号较高,增强扫描强化较明显。

3.慢性期由于成熟纤维组织含有较多胶原纤维多在 T_1WI、T_2WI 上呈低信号,早期增强不明显,延迟期可有轻度强化(图 6-12-9)。

4.MR 评价肿块与血管的关系较 CT 更为清晰(图 6-12-9B)。

5.鉴别诊断:本病需要与腹膜后的原发性恶性肿瘤(包括脂肪肉瘤、纤维肉瘤、淋巴瘤等)、转移瘤和某些良性病变(如腹膜后黄色肉芽肿、腹膜后血肿和腹膜后淀粉样变性等)鉴别。

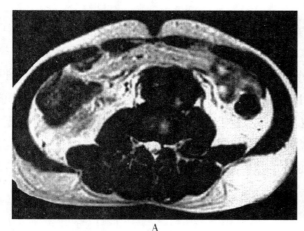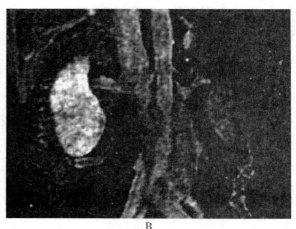

图 6-12-9　腹膜后纤维化

A.T₂WI 横断面见腹主动脉周围团块状混杂信号,和腰大肌信号相似;

B.增强扫描冠状面纤维性肿块轻度强化,腹主动脉及下腔静脉被包绕呈显著受压改变

（王冬梅）

第十三节　结肠的 CT 诊断

CT 扫描对于结肠肿瘤的浆膜浸润,腹膜播散性转移,淋巴结转移以及肝转移等是一种有效的检查方法,特别对于直肠与乙状结肠癌的病人,CT 能精确地显示肿瘤与盆腔内脏器的关系,以及对这些脏器的侵犯范围和程度,从而在手术前可做出准确分期,制定恰当的治疗方案,可提高五年生存率。

一、检查方法

检查前 30～40min 口服 1.5～3％泛影葡胺 400～600ml,临检查前 1％泛影葡胺 200～400ml 灌肠,偶尔需注入空气使直肠扩张,检查前 1h 饮水 400～600ml 使膀胱膨胀,为了观察回盲部,于前一日夜晚口服 1％造影剂,部分病人需静脉注射造影剂。结肠癌病人,扫描范围应包括肝和盆腔,因就诊时已有 25％转移。炎症只需扫描局部。扫描范围自肝至肛门缘,在腹部层厚 10mm,间隔 20mm,盆脏层厚 10mm,间隔 10mm,必要时间隔 5mm。

二、结肠 CT 正常解剖

结肠腔内充盈气体或造影剂,因结肠外脂肪层较厚,所以结肠壁显示清晰,正常结肠在膨胀情况下壁厚不超过 3mm(图 6-13-1),当空虚时不超过 5mm,其密度均匀,轮廓对称,内外缘清晰、锐利、光整;当肠壁厚度超过 5mm 为可疑增厚,超过 10mm 肯定为异常。

升结肠和降结肠位于腹膜后,肾前筋膜前方,位置较固定,肠腔内常有气泡,容易辨认,因其走行方向与切面垂直,故呈环形,升结肠上升至肝前方为肝曲,降结肠在脾前方部分为脾曲(图 6-13-1),这两部分肠曲的位置也较固定。

横结肠与乙状结肠为腹腔内器官,因有系膜,在腹腔内活动度较大,同时,肠弯曲度的变化较大,故在腹腔内位置移动度大。横结肠多数横在上腹,贴近前腹壁,但也可以下垂至盆腔;乙状结肠弯曲多少不一,长度变化大,在盆腔内形态各异。横结肠与乙状结肠呈横行或前后走行的管状结构,结肠内经常有小气泡,外形特点是有结肠袋。盲肠位置较靠前,因其活动度较大,可以位于右下腹,也可以位于更加内侧,其辨别可借助于充有对比剂的回肠或回盲瓣的显示。

　　直肠长约 12～15cm,上部直径与乙状结肠直径相同,在腹膜反折线以下部分变宽,形成直肠壶腹,然后突然变窄,终止在肛管;腹膜覆盖在上部直肠前表面并向前反折到膀胱后壁(男性)或阴道(女性)的后壁形成 Douglas 腔(直肠子宫陷凹),其底通常位于前列腺上方 2.5cm 或肛门上方 7.5cm,腹膜与盆底肌肉将下盆腔分为三个部分:①腹膜上方的腹腔;②腹膜下间隙,位于腹膜下方与提肛肌之间的间隙;③提肛肌下方的坐骨直肠窝。直肠下 2/3 由腹膜外结缔组织与脂肪组织包围,在腹膜下间隙,直肠周围筋膜包围直肠周围脂肪并将它与更外周的直肠旁结缔组织分隔(图 6-13-2)。直肠周围筋膜的发育程度在不同的个体不同,正常人在 CT 上只是偶尔才能见到(图 6-13-3),直肠周围间隙(直肠脂肪囊)因有丰富的脂肪组织呈均匀一致的低密度,其内包含上痔血管;直肠旁间隙内包含中痔血管和大量成纤维细胞和胶原纤维,这些正常解剖关系的改变有助于炎症性或肿瘤性病变的早期 CT 诊断。

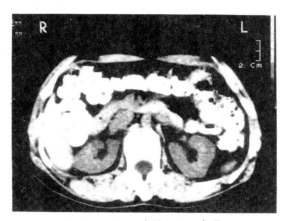

图 6-13-1　正常结肠 CT 表现

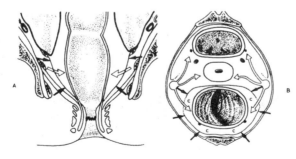

图 6-13-2　直肠与周围结构线条图

　　A.冠状面;B.横断面示直肠脂肪囊;C.由直肠周围筋膜(↑)所包绕,并显示腹膜反折与提肛肌将下部盆腔分为三个部分。

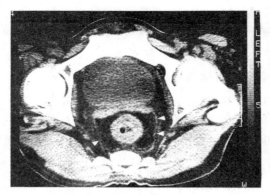

图 6-13-3　正常直肠周围筋膜 CT 表现

△示直肠周围筋膜,此筋膜与直肠间脂肪密度影为直肠脂肪囊。

三、结肠癌与直肠癌

CT 检查的目的在于明确病变侵犯肠壁的深度,向壁外蔓延的范围和远处转移,从而进行肿瘤分期并为治疗方案提供依据,对于无特殊主诉而做常规腹部 CT 扫描的病人,CT 能检出临床上未怀疑的肿瘤。

【CT 表现】

CT 上结肠癌与直肠癌显示为局限性软组织密度肿块,境界清楚,或者显示为环形、半环形结肠壁增厚(图 6-14-4);肿瘤通常密度均匀,但当体积较大时,可发现低密度的缺血坏死区。原发性粘液腺癌通常密度较低,其转移瘤与转移性淋巴结肿大因富含粘液,密度也较低;原发肿瘤内砂粒样钙化少见,但当其出现时,是粘液样腺癌的具有诊断意义的征象。结肠癌与直肠癌的肿块大小不一,常呈分叶状和不对称性,当肿瘤的长轴与扫描切面一致时,肠壁呈管状不规则增厚、僵硬和肠腔变窄,当注射造影剂后,肿块的 CT 值升高约 10%～30%。大肠硬性腺癌以弥漫性浸润为特征,通常为分泌粘液性病变,虽多见于胃,但也可见于大肠,尤其是直肠和乙状结肠。这一类型肿瘤,肠壁增厚显著,可达 2～3cm,粘膜层,大致光整,肠腔狭窄,肠壁僵硬,其近端可呈高度扩张。直肠癌与乙状结肠癌容易波及盆腔内肌肉,包括提肛肌、闭孔内肌、尾骨肌、梨状肌和臀大肌,以及侧腹壁肌肉(图 6-14-5);容易累及的脏器有精囊、前列腺、膀胱、子宫、卵巢以及阴道,可压迫输尿管导致肾盂积水;结肠癌与直肠癌肝转移不少见,可为单发与多发,少数病例可转移至肾上腺;直肠癌可侵犯骶骨前间隙,此区出现软组织密度肿块影;直肠癌和乙状结肠癌淋巴路转移时,一般转移至髂外动脉淋巴结,腹股沟淋巴结和主动脉旁淋巴结,偶尔可转移至肝门淋巴结。

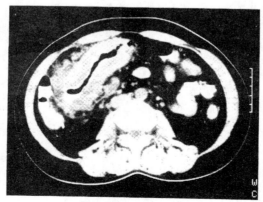

图 6-13-4　横结肠癌

右半横结肠肠壁管状不规则增厚,病变长约 10cm,肠腔呈裂隙状狭窄。

结肠癌和直肠癌的 CT 分期：Ⅰ期为肠腔内肿块,没有肠壁增厚;Ⅱ期为肠壁增厚超过 10mm,但未侵及周围组织;Ⅲ期 A 侵及周围组织,但未扩展到盆腔侧壁;Ⅲ期 B 扩展到盆腔侧壁;Ⅳ期有远处转移。

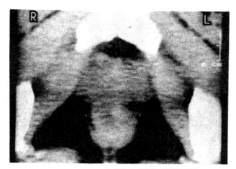

图 6-13-5　直肠癌侵犯提肛肌

直肠外形不规则,肠腔显示不清,左侧提肛肌受累显示不清,右侧正常。

【鉴别诊断】

包括其他结肠恶性病变,如类癌、淋巴瘤和平滑肌类肿瘤。当原发肿瘤不清楚或有局限性结肠周围炎症时,其他良性病变如憩室炎、阑尾炎、异物穿孔等应加以考虑并除外之。CT 支持恶性肿瘤而非炎症的特征是：①局部分叶性软组织肿块;②不规则肠壁增厚大于 2cm;③注射造影剂后病变有增强;④伴有局部和(或)远处转移性病灶。

四、结肠淋巴瘤

结肠可为淋巴瘤的原发或继发部位,在一组 275 例腹部淋巴瘤的分析中,9.5% 有胃小肠受侵,1.5% 有结肠受累。结肠淋巴瘤于诊断时常已属进展期,50% 病人无消化道症状,50% 有食欲不振和胃肠道梗阻症状。结肠任何节段可受累,因淋巴瘤起源于固有层的淋巴样组织,故产生明显的肠壁增厚,也可有大的溃疡,瘘管和向肠壁外生长的软组织肿块。

【CT 表现】

高度怀疑为结肠淋巴瘤的 CT 征象有：①显著的壁在性软组织肿块,平均厚度约 5cm(从肠腔至浆膜),最厚者可达 12cm,肠壁肿块可为环形或不对称性,或为局限性侵犯肠壁一侧,有环形生长的病例,可向腔内发展,并使肠腔呈节段性,内壁光滑的狭窄;②密度均匀的软组织密度肿块,通常无低密度区和钙化;③增强扫描病变轻度强化;④广泛的区域性,远处肠系膜以及腹膜后淋巴结肿大。CT 征象无特异性,确诊需靠内窥镜或经皮穿刺活检。

五、结肠平滑肌瘤

少见,约占胃肠道平滑肌肿瘤的 3%。

【CT 表现】

CT 上通常显示为 2～5cm 大小的长圆形或椭圆形,轮廓清楚的软组织肿块(图 6-13-6),密度均匀一致,增强扫描病变明显增强,一般可增强 30～60HU,甚至比平扫时的 CT 值增强 1～1.5 倍。平滑肌肉瘤较大,直径通常达 12cm,呈分叶,不规则,主要向腔外生长,密度不均匀,邻近脏器和血管受侵,肿块显示斑片状增强和中心低密度。中心坏死可导致液化并发展为含液厚壁囊性肿块,如发现肿块内有空气和造影剂进入说明有大的溃疡与肠腔交通,肿块内可有营养不良性钙化,转移灶呈多发、圆形、境界清楚、密度不均的肿块,多见于肝或腹膜腔。

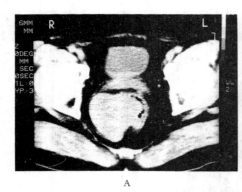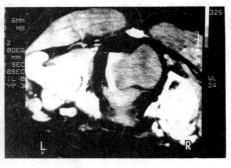

图 6-13-6　直肠平滑肌肉瘤

A.平扫示直肠右侧向壁内外生长的大块状软组织密度影,肿瘤未突破直肠周围筋膜,肠腔变窄;B.增强扫描(俯卧位)示肿块呈不均匀的轻度强化。

六、直肠癌术后复发

直肠癌术后复发率高达 30％～50％,尽管其中 70％～80％于术后两年之内复发,但无肿瘤期可达 11 年;钡灌肠与结肠内窥镜对于直肠癌复发的诊断有一定限度,这是因为肿瘤常在粘膜下或向壁外生长。有一组 51 例经检查证明有癌肿复发的病人,72％的复发肿瘤位于吻合口部位,28％位于直肠周围肠壁外部,20％的病人同时有远处转移。CT 检出肿瘤复发的敏感性为 78％,高于盲肠镜(61％)和癌胚抗原升高(76％)。

【CT 表现】

吻合口部复发显示局部肠壁内肿块或局限性不对称增厚,其表现与原发病变相似(图 6-13-7),但复发肿瘤的壁外受侵的发病率更高,吻合口附近或盆腔内肿瘤呈球形密度均匀的肿块,或表现为境界清楚,中央低密度,周围为厚的软组织环,远处转移性肿瘤的表现常与原发肿瘤相仿,在检查有无结肠癌复发的同时,CT 可检出几种转移,包括肝与卵巢转移,浆膜种植,腹膜后与肠系膜淋巴结肿大,腰大肌种植以及腹水。

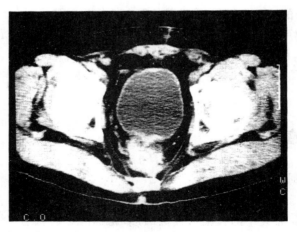

图 6-13-7　直肠癌术后复发

直肠癌术后一年余,骶骨前方可见一不规则软组织密度肿块。局部侵犯膀胱后壁。

CT 上未充盈的小肠肠袢,男性前列腺,女性子宫,炎性和术后纤维化肿块可与局部复发相似,应注意鉴别。

(冷振岭)

第七章　泌尿生殖系统

第一节　肾上腺病变

一、肾上腺皮质功能亢进

（一）原发性醛固酮增多症（Conn 综合征）

醛固酮增多症分原发与继发，以前者多见。

原发性醛固酮增多症（简称原醛），系由肾上腺皮质腺瘤或皮质增生导致过多分泌醛固酮所致。临床症状主要有：轻型高血压，头痛，周期性软瘫和失钾性肾病及血钾过低症。化验检查：血醛固酮增高，血浆肾素活性降低，及血钾过低。发病年龄多在 30～50 岁之间，男与女之比为 2∶1。

继发性醛固酮增多症系肾上腺外其他疾病引起，如肾病综合征，肾动脉狭窄和肾泌素瘤等均可引起此病，其血内醛固酮增高，与原醛不同之处是血浆肾素及血管紧张素 Ⅱ 降低，而原醛则是增高，临床上即可鉴别。CT 检查主要针对原醛，并可区别其为腺瘤或增生。

（二）库欣综合征

本病是因糖皮质激素中皮质醇分泌过多所致，故又称皮质醇症。皮质醇症可由于肾上腺皮质增生，腺瘤或垂体腺瘤引起。CT 可区分肾上腺病变或垂体病变，还可以区别腺瘤与增生。皮质醇症临床表现比较特征：高血压，向心性肥胖，满月脸，腹部紫纹，毛发增多，痤疮等。

【CT 表现】

原醛及皮质醇症的主要病理变化是肾上腺皮质增生和皮质肿瘤。

1.肾上腺皮质增生　双侧肾上腺多呈弥漫性增大，形态仍保持正常，仅见轮廓饱满，边缘清楚。也可仅见于单侧，单肢或为结节状增生。结节状增生常为多个结节，有时也有单个结节增生，这时与腺瘤难以区分。如同时发现同侧或对侧肾上腺也有肥大时即可判断为结节性增生。少数病人在 CT 上肾上腺的大小、形态完全正常，因此，肾上腺正常者也不能排除镜下增生（图 7-1-1）。

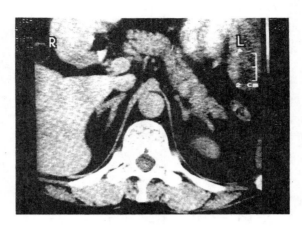

图 7-1-1　肾上腺增生

　　CT 平扫示双侧肾上腺体部及内、外肢均较饱满,以左侧外肢尤较明显。肾上腺形态正常。临床确诊为皮质醇症。

　　肾上腺皮质增生多见于库欣综合征(70%～80%)。约有 80% 原醛是由于肾上腺腺瘤所致。

　　2.肾上腺皮质腺瘤　腺瘤为小圆形、椭圆形或滴状结节影,大小不等,一般从几个毫米至 2～3cm。一般来说,皮质腺瘤多数较小,原醛的腺瘤 80% 在 1cm 以下,这是因为肾上腺皮质内球状带所占范围明显小于囊状带。发生在球状带的腺瘤多较小。学者分析了 40 例肾上腺病变,其中皮质腺瘤最大者仅 10mm;最小的腺瘤仅 3mm。肾上腺皮质腺瘤边缘光滑,多位于内支或外支边缘部或介于内、外支之间并与之相连,而肾上腺本身外形正常。少数腺瘤密度与肾上腺相近,多数较低,因含脂质较多所致。有的 CT 平扫片上即呈环状(中间部分密度低于周边部分),或密度不均匀。较大的腺瘤还可有钙化和(或)不规则低密度坏死区。增强扫描可有轻度增强。对侧肾上腺大小正常或略小(图 7-1-2A)。亦有少数肾上腺腺瘤密度较高(图 7-1-2B)。

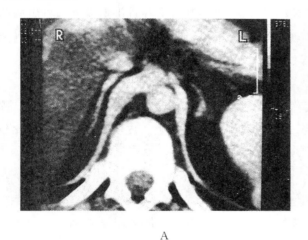

A

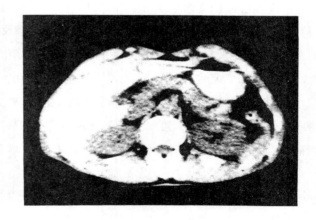

B

图 7-1-2　肾上腺皮质腺瘤

　　A.CT 平扫亦左上腺外肢有一小圆形低密度影,手术病理证实为皮质腺瘤(原醛)。

　　B.另一患者,临床诊断为原发性醛固酮增多症。CT 平扫示左侧肾上腺大小,形态正常,其上有一小点状较高密度影,右肾上腺未显示,手术病理为左肾上腺皮质腺瘤。

　　3.皮质腺癌　肾上腺皮质腺癌分功能性与非功能性。功能性皮质腺癌可引起库欣综合征。

　　皮质腺癌在 CT 上通常表现为较大的软组织肿块(6～20cm),肿块形态多呈长圆形,轮廓不规整呈分叶状,瘤内常有坏死、囊变及钙化。小于 5cm 者应注意与良性腺瘤区别。后者多边缘光整,大多密度较低且较均匀。区别二者 CT 不如 MRI(图 7-1-3A、B)。

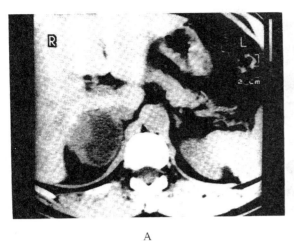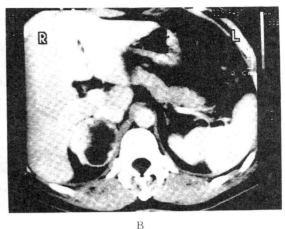

图 7-1-3　皮质腺癌

A.CT 平扫示右肾上腺区有一 46.3mm×53.5mm 大小之长圆形肿块为囊实性外缘不规整内缘光滑。

B.增强扫描:同一病例示肿瘤实性部分及边缘均有增强。环壁内缘有多个小结节影。手术病理:皮质腺癌。

二、嗜铬细胞瘤

嗜铬细胞瘤多起源于肾上腺髓质内成熟的神经嵴细胞(嗜铬细胞),亦可源于沿交感神经节、副交感神经节链任何部位的嗜铬组织或嗜铬体如 Zukerkandl 器官。虽然嗜铬细胞瘤 80%～90% 位于肾上腺,亦可见于腹膜后(腹主动脉前、腰椎旁,胰头,肾门,主动脉旁嗜铬体),少数见于胸腔纵隔内,肝门甚至膀胱。嗜铬细胞瘤分泌过多的儿茶酚胺,在临床上引起阵发性高血压、心悸、焦虑和代谢紊乱等。少数病例临床上可无症状,直到手术中钳夹肿瘤时血压上升,化验检查:血浆或尿儿茶酚胺、24h 尿 3-甲氧基、4-羟基杏仁酸均明显增高。本病以 20～40 岁最多见,儿童少见,多数为单侧,常位于右侧,约有 10% 为双侧,少数可多发。绝大多数为良性,10%～13% 为恶性,后者无包膜,瘤内可有囊变和出血。儿童嗜铬细胞瘤右侧与左侧之比为 2∶1,24% 为双侧性,30% 位于肾上腺外,80% 可同时发生于肾上腺及肾上腺外。肾上腺外的嗜铬细胞瘤 40% 为恶性。最常见的肾上腺外的部位是 Zukerkandl 器官。

嗜铬细胞瘤常并发于结节硬化,神经纤维瘤病和 Von-Hippel-Lindau 综合征。亦并发于多发性内分泌新生物(MEN),MEN 分两型,Ⅰ型和Ⅱ型:Ⅰ型又称 Wermers 综合征,多发腺瘤可发生在垂体前叶,副甲状腺,胰岛细胞和肾上腺皮质,还常合并支气管或胃肠道类癌。MENⅡ型又分Ⅱa、Ⅱb 型。MENⅡa 型 50% 为髓样甲状腺癌,副甲状腺增生和嗜铬细胞瘤;Ⅱb 型中 90% 的患者有多发粘膜神经瘤、胃肠道神经节病、髓样甲状腺癌,Marfan 样体型和嗜铬细胞瘤。在 MEN 综合征中嗜铬细胞瘤 65% 为双侧性,常无症状,且常为恶性。嗜铬细胞瘤还可合并神经纤维瘤,因此,神经纤维瘤病的患者如伴有高血压时应行肾上腺 CT 扫描寻找有无嗜铬细胞瘤。

【CT 表现】

在平扫图像上嗜铬细胞瘤为圆形或类圆形软组织肿块,边缘清楚,密度可均匀或不均匀,不均匀者系因肿瘤内有坏死,液化或囊变。约 7% 有钙化,亦可合并出血。病人就诊时肿瘤常较大,一般为 2～5cm,多发者常大小不一。恶性者瘤体较大,外形多不规则且常侵犯邻近结构,如下腔静脉,或出现转移。恶性嗜铬细胞瘤亦可分功能性和非功能性。注射造影剂后,嗜铬细胞瘤强化明显。瘤内不增强低密度区代表坏死和出血(图 7-1-4～7)。

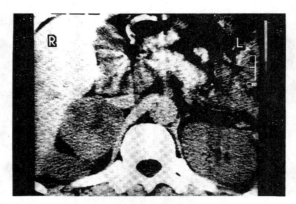

图 7-1-4　嗜铬细胞瘤

　　CT 平扫示右侧肾上腺区有一 57.2mm×50.4mm 之圆形块影,其内密度不均,有小片低密度影,边缘光整。手术病理证实为良性嗜铬细胞瘤。

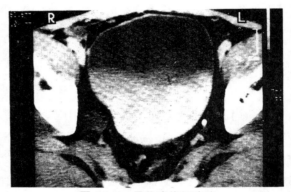

图 7-1-5　异位嗜铬细胞瘤

　　原为膀胱嗜铬细胞瘤术后症状不缓解,VMA 及儿茶酚胺仍高。CT 平扫示膀胱外右侧有一圆形结节影,边缘光滑,为软组织密度。病理证实为嗜铬细胞瘤

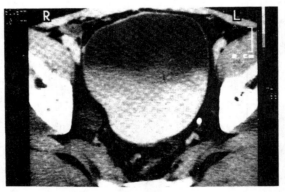

图 7-1-6　恶性嗜铬细胞瘤

　　CT 平扫示右侧肾上腺区有一圆形肿块,轮廓清楚,但不光滑,其内有边缘不清的低密度区,内有一点状高密度影(可能为出血),肿块右后方及主动脉右前方各可见小结节影为肿大的淋巴结。主动脉左侧亦有小结节影。手术病理证实为恶性嗜铬细胞瘤。

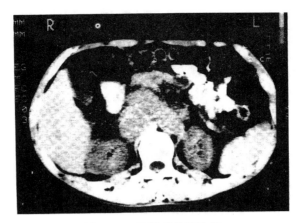

图 7-1-7　恶性嗜铬细胞瘤

CT 平扫示右肾上腺区有一圆形肿块,边缘清楚,但不锐利,肿块约为 40mm×35mm 大小,密度尚均匀,其内有小点状钙化影,其前左方有一长圆形软组织块影,与主动脉分界不清楚。下腔静脉未见。

手术病理证实为恶性嗜铬细胞瘤、腹膜后淋巴结转移。

三、无功能性肾上腺肿瘤

1.腺瘤　病人无临床症状,常为无意中发现,多见于老年人、有糖尿病的胖人或高血压患者。也有人报道常见于身体其他部位有恶性肿瘤者。

【CT 表现】

与功能性皮质腺瘤相仿,多为单发,单侧性,但亦可有双侧性和多发者。一般直径为 2～5cm。小于 3cm 者,可定期追查,无需治疗;3～5cm 者应密切观察;大于 5cm 者应行手术切除。由于无功能性腺瘤可见于身体其他部位有恶性肿瘤者。为此,应注意与肾上腺转移瘤鉴别。后者常为双侧性,短期追随观察有增大。另外,如发现肿瘤有一厚的增强环,边界不清,密度不均者多为恶性(图 7-1-8、9)。

2.非功能性腺癌　多数腺癌为功能性,约有半数合并库欣综合征,20％合并男性化综合征,4％合并原发性醛固酮增多症,余为无功能性。无功能性者其 CT 表现与功能性者相同。腺癌多为单侧性,极少数情况下可为双侧性。常侵犯邻近结构,亦可转移至肝脏。

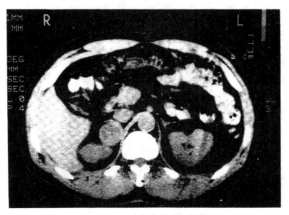

图 7-1-8　非功能性腺瘤

查体 CT 平扫发现右肾上腺区有一约 3cm×3.5cm 大小之圆形块影,其边缘规则,清楚,其内密度不均。手术病理证实为皮质腺瘤。

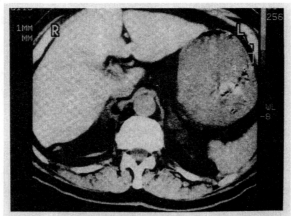

图 7-1-9　非功能性腺瘤

　　临床无症状,CT 平扫发现右侧肾上腺有一个,左侧肾上腺有 3 个密度较低之小结节影,左侧者有小钙化点,多次复查无变化,患者无症状。为多发,双侧性非功能性腺瘤。

　　3.髓脂瘤　髓脂瘤是肾上腺的少见肿瘤,瘤内含不同量的骨髓成分和脂肪,约有 20% 有钙化。肿瘤细胞被认为起源于肾上腺内干细胞前身。大部分髓脂瘤均无症状,瘤内可有出血、坏死,和(或)压迫周围结构引起腰部或上腹部疼痛。偶尔可并发于内分泌异常如 Conn 综合征患者。此瘤多见于 40~60 岁,最常为单侧,通常小于 3cm,但亦有大到 12cm 者。

　　【CT 表现】

　　为境界清楚的低密度肿物,CT 值-30~-140Hu 左右,瘤内密度不均匀,可有等密度及钙化影。有的病例出血、钙化和(或)骨髓组织占据肿瘤的大部分,则可表现为软组织肿物,这时与肾上腺其他实性肿物不易区别。极少数情况下肺癌转移至肾上腺,恶性肿瘤细胞将腹膜后脂肪裹入形成一脂肪肿块,酷似髓脂瘤,诊断时应加以注意。

　　4.继发性肿瘤　肾上腺为身体内第四位最易发生转移的部位。肺癌转移最常见,其次为乳腺癌、甲状腺癌、结肠癌和黑色素瘤,还有肝癌、胃癌等。淋巴瘤或肾癌可直接侵犯肾上腺。

　　【CT 表现】

　　为单侧或双侧软组织肿块,瘤内可有坏死、出血和钙化。镜下转移灶是很常见,在 CT 图像上肾上腺正常者不能完全排除转移(图 7-1-10)。

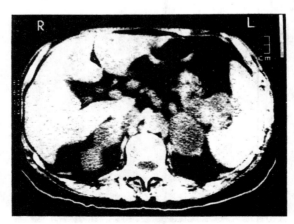

图 7-1-10　肾上腺转移癌

　　肺癌患者 CT 平扫示双侧肾上腺区均有类圆形肿物,其内密度不均,周边略高于中央区。膈脚后可见肿大之淋巴结,脾门处有不规则之软组织块影,亦为转移之淋巴结融合成块。

四、肾上腺囊肿

肾上腺囊肿可分为寄生虫性、上皮样、内皮样(淋巴管性、血管性、错构瘤性)和假性囊肿,后者是由于坏死或出血所致。假性囊肿和内皮性囊肿最常见。

【CT表现】

肾上腺囊肿为境界清楚,边缘光滑圆形肿物,其内密度均匀,CT值与水相近,85%为单侧性,大小不等,15%囊壁有钙化,特别是出血所致囊肿(图7-1-11)。

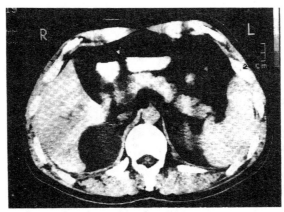

图 7-1-11　肾上腺囊肿

患者无任何症状,查体 CT 平扫发现右肾上腺区有一圆形低密度肿物 52.4mm×58.4mm,其内密度低稍不均匀 CT 值为 10.6~13.4HU。

手术病理证实为肾上腺囊肿。

五、神经母细胞瘤

神经母细胞瘤是小儿最常见的颅外实性恶性肿瘤,占全部小儿新生物的10%,约有80%发生于3岁以下。肿瘤来源于交感神经细胞或主动脉旁嗜铬体。2/3发生于肾上腺髓质,亦可发生于腹部,胸部极少见。其组织学表现包括从高度恶性的交感神经胚细胞瘤到恶性较低的神经母细胞瘤和良性神经节瘤。神经母细胞瘤偶尔可自行从恶性变为良性。

神经母细胞瘤好发生于左侧,最常见的转移部位是骨骼、淋巴结和肝脏,仅11%转移至肺。常因无痛性腹部包块来就诊。一般患儿来就诊时就已有转移。约有2/3的患儿尿VMA增高。了解肿瘤的大小非常重要,肿块如超过中线并有远处转移,则无手术指征。

【CT表现】

神经母细胞瘤多呈不规则形实性肿块,为软组织密度,瘤内有坏死、出血和(或)钙化。钙化常呈斑点状,亦可为环形或融合成片,化疗后变得更加致密。神经母细胞瘤亦可无钙化,或为脂肪密度,有或无囊变。无钙化的神经母细胞瘤如侵及肾脏,则难以与肾母细胞瘤鉴别,行肺或骨骼X线检查有助于区别,因后者常转移至肺,而神经母细胞瘤多向骨骼转移。

六、肾上腺感染性疾病

结核、组织浆菌病、芽生霉菌病等均可感染肾上腺。感染可导致肾上腺钙化,形成实性或囊性肿块,可单侧亦可双侧。肾上腺如仅有钙化无肿块,应诊断炎症而不是肿瘤。

国人以结核最多见,肾上腺结核可使肾上腺皮质机能逐渐减退。因此,临床上出现衰弱无力、消瘦、色素沉着、血压下降,胃肠及神经系统症状。一般多合并肺结核或腹腔结核,但也有肾上腺结核患者不一定同时有肺结核。

结核多累及双侧肾上腺,肾上腺有干酪性坏死或肉芽肿病变,肾上腺皮质、髓质被破坏。

【CT 表现】

为外形不规则,密度不均匀的肿物,低密度干酪坏死区壁较厚,静注造影剂见肿物边缘有增强。结核晚期肾上腺萎缩,并有钙质沉着,CT 上示有广泛钙化斑点及与周围粘连(图 7-1-12)。

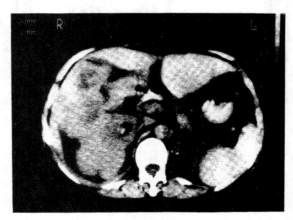

图 7-1-12　肾上腺结核

右肾癌患者 CT 扫描发现左侧肾上腺区有一圆形小肿块,其上有小钙化点患者既往有浸润型肺结核经追查该肿物无增大。

病理证实:左肾上腺结核,右肾肾癌。

细菌性肾上腺脓肿:成人少见,多见于新生儿。脓肿可为单侧,亦可为双侧,由于血行种植所致。CT 平扫为低密度区、壁较厚,注射造影剂后壁有增强。

七、肾上腺出血

肾上腺出血很少见,可由于菌血症、外伤、低血压、血液病等所致,双侧性出血常由于抗凝治疗不当所引起,多发生在治疗开始后三周内。出血可导致肾上腺功能不全,如不及时处理,可造成患者死亡。

【CT 表现】

患侧或双侧肾上腺肿大,早期密度较高,随后密度逐渐降低至等密度,最后变成低密度囊性肿物。外伤所致肾上腺出血为单侧性,最常见于右侧。这是因为外伤压迫下腔静脉,产生一种压力波,由右肾上腺静脉直接传导致肾上腺。

(冷振岭)

第二节　肾恶性肿瘤

一、肾细胞癌

为肾最常见的原发恶性肿瘤,占肾恶性肿瘤的 80%～83%。常见于 40～60 岁,男性为女性的 3 倍。最常见的临床症状为血尿、腰痛和包块。偶尔引起高血压或甲状旁腺机能亢进。少数病人可无明显症状,或有发烧、乏力、贫血等。也有些病人首先出现的临床症状就是肾癌转移产生的症状,如咯血、骨痛、黄疸、头痛、恶心、呕吐等。

【病理】

肾癌绝大多数发生在一侧,肾上极略多于肾下极。肿块大小不一,小者直径可在 1～2cm,大者可达 20～30cm。肿块外有假包膜,因而与正常肾实质分界清楚。肿瘤形态可为圆形、卵圆形,轻度分叶状。实性肿块内可有出血、液化坏死、囊变和斑片状钙化。肾实质肿瘤突向肾盏、肾盂,可使部分肾盏破坏,肾盏肾盂变形、闭塞,肿瘤压迫肾盂肾盏及上段输尿管可产生肾盂积水。肿块增大可穿破肾包膜,侵及邻近组织。肾癌组织侵及肾静脉和下腔静脉造成癌栓。肾癌除直接蔓延侵蚀外,常通过淋巴路转移至肾门、下腔静脉和主动脉旁淋巴结。肾癌血行转移最常见部位为肺、骨、肝、脑组织等。

肾癌病理分为四期

Ⅰ期:肾肿瘤全部局限在肾包膜内(图 7-2-1)。

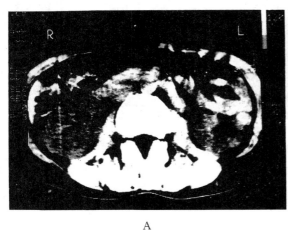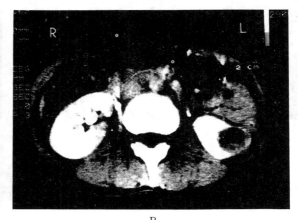

A

B

图 7-2-1　肾Ⅰ期透明细胞癌

A.左肾下极局限性向外突出之软组织密度影,中央可见不规则低密度。B.注射造影剂后,肿块与正常肾实质分界清楚,左肾后内见 3.5cm×3.5cm 圆形低密度影,病变内密度不均。手术证实肿瘤位于肾皮质内,肾包膜完整。病理为透明细胞癌,伴出血囊变。

Ⅱ期:肿瘤穿破肾包膜向外延伸并侵犯肾周脂肪,但未到肾筋膜外。

Ⅲ期:肿瘤侵犯肾静脉和淋巴结(图 7-2-2)。

ⅢA:肿瘤侵及肾静脉和下腔静脉。

ⅢB:肿瘤侵及局部淋巴结。

ⅢC:肿瘤同时侵犯淋巴结和血管。

Ⅳ期:肿瘤穿破肾筋膜向外延伸和侵犯邻近组织或有远处转移(图7-2-3)。

ⅣA:肿瘤侵及邻近组织器官。

ⅣB:远处转移。

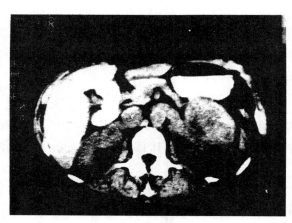

图 7-2-2   肾癌Ⅲ期

左肾变形增大,前缘向前明显突出,肿块 6cm×5.5cm 大小,内密度不均。肾静脉明显增粗,形态不规则。肾静脉后和腹主动脉旁可见小淋巴结。手术病理证实肾癌侵及肾静脉和肾周淋巴结转移。

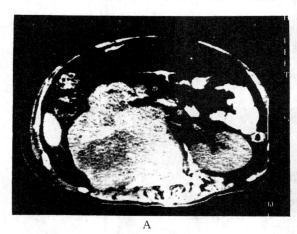
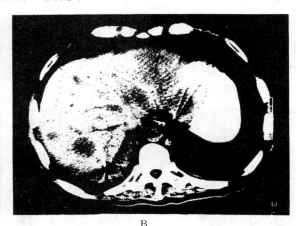

A   B

图 7-2-3   肾癌Ⅳ期

A.右肾区正常肾组织影消失,代之巨大不规则软组织肿块,12.5cm×12.0cm 大小,主动脉和下腔静脉被肿块包埋在内,腰椎椎体、右侧椎弓破坏。B.肝内多个大小不等之圆形低密度为肝转移。

【CT 表现】

肾癌 CT 特征性表现为肾实质的占位性病变,肾轮廓异常,局部隆起外突。肿块形态为圆形、椭圆形或不规则分叶状。大多数边界不清(图7-2-4),少数可为边界光滑锐利的类圆形肿块。

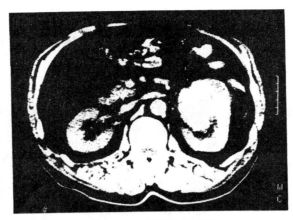

图 7-2-4 肾透明细胞癌

左肾上极轮廓异常,前缘隆起向前突出,有 7.5cm×6cm 分叶形肿块,与肾实质分界不清,为等密度。手术病理证实为透明细胞癌。

肿瘤密度平扫时略低于肾实质或接近正常肾实质密度。肿瘤内密度均匀,但有出血、坏死、囊变和钙化时,肿瘤密度就变为高低不均(图 7-2-5)。瘤内新鲜出血密度高于正常肾实质。钙化多发生在肿瘤内,呈散在的不规则结节,偶尔发生在肿瘤周边呈弧形或不完全环形钙化(图 7-2-6)。肾窦脂肪常部分消失。

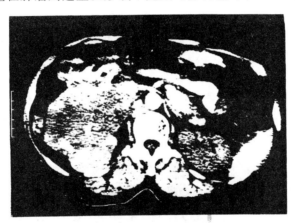

图 7-2-5 左巨大肾癌

左肾明显增大,形态异常,边缘不规则。密度不均,CT 值 8～10HU,肿块内可见散在结节状钙化。

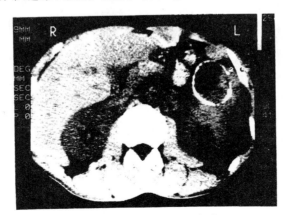

图 7-2-6 左肾癌内环形钙化

左肾实质前部见一肿块向前突出,肿块内见环形钙化,钙化不连续,厚薄不均。

静脉注射造影剂增强扫描可以清楚地显示肾肿瘤。正常肾实质增强后CT值可增加到80～120Hu,肿瘤区由于肾小管破坏,肾功能局限性减低,CT值增加较少,造影剂仅在瘤区部分堆积和(或)在血管外间隔。如果注射大剂量造影剂后动态扫描可显示肾癌的多血像,几分钟后多血表现消失,但可清楚地显示肿瘤和正常肾实质之间界限(图7-2-7)。

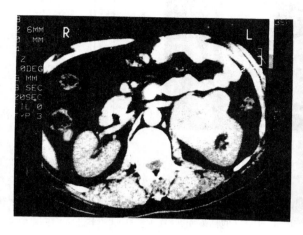 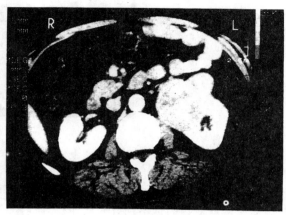

A   B

图7-2-7   肾癌增强扫描

A.平扫示左肾形态异常,前部呈分叶状,肿瘤与正常肾实质分界不清。B.增强扫描左肾前部见7cm×6cm分叶状肿块,轻度不均匀增强,与肾实质分界清晰。

术前确定肾癌分期CT是一种较理想的方法,正确率达90%。确定肿瘤侵犯下腔静脉和肾静脉正确率为78%～93%。病理上肾周蔓延80%CT可显示。表现为肿瘤边缘模糊,肾筋膜增厚,肾周脂肪囊消失,腰大肌浸润,腰椎骨质破坏等。淋巴路转移CT可示肾周、下腔静脉和主动脉旁或膈脚淋巴结增大。肝转移也常见(图7-2-8、9)。

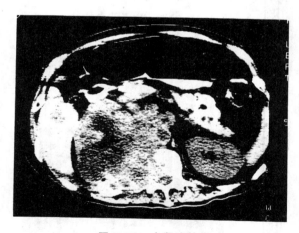

图7-2-8   右肾癌转移

右肾癌侵及腰大肌、腰椎、下腔静脉、主动脉、横筋膜。肝内多个低密度转移灶。

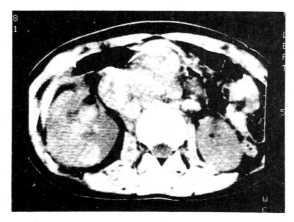

图 7-2-9　肾癌淋巴结转移和骨转移

右肾增大,密度不均。主动脉和下腔静脉周围见多个肿大淋巴结融合成团块。腰椎椎体见一低密度骨破坏。

CT除诊断无症状的早期肾癌外,还可清楚地显示肿瘤大小、范围,是否侵及邻近器官组织或转移,使临床医生决定手术与否,制定综合治疗方针,并对预后做出判断。

Von Hippel-Lindau综合征是一种遗传性家族性疾病,即视网膜血管综合征。此病患者发生肾癌的危险性较大。但这种肾癌往往是双侧和多发的,除多发的小实质性肿瘤外也常伴有多发的肾囊肿。有人建议对疑为视网膜血管瘤的病人均做肾扫描,对视网膜血管瘤患者亲属尽可能也应做CT。对于直径小于2cm肿瘤需做薄层扫描,以免漏诊,显示未转移之小肿瘤应以广泛切除。

【鉴别诊断】

肾癌要注意与以下疾病鉴别:

1.肾盂癌　肾实质癌蔓延至肾盏肾盂可引起肾盂肾盏变形、狭窄、闭塞和积水。肾盂癌向上发展也可侵犯肾实质,二者鉴别有一定困难。肾癌肿块主体在肾实质,引起肾脏局限性增大,边缘外突,肿块密度不均。肾盂癌多数位于肾窦中央,肾实质区肿瘤较小,肾影一般不大,边缘外突不明显。如肾盂肿块同时伴有同侧输尿管或膀胱肿瘤更支持肾盂癌诊断。

2.肾血管平滑肌脂肪瘤　为肾常见良性肿瘤,内含血管、平滑肌和脂肪组织。CT表现为软组织密度肿块,可示脂肪成份。但有时肿瘤内有出血,密度增高掩盖了脂肪成份或肿瘤内主要由平滑肌和血管构成,与肾癌鉴别困难。此肿瘤为良性,发展慢,边缘光滑锐利。薄层扫描只要能发现脂肪密度,不管区域多小,也应怀疑为肌脂瘤。

3.肾囊肿　因各种原因囊肿表现为高密度难与囊性肾癌鉴别。但肾囊肿为良性病变,形态规则,边缘光滑,囊肿内密度均匀。静脉注射造影剂仅有边缘增强,内部不增强。而肾癌因肿瘤坏死、出血、脂肪或软组织等注药后有不同程度和不均匀增强。

4.肾炎性包块　肾结核性肉芽肿,细菌性脓肿,黄色肉芽肿性肾盂肾炎等有时CT也酷似肾癌。仔细询问临床病史,治疗后复查有助于鉴别。必要时可考虑穿刺活检以助正确诊断。

5.肾外肿块　肝、肾上腺、胰腺及腹膜后肿瘤有时难以与肾癌区分。应详细了解临床症状,结合泌尿系造影、B超、血管造影、MR可做出正确诊断。

二、肾盂癌、输尿管癌

【病理】

可分两型:移行细胞癌和鳞状细胞癌

1.移行细胞癌　是最常见的肾盂肿瘤。常多发,除肾盂外可累及同侧输尿管和膀胱。85％移行上皮癌为乳头型,低度恶性,缓慢浸润,很晚才有转移,追踪观察似一良性病变发展过程。非乳头型移行上皮癌恶性程度较高,可直接蔓延,早期即可有转移,5 年生存率不到 10％。男性为女性 4 倍,70％病人年龄在 70 岁以上。

2.鳞状细胞癌　占肾盂肿瘤的 15％,常伴有慢性粘膜白斑病,50％病人合并结石,往往在病变确诊时肿瘤已蔓延至肾外。常见临床症状为血尿和腰痛。年龄多大于 60 岁。无性别差异。预后很不好,平均寿命为 1～1.5 年。

肾盂肿瘤诊断通常采用肾盂造影即可,X 线表现肾盂内充盈缺损、肾积水。

【CT 表现】

肾盂癌CT 表现是多种多样的。小的肾盂肿瘤不引起肾积水,无肾窦受侵,CT 平扫常不能显示。增强扫描肾盂内肿瘤可显示为边缘光滑圆形、椭圆形或边缘不规则的分叶形软组织块影(图 7-2-10),肿瘤 CT 值 8～40HU。当肾盂内有造影剂充盈时,肿瘤增强不明显,因而对比明显,肾盂出现充盈缺损。移行上皮癌可有钙化。肿瘤长大可使肾盂变形甚至闭塞,引起肾积水,肾窦脂肪消失(图 7-2-11)。肿瘤侵及肾实质,难以与肾癌鉴别(图 7-2-12)。肿瘤如向外生长,肾周脂肪消失。肿瘤也可侵犯肾血管,并造成肾功丧失。肿瘤可淋巴转移,CT 可示肾门及腹膜后淋巴结肿大。

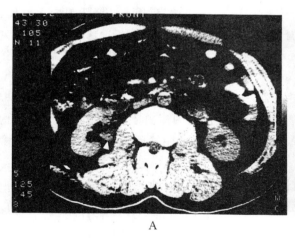
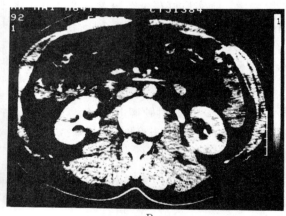

A   B

图 7-2-10　肾盂移行细胞癌

A.平扫见右肾门处有一等密度近三角形软组织影(▲)。B.增强扫描肾盂内有造影剂充盈,右肾盂后侧有 1.0cm×0.5cm充盈缺损(↑)。手术证实为乳头状移行上皮癌Ⅰ级。

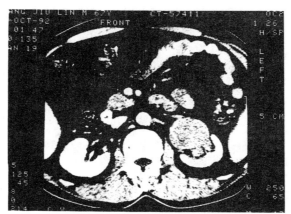

图 7-2-11　肾盂移行上皮癌

左肾盂内见 5cm×4cm 边缘光滑软组织块影,肾实质受压变薄。手术证实为乳头状移行细胞癌。

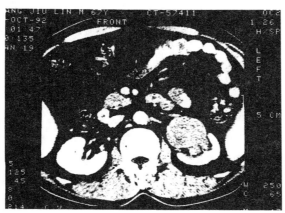

图 7-2-12　肾盂移行上皮癌

A.左肾上极内后侧肾实质见 2cm×2.5cm 低于正常增强肾实质之软组织块影,突向上肾盏内。B.肾门平面见左肾内侧实质内有略增强之不均匀密度块影,左膈角处有直径 1.0cm 淋巴结。CT 报告左肾癌,淋巴结转移。手术见肿瘤位于左上肾盏,侵及肾实质。病理证实为左上肾盏移行上皮癌Ⅲ级。

CT 不能鉴别移行上皮癌和鳞状细胞癌。当肾盂内有典型的乳头状充盈缺损时,多为移行上皮癌。如肾盂内软组织肿块同时合并肾盂结石鳞状细胞癌的可能性大些。

当肾盂发现肿瘤应检查全程输尿管和膀胱,以免漏掉多发病变(图 7-2-13)。

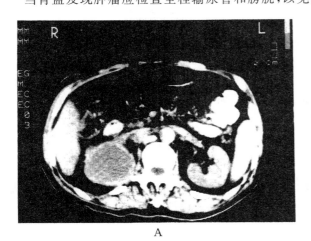

A

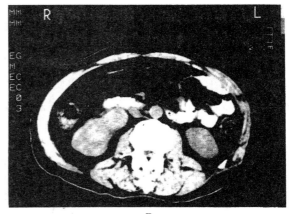

B

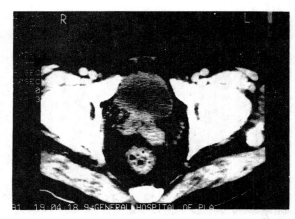

C

图 7-2-13　肾盂癌伴同侧输尿管癌、膀胱癌

A.右肾盂明显扩张呈水样密度,肾实质变薄,为肾盂积水。B.右肾中下部肾盂内见有类圆形高密度影伴上段输尿管扩张,壁不规则增厚。C.膀胱右后壁不规则增厚。手术为肾盂、输尿管、膀胱癌、病理均为移行上皮癌。

【鉴别诊断】

肾盂肿瘤应与能引起肾盂充盈缺损的病变及某些肾正常变异鉴别,如血块、结石、肾盂旁囊肿、肾盂内炎变及肥大的肾乳头、突出的肾柱等。CT 很容易诊断结石,即使普通 X 线不能显示的阴性结石,CT 值也要比肾盂内肿瘤高得多。肾盂旁囊肿 CT 密度接近于水也容易区分。肾柱和肾乳头平扫为软组织密度,增强扫描均随肾实质增强而增强。血块可随体位变化位置改变,追随观察可消失。

3.输尿管肿瘤　输尿管和肾盂、膀胱有相同的上皮组织。85％输尿管恶性肿瘤为移行细胞癌,15％为鳞状细胞癌。临床主要表现:80％有血尿,60％为腹痛或腰痛。40％腰部可触及包块。肾盂造影表现为肾排泄功能减低,显影时间延迟;肾积水,严重者肾无功能不显影。输尿管狭窄或充盈缺损,其近段输尿管扩张。

【CT 表现】

肾排泄延迟,肾积水。肿瘤部位输尿管壁不规则增厚,管腔周围有软组织块影,肿瘤近段输尿管扩张。增强扫描造影剂通过受阻,病变处可见管腔狭窄,充盈缺损,远段输尿管无造影剂充盈。CT 难以鉴别原发输尿管肿瘤和继发于宫颈、直肠、膀胱、子宫或卵巢肿瘤蔓延。对于输尿管结石引起的输尿管梗阻,因 CT 值高易于识别。

三、肾母细胞瘤（Wilm 瘤）

是儿童最常见的腹部肿瘤之一。常见 1～5 岁儿童,大约 25％发生在 1 岁以内,6 岁以上不到 5％。大多为单侧,偶尔在双侧。肿瘤起源于肾实质,瘤内可有出血、坏死。常侵犯肾静脉。容易发生血行转移,最多见为肺转移,较少向骨、肝转移。淋巴路转移不多见。

临床表现:60％患儿腹部可摸到包块,50％有低烧且常伴高血压。血尿发生不到 2％。

【CT 表现】

类似成人肾癌 CT 表现。肿瘤为圆形、椭圆形、表面光滑的肾实质肿块,可有假包膜。肿瘤中央因出血、坏死而致密度不均,很少有钙化。肾静脉往往受侵。肿瘤大可压迫邻近器官组织。常见肺内转移结节（图 7-2-14）。

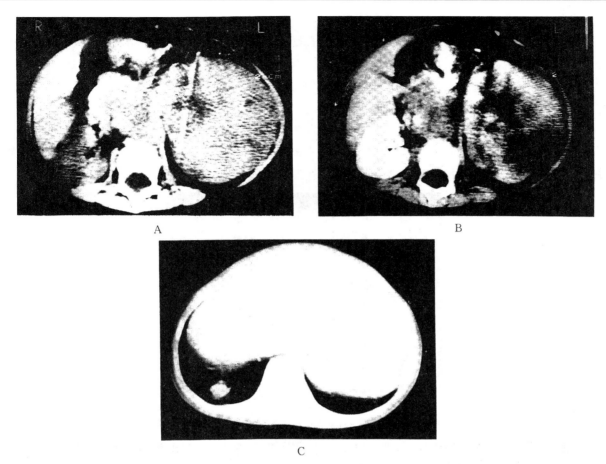

图 7-2-14　Wilm's 瘤

4 岁女孩,左上腹部包块。A.左肾呈球形增大,肿块内密度不均。腹膜后淋巴结肿大融合成团块。B.静脉注射造影剂后,左肾肿块轻度不均匀增强,中央大片不规则坏死区无增强,左肾静、下腔静脉受侵。C.双肺底多发小结节,为肺转移。

四、继发肾肿瘤

(一)肾淋巴瘤

淋巴瘤死后尸检者中,发现约 50% 肾受侵,但生前肾盂造影很少发现。由于输尿管梗阻显示肾脏为弥漫性或局限性扩大。肾淋巴瘤病理为多发实质性肿瘤结节(占 61%),肾周浸润(占 11%),单发结节(占 7%),单个大肿块(占 6%),弥漫性浸润(占 6%)。双侧肾受侵为单侧受侵的三倍。

【CT 表现】

1.无肿块的双侧肾肿大。

2.肾脏大小正常或增大,肾内有多发大小不等结节或局灶性结节,增强扫描结节可增强。

3.单发局灶性不规则的肾实质性肿块。

4.腹膜后病变蔓延至肾盂内。

5.肾外形正常,由于肾间质弥漫性浸润引起的肾盂内浸润。

6.肾无功能。

CT 不能区分淋巴瘤类型。难以区分淋巴瘤和肾内其他实质性肿瘤,当合并腹膜后淋巴腺肿大、肠系膜淋巴腺肿大和脾肿大时,应首先考虑肾淋巴瘤。

肾淋巴瘤常见于肾移植后。CT 表现为肾体积增大,肾内有界限不清、密度不均之肿块。

(二)肾转移瘤

白血病肾浸润可引起双肾增大和肾内肿块(图 7-2-15)。肺、乳腺、胃、结肠、宫颈、皮肤和胰腺的恶性肿瘤均可肾转移,但大多情况转移灶较小,不引起肾出血、肾盂积水、肾功衰竭等变化,不易发现。肾转移瘤单发肿块 CT 难以与原发肾肿瘤鉴别。如有明确原发恶性肿瘤病史,肾内发现单个或多发肿块应多考虑肾转移瘤。结肠癌肾转移肿块较大,直径常大于 4cm,结肠粘液腺癌转移可见钙化(图 7-2-16)。黑色素瘤转移容易向肾周浸润。而肺、乳腺、头颈部癌转移 CT 典型表现为多发小结节。

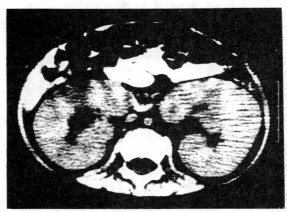

图 7-2-15　白血病肾受侵

白血病患者肾 CT 扫描,双肾弥漫性增大,肾实质内多发低密度结节。3 周后死亡,尸检证实为白血病肾浸润。

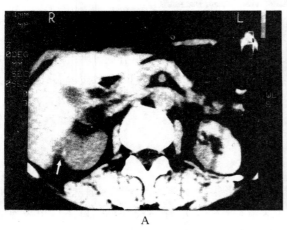
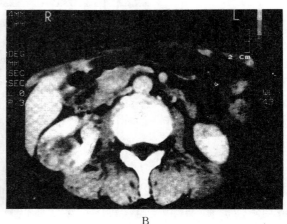

A　　　　　　　　　　　　　　　　　　　　B

图 7-2-16　盲肠粘液腺癌肾转移

盲肠粘液腺癌术后 5 年。A.平扫右肾上极见点状钙化(↑),左肾多个低密度小结节影。B.增强后右肾中部见直径 4.0cm 肿块,内密度不均。左肾下极见多发低密度小结节。

(冷振岭)

第三节　肾良性肿瘤

一、肾血管平滑肌脂肪瘤

为最常见的肾良性肿瘤,通常归到错构瘤内。它是由不同比例的血管、平滑肌和脂肪组成。

肾血管脂肪瘤有两种类型:一种合并结节性硬化,此型常在儿童或青年中发生。发病率男女接近。临床无泌尿系症状。肿瘤为双肾多发小肿块。另一类型无结节性硬化,只有肾血管肌脂瘤,此型肾肿块较大,单发,有临床症状:血尿、腰痛、包块等。

【病理】

两种类型的病理改变相同。大体上肿瘤外表光滑,圆形、卵圆形或分叶状肿块。境界清楚,无包膜,生长缓慢以膨胀方式取代正常肾实质。压迫肾盂肾盏使之变形但无破坏。约有 1/4 肿瘤向肾外生长,甚至穿破肾包膜进入肾周间隙。由于向外突出的肿瘤缺少弹力内膜,常造成肿瘤内和肾周出血。

【CT 表现】

肾血管肌脂肪瘤 CT 有特征性表现:肾内单发或多发的软组织肿块内有脂肪密度。肿瘤有圆形、类圆形或分叶状,光缘光滑锐利,境界清楚。肿瘤大小不等,密度不均,CT 值为−150～+150HU。因肿瘤几乎都含有脂肪组织,肿块内至少有一处 CT 值低于−20HU,这一小块脂肪密度对肾血管肌脂肪瘤的诊断有重要意义。肿瘤内血管和肌肉组织易发生出血,因此部分 CT 值大于 20HU。注射造影剂后瘤内血管平滑肌成份可增强,而脂肪组织和坏死区无增强(图 7-3-1、2)。动态扫描早期可见肿瘤多血性改变。肿瘤内有新鲜出血或肾周出血时,高密度的血掩盖脂肪成份密度,诊断时要注意。对于 1～2cm 小肿瘤,诊断较困难,由于部分容积效应,CT 可呈水样或实性肿块软组织密度,此时应采用薄层扫描和增强扫描,以免错诊。诊断如仍困难,应进一步做 MR 检查,因 MR 对脂肪组织更有特异性。

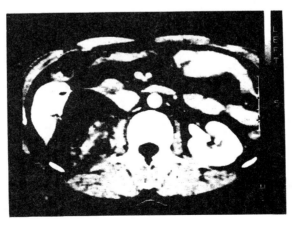

图 7-3-1　右肾血管肌脂肪瘤

增强扫描见右肾内侧有 7.2cm×4.8cm 类圆形肿块,边缘光滑锐利,肿块内密度极不均,CT 值−95～+62HU,肾盂受压移位变形。

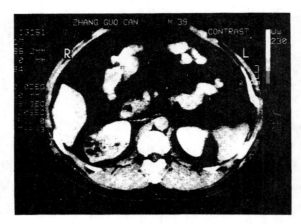

图 7-3-2　肾血管肌脂肪瘤

增强扫描右肾上极背侧见 3.5cm×4.0cm 肿块,边界清楚光滑,病变内不均匀增强,CT 值－109～＋54HU。

二、肾腺瘤

为罕见的良性肾肿瘤,关于肾腺瘤的病理学诊断标准以及与肾癌的关系,目前仍有争论。肾腺瘤单发或多发。有的腺瘤,特别是嗜酸性腺瘤或大嗜酸性粒细胞瘤中心有白色纤维组织的疤痕。肾腺瘤表面有包膜,瘤内无出血坏死。不侵犯肾静脉、下腔静脉和邻近器官组织。

【CT 表现】

单发或多发肾实质肿块,密度均匀一致。注射造影剂后,肿块与肾组织分界明显,比正常肾组织密度稍低或稍高。不侵犯肾盂和邻近组织。大约有 1/3 病人在均匀密度中央可见低密度的星状疤痕,此点明确提示为肾腺瘤。偶尔可见到钙化。少数肾腺瘤发生在双侧。极少情况见肾腺瘤同时合并肾细胞癌。

其他少见的肾良性肿瘤有纤维瘤、平滑肌瘤、脂肪瘤、血管内皮细胞瘤等,非常罕见,CT 除脂肪瘤外无特征性改变。

(冷振岭)

第四节　泌尿系结石和积水

一、概述

泌尿系结石的病因和形成条件及分类如下。

1.病因　①肾脏病变:如感染、细胞脱落、出血等。②尿路梗阻:导致无机盐沉淀。③代谢紊乱:如血钙降低、尿钙升高。④营养不良。⑤长期卧床。

2.条件　①中心核形成。②一定的黏着物质,是一种蛋白质。③结晶物质的沉积。

3.分类　根据结石的化学成分分为:①磷酸钙结石:质软,密度较高,多呈鹿角状(珊瑚状)或层状,增长快。②草酸钙结石:质硬、密度高,呈桑葚状或星状,增长慢。③磷酸镁胺结石。④胱氨酸结石。⑤尿酸结石:少见,约占 10％,不吸收 X 线,故称为透光性结石或阴性结石。⑥尿酸盐结石:较小,边缘光滑,密度较低,多呈圆形或卵圆形层状结构。⑦碳酸钙结石:有时密度很高,呈分层状。

泌尿系结石大部分为草酸钙和磷酸钙结石,其中草酸钙结石占全部结石的 70%～80%。

二、肾结石

肾结石在泌尿系结石中居首位,单侧多见,10% 为双侧性。80% 位于肾盂内。

【病理】

结石可单发或多发。肾结石引起的病理改变主要是梗阻、积水、感染和黏膜损伤,导致上皮脱落、溃疡,最后纤维瘢痕形成。结石可与肾盂癌及感染同时发生。

【临床表现】

多见于 20～50 岁男性,腰痛和血尿是主要症状。其疼痛可为钝痛或绞痛,常向下部或会阴部放射。合并感染则出现尿频、尿急、尿痛和脓尿。

【X 线表现】

肾结石呈圆形、卵圆形、桑葚形或鹿角形。鹿角形结石为肾结石的特征。肾盏内结石可呈肾盏形态、圆形或骰子形。侧位上结石与脊柱重叠,一般不超过椎体前缘,但肾积水时例外。随呼吸运动透视或摄片见结石与肾影的相对位置不变。

IVP 检查肾结石可有肾积水及肾功能异常,继发感染出现相应变化。

【鉴别诊断】

应注意与肾钙化鉴别。广泛的肾实质钙化或钙质沉着症可见于高血钙、高尿钙、甲状旁腺功能亢进症、髓样海绵肾、肾小管酸中毒、肾皮质坏死、肾乳头坏死、肾结核和高草酸盐尿。这些钙化分散且无肿块,与肿瘤不难鉴别,有时可与结石混淆。但钙化一般完全或大部分被肾实质包绕,而结石位居肾盂或肾盏区,多可鉴别。但收集小管(或称集合管)内结石与肾实质钙化难以鉴别,CT 增强扫描借助扩张的收集管对鉴别有一定帮助。此外,结石和(或)钙化偶可位居肾轮廓外,其原因尚难以解释。肾内良、恶性肿瘤所致的局限性钙化常伴明显的软组织肿块,不难鉴别。

阴性结石静脉肾盂造影显示肾盂、肾盏内充盈缺损影,应与肾盂内肿瘤、血块、气泡鉴别。①改变体位或复查时,透明阴影消失或移位,可排除肿瘤;②透明阴影小或消失,则气泡可能性大;③结石、血块可根据它们的形态来区别,阴性结石往往呈圆形或椭圆形,边缘光滑,而血块多不规则。

三、肾钙乳

肾引流系统内(多见于肾盏憩室、囊肿或肾盂积水内)有含钙质的混悬液存留者称为肾钙乳。

【病因病理】

本病病因尚不十分清楚,与肾内尿液的引流受障有关。国内报道肾结石与肾钙乳的关系密切,是由于肾结石引起梗阻和积水,给钙乳的形成创造了条件。从化学分析看,这种颗粒很小的钙乳其化学成分与肾结石基本一致,但为何不凝结成大的结石尚不明确,可能与某些物理因素有关。

【临床表现】

多无症状,一般以尿路感染、结石或肾积水等症状、体征而就诊。

【X线表现】

①肾钙乳的密度低于肾结石。②因钙乳与积水相混合,故边缘不锐利,但个别囊肿型肾钙乳例外。③钙乳呈团状或麻饼状。"麻点"密度较高,这是由于肾钙乳重叠所致。④直立位照片显示钙乳下沉形成的液平面即可确诊;复查照片形态和密度可变。⑤积水型钙乳,解除梗阻后钙乳量减少。

四、输尿管结石

输尿管结石一般由上尿路而来,原发者甚少见。

【病理】

输尿管结石引起的病理改变主要与阻塞有关。如阻塞时间较长则管壁变薄并有输尿管的伸长纡曲。有些梗阻以上的管壁肌层可以肥厚,还可发生结石周围的输尿管炎和输尿管周围炎。

【临床表现】

多见于 20～50 岁男性。主要表现为腰痛和血尿,多为绞痛和放射痛(向会阴部放射)。下端者可有尿频、尿急等症状。合并感染有膀胱刺激征。

【X线表现】

①平片:输尿管相应的行径部有圆形、卵圆形、桑葚形、枣核状或圆柱状致密影。结石长轴与输尿管长轴一致,而且多尖端在下,常位于生理狭窄区。②静脉肾盂造影或逆行肾盂造影:可显示结石与输尿管的关系。

由于 CT 密度分辨力高,输尿管结石均可在 CT 上显示。

【鉴别诊断】

①淋巴结钙化:肠系膜、回肠、结肠等淋巴结钙化,位置偏前且常变动,形态大而不规整。②盆腔内静脉石:体积小呈圆形或同心圆形,中心密度淡,位置偏外,多发者易识别。必要时尿路造影确诊。

五、膀胱结石

膀胱结石可由上尿路下降而来,或原发于膀胱内。

【病理】

膀胱结石大多来自肾和输尿管。原发结石的形成与尿滞留关系密切,炎性渗出物及膀胱内异物可组成结石的核心,经过尿盐的沉积形成结石。一般为单个,也可多发。此外,膀胱憩室内也可发生结石。

【临床表现】

主要见于男性,多为 10 岁以下儿童和老年人。主要症状是排尿困难、尿流中断、尿痛、尿频、尿急和血尿等。若结石位于膀胱憩室内,主要为继发膀胱感染的相应症状。

【X线表现】

①平片:位于骨盆中下部耻骨联合上方,密度均匀或不均,呈圆形、椭圆形、同心圆形或桑葚形的致密影。多为单发,可小如绿豆,大如胎头,结石可随体位的变动而发生移动。呈哑铃状者多提示是憩室内结石。②阴性结石需膀胱造影检查。此外亦有报道,长期卧位者可出现膀胱钙乳。CT 检查更有利于对膀胱结石的确诊。

【鉴别诊断】

①输尿管下端结石:一般较小,位置高,长轴与输尿管长轴一致。②后尿道结石:位于正中,耻骨联合后,可单发或多发,形态不整,呈砂粒状,与耻骨联合部重叠。③静脉石、子宫肌瘤钙化:位置固定,静脉石形态特异,子宫肌瘤钙化形态不整,必要时 B 超或 CT 确诊。

六、肾和输尿管积水

【病因】

可分为梗阻性和非梗阻性两大类。①发生于肾盂输尿管交界处附近的梗阻:可见于先天性狭窄、异常血管压迫、结核、结石等。②发生于输尿管中部的梗阻:可见于结石、结核、下腔静脉后输尿管、肿瘤、游走肾等。③发生于输尿管下端的梗阻:可见于结石、结核、输尿管囊肿、肿瘤及手术后等。④非梗阻性积水:见于尿路感染、反流性肾炎、糖尿病等。

【临床表现】

病因不同而症状各异。腰痛最为常见,有时出现血尿。继发感染可有相应症状。

【X 线表现】

肾积水可分为以下 4 期:Ⅰ期:显影延迟,肾盂轻度扩大,肾小盏杯口平直。Ⅱ期:显影延迟,肾盂明显扩大,肾小盏杯口呈杵状。Ⅲ期:显影延迟、浅淡,肾盏显著扩大,肾盂肾盏连成一体,成为多房的囊袋。Ⅳ期:肾盂呈梨形或球形影,肾实质萎缩变薄,静脉尿路造影不显影。

CT 表现:①轻度肾积水:CT 无阳性表现。②中度肾积水:显示肾盂、肾盏和(或)输尿管扩张;与对侧肾比较,造影剂排泄延缓,肾实质密度下降。③重度和长期肾积水:肾影增大;增强扫描显示肾盂、肾盏明显扩张呈囊状或分叶状,肾皮质萎缩呈羊皮纸状;应注意与多囊肾相鉴别。

输尿管积水可见输尿管扩张,CT 可见管壁有水肿增厚,也可管壁变薄、输尿管伸长纡曲。

七、动力性尿路积水

即非梗阻性尿路积水。是由于尿液积聚较多而排空相对较少所致,无尿路器质性阻塞,而仅有张力性减低或消失。

【病因病理】

病因有多种,如神经肌肉源性、先天性巨输尿管、中毒或炎症等。此外,脊髓病变、肿瘤或外伤等引起的中枢神经异常改变亦为重要的病因。病理上以输尿管的改变最为明显,缺乏正常蠕动,若管径扩大明显时,则输尿管发生延长并扭曲,同时伴肾盂、肾盏积水。无输尿管器质性病变,亦无明显狭窄。长期积水易继发感染。

【临床表现】

主要因继发感染而出现尿频、尿急、尿痛和脓尿。也可出现肾功能损害的症状和检验指标异常。

【影像学表现】

可见肾分泌功能减退,肾盂、肾盏积水。两侧输尿管粗长、纡曲,可甚似肠管,但在输尿管膀胱交界处无扩张。造影常可出现膀胱输尿管反流表现。

八、神经性膀胱功能障碍

又称为神经源性膀胱。膀胱的正常活动功能靠神经支配来完成。调节膀胱功能的中枢神经或周围神经受到损伤,致使膀胱的正常排尿反射阻断,而引起排尿功能紊乱,称为神经性膀胱功能障碍。

【病因病理】

常见于脑出血、脑肿瘤、脑损伤、脊髓病变、隐性脊柱裂等。膀胱过度扩张或膀胱肌力长期增加均可形成憩室样改变。膀胱颈痉挛或松弛等可引起膀胱输尿管反流、输尿管及肾积水等改变,常并发感染及结石。

【临床表现】

常有不同程度的尿失禁、尿潴留和排尿困难。患者可因不同病因而出现不同症状,常有炎症和结石。

【X线表现】

膀胱造影可见:①膀胱有不同程度的扩大,容量可达 1000ml 以上;也可表现为膀胱缩小及挛缩,容量在 200ml 以下。②膀胱壁边缘不规则,有很多内凹的小梁,其间有多处向外凸出,形成大小不一的憩室,有时膀胱壁可光滑。③膀胱近似三角形,如塔状。④内括约肌麻痹,膀胱底部与尿道连接处膨隆呈漏斗状。⑤如膀胱内括约肌痉挛,则膀胱颈呈细线状。⑥多有膀胱输尿管反流及输尿管、肾盂积水表现。

应注意,膀胱形态的改变可见于膀胱颈或膀胱颈以下的梗阻性疾病,需结合临床和 X 线综合分析始能鉴别。

九、输尿管夹层

【病因病理】

直接原因是输尿管黏膜损伤和各种病理情况下导致的尿路梗阻。最常见的原因是结石的梗阻、肿瘤的梗阻或压迫、不同原因引起的慢性下尿路梗阻等。尿路梗阻后一方面导致肾血流明显减低,尿液生成减少,肾盂积水减慢,伴严重的肾功能损害。另一方面出现尿液的各种逆流和渗漏,其中以肾盂肾窦逆流最常见,且渗漏至肾外形成尿瘤。有学者认为,发生在输尿管中上段的渗漏则形成"输尿管夹层",根据输尿管壁的解剖结构酷似主动脉夹层。总之,其形成的要素有:①肾盂输尿管黏膜损伤;②慢性输尿管梗阻;③肾功能良好。

【临床表现】

表现为腰痛和血尿等尿路梗阻的原发病症状,腰痛可向下部或会阴部放射。

【CT表现】

平扫可见输尿管呈"双环"及"双腔"改变,即"腔内腔",真腔在内、假腔靠外,其内充满尿液。增强扫描早期假腔密度高于真腔,延迟扫描后则真腔密度高于假腔。真假腔的壁明显强化,夹层的上下端真假腔之间可见线条状粘连带。

(李永辉)

第五节　泌尿系感染性疾病

一、概述

1.病原菌及感染途径　肾脏炎性病变为常见病。致病菌最常见的是革兰阴性杆菌,其中以大肠杆菌最常见,其次是副大肠杆菌、变形杆菌、克雷白杆菌、产气杆菌、绿脓杆菌等。偶尔为革兰阳性菌如葡萄球菌、肠球菌及绿色链球菌等。肾结核亦非少见,真菌感染和病毒感染则比较少见。

肾感染的途径有:①上行感染;②血行感染;③淋巴道感染。以前两种多见。

2.肾脏慢性炎症性病变的病因　由于急性尿路感染的早期诊断和有效的抗生素治疗,肾慢性炎症不断减少。

其病因除人体抵抗力降低的因素外,其常见原因为膀胱输尿管反流、尿路梗阻、结石、糖尿病、先天性发育异常、痛风和滥用镇痛剂等。此外,急性炎症未能有效控制而反复发作也为原因之一。致病菌以大肠杆菌为主。肾结核和真菌感染一般作为肾脏的特异性炎症论述。

3.反映肾脏炎性病变病理生理改变的影像学表现

(1)肾轮廓的改变:①炎症急性期的隆起和肿胀;②慢性期的收缩凹陷。如一个轮廓不规则的小肾,往往见于慢性肾盂肾炎;而一个光滑的小肾,倾向于血供不足。

(2)肾密度的改变:肾炎性病变在CT平扫时呈等密度或略低密度。增强扫描早期常无明显强化,而呈相对较明显的低密度;有文献报道,延迟期3小时明显强化。病灶内气体是脓肿较可靠的依据。

(3)肾功能的改变:①无功能肾可见于急性弥漫性肾盂肾炎的急性期、肾盂积脓、黄色肉芽肿性肾盂肾炎,以及慢性肾盂肾炎及肾结核晚期等终末期肾脏。②区域性肾功能减退可见于各种局灶性的急慢性炎性病变及肾梗死等。

(4)肾周异常:肾急、慢性炎症均可累及肾脂肪囊,造成肾周间隙积液和炎性肿块。而各类终末期肾脏、肾肿瘤和外伤等则可致肾包膜下及肾周血肿,肾癌、肾结核脂肪囊常清晰。

二、肾结核

肺外结核最常见的类型是泌尿系结核,国外资料显示泌尿系结核占整个结核病患者的7%,占肺外结核的18%,占腹部结核的31%。泌尿系结核多继发于肺结核。90%肾结核为原发感染期,细菌经血管抵达肾脏;只有少数为原发后感染扩散所引起。

【病理】

若患者的免疫力高、细菌量少,则病灶限于皮质内,形成微小肉芽肿,而后完全愈合,不发展为临床肾结核或病理型肾结核。这类病灶微小,除非发生钙化,否则影像学难以检出。若患者免疫力低、细菌量大,则细菌经肾小球过滤到达髓质引起结节增生,进而干酪坏死。干酪样物质液化排入肾盏、肾盂形成空洞,这些病变多发生于肾乳头处。结核菌在肾内可经黏膜表面直接蔓延,引起肾盂、肾盏黏膜的溃疡和坏死,也可通过黏膜下层和淋巴管蔓延。通常可引起一个或多个肾盏颈部黏膜的水肿、痉挛及纤维化,致肾盏梗阻性扩张积水或积脓。其另一病理特点是高度纤维化,结果肾内动脉狭窄致使肾实质萎缩,肾盏肾盂和输尿管壁增厚甚至管腔闭合。肾盂梗阻一旦形成,病变可加速发展为结核性脓肾。晚期肾结核可发生钙化,先出现在较大脓腔的边缘,而后扩及全肾形成贝壳样钙化使肾完全萎缩。全肾钙化时,输尿管常完全闭塞,膀胱结核可逐渐好转愈合,形成所谓"肾自截"。但肾结核钙化尤其部分钙化,因钙化多发生在脓肿的表面,干酪样物质内仍有活的结核菌。

所谓肾自截有两种解释:①输尿管尤其第一狭窄部由于结核的浸润而成为僵硬的索条,管腔狭窄至完全闭塞则致肾自截;②整个肾脏内有多个干酪空洞发生钙化时,称肾自截。以前一种解释更趋合理,但X线却难以观察,故放射医师多在看到后一种情况时报告"肾自截"(图7-5-1)。

硬化型肾结核:少数病人肾实质可被大量纤维组织所代替,称为硬化型肾结核。

总之,肾结核的主要病理改变为肾髓质的干酪坏死、空洞形成和纤维化、钙化,蔓延至输尿管和膀胱有类似的病理改变。

【临床表现】

多见于20~40岁青壮年,男性约为女性的2倍。其临床表现取决于病变侵犯的范围,以及是否合并输尿管、膀胱结核。早期多无明显症状。病理型肾结核无临床症状但尿呈酸性反应,可查到结核杆菌。病变发展到髓质成为临床肾结核,逐渐出现临床表现。①膀胱刺激征:约占78%。②血尿:约占68%。③脓尿。④局部症状:即腰痛和肾区肿物,约占10%。⑤结核中毒症状:约占20%。⑥严重者可有肾功能不全,部分可继发高血压。⑦尿液检查:一般呈酸性反应,有尿蛋白、白细胞及红细胞,尿沉淀涂片50%~70%可查到结核杆菌。

【X线表现】

其X线表现如下:

1.平片 ①肾外形改变:早期肾外形可正常或稍大,晚期变小,脓肿形成局部外突、呈分叶状。②肾结核钙化:呈不均匀云絮状、斑点状、云朵状钙化(图7-5-1)。

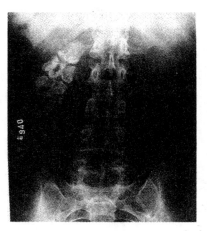

图7-5-1　肾自截
右肾有云朵状钙化

2.IVP ①初期肾功能可完全正常,或患区肾盏显影较淡,肾盏张力过高或过低,但肾盏边缘完整;②进而肾盏边缘模糊,不规则,呈虫蚀状,伴肾小盏扩张积水;③肾盏可变狭窄,甚至完全闭塞,表现肾盏缺损,相邻的肾盂被牵拉变形;④脓腔或干酪空洞形成时,如肾功能尚存,见空洞充盈呈不规则的、大小不等的"小水潭"或"云朵样"改变;⑤随病情加重,肾功能完全丧失,可经B超或CT进一步确诊;⑥肾结核瘤表现可完全正常,少数较大结核瘤可有肾盂肾盏轻度受压改变;⑦痊愈后造影可见肾功能逐渐恢复,肾盂肾盏仍变形,但边缘光滑整齐。

3.B超和CT检查 尤其CT增强扫描可明确显示脓腔及肾实质改变,但对早期肾盂肾盏的破坏,B超和CT均不及IVP检查。国外资料统计,最常见的CT表现为肾盏扩张(88%)、肾实质内瘢痕(80%)和钙化(37%~71%),钙化和狭窄是其较为特征的表现(图7-5-2)。

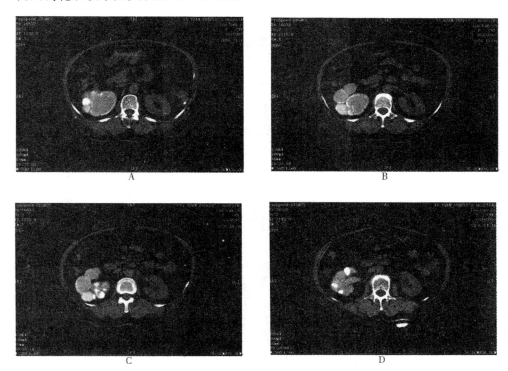

图7-5-2 右肾结核

A~D为同一患者,右侧肾盏扩张为主,其内密度增高(钙质沉着),边缘和肾内有钙化,肾实质显著变薄;肾盂边缘毛糙

三、输尿管结核

本病多由肾结核蔓延而来,也可由膀胱逆行感染所致。50%的泌尿系结核伴有输尿管结核。

【病理】

病变早期输尿管黏膜破坏,溃疡形成,管径扩大;后期因结核肉芽组织形成,管壁增厚、僵直,管腔狭窄甚至闭塞。输尿管壁可部分或全部钙化。

【临床表现】

其临床表现同肾结核。

【X线表现】

1.平片 输尿管区有时可见钙化征象。

2.IVP ①早期输尿管失去其正常的柔软度和弹性,管腔粗细不均、边缘不整,并有虫蚀样残缺;②晚期输尿管缩短、僵硬,呈喇叭状或串珠状,形态固定不变;③最终引起狭窄和梗阻表现。

CT可见输尿管管壁增厚、狭窄和管壁钙化。

四、膀胱结核

本病多继发于肾结核,也可由周围结核蔓延所致。

【病理】

早期膀胱黏膜充血、水肿,形成不规则溃疡和(或)肉芽肿,开始于患侧输尿管口处,其后蔓延至三角区乃至全部膀胱。晚期肌层广泛受侵,膀胱壁增厚并发生挛缩。

【临床表现】

主要表现为尿频、尿急、尿痛即膀胱刺激征,以及持续性脓尿和血尿。还可有低热、乏力、消瘦等。

【X线表现】

1.平片 偶尔见不规则线条状钙化。

2.膀胱造影 ①显示膀胱轮廓模糊不清,边缘毛糙;②病变严重时膀胱缩小,仅能容纳数毫升,扩张受限,边缘不整,可有多个假憩室形成,偶尔有充缺影,是局部性病变所致;③当健侧输尿口受累,纤维组织收缩,输尿管口扩张,造影剂可逆流入输尿管。

3.CT表现 早期病变多位于输尿管口附近,可表现为膀胱壁局部结节或局部僵硬、增厚;中晚期表现为膀胱壁广泛增厚、膀胱容积缩小、轮廓毛糙,即所谓的"挛缩膀胱";少数可见膀胱壁钙化,呈不规则条索状或斑片状。增强扫描病变表面线状强化提示病变活动。

【鉴别诊断】

有时可见由结核病灶引起的充盈缺损,类似膀胱癌。但膀胱癌容积不缩小,且结核多有肾及输尿管病变。结核病变范围广泛,膀胱挛缩,结合临床不难与膀胱癌鉴别。

五、肾盂肾炎

【病理】

病理上急性感染的致病菌开始均停留于肾髓质,然后波及皮质,病变可为局灶性、多发性和弥漫性。病变区间质水肿、炎性细胞浸润及微小脓肿形成,致肾局部或全肾增大。部分病灶内可有出血。

慢性肾盂肾炎可由急性肾盂肾炎未及时治疗转变而来,或其他原因如尿路梗阻、反流所致。可分为3个类型:①反流性;②梗阻性;③特发性。本病除慢性间质性肾炎改变外,还有肾盏、肾盂炎症,纤维化变形,且在临床及细菌学上应有肾感染的证据。病变涉及肾间质、肾小管和肾小球。不规则分布的纤维化瘢痕伴残留的肾组织增生导致肾脏萎缩和变形。

【临床表现】

多见于年轻女性。急性肾盂肾炎起病急促,畏寒、寒战、发热、头痛、尿频、尿急、排尿困难、一侧或两侧腰痛,尿检有脓细胞、红细胞、蛋白及管型。慢性肾盂肾炎大多无明显尿路感染的症状,尿液检查正常,且一般情况良好,直至肾衰才出现相应症状,如乏力、食欲缺乏、体重减轻、头晕、头痛、恶心、呕吐和贫血等尿毒症症状。伴尿路结石可有腰痛、血尿等症状。还应注意气肿性肾盂肾炎好发于糖尿病、免疫功能低下、尿路化脓性梗阻、吸毒及长期慢性衰竭疾病的患者。

【X线表现】

并无特异性,可有如下表现:

1.平片 早期肾外形增大;晚期由于纤维组织增生及疤痕收缩,肾外形缩小,边缘凹凸不平,对侧肾代偿性肥大。肾内及肾周弥漫性气体与低密度软组织影合并存在、肾筋膜增厚是气肿性肾盂肾炎的特征性表现。

2.IVP ①早期:肾功能基本正常,肾盂肾盏显影时间和浓度均正常,边缘光滑。②反复发作后改变:

肾分泌功能减退,肾盏颈部狭窄,肾盏扭曲、伸长,肾盂可变形,肾盂肾盏边缘变钝、变平,并有扩大积水的征象。③慢性肾盂肾炎的X线表现:肾功能明显减退,部分肾盏扩大,边缘可达肾包膜;肾盂变形、肾盏弯曲变形,边缘不规;输尿管有不规则狭窄、纡曲、变形。

【鉴别诊断】

先天性肾发育不全,肾外形更小,边缘光滑整齐;肾功能减退显著,肾盂肾盏缩小和肾的大小成比例,可资鉴别。肾血管狭窄引起的肾萎缩与肾盂肾炎相似,需结合病史、临床症状鉴别,必要时血管造影可确诊。

六、肾脓肿和肾周脓肿

本病为肾实质内局灶性炎症液化坏死所致的脓液积聚。逆行感染是主要的感染途径,少数可由血行播散引起,但也有文献认为以血行感染为主。

【病理】

肾脏因充血水肿而胀大。多数为小的化脓灶分布于皮质和(或)髓质,小的脓肿逐渐合并成较大的脓肿。约 1/3～1/2 肾脓肿的感染蔓延至肾被膜并侵及肾周和肾旁间隙,形成局部炎症或脓肿。肾周脓肿可由肾脓肿感染蔓延或破裂而波及肾周脂肪囊,亦可由血行和淋巴感染而引起。

【临床表现】

起病急,常有发热、脓尿、菌尿、脓毒血症、肾区疼痛和叩痛。如未能有效控制转成慢性肾脓肿,则临床症状常不明显,常无脓尿或菌尿,但可有低热、贫血和体重下降。偶尔急性期亦可无脓尿和菌尿。

【X线表现】

①肾脓肿:肾外形不十分规则。IVP可见肾功能正常或减退,肾盏边缘可见压迹。②肾周脓肿:平片示肾区密度增高,脓肿大时可呈肿块影,但肾影模糊,腰大肌阴影消失,腰椎弯曲,凹向患侧,患侧膈肌升高、动度差或消失。IVP显示肾功能正常或减退,如与肾脓肿并存可见肾盏受压表现,B超或CT尤其增强CT扫描可确诊。

七、肾气肿

由各种原因所致肾脏周围出现弥漫性的小气泡影称肾气肿。本病多由糖尿病继发所致,或由产气杆菌引起的尿路感染阻塞而产生。

【临床表现】

患者有糖尿病或尿路感染史,轻者无症状,重者发热、抽搐、恶心、呕吐,尿频、尿急、肾区痛或压痛等。

【X线表现】

①平片:肾影增大模糊,肾周围有多房弥漫性小气泡影。②IVP:肾分泌功能减退甚至不显影。③逆行肾盂造影:肾盏呈虫蚀状改变,边缘似锯齿状。严重者肾盏被破坏。④CT可准确显示气泡影。

八、黄色肉芽肿性肾盂肾炎

黄色肉芽肿性肾盂肾炎(XGPN)又称为泡沫细胞肉芽肿、肾盂肾炎黄色瘤病、肾性黄色瘤病及肿瘤样黄色肉芽肿肾盂肾炎等。是一种少见的特殊类型的慢性肾盂肾炎。炎症始于肾盂,进而延伸破坏周围髓质和皮质形成多个脓腔,脓腔周围有黄色肉芽组织围绕而得名。

【病因病理】

其病因尚不清楚,有以下几点:①感染学说。②自身脂质代谢缺陷和免疫功能低下致病。③某些药物作用,如长期使用非那西汀或抗生素的滥用。④综合因素的作用:如结石、梗阻和出血,促进肾内感染、供血不足,静脉炎症阻塞及肾内脂质沉积等。总之,炎症感染的刺激,致肾内脂质代谢紊乱及肾内微循环尿流动力学改变是其发病不可缺少的因素。

主要病理改变为肾组织的进行性破坏和类脂质的释放,巨噬细胞吞噬后转变为泡沫细胞(或称为黄色瘤细胞),常伴出血、坏死、小动脉壁增厚、黏液变和含铁血黄素沉着,即形成黄色肉芽肿。炎症常累及肾周间隙、腹膜后和腰大肌等。根据病变范围可分为局限型和弥漫型。镜下可见特征性的泡沫细胞和慢性炎症改变。

【临床表现】

常见于15~56岁中年女性,男女之比约1:2.9。病程1个月~25年,多见于4个月~6年。几乎总是单侧发病,患侧腰部胀痛(67.2%)、腰腹部肿块(58%)、反复发热(62.7%)。均有不同程度的白细胞升高、血沉增快(60%)、贫血、尿频及排尿困难,罕有血尿,多伴肾功能不同程度受损及结石。尿检常出现脓尿和蛋白尿,80%晨尿离心沉渣涂片可找到泡沫细胞(即1张涂片上≥5个泡沫细胞),有助于诊断和鉴别诊断。

【X线表现】

并无特异性,可有如下表现:平片可见肾影增大,亦可伴有结石。IVP:弥漫型表现为肾盂肾盏积水扩张,显影不良或不显影。局限型显示肾盂肾盏不规则充盈缺损或破坏变形,输尿管亦可受累变窄。

诊断中需结合CT或B超,除外其他疾病后方可诊断。此病应与肾癌、肾积水、脓肾、肾脓肿和肾结核等相鉴别。

九、肾乳头坏死

又称为坏死性肾乳头炎或髓质坏死。本病分为急慢性两种,以后者多见。

【病因病理】

多因糖尿病或尿路阻塞并发化脓性感染,也可因长期服用镇痛剂、镰状细胞性贫血、酒精性肝硬化和肾血管病变,引起血栓及血管痉挛,致乳头缺血性坏死。总之,其发病与肾乳头的血液循环障碍有关。通常累及双侧肾脏,或局限于一个或数个肾乳头。病变与正常部分界限清楚,坏死可波及肾锥体远端。坏死乳头可脱落钙化。按其程度可分为全乳头脱落、乳头部分脱落和乳头原位坏死。病变中晚期肾脏体积可缩小。

【临床表现】

急性者有高热、寒战、肾区疼痛、脓尿、血尿、尿少、氮质血症、虚脱、尿中毒乃至死亡。慢性者与肾盂炎相似,呈反复发作。当坏死乳头脱落到输尿管可引起绞痛。尿沉渣中查到肾小管组织即可确诊。

【X线表现】

1.平片　肾影增大,晚期多缩小,坏死乳头钙化呈小点状。

2.IVP　①肾分泌功能减退。②造影剂渗出小盏呈点状或进入未完全脱落的乳头周围呈典型"环状影",若进入乳头脱落形成的空洞内,则呈杵状或斑点状。③肾小盏乳头部狭窄,边缘呈"虫蚀样"表现。④肾盂肾盏内可见脱落的乳头所致的充盈缺损。⑤B超亦有一定诊断价值。CT检查的价值不大,但早期可见肾影增大,晚期可缩小;坏死乳头的钙化呈小点状,CT较平片易于检出。CT增强扫描可能不如IVP。

【鉴别诊断】

①肾窦回流:肾小盏边缘光滑,重复检查可见该阴影消失,肾功正常。②肾结核:钙化呈斑点状,肾盂边缘破坏多较严重且广泛,常伴输尿管及膀胱改变。③肾结石:位于肾盂肾盏内,阴性结石虽可表现为充缺,但肾盂边缘光滑。

十、囊性输尿管炎

【病理】

囊性输尿管炎可与囊性肾盂炎同时存在,病理见输尿管内有 3~8mm 大小多发囊肿,病变主要由慢性炎症引起,炎症可刺激上皮细胞窝或细胞芽向下生长,中心退化形成囊肿。囊内有黏液或其他渗出液。

【临床表现】

多有尿路感染或结石,故可有一般尿路感染症状,甚至发生肾绞痛,囊肿破裂可出现血尿。

【X 线表现】

IVP 见肾分泌功能减退,亦可有肾积水表现。典型的改变是输尿管内有多发小圆形的充盈缺损,边缘清晰,聚集成堆时边缘不规则。如病变较小则输尿管的轮廓呈"虫蚀样",或像管腔内的多个小气泡,病变可累及肾盂。

【鉴别诊断】

①结核性输尿管炎:多伴有肾结核,且管壁多较僵直,甚至缩短。②输尿管乳头状瘤:充盈缺损多较大,且形态不整,病变常局限于一处,多为肾盂与输尿管交界处。

十一、膀胱炎

膀胱非特异性炎性病变主要靠病史、细菌培养、膀胱镜检查和活检证实,影像学对诊断的作用不大。

【病因病理】

本病多为继发性,其病因很多,可分为细菌性和非细菌性两类。大多为细菌性感染,病原体常为大肠杆菌,其次为葡萄球菌。非细菌性包括很多物理因素(如创伤、放射损伤等)和化学因素(如一些抗癌及其他的药物治疗)。

急性膀胱炎病理上见黏膜和黏膜下层的充血、水肿,甚至可有出血和溃疡。严重者可涉及肌层。慢性膀胱炎病理上见膀胱壁不规则增厚并有小梁形成,常有膀胱容积缩小。膀胱壁内含气见于气肿性膀胱炎或泌尿系器械检查后,或膀胱与肠道间有瘘管。

结核性膀胱炎、气肿性膀胱炎、嗜酸性膀胱炎、腺性膀胱炎、囊性膀胱炎、间质性膀胱炎为膀胱的特殊炎症。结核性膀胱炎就是在炎性病灶上有假膜覆盖,且由于细菌(可能为产碱杆菌)的作用使尿液内钙质(大多为磷酸盐)沉着其上。气肿性膀胱炎好发于糖尿病病人,因产气细菌(大肠杆菌及其他产气杆菌、球菌等)的作用,使膀胱壁内有很多积气(可能来自发酵的葡萄糖)。嗜酸性膀胱炎为泌尿道过敏性疾病。腺性膀胱炎是一种引起膀胱黏膜高度增生的炎症。

【临床表现】

多数膀胱炎见于妇女,常合并尿道炎和阴道炎。急性膀胱炎患者有尿频、尿急、尿痛,往往较严重,并有脓尿和不同程度的血尿。慢性膀胱炎症状相对较轻,但如有膀胱容积缩小者,仍有尿频;尿液检查有白细胞增多和红细胞。膀胱炎病情严重或并发肾盂肾炎及其他急性感染时有全身症状。

【影像学表现】

1.平片 一般急慢性膀胱炎不做 X 线检查。气肿性膀胱炎膀胱壁内有透亮带及小气泡影。结核性膀胱炎可见膀胱壁小斑片状钙化。

2膀胱造影 膀胱边缘广泛不规则、毛糙而高低不平,呈轻度锯齿状;膀胱体积缩小,进而可有小梁形成,表现为波浪样或憩室样突出;有时发现膀胱输尿管反流。

3.CT 表现 CT 除见膀胱壁增厚外,无特征性表现。还可见膀胱边缘广泛不规则、毛糙,膀胱容积缩小。并发梗阻可有小梁形成,表现为波浪状或憩室样突出。

此外,①结核性膀胱炎 CT 可见膀胱壁小斑片状钙化,但应与膀胱裂体吸虫病相鉴别,后者可引起广泛大片钙化。②气肿性膀胱炎 CT 表现膀胱壁内有低密度气带及气泡。③嗜酸性膀胱炎 CT 表现膀胱壁局限性或弥漫性不均匀增厚、僵硬,并可呈团块状向腔内突出,膀胱周围可有侵犯。与膀胱肿瘤易于混淆。④腺性膀胱炎 CT 表现病灶好发于膀胱后壁,常呈隆起性病变或膀胱壁增厚;病变范围可比较局限,也可以累及整个膀胱壁;病变表面较光滑且延续。部分病例可有囊肿及蛋壳样钙化形成。总之,膀胱占位合并膀胱壁较广泛增厚,而无壁外侵犯,应高度怀疑本病。

十二、反流性肾病

反流性肾病(RN)是由于膀胱输尿管反流(VUR)、肾内反流(IRR),导致肾皮质瘢痕(局限性萎缩)和局灶性肾小球硬化而发生的一种肾脏疾病。有学者认为:以往所谓的慢性肾盂肾炎 95% 是 RN,但临床上单纯的非梗阻性慢性肾盂肾炎确实存在,二者在症状上难以区别,需结合 IVP 和排尿性膀胱尿路造影(MCV)等检查。另外,所谓的"慢性肾盂肾炎",按目前的新观念,实际上就是反流性肾病、梗阻性肾病合并感染和极少数的所谓特发性慢性肾盂肾炎。

反流性肾病的发病机制目前尚不清,可能与菌尿或尿液中的 Tamm-Horsfall 蛋白作为一种抗原引起肾小球局部免疫损伤有关。反流的原因可能是先天发育原因(小儿患者随着生长,膀胱壁内段输尿管长度延长,输尿管、膀胱括约肌的发育而 VUR 逐渐改善)、炎症、神经肌肉功能障碍所致,IVP 呈慢性肾盂肾炎表现,MCV 可见反流。

MCV 方法为:取 76% 复方泛影葡胺 100ml,用 500ml 生理盐水稀释,取适量逆行注入膀胱,透视下观察排尿时有无反流及反流程度。

(李永辉)

第六节　肾脏囊性病变

一、概述

肾脏的囊性疾病有多种类型,其分类见表 7-6-1。

表 7-6-1　肾脏囊性疾病及分类

疾病	类型
单纯囊肿	孤立、多发
复杂性囊肿	出血、感染、钙化、分隔性、钙乳性
多囊肾	成人型、婴儿型
髓质囊肿性疾病	髓质海绵肾、髓质囊肿性病变综合征
多发囊肿性肾发育不良	
肾盏憩室	
肾旁囊肿	肾盂旁囊肿、肾周假性囊肿
囊性肿瘤	多房囊性肾瘤、囊性肾癌、肾肿瘤伴囊性坏死

二、单纯性肾囊肿

【病因病理】

囊肿起源于肾小管。本病与遗传因素无关,可为先天性或后天因素所致。目前多认为是肾小管阻塞或部分肾组织缺血所致。其发生率与年龄有关,多见于 50 岁以上,30 岁以前罕见,提示与肾脏的退行性变有关。尿毒症透析患者其发生率明显增加(属获得性肾囊肿)。肾囊肿中 2.1%～3.5% 同时有肾癌。单纯囊肿并发囊壁癌不足 1%。病理上囊肿可单发或多发,大小可自数毫米(mm)至 10cm 以上。囊肿多发生在肾实质中,尤以皮质多见。囊壁由一薄层纤维组织覆盖以一层扁平上皮,囊内含透明的浆液性液体,少数含血性液体。囊内偶有分隔,囊壁偶可钙化。

特殊类型肾囊肿又称为复杂性肾囊肿。主要包括以下几类:①高密度肾囊肿;②出血性肾囊肿;③感染性肾囊肿;④钙化性肾囊肿;⑤钙乳性肾囊肿;⑥分隔囊肿。

【临床表现】

大多无症状,囊肿大者患侧偶有轻度不适、高血压、蛋白尿等。囊肿破裂可出现腰痛及血尿。肾功能正常。

【X 线表现】

1.平片　①肾影局部膨出呈圆形或椭圆形,边缘光滑;②囊壁及囊内物可出现弧形条纹状及不规则钙化。

2.IVP　①由于肾实质的轻微显影,囊肿区密度相对较淡;②囊肿位于肾脏边缘向外生长时,肾盂肾盏可表现正常;③囊肿紧靠肾盂肾盏时,表现为肾盂肾盏受压变形、伸长、分离、聚拢,但光滑无破坏;④可见肾轴旋转;⑤动脉造影多不采用,B 超和 CT 检查有定性价值。

CT 平扫呈圆形或椭圆形低密度灶;大多位于皮质内,常为孤立单发,但双侧和(或)多发也不少见;增强扫描囊肿无强化(图 7-6-1)。而且 CT 对特殊类型囊肿的诊断有独到价值。

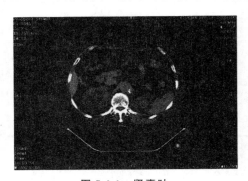

图 7-6-1 肾囊肿

左右肾均有水样低密度灶,边缘清晰锐利,左侧囊肿凸向肾皮质外

三、肾盂源囊肿

有学者认为不应归为肾囊肿的范畴,而称为肾盏憩室更确切。但也有学者认为两者病理基础不同。本病多为先天性。

【病理】

肾盂源囊肿大小约为 2～4cm。大多位于肾髓质部,且在大肾盏或肾盂旁,与囊肿之间常有一细管相通,但在发生炎症时此管可闭塞。由于引流不畅,故常发生感染并有结石形成。

【临床表现】

一般无症状。可有患侧肾区疼痛,并有间断性脓尿。如囊肿不与肾盂、肾盏相通而发生感染时甚似急性肾脓肿。

【X 线表现】

平片多无异常发现,囊肿较大时可有肾外形增大。囊肿内可有结石。静脉肾盂造影(IVP)囊肿本身不显影,当囊肿显影时则常同时显示有一细管与肾盏或肾盂相通,但这一细管不一定能清楚显示。

CT 表现囊肿位于肾实质内,其内可有结石。增强扫描因与收集系统相通,故造影剂充盈呈高密度,但也难以发现与肾盂、肾盏相通的细小管。增强扫描囊壁可无或有强化。

【鉴别诊断】

肾盂源囊肿应与肾盂旁囊肿相鉴别:两者均可能为先天性疾病,结构与单纯肾囊肿相似。两者均可有泌尿系感染症状。肾盂源囊肿与肾盂旁囊肿区别如下:①前者多位于髓质的肾柱区,大肾盏或肾盂旁;后者起源于肾窦(肾实质外)。②前者多与肾盂、肾盏有细小管相通,而后者则无。③肾盂源囊肿由于引流不畅,常可发生感染并有结石形成;肾盂旁囊肿主要对输尿管及肾盂产生压迫。④IVP:肾盂源囊肿对肾盂、肾盏产生压迫,囊肿本身不显影,如囊肿显影时,常可显示一细管与肾盂或肾盏相通,但细管不一定显影,仅见肾盏边缘处出现一尖刺状的凸出,囊肿内可见结石;肾盂旁囊肿本身不显影,仅见肾盂、肾盏或输尿管受压表现。

如肾盂源囊肿本身不显影与单纯肾囊肿及肾盂旁囊肿难以区别。CT 对肾盂旁囊肿的诊断可提供更为有力的证据,但对肾盂源囊肿难以确诊。

四、肾盏憩室

有人认为肾盏憩室是肾盂源囊肿,但其病理基础不同,即不是先天性的。

【病因病理】

肾盏憩室是由于肾盏颈部的肌肉功能紊乱,局部肌肉发生痉挛收缩,以后因缺血而纤维化,进而发生狭窄阻塞。在其远端部分的肾盏就可以扩大呈囊状而成为憩室。狭窄处为肾盏与憩室的通道。憩室多较小,大者可达 2～3cm,若无相通的管道存在,就可称为异位肾盏。

【临床表现】

与肾盂源囊肿相似,一般无症状。可有患侧肾区疼痛和间断性脓尿。

【X 线表现】

平片一般无异常发现。因憩室有分泌功能,故 IVP(或 CT 增强扫描)可见造影剂充盈的憩室影。呈圆形或椭圆形,边缘光滑。少数可见憩室与肾盏之间的长 2～3mm,宽约 2mm 的通道。较大的憩室因尿液潴留而稀释了造影剂,因此密度可相对较低。动态观察憩室内造影剂浓度逐渐增高,而肾盂、肾盏内的造影剂逐渐排空,诊断可以肯定。

【鉴别诊断】

肾盂源囊肿延迟动态观察密度往往不能增高,而且常在局部的肾盏边缘造成压迹,可予鉴别。

五、肾盂旁囊肿

本病起源于肾实质外的肾窦,不与收集系统相通。

【病因病理】

病因尚不明,可能系先天性,也可能为慢性炎症所致的淋巴管囊性扩张。囊肿可为单发或多发、单房或多房,大小差异很大。其结构与一般囊肿相似,其壁有纤维组织。

【临床表现】

主要由肾盂、输尿管受压迫而引起,有肾区疼痛、血尿及感染的症状。

【X 线表现】

平片多无异常发现。IVP 囊肿本身不显影,可见肾盂、肾盏或输尿管受压表现。

CT 表现囊肿位于肾门处与肾实质分开,囊肿周围有更低密度脂肪晕圈是其特征性表现,也是与单纯囊肿的鉴别关键(图 7-6-2)。增强扫描囊肿无强化,有助于与肾盂积水相鉴别;同时增强扫描可见显影的肾盂、肾盏和输尿管受压、拉长,将囊肿衬托得更清晰。

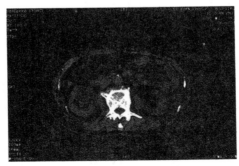

图 7-6-2　右侧肾盂旁囊肿
右侧肾窦区有水样密度灶,边缘锐利,周围有肾窦的脂肪环绕

六、多囊肾

【病因病理】

本病为肾皮质和肾髓质出现无数囊肿的一类遗传性疾病,其发病机制不明了。有人认为是肾发育过程中肾单位与肾集合管系统联接缺损所致;亦有人认为是部分肾管不退化的结果;还有人认为与血供改变或小管梗塞后潴留有密切关系。按遗传方式分为两类。

1.婴儿型　是常染色体隐性遗传性疾病。以肾收集小管扩张和肝内胆管扩张及纤维化为特征,临床表现取决于病期及肾、肝受累程度。该型又分为3个亚型:①婴儿型:是该型中最常见的一类。多见于6个月以下的婴儿。60%以上肾实质受累,肝病变轻微。双肾明显增大,表面光滑。切面呈海绵状,为无数扩大、延长的收集管和肾小管长梭形或柱状扩张,自肾门向表面放射状排列;肾盂、肾盏受压。肝内小胆管增生、扩张、延长,常有门脉周围纤维化。②中间型:多见于6月至3岁的婴幼儿。其肾、肝病变各半或肾囊性病变较突出。③儿童型:多见于3～6岁或年长儿童。以肝受累为主。肝脏之胆小管为慢性囊性发育不良及显著门脉周围纤维化,部分病例并发胆总管或其他肝外胆管异常。肾小管扩张较轻且局限。

2.成人型　为常染色体显性遗传性疾病。虽多见于成人,亦可见小儿,尤其有家族史者。囊肿起源于近端肾曲管、肾小囊及肾小管,多为双侧受累而以一侧较突出。肾脏大小可正常,或随囊肿的发展而增大,表面不光滑。切面肾实质内有多数大小不等、薄壁、含浆液的球形囊肿,囊肿间的肾实质受压及萎缩影响肾功能。囊性病变也常见于肝。偶有肝胆管增生与肝纤维化。少数胰、脾、肺、卵巢、甲状腺、睾丸、精囊内也存在囊肿。也可并发脑 Willis 血管环小动脉瘤(15%)。

【临床表现】

1.婴儿型　①婴儿型:多于出生后不久死于尿毒症或呼吸窘迫。存活者都有持续性高血压,最后发展成终末期肾衰。②中间型:临床可伴高血压、肾功能低下、肾性骨营养不良,少数肝大或早期门脉高压症状较突出。③儿童型:主要表现为肝、脾肿大及门脉高压。

2.成人型　多在40～60岁出现症状。临床可无症状或表现为腰痛、恶心、呕吐、血尿、尿路感染症状,以及高血压和局部肿块,最后出现肾功能不全表现。

【X 线表现】

1.平片　①见两侧或一侧肾影不同程度的增大,肾轮廓多呈波浪形或分叶状,边缘光滑清晰;②肾重度增大而致肾下移;③肾轴旋转;④肾盂肾盏可见到结石影。

2.IVP　因肾实质受压而退化,故肾盂肾盏多不显影,或显影不满意。如显影其表现同逆行肾盂造影。

3.逆行肾盂造影　①肾盏受压出现缩短、延长、分离或聚拢,肾盏分散、颈部延长,形似蜘蛛样足,称蜘蛛足征。②上下极肾盏的距离增加。③有时肾盂受压亦发生变形、扭曲、移位或扩张。B超和CT可为本病提供更确凿的征象。

【鉴别诊断】

1.多发性肾囊肿　为非遗传性疾病,与多囊肾非同一疾病。两者区别如下:①多发性肾囊肿多发散在、囊肿间肾实质正常,病灶占肾实质的 2/3 以下,肾功能正常。无肝、脾、胰多发囊肿。②多囊肾的囊肿多发、密集、大小不一,囊与囊之间不相通。但囊与囊之间的实质受压萎缩。病灶多占肾实质的 2/3 以上,肾功能减退。多伴肝、脾、胰囊性病变。故"多囊肾"与"多发性肾囊肿"含义不同,但有时影像学鉴别困难。

2.多囊性肾　又称为多发囊肿性发育不良、多发囊肿肾。多囊性肾与多囊肾相同的是肾内均有多个囊,不同的是前者非遗传性疾病,病变多为一侧性且囊间肾组织发育不良,无功能,所以是一种更严重的发育畸形。为新生儿腹部肿块的常见原因之一。CT 增强扫描时这种畸形不增强,而多囊肾的囊间正常肾组织可增强。

七、多发囊肿性肾发育不良

又称为多囊性肾、多发囊肿肾。是一种非遗传性病变,为新生腹部肿块的常见原因之一。

【病理】

由一组大小不等的、互不相通的薄壁囊肿组成,囊肿间的肾组织发育不良,多无功能,所以是一种更严重的发育畸形。本病常累及单侧全肾,罕见节段局灶或双侧病变,常有对侧泌尿系先天异常。收集系统常有不同程度的闭锁和狭窄。肾动脉细或缺失,肾静脉细而扭曲。故与多囊肾是不同的。

【临床表现】

好发于新生儿和婴儿,多以腹部包块就诊。可有对侧泌尿系先天异常如肾盂输尿管交界处狭窄、肾旋转不良等。两侧多发囊肿性肾发育不良者常早期夭折。

【影像学表现】

①小儿患者典型的表现为正常肾组织被异常肿块所替代,肿块由无数大小不等、水样密度的肿块组成,其间可见分隔,分隔 CT 增强扫描有强化。②成人患者还可表现为囊壁钙化、肾无功能,对侧肾代偿性增大。囊肿钙化常多发,但偶尔只见一个或一个为主的囊肿钙化。因成人腹膜后脂肪丰富,易显示肾血管蒂的异常。

八、髓质海绵肾

本病的特征是一个肾或两个肾的锥体的集合管呈梭形或囊状扩张,致肾脏似海绵状,故称海绵肾。发病率为 1/5000。

【病因病理】

多数学者认为是一种先天发育异常,可能由于肾源性胚基与输尿管胚芽异常连接所致。病变可局限于一个至多个肾锥体,以双侧多见。病理可见肾脏大小正常或因囊肿而稍增大,边缘光滑。剖面见锥体呈多孔状或海绵状,小囊腔多数为 1～6mm,囊壁被覆立方和(或)扁平上皮。50%～90% 囊内含有多发性小结石。晚期这些小囊可增大,继发感染可出现相应病理表现。

【临床表现】

多见于中年男性。轻者一般无症状,重者有血尿、脓尿、蛋白尿及反复发作的肾盂肾炎,甚至肾小管中毒症状。并发症晚期可出现肾功能尤其肾小管功能的损害。

【X 线表现】

①平片可无阳性发现。但有时可见扩大的小管内有结石,结石细小,多 2～5mm,少数达 6～10mm,位于肾锥体,相当于小盏的外侧,呈簇状分布。②IVP:因多数肾小管有阻塞,可见肾锥体显影,在肾小盏周围有枯树枝状造影剂,肾小盏变大并向外展开或变扁。③肾影可轻度增大。CT 增强扫描有一定诊断价值。

【鉴别诊断】

①肾钙质沉着症:见于甲状旁腺功能亢进、肾小管酸中毒、VitD 过多症、慢性肾小球肾炎等,一般无集合管扩张和乳头囊腔形成、钙化较弥漫且涉及肾皮质。②肾小盏内散发性小结石:位于肾盏内,可并发肾

盂、肾盏轻度积水,位置可变动。③锥体潮红:是应用高浓度造影剂使锥体内肾小管显影,表现为乳头造影剂充盈呈轮廓不清之扇形影,造影剂排空与肾盏同步。

九、肾髓质囊性病

又称家族性青年性肾脏囊性病、范克尼肾脏囊性病。本病为常染色体隐性遗传。

【病理】

它的特征是肾髓质有多发囊肿,直径自 1mm～1cm,囊壁被覆扁平上皮。其余肾组织可见肾小球数目减少,肾小管萎缩,肾间质有弥漫性纤维化。

【临床表现】

症状开始于儿童或青壮年。①发育成长缓慢;②多尿、烦渴;③盐类消耗大,进行性尿毒症;④低血钙性抽搐;⑤高血压;⑥尿比重低且固定;⑦贫血。

X 线表现:①平片:双侧肾脏阴影缩小;②肾及肾盂肾盏不显影或显影不良。本病的确诊靠组织活检。

CT 表现双肾对称性累及。肾皮质变薄、肾髓质呈低密度,较大的囊肿呈圆形或椭圆形低密度灶。增强扫描示肾显影迟缓,密度较低,尤以髓质部分更明显,其中可见数个稍大的不增强囊肿;皮质极薄,类似肾积水,但低密度区的密度高于水。

十、肾周囊肿

肾周囊肿是后天性的,大多由外伤所致,通常是在肾周有包裹性的尿样浆液的存在,故亦称为肾周积水。其原因如下。

(一)肾周渗尿

由于肾盂肾盏外伤引起尿液漏到脂肪囊中,亦可由于肾积水破裂而造成。

临床主要表现肾区胀痛,并可有感染及血尿。

【X 线表现】

①平片:可见肾影增大,但多轮廓不清。②IVP:肾功能较差,多不显影,需逆行肾盂造影方可显示肾盂肾盏的情况。③CT 或 B 超检查可明确显示液体的存在。

(二)肾周血肿

可由动脉瘤破裂、癌肿、错构瘤、结核破坏血管或其他出血性疾病引起血液在肾脂肪囊中呈层状积聚,以后边缘部分机化形成纤维包壳,其中央部分为透明液所代替。

临床表现为肾区胀痛,且时有血尿。

【X 线表现】

①平片:可见肾周层状钙化,肾外形增大。②IVP:肾功能较差,原有肿瘤或结核者可见肾盂肾盏受压变形、破坏征象。③CT 和 B 超检查,尤其 CT 检查可明确诊断急慢性肾周血肿。

(王冬梅)

第七节　先天性发育异常

一、肾盂输尿管重复畸形

肾盂输尿管重复畸形又称重复肾,较为常见。发生原因有二:①有两个独立的输尿管芽。②输尿管芽过早分为两支。

肾的重复程度取决于输尿管芽分裂的程度,部分重复畸形为重复的输尿管相互汇合后开口于膀胱,完全性重复畸形的下肾盂输尿管的膀胱开口位置正常,而上肾盂输尿管开口于膀胱三角外侧之内下方。

临床常见慢性发热、尿痛等尿路感染症状,如有输尿管异位开口,则多有漏尿现象。

1.X 线静脉肾盂造影

(1)可见同一侧肾区有两套肾盏、肾盂及输尿管。

(2)两支输尿管向下走行中汇合或分别进入膀胱。

(3)下肾盂近似正常肾盂。上肾盂多萎缩变小,亦可显示肾盂积水。

(4)常见不同类型肾盂输尿管畸形。

2.CT

(1)一般不需 CT 检查。

(2)肾影较正常肾延长,增强后可见双肾盂和双输尿管。

3.MRI

(1)冠状位可较好显示肾盂输尿管畸形的解剖关系。

(2)重复肾较对侧正常肾明显增大,上肾位于下肾内前方。

(3)如上位肾扩张积水,类似巨形囊肿,表现为长 T_1、长 T_2 信号,信号强度均匀。

4.诊断、鉴别诊断及比较影像学

静脉尿路造影为重复肾畸形的最佳检查方法,可清晰显示双肾盂和双输尿管的形态及其行径。如同时有并发症存在,则 CT 及 MRI 为最佳补充手段,可确定重复肾畸形的存在,并明确区分肾积水和肾肿瘤。

二、肾缺如及额外肾

单侧肾缺如(孤立肾)是由于一侧胚胎生肾组织及输尿管芽不发育或一侧肾仅有残缺的胚胎后肾组织所引起。临床一般无症状,多由泌尿系其他病变或偶然 X 线检查发现。

额外肾是一种少见的先天畸形,为一侧胚胎生肾组织分裂成两个,然后有分开的输尿管进入而形成两个完全分离的肾。易和双肾盂、双输尿管畸形相混淆。

额外肾可发生在一侧或两侧,一般为一个,体积较小,常发育不全,病人可无任何症状。但额外肾往往合并结石、肾盂积水等,出现相应的梗阻及感染症状。

1.X 线

(1)平片

1)孤立肾可见一侧肾影缺如,另一侧孤立肾相对增大。

2)额外肾则在一侧可看到两个肾影,对侧尚见一正常大小的肾影。

(2)静脉肾盂造影

1)肾缺如可见患侧无肾脏显影,对侧肾脏正常显影或肾盂输尿管增大。

2)额外肾如有分泌功能,同侧可显示两个肾盂、肾盏;如不显影,则需做逆行肾盂造影证实。

(3)腹主动脉或肾动脉造影

1)额外肾:动脉期及实质期均可明确额外肾之血供来源、位置、大小及数目。

2)孤立肾:肾缺如侧肾动脉往往完全缺如。

2.CT

1)额外肾:能满意地显示同一侧相互分离的肾和输尿管,对侧肾脏同时存在。

2)肾缺如:一侧肾窝内肾影缺如,对侧肾代偿肥大,或旋转不良和异位。

3)增强检查,孤立肾正常强化。

三、异位肾

胎儿期盆腔内的肾胚芽在上升过程中发生障碍或过度上升均称为异位肾。异位肾转向另一侧称交叉异位肾。多见于盆腔和骶髂部,极少位于胸腔。

异位肾常有形态改变,外形呈盘状、圆形或椭圆形等,常伴旋转不良。

临床上,无并发症时可无任何症状。低异位肾易误认为腹部及盆腔肿块,如并发感染、结石或压迫神经、血管及邻近器官,则可出现相应症状。

1.X 线(图 7-7-1~2)

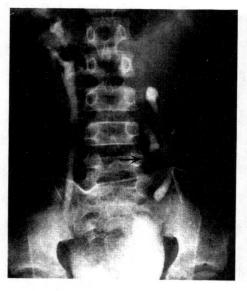
图7-7-1 异位肾
排泄性尿路造影示左肾位于左下腹并旋转不良

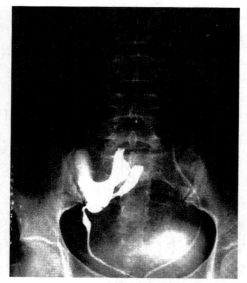
图7-7-2 右侧盆肾
排泄性尿路造影示右侧肾脏异位固定于右侧
盆腔,输尿管过短,肾盂变形

(1)平片上,病侧肾区无肾影。盆腔见软组织肿物影,边缘光滑锐利。

(2)静脉肾盂造影见肾脏异位。异位肾肾盂变形,常合并肾旋转不良。输尿管显影,过长或过短。

(3)腹主动脉及肾动脉造影可显示异位肾的异常血供,可有多支肾动脉供血,有确诊价值。

2.CT 和 MRI(图 7-7-3)

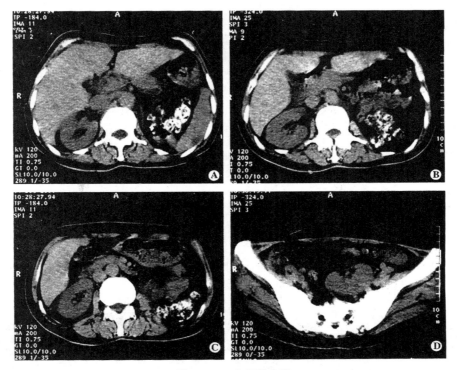

图7-7-3　左侧异位肾
CT 平扫(A～F)示右侧肾脏形态、大小、密度未见明显异常。左肾区肾影缺如,
为周围组织充填。左侧盆腔骶前可见一肾形软组织影,边界清楚

(1)显示正常肾窝内肾缺如。

(2)盆部、下腹部或膈上、下见肿块影,其密度、信号及强化形式和程度均与正常肾脏相同。

3.诊断、鉴别诊断　　诊断单纯异位肾的依据是影像学检查示肾区内无肾而于其他部位发现肾脏。应与肾下垂及游走肾鉴别。

四、马蹄肾

肾融合畸形发生在胚胎 30 天前,两个肾原胚基早期融合。马蹄肾最为常见。两肾上极融合形成倒置马蹄肾,两肾下极融合形成马蹄肾;四极或多极融合形成盘形肾;一肾上极与另一肾下极融合形成"乙状"肾。融合肾多为异位,融合部位称为峡部,多为肾实质。

马蹄肾位置一般较低,多位于骶椎前面。因旋转不良,两侧肾盂向前方,峡部在脊椎、腹主动脉前,输尿管被峡部抬起,推向前内方,靠中线下行入膀胱。血供常有异常。肾动脉常源于髂动脉或腹主动脉分叉处,其数目、长短及粗细均有极大变异。

临床常无自觉症状,偶可有胃肠道不适及泌尿系感染、结石等症状。

1.X 线

(1)平片

1)两肾长轴略平行或斜向内侧。

2)两肾下极界限不明,过分靠近脊柱。

3)两肾低位。

4)双肾横向不能移动。

5)双侧腰大肌影不清。

（2）静脉肾盂造影

1)两肾盂、肾盏旋转不良,肾盂向前、向内或内后方。

2)两肾长轴交叉点不在上方而在肾下方。

3)肾脏异位(低位且靠近)。

4)输尿管在肾实质前外下方,下降时再向内弯曲,形如一花瓶之边缘。

5)肾盂及下肾盏靠近。

（3）腹主动脉及肾动脉造影

1)异常血供多源于髂动脉,数目、大小均变异较大。

2)实质期可显示融合之峡部,但密度较淡。

2.CT(图 7-7-4)

（1）两肾位置较正常明显降低。

（2）两肾上极距离可无变化,但向下逐渐靠拢,在两肾下极融合成峡部。

（3）肾脏有旋转不良,肾盂通常位于前部。

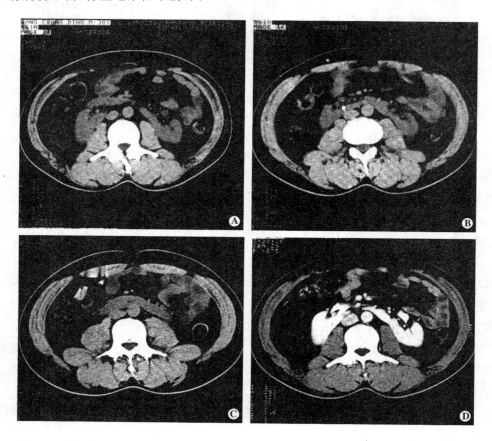

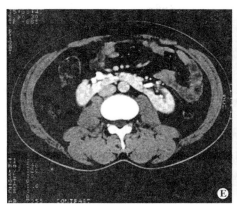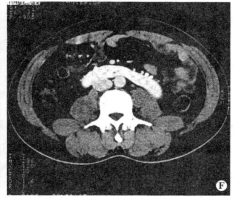

图7-7-4 马蹄肾

CT 平扫（A～C）示双肾位置偏低、旋转不良，自上向下逐渐靠拢，在肾下极融合成峡部；
增强扫描（D～F）双肾实质均匀强化，显示更加清楚

（王冬梅）

第八节 男性生殖器疾病的超声诊断

阴囊为一袋形物，中间由阴囊隔分隔为左、右两囊，内有睾丸、附睾及精索。阴囊壁由外向内分别是皮肤、会阴浅筋膜、精索外筋膜、提睾肌、精索内筋膜及睾丸固有鞘膜。后者是腹膜的延续，起源于腹膜鞘状突，在胚胎期随着睾丸下降而伸入阴囊。

睾丸左右各一，呈卵圆形，成人大小为长径4cm、宽径3cm、前后径2cm。睾丸实质表面由白膜包裹，在睾丸门处形成纵隔，将睾丸分为多个睾丸小叶，小叶内由许多曲细精管进一步汇合成精直小管，最后合并成一条附睾管穿过白膜进入附睾头部。附睾为一半月形小体，附着于睾丸的后外侧面，分头、体、尾三部。附睾管最后延续为输精管进入精索。

一、扫查方法

1. 体位：多取仰卧位，在检查隐睾、精索静脉曲张及斜疝时要配合站立位检查，充分暴露阴囊。由于阴囊及其内容物活动度大、不平整，探查探头应轻放，按上下、左右顺序检查阴囊内容物。

2. 选用5.0～7.5MHz探头，可以直接将探头置于阴囊表面或通过水囊或水槽间接对阴囊进行检查，通过纵、横断扫查，上下、左右仔细检查。

二、正常声像图

正常睾丸呈椭圆形、中等或稍偏低回声，大小为纵径4cm、横径3cm、前后径2cm，边界整齐、边缘光滑、内部回声均匀，彩色多普勒可见其内多条斜行细管状血流。附睾头回声呈半圆形或新月状贴近睾丸上极，回声与睾丸相近，中间有稍低回声间隔，高频探头可显示附睾体较薄、在睾丸后方，尾部靠近睾丸下极、较体部稍粗。睾丸及附睾周边有极少量的液体可被探及。

三、阴囊和睾丸声检查适应证

1.阴囊肿大。
2.睾丸肿大。
3.睾丸、附睾触及结节者。
4.睾丸肿瘤的确定及分期。
5.精索静脉曲张。
6.隐睾。
7.阴囊、睾丸外伤。

四、鞘膜积液

鞘膜积液是临床上比较常见的疾病,常见原因有感染、损伤、肿瘤,以及心、肾等全身性疾病。根据发病的部位不同可分为几种:睾丸鞘膜积液是指超过正常量的积液分布在睾丸周围的鞘膜内;精索鞘膜积液是指精索鞘状突部分局限性积液。

【声像图表现】

睾丸鞘膜积液表现为阴囊内可见无回声区围绕在睾丸周边,睾丸形态、大小尚正常,无回声区内部可见较清晰的附睾头部。婴儿时期的鞘膜积液以双侧性多见,随着小儿生长动态观察可逐渐消退。

精索鞘膜积液多表现为腹股沟处精索所在位置出现椭圆形无回声区,边缘光滑,内部未见光点或光团回声。

婴儿型鞘膜积液即精索鞘膜积液向下与睾丸鞘膜积液无回声区相通者。

交通性鞘膜积液即精索鞘膜积液向上与腹腔相通、向下与睾丸鞘膜相通者。如果积液变混浊,呈血性、乳糜状,则往往表明睾丸、附睾或精索有病变,多属继发性积液。

【临床意义】

超声很容易显示增大的阴囊内液体,容易区别于睾丸肿大或疝内容物所致的阴囊肿大。

五、隐睾

睾丸在胎儿期由腹膜后下降入阴囊,若在下降过程中停留在任何不正常的部位称为隐睾。常见部位腹股沟管及其内、外环和腹膜后等。新生儿有 3％～14％ 睾丸未降,但多在 1 周岁内自然下降至阴囊内。青春期睾丸尚未下降者则无自然下降的可能,未下降的睾丸常发育不全,体积小、质软。隐睾患者睾丸肿瘤发生率比正常睾丸者高 10～40 倍,停留于腹股沟者为 1：30 的危险性,停留于腹腔内者 1：20。声像图表现如下:

隐睾随睾丸所在位置不同,其声像图表现也有不同。腹股沟型隐睾主要表现为患侧阴囊内未见睾丸图像,而在腹股沟管或其内、外环处可见一椭圆的低回声区,边界清楚、边缘光滑,内部回声均匀,加压时有酸痛感,可区别于淋巴结肿大。还要注意小儿睾丸在寒冷、受恐怖刺激时会出现提睾肌收缩,从而将睾丸自阴囊内上提,不要误认为隐睾。同时,当隐睾合并鞘状突未闭并斜疝时不要漏掉隐睾。

腹腔型隐睾由于其位置较深易受气体干扰而影响检查效果,检查时应充盈膀胱,在其周围尤其膀胱上角后方处扫查显示隐睾;其次在肾脏下方、腰大肌前方等处均要仔细扫查,隐睾为一低回声区,边界尚清,内部低回声均匀,不活动,图像稳定存在。

六、附睾淤积症

精液囊肿多发生于中年人,发病原因可能与输精管部分阻塞、精液积聚有关,是阴囊常见的囊性病变。附睾淤积症为男性输精管阻断术后附睾管扩张淤滞的结果,较少见,症状轻,由于管壁常有肉芽组织增生,所以壁较厚。

精液囊肿为附睾头部有卵圆形小的无回声区,边界清晰,内壁光滑,后方回声增强。附睾淤积症表现为附睾增大,尾部出现内壁不光滑的无回声区,壁稍厚。

七、睾丸肿瘤

【种类】

睾丸肿瘤分生殖细胞性和非生殖细胞性两大类。

其中绝大多数为生殖细胞性肿瘤。恶性睾丸肿瘤占男性恶性肿瘤的1%,每年每10万人群中有0.9～1.8人发病,好发年龄在20～40岁。

1.生殖细胞性睾丸肿瘤　约95%为恶性,主要见于青壮年,以精原细胞瘤最多见,占47.7%,胚胎癌占20%～25%、绒毛膜上皮癌占1%～3%、畸胎瘤占5%～9%,以及其他混合性肿瘤,睾丸肿瘤可以经淋巴和血行转移至腹膜后区及发生肝、肾、肺、骨骼转移。

2.非生殖细胞性肿瘤　相当少见,包括纤维瘤及肉瘤、平滑肌瘤及肉瘤、横纹肌瘤及肉瘤、淋巴瘤、血管瘤等,如果双侧睾丸同时发生肿瘤可以由白血病累及睾丸所致。

【临床症状与体征】

1.睾丸无痛性肿物,睾丸结节大多数为偶然发病,触诊睾丸质地硬,如果内有出血或梗阻时则有疼痛。

2.由于精子的原因导致不育症,10%的患者有男性乳房发育症,多由绒毛膜促性腺激素作用引起。

3.腰背疼痛和其他相应症状如咳嗽、胸痛。

4.急性疼痛,如睾丸肿瘤蒂扭转。

【声像图表现】

(一)精原细胞瘤

睾丸增大,边界规则或不规则,睾丸内部肿块可以呈局限性病变或弥漫性病变。局限性者睾丸内可见局限性低回声或等回声区结节,边界欠规则,光点分布欠均,周围还可见尚正常睾丸组织回声;弥漫性者睾丸体积增大,内部回声强弱不均,光点粗大。彩色多普勒超声检查见睾丸内肿块周边及内部血流信号丰富,可以呈斑点状或短线状,也可呈分支状,血管分支多、粗细不均。频谱多普勒显示肿块周边及内部丰富的血流信号,绝大多数为动脉血流频谱,血流速度快。生殖细胞性睾丸恶性肿瘤容易出现腹膜后转移性肿块,呈边界不规则的中等回声的实质性病变。

(二)胚胎癌

睾丸形态失常呈不规则增大或呈分叶状,表面不平,内部回声不均匀,低回声和稍强回声混合存在,彩色多普勒显示肿块内部血流信号丰富,呈动脉频谱。

（三）畸胎瘤

睾丸内部回声强弱不均，有不规则强光团，后伴声影，内部是由骨骼、牙齿、毛发混合而成，其周边还可见不规则无回声区。

（四）畸胎癌

睾丸内部表现为实质性肿块，回声强弱不均，并可侵犯周围阴囊壁。

（五）绒毛膜上皮癌

睾丸内部弥漫性分布的点状回声，与残存的睾丸实质或周围组织回声分界不清，彩色多普勒显示血流信号丰富。

（六）淋巴瘤

原发性睾丸淋巴瘤属于黏膜相关淋巴组织恶性淋巴瘤，绝大多数为 B 细胞型非霍奇金淋巴瘤。原发性睾丸淋巴瘤的诊断需满足以下标准：①睾丸肿物；②无淋巴结及内脏器官等部位受淋巴瘤侵犯的证据；③无白血病性血象及骨髓抑制的表现。睾丸淋巴瘤好发于 60 岁以上的老年男性，双侧发病率无明显差异。

超声表现可分为弥漫性和局限性病变，弥漫性病变可见患侧睾丸弥漫性肿大，回声减低，分布欠均匀，坏死或出血导致的囊性区不多见，无钙化强回声。局限性病变表现为边界清晰的低回声区。累及附睾时可见附睾肿大，内部回声不均匀，与睾丸分界不清。CDFI：病变区血流丰富，肿瘤血管在病灶边缘并伸入其中，供给肿瘤营养的动脉血管增粗，血流量增加，血流速度快。

近年来，睾丸非霍奇金淋巴瘤有明显上升趋势，需引起重视，如能早期明确诊断，对指导治疗有重要意义。尤其对老年单侧或双侧睾丸弥漫性或局限性低回声病变的患者，要想到睾丸非霍奇金淋巴瘤的可能。

（七）白血病侵犯睾丸

白血病可以侵犯到双侧睾丸致双侧睾丸回声减低、体积增大，弥漫性分布、回声不均匀，不能分辨残存睾丸组织。

【诊断与鉴别诊断】

超声显示睾丸肿大，内部可见实质性肿块，呈低回声、等回声或强回声，就要考虑睾丸肿瘤。若肿块呈实质性低回声、较均匀，界限清楚，应首先考虑精原细胞瘤。而淋巴瘤回声更低、可多发，边界不规则。睾丸肿块形态不规则、回声稍强者以胚胎癌更多见，畸胎瘤或畸胎癌多以混合回声为主。睾丸肿瘤病患者检测血中微量激素可以帮助诊断，常用有甲胎蛋白（AFP）、绒毛膜促性腺激素（HCG），帮助早期诊断及鉴别诊断。

八、急性睾丸炎

急性睾丸炎可以是急性非特异性睾丸炎和急性腮腺炎睾丸炎，前者为一般性细菌感染，而后者是病毒引起。临床表现为急性感染症状，发热、睾丸疼痛和触痛明显，化验血可见白细胞增多。

【声像图表现】

睾丸体积增大，内部回声密集、回声减低、均匀或不均匀，甚至可见小片状更低回声区，周边可见少量无回声区围绕。彩色多普勒显示睾丸内血流信号丰富，彩色血流明亮，以动脉血流为主，血管扩张，血流速度高达 50cm/s。少见的急重症睾丸炎患者睾丸体积明显增大，内部回声密集或出现无回声区，彩色多普勒血流显示睾丸内部血流信号不增多甚至减少，缘于此病引起睾丸内部坏死明显，导致睾丸内部张力明显增高而影响睾丸动静脉血流。

【鉴别诊断】

（一）睾丸扭转

鉴别要点是此病起病时间没有睾丸扭转准确，有明显的急性炎性症状，睾丸内部血流信号只是减少但未消失，同时睾丸内部有明显炎性坏死的声像图表现。

（二）睾丸弥漫性肿瘤

二者均表现为睾丸的弥漫性肿大，实质内血流信号丰富，有时鉴别很困难。睾丸炎的血流丰富，表现为血管的走行规则，动脉常有静脉伴行；而睾丸弥漫性肿瘤的血管丰富，多呈分支状、不规则增多。超声追踪观察亦很必要，睾丸炎如经临床抗感染治疗 2 周后没有好转反而加重者需考虑睾丸弥漫性肿瘤的可能。

九、睾丸扭转

由于精索扭转而致睾丸血液循环障碍，引起睾丸缺血或坏死，在临床上并非罕见，但其诊断有一定困难。在睾丸扭转后 4～6h 内得到治疗，几乎全部睾丸可以存活，6～12h 得到治疗的尚有 72% 的睾丸可以存活，10～12h 者仅能存活 10%～20%。睾丸扭转 24h 后均发生坏死，所以明确诊断后及时手术治疗是关键。临床有急性剧烈疼痛，阴囊肿胀，单纯依靠病史及其体检往往不能明确诊断，需要行阴囊探查术。在二维声像图上睾丸扭转与急性睾丸炎表现类似，需要结合 CDFI 对睾丸内血流的观察做出诊断。

【声像图表现】

早期睾丸肿大，后期因缺血可致睾丸缩小，内部回声增强、不均匀、光点粗大，睾丸周边可见少量无回声区。睾丸上极的上方可见扭转的蒂形成的异常回声区，表现为形态不规则，内部回声杂乱，呈"麻花征"。彩色多普勒显示睾丸内血流根据扭转的不同病理阶段具有以下几种表现：早期扭转或不完全扭转（＜360°）时，由于静脉回流受阻而动脉轻度受挤压血供未完全中断，此时主要是血流信号明显减少；以后睾丸内部动、静脉血流信号完全消失，慢性扭转者同时有睾丸体积缩小，实质呈低回声、不均匀，可伴有钙化点；如果睾丸扭转后松解，缺血的睾丸血供突然增多，血流信号明显增加，频谱多普勒显示为舒张期血流增加，血流阻力降低；此外还可见到一种情况表现为睾丸内部无血流信号，而睾丸周边组织有血流信号增多，它来自于提睾肌动脉的分支扩张形成的侧支循环供应睾丸周围组织。

【诊断与鉴别诊断】

睾丸扭转的超声诊断需要二维声像图结合 CDFI 及脉冲多普勒，才能使睾丸扭转诊断率大大提高。国外文献报道超声诊断睾丸扭转的灵敏度为 88%，特异性为 100%。但是睾丸扭转要与急性睾丸炎区别，首先睾丸扭转的发生更快更急，其次 CDFI 检查其血流信号消失或先减少后消失，而睾丸炎则是血流信号增加。在诊断睾丸扭转时尤其是在进行 CDFI 检查时为了避免出现假阴性要注意以下几点：检查时要将阴囊适当撑托，避免血液灌注量的增加；检查者手法要轻柔，要左右对比扫查；注意双侧睾丸对比扫查，避免仪器调节不当造成假阴性。

十、睾丸附件扭转

睾丸附件扭转是小儿急性阴囊疼痛最常见的原因。睾丸附件是一直径 1～10mm 的有蒂的卵圆形小体，为中肾旁管的残留，可分为睾丸附件、附睾附件、精索附件及输精管附件，正常状态下体积小，不易显示。它是一种自限性疾病，应采取非手术治疗，以往对此病缺乏了解，常误诊为急性附睾炎。

【声像图表现】

（一）直接征象

睾丸上极与附睾头之间不均质的圆形或椭圆形结节。

（二）间接征象

睾丸、附睾肿大，睾丸鞘膜内少量积液，阴囊壁增厚。

（三）CDFI

睾丸与附睾头之间的结节内无血流信号，睾丸及附睾内血流信号增多。

十一、睾丸裂伤

睾丸裂伤一般发生在外伤以后.血流积聚在睾丸内疼痛剧烈，阴囊表面重者青紫、肿大，声像图表现为睾丸形态欠正常，睾丸裂伤表面光带不连续、回声中断甚至局限性缺损。睾丸内部回声不均匀，出现不规则无回声区，内有细小光点，睾丸周边可见无回声区。睾丸血肿则表现为睾丸内部可见圆形或不规则的无回声区，内可有细小光点回声。

十二、附睾炎

附睾炎是阴囊内常见的一种炎症，多发生在青年人，常继发于后尿道感染，如尿道器械检查、持续导尿管、尿道狭窄等所致，临床主要表现为急性期阴囊疼痛、坠胀感，附睾肿大、触痛，急性期治疗不及时、不彻底演变成慢性。症状持续时间长，附睾肿胀、表面不平甚至有硬结。

【声像图表现】

单侧或双侧附睾体积增大呈长条状，边缘不光滑，内部回声减低，若脓肿形成则局部可见一无回声区，形态不规则、边缘不光滑、内部有细小光点回声。附睾尾部正常时不易显示，但附睾炎时尾部增大易显示。合并鞘膜积液时无回声区围绕在睾丸、附睾周围，彩色多普勒显示附睾周边及内部有较多的点状或短线状血流信号，以动脉血流信号为主，血流速度加快。

十三、附睾结核

附睾结核多由前列腺、精囊结核蔓延所致，可以是全身性结核的一部分，是附睾常见的疾病。当结核杆菌侵犯附睾以后，随着病情的进展和转归不同，继而形成结核结节、纤维化、干酪样坏死及钙质沉积钙化甚至骨化，以上病变为超声检查提供了诊断基础。

【声像图表现】

附睾体积增大，尾部较明显，形态欠规则，内部回声强弱不均，病灶区域纤维化形成点线状强回声，干酪样坏死及钙化灶形成边界不规则的局限性结节，内部有强回声光斑，后方伴有声影。

【鉴别诊断】

诊断附睾结核需要结合声像图和临床表现综合分析判断，并要注意和慢性附睾炎鉴别。前者可以有泌尿系结核病史如肾结核、前列腺结核、精囊结核等，一般病程较长，输精管上出现串珠样结节，后者可以有急性睾丸炎或附睾炎病史。此外，附睾结核还要与附睾精液囊肿及附睾精子肉芽肿区别：精液囊肿为一圆形无回声暗区；精子肉芽肿虽呈低回声，但无结核病史且多发生于阴囊外伤后。

十四、睾丸微石症

睾丸微石症是以睾丸内多发钙化灶为特征的一种临床综合征,近年来发病率逐渐上升,病因不明,可能与先天性睾丸组织异常及隐睾有关。睾丸微石症可能是男性不育的原因之一,可以影响精子质量。它与睾丸肿瘤密切相关,有报道睾丸微石症患者恶性肿瘤发生率在30%左右,其发生率是正常人的13.6~21.6倍。诊断标准:每个切面均能发现5个以上直径小于3mm的点状强回声,后方无声影。

十五、睾丸网扩张

睾丸网扩张是因炎症或外伤阻塞精管系统而致的睾丸网扩张,常发生在60岁以上的老年人,常合并有精液囊肿,为良性病变,不需干预。
【声像图表现】
沿睾丸纵隔可见较多囊肿,直径多小于1cm,呈蜂窝状改变,与正常睾丸分界清晰,囊肿内和囊肿间无实性结构。

十六、阴茎折断

【声像图表现】
白膜回声中断,代之以无回声液性暗区,其大小即为阴茎折断口大小,海绵体部分断裂,局部正常低回声区被无回声区代替,并与白膜断裂处无回声区相连。局部软组织充血水肿,表现为皮下软组织与阴茎海绵体之间不均质低回声团。

十七、腹股沟斜疝

腹股沟斜疝是从位于腹股沟下动脉外侧的腹股沟管内环突出,向前内下斜行经过腹股沟管、再经外环进入阴囊内,不同于直疝,后者不进入阴囊。

临床以男性占大多数,男女发病率之比为1.5:1,表现为患处局限性隆起、胀痛,可回纳,嵌顿后则不能回纳,有压痛,疝内容物以小肠多见,其次还有结肠、盲肠、阑尾、大网膜等。
【声像图表现】
疝内容物经内环、腹股沟管、皮下环至阴囊局部形成异常回声区,纵切呈条状、横切呈圆形,边界尚清。若为肠管则可见肠内容物气体、粪便、肠腔液体,并可见肠管活动;若为大网膜则呈强回声混杂、不均匀,疝囊内多可见液性无回声区。
【鉴别诊断】
(一)睾丸鞘膜积液
阴囊内可见边界清晰、内部回声均匀的睾丸图像,周围有无回声区围绕,而不是杂乱回声区。
(二)睾丸肿瘤
睾丸肿瘤病变侵犯广泛时,内部回声杂乱不均,但一般尚能找到病变与睾丸的联系,而且睾丸肿块不能向上呈条状延续。

十八、精索静脉曲张

精索静脉曲张是男性不育症的常见病因之一,以往该病诊断主要依赖一般性物理检查及X线造影检查,后者具有一定的创伤性。由于男性外生殖器官位置浅表,利用高频探头可以清晰显示病变图像,同时利用彩色多普勒检查又能观察血流状态,从而提高了诊断的准确性。

正常精索静脉的声像图表现:正常情况下精索静脉内径小于2mm,沿精索走行、较平直,CDFI可以显示蓝色或红色血流或显示不清晰,做Valsava动作时无反流出现,多普勒检查见持续低平充填式频谱。当有精索静脉曲张时表现为睾丸和附睾上方精索周围有多个条索状或圆形管状暗区即为扩张迂曲的精索静脉,扩张的静脉管径通常在2.5~4mm,也有扩张明显达5mm者,迂曲扩张的静脉呈团状,与周围阴囊、睾丸等组织界限欠清晰,站立位时部分病例迂曲扩张静脉丛下垂达睾丸下方呈团状。彩色多普勒观察示曲张静脉走行迂曲、管径增宽,彩色血流为间断红、蓝色交替的血流信号,站立位和做Valsalva动作时反流加重,反流持续时间较长。

根据CDFI表现,精索静脉曲张可分为3级:

Ⅰ级,静脉轻度迂曲,内径稍增宽,平卧位、站立位平静呼吸时无反流,做Valsalva动作时有反流。

Ⅱ级,静脉迂曲加重,内径更宽,平卧时无反流,站立位平静呼吸时有反流。

Ⅲ级,静脉迂曲更明显,内径更宽,平卧位平静呼吸时有反流。

CDFI诊断精索静脉曲张程度的标准与临床分级标准的诊断结果基本相似。

亚临床精索静脉曲张通常是指精索静脉检测有血液反流而手法检查不能发现的曲张静脉丛,它在男性不育症中发病率从20%~80%不等,是继发性不育的重要因素,诊断可以依据超声检测3支以上的精索静脉其中一支内径>3mm或腹压增高时静脉内径>3mm伴有自发性或做Valsalva动作时有反流可做出超声诊断。

十九、阳痿的多普勒分析

阳痿又称勃起障碍,是临床男性学中比较常见的疾病,形成的原因是多方面的,可以是心理的、神经的,也可以是药物、炎症、外伤或手术后发生,还可以是血管性病变等原因。影像检查主要用在对血管性阳痿的检查,以往主要依赖海绵体造影和阴部内动脉造影来观察阴茎血管的结构和功能,但也存在着一定的问题,应用彩色多普勒超声检查阴茎血管并取得了重要的结果。

【检查方法】

将探头置于阴茎背侧根部做横切和纵切扫查,在横切面图上阴茎海绵体周围有一圈回声较强的包膜为阴茎白膜,由白膜延伸的阴茎隔将左、右阴茎海绵体隔开,海绵体动脉位于阴茎海绵体中央或稍偏于阴茎隔。纵切面上,阴茎海绵体呈一低回声或中等回声的结构,分布均匀,周边为回声较强的白膜。阴茎勃起时,阴茎海绵体的回声降低、分布均匀、两侧对称。阴茎背动脉位于阴茎背侧,走行于深筋膜与阴茎海绵体白膜之间,紧靠正中的阴背深静脉,左右对称分布。

近几年国内外学者将罂粟碱注射到阴茎海绵体内并进行超声多普勒研究,据认为,此法较阴茎松软时的单纯多普勒分析有两大优点:第一,罂粟碱引起阴茎海绵体窦和动脉平滑肌扩张,排除了在阴茎海绵松软状态下测量阴茎血流所固有的许多可变因素。第二,由于阴茎海绵体动脉在阴茎松软时处于弯曲状态,多普勒信号受血流入角度的影响,在勃起状态时,这些影响减小。

【评价阴茎血管功能的观察指标】

1. 动脉收缩期峰值血流速度（PS） 阴茎勃起时,海绵体动脉扩张、充血,海绵体间隙增大,阴茎静脉回流减少,这是阴茎正常勃起的血流动力学基础。有阴茎动脉功能不全的阳痿患者其 PS 均比正常对照组要低,一般正常 PS 各家有不同报道,多数认为 PS<35cm/s 即为海绵体动脉异常。

2. 舒张末期血流速度增加（ED） 在正常勃起情况下,海绵体动脉持续充血呈高阻力型血流,ED 应很低,多数认为应<5cm/s,当 ED>5cm/s 时,通过造影检查显示阴茎海绵体动脉充盈良好,而阴茎背静脉存在静脉瘘,此时患者虽有勃起,但勃起不硬或不能持久。

3. 阻力指数（RI） 正常人阴茎海绵体动脉呈高阻力血管,RI 平均值为 0.99,RI 值下降（<0.8）时,应考虑静脉瘘。

（王春莉）

第八章　女性生殖系统

第一节　先天性生殖道发育异常

一、幼稚子宫、始基子宫和先天性无子宫

幼稚子宫为两侧副中肾管在会合后短时间内即停止发育所致,青春后期妇女,若子宫各径线、子宫体明显比正常小,前后径在 20mm 以下,子宫颈相对较长,子宫体与子宫颈之比为 1∶1～1∶2,并有明显的位置异常,如过度前屈或后屈,则可提示为幼稚子宫。

始基子宫为两侧副中肾管会合后不久即停止发育,子宫多数无腔,或有腔无内膜,可有卵巢。若仅能在盆腔膀胱后方见一细带状痕迹般低回声,长 10～30mm,大多无子宫腔及子宫内膜回声,则为始基子宫。

先天性无子宫为两侧副中肾管完全未发育,常合并无阴道,但可以有正常卵巢和输卵管。临床表现为原发闭经,第二性征和乳房发育可以正常。超声检查时,无论在纵向或横向扫查各切面上均不能显示子宫声像,有时可发现两侧的卵巢声像。

二、残角子宫

一侧副中肾管发育完好,形成单角子宫及一侧正常的输卵管,另一侧副中肾管发育不全形成一小的残角子宫。声像图上见一发育正常的子宫,横切面检查时在其一侧见一等回声包块突起,须与浆膜下肌瘤和附件包块鉴别。残角内有时也可见无回声积血或妊娠声像(图 8-1-1A)。

二、双子宫

双子宫为两侧副中肾管发育后会合受阻,完全未会合所形成,发育成为两组子宫体和子宫颈,常伴有双阴道或阴道纵隔,各有单一的输卵管和卵巢,纵切面扫查,见两个狭长的子宫回声;横切面扫查,见左右对称的两个子宫体,呈"眼镜状",见两条独立的内膜线;子宫颈水平见双子宫颈管回声(图 8-1-1B)。

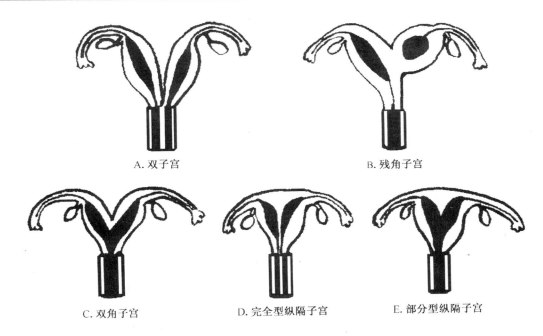

A. 双子宫　　　　　　　　　　　　　　　　B. 残角子宫

C. 双角子宫　　　　　　D. 完全型纵隔子宫　　　　　E. 部分型纵隔子宫

图 8-1-1　女性先天性生殖道发育异常示意图

四、双角子宫

双角子宫为两侧副中肾管尾端大部分会合,子宫底部会合不全,故子宫底部两侧各有一个角。纵切面移动扫查,子宫底部形似双子宫,但只有一个子宫颈;横切面扫查,子宫底较宽,子宫底部子宫分为两部分,分别有内膜存在,左右各有一角状突起,呈"马鞍状"或"蝴蝶状",子宫下段内膜正常(图 8-1-1C)。

五、纵隔子宫

纵隔子宫分为完全性和部分性纵隔子宫。子宫大小及形态无明显异常,超声常常首先发现子宫横径增宽,子宫底部中央无凹陷,可见倒"八"字或平行的两条内膜。部分性纵隔子宫下段内膜基本正常,在子宫上段及中段呈两团子宫内膜回声,其间距随扫查切面下移而缩小至消失;完全性纵隔,子宫腔显示两条内膜回声,其间有宽窄、长短不一的纵隔,呈中等回声(图 8-1-1D、E)。

六、处女膜闭锁

处女膜闭锁为尿生殖窦上皮未能向前部贯穿所致,临床表现为原发性闭经,伴有周期性下腹痛。若子宫及阴道发育正常,则初潮后经血潴留于阴道内,使阴道逐渐扩张,形成阴道积血。声像图可见阴道内为液性暗区,可见细小点状回声随体位改变移动,子宫、子宫颈被推挤在液性无回声暗区的上方。随着时间延长,子宫腔内亦有潴留的经血,可见子宫腔扩张,内有液性暗区与子宫颈及阴道内液性暗区相通,最后,输卵管亦被经血扩张。

(夏爱红)

第二节　子宫疾病

一、子宫肌瘤

子宫肌瘤是女性生殖器最常见的良性肿瘤,可发生于生育年龄的各个时期,以 30~50 岁妇女多见,绝经后肌瘤大多能停止生长,自然退化萎缩。

【病因与病理】

本病病因尚未明确,现代研究发现,肌瘤组织中的雌激素受体量较正常子宫肌层组织多,提示子宫肌瘤的发生与长期的雌激素含量过高导致内分泌失调有关。其次,激素代谢受高级神经中枢调控,故神经中枢活动对促进本病也可能起很重要的作用。此外,细胞遗传学研究显示,部分肌瘤存在细胞遗传学的异常。

子宫肌瘤一般呈实质球形肿块,肌瘤组织发生主要为平滑肌,含有少量纤维结缔组织,肌瘤周围有被压缩的肌瘤纤维所组成的假包膜,假包膜与肌瘤间有疏松结缔组织。肌瘤一般为白色或略红,切面呈漩涡状结构,4cm 以上较大的肌瘤由于血供障碍、营养缺乏可发生各种继发变性,常见的变性有:玻璃变性、囊性变、红色变性、脂肪变性、钙化、肉瘤变性,其中肉瘤变性甚为少见,为肌瘤恶性变。

根据肌瘤与子宫肌壁的关系不同可分为:①肌壁间肌瘤,最为多见;②浆膜下肌瘤,带蒂的浆膜下肌瘤如其蒂长,易致扭转而引起急腹症;如浆膜下肌瘤向阔韧带内生长,则称为继发性阔韧带内肌瘤;③黏膜下肌瘤,为肌壁间肌瘤向黏膜下突出于子宫腔内,带蒂的黏膜下肌瘤有时可脱落至子宫颈或阴道内。另外还有较少见的子宫颈肌瘤(图 8-2-1)。

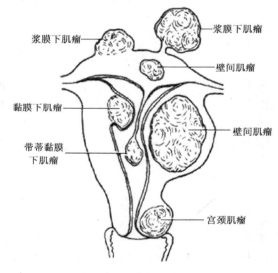

图 8-2-1　子宫肌瘤的分类

【临床表现】

子宫肌瘤临床表现与肌瘤的生长部位、大小、有无变性等有关。主要症状为月经过多、经期延长。肌瘤增大可压迫膀胱或直肠引起大小便异常,出现尿频、尿潴留、便秘、里急后重等症状。肌瘤变性可有下腹痛或伴体温升高。如黏膜下肌瘤脱入阴道,可有阴道肿物或性交后阴道出血、不规则阴道出血。

【超声表现】

1.二维超声 受肌瘤的数目、大小、位置的影响较大。

(1)子宫形态:较小的肌壁间或黏膜下肌瘤,子宫大小、形态无明显改变;肌瘤较大时,子宫增大或出现局限性隆起,致子宫切面形态失常,轮廓线不规则。

(2)肌瘤内部回声:多为低回声或等回声的实性结节,也可以呈高回声,内部回声可呈漩涡状、栅栏样或不均质杂乱状,边界清晰,周边可能有声晕环绕。如肌瘤变性,回声可减弱,漩涡状结构消失;液化时见无回声区;钙化时出现高回声或强回声环状或团块结构(图 8-2-2)。

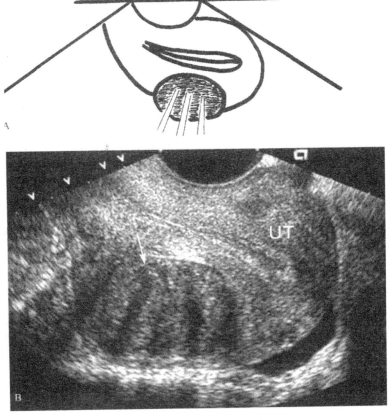

图 8-2-2 子宫肌壁间肌瘤

子宫肌层见等回声团,边界清晰(箭头所示),内部可见栅栏样回声。UT.子宫

(3)黏膜下肌瘤:可见"子宫腔分离征",子宫腔内见等回声或弱回声团块,周边可有暗区,若肌瘤脱入子宫颈或阴道,可使子宫颈管扩张,内见回声强弱不等团块;肌壁间肌瘤结节向黏膜下突出可压迫和推挤子宫腔,使子宫腔内膜回声移位或变形。

(4)较小的肌瘤:对周围器官无影响。大的肌瘤,特别是浆膜下肌瘤,可明显使膀胱移位、变形和引起尿潴留。

(5)子宫颈肌瘤:子宫内膜线下方即子宫颈唇部有一实性肿块回声,一般有较清晰的边界。子宫颈肌瘤向前壁生长须与子宫峡肌瘤及蒂较长而脱入子宫颈的黏膜下肌瘤鉴别。

(6)阔韧带肌瘤:多系由带蒂的浆膜下肌瘤突入阔韧带两叶之间。阔韧带肌瘤一般体积较大,超声显示子宫某一侧实质性肿块,将子宫推向对侧,常被误诊为附件肿瘤。

(7)肌瘤继发性声像表现:玻璃样变性常见于较大而生长迅速的肌瘤,肌瘤内囊性变,声像图显示为边界清晰的圆形无回声区,后方回声增强;肌瘤钙化,表现为强回声光团或弧形光带,其后伴声影;肌瘤局限性的脂肪变性亦表现为强回声,但无声影;肌瘤红色变性与妊娠有关,为一种无菌性组织分解,细胞间隙液体渗出形成囊腔,声像图上与肌瘤液化相类似,可从病史资料加以区别;肉瘤变性为肌瘤恶变,声像图无明显特异性表现,若绝经后肌瘤迅速生长,内部回声不均匀,边界不规则,或绝经后再出现肌瘤的患者,应考虑肉瘤变性可能。

2.彩色多普勒超声　肌瘤内血管与肌瘤的大小、位置、变性有关。彩色多普勒检查瘤体周围多能显示血流信号,呈环绕状或半环状,瘤体内部可见星状、条状或网状血流,部分内部血流信号丰富,似五彩花球,称"彩球征"。频谱多普勒多可测及肌瘤周边及内部动、静脉频谱,阻力指数约 0.60±0.10,介于高阻力子宫动脉频谱与恶性肿瘤内部低阻力动脉频谱之间。当肌瘤内部出现坏死和炎症改变时,则引起血管明显增加和低阻力波形(RI 0.40±0.05)。肌瘤钙化时,其周边及内部血流信号稀少或无血流信号。玻璃样变性、囊性变时,瘤体内及周围彩色血流成网状血流,动脉频谱为高阻力性。肌瘤恶变时则血流信号丰富,为极低阻力型频谱。

【鉴别诊断】

子宫肌瘤须与其他原因所致的子宫增大和盆腔肿块相鉴别。

1.子宫肥大症　子宫肥大症主要发生于经产妇或多产妇,为子宫均匀性增大,但很少超过 2 个月妊娠子宫,表面无凸起,子宫腔无变形,子宫切面内无结节状低回声区或团块状高回声,从而可与子宫肌瘤鉴别。

2.子宫腺肌病　即子宫肌层子宫内膜异位症,其临床特点为月经多、痛经明显。声像图表现为月经期子宫增大,月经后子宫缩小,子宫增大为均匀性增大,肌层光点回声增粗、强弱不均,病变区域多位于后壁,则可见子宫内膜线前移,动态观察子宫声像变化有助于与子宫肌瘤相鉴别。

3.卵巢肿瘤　卵巢实性肿块须与浆膜下肌瘤、阔韧带肌瘤鉴别。卵巢肿瘤多见于老年妇女,尤其是绝经后妇女,因此绝经后妇女附件区实性肿块首先应考虑为卵巢恶性肿瘤,若超声能清晰显示正常形态的卵巢,基本可排除卵巢肿瘤。另外,可根据经阴道超声检查肌瘤内螺旋状或栅栏样回声鉴别。

4.盆腔炎性包块　炎性包块与子宫粘连易误诊为子宫肌瘤,但炎性肿块多为实性不均质性,有时可见到无回声区,肿块无包膜,外形不规则,可与周围组织粘连,结合病史可进一步鉴别。

5.子宫内膜病变　黏膜下肌瘤与内膜息肉的鉴别比较困难。肌瘤及息肉均可使子宫腔分离,常可见包块周围有暗区,但内膜息肉的回声较高,内部可有扩张腺体形成的囊腔,形态较不规则。

二、子宫腺肌病

子宫腺肌病是具有功能的子宫内膜腺体细胞及间质细胞向肌层侵蚀,伴随子宫平滑肌细胞增生而引起的一种良性病变,多发生在 30~50 岁经产妇,约 50% 患者合并子宫肌瘤,约 15% 患者合并附件及其他部位子宫内膜异位症,如卵巢、直肠子宫陷凹、输卵管、膀胱、手术瘢痕处等。

【病因与病理】

子宫腺肌病的发病机制尚未完全明确,一般认为是由于妊娠损伤、子宫腔手术或过度刮宫等造成子宫内膜或浅肌层损伤,基底层内膜侵入子宫肌层生长所致。亦有学者认为,雌激素刺激子宫内膜过度生长,子宫内膜无黏膜下层屏障,内膜过度生长容易侵入子宫肌层。

子宫腺肌病有弥漫型和局限型两种,多为弥漫性生长,子宫呈均匀性增大,但一般不超过 3 个月妊娠大小,且多累及后壁,故后壁常较前壁厚。解剖可见子宫壁明显增厚且硬,肌壁中见粗厚的肌纤维带和微囊腔,腔中偶可见陈旧血液,少数子宫内膜在子宫肌层中呈局限性生长形成结节或团块,类似肌壁间肌瘤,称子宫腺肌瘤。镜检可见肌层内有岛状分布的子宫内膜腺体与间质。

【临床表现】

子宫增大、质硬,50%以上患者有痛经,并可进行性加重,月经过多、经期延长或出现不规则出血,甚至不孕不育。

【超声表现】

1.二维超声　子宫大小和内部回声均随月经周期变化。子宫壁因异位内膜周期性出血局部纤维组织增生,造成子宫壁增厚,子宫呈均匀性增大,轮廓线尚规则;肌层内见实质性低回声区及强回声区,有时可见小的无回声区,这是由于小的囊状积血所致;若子宫后壁病变明显时,子宫内膜线前移。子宫腺肌病合并腺肌瘤时,腺肌瘤表现为局限性回声异常区,内有小的无回声区,边界欠规则,无包膜回声,子宫可局限性隆起,呈非对称性增大(图 8-2-3)。

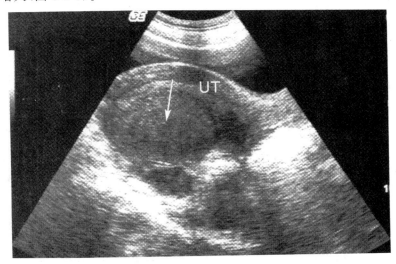

图 8-2-3　子宫腺肌病声像图

子宫肌层回声不均匀,后壁肌层明显增厚,子宫腔内膜线前移;UT.子宫

2.彩色多普勒超声　彩色多普勒一般无特异性表现,腺肌瘤肿块血流来源于子宫正常血管,肿块周围无环绕状或半环状血流环绕,频谱显示为中等阻力指数。

【鉴别诊断】

主要与子宫肌瘤相鉴别。超声检查可从子宫均匀性增大、积血小囊的出现、声像图在月经前后有变化、典型的临床表现等做出鉴别。但本病病理变化多变,声像图表现具有复杂性和多样性,需密切结合临床,进行动态对比观察非常重要,当子宫大于孕 2 个月以上者,应考虑合并有子宫肌瘤的可能。

三、子宫内膜增生症

子宫内膜增生症是由于大量雌激素刺激子宫内膜引起的内膜过度生长。可发生于青春期至更年期任何年龄的妇女,以更年期妇女多见。

【病因与病理】

子宫内膜增厚,厚度不等,颜色呈灰白色或淡黄色,表面平坦或息肉状突起,可伴有水肿,切面有时可见扩张的腺体形成的囊隙。按子宫内膜增殖程度的不同,可分 4 种类型:单纯性增生、腺囊性增生、腺瘤样增生和非典型增生。单纯性增生及腺囊性增生属于良性病变,腺瘤样增生及非典型增生常发生于绝经期妇女,二者均是内膜癌的癌前病变。

【临床表现】

子宫内膜增生过长最常见症状为不规则子宫出血,可出现停经后持续子宫出血,月经过频或月经周期紊乱,经期缩短或明显延长,月经量增多,一般无痛经,部分患者可出现不同程度的贫血症状。妇科检查可见子宫正常或轻度增大,可伴有卵巢轻度增大。

【超声表现】

1.二维超声　子宫正常大小或轻度增大,肌层回声均匀,子宫内膜明显增厚,绝经前妇女子宫内膜增厚超过 12mm,绝经后妇女子宫内膜厚度超过 5mm。单纯型内膜增生过长内膜切面上呈梭形、椭圆形或球形均匀高回声团;腺囊型增生过长表现为内膜见散在小囊状或筛孔状物回声暗区,暗区可大小相等排列整齐,亦可大小不等分布不均,呈蜂窝状;不典型增生表现为内膜不均质增厚,可见片状增强回声和低回声相间。子宫内膜增生过长多数伴有单侧或双侧卵巢增大或卵巢内潴留囊肿(图 8-2-4)。

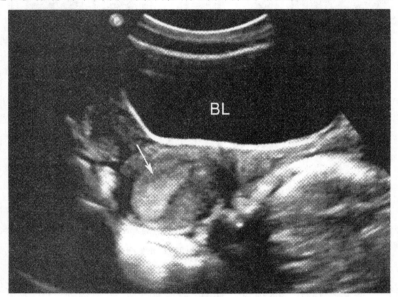

图 8-2-4　子宫内膜增生症声像图
内膜呈高回声,厚约 20mm;BL.膀胱

2.彩色多普勒超声　轻度子宫内膜增生过长的子宫血流动力学无明显变化,子宫内膜内无彩色血流信号,或偶见星状血流信号,难以测及血流频谱,但重度增殖时,内膜内可见到短带状血流信号,并测及到动脉频谱,RI 值在 0.50 左右。

【鉴别诊断】

超声检查对子宫内膜增生过长的检出有良好的敏感性,但无特异性。子宫内膜增生过长须与子宫内膜息肉、黏膜下肌瘤及子宫内膜癌等鉴别。子宫内膜息肉病灶呈团块状,周边有细条状暗区环绕;黏膜下肌瘤为子宫腔内类圆形的低回声团,肿块周边可见线状高回声假包膜反射,轮廓较清楚;子宫腔造影有助于以上疾病鉴别。子宫内膜癌多见于绝经后妇女,内膜增厚,回声不均匀、杂乱,肌层受累时可显示肌层不均回声区,病灶内或受累肌层中血流信号丰富,RI 0.40 左右。

四、子宫内膜息肉

子宫内膜息肉是子宫内膜腺体与间质形成的赘生物突向子宫腔,多发生于 40~50 岁妇女,单发或多发,形状、大小不一,直径一般不超过 20mm,有蒂或无蒂。

【病因与病理】

主要与炎症及内分泌紊乱等因素有关。子宫内膜息肉多发生于子宫底,肉眼呈粉红色,类圆形,质柔软,有光泽,表面光滑,也可继发出血、坏死。镜检示息肉由内膜腺体及含胶原纤维的间质组成,表面被覆子宫内膜上皮。子宫内膜息肉恶变率为 0.5%~3.5%。

【临床表现】

临床上部分患者可出现月经量增多,经期延长,月经淋漓不尽,白带增多,绝经后妇女可出现绝经后子宫出血。妇科检查时部分患者可见粉红色息肉状物脱至子宫颈口外,类似子宫颈息肉。

【超声表现】

1.二维超声　子宫无明显增大,子宫腔线发生变形或消失,子宫内膜局限性增厚隆起,呈中等回声,亦可见低回声或增强回声,基底较窄,或有蒂与之相连。合并子宫腔积液或行子宫腔造影时,可显示息肉形态及其蒂。

2.彩色多普勒超声　大部分息肉难以显示彩色血流信号,少数病例息肉基底部可显示散在点状或短带状血流信号。

【鉴别诊断】

子宫内膜息肉主要与黏膜下肌瘤及子宫内膜癌相鉴别。经阴道超声在子宫内膜息肉与黏膜下肌瘤鉴别上有较大的价值,其可清晰显示病灶的边界和内部回声,一般情况下子宫内膜息肉回声较高,黏膜下肌瘤回声偏低,息肉内部可见扩张的小腺体形成的囊腔,壁薄清晰,黏膜下肌瘤多为实性肿块。子宫内膜息肉与子宫内膜癌鉴别主要在于,子宫内膜息肉可发生在任何年龄妇女,而子宫内膜癌常发生在老年绝经后妇女,子宫内膜息肉回声较高,内部回声均匀,边界清晰,子宫内膜癌形态不规则,回声强弱不等,可侵犯肌层。

五、子宫内膜癌

子宫内膜癌又称子宫体癌,多为腺癌,多发生于 60~70 岁,是女性生殖系统常见的三大恶性肿瘤之一,占女性生殖系统恶性肿瘤的 20%~30%。80% 发生于 50 岁以上绝经前后的妇女。

【病因与病理】

确切病因尚未明确,目前研究表明,其发病可能与以下因素有关:长期使用雌激素、肥胖、高血压病、糖尿病、晚绝经及未婚妇女,并有一定的家族遗传史。

病理表现为子宫内膜局限或弥漫性增厚。呈菜花状或肿块状,其表面可有溃疡、出血及坏死。弥漫型侵犯肌层较晚,局限型较容易侵犯肌层。子宫内膜癌的组织分型较多,有腺癌、腺角化癌、鳞腺癌和透明细胞癌。

【临床表现】

约 90% 的患者以绝经后不规则阴道出血、流黄水或血性白带就诊,如肿瘤坏死和感染,可排出恶臭液体,子宫颈管被阻塞时可造成子宫腔积脓。晚期癌组织侵入淋巴结,压迫神经,可导致严重的下腹坠胀、疼痛。

【超声表现】

1.二维超声　早期检查时子宫大小、形态正常,有时可见内膜增厚,部分子宫内膜回声增强,不均匀。中晚期常呈现子宫增大,形态不规则,子宫内膜增厚,边缘不规则,回声强弱不等,可见局部的低回声团块和息肉样隆起。当癌肿组织出血坏死时,子宫腔回声杂乱,癌肿阻塞子宫颈时,子宫腔可有积液、积脓。侵犯子宫肌层时可使子宫轮廓不规则,呈实质不均匀回声。若肿瘤组织宫旁转移时可见附件区均匀或不均匀低回声包块、腹水,腹膜后大血管旁可有肿大的淋巴结。

2.彩色多普勒超声　增厚的子宫内膜内或内膜基底部可显示散在的短带状或点状血流信号,当肌层浸润时,浸润处的肌层内血供明显丰富,血流信号增多紊乱。病变区域血管扩张,血管阻力下降,可测及异常高速低阻力型的动脉血流频谱,RI<0.40,最高峰值流速可达 40cm/s 以上(图 8-2-5)。

早期子宫内膜癌缺乏典型声像表现,经阴道超声检查能较准确地观察子宫内膜厚度、声像特点,是早期诊断子宫内膜癌敏感有效的方法。临床上对于那些有不规则阴道出血的老年妇女,超声提示子宫内膜厚度>5mm 时,应考虑做诊断性刮宫。

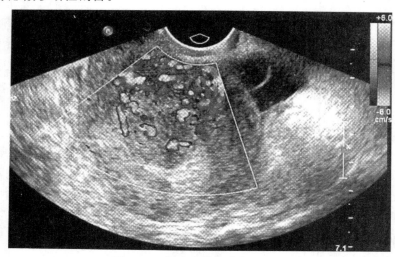

图 8-2-5　子宫内膜癌彩色血流图

【鉴别诊断】

1.局限型子宫内膜癌须与子宫内膜息肉鉴别　子宫内膜癌病灶以弱回声或强弱不均回声多见,而子宫内膜息肉则以高回声常见,局灶型内膜癌常有肌层侵犯,病灶部位与肌层分界模糊不清,而内膜息肉时内膜与肌层分界清楚。彩色多普勒超声检查子宫内膜癌内呈低阻力型动脉频谱,而内膜息肉血流频谱 RI>0.40。

2.弥漫型子宫内膜癌与子宫内膜增生症鉴别　子宫内膜增生症多见于更年期妇女和青春期女性,声像图表现为子宫均匀性增大,肌壁回声均匀,内膜增厚,回声增强,周边有低回声晕环,边界清晰,可见子宫腔线回声;彩色多普勒显示血流从肌壁伸向内膜内。内膜癌多发生在绝经后妇女,内膜呈不均质、不对称增厚,内膜内回声杂乱无序,晚期累及肌层时,与肌层分界不清;彩色多普勒显示内膜基底部丰富血流信号,呈低阻力动脉频谱。

六、子宫颈腺囊肿

子宫颈腺囊肿又称纳氏囊肿,是慢性炎症时子宫颈腺体管口被阻塞或压迫后变窄,腺体分泌物引流受阻而造成腺体扩张、分泌物潴留而形成的囊肿。二维超声可见子宫颈肥大,前唇和后唇内单一或多个圆形无回声区,直径可从数毫米到数厘米,边界清,较大时可使子宫颈管变形,有时合并感染囊肿内呈低回声。

七、子宫颈癌

子宫颈癌是妇科最常见、发病率最高的恶性肿瘤之一,居女性生殖器官癌肿之首,35～55岁妇女发病率最高。

【病因与病理】

子宫颈癌的病因至今尚未完全明了,早婚、过早妊娠、性生活紊乱、多产等是子宫颈癌的高危因素。

子宫颈癌在病理学上包括子宫颈不典型增生、子宫颈原位癌和子宫颈浸润癌。其病变发生部位多为子宫颈单层柱状上皮与子宫颈外口的鳞状上皮之间的移行区处,当子宫颈上皮化生过度活跃,伴各种致癌因素刺激时,移行带区鳞状上皮不典型增生,病因继续存在时,病变可继续发展为原位癌,最后形成浸润癌。

【临床表现】

早期子宫颈癌常无症状,查体时偶然发现,早期常见症状有接触性出血和阴道排液。晚期出现不规则阴道流血、排液,有恶臭,肿瘤侵犯周围组织可出现继发症状,如尿频、尿急、大便异常、肾盂积水、下肢肿痛等。

【超声表现】

子宫颈癌早期病灶较小,子宫颈大小、形态、子宫颈管梭形结构仍正常,无论是经腹部还是经阴道超声检查对诊断意义不大,癌肿增大造成子宫颈形态学改变时,经阴道超声结合彩超检查有助于判断病变大小。

1.二维超声　子宫颈增大,病变早期肿块局限于子宫颈部,超声显示子宫颈内、外口处可见低回声实性肿块,子宫颈形态不规则,子宫颈管结构消失。子宫颈癌侵犯子宫体时,子宫体正常结构消失,有时与子宫内膜癌侵犯子宫体难以区别。子宫颈癌累及膀胱、输尿管时,可见膀胱壁增厚、不规整,肾积水、输尿管扩张,子宫旁可见肿大淋巴结。

2.彩色多普勒超声　瘤体内部血流信号丰富,分布紊乱,可测及高速低阻的动脉频谱,RI<0.40。

【鉴别诊断】

子宫黏膜下肌瘤脱出子宫颈口或子宫颈黏膜下肌瘤伴有、感染时,均可表现为不规则阴道出血、白带增多或有恶臭的阴道排液,肿物表面溃烂、坏死,外观似菜花状子宫颈癌。但子宫颈癌的子宫颈增大、硬、肿物表面脆,穹隆部往往也被累及变硬,而黏膜下肌瘤表面光滑,子宫颈质软,穹隆完整质软,彩色多普勒超声可探及肌瘤蒂部血流信号来自于宫体部。

(夏爱红)

第三节　卵巢肿瘤

卵巢是妇科疾病的好发器官之一。卵巢作为妇女的性激素、卵子的产生器官,其表面生发上皮细胞具有向多方向分化的功能。因此,卵巢肿瘤的病理种类繁多,而且在妇女的一生中的不同时期功能变化上均有差异,造成超声诊断的困难。

一、卵巢肿瘤的病理分类及常见声像图表现

卵巢肿瘤是妇科常见的肿瘤,可发生于任何年龄,以 20～50 岁最为常见。由于卵巢胚胎发生学的特殊性,卵巢肿瘤组织形态的复杂性超过任何器官。形态学上大部分卵巢肿瘤呈囊性,少数为囊实性或实质性。掌握其病理变化对超声诊断具有较大帮助。

1.病理类型　按照世界卫生组织(WHO)制定的国际统一的卵巢肿瘤组织学分类法,主要有体腔上皮性肿瘤、性索(性腺)间质肿瘤、生殖细胞肿瘤、转移性的卵巢肿瘤、卵巢瘤样病变。超声声像图上尚无法按组织发生进行分类,但根据其分类病变的物理性质不同,声像图的表现大致可分为 3 大类,即囊性、混合性和实质性肿块图像。常见的良性肿瘤为卵巢囊肿、卵巢囊腺瘤、卵巢囊性畸胎瘤;恶性者以卵巢囊腺癌、卵巢转移瘤多见。

2.卵巢肿瘤的临床特征　卵巢良性肿瘤病程长、发展慢、多无症状,常在体格检查时被发现。部分患者可有周期性下腹疼痛或坠胀感;当肿瘤增大时可有腹胀或腹部摸到包块,但无疼痛,可出现压迫症状,如尿频、排尿困难。恶性肿瘤生长快,但在早期无明显症状,一旦为晚期,患者可出现消瘦、腹水、疼痛、严重贫血,盆腔内触及质硬肿块,多为双侧。

临床上囊性肿瘤比实性肿瘤多,良性肿瘤比恶性肿瘤多,囊性肿瘤多为良性。

3.卵巢良性肿瘤声像图特点　①肿块边界清晰,形态规则,壁光滑完整;②多为囊性或以囊性为主的混合性,少数为实质性;③多房性囊肿,隔薄而规则,或有子囊显示;④肿块内实质性部分形态规则,内回声均匀;⑤彩色多普勒显示肿块内部和周边少量血流信号,或走行规则。

4.卵巢恶性肿瘤声像图特点　①肿块以实质性居多,形态多不规则;②内部回声强弱不均或呈融合性光团;③囊壁不规则,或有突向囊腔的实性区,多呈乳头状突起,隔厚薄不均;④有浸润或肿瘤向外生长时,肿块轮廓不清,边缘不整;⑤约 70％恶性卵巢肿瘤合并有腹水;⑥彩色多普勒显示肿块实质内或周边较丰富血流信号,呈高速低阻特点。

由于卵巢肿瘤结构的复杂性,单以物理特性的图像特征做出确切诊断有时是困难的。如囊肿内小片区域恶变易于漏诊,成分复杂的囊性畸胎瘤或粘连严重的炎性包块,又可因其回声复杂、轮廓不清易误为恶性病变。因此,超声鉴别卵巢肿瘤良恶性有一定的局限性,应结合有关临床资料综合分析,以提高诊断符合率。

二、卵巢非赘生性囊肿

卵巢非赘生性囊肿系一种特殊的囊性结构而非真性的卵巢肿瘤,又称卵巢瘤样病变。包括卵泡囊肿、黄体囊肿(血肿)、卵巢冠囊肿、多囊性卵巢、黄素化囊肿。此类病变临床上无明显症状,多为良性的功能性囊肿,一般小于 5cm,随访 3 个月左右或随疾病治愈多数都会消失。

(一)卵泡囊肿

【病因与病理】

卵泡囊肿系来自卵巢的生理性囊肿,卵泡未成熟或成熟后不发生排卵,卵泡内液体潴留而形成。多发生在青春期,无症状,壁薄光滑,囊内液清亮透明,最大不超过 5cm,常为单发性,多数在 4～6 周逐渐吸收或自行破裂。

【超声表现】

卵巢部位见圆形或椭圆形的无回声区,边界清,壁薄,后方回声增强,一般大小不超过5cm,大小可随着月经周期发生改变,甚至消失。

(二)黄体囊肿

【病因与病理】

黄体囊肿正常黄体有周期性的发育、退化。囊性黄体持续存在或增长即形成黄体囊肿。其直径一般小于5cm。囊液为透亮或褐色浆液。黄体囊肿可发生在月经期和妊娠期,月经期黄体囊肿持续分泌孕激素,常使月经周期延迟,早期妊娠卵巢内常见到黄体囊肿,持续到妊娠3~4个月消失。

【超声表现】

卵巢部位见圆形或椭圆形的无回声区,边界清,壁薄,后方回声增强,若有出血时囊内见细小的光点。一般大小不超过5cm。妊娠时合并卵巢囊肿,子宫内可见妊娠囊。

(三)黄素化囊肿

【病因与病理】

黄素化囊肿是滋养性细胞疾病的一种特殊性囊肿,由体内大量绒毛膜促性腺激素的刺激使卵巢发生黄素化反应形成的囊肿。如葡萄胎时50%~60%有之。一般为双侧性、多房性。随滋养层细胞疾病治愈而消退。

【超声表现】

双侧附件区见多房性肿块,大小不一,包膜清晰,囊内有车轮样分隔,呈放射状分布,隔纤细光滑,囊内为无回声,透声好。

(四)卵巢冠囊肿

【病因与病理】

卵巢冠囊肿即中肾管囊肿,中肾管是胚胎发育时期残留下来的组织,正常情况下位于输卵管系膜内,与输卵管系膜中的结缔组织无法区分。偶尔这些残存组织内部发生液体聚集,形成囊肿。

【超声表现】

卵巢冠囊肿位于双侧附件区,位置较高,位于同侧卵巢的上方,有时可见正常卵巢结构。囊肿大小不一,一般不超过5cm,边界清晰,壁薄光滑,内部为无回声。

(五)多囊卵巢综合征

【病因与病理】

多囊卵巢综合征(PCOS)又称施-李综合征是因为月经调节机制失常所产生的一种疾病,多见于17~30岁妇女。其病因可能与下丘脑垂体-卵巢轴的调节功能紊乱有关,常合并排卵等内分泌功能障碍。临床常伴有月经稀发或闭经、不孕、多毛、肥胖等。双侧卵巢增大,卵巢皮质增厚,内有许多小囊泡。

【超声表现】

子宫正常大小或稍小于正常,内膜较薄,无明显的周期性改变。双侧卵巢均匀性增大,轮廓清晰,包膜较厚回声增强,卵巢内见多个大小相近的无回声区,位于包膜下卵巢皮质内,呈放射状排列,多数无回声区小于1cm,卵巢髓质增厚,回声增强,似肾脏回声(图8-3-1)。

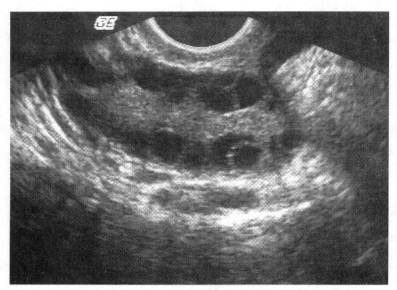

图 8-3-1　多囊卵巢声像图

卵巢髓质增厚,回声增强,周边排列 10 个以上小卵泡

三、卵巢囊性肿瘤

(一)卵巢子宫内膜异位囊肿(巧克力囊肿)

【病因与病理】

卵巢子宫内膜异位囊肿主要病理变化为异位内膜随卵巢的功能变化,周期性出血和其周围组织纤维化而逐渐形成囊肿,囊内含巧克力样陈旧性血液,临床称为"巧克力囊肿",是子宫外子宫内膜异位症中最常见的部位,占 80%。大多累及双侧卵巢。临床上常有进行性痛经为主,下腹部轻压痛等症状。

【超声表现】

双侧或一侧附件区见圆形或不规则形无回声区、低回声区。根据病程长短,一般有 3 种表现类型。

1.囊肿型　似单纯性囊肿声像图改变,壁薄、光滑、无回声内部见均匀稀疏细小光点,探头加压后囊肿内光点可移动,后方回声增强。

2.混合型　囊壁厚、内壁欠光滑,轮廓因粘连而欠清,囊液内光点密集,且回声增强,囊内可见粘连光带、附壁光斑。

3.实性包块型　病程较长时,囊肿壁增厚,囊液稠厚,声像图似实性低回声包块。在月经期探测时,尚可显示肿块的增大。彩色多普勒超声仅在肿块周边探及较高阻力血流信号(图 8-3-2)。

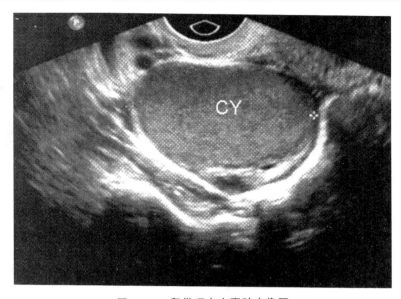

图 8-3-2　卵巢巧克力囊肿声像图

囊肿壁厚,内为密集细小光点,似为实性包块;CY.囊肿

(二)卵巢囊性畸胎瘤

【病因与病理】

卵巢囊性畸胎瘤又称皮样囊肿,为来源于原始生殖细胞的肿瘤,是最常见的卵巢肿瘤之一,由于向内中外三胚层混合分化,其形态多样,结构复杂。依据组织成分可分为成熟型和不成熟型畸胎瘤。成熟型畸胎瘤直径一般 5~10cm,呈圆形或椭圆形,囊内可见不等的黏液、浆液、皮脂、毛发、脂肪、软骨、牙齿、平滑肌和纤维脂肪组织。肿瘤可发生于任何年龄,但 80%~90%患者为生育年龄的年轻妇女。

【超声表现】

1.二维超声　卵巢囊性成熟畸胎瘤因内部成分较多,声像图表现亦错综复杂,特征性声像图表现有肿瘤包膜完整,边界清晰,后方回声增强。瘤内回声多样化,但以无回声为主,并见光点、光斑、光团、光带等。具体可归纳如下。

(1)类囊肿型:卵巢内见一囊性包块,包膜完整,囊壁较厚,边界清晰,内部见密集增强细小光点、短光带,后方回声明显增强。

(2)面团征:表现为无回声包块内见强光团回声,为脂肪颗粒黏集成脂团,附于囊肿内壁,若脂团内含有发团,表现为后方回声衰减伴声影,呈月牙形。

(3)脂液分层型:囊内见液平面,上方是脂质成分,为均质密集强光点,液平面下方是液性,为无回声区。

(4)混合型:囊内可含有牙齿、骨组织、钙化及油脂样物质,声像图表现无回声区内有明显增强的光点、光团、光斑,并伴有声衰减或声影和脂液分层(图 8-3-3)。

2.彩色多普勒超声　卵巢囊性成熟畸胎瘤因内部特殊的结构组成,肿块内部很少显示血流信号,包膜上可显示少量血流信号。此血流特征有利于和其他类型的附件包块鉴别。

(三)卵巢浆液性囊腺瘤

【病因与病理】

卵巢浆液性囊腺瘤为最常见的卵巢肿瘤,占所有卵巢肿瘤的 20%~30%,主要发生于育龄妇女,多为单侧,一般直径在 5cm 左右,很少大于 10cm。肿瘤表面光滑,囊壁较薄、光滑,囊液呈淡黄色较为清亮。可分为单纯性及乳头状两种,前者多为单房,最多见,后者常为多个囊腔,呈多房性,囊内有乳头状物。

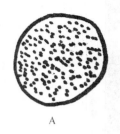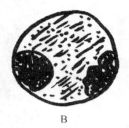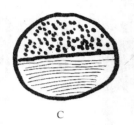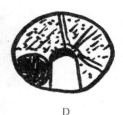

A　　　　　　　　B　　　　　　　　C　　　　　　　　D

图 8-3-3　卵巢良性囊性畸胎瘤
A.类囊肿型;B.面团征;C.脂液分层征;D.混合型

【超声表现】

1.二维超声　单房性浆液性囊腺瘤声像等同卵巢单纯性囊肿,内呈无回声或见稀疏细小光点,边界清晰,壁薄而完整,后方回声增强。多房者囊内有纤细的光带回声,光带光滑、粗细均匀;浆液性乳头状囊腺瘤,囊内为无回声,透声好,内壁上可见乳头隆起,乳头表面光滑,基底窄。

2.彩色多普勒超声　浆液性囊腺瘤囊壁、隔上或乳头上可见点状或短带状血流信号。

(四)卵巢浆液性囊腺癌

【病因与病理】

浆液性囊腺癌是成年人最常见的恶性卵巢肿瘤,切面为多房,囊液浑浊,往往为血性液体,多为部分囊性部分实性,呈乳头状生长,此瘤生长很快,常伴有出血坏死。晚期癌组织可以向周围浸润,造成局部粘连,从而边界不清。

【超声表现】

1.二维超声　浆液性囊腺癌是以囊性为主的囊实性肿块,囊壁厚而不均,囊壁上附着条状或团块状实性肿块,分隔光带厚薄不均,增厚处呈实性肿块回声;囊壁内布满大小不等乳头突入囊内或侵犯壁外。晚期实性肿块和乳头可充满囊腔,子宫和肠管浸润或有腹膜广泛性转移,粘连的肠管强光团多固定于腹后壁,常可探及腹水。

2.彩色多普勒超声　示肿块边缘、隔上和实性肿块可探及丰富血流信号,呈低阻力血流频谱。

(五)卵巢黏液性囊腺瘤

【病因与病理】

黏液性囊腺瘤较浆液性为少,占所有卵巢良性肿瘤的 15%～25%,多为单侧。黏液性囊腺瘤突出特点是体积较大,以隔为主,呈多房性,内含透明的黏液或胶冻样黏液,囊内乳头较少。如破裂可引起腹膜种植,产生大量黏液称腹膜黏液瘤。

【超声表现】

肿瘤呈圆形或椭圆形,多为单侧;肿瘤体积较大,内径多在 10cm 以上,甚至占满整个腹腔;边缘光滑,轮廓清晰,呈多房结构,隔纤细光滑,分布清晰;无回声区内大多有云雾状或稀疏光点,少数肿瘤有乳头状物生长时,囊壁上可见乳头状突起。彩色多普勒超声显示乳头状光团内可探及少许血流信号。

(六)黏液性囊腺癌

【病因与病理】

黏液性囊腺癌常为单侧,较大,多由黏液性囊腺瘤演变而来,其特点是分隔较多,分布杂乱,间隔增厚,有增殖的乳头状物。切面多房,状如冻豆腐,囊液浑浊或血性。

【超声表现】

肿瘤呈椭圆形或分叶状,壁增厚且不规则;囊内有较多分隔光带,粗细不均,似芦苇样或羽毛状,杂乱分布,隔之间见散在光点、光斑和实性结节,多伴有腹水。彩色多普勒超声显示囊壁及隔上常为星点状低速血流。

(七)卵巢囊性肿瘤的鉴别诊断

1.卵巢非赘生性囊肿与赘生性囊肿的鉴别　非赘生性囊肿的内径一般不超过5cm,且壁薄、光滑完整。随访2～3个月经周期,如果大小发生改变甚至消失,考虑为非赘生性囊肿;如果不断增大或大小无明显改变,应考虑为赘生性囊肿。

2.卵巢浆液性、黏液性囊腺瘤以及卵巢皮样囊肿的鉴别　卵巢浆液性囊腺瘤大小5cm左右,单房性囊肿,黏液性囊腺瘤巨大10cm以上,内有分隔,多房。皮样囊肿大小5～10cm,壁厚,无回声内见强回声光点、光斑、光团或伴声影。

3.膀胱尿潴留与卵巢囊肿的鉴别　当有尿潴留膀胱极度充盈时,超声检查可见圆形巨大无回声区,酷似卵巢囊肿,容易误诊为囊肿,但从膀胱位置表浅、居中、纵切面的形态为上窄下宽,其后方有子宫图像等可进行识别。必要时,可在导尿后再行探测,无回声区稍小或消失,或无回声区内显现导尿管双线状光带回声,即可确定为膀胱。

4.卵巢肿瘤蒂扭转与其他急腹症的鉴别　卵巢肿瘤蒂扭转是较为常见的妇科急腹症,一旦发生蒂扭转可引起血管扭曲,血供受阻,从而导致瘤体的水肿、出血、坏死。临床上易与异位妊娠破裂、黄体破裂、阑尾脓肿等急腹症混淆。

患者有附件肿瘤病史,超声检查附件区可见轮廓清晰的肿块,位置多较高,体积较大,肿瘤蒂扭转时,囊性肿块的无回声区内可因出血坏死有不规则光团出现,无腹水或及少量腹水。异位妊娠破裂、阑尾脓肿在附件区可以见到边界不清、不规则的混合性包块,异位妊娠破裂合并有中等或大量腹水;黄体破裂时一般附件区见不到包块,仅有少许腹水。

四、卵巢实质性肿瘤

(一)病理类型和声像图的一般表现

1.良性者　有纤维瘤、平滑肌瘤、纤维上皮瘤、甲状腺瘤、卵泡膜细胞瘤等。

2.交界性者　腺瘤、腺纤维瘤、颗粒细胞瘤、实质性畸胎瘤等。

3.恶性者　卵巢腺癌、无性细胞瘤、内胚窦瘤、肉瘤和绒毛膜上皮癌等。

超声检查仅能从这些肿瘤大体病理结构所致的物理界面反射特征提示诊断。根据某些规律性的特征、结合临床提示为某种病变可能,但不能做出病理组织学的诊断。

怎样分析卵巢实质性肿瘤声像图特征:①肿瘤的形态、轮廓、边界;②边缘特点;③内部回声;④后方回声、侧方声影;⑤肿瘤与子宫及邻近组织关系;⑥血流分布及频谱多普勒特点。晚期多出现腹水征象。经阴道彩色多普勒超声,能明显改善二维超声的图像质量,可以很好地判断肿瘤内部的血流分布情况,测定肿瘤内血管的各项参数,有利于肿瘤的准确诊断和良恶性的鉴别。

(二)卵巢良性实质性肿瘤的病理及超声表现

1.卵巢纤维瘤　为最多见的卵巢良性实质性肿瘤,由梭形成纤维细胞及纤维细胞组成,切面见组织排列呈漩涡状,直径10cm左右。多见于中年妇女,单侧多见。

二维超声表现：显示卵巢内圆形或椭圆形实性肿块，边界轮廓清晰，无包膜回声，内部回声似肌瘤，为不均质高回声，伴较重声衰减。此肿瘤常伴有腹水和胸腔积液，称梅格综合征。彩色多普勒超声显示肿块的近场可见少许血流信号，呈中等阻力动脉频谱。

2.卵泡膜细胞瘤　一般为良性肿瘤，多为单侧，常发生于绝经后妇女，肿瘤表面光滑有包膜，质硬，切面灰白色，可见黄色斑点，常伴有不同程度囊性变。可引起内分泌症状，即绝经后妇女子宫内膜增生。

二维超声显示卵巢内见圆形实质性肿块，边界清晰，内部为密集均匀的光点，透声性良好，后方回声轻度增强，酷似囊性肿物，但无明显的囊壁回声。彩色多普勒超声显示肿瘤内部有散在分布的点状血流信号，可测及低速中等阻力的血流频谱，RI 约为 0.50。

（三）卵巢恶性实质性肿瘤的病理及超声表现

卵巢恶性实质性肿瘤多来源于生殖细胞的肿瘤，主要见于儿童及年轻的女性，除实质性畸胎瘤外，还有无性细胞瘤和内胚窦瘤。这三种肿瘤除皆具有一般恶性肿瘤的图像特征外，无其他更多的特异指征。

二维超声显示未成熟型恶性畸胎瘤声像图表现极为复杂，如在肿瘤中发现良性囊性畸胎瘤中任一特征，其余部分呈实性或混合性表现者，即可提示其诊断。无性细胞瘤多为中等大小，表面形态呈圆形或分叶状，内部常有出血坏死呈不规则的无回声区。内胚窦瘤则轮廓较清晰，但内部回声更为杂乱，常伴有血性腹水，该肿瘤细胞可合成甲胎蛋白，故血中可查到浓度较高的甲胎蛋白，有助于本病诊断。

（四）鉴别诊断

1.卵巢纤维瘤应与浆膜下子宫肌瘤鉴别　前者子宫大小形态正常，肿块与子宫有明显分界，有的可有胸腔积液、腹水出现；后者子宫大小外形不规则，肿块与子宫无明显分界，无胸腔积液、腹水，CDFI 显示子宫肌壁内彩色血流信号延伸至浆膜下肌瘤内。

2.卵巢纤维瘤与巧克力囊肿、实质性畸胎瘤的鉴别　巧克力囊肿有进行性加剧的痛经史，囊肿边缘毛糙、外形欠规则；畸胎瘤有厚壁包膜，二者内部均有细密光点，回声似实质不均质性，但加压后可移动，且后方回声均增强。而卵巢纤维瘤内部回声加压无移动，后方回声衰减，可作为鉴别点。

3.卵泡膜细胞瘤、颗粒细胞瘤　因常伴有出血坏死或囊性变，易与卵巢囊性肿块混淆，应结合临床妇科检查双合诊扪及的肿块质地予以鉴别。

（五）临床意义

根据有关文献报道，近 10 年来卵巢恶性肿瘤的发病率增加了 2～3 倍。但由于卵巢位于盆腔内，多数肿瘤在早期无症状，所以 50% 以上的卵巢恶性肿瘤发现时已属晚期，其治愈率低。超声检查能较准确地判断肿块的囊性、混合性或实质性等物理特性，结合其他征象可显示其病理性质。尤其是经阴道超声检查对较早期的、妇科检查较难扪及的或经腹超声扫查显示不清的卵巢肿瘤，可提高其检出率。彩色多普鞋跟勒超声，增加了血流动力学的信息，更有助于对卵巢肿瘤的定性诊断。

五、卵巢转移性肿瘤

【病因与病理】

卵巢转移性恶性肿瘤约占全部卵巢恶性肿瘤的 10%，主要来自胃肠道、乳腺及子宫内膜的原发性肿瘤。由胃肠道或乳腺转移到卵巢者称为库肯勃瘤，常为双侧性，外形似肾脏的实质性肿块，直径 5～10cm，内有印戒细胞分泌黏液形成的潴留性囊肿或黏液池，多伴有腹水。因此，超声检查常可见瘤体内有含液性的圆形无回声区，边界清晰，且有一定特征性。

【超声表现】

多呈肾形,轮廓较规则;边界回声清晰、完整;内部弥漫分布强弱不等的回声,内可有散在分布、大小不等的圆形无回声区;后方回声轻度增强;常伴有腹水征。彩色多普勒显示肿瘤内部血管分布较原发性卵巢恶性肿瘤明显减少,血管阻力降低不明显。

结合原有胃肠道或乳腺肿瘤的病史和临床症状与体征,可提示其诊断。

(夏爱红)

第四节　早期妊娠

【胚胎的发育】

受精是妊娠的开始,而胎儿及其附属物的排出则系妊娠的终止。约于月经周期第 15 天,卵细胞与精子在输卵管壶腹部结合形成受精卵。受精卵在输卵管运行过程中,不断地进行有丝分裂,经 3~4 天到达宫腔时,已分裂成形如桑葚的实心细胞团,称桑葚胚。随着细胞的继续分裂,中间出现胚胎及囊液而形成囊胚。

囊胚的外层为滋养层,约孕 4 周末,滋养叶外层快速增殖与分化,形成原始绒毛,布满整个绒毛膜囊的外表。至孕第 6 周时,与底蜕膜相接触的绒毛发育形成原始胎盘。囊胚内的一端为内细胞团,约在月经周期第 20 天,内细胞团的一端接触子宫内膜而开始着床;约在第 23 天,孕卵被深深地埋入蜕膜内,着床完毕。

内细胞团着床后就分化发育成胚盘、羊膜囊、原始卵黄囊,三者形成一个复合体,胚盘位于另二者之间。开始时,原始卵黄囊大于羊膜囊,但羊水增长很快,羊膜囊也迅速增大,逐渐包围胚胎,胚胎通过连接的蒂(以后形成脐带)附着于胎盘。随着羊膜囊不断增大,胚外体腔便越来越小。孕 13~16 周,羊膜与绒毛膜完全融合,胚外体腔消失。原始卵黄囊是胚胎早期血液形成场所,随羊膜的增大而渐萎缩,最后被吸收。

胚盘发育成胚胎。孕第 6 周胚胎长约 4mm,以后随孕龄增长而发育,约在孕第 11 周,胚胎阶段结束而进入胎儿阶段,此时体内各种结构基本形成。

【早期妊娠诊断要点】

(一)子宫增大

妊娠一开始,子宫即随之逐渐增大,但子宫受年龄、产次等多种因素的影响,差异很大,故在早期妊娠中其诊断价值不大。再者,因子宫横径测量误差较大,观察子宫大小变化时应主要测量子宫前后径及纵径。

(二)蜕膜内征(IDS)

因囊胚的着床、滋养叶增生及子宫内膜蜕膜变等因素,在妊娠初始可在增大的子宫内发现内膜不对称肥厚,且回声增强,在较厚的一侧内膜中能发现一很小的局灶性强回声或孕囊,其直径 8~10mm。随着孕卵生长,宫腔回声可在孕卵所在部突起变形,此即称 IDS 征,一般可在孕 5 周左右发现。

(三)妊娠囊(GS)

妊娠囊,即增大的子宫内可显示一圆形或椭圆形的高回声光环,中央为无回声区,一般位于子宫体部。其边缘回声来自胚胎的绒毛膜,与周围组织具有不同的声阻抗,在声像图中能清晰显示。正常妊娠囊的囊壁厚度均匀,回声强弱一致,轮廓完整,这在评价妊娠囊时很重要。

至孕 6 周,原始胎盘开始形成,声像图上妊娠囊壁局部增厚,回声增强。此时胚胎长 40~50mm,在妊娠囊无回声区内显示一较强的回声光团。至孕 7 周后,由于原始心管开始搏动,胚胎回声中可见一小管状暗区,具有节律性搏动。随着妊娠囊的不断增大,绒毛膜与子宫蜕膜等相互融合,妊娠囊失去明亮边界而显示不清。

(四)双泡征(DBS)

这是原始卵黄囊-胚盘-早期羊膜囊组成的复合体结构,声像图表现为附着于妊娠囊壁上的双泡状回声,一般于孕 7 周后可显示。卵黄囊在超声诊断学上的意义不及胚胎学中重要,但具有预后指示意义。

1.超声发现卵黄囊,可以肯定为宫内妊娠,提示有胚胎组织存在。

2.是胚胎良好、妊娠预后佳的标志。

3.若不能被发现则可能为毁损卵,或提示胎儿伴发畸形的概率很大。

(五)双蜕膜征(DDS)

着床过程中可能会发生少量出血,致使子宫包蜕膜与壁蜕膜分离,声像图上通常在原始胎盘的对侧,妊娠囊外出现一狭长的三角形或环形暗区,陈旧性血液可呈低回声,此即 DDS 或"双环"征,一般于孕 5~8 周出现,随着妊娠囊的增大,宫腔出血暗区也逐渐缩小甚至消失。临床上孕妇通常无任何症状与体征。但如出血近宫颈口,孕妇可有阴道少量出血;如着床出血较多,而使胎盘抬高剥离达其面积 1/2 以上时,可危及妊娠,发生流产。

(六)胚胎

孕 6 周左右,妊娠囊内可见一分不出任何结构的致密光团,即胚胎回声。至孕 8 周后,能区分胎头及躯干,可计测胎儿的头臀长度(CRL)来评估胚胎早期发育情况。孕 11~12 周时胎儿各部分已能清楚辨认,此时胚胎阶段结束而进入胎儿发育阶段。

孕 5 周出现原始血管,孕 6~7 周声像图上于胚胎回声的头端,有一具节律性连续搏动的血管状暗区,此即原始血管搏动。孕 7 周后,胚胎就可发生胎动,早期系胚胎的整体运动或抽动,中晚期则出现局部强的运动。

(七)颈项透明层(NT)

指早孕期胎儿颈后的皮下积水,不论是否有分隔、是否局限于颈部。通常认为,NT 增厚与染色体异常密切相关,目前已被广泛用于评估早孕期胎儿出现染色体异常的风险。

测量 NT 需要使用高分辨率的超声仪器和局部放大功能,要求在孕 $11 \sim 13^{+6}$ 周期间测量,胎儿呈自然姿势(无过屈或过伸)。测量时应注意分辨胎儿皮肤和羊膜。通常认为 NT 超过 3mm 时为异常。

(八)胎盘与脐带

早在孕 6 周时,叶状绒毛与底蜕膜已形成了原始胎盘,声像图可表现为妊娠囊的局部增厚及回声增强。自孕 9~10 周起超声已可显示较典型的半月形胎盘图像,但其边缘则常需在早孕晚期或中孕早期方能清晰辨认。

早孕中脐带也可被显示,呈一扭曲状的带状回声,连接在胎儿与胎盘之间。

(九)子宫与附件的超声所见

超声检查应注意有无子宫或附件肿块,常见的有子宫肌瘤与黄体囊肿,前者在妊娠中可增大或缩小,后者于中期妊娠时可自行消失。注意随访检查盆腔肿块,以便分析有无阴道分娩梗阻的可能。

【真、假妊娠囊的鉴别】

在无妊娠时,一般的宫内局部积血与炎性渗出,特别是宫外孕时子宫内膜的蜕膜反应,声像图上均可出现宫内近似圆形的液性暗区,与妊娠囊很相似,称假妊娠囊,其与妊娠囊的鉴别见表 8-4-1。

表 8-4-1　真、假妊娠囊鉴别

	真妊娠囊	假妊娠囊
囊的位置	子宫切面偏心位置	子宫切面中心部位
囊的形态	圆形	不定型,纵切多为梭形
囊的边缘	囊壁完整,一侧有增厚,有唇样向囊内突起的强回声胚胎	不清晰,厚度不均
囊内容	见胚胎回声及胎心或胎动	仅有少许散在光点或为单一的无回声区
动态观察	随妊娠而增大	大小变化不定

【早期孕龄的估测】

(一)根据妊娠囊的大小估测孕龄

妊娠囊是早期妊娠的直接征象,可根据其大小来估测孕龄,较为简便的方法有:

1.孕龄(周)＝妊娠囊的最大直径(cm)＋3

2.孕 6 周前,妊娠囊直径≤2cm;孕 8 周,占据宫腔 1/2,孕 10 周,占满宫腔;孕 12 周后则消失。如妊娠囊平均直径(即纵径、横径与前后径之和除以 3)＞3cm,尚无胚胎回声者,可诊断枯萎卵。

(二)根据头臀径(CRL)预测孕龄

头臀径系指不包括肢体的胎儿顶臀间最大长度。孕 8 周后可采用 CRL 预测孕龄。由于早孕胎儿生物学变异较小,胎儿 CRL 又是整个结构的总和,可平衡和抵消个别组成所发生的变异,故能正确估计孕龄。简便估测方法为:孕龄(周)＝CRL(cm)＋6.5。应注意的是,在计测 CRL 时应尽可能地显示胎头顶部至臀部的最大长径,同时还应避免将下肢计测在内。

(三)查表法

文献或仪器内存中已有许多有关孕龄的计测表,查表法估测孕龄简便迅速,需注意的是计测方法应与作者采用的一致。

【早期异常妊娠】

(一)流产

凡妊娠不到 20 周、胎儿体重不足 500g 而中止妊娠者称流产。其中发生在孕 12 周以前者称为早期流产;发生在孕 12 周以后者称为晚期流产。依其不同的临床过程可分为先兆流产、难免流产和过期流产。

1.先兆流产　停经后出现少量阴道出血,伴有轻微下腹痛或下坠感,早孕反应仍然存在,尿妊娠试验阳性。声像图上表现为:

(1)子宫体或底部宫腔内仍可显示妊娠囊,形态完整,厚度均匀。

(2)妊娠囊内可见小血管状暗区且具有节律性搏动,即原始心管搏动。

(3)囊胚内与羊膜囊相反的一侧,显示一小而圆的卵黄囊结构,大于 10mm,孕 7～11 周时可发现。卵黄囊的存在示胚胎良好。

(4)孕 8 周后,可见胚胎肢芽及其非节律性运动。

(5)若宫腔内出血则可显示为低回声或无回声区,形态不甚规则。

2.难免流产　由先兆流产发展而来,继续妊娠已不可能。临床表现为阴道出血量增多或有血块,妊娠试验多为阴性,甚或有羊水流出或胎膜囊膨出子宫口。声像图上表现为:

(1)子宫腔内妊娠囊变形、皱缩,边界不完整。

(2)妊娠囊内胎心搏动消失,胚胎肢体停止活动。

（3）妊娠囊位置下移，移向子宫内口方向，宫颈管扩张。

3.过期流产　又称稽留流产，系指胚胎死亡达 2 个月以上尚未自然排出。孕妇多有先兆流产经过，此后子宫不再增大，并逐渐缩小，有时可有反复阴道出血，妊娠反应消失，妊娠试验阴性。声像图上表现为：

（1）子宫小于孕周。

（2）子宫内显示枯萎的妊娠囊，其间无正常的胚胎结构，更不能观察到胎心搏动及胎动。

（3）胎盘内见大小不等的散在液性暗区。

4.临床意义　妊娠早期阴道出血，临床上很希望了解胚胎是否存活，以便采取保胎措施或中止妊娠。超声检查若妊娠囊完整、位置无变化、囊内可见胚胎及胎心回声或动态观察妊娠囊增大等均为继续妊娠的指征；反之，若妊娠囊变形、位置下移、停止生长、胎心和胎动消失及宫颈管扩张等则为胚胎死亡的依据，已失去保胎的意义。除此之外，超声检查可准确提示宫内有无残留物，对确定刮宫的必要性具有一定的价值。

（二）葡萄胎

葡萄胎是孕卵发育过程中绒毛膜滋养层细胞发育异常，绒毛发生水肿变性，成为大小不一的水泡，小的为数毫米，大者 2～3cm，相互连接成串，多者则充满整个子宫腔。若水泡侵入肌层，称恶性葡萄胎。有半数以上的葡萄胎患者，因绒毛促性腺激素的作用，卵巢可发生囊性肿大，称之为黄素囊肿。

1.声像图表现

（1）子宫明显增大，远大于孕期。子宫形态尚规则，宫壁整齐、光滑。

（2）宫腔内充满弥漫分布的光点状或小囊泡样无回声区，或呈蜂窝状。若囊泡太小，不易显示出泡状无回声区，而呈弥漫分布的粗点状或落雪状图像。

（3）部分病例子宫腔靠近子宫壁或蜂窝状无回声区中可见一个或多个边缘不规则、境界不清的液性暗区，此系合并出血所致。

（4）宫腔内无妊娠囊，无胎儿结构及胎心搏动。但个别局限性胎盘水泡样变性者，可与存活的胎儿或死胎并存。

（5）多数葡萄胎伴有单侧或双侧卵巢黄素囊肿，位于宫旁，部分内部可见间隔光带回声。葡萄胎被刮除后，黄素囊肿可逐渐消失。

2.鉴别诊断　葡萄胎在声像图上与过期流产、子宫肌瘤囊性变、子宫腺肌瘤、子宫内膜病变等易混淆，但结合病史、临床化验等进行综合判断，是可以做出鉴别的。下面简要介绍葡萄胎与过期流产的鉴别。

（1）过期流产时子宫虽较正常增大，但小于孕期，定期复查也不见增大，或反而缩小。

（2）过期流产时宫内回声杂乱，较集中地分布于宫腔中央，回声强弱、大小差异很大。有时尚可辨认出胎儿的胎体部分。

（3）过期流产一般不合并黄素囊肿。

（4）结合病史、临床表现及 HCG 测定等进行综合判断。

3.临床意义

（1）完全性葡萄胎超声诊断率甚高，在 90％以上，对孕早期阴道出血的鉴别诊断具有重要价值。

（2）葡萄胎时并发的黄素囊肿，在水泡状胎块排出后，囊肿还可持续存在 2～4 个月，故刮宫后囊肿的存在不能作为本病复发或系恶性葡萄胎的依据。

（三）异位妊娠

凡受精卵在子宫腔以外的器官或组织中着床发育，称为异位妊娠，亦称宫外孕。其中 95％为输卵管妊娠，其余发生在卵巢、腹腔、阔韧带及子宫颈等约占 5％。输卵管妊娠以壶腹部占多数，其次为峡部。

输卵管妊娠时,由于缺乏完整蜕膜,孕卵植入后,其绒毛借蛋白酶的破坏作用,直接植入管壁肌层,破坏微血管,引起出血。孕卵发育到一定阶段可发生破裂或流产,此时绝大多数胚胎死亡,但也有极少数胚胎或胎儿排入腹腔,继续生长发育,而形成继发性腹腔妊娠。

异位妊娠流产或破裂前,往往无明显症状,诊断比较困难。破损后的临床表现与着床部位和破损程度有关,腹痛为其主要症状,系腹腔内出血刺激腹膜所引起,常伴有恶心、呕吐。出血量多时可出现休克。输卵管妊娠中止后,常有阴道不规则少量出血。

1.声像图分型

(1)未破裂型:子宫正常或轻度增大,内膜回声增粗、增强,但宫内无妊娠囊回声,或见宫腔中央部因内膜蜕膜反应所致的假性孕囊光环,即蜕膜管型;于子宫的一侧或宫底上方显示完整的非均质性团块,偶可见其中妊娠囊无回声区及囊内胚芽回声和胎心搏动,尤其在经阴道超声检查时更易显示;腹腔内无游离液性暗区。

(2)破裂流产型:子宫声像图表现与未破裂型相同。子宫周围及附件区呈不规则的非均质性团块图像,内可见不规则无回声区,团块边缘不清晰;陶氏腔及腹腔见不规则的无回声区。

(3)陈旧型:部分宫外孕患者因出血量少或间断地小量内出血,使其临床表现不明显,而未被及时诊断或彻底治疗。腹腔内血液逐渐凝固机化,形成盆腔肿块。声像图上主要表现为子宫后方不规则肿块,呈"盆弧形",边界尚清晰,肿块内回声多为混合型;子宫大小多正常,且内膜无增厚征象;腹腔内亦无游离液性暗区。

(4)宫内宫外型:即宫内宫外分别同时有妊娠者,此型极为罕见。声像图上显示子宫增大,宫腔内有完整的妊娠囊及其内胚胎回声、胎心、胎动等;附件区则可见未破裂型或流产破裂型征象。

(5)腹腔内异位妊娠:如前所述,继发于宫外孕流产破裂之后,声像图上显示与胎儿分离的子宫图像:胎儿与膀胱之间无宫壁回声;胎儿紧密靠近母体腹壁;并可见宫外胎盘组织回声。

2.鉴别诊断

(1)宫内妊娠流产:若胚胎存活,超声检查宫内可见胎心搏动,易与宫外孕鉴别。若完全流产,宫内已无妊娠囊,则难以区分。但观察宫外有无肿块存在,多数能与宫内妊娠流产做出鉴别。盆腔肿块者则多为异位妊娠。

(2)黄体破裂:无闭经史,且妊娠试验阴性,腹痛多发生在月经之前,一般无阴道出血,声像图上表现为盆腔不规则混合性肿块,以液性暗区为主。但有时单凭声像图改变难以区分黄体破裂与宫外孕流产破裂,需仔细询问病史、综合分析方可区别。

(3)附件炎性肿块:部分卵巢囊性肿块蒂扭转时有急腹痛,声像图于盆腔内可见边界较清晰的囊性肿块,子宫无增大,陶氏腔可有少许液性暗区,结合临床病史一般不难鉴别。

3.临床意义　　以往异位妊娠主要依靠病史、体征、妊娠试验、诊断性刮宫及后穹隆穿刺等做出诊断,但少数病例临床表现不典型,诊断较困难。超声检查尤其是经阴道超声检查可清晰显示宫内及宫外结构,为异位妊娠的诊断提供了一项准确有效的方法。

(四)妊娠早期阴道出血的鉴别诊断

妊娠阴道出血主要见于胚胎着床期、流产、宫外孕和葡萄胎。临床上均可有停经史、下腹痛、妊娠试验阳性及不规则阴道出血等,给诊断带来困难。超声检查可清晰地显示宫内及宫外组织结构,对上述疾病的鉴别诊断具有重要价值。

1.胚胎着床期　孕5~8周,胚胎着床可引起子宫包蜕膜与壁蜕膜分离,发生少量出血。声像图表现为妊娠囊外一狭短角形或近环形的无回声区,出血时间较久,暗区内可见微弱回声,仔细观察,于妊娠囊中原始胎盘的边缘常可有舌状抬高和脱离现象,此被认为是着床出血所致根据。妊娠囊本身位置正常,囊壁完整,厚度均匀且回声强度一致,囊内可见胚胎回声及胎心搏动。随着妊娠囊的增大,宫腔出血暗区也逐渐缩小而消失,所以早孕时宫腔出血的预后良好,几乎所有的孕妇均可足月分娩,产下健康婴儿。

2.流产　先兆流产伴有宫内出血时很难与胚胎着床引起的出血鉴别,除非声像图上显示胎盘边缘的舌状抬高方可确定为着床出血。难免流产及过期流产时宫内妊娠囊变形,位置下移,囊内无胎心搏动及胎动,声像图易于做出诊断。

3.宫外孕　盆腔内可见非均质性肿块回声,边界不清晰,内可见不规则的无回声区。腹腔内可见游离液性暗区,子宫内无妊娠囊回声,仅可见增厚的子宫内膜。患者可有剧烈腹痛甚或休克。

4.葡萄胎　子宫明显增大,大于孕期,宫内为弥漫分布的光点状或小囊泡样无回声区,这种蜂窝状的声像图为其特征性表现。宫内大多不能发现胎儿、胎盘与羊水等附属物。盆腔内子宫单侧或双侧常可发现囊状无回声区,部分内有间隔光带,此即黄素囊肿。

(夏爱红)

第五节　中晚期妊娠

中晚期妊娠,不仅需对胎盘、羊水、脐带、胎儿各部进行超声形态学检查,而且还要评定胎儿生长发育,观察胎儿生理活动、有无多胎等情况,以便临床采取相应措施。

【胎儿的超声解剖】

(一)胎头

孕12周后,便能清晰显示胎头,呈圆形或类圆形强回声光环,表面光滑,轮廓清晰,内部一般为低回声。孕14周后,颅内结构即可辨认。如胎头中央,可见由大脑镰等形成的线样强回声(中线回声)。在中线两侧可分辨对称的侧脑室外侧壁线状回声及脑组织低回声区。侧脑室腔为无回声区,其中脉络丛为高回声,呈小团块或稍粗的条索状结构。丘脑位于头颅横断面的中心部,与大脑镰相邻,呈类圆形对称的低回声区。

眼眶显示是容易的,无论是冠状、矢状或横切面中均可见到。表现为圆形或圆锥形暗区,观察和计测眼眶,可判断胎儿的面向,胎儿有无眼眶过大或过小、无眼或小眼畸形等。此外,矢状或冠状切面还可显示骨性鼻嵴、上、下颌骨。

(二)脊柱

脊柱是胎儿超声诊断中十分重要的一种结构,显示容易,一般在早孕的晚期即可辨认。纵切面呈两弓形的平行光带,为脊椎两侧椎弓板或后椎弓板所反射。当胎儿较大时,呈串珠状规则排列的强回声,其中间的条状低回声间隙为椎管。横切面由脊柱的三个骨化中心产生,可有中断的近圆或三角形强回声,其间即为椎管。

(三)胎儿胸部

胎儿胸部是通过肋骨轮廓和胎心搏动来确定的,胸廓顶部较窄、底部较宽。胎儿循环虽具特点,然而其心脏声像切面仍沿用成人二维心动图显示的方法和命名。心脏四腔切面是胎儿心脏显示最实用、最易获得的声像图,此切面中,胎儿的各腔室及房室间隔均可清晰显示。另外,胎儿胸腔的冠状切面中,可显示升主动脉、主动脉弓和降主动脉。

胎肺未充气,故犹如实质性结构,其回声可较肝脏稍强或略低,位于心脏的两侧,再外侧为胎儿胸廓。

有人认为胎儿肺脏回声的强弱可能与其成熟度有关。

（四）胎儿腹部

孕 20 周以后，胎儿腹腔内较大的脏器皆可显示。胎儿的胃位于比心脏稍低的平面，呈椭圆形无回声区。胃的大小随被咽下的羊水量而定，不但差异很大，且时有变动。因此，即使一个很大的胃或偶未发现胃腔，均不能作为胃肠梗阻或食管闭锁的唯一判断依据，需动态观察，无改变者方可视为异常。早期妊娠胎肠与肝脏回声不易区别，仅后者回声稍强稍多而已。一般需在孕 26 周后，肠管内因胎粪的充盈可于肝脏下方显示为一片中等强度、亮暗不一致的回声区，其中有少许散在的暗区，以后暗区增多、增大。

肝脏是胎儿腹脏内最大的实质性脏器，几乎占胎儿右上腹全都。内为均匀细小光点，偶可见肝静脉及门静脉管状无回声区，在肝脏平面横切可显示较粗大的脐静脉，其右侧葫芦样液性暗区即为胆囊。

胎儿肾脏紧靠脊柱两侧，其声像图与成人相似，纵切呈椭圆形，肾实质呈暗淡的细小光点，中央集合系统呈强回声。胎儿肾脏通常在孕 15 周开始可见。胎儿膀胱位于盆腔内，充盈时呈圆形或椭圆形无回声区，膀胱的充盈与排空是肾功能的间接征象。

胎儿腹部中央靠近脊柱可显示纵行的腹主动脉及下腔静脉无回声区，前者具节律性搏动。另一值得注意的腹部征象为正常胎儿前腹壁与肝脏之间常可见一很薄的暗区带，原因不甚明确，易与胎儿腹水混淆，称假性腹水征，应注意加以鉴别。

妊娠 20 周后可显示男性外生殖器，有助于对胎儿性别的判断，但若非优生需要，不应做此项检查。

（五）胎儿肢体

胎儿四肢除能显示其外形外，尚可观察到内部骨骼结构，测定其长度及数目，尤其是股骨长度的测量，有助于孕龄的估测。

【胎儿的行为状态】

胎儿在宫内是有行为状态的，既往无法观察到，灰阶实时超声问世之后，可在生理条件下直接观察和研究胎儿的活动、呼吸样运动、胎儿搏动等宫内生理情况，为宫内胎儿行为状态的研究提供了一种理想的检测手段。

（一）胎动

早在孕 7 周时，超声检查即可见胚胎抽动。开始时胎动多为反射性运动，且系整体性的；孕 18～20 周后，胎儿强速整体运动消失，而局部活动变得明显，且强而有力与频发，各种动作很易辨认，类似成人。正常胎儿胎动数有很大的差异。但如胎儿休息时间长于 1h，且胎动激发试验阴性，或高频度的胎动突然大幅度下跌或消失，且持续 12h 以上，此时尽管胎心搏动仍存在，均应视为胎儿宫内窘迫的危险信号。

（二）胎儿呼吸样运动

正常宫内胎儿具有间歇性呼吸样运动，其频率为 30～70 次/分，但其时间与幅度均不规则。胎儿呼吸样运动并非胎儿在宫内进行气体交换的动作，其意义主要是可引起羊水在胎儿呼吸道内呈潮流运动，这对胎肺血管系统的发育有重要的促进作用，是新生儿在出生后，能立即建立协调的呼吸运动而进行有效的气体交换的一个重要因素。

孕 20～24 周后，胎儿可突然发生呼吸样动作，每次发作 4～10 次。至孕 28～30 周，呼吸样动作频率可减少，但呼吸样运动时间可延长。至 30～34 周，胎儿可出现较典型的呼吸样运动。至孕 36 周后则进一步演变成呼吸气轮流缓慢交替发生的呼吸样运动，频率渐见降低，间隔渐见恒定，而类似新生儿睡眠时的呼吸。

胎儿的呼吸样运动表现为胸廓起伏往返运动，其主要有以下二型：

1.喘息样呼吸　呼吸幅度大，频率较低，为 3～28 次/分。

2.平静呼吸　呼吸幅度小,频率较快,为 22～76 次/分。前者多见于妊娠早期,而后者多见于妊娠末期。若在孕 32 周后出现喘息样呼吸,则多表明胎儿宫内窘迫,应予警惕。因而,胎儿呼吸的观测可成为围生期监护的重要内容之一。

除此之外,还可见到胎儿呃逆运动,多系阵发性,具节律性,其频率为 30 次/分。呃逆时胎头上抬,下颌微张。呃逆可能系胎儿呼吸功能发育过程中较早阶段,胎儿的一种特殊呼吸样运动类型。

(三)胎儿心搏

孕 6 周即可在妊娠囊内显示原始心管的搏动,中期妊娠以后,可在胎儿胸廓内见胎心轮廓及搏动,妊娠末期对胎心搏动的观察是反映胎儿宫内状态的一项良好指标。正常胎儿心率在 120～160 次/分,如心率超过 160 次/分,则系心动过速,虽孕妇子宫收缩、发热、情绪激动、药物影响及胎儿行为状态等均可引起胎儿心动过速,但也可继发于严重的心肌功能不全;若胎心率小于 120 次/分则为胎心动过缓,由于胎儿心搏量的调节主要依赖于心率变化,故这常系胎儿凶兆之一,常表示胎儿有缺氧或伴有心脏畸形可能。胎儿心律不齐并不少见,但这并不一定意味着伴发心脏结构异常。窦房结心律不齐常为生理性的,也可继发于脐带受压、发热或阿托品等药物影响。

【超声评定胎儿孕龄与生长发育】

对胎儿生长发育情况的了解,是近代产科诊断及处理的基础。孕龄是评定胎儿大小、成熟度的一个指标,虽临床判断孕龄的方法很多,但当孕妇月经史不清、有服避孕药等情况时,孕龄的判断则较困难。超声检查能良好地显示胎儿解剖结构,较精确地计测其大小,故可应用超声生物学计测来观察和评定孕龄与胎儿生长发育。孕龄估计的超声计测方法很多,现就主要或常用者简要介绍如下:

(一)妊娠囊(GS)计测及胎儿顶臀长度(CRL)计测

(二)胎头的计测

胎头计测估计孕龄的指标主要是双顶径(BPD)及头围(HC)。据研究,胎头正常在孕 12～30 周特别是孕 12～20 周,其生长曲线近似直线,故在此期间计测 BPD 估计孕龄最为正确。至孕 30 周后,胎头生长曲线变得平坦,胎头生长率慢。孕 28 周时 BPD 值增长较快,平均每周 3mm;孕 28～34 周减慢,平均每周 2mm,孕 34 周后,越近预产期增长越慢,孕 36 周后平均每周增长 1mm。足月妊娠胎儿 BPD 值一般均大于 88mm。

值得注意的是超声计测平面应标准化,这样不仅可提高单次计测的正确性,且在系列计测时有较高的一致性及可比性。测量 BPD 的标准断面即胎头显示为椭圆形,脑中线居中,两侧对称;中线两侧可见半圆形或近椭圆形对称的低回声区,即丘脑,其间细线裂隙为第三脑室,有时裂隙很窄,几乎不能分辨。丘脑及第三脑室前方可见小等号样强回声,系透明隔腔或透明隔。获取标准切面后,与脑中线垂直测量一侧颅骨回声外缘至对侧颅骨回声内缘的距离即 BPD。

头围(HC)的测量,可以测量胎头枕额径(OFD)与 BPD,后代入公式 HC(cm) = (OFD＋BPD)×1.57 求得,也可直接用电子标尺测得。

获取 BPD 与 HC 测值后可直接查表求得孕周数,亦可根据公式"孕周数＝BPD(cm)＋0.15/0.23"求得。

(三)腹围(AC)计测

腹围预测孕龄适用于妊娠末期,在此之前,预测孕龄不如其他方法(如 CRL、BPD 等)准确,这是因为腹围轮廓不及上述指标边界清晰所致。

腹围的计测应选择在胎心尾侧、胎肾头侧的标准切面,切面与胎儿脊柱垂直,可显示脐静脉和肝脏图像。测量腹部的前后径 D_1 和左右径 D_2,径线均取腹壁回声的外缘至对侧腹壁外缘,再据公式 AC(cm)＝

$(D_1+D_2)\times1.57$求得。也可用电子标尺直接测得。

腹围测得的数值可直接查表得出孕周数外,亦可据公式"孕周数＝AC(cm)＋7.31/1.13"求得。

(四)胎儿肢体股骨长度(FL)计测

FL测量用于孕14～22周。当死胎、胎头畸形或胎头已入盆等情况BPD、HC不易计测时可计测FL估计孕龄。但父母侏儒或胎儿宫内生长迟缓时,可影响其孕龄估计的正确性。

计测时需清晰显示股骨骨干全长,计测不包括股骨颈在内的最大长度。根据所得的数值可直接查表求得相应的孕周数。

(五)根据胎儿多参数预测孕龄

胎儿正常生长情况下,可计测胎儿某一局部来估计孕龄。但当胎儿畸形或其功能障碍时,计测某一局部评估孕龄则有较大误差,故目前提倡应用胎儿多参数计测法。一般采用BPD、HC、AC和FL四种指标,取其中2～4项参数估计孕龄的平均值。

【胎儿体重的估测方法】

胎儿体重的估计对判断胎儿的成熟度是一项重要的指标,可直接查专用图表获取胎儿体重,值得注意的是无论采用哪项参数都可能有±15%的差异。

【胎盘成熟度的判断及其分级】

孕6～7周时胎盘组织已开始形成,声像图中妊娠囊壁局部可增厚及光点稠密,其边缘一般需在孕10～12周后方能清晰辨认。随着妊娠的进展,胎盘生长发育至足月妊娠时呈一扁圆形盘状物,直径16～20cm,厚2.5～3.5cm。典型的胎盘声像图表现为子宫内呈一半月形弥漫光点区,可分为胎盘胎儿面(绒毛膜板)、胎盘母体面(基底膜)和胎盘实质三个部分。据其妊娠各期声像图不同特点可将其分为四级。

一般在孕29周前,胎盘成熟度多为0级,表示胎盘未成熟;Ⅰ级胎盘成熟度主要见于孕29～36周,说明胎盘趋向成熟;Ⅱ级胎盘成熟度多见于孕33～44周,说明胎盘已接近或基本成熟;Ⅲ级胎盘成熟度主要见于孕37周后,尤其是孕40周后,说明胎盘已成熟并趋向老化。另外,胎盘成熟度与胎肺的发育有较大的相关性,其成熟情况反映了羊水中卵磷脂/鞘磷脂(US)比值。据文献报道,Ⅲ级胎盘时,L/S≥2占100%,所出生新生儿不发生呼吸窘迫综合征。故用超声进行胎盘分级是一种安全、有效的预测胎肺成熟的非侵入性方法。

在胎盘的超声检查中应注意几种正常的变异。胎盘内尤其是靠近母体面附近,常见宽0.5～2cm的无回声区,代表血窦(内无绒毛),但较大的无回声区要注意与胎盘局部梗死区鉴别。此外,在晚期妊娠常见子宫壁与胎盘附着的部分有低回声区,高分辨率的仪器常可显示该区为多数不规则的无回声管状结构,系扩张的子宫静脉所致。

胎盘的病变多见于胎盘大小、形态的改变和位置的异常。如糖尿病、母子Rh因子不合等,胎盘可明显肿大,且胎盘成熟延迟,即孕35周后仍为0级成熟度胎盘。相反,高血压、胎儿宫内生长迟缓等胎盘较正常小,且胎盘成熟可加速,即在孕35周前见到Ⅲ级成熟度胎盘。胎盘位置的异常将在下文讨论。

附着于胎盘的脐带超声易于显示,浮游于羊水内,其纵切面图像呈麻花状、等号状或多个针线状,横切面则呈假面具状,并可搏动,彩色多普勒检查则更易显示。

【羊水】

羊水系一种无色透明液体,声像图上显示为透声良好的液性暗区。但近足月时因羊水中有脂肪、上皮组织等成分,故透声性下降,在羊水无回声区中可见漂浮的微弱细小回声。胎动时更易发现,过期妊娠时犹然。

妊娠时羊水量可随孕期而有不同,且个体差异较大。一般羊水量在孕20周为400ml,至孕36～38周时,增至高峰(1000~1500ml)。此后可略下降,妊娠过期时羊水量可迅速下降。

正常妊娠时,超声垂直于体表测量,羊水最大深度多大于 3.0cm、小于 8.0cm;若以羊水指数表示则大于 7、小于 20。

(夏爱红)

第六节　异常妊娠

一、异位妊娠

异位妊娠指受精卵着床于正常子宫体腔以外的任何部位,它包括输卵管妊娠、卵巢妊娠、宫颈妊娠、宫角妊娠、残角妊娠、腹腔妊娠及剖宫产瘢痕部位妊娠等,是临床上妇产科常见的急腹症之一。其中,最常见的类型是输卵管妊娠,占异位妊娠的 95% 左右。特殊部位的异位妊娠是由于受精卵在盆腔某些特殊部位着床发育所致,包括宫颈、腹腔、宫角、残角子宫、子宫下段瘢痕等部位的异位妊娠。其发生率约为 4.85%~10.11%。输卵管妊娠是异位妊娠中最常见的类型,是孕卵在输卵管的某一部位着床、发育,以输卵管壶腹部最多见,其次为峡部、伞端、间质部少见。

【临床表现】

输卵管妊娠的临床表现与受精卵着床部位、有无流产或破裂、腹腔内出血的多少及时间长短等有关。

【超声表现】

1.未破裂型　子宫正常或轻度增大,内膜回声增粗、增强,但宫内无妊娠囊回声,或见宫腔中央部因内膜蜕膜反应所致的假性孕囊光环,即蜕膜管型;于子宫的一侧或宫底上方显示完整的非均质团块,偶可见其中妊娠囊无回声区及囊内胚芽回声和胎心搏动,尤其 TVS 检查时更易显示;腹腔内无游离液性暗区。

2.破裂流产型　子宫声像图表现与破裂型相同。子宫周围及附近区呈不规则的非均质性团块图像,内可见不规则无回声区,团块边缘不清晰;陶氏腔及腹腔见不规则的无回声区。

3.陈旧型　部分宫外孕患者因出血量少或间断地小量出血,使之临床表现不明显,而未被及时诊断或彻底治疗。腹腔内血液逐渐凝固机化,形成盆腔肿块。声像图上主要表现为子宫后方不规则肿块,呈"盆弧形",边界清晰,肿块内回声多为混合性型;子宫大小多正常,且内膜无增厚征象;腹腔内亦无游离液性暗区。

4.宫内宫外型　即宫内宫外分别同时有妊娠者,此型极为罕见。声像图上显示子宫增大,宫腔内见完整妊娠囊无回声区及其内胚胎回声、胎心、胎动等;附近区则可未破裂型或流产破裂型征象。

5.腹腔内异妊　如前所述,继发于宫外孕流产破裂之后,声像图上显示与胎儿分离的子宫图像;胎儿与膀胱之间无宫壁回声;胎儿紧密靠近母体腹壁;宫外胎盘组织回声。

【鉴别诊断】

1.宫内妊娠流产　若胚胎存活,超声检查宫内可见胎心搏动易于与宫外孕鉴别。若完全流产,宫内已无妊娠囊,显示时则难以区分。但观察宫外有无肿块存在,多数能与宫内妊娠流产做出鉴别。

2.黄体破裂　无闭经史,妊娠试验阴性,腹痛多发生在月经之前,一般无阴道出血,声像图上表现为盆腔不规则混合性肿块。以液性暗区为主。但有时单凭声像图改变难以做出区别。

3.附近区炎性肿块　部分卵巢囊性肿块蒂扭转时有急腹痛,声像图于盆腔内可见边界较清的囊性肿块,子宫无增大,陶氏腔可有少许液性暗区,结合临床病史一般不难鉴别。

二、流　产

凡妊娠不到 20 周,胎儿体重不足 500g,而中止者称流产。其中发生在妊娠 12 周以前者称早期流产;发生在妊娠 12 周以后者称为晚期流产。流产依其不同的临床过程,可分为先兆流产、难免流产、过期流产。

(一)先兆流产

停经后出现阴道少量出血,所有妊娠中约 1/4 的妊娠早期可发生阴道流血,其中约 50% 的流血病例将发展为自然流产。

【临床表现】

停经后出现阴道少量出血,有轻微阵发性宫缩。子宫颈口未扩张,子宫大小与停经月数相符。患者伴有轻微下腹痛及下坠感,早孕反应仍然存在,尿妊娠试验阳性。

【超声表现】

1.子宫腔内仍可显示妊娠囊,形态完整,一定的孕周应该具相应大小的妊娠囊,妊娠囊增长率约为 1.2mm/d。先兆流产时,妊娠囊的增长仍然正常。

2.胚胎回声内可见一小的管状暗区,具有节律性搏动,此即胎心的搏动。提示预后良好,见到胎心者,自然流产的发生率从 40%~50% 下降至 1.3%~2.6%。若胎心搏动缓慢,可能与预后不良有关。

3.卵黄囊的存在提示胚胎组织存活,在声像图中显示为一小而圆的囊性结构,卵黄囊在正常妊娠 5~6 周出现,卵黄囊的出现虽不像胎心出现那样预示良好的妊娠结果,但卵黄囊显示者约 60% 为正常妊娠。卵黄囊太大或异常,往往也与不良的妊娠结果有关。其直径小于 1cm。在 7~11 孕周间超声可以显示,此后卵黄囊萎缩。

4.8 孕周后,胚胎可显示小的肢体及其运动,不具有节律性。

5.子宫腔可见低回声区,其形态不一,范围大小与出血量的多少有关。

6.经阴道超声检查:由于探头与子宫距离较经腹壁法检查为近,能更好地显示妊娠囊胚胎、卵黄囊等宫内结构等。彩色多普勒超声可显示胚胎心血管内血流色彩及频谱。

(二)难免流产

难免流产由先兆流产发展而来,继续妊娠已不可能。

【临床表现】

阴道出血量增多或有血块,超过正常月经量。妊娠试验多阴性,甚至有羊水流出或胎膜膨出于宫口。

【超声表现】

1.子宫内妊娠囊变形、皱缩、边缘缺落。文献报道仍有一部分(约 1/4~1/2)难免流产的妊娠中仍有所增长,一般在妊娠囊大于 20mm 而未见卵黄囊是孕卵枯萎的标志,属难免流产。

2.妊娠囊内胎心搏动消失,胚胎肢体活动消失。

3.妊娠囊位置可下移,移向子宫内口方向。

4.经阴道超声检查法能清晰显示变形、皱缩的妊娠囊,其位置移近子宫内口。多普勒检测无心管搏动的频谱及彩色血流,示胚已不存活。

【鉴别诊断】

难免流产时的 β-HCG 和妊娠囊大小关系:正常妊娠开始至妊娠 8 周,血中 β-HCG 随妊娠囊的增长而上升。但孕 8 周后妊娠囊继续增长而 β-HCG 达平坦期。然而难免流产的鉴别,在末次月经不明确的病例,是临床上较棘手的问题,观察 β-HCG 的动态变化,有助于鉴别诊断。β-HCG 小 15～20ng/ml 提示预后不良。

(三)过期流产

过期流产又称稽留流产,系指胚胎死亡达 2 个月以上尚未自然排出。孕妇多有先兆流产经过。此后子宫不再长大或反渐缩小,妊娠反应消失,有时可有反复性阴道出血,其出血量时多时少,尿妊娠试验阴性。

【临床表现】

1.有停经史,妊娠早期可能有妊娠反应史,甚至有先兆流产史,但随胚胎的死亡,妊娠初期的怀孕征象逐渐消退,如恶心消失、乳房缩小等。

2.增大的子宫停止增长,子宫颈口闭合,子宫小于停经月份,且不如妊娠时柔软。

3.阴道流血:在妊娠 3 个月内患者开始是绒毛和蜕膜分离、血窦开放,也就是开始出血,当胚胎全部剥离排出,子宫强力收缩,血窦关闭,出血也就停止了。

4.出现腹痛的症状:早期流产开始流血后发生持续性下腹疼痛。晚期流产是在阴道流血前就会发生腹痛。

5.流出血液的颜色:流产开始的时候血液是鲜红色的,时间久了就会变为暗红色或者褐色。异位妊娠通常是出血量少并且颜色呈现出淡红或者褐色,葡萄胎常常显示为暗红色。

【超声表现】

1.子宫大小较同孕龄为小。

2.子宫内显示枯萎的妊娠囊,其间无正常的胚胎结构,更不能观察到表示胚胎存活的胎心搏动与胎儿肢体活动。

3.子宫内大小不等散在的液性暗区,或可显示沿胎盘边缘包绕的液性暗区。

4.多普勒超声,宫区内无存活胚胎的心管搏动血流色彩及频谱。

(夏爱红)

第七节　胎儿超声心动图

一、胎儿心脏胚胎发育、解剖特点及血流动力学特征

心脏由中胚层的心源细胞形成,约在第 4 周有原始心管并开始搏动,推动血液在心管内运行。心脏的正常发育可分为 3 个阶段:第一阶段为单腔血管形成期,胚长约 2mm 时,由胚盘前端腹侧的成血管细胞逐步在中线形成一条由头侧至尾侧的单腔心内膜管道,并在胚体背面形成两条纵行的背主动脉及第一对主动脉弓。第二阶段为心管伸长扭曲逐步形成原始心房、心室、心球等部分。第三阶段为各心腔内部结构的不断发育完善形成左、右心腔的分隔。

原始心管本身逐步发育出心内膜、心肌层和心外膜 3 层。心管头端发生心包腔,随着胎儿头端向腹侧卷曲,心包腔移至心管腹侧,并由腹侧向背侧将心管包裹。

胎儿心脏解剖有 3 大特点:①各心腔和大血管都按一定的位置排列,上下、左右、前后的关系都是固定的;②心腔被分隔为两条并列而又互相隔离的血流系统;③各心腔具备特有的结构以维持生理功能。

胎儿血流动力学特点：脐静脉从胎盘经脐带至胎儿肝，血液内富含氧和营养物，大部分血液经静脉导管直接注入下腔静脉，小部分经肝血窦入下腔静脉。下腔静脉还收集由下肢和盆、腹腔器官回流的静脉血。下腔静脉混合血入右心房。从下腔静脉和上腔静脉的血液在右心房内混合后，大部分通过卵圆孔进入左心房，与由肺静脉来的少量血液混合后进入左心室，另一部分经三尖瓣入右心室。左心室的血液大部分经主动脉弓及其三大分支分布到头、颈和上肢，小部分流入降主动脉。胎儿肺无呼吸功能，仅有少部分血入肺。肺动脉大部分血液经动脉导管注入降主动脉。降主动脉血液除经分支分布到盆、腹腔器官和下肢外，还经脐动脉将血液运送至胎盘，在胎盘内与母体血进行气体和物质交换后，再由脐静脉运往胎儿体内。

二、胎儿心脏正常声像图

胎儿周龄不同，二维声像图特点各异。早期可见原始心管搏动。孕10周可观察到搏动的高回声团块状心脏。随着胎儿不断长大，心内结构逐渐能被分辨。孕18～22周为检查胎儿心脏的最佳时机，此时声窗较好。

（一）判定胎儿心脏位置

胎儿心脏位置应采用从整体到局部的方法。所谓整体就是通过胎头、内脏位置、心尖指向等信息判定左位心、中位心、右位心及心脏是否存在旋转等。局部是指根据上、下腔静脉及肺静脉入口判断心房位置，根据瓣膜结构、心腔形态及心内结构判断心室位置。还可通过胎儿内脏结构进一步确定胎儿心脏位置。应通过横切面、纵切面及侧切面等连续扫查，二维超声心动图可准确判定胎儿心脏的位置。

正常胎儿心脏位于左胸腔，心尖指向左前方，心底靠近脊柱。心脏长轴方向与胸腔纵轴约呈45°。心脏与胃泡位于同侧，与肝脏位置相反。降主动脉与心脏均位于脊柱左侧，下腔静脉位于脊柱右侧。

（二）常用超声切面

胎儿超声心动图除与小儿一样的检查切面外，还有不同的3个切面，如主动脉弓切面、动脉导管弓切面和三血管切面。

1.左室长轴切面 显示主动脉根部长轴，适当调节探头便可清晰展示该切面，可显示右室前壁、右室腔、室间隔、左室腔、二尖瓣，左心房、主动脉根部等结构（图8-7-1）。

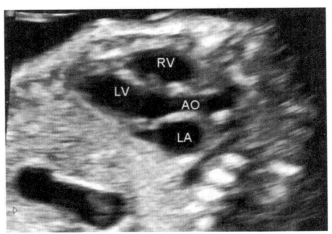

图 8-7-1 左室长轴切面图
RV.右心室；LV.左心室；AO.主动脉；LA.左心房

2.大动脉短轴切面 在左室长轴切面基础上顺时针转动90°，可显示右室前壁、右室流出道、主动脉瓣、肺动脉主干及左、右肺动脉、动脉导管、左心房、房间隔、右心房、三尖瓣等结构(图 8-7-2)。

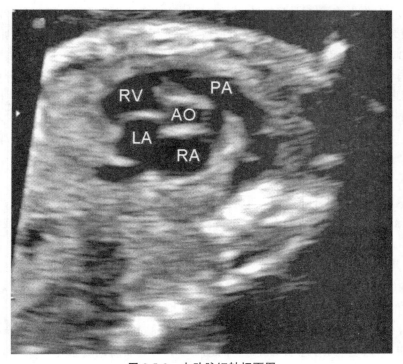

图 8-7-2 大动脉短轴切面图

RV.右心室;PA.肺动脉;AO.主动脉;LA.左心房;RA.右心房

3.左室短轴切面 在大动脉短轴基础上,将探头向心尖方向逐步连续扫查,可显示右室前壁、右室腔、室间隔、左室腔、二尖瓣和左室各壁(图 8-7-3)。

4.四腔心切面 自心尖向右肩向前扫查,可同时显示四个心腔及其心壁、乳头肌、二尖瓣、三尖瓣、房间隔、室间隔、肺静脉等结构(图 8-7-4)。

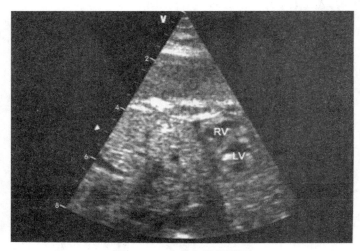

图 8-7-3 左室短轴切面图

RV.右心室;LV.左心室

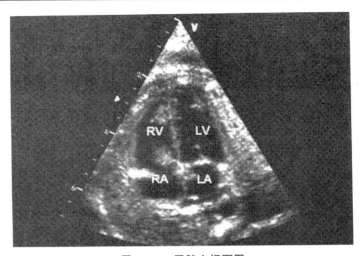

图 8-7-4　四腔心切面图

LV.左心室；RV.右心室；RA.右心房；LA.左心房

5.**主动脉弓切面**　沿主动脉根部连续追踪向头部方向扫查,可完整显示主动脉升、弓、降部及主动脉发出的 3 支头臂动脉(图 8-7-5)。

三、胎儿心脏畸形

(一)房室间隔缺损

房室间隔缺损是指心内膜垫发育不良造成的房室孔分隔不全,包括孤立的房间隔缺损与孤立的室间隔缺损,也称为心内膜垫缺损。

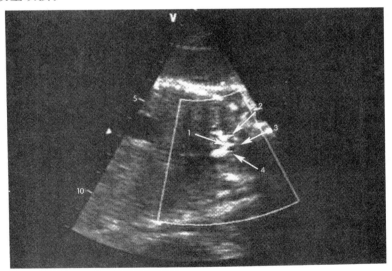

图 8-7-5　主动脉弓切面图

箭头 1 所示为主动脉弓,箭头 2、3、4 所示为主动脉弓发出的三大分支

【病因与病理】

本病是胚胎发育期因腹及背侧心内膜垫融合不全,原发孔房间隔发育停顿或吸收过多引起。

心内膜垫缺损分为 3 种类型:部分型、完全型及过渡型。部分型是指原发孔房间隔缺损,房室瓣形成裂隙,二尖瓣叶和三尖瓣隔瓣均直接附着在室间隔上,瓣下没有室间隔缺损。完全型是指原发孔房间隔缺损合并心内膜垫部室间隔缺损。房室瓣叶完全呈左右断裂,形成共同房室瓣。

【超声心动图】

四腔心切面对诊断该病具有重要价值,只要显示该切面,该病能很容易被发现。二维超声主要表现为房间隔原发孔及心内膜垫部室间隔回声中断,很少出现假阳性。短轴切面可显示瓣膜融合情况。高档彩超还可以显示出瓣膜腱索的有无及其附着部位,可进一步对其进行分型。应注意观察有无合并肺动脉瓣及右室流出道狭窄或闭锁等征象。还应重点观察房、室水平分流情况。

【预后】

出生 1～2 周,新生儿便会出现较明显的心脏症状,除非合并肺动脉瓣狭窄,否则容易早期出现肺动脉高压及心力衰竭,临床可见患儿发绀。宜出生后 3～6 个月早期手术治疗。手术死亡率为 5%～13%。

(二)单心室

单心室是指一个心室腔同时接受左、右心房的血液,它可通过两个房室瓣口,也可通过单个房室瓣口。

【病因与病理】

单心室是因原始心管的心室段发育异常,原始心室右心室窦部或左心室窦部或肌部室间隔发育不全均变为单心室。

胎儿体循环及肺循环的血液在单心室混合,如合并主动脉瓣狭窄、主动脉缩窄或主动脉弓离断者,体循环阻力增加,心内动、静脉血混合增大,出生后发绀和缺氧严重。不合并肺动脉瓣狭窄者,肺血流量增多,出生后不久易早期出现心室肥厚、扩张和心力衰竭。

【超声心动图】

多切面连续扫查,室间隔缺如或仅见少量残余结构,心室分为单一主心腔及发育不良的残余心腔。根据主腔结构、形态、残余心腔的位置及大动脉之间的关系可对单心室进一步进行分型。仔细探查肺动脉瓣及主动脉瓣有无狭窄,分辨存在几组房室瓣及房室瓣是否存在下移畸形及闭锁等畸形。存在肺动脉瓣狭窄时,肺动脉主干发育差。

CDFI 显示单心室主腔同时接纳双侧心房血液,如合并肺动脉瓣狭窄时,可见肺动脉瓣上五彩湍流。

【预后】

单心室是否合并主动脉和肺动脉瓣或瓣下狭窄对预后及能否手术及手术方式非常关键:如无合并肺动脉狭窄者,易发生严重肺动脉高压而出现心力衰竭。如合并有肺动脉狭窄对病情有利,少数可存活到青年时期。单心室出生 1 年内病死率高达 55% 以上,故一旦确诊应建议中止妊娠。两组半月瓣口和两组房室瓣口之间的相互关系对于心内血流方向起决定作用,如心内动脉血流和静脉血流互相平行,只需补一个平板样人造室间隔将两道血流隔开。如两股血流不完全平行,而是发生轻度扭曲,则须在心室内用稍呈螺旋状的人造室间隔加于修补。如两股血流互相交叉就不能用人造室间隔进行矫治。

(三)法洛四联症

法洛四联症(TOF)是指同时合并主动脉骑跨于左、右心室之上,主动脉瓣下室间隔缺损,右室漏斗部狭窄或伴肺动脉瓣狭窄,右室壁肥厚这 4 种心脏畸形的疾病。

【病因与病理】

法洛四联症是因胎儿圆锥动脉干发育异常所致,由于圆锥动脉干发育异常,导致圆锥动脉干正常扭转运动不充分,主动脉未能与左室相沟通而骑跨于室间隔之上和左、右室均相通,圆锥动脉干分隔不均,肺动脉内径小于主动脉,还导致圆锥间隔未能与膜部室间隔及肌部室间隔共同闭合室间孔,而残留主动脉瓣下室间隔缺损,右室壁的肥厚是由于右室漏斗部狭窄所致。

漏斗部狭窄对外科手术影响很大,可分为三型:Ⅰ型为漏斗部近端狭窄,狭窄较局限,有较大的第三心室,肺动脉瓣环发育好;Ⅱ型为漏斗部弥漫性狭窄,肺动脉瓣环也小,第三心室不明显;Ⅲ型漏斗部发育不全或不发育,肺动脉瓣口可闭锁形成假性共同动脉干。

如仅合并肺动脉狭窄时,室间隔缺损巨大使得左、右心室收缩压非常接近,肺动脉狭窄使右室压力升高并导致心内右向左分流,供应头部、上部躯干及上肢的动脉血氧饱和度降低。右心室负荷过重,可导致右心扩大。心内分流一般以右向左为主,肺动脉狭窄较轻可能出现双向分流甚至左向右分流。由于右室流出道狭窄经动脉导管进入降主动脉血流减少。

【超声心动图】

左室长轴切面可显示主动脉增宽,前壁右移,与室间隔连续性中断,骑跨于室间隔之上。在此切面可测量主动脉骑跨程度,骑跨率小于70%。

大动脉短轴切面可显示主动脉内径增宽,右室增大,右室壁增厚,右室流出道及肺动脉主干和左、右肺动脉狭窄,肺动脉瓣口狭窄等。还可清晰显示室间隔缺损的大小及部位。

左室短轴切面显示右室增大,右室壁增厚,左室腔变小。

心尖四腔切面显示右房、右室增大,右室壁增厚,左室腔变小。

心尖五腔切面显示主动脉骑跨于室间隔之上,CDFI显示左、右室向主动脉分流,呈"Y"字型。

【预后】

法洛四联症出生后1年内病死率高达80%,该病即便手术也常因肺动脉发育差及左心室发育不良而死亡。

（四）大动脉转位

大动脉转位(TGA)是指大动脉与心室连接反常,主动脉与解剖右室相连,肺动脉与解剖左室相连。可分为完全型大动脉转位和矫正型大动脉转位。完全型大动脉转位是指心房与心室连接正常,而大动脉连接异常;矫正型大动脉转位是指心房与心室连接反位,大动脉连接异常。

【病因与病理】

完全型大动脉转位也属于圆锥动脉干发育畸形,由于大动脉下的圆锥未能进行正常的吸收和扭转,主动脉瓣和肺动脉瓣都未和左心室及二尖瓣完全连接而成。

完全型大动脉转位的血液路径完全反常,主动脉接受体静脉血液,肺动脉接受肺静脉血液,完全靠心内并存的分流,出生后婴儿发生发绀。矫正型大动脉转位血流动力学基本正常,出生后不会出现发绀。

【超声心动图】

超声心动图能准确诊断胎儿大动脉转值畸形。连续追踪心房、心室、大动脉位置及心房与心室的连接关系,大动脉与心室的连接关系是诊断该病的关键所在。

左室长轴切面:显示左室与肺动脉相连,右室壁增厚,右室增大,可准确判断是否存在肺动脉瓣或瓣下狭窄。

大动脉短轴切面:可显示主动脉发自右室,右室壁增厚,右室增大,主动脉瓣及瓣下是否狭窄。

房室瓣短轴切面:根据瓣膜数量可判断房室瓣为二尖瓣或三尖瓣,据此可为判断心室连接提供重要信息。

心尖四腔切面:可显示各心腔的比例,右室壁的厚度,并可根据心室内结构判断左室位置,右室壁肌小梁较多,内壁不光滑,心尖部有调节束,与三尖瓣相连。左室壁肌小梁较少,内壁光滑,心尖部无调节束结构,与二尖瓣相连。

心尖五腔切面:显示心室与大动脉连接异常。

【预后】

Kirklin 等认为大动脉转位患儿 55％可存活 1 个月,15％可活 6 个月,仅 10％能超过 1 岁。如伴有房间隔缺损,预后较好。如伴有一个有效的室缺,早期存活率高,存活达 1 个月者有 91％,达 5 个月者有 43％,1 岁者为 32％。

(五)心脏位置异常

胎儿心脏位置分为胸内位和胸外位。其中,胸内心脏根据心尖指向,可分为左位、右位和中间位,分别称为左位心、右位心及中位心。胸外心脏可位于体腔外或腹腔,位于体腔外者,出生后夭折发生率高,位于腹腔者会产生不同的临床症状。

【病因与病理】

病因尚不完全明了。正常心脏位置应主体在左侧胸腔,心尖指向左前下方。如果心尖指向左前下方,左心房、左心室在前面,右心房、右心室在后面,也是不正常的,多伴有完全性内脏转位或不同程度的内脏异位,此时称左旋心。

右位心一般可分为 3 种类型:镜像右位心、右旋心和未定型。

镜像右位心:心脏在胸腔的右侧,其心房、心室和大血管的位置宛如正常心脏的镜中像,亦称为镜像右位心。常伴有内脏转位,但亦可不伴有内脏转位。

右旋心:心脏位于右胸,但心尖虽指向右侧而各心腔间的关系未形成镜像倒转,为心脏移位并旋转所致,亦称为假性右位心。常合并有纠正型大血管转位、肺动脉瓣狭窄和心室或心房间隔缺损。

心脏无其他先天性畸形的单纯右位心不引起明显的病理生理变化,也不引起症状,但右位心常和较严重的先天性心血管畸形同时存在。

【超声心动图】

胎儿心脏位置异常判断较成年人难,关键在于准确判断胎儿内脏位置,结合心尖指向,不难对心脏位置异常进行诊断。

【预后】

如不伴有致命性畸形,仅仅心脏位置异常,也无明显血流动力学变化,对患儿生命无明显影响。如合并其他心脏畸形,则成活率有所不同。

(六)心包积液

心包积液是指胎儿心包腔内液体异常增多,可由感染或其他因素引起(双胎输血综合征、急性重症贫血等)。在胎儿时期,由于胎儿处在生长发育时期,各个器官和组织都在不断的变化中,大部分胎儿会随着生长而自行吸收变为正常。

超声心动图可见心包腔分离,内为液性暗区,液区可局限于心包局部,也可出现于整个心包。

(夏爱红)

第八节　介入性超声在产科的应用

采用介入性超声技术获取胎儿或相关组织进行产前诊断,对异常妊娠在超声引导下进行治疗处理。

一、绒毛活检

【适应证】

1.孕妇预产期年龄≥35 岁。

2.孕早期血清学筛查异常,第一孕期超声筛检高危或发现胎儿结构异常者。

3.染色体异常儿生育史。

4.家族遗传病史。

5.单基因遗传病或代谢性疾病儿生育史。

6.不良孕产史。

注意,绒毛活检适宜在怀孕的 10～13 周施行。

【禁忌证】

1.Rh 阴性孕妇已被 Rh 阳性胎血致敏。

2.宫颈病变或阴道炎症行经宫颈绒毛活检。

3.HIV 阳性。

4.有出血倾向。

5.无医学指征的胎儿性别鉴定。

6.先兆流产。

7.其他不宜介入检查的疾病。

【术前准备】

1.查血常规、HIV 抗体、HBsAg、抗梅毒抗体、ABO 血型和 Rh 因子,如 Rh(-),查间接 Coombs 试验,告知胎母输血的风险,建议准备抗 D 球蛋白。

2.常规消毒、铺巾。

【操作方法】

1.经宫颈取样

(1)孕妇适当充盈膀胱,取膀胱截石位,经腹或经阴道超声观察子宫位置、胚胎或胎儿情况、绒毛位置。

(2)在超声引导下,将长 25cm、直径 1.5mm 的聚乙烯套管(内置硬导丝)经宫颈插入宫腔,套管顶端到达叶状绒毛膜所在位置,退出导丝。

(3)20ml 注射器抽吸 1ml 肝素生理盐水,连接套管,抽拉注射器栓至 10ml 产生负压,并在保持负压的状态下缓慢退管。

(4)将混有绒毛的肝素盐水送检。

(5)如 1 次活检的绒毛组织量不够,可按上述方法再操作 1 次。

(6)术毕立即观察胎囊大小及胎心搏动,孕妇卧床休息 1h。3 次取样均未抽取到绒毛组织为活检失败。

2.经腹取样　超声引导下徒手或利用穿刺引导架采用双针套管技术完成(引导套针为 18G 或 19G,活检针为 20G 或 21G)。

(1)孕妇仰卧位,在超声引导下将引导套针沿胎盘的长轴进针。

(2)引导套针经腹壁及子宫壁穿刺入胎盘后,退出针芯。

(3)将活检针经引导套针送至胎盘绒毛组织内,去除针芯,连接含 1ml 肝素生理盐水的 20ml 注射器,抽拉注射器栓至 10ml,在保持负压的状态下,小幅度上下提插活检针抽取绒毛组织。

(4)将混有绒毛的肝素盐水送检。

(5)如 1 次活检的绒毛组织量不够,可再次将活检针插入引导套针内抽吸。

【注意事项及并发症】

1.注意事项

(1)经阴道绒毛活检,声像图可以准确显示导管从颈部到胎盘取样位置的进针路线。在吸取绒毛组织之前,导管的尖端应在胎盘的分叶中停留一段时间后再抽吸。

(2)经腹绒毛活检时,对后位胎盘穿刺针应尽量避免穿破羊膜结构。

(3)母体的膀胱完全排空和超声探头加压可以使子宫变直,后位胎盘可以经腹壁监视经阴道穿刺或经阴道超声引导穿刺。

2.并发症

(1)流产。

(2)绒毛膜下血肿或穿刺后阴道出血,经腹部操作的阴道出血率低于经阴道操作的出血率(0.2%:2.5%)。

(3)感染。

(4)胎盘置入:局限性胎盘置入的发生率约 1%。

【临床评价】

绒毛活检的主要优点是能更早得到诊断结果,能采取更简单、安全的方法终止异常胎儿妊娠。

【术后记录内容和要求】

1.基本信息　患者的姓名、性别、年龄、孕周、门诊号/住院号和床号、超声检查号、申请科室、检查部位、申请目的、仪器和探头型号、术前诊断。

2.图像部分　采集的图像最好 3 张以上,包括有显示靶绒毛的二维声像图、CDFI 声像图、穿刺针及其针道的声像图、术后复查的图像。

3.文字描述

(1)施行手术名称:超声引导下绒毛活检术。

(2)一般情况:孕妇的穿刺体位,穿刺前的准备程序,如常规消毒、铺巾,局部麻醉。包括绒毛位置、血供情况。记录胎儿活动和胎心情况。

(3)穿刺过程:包括引导方法、穿刺针规格、进针次数、取出组织长度、数量及大体病理表现、标本的保存和处理方式、压迫穿刺点方法和时间等。

(4)术后复查:术后 15～20min 后超声检查有无穿刺点、子宫周围、腹腔、羊膜囊出血,胎儿活动和胎心是否正常。

(5)手术过程的总体评价:孕妇和胎儿生命体征是否平稳,术后有无不适及并发症,描写病人离开诊室时的一般情况。

(6)术后注意事项:术后压迫止血 15min,卧床休息 8h,少量进食、保持伤口干燥 3d,禁止剧烈运动 1

周。告知可能并发症,如有异常应及时随诊。

4.署名　包括医师签名、操作日期和时间、记录者姓名等。

二、羊膜腔穿刺

【适应证】

1.中期妊娠(16～20 孕周)

(1)胎儿染色体核型检查。

(2)胎儿发育异常、代谢性疾病的羊水生化指标测定。

(3)羊水过多时羊水减量,或过少时的羊膜腔灌注。

(4)羊膜腔内注药终止妊娠。

2.晚期妊娠

(1)胎儿成熟度评估。

(2)母子血型不合的诊断。

(3)促胎儿成熟治疗。

(4)胎儿宫内发育迟缓或羊膜炎患者羊膜腔内注药治疗。

【禁忌证】

1.先兆流产。

2.术前两次测量体温(腋温)>37.2℃。

3.有出血倾向(血小板≤$70×10^9$/L,凝血功能检查有异常)。

4.有盆腔或宫腔感染征象。

5.无医疗指征的胎儿性别鉴定。

【术前准备】

1.严格掌握适应证及禁忌证。

2.查血常规、HIV 抗体、HBsAg、抗梅毒抗体、ABO 血型和 Rh 因子,如 Rh(一),查间接 Coombs 试验,告知胎母输血的风险,建议准备抗 D 球蛋白。

3.B 超了解胎儿、羊水及胎盘附着情况。

【操作方法】

1.孕妇取平卧位,超声确定羊水最深部位作为穿刺进针点(避开胎儿并尽量避开胎盘)。

2.常规消毒、铺巾。

3.超声引导下穿刺针(20G～22G、长 15～20cm)刺入羊膜腔内,取出针芯,抽吸 10～30ml 羊水送检。

4.进行宫内治疗者注入相应的药物。

【注意事项及并发症】

1.注意事项

(1)穿刺过程中出现子宫收缩或胎动频繁,应停止操作。

(2)一次穿刺失败只允许重复 1～2 次,且不能在同一部位重复进针。

(3)如果穿刺失败,再穿刺应在 2 周后进行。

(4)术毕超声观察胎心、胎动和羊水情况。

(5)双胎妊娠时,在超声引导下先穿刺一个妊娠囊,抽吸羊水后,换穿刺针穿刺另一个妊娠囊。

2.并发症

(1)流产:流产率约为 0.06%,多次穿刺会使流产率增加。

(2)损伤和出血:包括母体腹壁、子宫、脐带、胎盘或胎儿损伤,可发生腹壁、子宫浆膜下、脐带或胎盘血肿、胎儿出血。损伤会导致羊水内血染。

(3)羊水渗漏:羊水渗漏会导致羊水过少,很少发生。

(4)宫内感染:消毒不严格时可能发生感染,发生率约 0.1%。

【临床价值】

超声导向羊膜穿刺技术取材方便、流产率低,并发症少。经超声引导下羊膜腔内给药避开了胎盘屏障,减少了药物对母体的影响,显著提高了利用率。反复穿刺羊膜腔可能增加宫内感染和早产的风险。

【术后记录内容和要求】

1.基本信息　患者的姓名、性别、年龄、孕周、门诊号/住院号和床号、超声检查号、申请科室、检查部位、申请目的、仪器和探头型号、术前诊断。

2.图像部分　采集的图像最好 3 张以上,包括穿刺前羊膜腔声像图、进针后的针尖位于羊膜腔内的针道切面图像及穿刺后羊膜腔的图像。

3.文字描述

(1)手术名称:超声引导下羊膜腔穿刺术。

(2)一般情况:孕妇的穿刺体位,穿刺前的准备程序,如常规消毒、铺巾,局部麻醉。羊膜腔回声和周围有无大血管。记录胎儿活动和胎心情况。

(3)穿刺过程:包括引导方法、穿刺途径和穿刺点,穿刺针规格、进针深度、抽吸羊水量、颜色和性状。

(4)术后复查:术后 15～20min 后超声检查有无穿刺点、子宫周围、腹腔、羊膜囊出血,胎儿活动和胎心是否正常。

(5)手术过程的总体评价:孕妇和胎儿生命体征是否平稳,术后有无不适及并发症,描写病人离开诊室时的一般情况。

(6)术后注意事项:术后压迫止血 10～15min,术后卧床休息 4～8h,普通进食,保持伤口干燥 3d,禁止剧烈运动。告知复查时间和可能并发症,如有异常应及时随诊。

4.署名　包括医师签名、操作日期和时间、记录者姓名等。

三、经皮脐带血取样

【适应证】

1.胎儿脐血细胞染色体核型分析和单基因病诊断。

2.血液系统疾病、免疫缺陷综合征的诊断。

3.胎儿脐血血气分析。

4.胎儿宫内感染的诊断。

5.绒毛及羊水培养出现假嵌合体或培养失败进行矫正或补救诊断。

6.评估胎儿宫内治疗的效果。

【禁忌证】

1.先兆流产。

2.术前两次测量体温(腋温)>37.2℃。

3.有出血倾向(血小板计数≤$70×10^9$/L,凝血功能检查有异常)。

4.有盆腔或宫腔感染征象。

5.无医疗指征的胎儿性别鉴定。

【术前准备】

1.严格掌握适应证及禁忌证。

2.查血常规、HIV抗体、HBsAg、抗梅毒抗体、ABO血型和Rh因子,如Rh(一),查间接Coombs试验,告知胎母输血的风险,建议准备抗D球蛋白。

3.B超了解胎儿、羊水及胎盘附着情况。

【操作方法】

1.穿刺点的选择首选部位是脐带插入胎盘处,也可以在脐带进入胎儿脐部或游离段取样。

2.选择好穿刺点,按羊膜腔穿刺方法,穿刺针(21G～22G)首先进入羊膜腔内,达穿刺段脐带表面。

3.超声引导下快速进针,荧光屏上显示针尖进入脐静脉中,抽出针芯,连接注射器抽吸脐血1.5～3ml。

4.术毕观察胎心、胎动及羊水情况。

【注意事项及并发症】

1.注意事项　若羊水过少,可以在羊膜腔灌注100～300ml温生理盐水,以帮助显示合适的穿刺部位。若羊水过多,可以先进行羊膜穿刺抽液治疗,以减小腹壁与脐带插入胎盘处之间的距离。

2.并发症及处理

(1)流产:发生率为1.6%～3.8%。

(2)胎儿心动过缓:发生率为3%～12%。孕妇左侧卧位,吸氧可缓解。必要时给予10%葡萄糖和维生素C或阿托品0.5mg加葡萄糖20ml静脉注射。

(3)脐带出血:出血常在1～2min内停止。偶尔,可能导致胎儿严重失血。脐带血肿的发病率为0.5%～1%,主要发生在脐带游离段的穿刺,大多数脐带血肿不影响脐带的血流量,但较大的血肿可能部分或完全压迫脐带血管,导致胎儿窘迫或死亡。

(4)胎儿宫内死亡:发生率约1.1%。

(5)其他:感染。

【临床价值】

超声技术的应用使获取胎儿血液变得简单而安全。

【术后记录内容和要求】

1.基本信息　患者的姓名、性别、年龄、孕周、门诊号/住院号和床号、超声检查号、申请科室、检查部位、申请目的、仪器和探头型号、术前诊断。

2.图像部分　采集的图像最好3张以上,包括脐带切面的二维图像、CDFI图像、进针后的针尖位于脐带内的针道切面图像,以及取样后脐带CDFI的图像。

3.文字描述

(1)手术名称:超声引导下经皮脐带血取样术。

(2)一般情况:孕妇的穿刺体位,穿刺前的准备程序,如常规消毒、铺巾,局部麻醉。脐带位置、血流和周围有无大血管。记录胎儿活动和胎心情况。

(3)穿刺过程:包括引导方法、穿刺途径和穿刺点,穿刺针规格、进针深度、抽吸脐带血量、颜色和性状。

(4)术后复查:术后15～20min后超声检查有无穿刺点、子宫周围、腹腔、羊膜囊出血,胎儿活动和胎心是否正常。

（5）手术过程的总体评价：孕妇和胎儿生命体征是否平稳，术后有无不适及并发症，描写病人离开诊室时的一般情况。

（6）术后注意事项：术后压迫止血 10～15min，术后卧床休息 4～8h，普通进食，保持伤口干燥 3d，禁止剧烈运动。告知复查时间和可能并发症，如有异常应及时随诊。

4.署名　包括医师签名、操作日期和时间、记录者姓名等。

四、胎儿心脏穿刺

当胎儿脐静脉穿刺取血或注药困难时，胎儿心脏穿刺诊断或治疗可作为一种补救方法。

【适应证】

1.有脐静脉穿刺适应证，但脐静脉穿刺困难者。

2.胎儿心包积液的诊断和治疗。

3.胎儿心脏内注药治疗。

4.多胎妊娠减胎术。

【禁忌证】

1.先兆流产。

2.术前两次测量体温（腋温）＞37.2℃。

3.有出血倾向（血小板≤$70×10^9$/L，凝血功能检查有异常）。

4.有盆腔或宫腔感染征象。

【术前准备】

1.严格掌握适应证及禁忌证。

2.查血常规、HIV 抗体、HBsAg、抗梅毒抗体、ABO 血型和 Rh 因子，如 Rh（－），查间接 Coombs 试验，告知胎母输血的风险，建议准备抗 D 球蛋白。

3.B 超了解胎儿、胎儿心脏、羊水及胎盘附着情况。

【操作方法】

1.同羊膜腔穿刺术，首先将穿刺针穿入羊膜腔。

2.超声监视下见针尖达左侧胸壁，经肋间隙快速进针达心腔内，拔出针芯，抽出血液标本。如需治疗或减胎，注入相应药物。

3.术毕观察胎心、胎动、羊水及是否有心包积血。

【注意事项和并发症】

除发生羊膜腔穿刺和脐带穿刺的并发症外，还可能发生心律失常。

【术后记录内容和要求】

1.基本信息　患者的姓名、性别、年龄、门诊号/住院号和床号、超声检查号、申请科室、检查部位、申请目的、仪器和探头型号、术前诊断。

2.图像部分　采集的图像最好 3 张以上，包括有显示穿刺部位的二维声像图、CDFI 声像图、穿刺针及其针道的声像图、术后复查的图像。

3.文字描述

（1）施行手术名称：超声引导下胎儿心脏穿刺术。

（2）一般情况：孕妇的穿刺体位，穿刺前的准备程序，如常规消毒、铺巾，局部麻醉。包括穿刺部位及周围脏器情况。

（3）穿刺过程：包括引导方法、穿刺针规格、进针次数、抽出血样的量、颜色和性状、有无注射药物、种类、用量、压迫穿刺点方法和时间等。

（4）术后复查：术后 15～20min 后超声检查有无穿刺点、子宫周围、腹腔、羊膜囊出血，胎儿活动和胎心是否正常。

（5）手术过程的总体评价：孕妇和胎儿生命体征是否平稳，术后有无不适及并发症，描写患者离开诊室时的一般情况。

（6）术后注意事项：术后压迫止血 15min，卧床休息 8h，少量进食、保持伤口干燥 3d，禁止剧烈运动 1周。告知可能并发症，如有异常随诊。

4.署名　包括医师签名、操作日期和时间、记录者姓名等。

五、胎儿穿刺引流术

胎儿一次性引流术（即穿刺抽吸）和长期引流术（置管引流）。

【适应证】

1.下尿道梗阻引起的尿潴留，双侧性肾积水。

2.胎儿大量胸腔积液和（或）腹水，影响胎儿生长发育或分娩者。

3.其他，如巨大囊肿引起压迫者。

任何引流术之前都应进行胎儿核型测定。

【禁忌证】

1.先兆流产。

2.术前两次测量体温（腋温）＞37.2℃。

3.有出血倾向（血小板≤70×10⁹/L，凝血功能检查有异常）。

3.有出血倾向（血小板$\leq 70 \times 10^9$/L，凝血功能检查有异常）。

4.有盆腔或宫腔感染征象。

【术前准备】

1.严格掌握适应证及禁忌证。

2.查血常规、HIV 抗体、HBsAg、抗梅毒抗体、ABO 血型和 Rh 因子，如 Rh（－），查间接 Coombs 试验，告知胎母输血的风险，建议准备抗 D 球蛋白。

3.B 超了解胎儿、羊水及胎盘附着情况。

【操作方法】

在超声引导下，用 16G～18G 套管针迅速穿入紧邻胎儿积液或囊肿的羊膜腔内，或直接穿入欲分流的液体汇聚处，而后抽吸积液或将双猪尾导管的端通过套管针插入液腔。

1.胎儿胸腔积液、腹水穿刺分流，超声引导下穿刺针进入羊膜腔后达胎儿胸或腹壁，快速进针达胸或腹腔，抽吸胸腹水，可以暂时缓解胸腹腔内压力。穿刺时应严格控制进针深度和方向，以防胸腹腔内脏器损伤。导管应置于一侧胸腔低侧位以便最大限度地分流和减少导管堵塞的可能。

2.巨大囊肿穿刺治疗如肺部、腹部巨大囊肿，可以在超声引导下穿刺，抽吸囊液缓解对重要脏器的压迫。

【注意事项和并发症】

同羊膜腔穿刺。

【临床价值】

大量胸腔积液、腹水或巨大囊肿可能压迫邻近器官,影响组织器官发育。穿刺减压可以有效缓解压迫,待出生后治疗。胸腔穿刺的流产率为 0.5%～1%。

【术后记录内容和要求】

1.基本信息　患者的姓名、性别、年龄、孕周、门诊号/住院号和床号、超声检查号、申请科室、检查部位、申请目的、仪器和探头型号和术前诊断。

2.图像部分　采集的图像最好 3 张以上,包括有显示穿刺部位的二维声像图、CDFI 声像图、穿刺针及其针道的声像图、术后复查的图像。

3.文字描述

(1)施行手术名称:超声引导下胎儿穿刺引流术。

(2)一般情况:孕妇的穿刺体位,穿刺前的准备程序,如常规消毒、铺巾,局部麻醉。包括穿刺部位及周围脏器情况。

(3)穿刺过程:包括引导方法、穿刺针规格、进针次数、引流出液体的量、颜色和性状、有无置入导管、型号、压迫穿刺点方法和时间等。

(4)术后复查:术后 15～20min 后超声检查有无穿刺点、子宫周围、腹腔、羊膜囊出血,胎儿活动和胎心是否正常。

(5)手术过程的总体评价:生命体征是否平稳,术后有无不适及并发症,描写病人离开诊室时的一般情况。

(6)术后注意事项:术后压迫止血 15min,卧床休息 8h、少量进食、保持伤口干燥 3d,禁止剧烈运动 1 周。告知可能并发症,如有异常应及时随诊。

4.署名　包括医师签名、操作日期和时间、记录者姓名等。

六、超声导向减胎术

【适应证】

1.多胎妊娠,孕龄在 8～14 周者。

2.有减胎要求的双胎妊娠。

【禁忌证】

单羊膜或单绒毛膜双胎妊娠。这种情况几乎都发生于单卵双胎,单羊膜腔妊娠注药后直接损害存留胎儿。而单绒毛膜,两个胎儿的血供在胎盘可有相通,一个胎儿注药后可通过胎盘影响另一胎儿。

【术前准备】

1.三胎或三胎以上妊娠者多数为有多年不育而使用促排卵药物后受孕,这些患者盼子心切,术前必须告知患者减胎术有导致完全流产的可能。

2.经阴道或宫颈减胎者,手术前 1d 需常规做阴道灭菌准备,并给予抗生素预防感染。

3.术前 0.5h 肌内注射地西泮 10mg。

【操作方法】

1.经腹壁穿刺减胎术　在超声引导下,22G 细针穿过腹壁、子宫前壁进入胎囊,吸出羊水后,穿刺胎体或胎心,注入 10%氯化钾 1～2ml。连续监视胎心搏动,一般在注药后 5～10min 胎心搏动消失。需要时穿刺另一胎囊注射药物。

2.经阴道穿刺减胎术　患者取膀胱截石位,常规消毒外阴、阴道,用附有穿刺导向器的阴道探头选择孕囊穿刺,穿刺成功后按前述方法注药。

3.经腹壁或阴道监视经宫颈减胎术　宫颈管与宫腔较平直的病例,先用18G针鞘经宫颈管接近胎囊,再用22G细针通过针鞘穿刺胎囊,穿刺成功后注药或吸干净胎囊内容物。

4.其他　术后卧床休息。除连续使用抗生素预防感染外,尚需给予黄体酮减轻宫缩,预防流产。术后第2天超声检查,观察胎儿存活情况及宫内变化。以后根据需要进行超声监测,了解存活胎儿生长状态。

【注意事项和并发症】

1.经腹壁穿刺时,由于子宫活动度大,准确性差,特别是肥胖孕妇,容易失败。经阴道穿刺,进针距离短,子宫活动度小,准确性高。穿刺失败后可在3～7d后再对同一胎儿穿刺减胎。

2.流产:选择性减胎术后流产的发生率较高,总体流产率三胞胎为4.5%,四胞胎7.3%,五胞胎11.5%,六胞胎15.4%。术后必须采取保胎措施。在月经龄13周前进行减胎术流产率较低。

3.阴道出血:减胎术后常发生少量阴道出血,可能持续数周。超声监测留存胎儿存活,可不必处理。若出血量多,提示可能流产。

4.感染:穿刺或阴道出血均可合并感染,是导致流产的因素之一。有感染迹象时,应积极控制感染。

【临床评价】

在超声导向下有选择的早期减胎,是简便、安全、有效的方法。

【术后记录内容和要求】

1.基本信息　患者的姓名、性别、年龄、孕周、门诊号/住院号和床号、超声检查号、申请科室、检查部位、申请目的、仪器和探头型号、术前诊断等。

2.图像部分　采集的图像最好3张以上,包括有显示穿刺部位的二维声像图、CDFI声像图、穿刺针及其针道的声像图、术后复查的图像。

3.文字描述

(1)施行手术名称:超声引导下减胎术。

(2)一般情况:孕妇的穿刺体位,穿刺前的准备程序,如常规消毒、铺巾,局部麻醉。包括穿刺部位及周围血管情况。

(3)穿刺过程:包括引导方法、穿刺针规格、进针次数、有无注入药物、种类、用量等。

(4)术后复查:术后15～20min后超声检查有无穿刺点、子宫周围、腹腔、羊膜囊出血,检查胎儿活动和胎心情况。

(5)手术过程的总体评价:生命体征是否平稳,术后有无不适及并发症,描写病人离开诊室时的一般情况。

(6)术后注意事项:术后压迫止血15min,卧床休息8h,少量进食、保持伤口干燥3d,禁止剧烈运动1周。告知可能并发症,如有异常应及时随诊。

4.署名　包括医师签名、操作日期和时间、记录者姓名等。

（王金萍）

第九章　骨、关节与软组织

第一节　骨折

骨连续性中断[骨小梁或（和）骨皮质断裂、扭曲，骨骺分离]称为骨折。

骨折按原因分为创伤性骨折、疲劳骨折和病理性骨折。按程度分为完全和不完全骨折。按形态分为横、斜、螺旋、粉碎、凹陷形等骨折（图 9-1-1、2）。

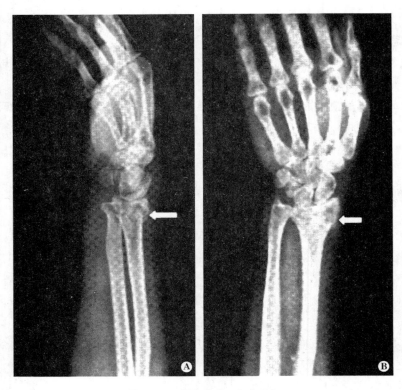

图 9-1-1　骨折分类，完全骨折
X 线片（A、B）示右桡骨远端 Colles 骨折

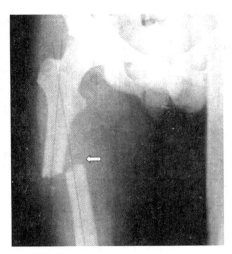

图 9-1-2　骨折分类，X 线平片示右股骨中段横形骨折，断端错位

一、创伤性骨折

创伤性骨折多为直接暴力，如撞、压、砸和火器伤；间接暴力，如传导力、肌肉强拉力等所致。

临床上有肿、痛、变形、功能障碍和骨擦音等。

骨折愈合病理过程分三个阶段，纤维性骨痂：折后 2～3 天，肉芽组织形成。骨性骨痂：折后 2～3 周，新骨形成。骨性愈合：折后 2～3 个月，骨性连接，重塑形。

1.基本 X 线表现（图 9-1-3～9）

（1）骨折线（透明线、致密线、骨皮质或骨小梁扭曲、骨骺分离）。

（2）骨碎片（撕脱）。

（3）骨变形。

（4）软组织肿胀。

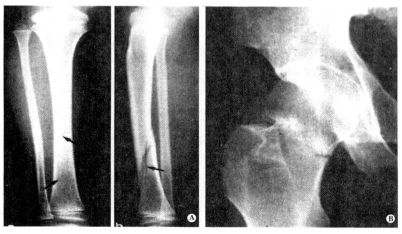

图 9-1-3　骨折基本 X 线表现之一（骨折线）

X 线正位片（A）示左胫骨下段骨折呈斜行透明线，（B）左股骨颈骨折呈致密线影

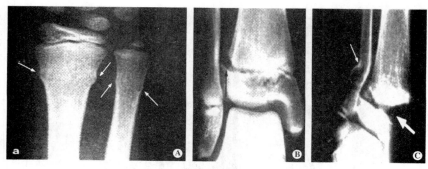

图 9-1-4　骨折基本 X 线表现之一（骨折线）

X 线正位片（A）示左桡、尺骨远端青枝骨折,骨皮质、骨纹理扭曲;（B）右胫骨下端
骨骺分离;（C）右胫骨骨骺分离,腓骨骨皮质、骨纹理扭曲

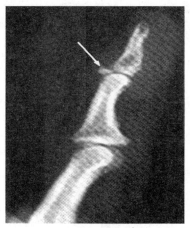

图 9-1-5　骨折基本 X 线表现之二（骨碎片）

X 线片示远侧指间关节骨碎片

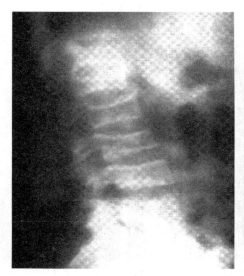

图 9-1-6　骨折基本 X 线表现之三（骨变形）

X 线片示胸 12～腰 5 椎体压缩、变形

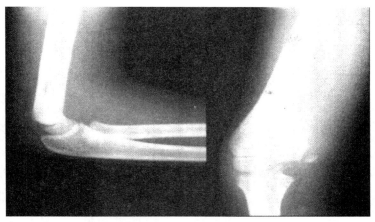

图 9-1-7　骨折基本 X 线表现之四（软组织肿胀）

X 线片示右肘关节软组织肿胀，右肱骨内上髁骨骺分离

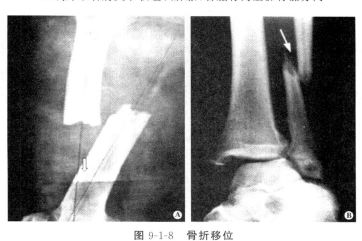

图 9-1-8　骨折移位

X 线片示右股骨中段骨折，断端错位、成角（A）。腓骨中、下段骨折，断端呈旋转移位（B）

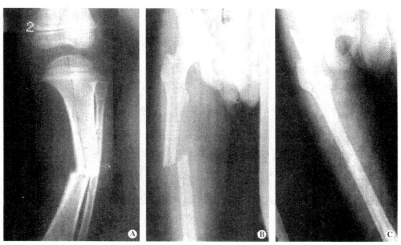

图 9-1-9　骨折对位、对线及复位

X 线平片示胫骨中段骨折端错位、成角，对线不良（A）；右股骨中段骨折断端，
对位不良（B）；右股骨中段骨折解剖复位（C）

2.骨折愈合过程 X 线表现(图 9-1-10)

(1)纤维性骨痂:软组织肿胀明显,折端模糊、固定,但脆弱。

(2)骨性骨痂:折端周围骨膜增生(外骨痂),折端顶部斑片状密影(骨痂托)。邻近骨质疏松。

(3)骨折愈合:折端骨痂连接,骨折线消失。固定坚实,软组织肿胀消失。重新塑形则痊愈。

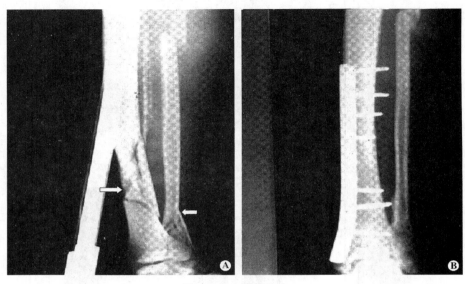

图 9-1-10　骨折愈合

X 线平片示左胫、腓骨粉粹性骨折(A),3 个月后,骨折端骨痂连接,骨折线消失(B)

3.CT(图 9-1-11、12)

(1)CT 检查优点有:易于发现隐匿性骨折;可精确显示骨折及移位;便于显示重叠部位和结构复杂部位骨折;三维重建可直观、全面显示骨折。

(2)CT 检查缺点有:骨折线与扫描平面平行,可漏掉骨折;不易观察骨折全貌。

(3)骨折 CT 表现:与 X 线平片同。

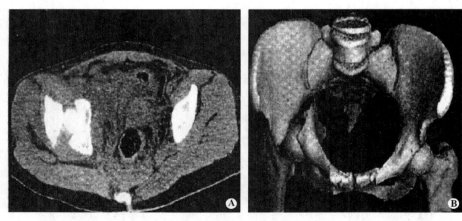

图 9-1-11　右髋臼骨折

CT 平扫(A)、CT 三维重建(SSD)(B)示右髋臼横形骨折并脱位

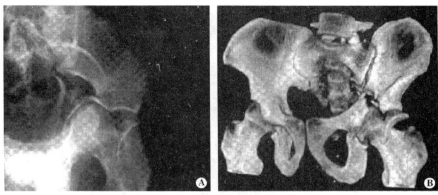

图 9-1-12 左髋臼粉碎性骨折

X 线正位片(A)、CT 三维重建(VRT)(B)示左髋臼粉碎性骨折并中心性脱位

4.MRI(图 9-1-13～15)

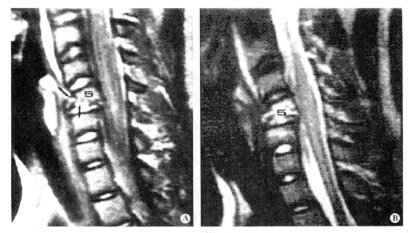

图 9-1-13 颈 5 椎体骨折

MRI 示颈 5 椎体变形,骨质断裂,T_1WI(A)骨折线呈低信号,T_2WI(B)呈高信号;骨质水肿,

T_2WI 呈高信号;同层面脊髓受压、变性,T_2WI 亦呈高信号

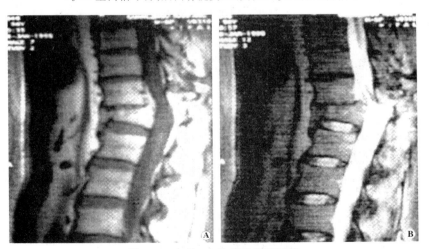

图 9-1-14 胸 12 骨折并脊髓挫伤

MRI 示胸 12 椎体楔形变,T_1WI(A)骨折线呈低信号、T_2WI(B)呈稍高信号,脊髓变细,等 T_1、长 T_2 信号

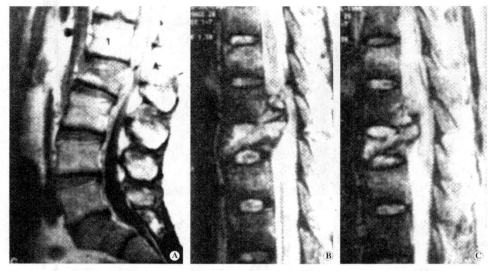

图 9-1-15 脊椎骨折

MRI T₁WI(A)示腰 2 骨折,骨折线呈低信号。T₂WI(B、C)胸 10 爆裂骨折,骨折线呈高信号。脊髓受压、变形、变性

(1)骨折线一般 T₁WI 呈低信号,T₂WI 呈高信号。

(2)骨挫伤系骨小梁断裂及骨髓水肿、出血,T₁WI 呈边缘模糊低信号,T₂WI 呈高信号。多局限于干骺端,伸入骨干。可自愈,随访异常信号消失。

(3)MRI 显示骨折线不如 CT,但显示折端及其周围出血、水肿,以及软组织和邻近组织脏器损伤优于 CT。

5.常见的骨折(图 9-1-16~18)

(1)Colles 骨折。

(2)肱骨髁上骨折。

(3)股骨颈嵌入性骨折。

(4)脊椎骨折。

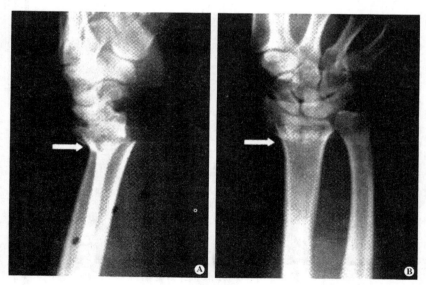

图 9-1-16 常见骨折,左桡骨远端 Colles 骨折

X 线正、侧位片(A、B)示左桡骨远端骨折,骨折远段向背侧、桡侧移位

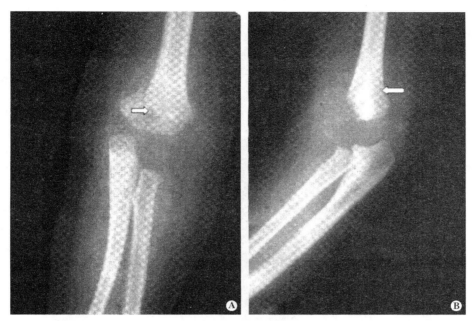

图 9-1-17　常见骨折，肱骨髁上骨折

X 线正、侧位片（A、B）示肱骨髁上骨质断裂，远侧断端向背侧移位

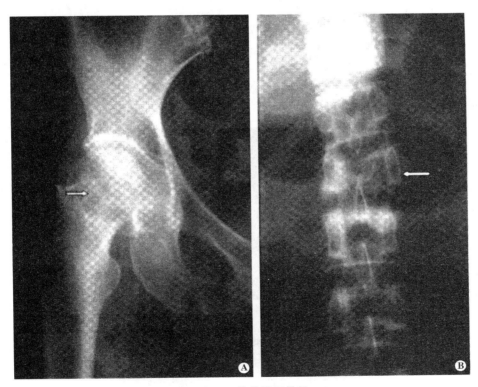

图 9-1-18　其他常见骨折

嵌入骨折 X 线正位片（A）示右股骨颈骨质断裂，呈条状致密线。腰椎骨折正位片（B）示第 1 腰椎压缩、变形

二、骨骺骨折

骨骺骨折又称骨骺分离，是骨骺的创伤，常伴干骺端断裂。约 30％骨骺损伤继发肢体短缩或成角畸形等。

1.X 线（图 9-1-19） 骺线增宽，骨骺与干骺端对位异常，有时伴干骺端撕脱骨折。

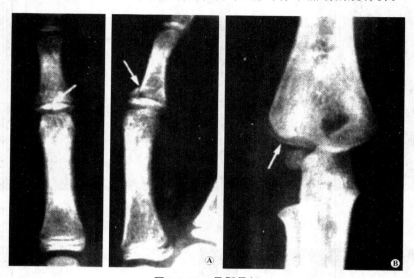

图 9-1-19 骨骺骨折

X 线平片示中节指骨近端骨骺骨折伴干骺端三角形折片（A），

肱骨下端（B）小头骨骺分离伴外上髁板状撕脱骨折

2.MRI（图 9-1-20）

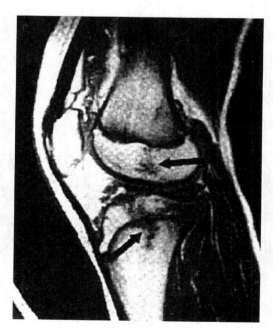

图 9-1-20 骨骺挫伤

MRI 矢状面 T_1WI 示股骨下端及胫骨上端骨骺及干骺端挫伤，呈斑片状及线条状低信号

（1）MRI 显示软骨及软组织更精确，故 X 线平片正常而临床怀疑骨骺损伤应做 MRI 检查。

（2）T_2WI 骺板表现为高信号，与周围低信号骨对比良好。骺板急性断裂呈局灶性线状低信号。

（3）干骺端及二次骨化中心骨折，T_1WI 呈线状低信号，T_2WI 呈高信号。

三、疲劳骨折

长期、反复、轻微创伤形成的慢性骨折称疲劳骨折或应力骨折。多好发于长途行军、运动员和舞蹈演员等。好发于跖骨、胫骨、腓骨、肋骨和股骨干、股骨颈等。临床上起病慢，逐渐加重的疼痛、功能障碍。体检有包块、压痛等。

1.X 线

（1）1～2 周无发现。

（2）3～4 周多见横行折线，无移位，梭形骨痂包围。

2.CT　易于发现折线。

四、病理性骨折

在已有骨病变的部位发生骨折称病理性骨折。常见的骨病有肿瘤、炎症、骨质疏松和成骨不全等。一般有轻微外伤史。

1.X 线

（1）原有骨病变。

（2）骨折征象。

2.CT 及 MRI　显示原有骨病变较 X 线平片敏感。

（张飘尘）

第二节　椎管狭窄

椎管狭窄是指各种病因引起的椎管径线变小压迫硬膜囊、脊髓或神经根而导致相关的神经压迫综合征。

一、椎管狭窄

【分类】

1.根据病变部位分为　中央型、周围型。两者可单独存在，也可兼有。中央型狭窄是指构成椎管壁的骨性结构及软组织成分因退变而增生肥厚所致。周围型狭窄是指位于侧隐窝、椎间孔的狭窄，通常称侧方神经管狭窄。

2.根据病因分为　①先天（发育）性；②获得性；③混合性，即在先天发育异常基础上并有获得性病变。Verbiest 分类法把椎管狭窄分为先天型、发育型和后天型。

【CT 诊断价值】

1.有利于发现引起椎管狭窄的各种病因。

2.可直接观察骨性椎管形状的改变,通过显示椎管内软组织结构(或 CT 脊髓造影)可确定骨性椎管与硬膜囊、脊髓和神经根的对应关系。

3.清楚地显示椎管狭窄的部位及范围,确定狭窄类型;④精确地测量椎管狭窄程度,有助于手术方案的制定。

【诊断依据】

CT 能提供多种有关椎管形态的测量资料,就临床而言,其中最重要的是测量椎管中央前后径(直径)。颈段<10mm 为椎管狭窄,腰段 12mm 应视为比较狭窄,若减到 10mm 时为绝对狭窄。文献报道腰椎椎管前后径平均值为 16～17mm,下限为 11.5mm,椎弓根间径平均值 20～21mm(腰$_5$ 为 24mm),下限为 16mm。椎管横断面积平均值为 2.1～2.4cm^2,下限为 1.45cm^2,其中任一项小于下限即可考虑椎管狭窄。侧隐窝前后径≤2mm 者肯定为狭窄。

(一)先天发育性椎管狭窄

见于软骨发育不全及其他软骨发育不良症、脊椎的严重畸形、脊膜膨出症、脊柱裂、脊椎发育不良等。发育性椎管狭窄通常是指神经弓的发育不良。如椎弓根短等。也可为特发性的。先天发育性椎管狭窄发病较晚,年轻时。因椎管的大小尚能容纳脊髓及穿出的神经根常无症状。

【CT 表现】

先天发育性椎管狭窄可累及一个或多个平面的骨性椎管(图 9-2-1)。CT 可显示对称性的小椎管,主要表现为椎管的向心性狭窄、椎弓根缩短使椎管前后径缩小,常伴有椎板和小关节圆隆及黄韧带肥厚,造成椎管后部狭窄,局部硬膜外脂肪间隙消失,硬膜囊从圆形变为椭圆形。软骨发育不全者椎管呈骨性狭窄。

(二)获得性椎管狭窄

广义地讲,椎管狭窄,通常指继发于骨和(或)环绕椎管内缘的软组织肥厚所致的均匀性中央性和(或)侧方神经管狭窄。获得性椎管狭窄可分为退行性狭窄、外伤性狭窄和医源性狭窄。常见于椎小关节病、椎间盘病变、椎体后缘骨质增生、后纵韧带骨化、黄韧带肥厚、脊椎滑脱症、椎管内骨片及血肿、术后后遗症、严重脊柱后弯或侧弯等。

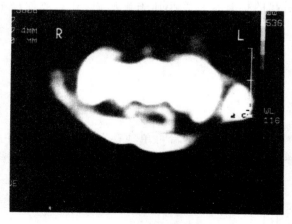

图 9-2-1　先天性椎管狭窄

环椎先天畸形,骨性椎管狭窄。鞘内注射 Omni-pague 10ml 后扫描,蛛网膜下腔和脊髓受压。

二、退行性椎管狭窄

（一）中央性椎管狭窄

椎小关节病：Ghormely 称为椎小关节综合征。它是常见的退行性骨关节病,其发病率远高于椎间盘突出。随着 CT 的应用和普及,该病已日益为人们所认识。常规的 X 线检查已不能满足临床的需要。CT可充分地显示椎小关节的解剖结构及病理改变,为椎小关节病的诊断提供了可靠的影像学根据,从而提高了诊断率。椎小关节骨质增生肥大是中央性椎管狭窄的常见原因。

【CT 表现】

1.关节突增生肥大并骨赘形成,以上关节突多见。

2.关节间隙变窄或消失(图 9-2-2)。

3.关节软骨下骨性关节面下有囊性变。

4.关节腔内可有真空现象。

5.关节囊及其周围组织可有点状或弧线状钙化。

6.小关节两侧可不对称,可有半脱位或全脱位。显示上述 CT 征象需选用适当的窗宽、窗位,而骨窗必不可少。椎小关节病变不仅导致中央性椎管狭窄,还可累及神经孔造成周围性椎管狭窄、压迫神经根产生相应的症状。椎小关节病可单独存在,但常与椎间盘等病变合并存在。

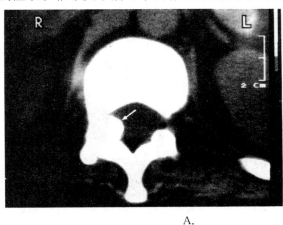
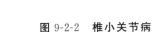
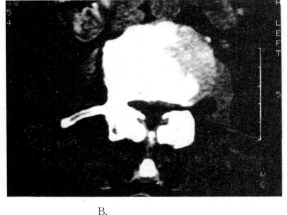

图 9-2-2　椎小关节病

A.胸 12 右关节突骨质增生(↑),硬膜囊受压;B.腰椎双侧上关节突骨质增生、肥大,关节间隙变窄。

椎间盘膨出、突出：对于狭窄的椎管,即使椎间盘膨出也可能压迫脊髓,从而可加重椎管狭窄的程度。有 3%～5% 下腰痛者因纤维环退变膨出可造成一定程度的中央椎管关节下隐窝狭窄,而无明显骨质增生现象。若同时伴有关节突肥大,椎板或黄韧带肥厚,则使硬膜外脂肪间隙消失,硬膜囊受压变小,椎管内结构不清,形成"紧囊椎管",这是诊断软组织性椎管狭窄的可靠征象。椎间盘向后或后外方局限性突出是中央性椎管狭窄的常见原因,由于腰段椎管较宽,即使椎间盘突出较明显也可无症状,故椎管狭窄到压迫硬膜囊、脊髓和神经根,才有临床意义。

后韧带骨化、黄韧带肥厚：两者均可致中心性椎管狭窄。后纵韧带骨化多见于弥漫性特发骨增生病,最多见于颈椎和上胸椎常累及多个脊椎节段,横断位 CT 表现为椎体后方可见条状的骨性致密影,形态多不规则,它与椎体后缘间有一透光带,亦可呈蕈伞形或乳头形(图 9-2-3)可偏于一侧。硬膜囊明显受压、变形移位。CT 可显示普通 X 线不能显示的骨化,确定骨化范围,以明确椎管狭窄的程度,用于术前定位和术后复查。黄韧带肥厚是腰椎管狭窄常见原因。大于5mm时即为肥厚,黄韧带肥厚可使硬膜外脂肪间隙消失、压迫硬膜囊。

椎体后缘骨质增生及椎板增生肥大:这是引起中央性椎管狭窄的主要原因,以颈椎最常见,腰椎次之,CT可清楚地显示骨刺直接压迫硬膜囊和脊髓。

(二)周围性椎管狭窄

可单独存在或合并中心性狭窄。

1.侧隐窝狭窄 侧隐窝的关节下隐窝在上关节突内面,关节下隐窝作为中央椎管的前外侧部分,其上缘为椎间盘,下缘恰在椎间盘下方的椎弓根上缘。椎间盘病理性膨突,侧方椎间盘突出,上关节突基部内侧面增生肥大和关节滑脱,均可使关节下隐窝变窄。因上关节突向前倾斜而使椎弓根处隐窝的前后径较窄,侧隐窝正常前后径为≥5mm,如≤3mm提示侧隐窝狭窄,如≤2mm即可肯定为侧隐窝狭窄。横断位CT图像可清楚地显示侧隐窝的狭窄及神经受压征象(图9-2-4)。

2.椎间管狭窄 椎间管包括椎弓根下神经根管段和椎间孔。脊神经在椎间孔的最上方,贴着上面的椎弓根穿出,故椎间孔下部狭窄不会压迫脊神经,但腰骶段脊神经位置较低,相当于$L_5 \sim S_1$间盘水平,即使单纯椎间盘膨出也可能压迫脊神经。椎间盘突出,椎体及椎小关节骨质增生,脊椎向前滑脱等致椎间孔严重狭窄时,均可压迫椎间孔的神经根和神经节。

(三)外伤性椎管狭窄

椎管内骨片,血肿,外伤性脊柱滑脱,椎间盘突出,可致椎管狭窄。

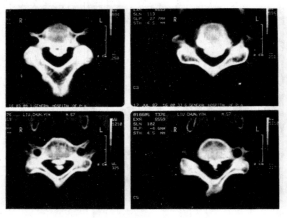

图 9-2-3 颈椎椎管狭窄

后纵韧带骨化呈蕈伞形。硬膜囊明显受压移位。

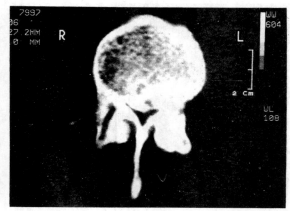

图 9-2-4 腰₄椎管狭窄

腰₄椎管呈三叶形。前后径变窄。右侧隐窝狭窄。

(四)医源性椎管狭窄

术后疤痕组织增生,植骨片或人工椎体移位,蛛网膜炎和粘连,术后残留的间盘组织,均可能压迫硬膜囊、脊髓及神经根。术后疤痕组织其密度较椎间盘低,呈条索状,疤痕大者向椎间盘上或下延伸,静脉增强扫描术后瘢痕组织可明显强化而突出的椎间盘则不增强。

(张飘尘)

第三节　椎间盘病变

椎间盘病变包括椎间盘变性、膨出和突出。

【病理】

随着年龄的增长,椎间盘发生变性,纤维环和髓核水份逐渐减少致使椎间盘变薄并向椎体周围弥漫性膨隆,称椎间盘膨出。纤维环变性所造成的椎节不稳是引起与加速髓核退变的主要因素。椎间盘突出或称椎间盘疝是由于退变或外伤致纤维环破裂,部分髓核通过纤维环缺损处突出。因纤维环前部厚后部薄,后侧的中央又有后纵韧带加强,故椎间盘突出常发生在后纵韧带的侧后方,导致后纵韧带隆起。当突出的髓核穿过中央有裂隙的后纵韧带使髓核组织进入椎管内,则形成髓核脱出。故判断椎间盘突出和脱出是以髓核是否穿过后纵韧带进入椎管内为标准,外侧型突出者除外,无论突出或脱出,在椎管狭窄的情况下可以压迫脊髓。脱出的髓核如与变性的椎间盘分离,则形成游离碎片(髓核游离),它可位于后纵韧带前或后,也可离开原椎间隙的部位上下移动,可引起不同平面的硬膜囊及神经根受压症状。椎间盘突出以腰$_{4\sim6}$和腰$_5\sim$骶$_1$最常见。颈$_{5\sim6}$、$_4\sim5$、$_{6\sim7}$次之,经软骨盘的受损破裂处髓核突入其上、下椎体的骨松质内,形成椎体边缘黄豆至蚕豆大小的压迹,即称之谓许莫结节。

【CT 表现】

CT 扫描可直接显示椎间盘本身,它优越于常规 X 线平片和脊髓造影。

1.椎间盘变性、膨出　对椎间盘变性的显示 CT 不如 MRI 敏感。退变的椎间盘可产生氮气,称为所谓的"真空"现象,CT 值为负值(图 9-3-1)。在横断位 CT 图像上椎间盘膨出表现为超出椎体边缘均匀光滑对称的软组织密度影,轮廓完整(图 9-3-2)其后缘呈凹陷状,也可隆突。硬膜囊前缘变平,或有浅压迹。硬膜外脂肪间隙存在,硬膜囊和神经根无受压移位。因脊柱侧弯或体位不正可致不对称性膨出。

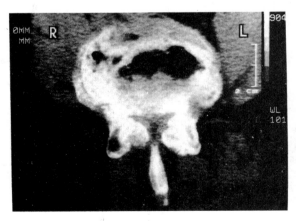

图 9-3-1　**腰**$_{4\sim5}$**椎间盘退行性变**

椎间盘内可见气体影,称为椎间盘"真空现象",CT 值-45HU。

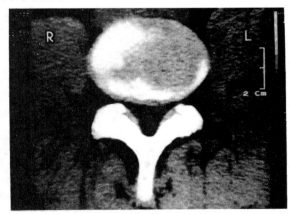

图 9-3-2　**腰**$_{4\sim5}$**椎间盘膨出**

腰$_4$椎体周围见软组织密度影。

2.椎间盘突出　分三型:①中央型,指位于中线者;②侧后型,指位于中线两侧椎管内者;③外侧型,指突出的中心位于椎管外者。

【CT 表现】

1.直接征象为　①椎间盘后缘向椎管内限局性突出的软组织块影(图 9-3-3、4、5)。其密度与相应的椎间盘密度一致(介于骨质与硬膜囊之间),形态不一,边缘规则或不规则;②突出的椎间盘可有大小、形态不一的钙化;需与椎体后缘骨质增生相鉴别,钙化常孤立存在,多与椎间盘相连,上下层面无连续性,而骨质增生时椎体后缘较宽,上下层面有连续性;③椎管内硬膜外可见髓核游离碎片,其密度高于硬膜囊。

　　2.间接征象为　①硬膜囊外脂肪间隙移位、变窄或消失;②硬膜囊前缘或侧方及神经根受压移位;CTM 有助于显示蛛网膜下腔,脊髓及神经根受压征象(图 9-3-3、4);③椎间盘突出所致骨改变 CT 表现:脱出的髓核周围反应性骨质硬化,其形态不一,且不规则(图 9-3-6),多位于椎体后部表面。这可能是由于髓核脱出刺激引起反应性增生或掀起骨膜致骨膜下出血,骨化所致。Ginseppe 等报道 4 例腰椎间盘突出不常见的骨质改变:①突出间盘周围骨密质的线性糜烂;②椎管和椎间孔的不对称增大;③椎体骨松质的边缘硬化。关于骨密质糜烂可能是陈旧性的间盘突出能对骨密质引起持续的机械刺激、导致骨质破坏。

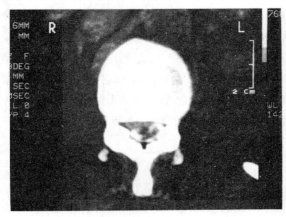 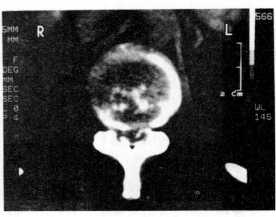

A.　　　　　　　　　　　B.

图 9-3-3　胸₁₂～腰₁ 椎间盘突出

A、B.鞘内注射 Omnipaque 10mL 后扫描。胸₁₂～腰₁ 椎间盘后缘见软组织影突入椎管内,蛛网膜下腔

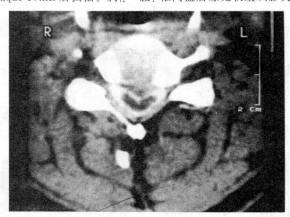

图 9-3-4　颈₄～₅ 椎间盘突出

鞘内注射 Iopamiro 10ml 后扫描。颈₄～₅ 椎间隙层面示椎间盘向后突出,硬膜囊、蛛网膜下腔明显受压移位并压迫脊髓。

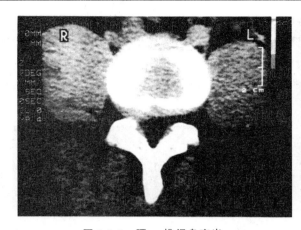
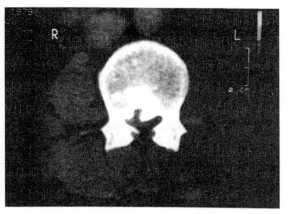

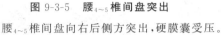

图 9-3-5　腰$_{4\sim5}$椎间盘突出　　　　　　图 9-3-6　椎间盘突出致反应性骨硬化

腰$_{4\sim5}$椎间盘向右后侧方突出，硬膜囊受压。

Schmorl 氏结节：CT 较普通 X 线平片显示更清楚。表现为椎间隙平面相邻的椎体上下缘有边缘清楚的隐窝状切迹。多位于椎体的中间，也可位于椎体的后部，形态常为圆形，中心密度较低为脱出的髓核，周围有骨硬化带。观察椎间盘所致骨改变需用骨窗条件、选用适当的窗宽、窗位；否则用软组织窗易漏诊。

CT 脊髓造影（CTM）在椎间盘病变中的诊断价值：①提高椎间盘突出的检出率。可检出较小的颈、胸段和腰$_5\sim$骶$_1$椎间盘突出，鉴别下腰段是否因部分容积效应所造成假性椎间盘突出。常规脊髓造影对腰$_5\sim$骶$_1$的和外侧型椎间盘突的检出率较低，因腰$_5\sim$骶$_1$水平硬膜囊前缘与椎体后缘之间的距离较宽，硬膜囊小，且硬膜外脂肪丰富，疝出物多不足以造成造影剂柱受压变形，CTM 可表现为硬膜囊的一侧前外部变尖或消失，可常有同侧神经根鞘的移位。②明确椎间盘突出类型。③判断硬膜囊、蛛网膜下腔和脊髓受压、移位情况。④鉴别椎间盘膨出和突出，判断椎间盘膨出的临床意义。

（索　峰）

第四节　颈椎病

CT 在颈椎病诊断中的价值：①明确颈椎病所致椎管狭窄原因。CT 可清楚地显示椎体小关节的关节突骨赘，后纵韧带骨化和椎间盘突出。②CTM 有助于了解脊髓及神经根的受压情况。③鉴别脊髓受压与脊髓萎缩。

颈椎病的 CT 分型：Ⅰ.脊髓型（中央型）；Ⅱ.脊神经根型；Ⅲ.椎动脉型（Ⅱ、Ⅲ为周围型）；Ⅳ.混合型（前三者均有或Ⅰ＋Ⅱ或Ⅱ＋Ⅲ）。

1.脊髓型颈椎病 CT 表现　①椎体后缘和钩突明显骨质增生致椎管变窄；②椎间盘突出；③硬膜囊、脊髓受压、变形、移位，依脊髓受压程度可分为轻、中、重三型。

2.脊神经根型颈椎病 CT 表现　神经根受压移位。系由椎间盘的外侧型突出、侧隐窝，椎间孔狭窄，椎体钩突及椎小关节骨质增生压迫所致。

3.椎动脉型颈椎病　此型发病率较高，在中、老年人多见。本病是由各种机械性与动力性因素，使椎动脉受压或刺激，而造成以椎-基底动脉供血不全为主要症状的症候群。如出现偏头痛者约占 7%，迷路症状约占 80%～90%，前庭症状 7%，及自主神经症状，记忆力、视力下降等症状。钩椎关节外前方是椎动脉和椎静脉，此组血管一般自第 6 颈椎横突孔的下口穿入，沿上方诸颈椎的横突孔上行进入颅内。椎动脉与钩突之间为疏松的结缔组织充填。钩椎关节骨质增生,髓核脱出可压迫椎动脉,椎动脉的管壁上有交感神经的节后纤维附着,故当椎动脉受到刺激与压迫时可有交感神经症状同时出现。横突孔管径变小(因骨质增生或先天变异)或分隔(少数可分成 2～3 个)。CT 表现为钩突肥大和钩椎关节骨质增生,横突孔变小,分隔(图 9-4-1)。正常横突孔左侧常稍大于右侧。CT 增强扫描可显示椎动脉有无受压,最后确诊需依据椎动脉造影。

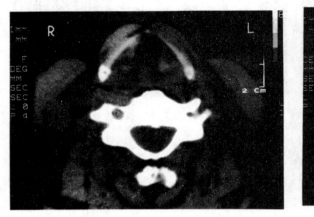 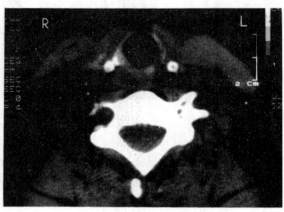

A.　　　　　　　　　　　　　　　　　　B.

图 9-4-1　横突孔小

A.左侧横突孔明显小于右侧;B.有分隔。

（张飘尘）

第五节　椎管内肿瘤

根据肿瘤发生部位,分为髓内肿瘤、髓外硬膜下肿瘤、髓外硬膜外肿瘤和跨越硬膜内外的哑铃型肿瘤四类。

一、髓内肿瘤

髓内肿瘤占椎管内肿瘤的 10%～15%。绝大部分为神经胶质瘤,以室管膜瘤和星形细胞瘤多见,血管网状细胞瘤、少突胶质细胞瘤、髓母细胞瘤及先天性肿瘤和囊肿少见。肿瘤主要沿脊髓纵轴浸润性生长,大多数与正常组织分界不清,无完整包膜。肿瘤多向四周呈不对称和不规则浸润使脊髓增粗,可超过几个节段甚至浸及脊髓全长。肿瘤一般生长较慢,常发生液化、坏死和囊变,蛛网膜下腔变窄,甚至消失。极少数恶性胶质细胞瘤也可局限生长,肿瘤主体突出于脊髓之外位于硬膜下腔,甚至穿破硬膜伸入硬膜外腔、并侵及椎骨。

(一)室管膜瘤

约占髓内肿瘤的 60%,好发年龄 30～50 岁,男性略多。它来源于脊髓中央管室管膜细胞或终丝的室管膜残留物,是脊髓颈段、腰段、圆锥和终丝最常见的肿瘤。常位于脊髓的背侧。组织学上室管膜瘤分为乳头型、细胞型、上皮型和混合型。在终丝部位最常见的是粘液乳头型,常并有急性蛛网膜下腔出血。室管膜瘤常发生种植转移和空洞形成。肿瘤生长缓慢,症状轻,可长得很大。肿瘤质地较硬,边界清楚。大多数肿瘤可手术全切。

（二）星形细胞瘤

约占髓内肿瘤 25％，临床上多见于 20～50 岁，男性稍多于女性。肿瘤来源于脊髓的星形细胞。好发于颈段和胸段，以胸段为多。75％的星形细胞瘤是相对良性的（Ⅰ～Ⅱ级），肿瘤常沿脊髓纵轴呈浸润性或膨胀性生长，常累及多个脊髓节段，少数可累及脊髓全长。脊髓明显增粗，因肿瘤呈浸润性生长故与正常脊髓组织分界不清，上下两端常呈梭形，肿瘤可合并继发性脊髓空洞，文献报道有 38％可发生囊变。

【髓内胶质瘤 CT 表现】

CT 平扫可见硬膜囊明显增大，形态不规则，密度常为均匀性减低，与周围结构密度无明显差异，少数密度不均。静脉注射造影剂后，星形细胞瘤常不强化或不均匀性轻度强化。室管膜瘤实性部分因富血管性可呈结节状强化，其囊性部分则不强化。CT 脊髓造影示脊髓普遍性增粗，或两侧不对称局限性增粗。蛛网膜下腔明显受压变窄、移位或闭塞，硬膜外脂肪间隙常变形变窄（图 9-5-1、2）。室管膜瘤也可表现为中心性或偏心性充盈缺损。文献报道有 46％～75％的肿瘤发生囊变和部分囊变，延迟扫描可显示肿瘤继发的脊髓空洞（图 9-5-2）。终丝的室管膜瘤可长到相当大并压迫邻近骨质引起骨性椎管显著扩大，并可累及椎旁组织。冠状和矢状面重建可助于显示肿瘤的上下范围。

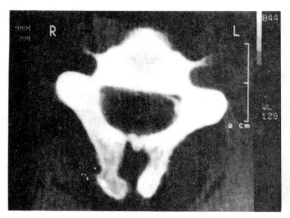
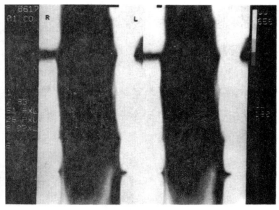

A.   B.

图 9-5-1 髓内星形细胞瘤

A.鞘内注射 Iopamiro 10ml 后扫描。颈 3～5 水平脊髓明显扩大，蛛网膜下腔变窄。B.冠状面重建病变显示清楚。

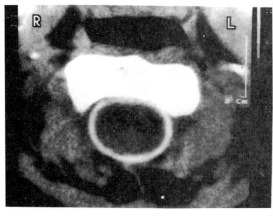
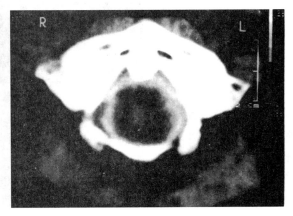

A.   B.

图 9-5-2 髓内星形细胞瘤

A.鞘内注射 Amipaque 10ml 90min 后扫描颈 1～2 水平脊髓扩大，蛛网膜下腔变窄。B.延迟 6h 后扫描，颈 1 脊髓内有造影剂进入。

【诊断和鉴别诊断】

室管膜瘤和星形细胞瘤是常见的髓内肿瘤,并有共同的占位性病变特征,即脊髓不规则增粗,蛛网膜下腔变窄或闭塞。两者鉴别很困难,因缺乏各自的特征性表现。两者的密度和 CT 值无助于它们的鉴别,发病部位、范围及静脉增强后表现可有助于两者鉴别,室管膜瘤常发生在脊髓的两端,圆椎及终丝多见,文献报道圆锥处室管膜瘤和星形细胞瘤的发生率是 7:1,终丝处为 16:1。肿瘤的中心多位于中央管,终丝的室管膜瘤常较大,常引起骨性椎管的扩大及骨质破坏。星形细胞瘤好发于颈段和胸段,以后者为多。星形细胞瘤所累及的范围较室管膜瘤大。如静脉增强有强化及合并蛛网膜下腔出血,可提示室管膜瘤的诊断。脊髓增粗表现无特征性,脊髓髓内其他肿瘤也可致脊髓增粗。一些疾病如脊髓空洞症、多发性硬化(MS)、脊髓炎及各种原因引起的脊髓水肿等,均可导致脊髓增粗。

(三)血管网状细胞瘤

是一种少见的脊髓与神经根肿瘤,占脊髓肿瘤的 1.6%～3.6%,平均年龄 30 岁。单发肿瘤占 80%,大部分肿瘤(60%)位于髓内,好发于胸段,颈段脊髓,1/3 脊髓血管网状细胞瘤合并林道病,表现为脑和脊髓多发血管瘤、视网膜血管网状细胞瘤及胰、肾、卵巢囊肿及肾癌。肿瘤起源于内皮细胞,具有丰富的毛细管网,肿瘤通常无包膜,有广泛性生长倾向,可沿神经根或终丝延伸到髓外硬膜外,肿瘤血管丰富多合并血管畸形。可有瘤内出血。60% 肿瘤发生囊变,囊壁上有大小不等的附壁结节,有时囊壁出现钙化。

【CT 表现】

平扫可见硬膜囊不规则增粗,有时可见多发条点状钙化影,囊变时病变区可见更低密度影。静脉增强扫描肿瘤及囊壁结节可明显强化,囊变区可清楚地显示。如显示出纤曲的血管影,更有利于诊断。CTM 横断位可显示脊髓表面及蛛网膜下腔的纤曲血管影的横断面,呈点状充盈缺损,蛛网膜下腔形态不规则(图 9-5-3)。

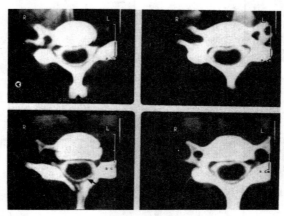

图 9-5-3　血管网状细胞瘤

颈 6 平面蛛网膜下腔见多个点状充盈缺损(↑),脊髓无增粗,但表面欠光整。DSA 示 AVM。

手术病理证实为血管网状细胞瘤。该患者合并脑血管网状细胞瘤亦经病理证实。

【诊断及鉴别诊断】

CT 显示血管网状细胞瘤具有一些特征性表现,增强扫描肿瘤较其他髓内肿瘤强化明显,有囊变区。CTM 可显示脊髓表面及蛛网膜下腔的纤曲血管影,如发现上述 CT 征象应加扫后颅凹以提供诊断佐证。脊髓造影可见造影剂柱内见蜿蜒状充盈缺损,MRI 可见到肿瘤的特征性的血管流空征象和肿瘤壁结节增强。

（四）脂肪瘤

椎管内的脂肪瘤少见，约占椎管内肿瘤的 1%，以 20~30 岁为多见，好发于胸段及腰骶段，绝大多数位于脊髓软膜下，也可位于髓外硬膜内或硬膜外，位于硬膜内者来自终丝或脊髓神经根，有完整包膜，与脊髓没有或仅有少量粘连，可完整切除。所谓髓内脂肪瘤，实际上均生长于脊髓软膜下，它与身体其他部位脂肪瘤不同之点是与周围组织缺乏明确的界限，它可沿血管穿入神经组织而酷似浸润性肿瘤，因此手术时很难与神经组织完全分离。脂肪瘤来源不详，1/3 患者常合并其他先天畸形，如脊柱裂，脊髓空洞症等，故有人认为是异位组织形成或代表先天畸形的一部分，认为是由软脊膜的间充质多极结缔组织细胞化生而来。病变大多位于椎管背侧，呈纵向生长，常累及数个节段。

【CT 表现】

椎管内脂肪瘤在 CT 图像上具有特征性表现，CT 横断位硬膜囊内可显示低密度区，可呈圆形（图 9-5-4），或不规则形。CT 值呈负值（−40~−1000Hu），为脂肪组织。静脉增强扫描低密度区无强化。CTM 有助于肿瘤定位诊断。

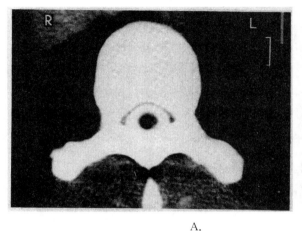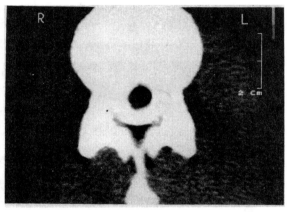

A.   B.

图 9-5-4 髓内脂肪瘤

A、B.CTM 后扫描胸 10~腰 2 硬膜囊内见更低密度影，CT 值−50HU。

二、髓外硬膜内肿瘤

髓外硬膜内肿瘤占椎管内肿瘤的 60%~70%，以神经鞘瘤、神经纤维瘤和脊膜瘤多见。

（一）神经鞘瘤、神经纤维瘤

神经鞘瘤占髓外硬膜内肿瘤的 25%~29%，好发于中年、女性多见，为常见的椎管内肿瘤。它起源于神经鞘的雪旺氏细胞，可发生于脊髓的各个节段，以颈、胸段多见，常单发、亦可多发，多为圆形、卵圆形或分叶状、其包膜完整，表面光滑，与脊髓分界明显。肿瘤常累及神经后根，故常发生在椎管后外侧。16% 的肿瘤通过椎间孔向外延伸则形成哑铃型，有 16% 的肿瘤可完全位于硬膜外，瘤内可见出现钙化，肿瘤常较大。神经纤维瘤由雪旺氏细胞和纤维细胞组成。很少单发，常发生于神经纤维瘤病的患者中。4%~11% 的神经纤维瘤病并发神经纤维肉瘤。

【CT 表现】

CT 平扫常显示椎管扩大，邻近椎体，椎弓根和椎板骨质吸收破坏，肿瘤多累及一侧神经根，并引起同侧神经管扩大，可清楚地显示哑铃型肿块影（图 9-5-5、6）。对肿瘤内钙化显示率 CT 优于平片。静脉增强扫描神经鞘瘤呈中等均一性强化(图 9-5-6)。CT 脊髓造影可清楚地显示肿瘤与脊髓的关系及肿瘤阻塞部位,可见脊髓受压、变形,向对侧移位,同侧蛛网膜下腔增宽,对侧蛛网膜下腔变窄,硬膜外脂肪间隙变窄或消失(图 9-5-7、8、9)。CT 直接横断位加上冠状面、矢状面重建可较完整的显示肿瘤的全貌,对设计手术方式及判断肿瘤切除难易程度很有帮助。

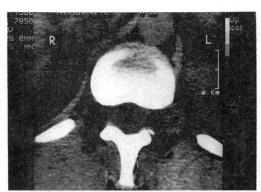

图 9-5-5 硬膜内外神经纤维瘤
胸 12 椎间盘层面见左侧椎管内外侧有-哑铃型软组织肿物影,神经根消失。

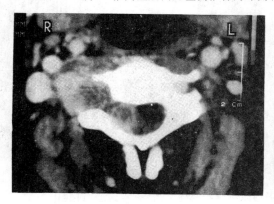

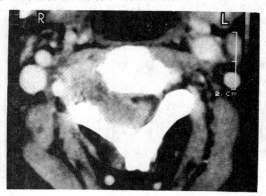

A.

B.

图 9-5-6 颈 2～3 髓外硬膜内外神经鞘瘤
A、B.静脉增强扫描肿瘤中度强化。

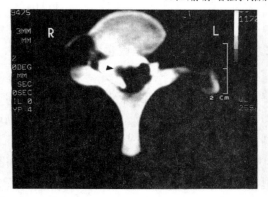

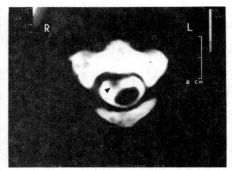

图 9-5-7 髓外硬膜内神经鞘瘤
鞘内注射 Omnipaque 10ml 后扫描,颈,平面右侧蛛网膜下腔增宽,其内可见不规则充盈缺损(△),脊髓向左受压移位。

图 9-5-8 髓外硬膜内神经纤维瘤
鞘内注射 Iopdmiro 10ml 后扫描,颈 2～3 水平右侧蛛网膜下腔增宽,并见一充盈缺损(△)脊髓向左受压移位。

（二）脊膜瘤

占椎管内肿瘤的 25%，女性多见，男女比率为 1∶4，好发年龄较神经源性肿瘤晚。起源于脊髓蛛网膜及软脊膜。80% 以上发生在胸段，约 17% 在颈段，腰段少见。多位于髓外硬膜内脊髓的前方或后方，侧方者少见。单纯位于硬膜外者少见。偶然遇到肿瘤呈哑铃型生长。肿瘤在病理形态方面与颅内脑膜瘤极其相似，肿瘤包膜完整，与脊髓分界清楚。肿瘤呈实质性、质地较硬，呈宽基底与硬脊膜相连。大多数肿瘤呈圆形或卵圆形，大小不一，多为 2～3.5cm，单发多见，偶尔多发。主要组织类型为上皮型，成纤维型，砂粒样型。病理上最显著的特征为肿瘤易发生钙化。肿瘤生长缓慢、病程较长。

【CT 表现】

CT 平扫可确定脊膜瘤的硬膜外部分和硬膜内钙化部分，显示肿瘤邻近的骨质增生。肿瘤常为实性。呈等密度或略高于脊髓密度。偶见肿瘤呈"哑铃型"生长，可见椎间孔扩大。因脊膜瘤血供丰富，增强扫描可明显地强化。增强扫描还有助于检出平扫未显示的肿瘤并显示肿瘤的实性及囊变部分。CT 脊髓造影可明确显示肿瘤与脊髓、蛛网膜下腔的关系，可见脊髓受压向对侧移位、同时蛛网膜下腔增宽，对侧变窄。肿瘤与硬膜有较宽的基底附着，该征象可区别于神经源性肿瘤。

【髓外硬膜内肿瘤的诊断与鉴别诊断】

1. 发病率、发病部位　神经源性肿瘤发病率高于脊膜瘤、前者常累及神经根，早期即有神经根痛、后者则少见，脊膜瘤 80% 以上位于胸段，女性多见。

2. 脊髓受压移位　硬膜下肿瘤均可表现脊髓受压、变形，向对侧移位，病变两端同侧蛛网膜下腔增宽而对侧变窄。蛛网膜粘连和脊髓血管畸形也可有相似表现，并易误诊为肿瘤。一般认为蛛网膜粘连可使脊髓拉向同侧，而肿瘤则将脊髓推向对侧。

3. 肿瘤与硬膜的关系　若肿瘤与硬膜有较宽的基底附着，常提示脊膜瘤而区别于神经源性肿瘤。

4. 哑铃型表现　肿瘤通过椎间孔延伸的哑铃型表现是神经源性肿瘤的特征，但不是特异性的，脊膜瘤、侧方脊膜膨出，硬膜外和椎旁部位的转移等均可引起哑铃型改变。但神经源性肿瘤远比脊膜瘤及其他肿瘤多见，脊膜瘤很少引起椎间孔扩大。

5. 肿瘤钙化出现率高低　亦有助于脊膜瘤和神经源性肿瘤的鉴别，前者明显高于后者。

6. 邻近骨质改变　神经源性肿瘤可引起邻近骨质吸收破坏，脊膜瘤则呈增生性改变。

7. 多发性硬膜下肿瘤若合并　皮下肿瘤结节及皮肤咖啡色素斑者即可确立神经纤维瘤病的诊断。

三、椎管内硬膜外肿瘤

椎管内硬膜外肿瘤占椎管内肿瘤的 20%～30%，半数以上为恶性肿瘤；以转移瘤、淋巴瘤多见，其他肿瘤可源于神经、纤维、血管、脂肪、原始脊索组织，以及来自骨和软骨的肿瘤。

（一）转移瘤

系由身体其他部位的恶性肿瘤经血行（动脉或椎静脉扩散）、淋巴系统、蛛网膜下腔转移及邻近病变直接侵入椎管而来。多见于胸段椎管内，大多数发生于硬膜外，少数可转移至髓内，其原发病灶主要来自肺癌、乳腺癌、甲状腺癌和前列腺癌。此外，也可有白血病及淋巴瘤的浸润。转移瘤多发生在中年以上，病程进展快。

【CT 表现】

椎体、椎弓根、椎板多呈溶骨性破坏，椎管内、外均可见软组织肿块，与周围组织分界不清，硬膜外脂肪间隙消失，硬膜囊、脊髓受压移位（图 9-5-10）。肿瘤可穿破硬脊膜侵及硬膜下，包围并向脊髓内生长。CT

脊髓造影可清楚地显示脊髓受累范围和程度,其形态不规则,如脊髓水肿则表现为脊髓增粗。

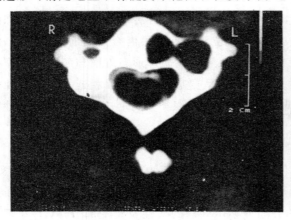

图 9-5-9 硬膜内外神经鞘瘤

颈 3～4 平面左侧蛛网膜下腔增宽,颈。左侧蛛网膜
下腔呈圆形充盈缺损,左侧横突孔、椎间孔均扩大。

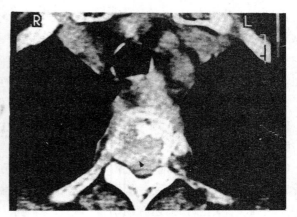

图 9-5-10 乳癌胸椎转移

胸 2 椎体呈溶骨性破坏并周围软组织肿块(▲)硬
膜囊前缘受压移位。

(二)淋巴瘤

淋巴瘤常通过椎间孔直接侵犯椎管内,以硬膜外和硬膜囊受侵常见,常围绕硬膜囊及神经根生长,硬膜囊可呈多节段的环形狭窄。椎体可受累。

【CT 表现】

脊椎旁见软组织肿块经椎间孔侵及椎管内,椎体可呈溶骨性破坏(见图 9-5-9)。增强扫描可显示硬膜囊的轮廓,肿块边缘可有不规则增强,硬膜囊常受压变形。CT 脊髓造影显示蛛网膜下腔形态不规则,边缘毛糙、模糊。脊髓可不同程度受压移位。

(三)血管外皮细胞瘤

好发年龄为 30～80 岁,男女相等。它是一种少见的软组织肿瘤。多数为良性,约 20%～30% 为恶性。术后易复发,甚至转移。可发生在身体的各部分,主要发生在颈段。原发性脊柱血管外皮细胞瘤,可发生在髓外硬膜内,也可发生在硬膜外软组织和骨性脊椎。肿瘤由外皮细胞组成,它们正常时构成毛细血管的外层。恶性颅内血管外皮细胞瘤也可转移至脊柱。

【CT 表现】

CT 扫描可显示软组织肿块和骨受侵情况,可表现为硬膜内或硬膜内外的软组织肿块影,硬膜囊受压移位。可侵及椎管内、外呈哑铃型,椎板被软组织肿块掀起,椎管扩大,不对称。肿瘤为富血管性,静脉增强扫描肿瘤可被强化,CT 脊髓造影有助于确定肿瘤与硬膜囊,脊髓的关系(图 9-5-11)。

【硬膜外肿瘤的诊断和鉴别诊断】

硬膜外肿瘤的共性表现为椎管内软组织块影将硬膜囊,脊髓、蛛网膜下腔同时向对侧推压,使之移位,变形。硬膜外脂肪间隙消失,恶性肿瘤界限不清。CT 脊髓造影在硬膜外肿瘤鉴别诊断中具有重要价值。有作者认为,恶性者病变远近端增宽的硬膜外间隙呈软组织密度。良性者增宽的间隙中充满脂肪。恶性者与肿瘤接触的蛛网膜下腔外缘常是模糊和不规则的。哑铃型肿瘤并邻近骨质吸收常提示神经源性肿瘤,椎管内软组织肿块并邻近骨质溶骨性破坏为恶性肿瘤。硬膜外脓肿需与硬膜外肿瘤相鉴别,脓肿使硬膜囊,脊髓受压移位,静脉增强扫描脓肿壁的强化有助于鉴别诊断。

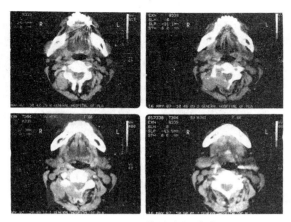

图 9-5-11　血管外皮细胞瘤

颈$_3$椎管右侧内、外方见一软组织肿块影,形态不规则,硬膜囊受压向左移位,椎板破坏,椎管扩大。

(四)CTM 在椎管内肿瘤诊断中的价值

CTM 加冠,矢状面重建技术,可提高诊断信息。

1.更清楚地显示椎管内的解剖结构。

2.CTM 优于常规脊髓造影,可明确肿瘤的部位及范围,从而确立定位诊断。

3.CTM 具有较高的密度分辨率,可直接测量组织 CT 值,有助于定性诊断。

4.显示颅颈交界处的肿瘤并鉴别其他椎管内占位性病变。

(张飘尘)

第六节　良性肿瘤

一、骨瘤

骨瘤是一种成骨性良性肿瘤,起源于膜内成骨,主要由成熟板层骨和(或)编织骨构成,约占良性骨肿瘤的 8%,各年龄段均可发生,20～50 岁最多,男性多于女性,颅面骨多见。

【诊断要点】

1.临床表现　病程长,生长缓慢,多无症状,发生于鼻窦可因堵塞窦腔口,引起继发性炎症和黏液囊肿。

2.X 线检查

(1)多发生于颅骨外板和鼻窦腔,单发多见。

(2)颅骨外板、鼻窦腔内的半圆形骨性隆突,多小于 2cm,边缘光滑。以板层骨成分为主,似皮质密度称致密型;以编织骨为主,似板障密度称疏松型。

3.CT 检查　平扫显示与正常骨质无间隙相连的骨性高密度影,呈圆形或卵圆形,边缘锐利。

【MRI 表现】

1.致密型骨瘤在 T_1WI 和 T_2WI 上呈边缘光滑的低信号影(图 9-6-1),疏松型骨瘤信号强度略高于邻近骨皮质,而低于肌肉;少数可呈长 T_1、长 T_2 信号;信号多较均匀,少数欠均匀;与宿主骨骨皮质间无间隙。

2.一般无软组织肿块和骨膜反应,周围软组织信号正常。

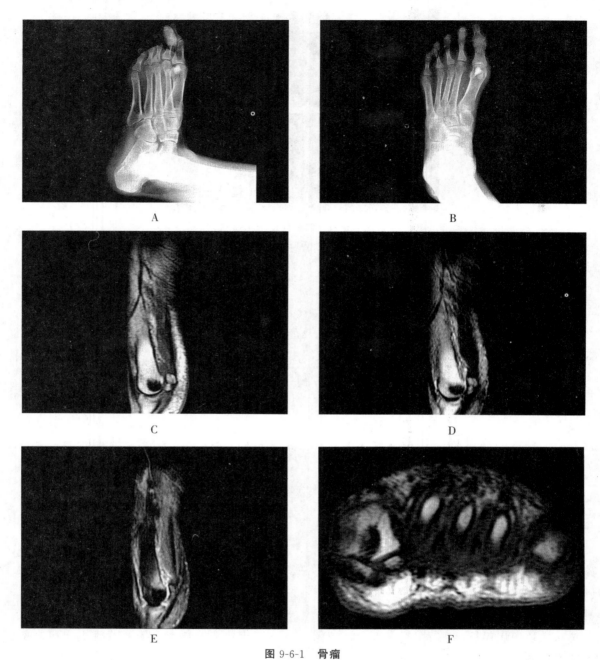

图 9-6-1　骨瘤

A.B.X 线平片左足第一跖骨头均匀的骨样致密影；

C～F.MRI 矢状面 T_1WI、T_2WI、STIR 及横断面 T_1WI 病灶均呈低信号，边界清楚

3.Gd-DTPA 增强扫描无强化或呈轻度强化。

4.鉴别诊断：

（1）骨岛：是软骨内成骨过程中次级骨小梁未吸收改建的残留，X 线表现为位于骨干松质骨内的椭圆形致密骨块，MRI 各序列均为低信号，边缘不锐利，与周围骨小梁相连。

（2）骨软骨瘤：多发生于软骨内成骨的骨干表面，X 线、CT 表现为向外生长骨性突起，由骨松质和皮质构成，与母体骨松质和皮质相连续。MRI 显示与正常骨结构相同的松质骨和皮质骨信号，以及表面覆盖"帽样"软骨信号为其特征。

（3）皮质旁骨肉瘤：好发于中年，多位于股骨远端后侧，X线示皮质外骨性肿块，象牙质样高密度，肿块边缘不光滑锐利；CT可清楚显示肿块包绕骨干倾向，肿块与骨皮质间有一透亮间隙；MRI各序列均表现为低信号肿块。

二、骨样骨瘤

骨样骨瘤是良性成骨性肿瘤，由成骨细胞及其产生的骨样组织构成，病灶中心为瘤巢，周围有许多成熟的反应骨，表现为骨质增生硬化。约占良性骨肿瘤的1.66%，常见于30岁以下的青少年，男性多于女性，下肢长管状骨多见，约占50%。

【诊断要点】

1.临床表现　起病较缓，以患部疼痛为主，夜间疼痛明显，疼痛可呈放射性，局部点压痛显著，服水杨酸钠类药物可缓解。

2.X线检查

（1）病灶多位于长管状骨骨干，85%发生于骨皮质，发生于脊柱者大多位于附件。

（2）典型表现为肿瘤病灶的中央透光区（瘤巢大小为0.3～1.5cm，偶可达2cm），偶见瘤巢中心钙化，伴有显著的外围骨质增生硬化。

（3）根据瘤巢部位可分为：①皮质型：瘤巢位于皮质内，周围骨质硬化明显，甚至可遮盖透亮瘤巢。②松质型：瘤巢位于松质骨内，较大，而周围骨质硬化轻微。③骨膜下型：瘤巢位于骨膜下，皮质外缘凹陷性破坏，实性骨膜反应硬化包绕。

3.CT检查　CT是骨样骨瘤重要的检查技术，尤其是位于脊柱时，平扫可清晰地显示低密度瘤巢中心点状钙化，即所谓"靶征"。瘤巢一般为1个，也可有多个，增强瘤巢强化。周围骨质增生硬化程度与部位相关。

【MRI表现】

1.瘤巢在T_1WI上呈中等信号，T_2WI上呈较高信号，STIR高信号，中心钙化或骨化部分在T_1WI和T_2WI上均呈低信号，瘤巢周围骨质硬化、骨皮质增厚及骨膜反应在各序列均呈低信号（图9-6-2、3）。

2.增强后多数瘤巢强化明显，尤其是以骨样组织为主、血管丰富的病灶，少数瘤巢因中心钙化显著而呈环状强化。

3.肿瘤周围骨髓和软组织多有轻度充血水肿，呈长T_1、长T_2信号，STIR高信号，并可有一定程度的强化。

4.部分肿瘤可伴有邻近关节积液和滑膜非特异性炎症。

MRI检查瘤巢的显示率为66%～75%，不如CT（100%），对病灶周围骨髓和软组织显示有独特优势，目前临床应用较少，主要作为一种选择性检查技术。

5.鉴别诊断：

（1）内生软骨瘤：多位于短管状骨髓腔，骨皮质侵蚀变薄，膨胀显著，软骨瘤基质钙化明显，无骨增生硬化带，临床无夜间痛与服水杨酸钠类药物缓解特点。

（2）骨母细胞瘤：多见于脊柱附件，肿瘤及其中心钙化MRI信号与骨样骨瘤相似，但骨质膨胀性破坏，周围骨轻度增生，如发生于长骨且骨增生反应明显时，与骨样骨瘤有时难以鉴别。

（3）骨脓肿（Brodi's脓肿）：临床有反复发作的红、肿、热、痛的炎性症状，平片与骨样骨瘤相似，骨增生硬化反应明显，但是中心破坏区内无钙化，MRI为均匀长T_1、长T_2信号，增强无强化瘤巢结构。

　　(4)骨岛:偶尔发现,临床无症状和体征,仅表现为松质骨内致密椭圆形骨灶,MRI所有序列上均表现为低信号,且邻近骨质结构和信号正常。

　　(5)应力性骨折:当骨折处的骨质增生及骨膜反应明显时,应注意与骨样骨瘤相鉴别。MRI的多方位成像可清晰地显示骨折线,无瘤巢形态和信号特点,且前者特殊的劳损病史与好发部位有助于鉴别。

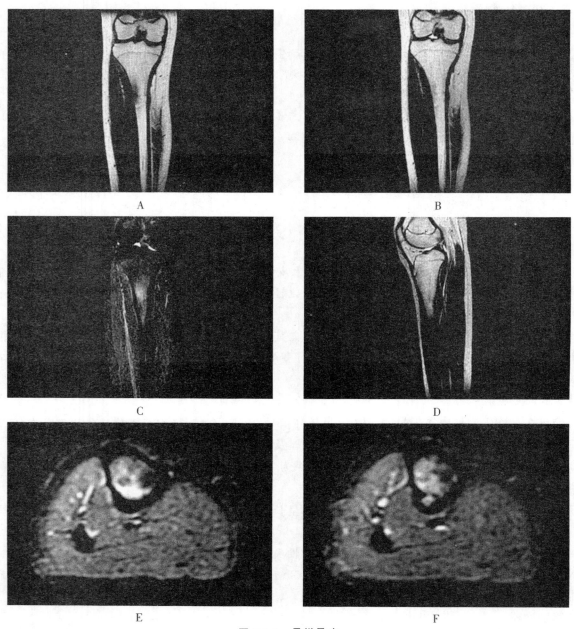

图 9-6-2　骨样骨瘤

A～C.MRI冠状面 T_1WI、T_2WI、STIR 肿瘤周围骨髓充血水肿,呈长 T_1、长 T_2 信号,STIR 高信号;

D～F.MRI矢状面 T_2WI 及横断面 STIR 右侧胫骨上段后外侧骨皮质类梭形增厚呈低信号,中央见小片状高信号的瘤巢,骨髓腔内见片状高信号水肿区

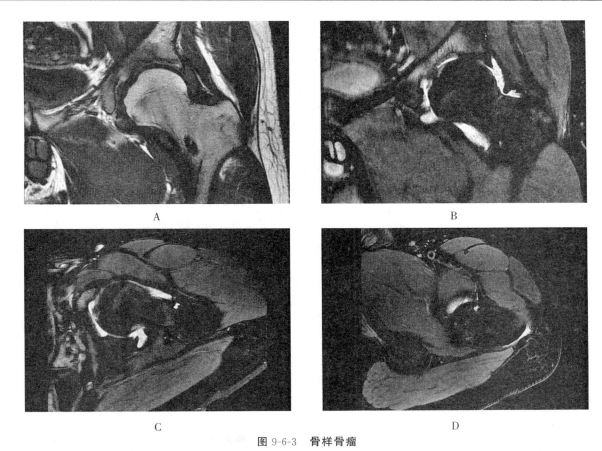

A　　　　　　　　　　　　　　　　　　　　B

C　　　　　　　　　　　　　　　　　　　　D

图 9-6-3　骨样骨瘤

A~D.冠状面 T_1WI、冠状面及横断面抑脂像 T_2WI 示左侧股骨粗隆区偏下显示一直径约 0.5cm 大小的长梭形病灶,瘤巢呈高信号,外缘增生硬化的骨质呈低信号,同时见邻近髋关节腔少量积液

三、成骨细胞瘤

成骨细胞瘤又称骨母细胞瘤,起源于成骨性结缔组织,多量骨母细胞增生形成骨样组织和编织骨,组织学上与骨样骨瘤相似。本病绝大多数为良性,极少恶变,约占全部良性骨肿瘤的 2.4%,大多数发生于 30 岁以下,男女发病之比约为 2：1,约 1/3 发生在脊柱,其次为长管状骨等。

【诊断要点】

1.临床表现　起病隐缓,多为局部疼痛不适,但服用水杨酸钠类药物疼痛不缓解。发生于脊柱可出现脊椎侧弯或神经根压迫症状。

2.实验室检查　部分患者碱性磷酸酶增高。

3.X 线检查　脊柱病灶多位于椎弓附件,管状骨多位于干骺端和骨干。骨轻度膨胀性破坏,周围骨反应增生明显,破坏区内钙化或骨化难以明确显示,常需要进一步检查。

4.CT 检查　CT 是重要的检查方法,尤其是脊柱附件,可清楚显示病灶形态学特点,膨胀性破坏范围多大于 2cm,中心明显斑点、条索状骨化和钙化影,周围骨质增生,骨壳膨胀断裂形成软组织肿块。该病与骨样骨瘤相似,有时难以区别,尤其位于长骨的病变。

【MRI 表现】

MR 能很好地显示病灶部位,尤其是病变范围。对软组织肿块及向椎管扩展、压迫征象,MR 显示优于

CT,但是其诊断特异性不如 CT,可作为 CT 的补充性检查。

1.肿瘤内的非钙化、骨化部分在 T_1WI 上呈低到中等信号,在 T_2WI 上呈高信号;多数病灶内存在有斑点、条索状、不规则的钙化或骨化部分,在各序列上均呈低信号。

2.病灶周围如出现范围大的骨质增生硬化,各序列上均呈低信号。

3.病灶周围的骨髓和软组织内可出现反应性充血水肿,表现为长 T_1、长 T_2 信号,有时范围广泛。

4.部分病变可穿破骨皮质在软组织内形成肿块,一般肿块较小。

5.发生在脊柱附件的病灶多数为边界清楚、膨胀性的肿块,MRI 可显示椎体附件的病灶向椎管内延伸甚至压迫脊髓的情况(图 9-6-4)。发生在长管状骨的病灶多表现为沿骨骼长轴的长椭圆形、边界清楚的膨胀性肿块,可显示骨皮质变薄、骨膜反应,甚至骨皮质破坏形成软组织肿块。

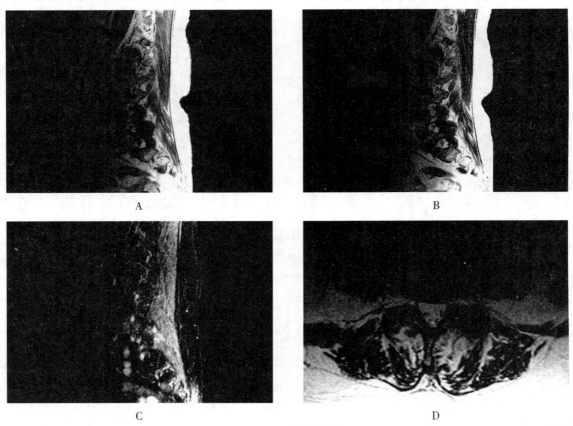

图 9-6-4　成骨细胞瘤

A~D.矢状面 T_1WI、T_2WI、STIR 及横断面 T_2WI 示腰 5 左侧附件区不规则欠均匀稍长 T_1、稍长 T_2 信号灶,STIR 呈混杂稍高信号

6.侵袭性骨母细胞瘤骨皮质可见不同程度的变薄,且常常可见到骨皮质被肿瘤突破而形成的断裂征象。当瘤细胞侵犯骨皮质时,T_1、T_2 时间延长,在 T_2WI 上更为明显的表现为稍高信号的肿瘤组织代替低信号的骨皮质,使其连续性中断。可见骨皮质的增厚、浸润及破坏。侵袭性骨母细胞瘤发生于长骨者多有较明显的骨膜反应。

7.注射 Gd-DTPA 增强扫描病灶呈不均匀强化,钙化、囊变及出血区无强化,周围充血水肿区呈轻度强化。

8.鉴别诊断:

(1)骨样骨瘤:两者同属于良性成骨性肿瘤,组织学相似。但骨样骨瘤夜间剧痛、服水杨酸钠类药有效,"靶征"样钙化,多数<1.5cm,周围硬化显著,骨性增生膨大,而非囊性膨胀。所以,临床表现、影像与病理三结合是重要的鉴别方法。

(2)骨囊性膨胀性病变:如骨囊肿、动脉瘤样骨囊肿和骨巨细胞瘤,囊性破坏区内均无骨化和钙化,破坏区周围骨无显著骨增生硬化,动脉瘤样骨囊肿和骨巨细胞瘤 MRI 检查可见液-液平面。

四、骨化性纤维瘤

骨化性纤维瘤是一种很少见的良性肿瘤,由纤维组织与骨组织构成,具有向骨及纤维组织双向发展的特点,20~30 岁女性多见,多发生于颅面颌骨。

【诊断要点】

1.临床表现　生长缓慢,病程可长达数年以至十几年之久,局部轻微肿胀,两侧面部不对称。

2.X 线检查　上或下颌骨骨质破坏,轮廓扩大,病灶内以骨组织为主则密度高,以纤维组织为主则密度相对较低,可见散在分布的致密骨化影或毛玻璃样外观,边界清楚,呈硬化表现。

3.CT 检查　准确显示病变部位和范围,颌骨呈膨大性破坏,骨化多者呈毛玻璃状、棉花团状、网织状致密影;骨化少者较透亮,病变区边缘有较完整的"蛋壳样"硬化缘,无骨膜反应和软组织肿块。

【MRI 表现】

1.边界清楚,呈分叶状,膨胀性生长,单骨受累常见。

2.T_1WI 多呈等信号,T_2WI 多为低信号,同时可能由于局灶性黏液变性的发生,部分病变于 T_2WI 的低信号区可见点片状高信号(图 9-6-5);继发囊变者因囊内成分不同而异,一般呈等或长 T_1、长 T_2 信号。

3.增强后病变呈中度强化,囊变部分不强化,但囊壁及间隔强化明显。动态增强曲线早期信号迅速上升,中晚期维持一平台。

4.鉴别诊断:

(1)颅面骨骨纤维异常增殖症:多为硬化型,病变范围广泛,多骨受累,境界不清,沿骨轮廓生长,常伴有骨骼变形,自行消失者罕见,术后易复发;CT 上呈典型的"磨玻璃"改变,在浓密的骨质硬化中可有密度减低区,而骨化性纤维瘤系在密度减低区中有散在骨化斑;MRI T_1WI、T_2WI 一般均呈低信号,且多均质,增强后多呈轻中度强化。

(2)非骨化性纤维瘤:多由纤维骨皮质缺损发展而来,好发于 8~20 岁,以四肢长骨多见,病灶多偏于骨干一侧,骨皮质内或皮质下,呈多房囊状透亮区,囊状骨缺损区内无钙化或骨化。部分可自愈。

(3)骨瘤:多位于额、筛窦,成年男性多见,MRI T_1WI、T_2WI 一般呈均一的低信号,增强后多不强化。

(4)成骨细胞瘤:好发于胫骨和股骨,病灶内钙化或骨化较大,常见骨皮质膨胀变薄之后局部断裂,周围可形成边缘钙化的软组织肿块;MRI 上多呈等长 T_1、长 T_2 信号,内部如出现钙化或骨化,于 T_1WI、T_2WI 上则出现低信号区,增强后病灶多呈中度至明显强化;病灶周围的骨髓和软组织内可出现反应性充血水肿,表现为长 T_1、长 T_2 信号,有时范围广泛。

(5)骨纤维发育不良:以儿童及青少年发病为主的良性自限性疾病,以多骨受累为主,范围广,无明显边界,与邻近骨质分界不清;CT 表现为以髓腔为中心的膨胀性骨质塑形改变,骨外板受累较内板明显,特征性的磨玻璃样外观可伴有不同程度的骨质硬化;MRI 上 T_1WI 以低至中等信号为主,T_2WI 以等、中等、高混杂信号为主,信号明显不均,增强后膨胀病变的中心或边缘强化。

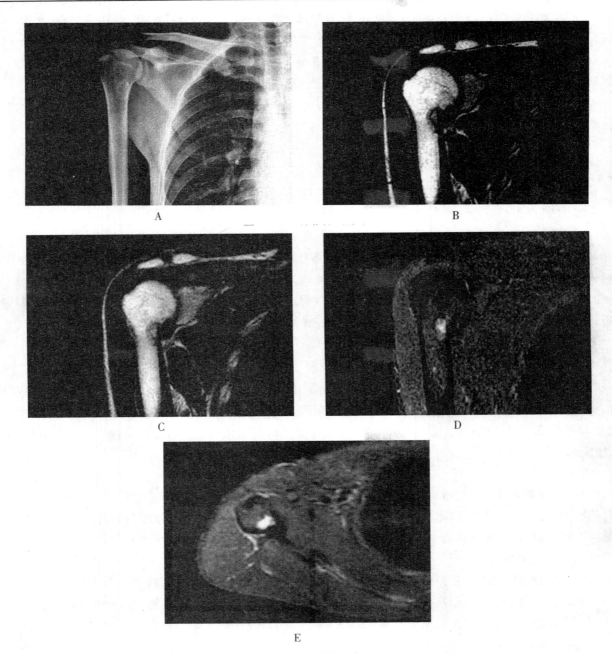

图 9-6-5   骨化性纤维瘤

A.X 线平片示右侧肱骨上段内侧类圆形、边缘清楚的骨质密度增高影,长轴与骨长轴一致,内呈磨玻璃样略高密度,边缘见明显硬化缘;

B~E.冠状面 T_1WI、T_2WI、STIR 及横断面 STIR 示病灶位于肱骨上段内后侧皮髓交界处,边界清楚,中心呈稍长 T_1、等 T_2 信号,STIR 呈高信号,边缘硬化缘均呈低信号,周围无骨膜反应和软组织肿块

五、非骨化性纤维瘤

非骨化性纤维瘤是骨髓结缔组织发生的良性肿瘤,有学者认为由纤维性骨皮质缺损发展而来,无成骨趋向,故冠以非骨化性。8~20 岁青少年多发,男性多于女性,多发生于下肢长骨。

【诊断要点】

1.临床表现　发病缓慢，一般无症状，或仅有局部酸痛和肿胀。

2.X线检查

(1)病变多位于胫骨、股骨和腓骨干骺端，随着年龄增长逐渐移向骨干。

(2)骨皮质内或皮质下多房囊状透亮区，长轴与骨干平行，边缘硬化，髓腔侧明显，皮质膨胀变薄或中断，无骨膜反应和软组织肿块。

3.CT检查　平扫病灶呈多房低密度透亮区，境界清楚有硬化缘，与平片相同，但分房囊状结构显示清晰，破坏区内无钙化和骨化，增强扫描无强化。

【MRI表现】

1.多数病灶在 T_1WI 上为等、低信号；在 T_2WI 上信号因病灶内成分不同而表现不同，如细胞成分较多呈高信号(图9-6-6)，如纤维成分较多则呈低信号；瘤体周围硬化边为清楚的更低信号，与骨皮质一致，且以髓腔侧明显；邻近骨皮质膨胀变薄。

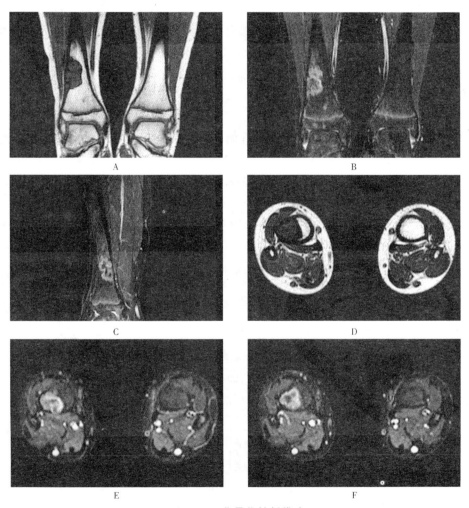

图9-6-6　非骨化性纤维瘤

A～F.冠状面 T_1WI、冠状面STIR、矢状面STIR及横断面 T_1WI、STIR示病变位于右侧胫骨下段距骺板约2cm处的外侧皮质及皮质下，T_1WI 低信号，STIR高低混杂信号，髓腔侧见低信号硬化缘，皮质变薄中断，境界清楚，无骨膜反应及软组织肿块

2.增强扫描病灶部分明显强化,部分呈病灶内间隔和边缘强化,部分无强化。

3.大部分病灶周围软组织无异常,少部分可见软组织肿块;少数病灶周围骨髓及邻近软组织可见片状水肿信号。

4.随着时间进展,病变可自行消失或变为硬化病灶。

5.鉴别诊断:

(1)纤维性骨皮质缺损:多见于 6～15 岁儿童,与非骨化性纤维瘤有相同的好发部位和组织学表现,病灶多小于 2cm,局限皮质表层,呈"杯口状"或"浅碟状"骨质缺损,髓腔侧有硬化边,随年龄增长,多能自行消失是其特点。

(2)骨样骨瘤:可位于干骺端骨皮质内,疼痛显著,MRI 检查 T_1WI、T_2WI 显示瘤巢内低信号肿瘤钙化(T_2WI 见病灶区呈"白靶征"),周围明显骨质增生。

(3)干骺端结核:临床上局部有炎性体征,X 线、CT 示骨破坏区边缘多不整齐,病灶内沙砾样死骨,MRI 显示周围骨髓和软组织水肿明显,且病变易跨骺线发展。

(4)皮质旁软骨瘤:可致局限性皮质侵蚀,边缘硬化,但皮质旁软组织肿块内见钙化影。

(5)骨巨细胞瘤:多见于 20 岁以上骨骺愈合后的骨端,呈囊性横向生长的膨胀性病灶,MRI 检查病变信号多不均匀,坏死、出血后常见液-液平面,其下部分 T_2WI 上呈低信号,上部分呈高信号。

六、内生软骨瘤

内生软骨瘤是常见的良性骨肿瘤,仅次于骨软骨瘤和骨巨细胞瘤,居第三位,发生于骨髓腔内,多为单发。多发性软骨瘤可发生于骨髓腔、皮质和骨膜,以内生多见,伴有软骨发育障碍和肢体畸形的称为 Ollier 病,与软组织血管瘤并存则称为 Maffucci 综合征。多发性软骨瘤恶变率高于单发性内生软骨瘤,前者统计在 50～50％不等。

内生软骨瘤多发生于 20～30 岁,男女比约为 1.6:1,手足短管状骨多见,其次是股骨、胫骨和肋骨等。

【诊断要点】

1.临床表现　进展缓慢,常因肿瘤长大致局部畸形而发现,一般疼痛轻微,发生病理性骨折或恶变时疼痛转剧。

2.X 线检查

(1)病灶多发生于干骺端和骨干近端髓腔。

(2)类圆形骨质破坏,境界清楚,边缘硬化,皮质变薄膨胀,无骨膜反应及软组织肿块。

(3)发生于长管状骨则骨膨胀不明显,皮质内缘有时可见"扇贝样"侵蚀。

(4)多数瘤灶内软骨有显著的结节样、环形或半环形钙化或骨化,为病变特征性表现。

3.CT 检查

(1)平扫显示髓腔内分叶状软组织肿块影,向骨干中央延伸,境界清楚。

(2)软组织肿块影内结节样、环形或半环形高密度钙化显示清晰。

(3)皮质内缘较深的"扇贝样"侵蚀,钙化灶模糊或多量棉絮状钙化提示恶性征象。

(4)增强扫描时,肿瘤轻度强化。

【MRI 表现】

1.MRI 主要作用在于显示未钙化的肿瘤组织,确定病变范围,观察骨皮质有无侵蚀,骨膜及软组织有无异常。

2.瘤灶多呈长圆形或卵圆形,分叶,边界清楚;在 T_1WI 呈低、等信号,T_2WI 及脂肪抑制 T_2WI 呈明显高信号(因透明软骨成分含水量丰富)(图 9-6-7)。

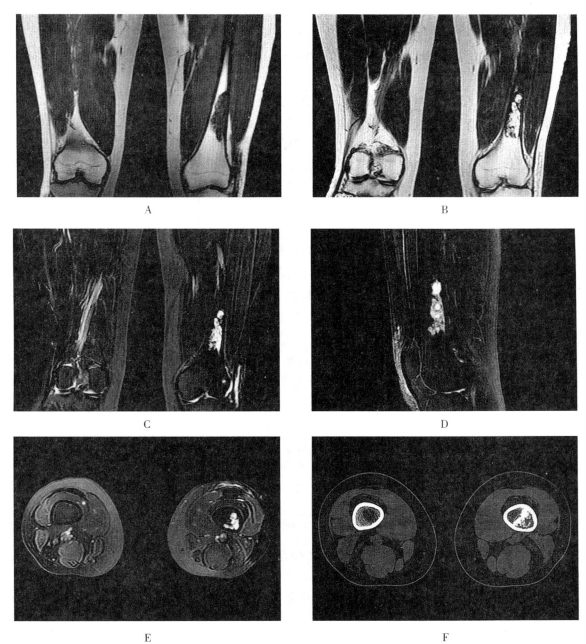

图 9-6-7　内生软骨瘤

A～E.MRI 冠状面(T_1WI、T_2WI、STIR)及矢状面、横断面(STIR)示左侧股骨下段髓腔内偏外侧见不规则分叶状混杂信号灶,T_1WI 呈低信号,T_2WI 及 STIR 呈明显高信号,病变周围见低信号带包绕;

F.CT 平扫示髓腔内偏外侧见一团不规则、以钙化为主的混杂密度灶,邻近骨皮质稍变薄,内缘凹凸不平,周围软组织无肿胀

3.MRI 较难显示小的点样钙化,大的弧形、环形钙化均为低信号。

4.部分中央病灶区及周围散在小颗粒状瘤结节在 T_2WI 可见低信号带包绕。

5.注射 Gd-DTPA 增强后可呈环状或不规则的强化。

6.鉴别诊断：

（1）骨囊肿：极少见于短管状骨，骨破坏区内无钙化影。

（2）骨巨细胞瘤：多见于干骺愈合后的骨端，横向膨胀较显著，骨破坏区内无钙化影，瘤体常因出血、坏死 T_2WI 呈不均匀高信号，MRI 清晰显示液-液平面为较特异征象。

（3）低度恶性软骨肉瘤：两者常难以鉴别，当皮质内缘出现"扇贝样"骨质侵蚀或钙化模糊时，则提示恶性征象。

（4）骨梗死：骨髓腔内梗死区信号混杂，因脂肪存在或消失、出血等所致，骨梗死区域呈典型的地图样外观，急性期和亚急性期梗死灶边缘为迂曲匍行的长 T_1、长 T_2 信号带（与病灶边缘充血水肿、新鲜出血的病理基础相符合），无分叶状软组织肿块内钙化及扇贝样皮质侵蚀，与内生软骨瘤病灶周边 T_1WI 和 T_2WI 均为低信号带有所区别，后期骨梗死区边缘为连续性骨质硬化线，均为低信号，X 线平片即可明确鉴别。

七、骨软骨瘤

骨软骨瘤，又名外生性骨疣，居良性骨肿瘤之首，占良性骨肿瘤的 31.6%，占全部骨肿瘤的 17%，好发于青少年，男性多于女性，分为单发或多发，单发多见。多发性骨软骨瘤又称遗传性多发性外生骨疣，是一种先天性骨骼发育异常，常有家族史，容易恶变，肿瘤由骨性基底、软骨帽及纤维包膜三部分构成，多位于下肢长骨。

【诊断要点】

1.临床表现　生长缓慢，早期多无症状，仅局部可扪及硬结，增大时有轻压痛和局部畸形，关节处可引起功能障碍。遗传性多发性骨软骨瘤，常呈对称性生长，多伴有畸形性软骨发育异常，长骨短缩或弯曲畸形。

2.X 线检查

（1）肿瘤可发生于任何软骨内化骨的骨，多见于膝关节处股骨下和胫骨上干骺端。

（2）突出于骨表面的骨性肿块，背向关节方向生长，肿瘤以柄或宽基底与母骨相连。

（3）骨性肿块由皮质和松质骨构成，与母体骨皮质和松质骨相连续。

（4）肿瘤表面软骨帽如钙化，可见条环形高密度影。

3.CT 检查

（1）清楚显示骨性肿块与母体骨的连续性，尤其是骨盆、肩胛骨、脊柱等复杂重叠结构部位，具有诊断优势。

（2）骨性突起顶端软骨帽边缘多光整，少数可呈菜花状，其内可有点状、环状钙化，增强扫描无明显强化。

（3）软骨帽增厚，边缘不整、模糊，絮状钙化则提示恶变。

【MRI 表现】

1.肿瘤的形态特点与 X 线、CT 所见相同，但具有更大的优势。一是 MRI 能多方位成像，可以全面显示瘤体和患骨的连接；二是能直接显示软骨帽。

2.骨性基底部的信号特点与母体骨相似，呈窄基或宽基相连，肿瘤骨性基底外围同骨皮质信号（T_1WI、T_2WI 均为低信号），中心部与正常松质骨信号相同并与母体骨髓腔相延续（T_1WI 为高信号，T_2WI 为中等信号）；软骨帽的信号特点类似关节透明软骨，在 T_1WI 上呈等或稍低信号、与肌肉相似，在 T_2WI 呈稍高信号（图 9-6-8），在脂肪抑制 T_2WI 上为明显的高信号；软骨帽内有时可见钙化，信号较复杂，T_2WI 上可呈高信号、低信号或高低混杂信号;环绕软骨帽的一窄的低信号强度带代表覆盖于外面的软骨膜。

3.增强扫描后瘤的主体部分强化程度与主骨类似,软骨帽呈中等度强化。

4.由于MRI能清楚显示软骨帽,对估计骨软骨瘤是否恶变有一定的帮助。若软骨帽增厚(儿童大于2cm、成人大于3cm)、形态不规则、信号不均匀及伴有周围软组织肿胀等,则提示肿瘤恶变。

5.MRI还有利于观察肿瘤和周围组织结构的关系,病灶周边的滑囊改变以及肿瘤对神经、血管压迫所引起的神经水肿和脂肪、肌肉的萎缩。

6.鉴别诊断:骨软骨瘤多具有典型X线征象,MRI检查显示软骨帽结构特点,易于鉴别。

(1)骨旁骨瘤:肿瘤来自骨皮质表面,不与母体骨的髓腔相通。

(2)表面骨肉瘤:无骨皮质和骨松质结构及与母体骨皮质和骨小梁延续的特点。

(3)肱骨髁上突:发生于肱骨内髁前方,呈鸟嘴样突起,密度较均匀,基底部较宽,但无明显软骨帽,与肱骨下段骨皮质间有一透亮线,无临床症状,属正常变异。

(4)骨纤维结构不良:发生于长骨部位,有时骨干一侧局部膨胀隆起类似宽基底骨软骨瘤,但膨胀骨区域缺乏正常骨小梁结构,局部骨骼变形,无骨软骨瘤的特点。

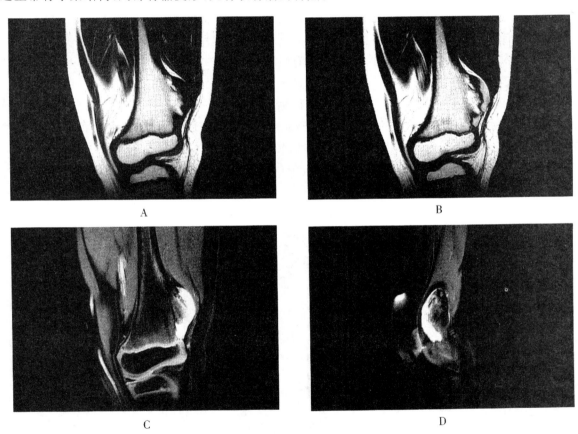

图 9-6-8　骨软骨瘤

A～D.MRI冠状面(T₁WI、T₂WI、FS-PDWI)及矢状面FS-PDWI示左股骨下段外侧干骺端肿瘤突出于骨表面、背向关节方向生长,以宽基底与母体骨相连,肿瘤骨性基底外围同骨皮质信号(T₁、T₂均为低信号),中心部与母体骨髓腔相延续(T₁为高信号,T₂为中等信号),软骨帽T₁WI呈稍低信号、T₂WI呈稍高信号、脂肪抑制PDWI上为明显高信号,环绕软骨帽见一窄的低信号的软骨纤维膜

八、软骨黏液样纤维瘤

软骨黏液样纤维瘤是一种很少见、起源于软骨的良性肿瘤,其特征为可产生不同比例的软骨样、纤维性和黏液样组织。国外资料统计占原发性骨肿瘤的0.5%,占良性骨肿瘤的2%,10～30岁约占80%。男性多于女性,约75%发生在下肢长管状骨。

【诊断要点】

1.临床表现　病史长,进展缓慢,局部疼痛、肿胀,无特异性。

2.X线检查

(1)病灶多位于膝关节处胫骨上、股骨下干骺端。

(2)髓腔内偏心、椭圆形骨破坏,可似骨性分隔多囊状,边缘锐利硬化,皮质可膨胀变薄,少见骨膜新生骨,有时可见破坏区内钙化。

3.CT检查

(1)骨膨胀呈分叶状改变,多呈囊实性骨质破坏,伴有不全性骨嵴分隔,皮质膨胀变薄,可形成软组织肿块,但无增生骨壳包绕。

(2)破坏区内点、环状钙化显示清晰。增强扫描瘤体无明显强化。

【MRI表现】

1.MRI可评价病变的侵袭性,有利于显示病灶内黏液、软骨和纤维成分,显示病灶邻近软组织改变。

2.肿瘤的信号强度,有赖于肿瘤的成分,无特征性。肿瘤在T_1WI为低到中等度信号,与髓腔侧境界清楚;在T_2WI上,信号取决于内部的组织成分,多数信号不均或混杂(图9-6-9),也有少数病灶内部信号均匀,主要呈明显高信号(图9-6-10),内可见低信号分隔(内部的软骨、黏液及陈旧性出血为明显高信号,纤维组织为中等或低信号,骨性间隔为低信号)。

3.注入Gd-DTPA增强扫描,病变部分可呈整体的异常明显强化,也可呈部分轻度或中度不均匀分隔强化。

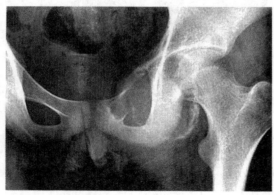
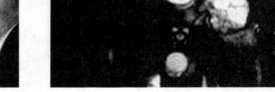

A　　　　　　　　　　　　　　　　B

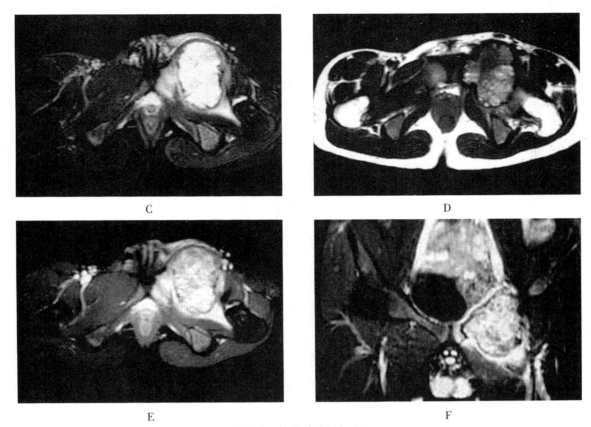

图 9-6-9　软骨黏液样纤维瘤

A.X 线平片示左侧耻骨上支和部分耻骨下支局部骨质呈膨胀性改变,骨皮质变薄,边缘锐利,内见骨嵴样分隔,周围见硬化环,无骨膜新生骨;

B~F.MRI 冠状面(STIR)、横断面(STIR、T_1WI)、横断面及冠状面 T_1WI 抑脂增强扫描示病变呈膨胀性改变,信号混杂,内见稍长 T_1、长 T_2 信号及短 T_1、长 T_2 信号,病灶内见低信号分隔,边缘清晰,周围见低信号硬化影,邻近骨髓水肿,周围软组织见渗出影;增强扫描病灶不均匀明显强化

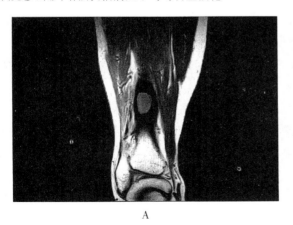

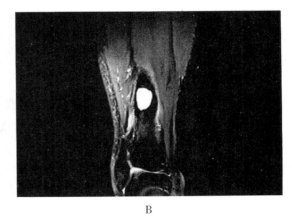

A

B

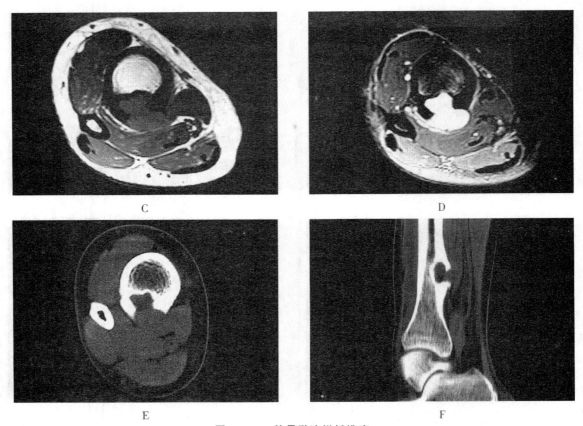

图 9-6-10　软骨黏液样纤维瘤

A.B.冠状面 T_1WI 及 T_2WI 示右侧胫骨下段见类圆形骨破坏区,呈长 T_1、长 T_2 信号,边缘尚清,邻近骨髓无水肿;

C.D.横断面 T_1WI 及 T_2WI 示病灶位于胫骨下段后缘,病灶突破骨皮质向外生长,局部皮质中断,无明显骨膜反应,与周围软组织分界尚清晰;

E.F.CT 平扫示病灶近髓腔侧边缘硬化明显,髓腔无明显受累,后缘局部骨皮质中断,呈"咬饼干"征

4.鉴别诊断:

(1)骨巨细胞瘤:发生于骨骺闭合后的骨端,呈横向生长,无硬化缘,呈分房状,在 T_2WI 多数表现为多房性高信号。

(2)多房性骨囊肿:多发生于股骨和肱骨上端干骺区,呈中心性生长,骨膨胀轻,无明显硬化缘,内无钙化,易发生病理性骨折。CT 和 MRI 显示瘤腔内为水样密度和水样信号。

(3)成软骨细胞瘤:起于骨骺或跨骺板生长,膨胀不明显,无骨性分隔,基质明显钙化。

(4)动脉瘤样骨囊肿:发病年龄、发病部位及影像学表现都与本病相似,但动脉瘤样骨囊肿缺乏钙化,分隔密度高(血流及血管搏动反复刺激引起邻近骨分隔和边缘骨质增生修复),病灶内常见液-液平面,增强扫描呈显著强化。

(5)软骨肉瘤:平均发病年龄在 50 岁左右,多位于骨盆和管状骨中央,组织学主要由软骨构成,缺乏骨性分隔。

九、骨巨细胞瘤

骨巨细胞瘤,又称破骨细胞瘤,发病率仅次于骨软骨瘤,占良性骨肿瘤的 18.4%,占骨肿瘤的 14.1%,

多见于20～40岁的成人,男女发病率相仿。近年来多数学者认为其来源于未分化的结缔组织细胞,病理上分三级:Ⅰ级为良性,Ⅱ级为生长活跃,Ⅲ级为恶性。肿瘤多发生于四肢长骨,多数为良性。

【诊断要点】

1.临床表现　起病缓慢,病程较长,主要症状是局部疼痛,肿瘤破坏骨皮质形成软组织肿块,引起皮肤潮红、静脉曲张等。

2.X线检查

(1)几乎均发生于骨骺愈合后的骨端,股骨远端、胫骨近端及桡骨远端约占2/3以上。

(2)偏心性溶骨性骨破坏,呈"多房或皂泡样"征象,倾向于横向膨胀,明显时可将关节骨端包绕是其特征。

(3)骨破坏边缘较清楚,但不锐利且无硬化,破坏区内无钙化和骨化影。若边缘模糊或有虫蚀样骨皮质破坏、周围软组织肿块发展迅速和出现骨膜反应,则提示有恶变。

3.CT检查

(1)膨胀性骨破坏内面凹凸不整,平片所示"多房或皂泡"征象实为突起骨嵴投影。

(2)破坏区内密度不均,坏死液化可见液-液平面。

(3)增强扫描病灶不同程度强化。

(4)可较早地显示骨皮质侵蚀、软组织肿块及骨膜反应,如表现明显则提示恶变。

【MRI表现】

1.MRI对显示肿瘤周围的软组织情况以及肿瘤与周围神经、血管的关系明显优于X线片和CT,并可发现少见的关节软骨下骨质的穿破、关节腔受累、骨髓的侵犯等,同时可用于术前评估及术后随访。

2.多数肿瘤边界清楚,从骨端延伸到软骨下;因肿瘤呈膨胀性方式生长,早中期多有一层纤维包膜形成的环形的低信号带。

3.瘤体的MRI信号表现缺乏特征性。在T_1WI多呈均匀的低、等信号,与骨骼肌信号相似,部分含有高信号区则提示亚急性、慢性出血;在T_2WI信号不均匀,呈混杂信号,可伴有低信号、等信号及与骨髓内脂肪相似的高信号区(图9-6-11);如肿瘤合并出血时间长,则T_1WI、T_2WI病灶内均见低信号的颗粒状含铁血黄素沉着。鉴于出血后改变,少数病变可见液-液平面,表现为T_1WI上层相对于下层低信号、T_2WI上层相对于下层高信号(图9-6-11)。

4.T_2WI如见低信号的骨皮质被相对高信号的瘤体取代,提示病灶穿破骨皮质。当关节软骨下骨皮质中断或破坏累及关节软骨时,可出现关节腔积液,表现为明显长T_1、长T_2信号。

5.增强扫描病灶可有轻度到明显不规则强化,中心出血坏死区无强化而显示更清晰。动态增强可出现"快进快出"强化。

6.研究显示,大多数骨巨细胞瘤的时间-信号强度曲线表现为速升下降型,^{1}H-MRS谱线缺乏胆碱峰或胆碱峰矮小,表现为良性肿瘤的特点。

7.鉴别诊断:

(1)动脉瘤样骨囊肿:青少年发病占80%,发生于长骨者多位于干骺端,常呈多囊性,破坏边缘清楚有硬化缘,CT和MRI显示其多分房多囊征,常见液-液平面征象是其特征。

(2)骨囊肿:多发生于青少年,位于长骨干骺端和骨干髓腔,轻度膨胀性生长,皮质变薄、边缘硬化,病理性骨折时"骨片陷落征"是其特点,CT显示病灶内均匀液体密度,MRI显示囊内容物T_1WI低信号,T_2WI高信号。

(3)成软骨细胞瘤:肿瘤多发生于干骺愈合前的骨骺,骨壳较厚且破坏区内可见钙化影。

（4）甲状旁腺功能亢进的棕色瘤：甲状旁腺功能亢进的骨异常表现多样性明显，如骨质减少、骨皮质或骨膜下骨吸收、远端指骨粗隆的骨吸收或牙齿硬骨板丧失等，且骨囊性破坏灶多发常见。

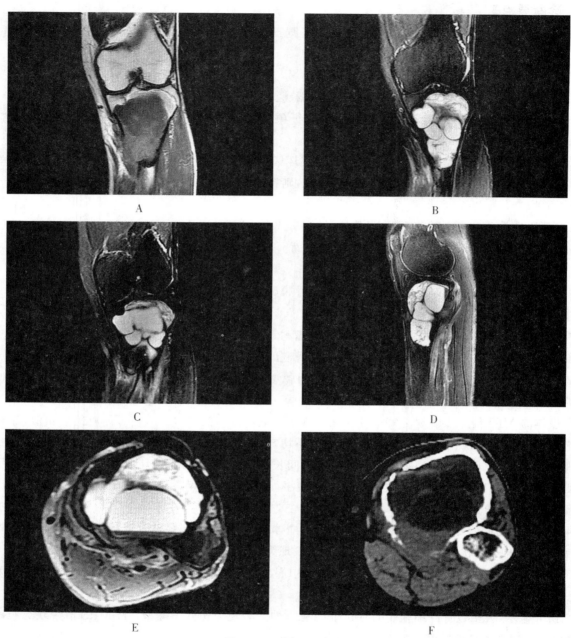

图 9-6-11　骨巨细胞瘤

A～E.MRI 冠状面（T_1WI、FS-T_2WI）、矢状面 FS-T_2WI、横断面 FS-T_2WI 示左侧胫骨上端肿瘤境界清楚，呈偏心膨胀、多房性，明显长 T_1、长 T_2 信号，内见低信号分隔，横断面 FS-T_2WI 见液-液平面（上高下低）；

F.CT 平扫示左侧胫骨上端呈膨胀性骨质破坏，内为囊实性密度伴有分隔，部分突破内后方包壳致其不完整

十、骨血管瘤

骨血管瘤被认为是一种因血管异常引起的良性肿瘤，约占良性骨肿瘤的 2.6％，病理上为瘤样增生的

血管组织,分为毛细血管型和海绵状血管型两种。中年人常见,男女之比约为1∶2,多为单发,主要位于脊椎和颅骨,长骨少见。

【诊断要点】

1.临床表现　生长缓慢,临床多无症状,部分患者因影像学检查偶然发现。脊椎病变发生压缩性骨折可致脊髓压迫症,颅骨病变可扪及局部肿块。

2.X 线检查

(1)毛细血管型多位于脊柱椎体,海绵状血管型多位于颅板。

(2)脊椎血管瘤:典型表现为椎体骨质破坏吸收、密度减低,残存反应增生的粗大骨小梁呈纵行排列,称为"栅栏状"椎体。

(3)颅骨血管瘤:典型表现为颅骨板障膨胀,内外板变薄,内见"放射状骨针"征象。

(4)长骨血管瘤:很少见,表现为骨髓腔蜂窝状骨破坏,无骨膜反应。

3.CT 检查

(1)脊椎血管瘤:横断面松质骨呈粗大网眼状改变,残留骨小梁增粗、呈稀疏排列的高密度点;矢状面或冠状面重组图像为栅栏状改变;椎体外形正常或略膨胀;增强扫描病变不强化或轻微强化。

(2)颅骨血管瘤:板障膨胀性低密度破坏区,内外板变薄,内有"放射状骨针"征象。

(3)长骨血管瘤:骨偏心性膨胀改变,骨皮质变薄,其内骨性间隔呈"皂泡样"或"蜂窝状"。

【MRI 表现】

1.MRI 敏感性高,能显示 X 线平片难以发现的较小血管瘤;其多平面成像能更清晰地确定病变范围及其与邻近神经血管结构的关系,可显示瘤内血管的形态和蔓延范围,并显示脊髓有无受压。

2.脊椎血管瘤:T_1WI 上典型血管瘤表现为累及椎体一侧或整个椎体的不均匀占位灶,椎体外形正常或轻度膨胀,低信号区内可见代表增粗骨小梁的多个更低的点条状信号,横断面上呈网格状,矢状面见受累椎体有纵行排列的栅栏状异常信号区,低信号的骨小梁与高信号的脂肪平行相隔(图 9-6-12);非典型血管瘤肿瘤几乎占据整个椎体,受累椎体可压缩变扁,典型的栅栏状表现不存在,代之以信号相对均匀的占位灶,肿瘤边缘模糊不清,受累椎体前后径变宽,可突入椎管而压迫脊髓或马尾。T_2WI 呈明显高信号,且随 TE 的延长而逐渐增高。

3.颅骨血管瘤:T_1WI 上于正常板障内骨髓脂肪高信号内见异常片状低信号,T_2WI 呈明显高信号;肿瘤边界一般较清晰,内可见自中央向周围放射状排列的骨针,具有特征性表现,骨针在诸序列加权像上均呈低信号;可侵蚀内外板致不同程度的骨质破坏,有时向外凸起呈巨大肿块;增强后肿瘤呈较明显的均匀或不均匀强化。

4.长骨血管瘤:呈多发囊状膨胀性骨破坏,其囊内为大量血性液体或液化坏死区,故在 MRI 主要表现为混杂信号。T_1WI 呈与肌肉相似的等信号;T_2WI 呈明显高信号,且随回波时间延长而逐渐增高,有时可见低信号分隔;增强扫描病变呈网格样强化;骨外膜未见增厚及信号异常,周围软组织未见信号及形态异常。陈旧性出血和血栓在 T_1WI 和 T_2WI 呈高信号,而液化坏死在 T_1WI 呈低信号,在 T_2WI 为高信号。

5.鉴别诊断:

(1)脊椎结核:表现为相邻椎体骨质破坏,边缘毛糙不规则如鼠咬状,椎间盘破坏,椎间隙变窄或消失,椎旁脓肿伴钙化,可伴骨桥形成等。

(2)脊柱炎性病变:脊椎炎性病变可有椎骨破坏、变形、椎间隙变窄,但椎体无栅栏状或网眼状改变。

(3)脊柱溶骨性转移瘤:常进展迅速,常为多个椎体、跳跃性发展,椎体呈溶骨性破坏,边缘模糊不规则,多发生于椎体后侧,常早期破坏附件,周围软组织肿块不规则,呈浸润性生长,椎体常有压缩变形。有原发肿瘤病史。T₂WI 瘤体信号不随 TE 的延长而逐渐增高。

（4）颅骨骨肉瘤：病程短，肿块生长快，疼痛明显，溶骨性破坏区边缘无硬化，骨针排列不规整且不是从瘤中央向四周放射，同时软组织肿胀显著，鉴别不难。

（5）椎体嗜酸性肉芽肿：大量的骨嗜酸性粒细胞浸润，常导致椎体压缩性骨折，椎体多明显变扁，前后缘高度几乎均等，多无膨胀，边缘规则整齐呈盘状，称为"盘状椎"或"铜板椎"，很少单独累及附件；T₁WI 呈低、中等信号，T₂WI 呈混杂等或稍高信号；相邻椎间盘相对正常。

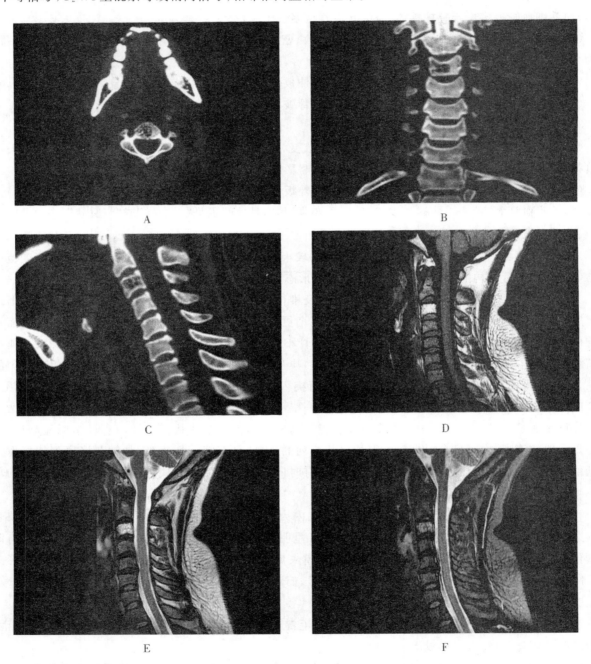

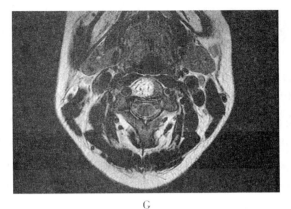
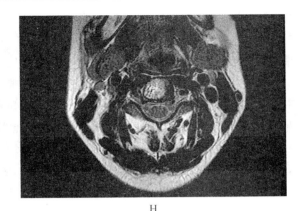

G　　　　　　　　　　　　　　　　　　　H

图 9-6-12　骨血管瘤

A～C.CT 平扫横断面及冠状面、矢状面重建示 C_3 椎体松质骨呈粗大网眼状,部分骨质破坏吸收,残留骨小梁增粗、呈稀疏排列的高密度,冠状面和矢状面重建图像为栅栏状改变,椎体外形正常;

D～H.MRI 矢状面(T_1WI、T_2WI、STIR)和横断面 T_2WI 示横断面呈网格状,矢状面见受累椎体呈纵行排列的栅栏状,T_1WI 见低信号的骨小梁与高信号的脂肪平行相隔,T_2WI 呈明显高信号

(张飘尘)

第七节　恶性肿瘤

一、骨肉瘤

骨肉瘤又称成骨肉瘤,是最常见的原发性恶性骨肿瘤,居原发恶性骨肿瘤首位,占 44.6%,好发于青少年,男女之比约为 1.7∶1。肿瘤细胞能直接形成骨样组织和骨质,主要成分为肿瘤性成骨细胞、肿瘤性骨样组织和肿瘤骨。骨肉瘤按其发生部位可分为髓性骨肉瘤和表面骨肉瘤;也可分为原发性骨肉瘤和继发性骨肉瘤,原发髓性骨肉瘤占多数,四肢长骨发病率约占 2/3,恶性程度高,预后不良。

【诊断要点】

1.临床表现　主要为疼痛、肿胀和功能障碍等症状,体检可扪及局部肿块,有局部压痛、皮肤温度升高、血管怒张等改变。病程短,进展快,多早期发生肺转移。

2.实验室检查　主要为血清碱性磷酸酶升高。

3.X 线检查

(1)病灶多位于膝关节处股骨下和胫骨上干骺端。

(2)原发髓性骨肉瘤是最常见的类型,X 线主要征象是骨破坏和肿瘤骨形成。按照骨破坏和肿瘤骨的多少而分为溶骨型、成骨型及混合型三种类型。

(3)干骺端松质、皮质骨多发斑点、虫噬样破坏,融合扩大,形态不规则,边缘模糊。

(4)肿瘤骨形成是其特征性征象,与 X 线表现具有相关性,是影像诊断的重要依据。瘤骨形态分为三种:云絮状、针状和斑块状。

(5)骨膜反应形态多样,放射状和 Codman 氏三角征是其重要征象。

(6)软组织肿块形成表明已侵犯骨外,并有瘤骨形成。

4.CT检查　CT能较早显示骨破坏,发现确认瘤骨以及软组织肿块,了解肿瘤范围及对周围组织的侵蚀,增强扫描肿瘤实质明显强化,为早期诊断提供更详尽的依据。

【MRI表现】

MRI的多平面、多序列成像可以清楚地显示肿瘤与周围正常结构如肌肉、血管、神经等的关系,能清楚显示肿瘤在髓腔内及软组织内蔓延的范围,能清楚显示骨骺及关节软骨的侵犯,可用于肿瘤的分期、化疗后效果及术前术后评价,也是发现跳跃性病灶的理想检查方法。

1.髓腔内变化:成骨型骨肉瘤在 T_1WI 和 T_2WI 上呈低信号;溶骨型骨肉瘤在 T_1WI 上呈偏低至中等信号,在 T_2WI 上呈中等至偏高信号,在 STIR 像上呈高信号;混合型骨肉瘤在 T_1WI 上呈偏低至中等信号,在 T_2WI 上呈高、低混杂信号;肿瘤周围水肿或非硬化区域在 T_2WI 和 STIR 像上呈高信号。T_1WI 和 STIR 像显示肿瘤在髓腔内的病变范围敏感性高,显示的范围远比 X 线片和 CT 广泛。

2.骨皮质破坏:MRI 对显示骨皮质破坏的敏感性较 X 线和 CT 检查为高。正常骨皮质在 T_1WI 和 T_2WI 上呈低信号,当骨皮质被肿瘤组织浸润或破坏时,在 T_1WI 和 T_2WI 上信号均升高,可显示出骨皮质的变薄、连续性中断或破坏(图 9-7-1)。

3.骨膜反应:表现为围绕骨皮质的线状、针状长 T_1、短 T_2 信号,其下被长 T_2 的肿瘤信号所占据。

4.骨骺浸润:MRI 可发现肿瘤侵犯骺板及穿破骺板侵犯骨骺甚至侵入关节。当骺板信号在 T_1WI 和 STIR 与干骺端肿瘤信号相同时,表面骺板已经受累;当在 T_1WI 表现为过渡信号(介于肿瘤与正常组织)时,则可能为水肿、造血性红髓或新生血管影;当骨骺或骺板的 MRI 显示结构紊乱时,也应怀疑骨骺受累。

5.软组织肿块:MRI 对软组织异常的敏感性较 X 线和 CT 检查高。肿瘤组织突破骨皮质侵犯肌肉,表现为中、高混杂信号肿块(图 9-7-1),边界一般较清楚的巨大肿块,有时出现片状高信号的出血或伴液平的坏死区。肿瘤侵犯软组织及软组织水肿的范围较骨肿瘤在骨内局部浸润的范围为大。

6.增强表现:静注 Gd-DTPA 增强骨肉瘤早期边缘强化、中心充盈延迟;肿瘤组织常为不均匀增强,髓内瘤周水肿和邻近软组织增强较均一,可以此区别肿瘤的边界和周围水肿。

7.化学治疗后改变:骨肉瘤在平扫上肿瘤体积缩小,周围水肿减轻,轮廓变得清楚,T_2WI 上信号强度降低,表明化疗有效。增强后肿瘤有活性的部分早期增强,而无活性的肿瘤组织无此征象。[31]P 波谱分析,具有活性的肿瘤组织的 ATP 和无机磷酸盐的峰值均升高,磷酸单酯的峰值也表现异常,而治疗后无活性的肿瘤组织上述指标可恢复到正常水平,当肿瘤复发时又表现出异常。

8.术后评价:术后的水肿和炎性改变,在 T_1WI 上呈低信号,在 T_2WI 上为高信号;术后数周或数月后,手术部位被纤维组织取代,在 T_1WI 和 T_2WI 上均显示为低、中等信号;术后血肿有明确的边缘,在 T_2WI 上信号均匀增高;含铁血黄素沉着的慢性出血,在 T_1WI 和 T_2WI 上均呈低信号。术后复查 MRI,如重新出现水肿、肌肉与术后手术部位轮廓改变、原凹陷的轮廓向外突出或增强后肿瘤区增强,则提示肿瘤复发可能。

9.DWI 示骨肉瘤实质部分显示较高信号,肿瘤内坏死部分显示较低信号,病灶内肿瘤骨成分显示低信号;ADC 值与肿瘤组织细胞密度有很好的相关性,实质部分 ADC 值较正常组织减低。

10.鉴别诊断:绝大多数骨肉瘤表现典型,可确立诊断,有时需与下列疾病鉴别:

(1)成骨型或溶骨性转移瘤:发病年龄较大,多见于躯干骨和四肢长骨骨端,表现为多发骨硬化或溶骨性病灶,较少出现软组织肿块和骨膜反应,临床常有原发肿瘤病史。

(2)化脓性骨髓炎:急性化脓性骨髓炎发病年龄、部位和骨破坏征象与本病很相似,早期诊断与鉴别诊断极为重要。前者骨反应增生环形围绕骨破坏,而骨肉瘤瘤骨与破坏无对应性,且为多形性。前者骨膜反应连续、完整、稳定,形成骨膜下脓肿和广泛软组织水肿,骨肉瘤则骨膜反应与破坏交替,并有软组织肿块,综合分析有助于鉴别。

（3）骨巨细胞瘤：发病年龄多在 20～40 岁,位于骨骺愈合后的骨端,临床表现轻,骨破坏边界清楚,无骨膜反应和肿瘤骨形成。

（4）Ewing 肉瘤：好发年龄为 5～15 岁,多位于长骨骨干,表现为骨髓腔内溶骨性破坏,骨表面放射状骨膜反应和软组织肿块明显,很少见瘤骨,对放疗极为敏感。如发生在干骺端与溶骨性骨肉瘤难以鉴别。

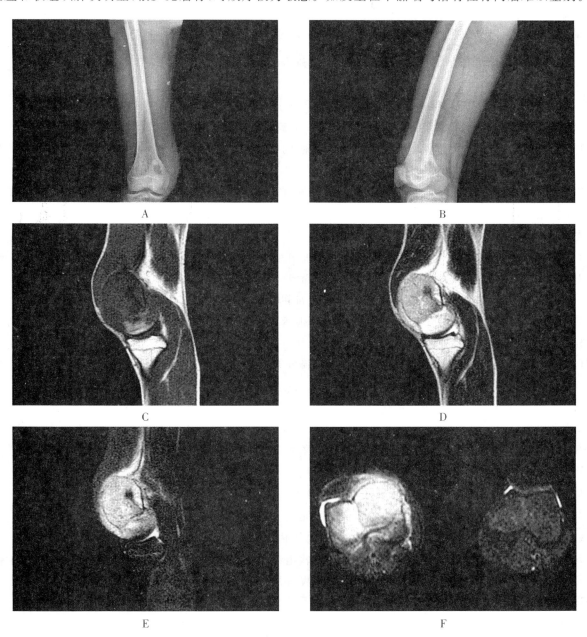

图 9-7-1 骨肉瘤

A.B.X 线平片示右股骨下段干骺端偏内侧一溶骨性骨破坏区,周围少许斑片状肿瘤骨,邻近骺线模糊,并见少许骨膜新生骨;

C～F.MRI 矢状面(T_1WI、T_2WI、STIR)及横断面 STIR 示干骺端骨破坏区突破骺板侵犯骨骺,软组织肿块内见结节状低信号肿瘤骨,周围软组织水肿

二、皮质旁骨肉瘤

皮质旁骨肉瘤又称骨旁骨肉瘤,为较少见的原发性低度恶性骨肿瘤,仅占所有骨肉瘤的 4%～5%。肿瘤起源于骨膜或骨皮质邻近的成骨性结缔组织,多数分化较好,生长慢,预后较好。发病年龄较髓内骨肉瘤大 5～10 岁,25～40 岁多见,多发生于下肢长管状骨。

【诊断要点】

1.临床症状　起病缓慢,病程较长,局部无痛性逐渐增大的硬性肿块。

2.X 线检查

(1)最常见部位是股骨下端后方(腘窝),其次是胫骨上端,共占约 70%。

(2)特征性表现为骨皮质旁高密度象牙样骨块,宽基底与骨皮质相贴,与骨皮质之间有 0.1～0.3cm 宽的线状透亮间隙,肿瘤较大者常有包绕骨干生长的倾向,骨膜反应无或少见,晚期可侵蚀邻近骨皮质及骨髓腔。

3.CT 检查　围绕骨生长的骨旁高密度肿块,更好地显示与骨皮质间的透亮间隙、范围及与邻近结构的关系,能进一步确认肿瘤特点。

【MRI 表现】

1.对肿瘤骨影像的形态变化,特别是肿瘤与周围组织、血管、神经关系的显示更为清楚。对于观察肿瘤侵犯骨髓腔的范围及软组织肿块的大小、边界和对临床手术有指导作用。

2.肿瘤于矢状面 T_1WI 上可出现一个紧贴骨表面的椭圆形中等信号块影(图 9-7-2),其边缘有一低信号薄膜包绕,局部相应部位的骨皮质部分中断,骨松质呈半圆形,边缘呈较清楚的低信号区,但周围的骨髓和软组织无明显浸润,也无骨膜反应。在 T_2WI 上,肿块的信号略有增高,块影内可见小点状的散在高信号区,其周围仍可见一低信号薄膜包绕(图 9-7-3),薄膜外有一条高信号带,局部的骨髓和软组织未见明显信号改变。

3.注射 Gd-DTPA 后肿瘤轻度强化。

4.鉴别诊断:

(1)硬化型骨肉瘤:X 线上,显示髓腔和骨皮质有明显破坏,继而侵入软组织,形成结构不清的骨性肿块。有放射状、袖口征等骨膜反应,可见软组织肿块。

(2)骨软骨瘤:可见正常骨皮质及骨松质移行于肿瘤基底部,肿瘤多有蒂并呈分叶状,软骨帽可钙化,肿瘤与骨皮质之间无线状征,也无包绕局部骨干的倾向。

(3)骨旁骨瘤:表现为象牙质样密度均匀的硬化性肿块,边缘锐利清晰,紧密附着于骨皮质。

(4)骨化性肌炎:好发于青年男性,主要发生在软组织内,常有明确的创伤病史。影像学特点是在软组织内逐渐出现不同程度的骨化,且骨化自外周向中央发展,与邻近骨间有较宽的透亮间隙带。而皮质旁骨肉瘤则自中央开始骨化。

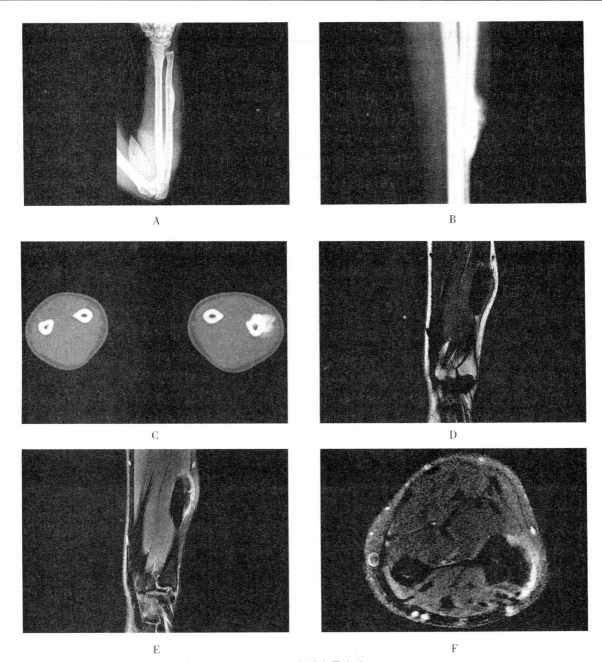

A

B

C

D

E

F

图 9-7-2 皮质旁骨肉瘤

A.B.X 线平片右侧尺骨中远段皮质外侧局限性增厚,欠致密;

C.CT 平扫示尺骨外侧皮质明显增厚,并向外延伸呈骨性赘生物,表面凹凸不平呈锯齿状,其内密度不均,邻近髓腔未见异常改变;

D~F.MRI 冠状面(T_1WI、FS-PDWI)及横断面 FS-T_2WI 示尺骨外侧骨皮质局限性增厚,紧贴增厚的骨皮质外侧见团块状稍长 T_1、稍长 T_2 混杂信号影,边缘欠光整,周围软组织稍肿胀

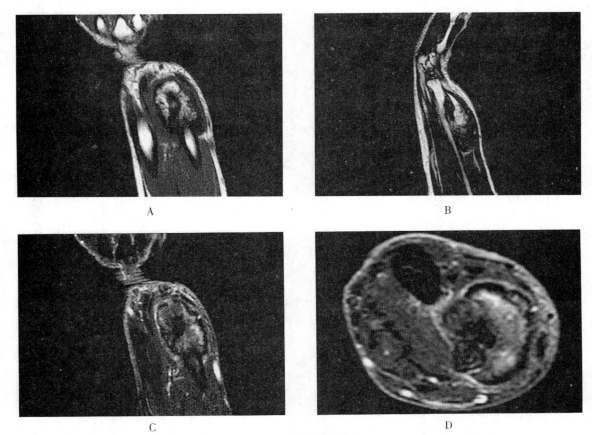

图 9-7-3　皮质旁骨肉瘤

　　A～D.MRI 冠状面 T_1WI、矢状面 T_2WI、冠状面 STIR 及横断面 STIR 示尺骨远段见不规则混杂信号肿块包绕骨干,邻近骨皮质有破坏并向髓腔侵犯,肿块与骨皮质相连处见斑片状低信号,肿块边缘见低信号影环绕

三、Ewing 肉瘤

　　Ewing 肉瘤是一种独立的高度恶性肿瘤,被认为起源于骨髓间充质性结缔组织。本病较少见,国内统计占原发骨肿瘤的 2.3%,占恶性骨肿瘤的 5%~8%。主要发生于 5~14 岁儿童,多位于长管状骨。

【诊断要点】

　　1.临床表现　多数患者初为间歇性隐痛,迅速发展成持续性剧痛,常伴有发热、贫血、白细胞增多和血沉加快等,肿瘤对放射治疗极为敏感。

　　2.X 线检查

　　(1)病变多位于长骨骨干和干骺端,红骨髓丰富骨如髂骨和肋骨亦可发生。

　　(2)发生在长骨骨干和干骺端病灶均分为中心型和周围型,骨干中心型最常见的典型表现为骨干中央髓腔广泛、多发性虫噬、鼠咬状骨质侵蚀,进展迅速,沿骨干长轴蔓延,广泛融合性骨破坏,骨膜骨壳包绕。骨干周围型其皮质外缘常呈蝶形破坏,有一定特征性。干骺中央型骨破坏,可见骨增生出现。

　　(3)骨膜反应明显,呈特征性"洋葱皮"样、放射状骨针,可见骨膜三角征。

　　(4)显著软组织肿块,尤其是周围型,早期即明显。

　　3.CT 检查　能更早显示多发点状、虫蚀样骨质破坏及软组织肿块,放射状骨针。增强扫描肿瘤有不同程度强化。

【MRI 表现】

1.MRI 的优势在于早期发现髓腔内浸润及骨皮质的破坏,明显优于 X 线和 CT,还能清晰地显示肿瘤的髓内侵犯范围、通过骺板蔓延的情况、软组织肿块及与邻近组织结构的关系、神经血管束的受累情况等。

2.骨干髓腔内异常信号区,在 T_1WI 为低信号,在 T_2WI 呈高信号,信号不均(图 9-7-4);可有出血,在 T_1WI 和 T_2WI 上均为高信号;骨膜新生骨呈等 T_1、中短 T_2 信号;软组织肿块呈稍长 T_1、长 T_2 信号,瘤内还可见多发性细薄的低信号间隔;瘤周水肿在 T_2WI 上表现为高信号。

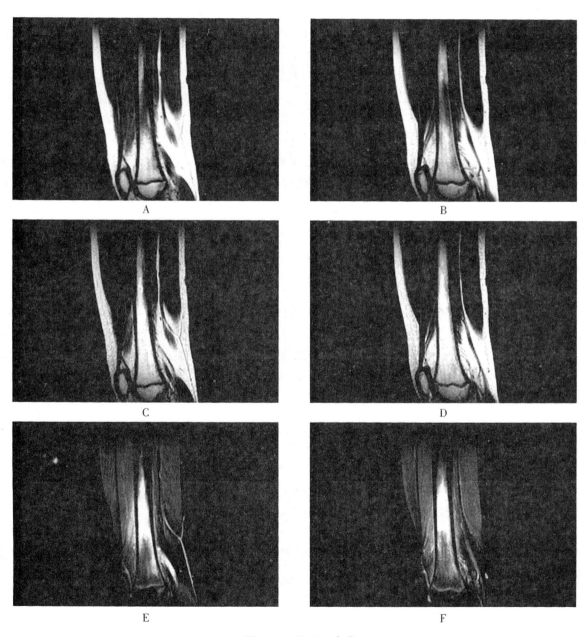

图 9-7-4　Ewing 肉瘤

A~F.MRI 矢状面 T_1WI、T_2WI、STIR 示股骨骨干及远端干骺端髓腔内信号不均匀,呈稍长 T_1、稍长 T_2 信号,STIR 呈欠均匀高信号,边界不清,邻近骨皮质欠光整,未见软组织肿块,周围肌肉水肿呈长 T_1、长 T_2 信号

3.注射 Gd-DTPA 增强后肿瘤多为不均匀性强化,出血、坏死区无强化。

4.少数病例可见骨内跳跃式转移。

5.鉴别诊断:

(1)急性骨髓炎:两者早期临床及 X 线表现很相似,但骨髓炎发病急,病程短(以周计),广泛软组织肿胀,骨膜反应连续完整。Ewing 肉瘤则病程较长(以月计),显著软组织肿块,针状骨膜反应与再破坏,且对放疗很敏感,照射后肿瘤迅速缩小是其特征。

(2)转移性神经母细胞瘤:多在 2 岁以前发病,长骨干骺端多发对称性骨破坏及颅骨多发骨破坏。Ewing 肉瘤 5 岁内发病少见。

(3)骨肉瘤:好发于长骨干骺端,其针状瘤骨粗、长、不规则,骨质破坏区和软组织肿块内常见肿瘤骨形成。

(4)骨淋巴瘤:发病年龄大,病程长,临床症状轻,软组织肿块明显而骨皮质破坏相对较轻。MRI 检查 T_2WI 病灶信号多较均匀。

(5)应力性骨折:儿童应力性骨折常伴有骨膜下出血、血肿钙化和层状骨膜反应,使骨干破坏,MRI 可见横行骨折线。

(6)嗜酸性肉芽肿:是一种骨肿瘤样病变,具有自限自愈和病变多发的特点。病灶一般较局限,多呈囊样骨质破坏,边缘常部分清楚,可见增生硬化。骨膜反应较成熟,密度较高,骨膜反应与骨皮质之间见透亮线,不形成放射状骨针。软组织肿块薄而长,包绕病变区,较对称,MRI 矢状面或冠状面增强扫描常出现特征性的"袖套征"。

四、软骨肉瘤

软骨肉瘤起源于软骨或成软骨结缔组织,所有软骨内化骨的骨骼均可发生。发病率仅次于骨肉瘤,约占恶性骨肿瘤的 16.1%。男性多见,约为女性的 2 倍。按发病部位可分为中央型和周围型,也可分为原发性和继发性。中央型以原发性居多,发生于骨髓腔;周围型以继发性为多,发生于骨表面。软骨肉瘤多见于长管状骨,其次是骨盆。原发性较多见,常发生于 30 岁以下的青少年,继发性多见于 40 岁以上。

【诊断要点】

1.临床表现　多数病程长,发展慢,症状较骨肉瘤轻。部位表浅者,肿块出现早;盆腔深部者,常在出现压迫症状时才被发现。

2.X 线检查

(1)中央型:好发于四肢长骨,半数在股骨两端,以下端多见,其次为肱骨、胫骨上端,形态不规则囊性溶骨性破坏区,边缘模糊,骨皮质变薄,破坏区明显弧形、结节样模糊钙化是病变本质性重要征象,具有定性价值。

(2)周围型:好发于骨盆,约占 1/2,其次为肩胛骨、股骨和肱骨上端,多继发于骨软骨瘤,骨外结节表面大量模糊钙化影。

3.CT 检查

(1)中央型:平扫显示髓腔内分叶状软组织肿块,软骨弧形、结节样钙化,骨皮质内缘"扇贝"样侵蚀等是其重要征象。

(2)周围型:CT 表现与中央型相似,但肿瘤多向骨外生长,其中边缘型多数还可见残存骨软骨瘤性基底和软骨帽。

（3）增强扫描：肿瘤外周结节样分叶及其内部的分隔强化。

【MRI表现】

MRI显示骨髓腔受侵范围、软组织肿块的解剖位置及范围等明显优于CT。

1.中央型

（1）T_1WI髓腔内病变呈分叶状等或低信号，与周围骨髓分界清楚；T_2WI对基质钙化和软组织肿块比较敏感，T_2WI呈混杂信号，分化良好的透明软骨呈团状的明亮高信号，瘤软骨的钙化呈低信号（图9-7-5），均匀的高信号透明软骨被低信号的纤维间隔分隔呈分叶状改变或信号不均匀，提示恶性程度较高。

（2）肿瘤突破皮质形成软组织肿块，内可见低信号的钙化或被低信号的钙化包绕。

2.边缘型和皮质旁型：常继发于骨软骨瘤等，表现为大面积的软骨帽（>2cm宽度），形成向外浸润的软组织肿块（图9-7-6）。

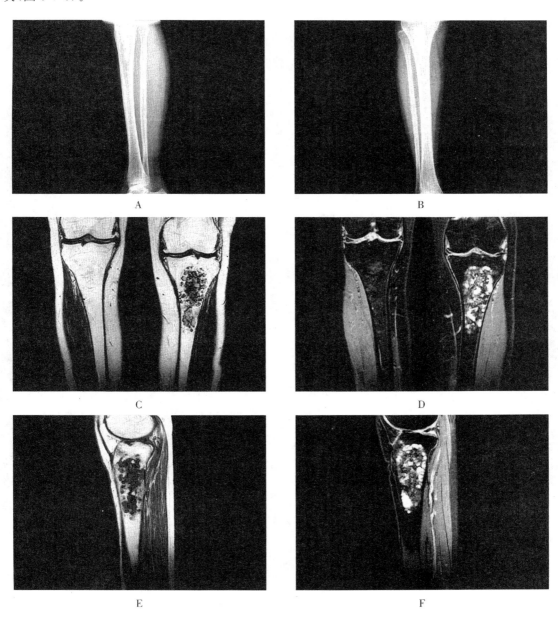

A

B

C

D

E

F

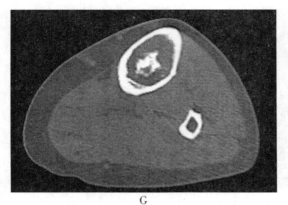
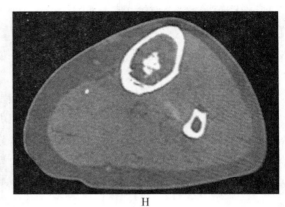

G   H

图 9-7-5   软骨肉瘤（中央型）

A.B.X 线平片示左胫骨上段髓腔内见大片模糊的结节状钙化影融合呈团片,骨皮质完整;

C～F.MRI 冠状面(T₂WI、FS-PDWI)及矢状面(T₁WI、FS-PDWI)示胫骨上段髓腔内见不规则分叶状混杂信号影,境界不清,T₁WI 呈等、低信号,FS-PDWI 见高信号软骨内低信号的纤维分隔;

G.H.CT 平扫示髓腔内不规则形的钙化影

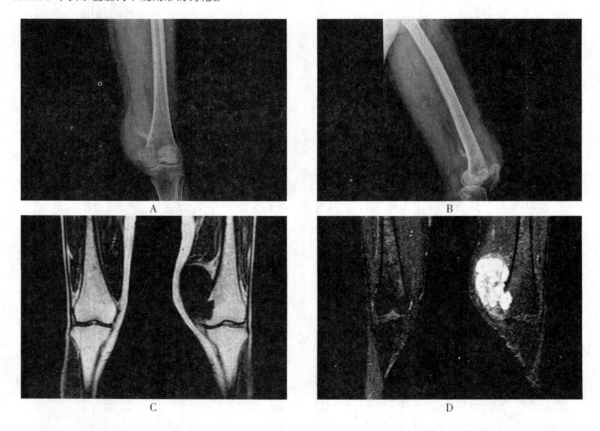

A   B

C   D

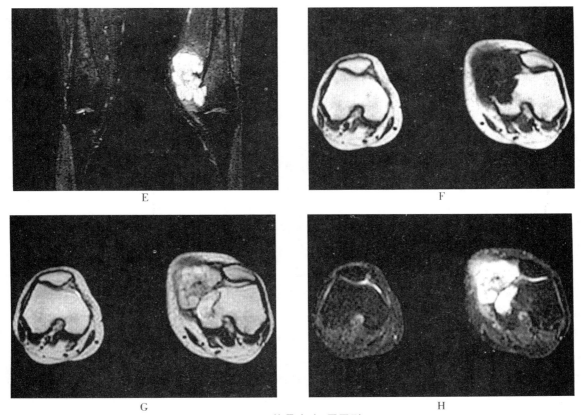

图 9-7-6　软骨肉瘤(周围型)

A.B.X 线平片示左侧股骨下端内侧骨皮质模糊、不连续,见多发垂直于骨表面并基底与之相连的不规则骨样密度影,境界模糊,周围见多发斑点状模糊钙化影;

C～H.MRI 冠状面(T₁WI、STIR)及横断面(T₁WI、T₂WI、STIR)清晰显示包绕股骨内侧髁的不规则形软组织肿块并见突破骨皮质侵犯骨髓腔内,肿块表面见一圈厚薄不均的软骨帽,肿块内钙化呈低信号

3.注射 Gd-DTPA 增强扫描强化方式可有 3 种,表现为以周边及分隔强化为主,其分隔状强化自周边伸向中心,中心无明显强化或轻中度强化,肿瘤整体呈不规则花环状与蜂窝状;周边强化不明显而中心强化不均匀,表现为斑驳状强化;少数病例明显强化。MRA 可显示肿瘤供血动脉及局部肿瘤血管。

4.鉴别诊断:

(1)软骨瘤:好发于短骨,呈中心膨胀性生长,瘤灶内钙化小而少,钙化密度高,边缘清楚,骨皮质多光整,无软组织肿块,病灶周围有硬化边,骨内膜扇贝形压迹的深度一般不超过骨皮质厚度的 2/3。MRI 动态增强扫描软骨肉瘤强化早于软骨瘤。

(2)骨软骨瘤:软骨帽有时可较厚,但边缘清楚,无软组织肿块及絮状钙化可资鉴别。

(3)骨肉瘤:如肿瘤的主体部分或中心部分表现为瘤软骨钙化而边缘部分可见瘤骨时,以软骨肉瘤可能性大;反之,则骨肉瘤可能性大。当软骨肉瘤内有大量致密钙化影需与硬化型骨肉瘤鉴别,前者大块致密影是由点状或小环形影密集而成、密度较高、边界较清楚、骨膜反应较少,而后者瘤骨呈斑片或大块状,边界较模糊。

(4)骨巨细胞瘤:仅局限于骨髓腔内无钙化的中央型软骨肉瘤须与良性骨巨细胞瘤鉴别。骨巨细胞瘤呈偏心性生长,破坏区一般无钙化,内见残存骨嵴,病变与周围组织界限清楚。

(5)骨化性肌炎:有明确的创伤病史,在软组织内逐渐出现不同程度的骨化,与邻近骨间有较宽的透亮间隙带。

五、白 血 病

白血病系造血系统恶性肿瘤,按病程分为急性白血病和慢性白血病,多为急性,居青少年和儿童恶性肿瘤首位,慢性多见于成年人。白血病侵犯造血系统及全身各系统,引起骨骼病变的占 50%～70%,尤其是儿童急性淋巴细胞白血病,全身骨骼均可受累,以红骨髓丰富的扁骨和长骨干骺端改变最明显。

【诊断要点】

1.临床表现:发病急,进展快,常见发热、贫血、肝脾和淋巴结肿大。

2.实验室检查:是确诊白血病的主要依据,周围血内白细胞总数轻度增多,一般不超过 3 万/mm³,晚期可明显增多。血小板显著减少。骨髓象中有核细胞增生活跃至极度活跃,粒/红比例增多。

3.骨关节受累可引起局部隐痛、压痛,局部可形成向外隆起的结节。

4.X 线检查:

(1)儿童白血病骨破坏可早在周围血常规改变之前 2～3 个月出现,骨骼 X 线检查阳性率可达 95%。常在长骨干骺端或骺板下出现平行的横行透亮带,称"白血病带",其内骨小梁稀少或消失,边缘可锐利或较模糊,并逐渐移行于正常骨组织;也可见局限性或弥漫性小点状溶骨性骨破坏区并可同时伴斑片状高密度的骨硬化,最常见于长骨松质骨并向骨干延伸;在骨膜下浸润可致骨膜反应。

(2)成人急性白血病很少出现骨病。主要表现为一致性骨密度减低,在椎体可出现于椎体上下缘,表现为"夹心椎"样,并可合并压缩性骨折;可见局限性骨破坏区,大小不等,可累及各个部位;可致骨膜反应,同时伴骨皮质侵犯等。

【MRI 表现】

MRI 是诊断白血病骨关节病变的最佳检查方法。

1.急性白血病化学治疗前的 MRI 表现:急性白血病主要侵犯红骨髓。在未经治疗的成人急性白血病中,中轴骨及肱骨、股骨近端是其异常表现最显著的部位。

(1)T₁WI 上成人中轴骨及肱骨、股骨近端大多表现为均匀、对称性的广泛弥漫性低信号;椎体信号强度等于或低于椎间盘;骨盆、胸骨信号强度低于邻近脂肪,可接近肌肉或与肌肉相等。此外,成人患者的中轴骨或外周骨在 T₁WI 也可表现为灶性的斑片状或非均匀的不规则低信号。长骨往往从干骺端开始累及骨干,而大多数患者股骨头和大转子骨骺不受累及而仍呈高信号。

T₁WI 上儿童中轴骨和外周骨都可表现为低信号,但 10 岁以下患儿 T₁WI 上脊柱椎体的弥漫性低信号与正常儿童椎体信号强度相似难以辨别,而外周骨的异常信号在 T₁WI 上易辨认,因此,对急性白血病患儿(尤其 10 岁以下)外周长骨(以膝关节区为主)的 MRI 观察较脊柱更有价值。小儿骨骺受累较成人多见,且易并发骨骺的缺血性坏死,T₁WI 表现为骨骺信号不均和变形。

(2)T₂WI 上表现为病变处骨髓信号升高,信号升高的程度取决于白血病细胞的组织含水量的高低,但多数情况下与正常黄骨髓信号强度近似而缺乏对比,显示不如 T₁WI 和 STIR 序列敏感。

(3)STIR 序列是显示白血病骨髓浸润最敏感的方法。弥漫性骨髓浸润的中轴骨和外周骨在 STIR 像上呈明显高信号,信号强度高于或明显高于肌肉;局灶性骨髓浸润在 STIR 像上呈斑点状或小片状高信号(图 9-7-7)。

2.急性白血病化学治疗后的 MRI 表现:可有多种 MRI 表现,以 T₁WI 的信号变化最为重要,可协助临床判断治疗效果和预后。

化疗后 1 周左右,由于骨髓充血水肿和纤维蛋白的沉积,T₁WI 的信号又略有降低,T₂WI 的信号轻微升高。之后,T_1WI 的信号升高,STIR 像上的信号明显降低,这时 MR 信号可与正常骨髓信号强度相似,并可作为判断化疗有无效果、是否缓解或复发的标准。后期,经过长期化学治疗,骨髓发生不同程度纤维化,T_1WI 可表现为高低相间的不均匀混杂信号,这种信号特征被视为急性白血病的化学治疗后效应。

3.MRI 不但可通过 T_1WI 和其他成像序列的信号变化来显示急性白血病骨髓浸润的范围,观察其化学治疗后反应,还可通过对治疗前后 T_1 弛豫时间的测定,进一步对急性白血病的发生、发展及治疗后的好转或恶化进行监测和评价。未治疗的白血病的骨髓 T_1 弛豫时间明显延长,处于临床缓解期的 T_1 弛豫时间较治疗前明显缩短、可接近甚至达到正常值范围,再次复发者其 T_1 弛豫时间又可再次延长。

4.鉴别诊断:

(1)骨髓转移瘤:多有原发病史,可有软组织肿块,病变累及椎体呈跳跃性,病变内可见残留正常骨髓。

(2)骨淋巴瘤:多呈结节样长 T_1、长 T_2 异常信号,可有椎旁软组织肿块。

(3)多发性骨髓瘤:可呈局灶型、弥漫型和不均匀型,典型表现为骨髓内出现黑白相间的斑点状异常信号(椒盐征)。

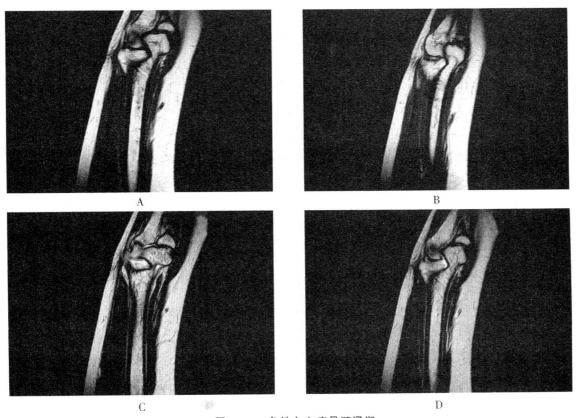

图 9-7-7 急性白血病骨髓浸润

A~H.MRI 冠状面(T_1WI、T_2WI、STIR)及矢状面 STIR 示左侧肱骨及尺桡骨近端骨髓腔内弥漫斑片状混杂稍长 T_1、T_2 信号,STIR 呈明显高信号,境界不清,骨皮质无破坏,周围软组织无异常

六、骨髓瘤

骨髓瘤是起源于骨髓网织细胞的恶性肿瘤,分为多发和单发,绝大多数为多发,又常称多发性骨髓瘤。本病约占骨恶性肿瘤的 4.42%,多为 50 岁以上发病,男女之比约为 2:1。瘤细胞分为浆细胞和网状细胞

两型。按照免疫学方法是否分泌免疫球蛋白而分为分泌型和非分泌型,前者占90％以上。本病好发于骨骼富含红骨髓部位,亦因产生各种异型免疫球蛋白,侵及多个系统,可引起泌尿和神经系统病变。

【诊断要点】

1.临床表现:主要为全身乏力、体重减轻、低热、贫血,全身骨痛,以腰背为重,可有骨外系统异常表现。

2.好发部位:全身骨均可受累,多位于富含红骨髓的部位,如颅骨、脊柱、肋骨和骨盆。

3.实验室检查:高血钙、高蛋白血症、白蛋白/球蛋白比例倒置,尿中本-周氏蛋白阳性,对诊断有重要意义。

4.诊断依赖于骨髓穿刺,浆细胞多于10％即可确诊。

5.X线检查:本病表现复杂,可因不同部位、类型、时期表现各不相同,约10％为正常,主要征象为:

(1)广泛性骨质疏松:早期X线检查难以确认,随病程发展,尤以椎体和肋骨比较明显,疏松骨质结构模糊。

(2)多发性骨质破坏:典型表现为颅骨多发圆形"穿凿样"破坏征象,边缘清楚,无硬化缘。骨破坏也可呈蜂窝、皂泡样。

(3)病理性骨折:肋骨以及多发椎体压缩性骨折。

6.CT检查:与X线相同,优势是能发现早期骨破坏及软组织肿块,但不能发现骨破坏前的骨髓瘤细胞浸润。

【MRI表现】

1.MRI是最敏感的成像方法,能早于X线和CT发现髓内改变,并确定病变范围。

2.骨髓浸润多位于中轴骨及四肢骨近端。当骨髓受累程度轻时骨髓信号可以正常,或骨髓呈"胡椒盐状"浸润,T_1WI呈弥漫性的黑白相间的点状或小颗粒状混杂信号影,T_2WI及STIR像上表现为弥漫不均匀点状高信号影。当骨髓受累程度重时,骨髓呈弥漫性、灶性或弥漫性灶性浸润,T_1WI呈斑片状、结节状或广泛弥漫性低信号,T_2WI及STIR像上为高信号,病灶常多发且分布不对称(图9-7-8,图9-7-9,图9-7-10)。

3.常合并椎体压缩性骨折,发生率达60％,以胸、腰椎多见(图9-7-8)。压缩的椎体信号可以正常,也可呈弥漫性浸润表现。

4.用Gd-DTPA增强后受累骨髓呈弥漫性、不均匀性及灶性强化。治疗后临床完全缓解的骨髓瘤患者,其骨髓异常信号可以消失,或残留病灶无强化,或为边缘性强化;治疗后临床部分缓解者,表现为原来的弥漫性浸润转变为斑驳状或灶性浸润,且强化减弱。

5.鉴别诊断:

(1)骨质疏松症:多见于老年人,无全身性、进行性骨痛,疏松骨质结构清晰,无骨质破坏,MRI检查骨髓信号正常,结合实验室检查可予以鉴别。

(2)骨转移瘤:病灶大小不一,边界模糊,病灶间的骨质正常,侵及脊柱时椎弓根多受累(骨髓瘤早期椎弓根常无受累),有原发瘤病史,易明确。

(3)甲状旁腺功能亢进:青壮年多见,广泛性骨质疏松,但有典型的指骨骨膜下骨吸收,实验室检查尿中本-周氏蛋白阴性,血中促甲状旁腺激素、甲状旁腺激素异常。

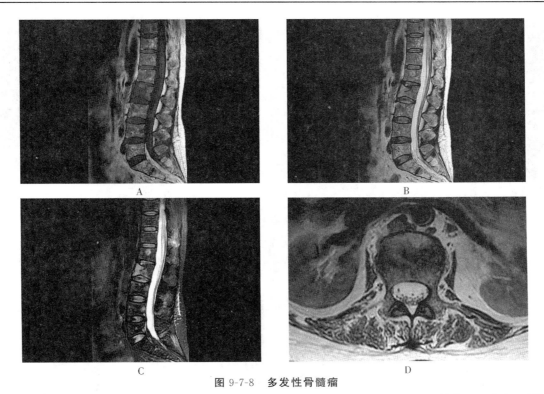

图 9-7-8 多发性骨髓瘤

A～D.MRI 矢状面 T_1WI、T_2WI、STIR 及横断面 T_2WI 示胸腰椎椎体、部分附件及 $S_{1,2}$ 椎体信号不均匀,见散在大小不一结节状、团片状稍长 T_1、稍长 T_2 信号影,STIR 呈明显高信号,边界不清,部分椎旁见软组织肿块影,L_2 压缩性骨折

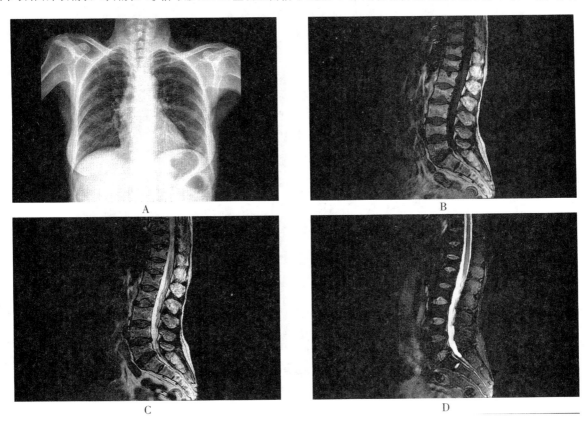

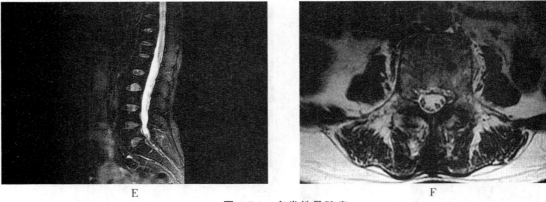

图 9-7-9　多发性骨髓瘤

A.X 线平片示两侧肋骨见多发低密度影;

B~F.MRI 矢状面 T_1WI、T_2WI、$FS-T_2WI$ 及横断面 T_2WI 示 $S_{3,4}$ 左侧见斑片状稍长 T_1、稍短 T_2 信号影,$FS-T_2WI$ 上呈稍高信号,边界欠清

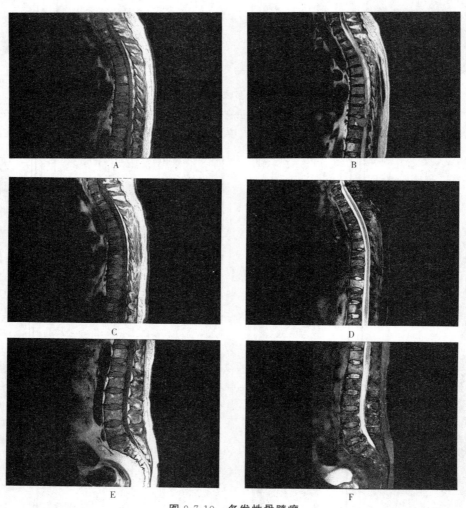

图 9-7-10　多发性骨髓瘤

A~F.MRI 矢状面 T_1WI、T_1WI 及 $FS-T_2WI$ 示胸、腰椎部分椎体及附件信号不均匀,见多发大小不一结节状、团片状稍长 T_1、稍长 T_2 信号影,$FS-T_2WI$ 上呈明显高信号,边界不清

七、脊索瘤

脊索瘤发生于残留脊索组织,占骨肿瘤的 1.95％,占恶性骨肿瘤的 4％。多见于 30～50 岁,男女之比约为 2∶1,几乎均发生在骶尾部和颅底斜坡处。

【诊断要点】

1.本病进展缓慢,恶性程度低,很少转移,早期主要症状为疼痛,晚期引起局部压迫症状和体征。

2.好发部位:脊柱两端,即骶尾部和颅底斜坡。

3.X 线检查:

(1)骶尾部或颅底斜坡区域溶骨性破坏,轻度膨胀,边界清楚可有硬化。

(2)软组织肿块,破坏区内残留骨、基质钙化。

4.CT 检查:能够清晰显示破坏部位、侵蚀范围和软组织肿块,肿瘤内见残留骨和钙化是其重要特点。

【MRI 表现】

1.MRI 检查:能清楚显示脊索瘤的范围和生长方向,特别是向椎管内生长情况;能很好地显示肿瘤的软组织肿块、侵犯范围和与邻近组织、器官的关系。MRI 矢状面对病变的范围及邻近的解剖关节显示最佳。

2.肿瘤在 T_1WI 呈低信号,T_2WI 和 STIR 像上呈高或稍高信号,信号常较均匀;肿瘤内残留的骨片、钙化和血管常表现为不规则低信号影,可致信号不均匀;如肿瘤内有出血则 T_1WI 及 T_2WI 均为高信号;如合并坏死和囊变,则肿瘤内可见更长 T_1、更长 T_2 信号。

3.位于骶尾部的肿瘤发生的骨质破坏,表现为以骶尾为中心的圆形块影,肿块前半部分呈半圆形、边缘光滑,后半部分的边缘常不超出骶尾骨,MRI 可观察肿块的后半部向椎管内侵犯情况(图 9-7-11,图 9-7-12)。

4.注射 Gd-DTPA 增强扫描常有明显但缓慢的强化。动态增强时间-信号强度曲线呈缓慢上升和缓慢下降,峰值时间常在 60 分钟以上。

5.鉴别诊断:

(1)骶骨巨细胞瘤:多位于骶髂关节面下方,偏心性生长,膨胀性破坏,无明显钙化,血供丰富。

(2)骶尾部畸胎瘤:发病早,好发于儿童,常伴有骶骨发育不全,呈囊状,约 1/2 有钙化,且钙化粗大。MRI 可显示分化较好的畸胎瘤内的脂肪信号。

(3)骨转移瘤:虽有溶骨性破坏及软组织肿块,但边界不清、形态不整,很少有膨胀性改变及肿瘤内钙化。

(4)鼻咽癌:发生于颅底的脊索瘤需与之鉴别。鼻咽癌骨破坏多偏向一侧,呈浸润性生长,边界不清,肿瘤的中心点多位于鼻咽;临床上常以涕血、鼻塞、颈部包块为首发症状;MRI 动态增强,鼻咽癌的时间-信号强度曲线呈快速上升和快速下降,其峰值时间多在 90 秒之内,脊索瘤的曲线则呈缓慢上升和缓慢下降,峰值时间常在 60 分钟以上。

(5)软骨肉瘤:肿瘤的破坏区膨胀程度低,破坏区边缘模糊,移行带宽,肿瘤内瘤软骨的钙化多为点状、环状或不规则状。

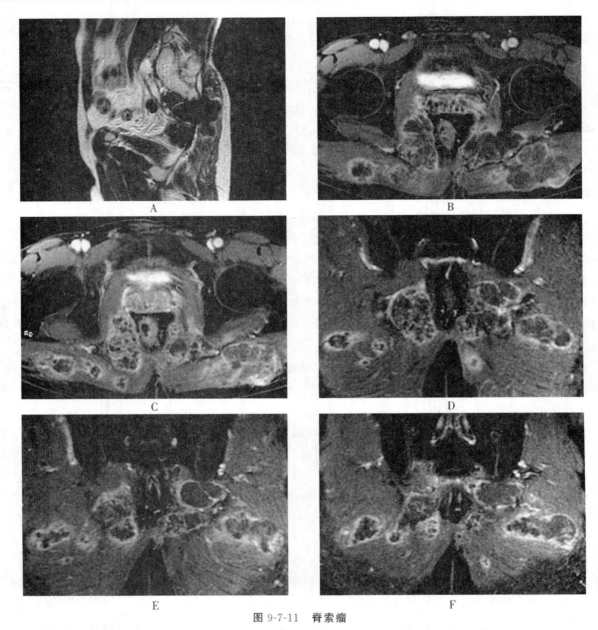

图 9-7-11　脊索瘤

A～F.骶尾部脊索瘤术后残留复发伴邻近软组织内播散,MRI 矢状面 T_1WI、横断面 T_1WI 增强及冠状面 T_1WI 增强示骶尾部结构紊乱,见多发、散在明显环状强化的结节样病变,边界不清,向前突入盆腔内,两侧臀大肌、梨状肌及闭孔内肌内也见散在类似强化灶

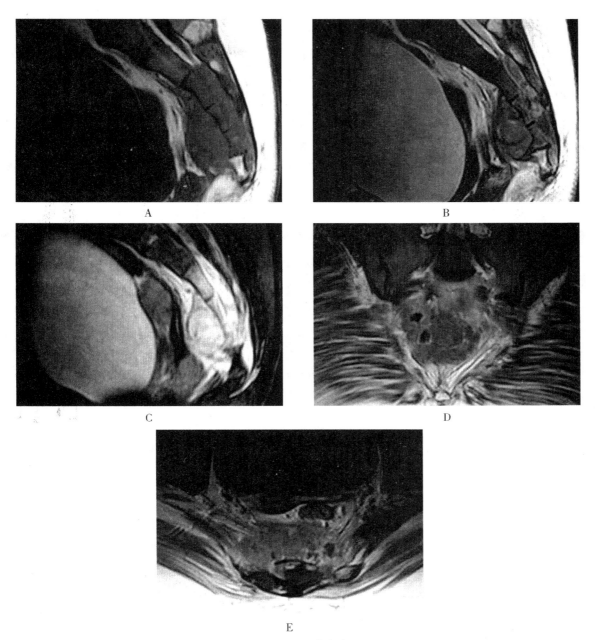

图 9-7-12　**脊索瘤**

　　A～C.分别为骶尾椎正中矢状面 T_1WI、T_2WI 及 STIR;D.E.分别为骶尾椎冠状面 T_1WI 和横断面 T_1WI,示 S_3、S_4 及 S_5 脊索瘤,相应椎体不同程度溶骨性破坏、软组织肿块明显,肿块向前生长为主,椎管内受侵犯,骶神经受累及

八、骨淋巴瘤

　　骨恶性淋巴瘤分为原发性和继发性,原发性骨淋巴瘤极为少见,绝大多数是继发于骨外淋巴瘤(多为非霍奇金病)累及骨,约占骨恶性肿瘤的 4.6%。发病年龄高峰为 35～45 岁,男性多于女性,多见于长骨骨干、脊椎、颌骨和颅骨,病变单发或多发。

【诊断要点】

1.临床表现

(1)淋巴瘤的全身表现:发热、体重减轻、肝脾及淋巴结肿大等。

(2)患骨持续性钝痛,局部肿胀。特点为骨质破坏明显而全身状态良好。

2.X线检查

(1)非霍奇金病:长骨骨干早期斑点状骨质破坏,进展迅速,形成大片状骨质破坏缺损,边缘模糊,易并发病理性骨折。少数呈成骨性改变。可致骨膜反应和骨膜三角,软组织肿块,其内无瘤骨和钙化。

(2)霍奇金病:病变多发生于脊柱,以硬化性改变为主,骨外形无改变,重者表现为"象牙椎"样改变;也可表现为溶骨与成骨相间的混合性改变。

3.CT检查　显示骨质侵蚀破坏较X线早和敏感,但不能显示病变早期的骨髓浸润。随病变进展表现为边缘模糊的大片溶骨性破坏或程度不一的骨质硬化、骨膜反应及软组织肿块,增强扫描肿块呈中度到明显强化,总之骨破坏征象缺少特征性。

【MRI表现】

1.MRI可发现X线和CT难以显示的早期骨髓内浸润,清楚显示周围软组织肿块,并可对放疗后骨髓变化进行观察以判断疗效和预后。

2.骨髓弥漫性浸润时,T_1WI上中轴骨或外周骨表现为对称性的均匀弥漫性稍低信号,椎体信号低于或等于椎间盘,骨盆诸骨或肱、股骨近端信号比脂肪低,比肌肉高;T_2WI与脂肪信号相似,高于肌肉信号;STIR表现为明显的广泛性高信号。当骨髓灶性浸润时,则有不对称性和分布不均的特点。

3.侵犯椎体时易引起椎旁软组织肿块和椎管内侵犯,椎管内肿块位于硬膜外,围绕脊膜生长呈袖套状,矢状面肿块上下径范围较大,相邻椎间盘未见受累,多椎体侵犯可为相邻椎体或为跳跃性,软组织肿块呈稍长 T_1、稍长 T_2 信号。

4.Gd-DTPA增强扫描病变呈中度强化。

5.淋巴瘤接受放疗后MRI能反映其病理变化过程。在照射2周后,椎体 T_1WI 信号无变化,STIR信号可有升高;3～6周,T_1WI 信号不均匀性升高;6周～14个月,T_1WI 椎体中央表现为带状脂肪性高信号,周围为中等信号;此后,由于椎体内造血组织大部分或完全被脂肪组织所替代,T_1WI 表现为均匀的高信号,并可保持相当长的时间。

6.鉴别诊断:

(1)多发性骨髓瘤:呈多发、大小相似的穿凿样或灶状骨质破坏,边缘清楚,以中老年多见,尿中Bence-Jones蛋白阳性。

(2)骨转移瘤:多发生于老年人,一般有原发肿瘤病史。MRI上肿瘤在椎体内呈散在结节状分布,瘤灶大小不一,脊柱病变常累及椎弓根,四肢骨受累较少见,常呈长 T_1、长 T_2 信号,软组织肿块与淋巴瘤相比常较局限,肿块大时易出现坏死,更易出现病理性压缩性骨折;增强扫描病灶强化明显。

(3)Ewing肉瘤:发病年龄较小,好发于10～25岁的青少年,局部及全身症状较重,骨破坏呈筛孔样,骨膜反应明显,多呈葱皮样。淋巴瘤全身症状轻,病程长,骨膜反应较轻。

(4)不典型脊柱结核:在MRI上 T_1WI 呈低信号,T_2WI 上呈高、低混杂信号,椎体压缩程度轻,邻近上下椎体见局限性类似信号,椎旁软组织肿块小,易坏死,较陈旧性病灶可见钙化。增强扫描骨破坏区、椎旁软组织肿块均呈明显强化,椎体内强化不均,不易在椎管内、硬膜外形成软组织肿块,较晚出现脊髓、神经受压症状。

九、骨纤维肉瘤

骨纤维肉瘤起源于骨纤维结缔组织,多为原发性,少数为继发性。本病临床较少见,约占原发骨肿瘤的 3.83%,占恶性骨肿瘤的 6.6%。多见 20~40 岁,男性多于女性,多发于四肢长管状骨。

【诊断要点】

1.临床表现　主要为局部疼痛和肿胀。可有软组织肿块和病理性骨折。

2.好发部位　下肢长管状骨之胫骨上端,股骨下端,约占 2/3。

3.X 线检查　分为中央型、周围型(骨膜型)、继发型和多发型。

(1)中央型:多见,起自骨内膜侵蚀骨皮质、边缘模糊的不规则溶骨性破坏,周围成筛孔样侵蚀,局部软组织肿块。破坏明显者发生病理性骨折。通常无骨膜反应和反应性骨增生,偶见瘤骨和基质钙化。

(2)周围型:少见,起自骨外膜,骨旁软组织肿块,相邻骨皮质侵蚀性破坏。

(3)继发型:罕见,如在畸形性骨炎、骨纤维异常增殖症基础上发生。

(4)多发型:少见,多骨多发性骨破坏,可伴有内脏和软组织肿瘤。

4.CT 检查　中央型呈溶骨性破坏及软组织肿块。少见骨反应性增生和基质钙化。周围型骨旁软组织肿块明显。肿瘤巨大时可见瘤体内不规则形低密度区。增强扫描肿块不均匀强化。

【MRI 表现】

1.MRI 可清晰显示肿瘤在髓内的浸润,显示肿瘤的骨内及骨外部分及其与邻近血管的关系。

2.T_1WI 上肿瘤信号强度中等或偏低;T_2WI 上随分化程度高低而不同,高分化者信号均匀而较低,低分化者信号杂乱,其内黏液样变及坏死区为高信号。常伴骨皮质破坏和软组织肿块(图 9-7-13)。

3.注射 Gd-DTPA 增强扫描肿瘤活性部分强化,坏死及出血区无强化。

4.鉴别诊断:

(1)溶骨性骨肉瘤:和中央型纤维肉瘤相似,但前者多见于青少年发育期的长骨干骺端,X 线和 CT 检查,可见破坏性骨膜反应和少量瘤骨。

(2)骨膜骨肉瘤:和周围型纤维肉瘤相似,早期的皮质外缘侵蚀和显著骨旁软组织肿块,但前者软组织内肿瘤基质钙化明显,并见放射性瘤骨可资鉴别。

(3)骨恶性淋巴瘤:亦表现为进展迅速的骨质破坏和明显的软组织肿块,但患者的全身状态较好,且肿瘤对放疗敏感。

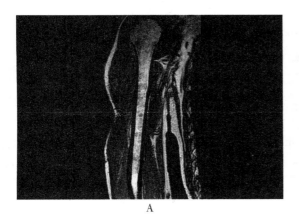
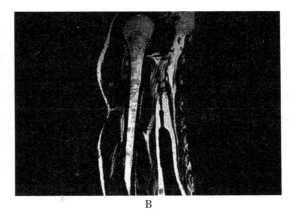

A　　　　　　　　　　　　　　B

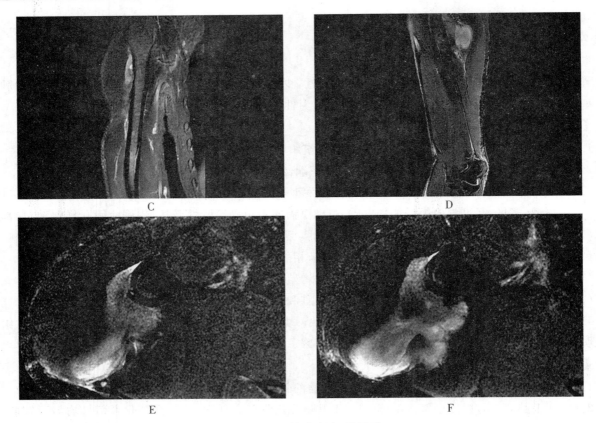

图 9-7-13　骨纤维肉瘤(周围型)

A.B.冠状面 T_1WI、T_2WI,示右侧肱骨近段骨旁软组织肿块,相邻骨皮质侵蚀性破坏,T_1WI 上肿瘤呈稍低信号,T_2WI 上呈稍高信号;

C~F.冠状面、矢状面及横断面抑脂 T_2WI 示肱骨旁软组织肿块呈高信号,信号欠均匀,累及骨皮质及三角肌

十、骨脂肪肉瘤

骨脂肪肉瘤极为少见,占原发骨肿瘤的 0.04%~0.31%,占恶性骨肿瘤的 0.08%~0.68%。它起源于骨髓腔的脂肪组织,以原发者较多见,脂肪瘤继发恶变罕见。发病年龄多在 40 岁以上。但年少者常分化不良,年长者则多分化良好。

【诊断要点】

1.发病部位以长骨远端多见,骨干少见。其中以股骨最多见,胫骨、腓骨、肱骨、骨盆、肩胛骨、桡骨、锁骨和脊椎等亦可发生。

2.临床上以局部疼痛为主,逐渐加重,夜间更明显。若肿瘤突破骨皮质,可形成软组织肿块,甚至发生病理性骨折。

3.本病进展与瘤细胞分化程度有关。分化好者,5 年存活率可达 80%以上;分化差者生长较快,容易发生骨与肺的转移,多数患者在 3 年内死亡。

4.X 线检查:

(1)病变发生在长骨骨干者,多呈溶骨性破坏。

(2)边缘模糊,可有骨硬化及骨膜反应。

（3）若发生在长骨远端则多呈多囊状膨胀性改变，有较完整的骨壳，周围骨质有筛孔状破坏，并多为偏心性生长。

（4）肿瘤穿破骨皮质，可有骨膜反应和软组织肿块。偶尔可有透亮的脂肪组织和钙化。

5.CT 检查：

（1）平扫为骨内低密度病灶，其内可有点状钙化，CT 值一般在－20～50HU。

（2）肿瘤常沿骨长轴发展，病变范围较长，有时可伴有骨膜反应。

（3）当肿瘤穿破骨皮质侵入软组织，可形成边界清楚的软组织肿块，肿块内可见脂肪密度区。肿块边缘可有高密度的钙化骨壳。

（4）增强扫描：病灶内常呈不均匀强化。

【MRI 表现】

1.脂肪肉瘤的 MRI 表现与肿瘤的分化程度有关。分化较好的，其边界清楚，含脂肪成分较多，在 T_1WI 上呈高信号，T_2WI 上呈中高信号，信号强度与皮下脂肪类似，STIR 像呈低信号；分化不良、恶性度高的，其边界模糊，形态不规则，含很少甚至无脂肪成分，在 T_1WI 上呈低信号或中等信号，在 T_2WI 上呈高信号，病灶内信号不均匀，可伴有出血、坏死和囊变，并向周围组织浸润生长，在 STIR 像上异常信号不被抑制。钙化和骨硬化在 T_1WI、T_2WI 上均为低信号。

2.注射 Gd-DTPA 增强扫描，呈不均匀强化，其内坏死、囊变区无强化（图 9-7-14）。

3.鉴别诊断：

（1）淋巴瘤：当肿瘤为脂肪和不规则软组织，沿长骨纵轴生长，范围较长并有骨膜反应时，应与淋巴瘤鉴别，然而淋巴瘤骨破坏呈流冰状，临床症状轻，可资鉴别。

（2）软组织脂肪肉瘤：当软组织脂肪肉瘤侵犯邻近骨骼时亦应与之鉴别，但后者大部分位于骨外，鉴别不难。

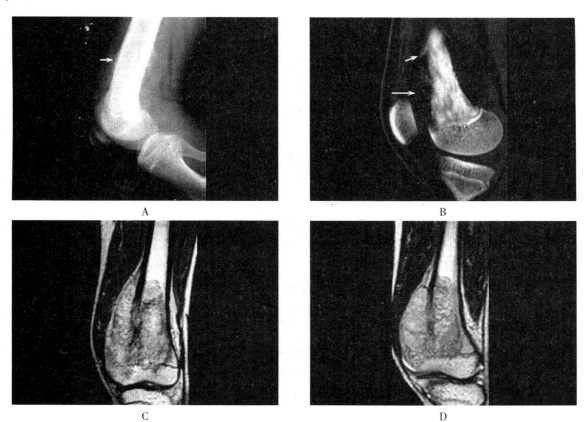

A　　　　　　　　　B

C　　　　　　　　　D

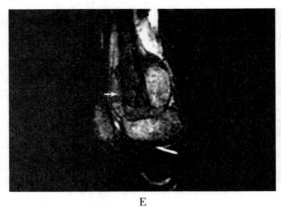
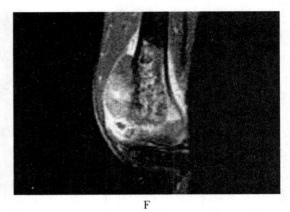

图 9-7-14 骨脂肪肉瘤

A.B.X 线平片及 CT 矢状面重组示股骨干骺端见成骨性骨破坏,边界不清,可见针状骨膜反应,并形成 Codman 三角(↑),可见软组织肿块形成,内含脂肪密度(长↑);

C.D.矢状面 T_1WI、T_2WI 示病灶及软组织肿块均呈短 T_1、长 T_2 信号,骺板中断并累及骨骺;

E.矢状面 FS-T_2WI 示股骨前方软组织肿块内部分高信号被抑制而呈低信号(↑);

F.冠状面 FS-T_1WI 增强示病灶内及周围组织不均匀强化

十一、骨转移性肿瘤

骨转移性肿瘤系指癌、肉瘤或其他恶性肿瘤转移至骨骼,占恶性骨肿瘤的 20％～30％,多发于中老年人。骨转移仅次于肺和肝脏,居第三位。骨转移主要经血行转移,通常好发于富红骨髓区,如椎体、颅骨、骨盆、肋骨和长管骨骨端。

【诊断要点】

1.骨转移瘤中,癌最多,占 80％～90％,肉瘤占 10％～15％。有统计资料显示:2/3 的乳癌、1/2 的前列腺癌、1/3 的肺癌、1/10 的胃肠道癌发生骨转移。

2.临床症状:日益加重的深部疼痛,由间歇性逐渐变为持续性。脊柱的转移还常伴有神经根压迫症状、病理性骨折和截瘫。

3.X 线检查:骨转移肿瘤可分为溶骨型、成骨型及混合型三种。

(1)溶骨型:最常见,约占 80％。多呈虫食状或鼠咬状骨质破坏,边缘不规则,无硬化;病灶可逐渐融合扩大,易伴病理性骨折,少有骨膜反应。

(2)成骨型:多为斑点状或块状硬化,常为多发小病灶,分布均匀,大者形如棉团状;弥漫性转移瘤可致骨皮质增厚,骨膜下新骨形成,有时可有放射状骨针。

(3)混合型:兼有溶骨型和成骨型改变。

4.放射性核素检查:能一次扫描检查全身骨骼系统。

(1)骨扫描(⁹⁹ᵐTc-MDP):其假阳性率较高,特异性较低,在肿瘤局部分期中作用有限,但在探测远处转移方面具有一定价值。

(2)PET-CT:在骨转移瘤诊断方面具有其他影像学方法无可比拟的价值。有人报道[18]F-FDGPET 诊断骨转移的敏感性、特异性和准确性分别达到 90％、96％和 95％。

5.CT 检查:显示骨转移瘤较 X 线平片敏感,还能清楚显示局部软组织肿块的范围、大小及与邻近脏器的关系。

（1）溶骨型：表现为松质骨和（或）皮质骨的单发或多发的斑点状、大片状低密度溶骨性破坏区，形态不规则，边界清楚，无硬化，周围常伴局限性软组织肿块，密度均匀或不均匀，其间可有残留骨存在；增强扫描可有不同程度强化。

（2）成骨型：表现为斑点状、片状、絮状或结节状高密度灶，边缘模糊或清楚；骨小梁增粗，小梁间隙缩小，晚期呈弥漫性硬化。

（3）混合型：溶骨型和成骨型兼而有之。

【MRI表现】

1.对显示骨髓中的肿瘤组织及其周围水肿非常敏感，能较早检出X线平片、CT甚至核素骨显像不易发现的转移灶；并能勾画出转移灶的分布、数目、大小及是否侵犯邻近组织，为临床及时诊断治疗及判断预后提供可靠信息。

2.分型：

（1）溶骨型：多见。溶骨型病灶在T_1WI上呈低信号，在高信号骨髓组织的衬托下显示非常清楚；在T_2WI上呈程度不同的高信号，脂肪抑制序列可以清楚显示。

（2）成骨型：少见。在T_1WI上呈低信号，T_2WI上呈低信号或中等信号。

（3）混合型：在T_1WI上呈低信号，T_2WI上呈高低混杂信号。

3.增强扫描大多可呈中度强化或明显强化，少数不强化或轻度强化。

4.脊柱转移瘤常引起椎体压缩变扁，椎弓根破坏，但很少累及椎间盘，椎间盘信号基本正常。有些转移灶呈"晕征"样，表现为T_1WI上呈圆形的低信号，T_2WI上一环状高信号环绕一低信号病灶。

5.鉴别诊断：

（1）多发性骨髓瘤：病灶大小多较一致，呈穿凿样骨质破坏，常伴明显的骨质疏松。实验室检查血清球蛋白增高；骨髓穿刺涂片浆细胞增多，可找到骨髓瘤细胞，尿中Bence-Jones蛋白阳性。

（2）老年性骨质疏松椎体压缩：需与脊柱骨转移鉴别。前者骨髓信号正常，即压缩区与正常区骨髓分界清楚，呈水平或斜行状分界；椎弓根信号无改变；增强一般无强化；椎旁无软组织肿块。后者骨质破坏常向后膨隆，致相应节段椎管狭窄、脊髓受压；椎弓根破坏；增强呈不均匀强化；椎旁多见软组织肿块。

（3）脊柱结核：破坏易累及边缘及终板；累及椎间盘致椎间隙变窄；椎旁及腰大肌脓肿，MRI增强呈边缘或环形强化，中心为不强化的干酪性病灶。

（索　峰）

第八节　骨感染

一、化脓性骨髓炎

化脓性骨髓炎是一种较常见的细菌性骨感染性病变，多为血源性，常由金黄色葡萄球菌引起，病变始于干骺端，蔓延至髓腔、骨皮质、骨膜软组织导致坏死、脓肿形成，病变治疗后可转变为慢性过程，以死骨形成、骨修复为主。本病多见于青少年和儿童，多发生在下肢长管状骨。

【诊断要点】

1.临床表现　急性期起病急，寒战、高热、白细胞升高，局部红、肿、热、痛。转为慢性则以局部反复肿痛为主。

2.X 线检查

（1）病变多起于胫骨干骺端，逐渐发展蔓延。

（2）急性期：病变最初几天，局部软组织肿胀，肌间隙模糊消失，皮下栅栏样水肿影。

（3）约 2 周后，显示骨破坏征象，松质骨表现为骨小梁模糊、多发斑点或虫蚀样破坏，逐渐扩大融合，边缘不规则模糊。

（4）骨皮质破坏与骨膜反应，早期骨增生修复不明显。

（5）慢性期死骨形成明显，显著骨增生修复，骨干膨大，骨膜包壳形成。

3.CT 检查

（1）急性期：更清晰地显示松质骨多发斑点样骨破坏、小的死骨及软组织脓肿。

（2）慢性期：CT 可显示因骨增生修复显著而被掩盖的区域，发现并确认有无脓腔和死骨，判定病变的发展，有助于临床确定治疗方案和疗效的观察。

【MRI 表现】

MRI 具有较高的软组织分辨力和多平面、多参数成像的优点，可清楚显示正常骨髓或异常的骨髓，区分骨内或骨旁软组织病变，能清晰显示骨髓炎所波及的范围，也可以很好地显示炎症组织、脓肿、窦道或瘘管。在显示骨髓炎和软组织感染上，MRI 明显优于 X 线和 CT，可显示骨质破坏前的急性期病变。

1.急性期　①正常骨髓、软组织与病变累及区界限不清，骨皮质增厚不明显。②周围软组织肿胀，可见肌间隙模糊或消失，呈弥漫分布的长 T_1、长 T_2 信号，在矢状面、冠状面呈半梭形，横轴面呈环形或"C"形。

2.亚急性和慢性期　①正常骨髓、软组织与病变累及区的界限清楚，并可见明显的骨皮质增厚；病变区 T_1WI 上表现为低或中等信号，以冠状面或矢状面显示更清晰，T_2WI 上呈高信号（图 9-8-1），死骨在 T_1WI 和 T_2WI 上均为低信号；骨膜反应表现为与骨皮质相平行的细线状高信号，外缘为骨膜骨化的低信号线。②有时可显示从髓腔向软组织内延伸的窦道，呈线状或弧形，T_2WI 上表现为高信号；增强后窦道区域明显强化。③慢性局限性骨脓肿在 T_1WI 上表现为低信号，T_2WI 上为高信号；脓肿壁在 T_1WI 上表现为中、高信号，脓肿周围骨髓在 T_1WI 上信号降低；注射对比剂后 T_1WI 炎性病灶可见强化，脓肿壁呈厚而不规则强化，坏死液化区不强化。④慢性硬化性骨髓炎表现为骨干增粗，骨皮质增厚，髓腔变小或消失，以冠状面或矢状面显示为好。

3.鉴别诊断

（1）骨肉瘤：骨质破坏区边界模糊不清，同时出现高密度肿瘤骨。骨膜新生骨开始清楚，以后逐渐变得模糊、残缺不全。有软组织肿块是重要鉴别点。

（2）Ewing 肉瘤：好发于青少年，以四肢骨的骨干多见，有发热、局部疼痛，X 线早期表现以骨膜反应为主，骨松质内可无异常，MRI 上显示髓腔内不均匀长 T_1、长 T_2 信号，病变周围软组织内见长 T_1、长 T_2 肿块，与急性骨髓炎相似。但急性骨髓炎早期软组织肿胀呈弥漫分布，在横轴面上呈环形或"C"形，而 Ewing 肉瘤为局限性软组织肿块。

（3）骨干结核：症状轻，发展慢，可有髓腔膨胀和层状骨膜增生，骨破坏区内无反应性增生硬化，软组织呈梭形肿胀。

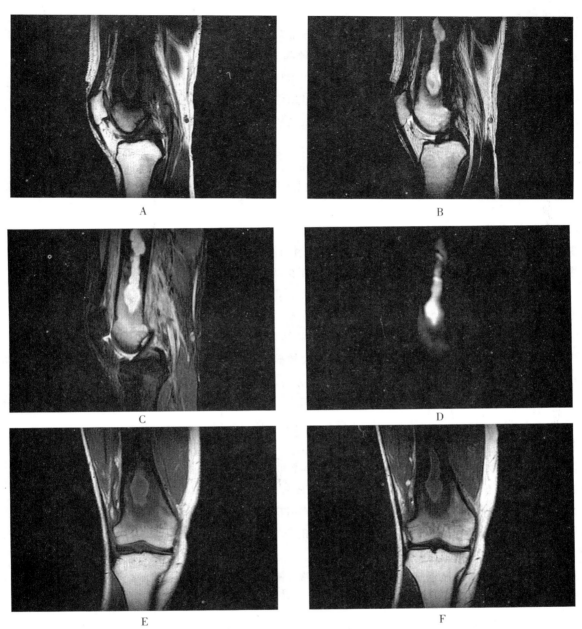

图 9-8-1 化脓性骨髓炎

A～F.MRI 矢状面 T_1WI、T_2WI、STIR、DWI 及冠状面 T_1WI 示右侧股骨下段骨皮质明显增厚,骨髓腔变窄,髓腔内见不规则囊状长 T_1、长 T_2 信号,STIR 及 DWI 呈高信号,周围肌间隙模糊,STIR 呈稍高信号

二、骨关节结核

骨关节结核 95% 继发于肺结核,结核分枝杆菌经血行播散到骨或关节,易在骨松质和关节滑膜停留发病,病理主要分为干酪坏死型和增生型,前者多见。本病多见于儿童和青少年,按病变发生部位分为脊柱结核、关节结核和骨结核,多发生于脊柱和大关节,发生于脊柱约占 50%。

【诊断要点】

1.临床表现　发病隐匿,病程缓慢,早期病变局部症状较轻,可有结核性全身症状。

2.X线检查　与结核的病理类型、病变过程和致病菌生物特性密切相关。

(1)脊柱结核:分为椎体型、椎间型、韧带下型和附件型。

腰椎发病最多,其次为胸、颈椎,大多始发于椎体,常见相邻多个椎体受累。

主要征象:椎体破坏、压缩,椎间隙变窄,椎旁软组织肿胀、脓肿形成。

(2)关节结核:分为滑膜型和骨型。

多累及承重单个大关节,髋、膝关节常见,多为滑膜型关节结核。

主要征象:早期表现为关节肿胀,骨质疏松,关节间隙基本正常,此征象可持续数月,进而出现关节非承重面边缘性骨质破坏,关节间隙变窄。严重者则进一步发展。

(3)骨结核:分为长骨型和短管骨干型。

少见,好发生在发育期长骨骨骺和干骺端,短管状骨骨干。

主要征象:骨骺或干骺端骨小梁模糊、虫蚀破坏扩大,边缘模糊。沙粒样死骨、无或轻度骨质增生、跨骺板发展破坏是其病变特点。短管骨表现为骨干类圆形、膨胀性骨质破坏,破坏区内少见死骨,可有轻度骨质增生和骨膜反应。

3.CT检查　对脊柱、关节复杂结构、不同组织的结核异常征象,尤其早期显示和诊断有着重要价值。

(1)脊柱结核:易显示确认特征性的椎体内洞穴样破坏、沙粒样死骨而有助于早期诊断,显示早期椎旁软组织肿胀,椎旁脓肿为略低密度或液性密度的椎旁肿块。并了解病变程度、范围和周围组织的关系。

(2)关节结核:清晰显示关节积液、关节囊增厚和周围软组织肿胀,能够显示不规则的关节骨质形态和结构,发现确认小的边缘性骨质破坏。增强检查关节囊和脓肿壁强化。

【MRI表现】

1.骨结核　骨质破坏表现为低信号的皮质及小梁被 T_1WI 等、低信号、T_2WI 高信号的病灶取代;骨髓受累的区域,T_1WI 信号降低,T_2WI 信号增高;STIR 病灶显示更清楚,表现为明显的高信号。

2.关节结核　MRI 的信号变化能全面显示关节结核的病理改变。关节肿胀、关节腔积液 T_1WI 表现为低信号,T_2WI 表现为高信号;可见滑膜增厚;骨端的软骨及软骨下骨破坏,表现为 T_1WI 呈不规则的低信号,T_2WI 为高信号(图 9-8-2)。

3.脊椎结核　MRI 是显示脊椎结核病灶和范围最敏感的方法,可发现椎体内早期炎性水肿,并可清楚显示结核脓肿的蔓延,发现脊髓等的受累情况。

(1)T_1WI 上多数被破坏的椎体和椎间盘呈均匀的较低信号,少数呈混杂低信号;T_2WI 多呈混杂高信号,部分呈均匀高信号;增强检查多不均匀强化。

(2)脓肿和肉芽肿在 T_1WI 上呈低信号,少数为等信号;T_2WI 多为混杂高信号,部分均匀高信号;增强检查可不均匀、均匀或环状强化,强化的脓肿壁薄而均匀是其特点(图 9-8-3)。

(3)附件破坏在 T_1WI 和 T_2WI 上不易显示,STIR 上呈明显高信号。

(4)病变压迫脊髓,可见脊髓内出现斑片状 T_1WI 低信号、T_2WI 高信号病灶。

4.鉴别诊断

(1)化脓性脊柱炎:起病急,临床症状明显,多单节或双节发病,骨破坏进展快,骨质增生硬化明显,可见骨赘或骨桥形成,MRI 信号较结核均匀,增强病灶多表现为均匀强化或中心均匀强化、周围环状强化,脓肿壁厚而不规则;而结核表现为周边环状强化,脓肿壁薄而光滑。

(2)脊柱转移瘤:一般不侵犯椎间盘,椎弓根破坏常是脊柱转移瘤的明显征象;常表现为多个不相邻的或不同部位的椎体受侵,呈"跳跃征";软组织肿块多呈分叶状,增强呈不规则强化。而脊柱结核很少单独累及椎体后部及椎弓根,多为相邻椎体破坏,椎间隙狭窄。

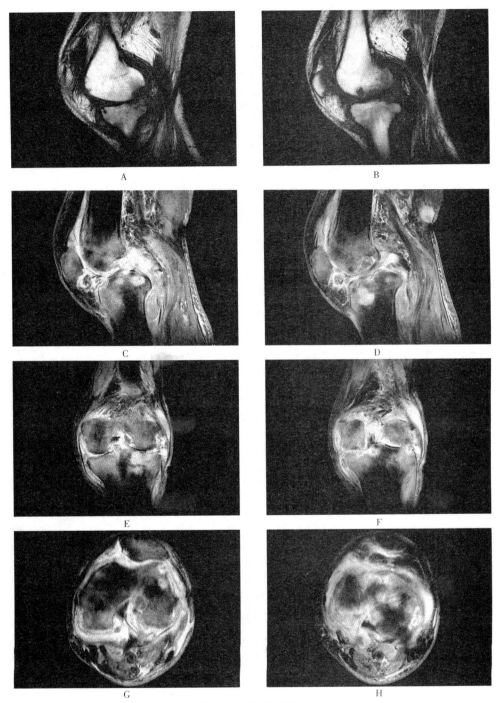

图 9-8-2　膝关节结核

　　A～H.MRI 矢状面(T_1WI、FS-PDWI)、冠状面 FS-PDWI 及横断面 FS-PDWI 示左膝关节面不光整,关节间隙狭窄,关节面非承重面骨质破坏,表现为关节面下斑片状长 T_1 信号、FS-PDWI 呈高信号;关节周围见冷脓肿及滑液囊积液呈长 T_1、长 T_2 信号

　　(3)椎体压缩骨折:患者有明确外伤史,多累及一个椎体,一般为椎体上缘的前中部压缩,致椎体呈楔

状变形，无侵蚀性骨质破坏及椎间隙狭窄。可见到骨折处椎旁软组织影，但局限、弧度小、密度淡。

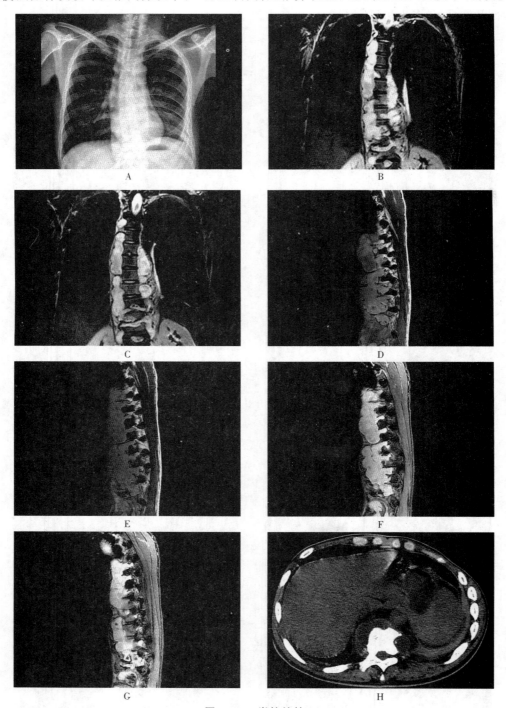

图 9-8-3   脊柱结核

A.X 线胸片示胸、腰椎椎旁广泛软组织肿胀及 T_{11}、T_{12} 椎体骨质破坏；

B～G.MRI 冠状面及矢状面 STIR 示胸、腰椎旁广泛软组织肿胀、多囊状寒性脓肿形成，部分层面向椎管内侵犯，T_{11}、T_{12} 椎体骨质破坏呈虫蚀状改变，邻近椎间隙变窄、受侵犯，呈异常长 T_2 信号；

H.CT 平扫示相应胸椎骨质破坏伴椎旁寒性脓肿

（4）化脓性关节炎：起病急，症状、体征明显且较重。病变进展快，关节软骨较早破坏而出现关节间隙狭窄,常为匀称性狭窄。骨破坏发生在承重面,骨破坏同时多伴有增生硬化,骨质疏松不明显。最后多形成骨性关节强直。

（5）类风湿关节炎:骨破坏从关节边缘开始,骨质疏松明显与结核相似,但类风湿关节炎常对称性侵及多个关节,关节间隙变窄出现较早,且匀称性狭窄,然后侵及骨性关节面。

（张飘尘）

第九节　慢性关节病

一、类风湿关节炎

类风湿关节炎是一种病因不明,发病慢,病程长,全身关节受损的慢性关节病。

病理变化为滑膜非特异性慢性炎症,表现为渗出,血管翳形成,关节软骨、骨质破坏,关节面下囊性变和纤维性关节强直等。

临床上多见于中、青年女性,常发生于多个手、足小关节。早期有低热、肌肉酸痛、消瘦,进而关节软组织梭形肿胀、疼痛、僵硬,肌肉萎缩和半脱位等。实验室检查,血细胞沉降率快,类风湿因子阳性等。

1.X线(图 9-9-1～5)

（1）早期:手足小关节多发对称梭形软组织肿胀,关节间隙先增宽后变窄,骨端骨质疏松,关节面边缘破坏。

（2）进展期:骨性关节面模糊、中断,骨端小囊状透明区,骨质疏松加重而广泛。

（3）晚期:肌肉萎缩,半脱位,愈合多发生关节纤维性强直。

（4）其他表现:跟骨增生和破坏,胸水和肺炎等。因受累关节病程不一,同一患者可出现不同病期表现。

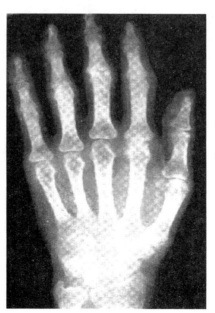

图 9-9-1　类风湿关节炎

X线正位片示左腕及手诸骨骨质疏松,近侧指间关节软组织梭形肿胀,部分指间关节间隙狭窄

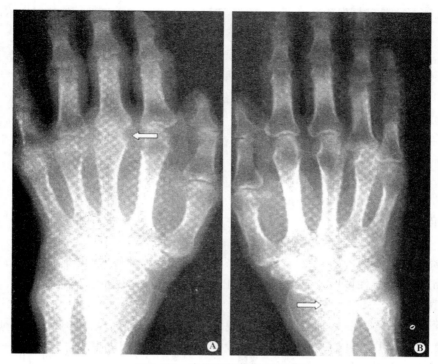

图 9-9-2　类风湿关节炎（进展期）

X 线正位片（A、B）示双手及腕诸骨骨质疏松，关节边缘破坏，关节间隙狭窄，

桡骨关节面下骨质囊变（B）及近端指间关节软组织梭形肿胀

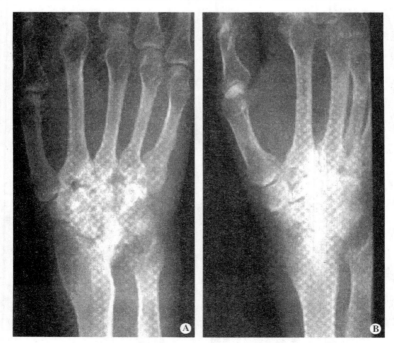

图 9-9-3　类风湿关节炎（晚期）

X 线正、斜位片（A、B）示右侧腕关节明显骨破坏，关节间隙狭窄、部分消失，双手诸骨、前臂骨普遍疏松

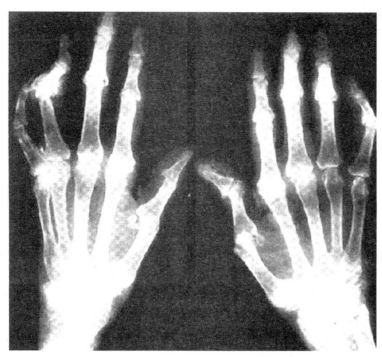

图 9-9-4 类风湿关节炎(晚期)

X 线正位片示双手及腕骨普遍骨质疏松,诸指间关节、腕关节骨质破坏,关节间隙狭窄、
部分强直,关节软组织梭形肿胀,部分指间关节畸形

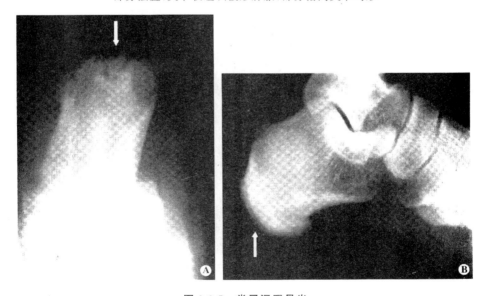

图 9-9-5 类风湿跟骨炎

X 线轴、侧位片(A、B)示跟骨后结节虫蚀状骨质破坏,周围骨质增生、硬化

2.MRI

(1)早期:以滑膜炎表现为主,呈长 T_1、长 T_2 信号。注射 Gd-DTPA 后炎性滑膜明显强化。

(2)进展期:滑膜、关节软骨、骨性关节面及骨端破坏区的血管翳互相延续,呈长 T_1、长 T_2 信号。**增强扫描见明显强化。**

3.诊断、鉴别诊断及比较影像学 临床表现结合影像学表现和类风湿因子阳性可确诊。

本病应与关节结核和痛风性关节炎鉴别。后者呈间歇发作,男性多,第1跖趾关节常先受累,有痛风结节和血尿酸高。

早期诊断 MRI 好。

二、强直性脊柱炎

强直性脊柱炎是一种病因不明、以中轴关节慢性炎症为主的全身性疾病。

病理变化与类风湿相似,但渗出轻而纤维增殖、钙化和骨化明显。

临床上好发于青壮年男性,常侵犯中轴关节。发病隐匿,常有下腰痛、晨僵、活动受限,少数侵犯眼、心、大血管、肺和肾。实验室检查:90%病例 HLA-B27 阳性。

1.X 线(图 9-9-6～11)

(1)骶髂关节:最早受侵犯,几乎全部病例双侧受累。病变始于髂骨侧,后侵犯骶骨侧。表现为关节面及其下骨质鼠咬状破坏伴周边硬化;关节间隙先"假性增宽",而后变窄;晚期骨性强直。

(2)脊柱:初为方形椎,进而关节突关节面破坏、间隙狭窄、强直。根据脊椎周围韧带钙化的程度不同,可形成"韧带骨赘"、"车辙征"、"竹节椎"。脊椎骨折后不易愈合。

(3)髋关节:与关节突关节变化相似。

(4)其他:环枢关节可受累及。当肌腱、韧带和关节囊附着的骨组织受累时,称附丽病。

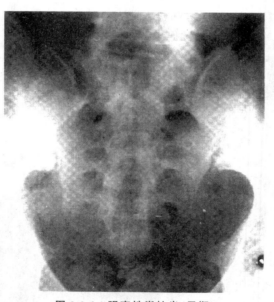

图 9-9-6　强直性脊柱炎(早期)

X 线正位片示双侧骶髂关节虫蚀样骨质破坏及周围骨质硬化

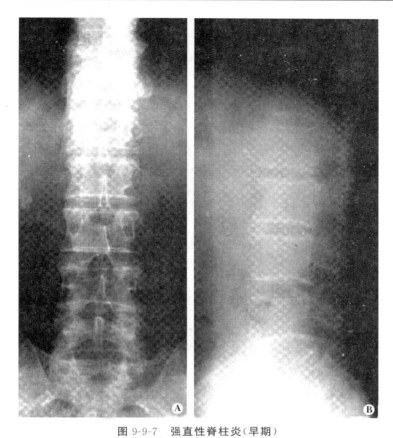

图 9-9-7　强直性脊柱炎(早期)

X 线正、侧位片(A、B)示诸腰椎前面的凹面消失,椎体呈"方椎",椎间小关节模糊不清

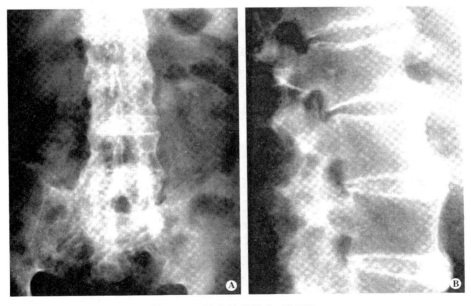

图 9-9-8　强直性脊柱炎(进展期)

X 线正、侧位片(A、B)示诸腰椎侧、前纵韧带钙化,形成"竹节椎",椎间小关节骨性强直及钙化

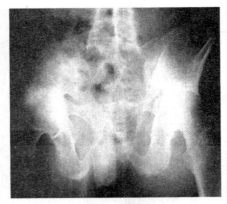

图 9-9-9　强直性脊柱炎（晚期）

X 线正位片示腰椎、双髋关节、骶髂关节虫蚀状骨质破坏及周围硬化,关节间隙狭窄,腰椎出现"车辙征",双坐骨结节"附丽病"

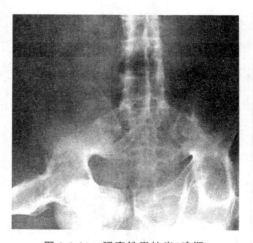

图 9-9-10　强直性脊柱炎（晚期）

X 线正位片腰椎内可见三条纵行钙化带,呈"车辙征",双髋关节、骶髂关节骨性强直,双髋畸形

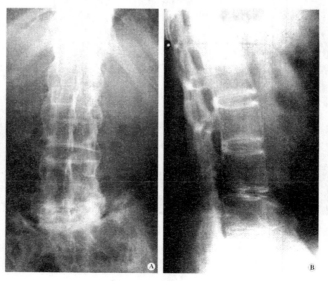

图 9-9-11　强直性脊柱炎

X线正、侧位片(A、B)示双侧骶髂关节间隙几乎完全消失,关节面骨质硬化,呈骨性强直,腰椎椎体呈"方椎",脊柱韧带钙化使脊柱呈"竹节椎",椎间小关节和黄韧带等骨化使腰椎附件呈骨性融合

2.CT(图 9-9-12)

(1)主要用于骶髂关节。

(2)骨性关节面呈锯齿状破坏伴硬化。

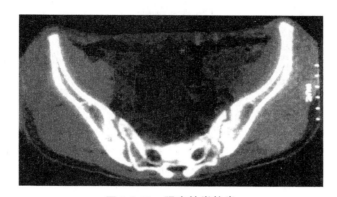

图 9-9-12　强直性脊柱炎

CT 平扫骨窗示双侧骶髂关节面破坏,伴周围骨质硬化,关节间隙宽窄不一

3.MRI

(1)骶髂关节血管翳呈长 T_1、长 T_2 信号,增强扫描明显强化。

(2)发现脊椎骨折及脊髓受压较 X 线平片敏感。

4.诊断、鉴别诊断及比较影像学　一般临床表现结合 X 线平片可确诊。

本病应与类风湿关节炎、银屑病性关节炎和 Reiter 综合征鉴别。

早期病变应选 MRI、CT。

三、退行性骨关节病

退行性骨关节病是以关节软骨退变、关节面和其边缘骨质增生为特征的非炎症性病变。分原发性和继发性两类。原发性者病因不明,多见于 40 岁以上,多数大关节受累。继发性者常见于外伤、炎症等之后,可累及任何年龄、任何关节。

病理:关节软骨退变,含水减少、表面粗糙、变薄、断裂、脱落。骨性关节面破坏,反应性增生硬化,边缘骨赘形成,骨端假囊肿及关节游离体。但不发生关节强直。

临床:局部疼痛、运动受限和关节变形等。

1.X 线(图 9-9-13~15)

(1)四肢关节:常见于膝、髋、踝关节等。早期关节间隙变窄,进展期关节面广泛硬化、边缘骨赘,关节面下囊变和关节内游离体。晚期关节不稳、畸形,但不会强直。

(2)脊椎:椎间盘、关节突关节和颈椎钩椎关节变化同四肢关节。并可出现继发性椎管狭窄。

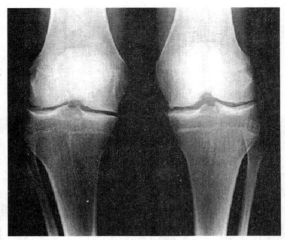

图 9-9-13　双膝关节原发性退行性骨关节病

X 线正位片示双膝关节面骨质硬化、不光滑,边缘骨刺形成,关节间隙不均匀狭窄

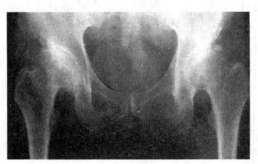

图 9-9-14　双髋关节原发性退行性骨关节病(晚期)

X 线正位片示双髋关节面骨质增生硬化,边缘骨赘形成,关节间隙不均匀性狭窄

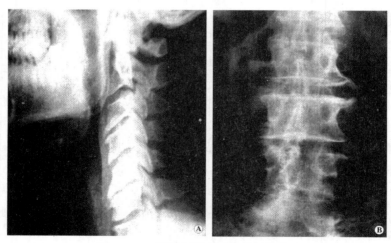

图 9-9-15　颈椎及腰椎退行性骨关节病

X 线侧位片(A)示颈椎曲度变直,椎间隙狭窄,椎体边缘明显骨质增生;X 线正位片(B)示腰椎
诸椎体边缘骨质增生,呈唇样改变,椎间隙不均匀变窄,腰椎侧弯

2.CT 和 MRI(图 9-9-16～19)　均可应用,常用于脊柱。

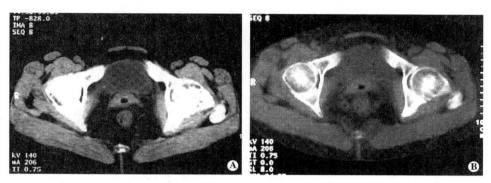

图 9-9-16　双髋退行性骨关节病

CT 平扫(A、B)示双髋关节间隙不均匀狭窄,关节面硬化,边缘骨赘形成

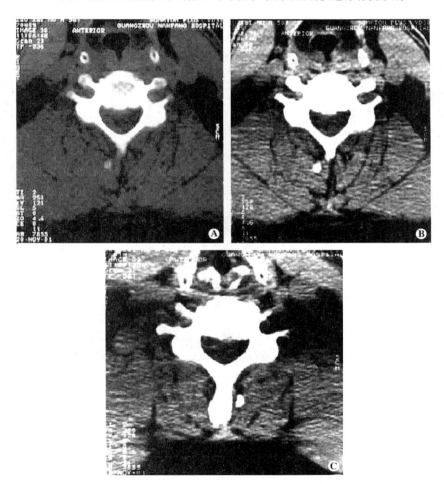

图 9-9-17　颈椎退行性骨关节病

CT 平扫示颈 6(A、B)、颈 7(C)椎体骨质增生,边缘毛糙

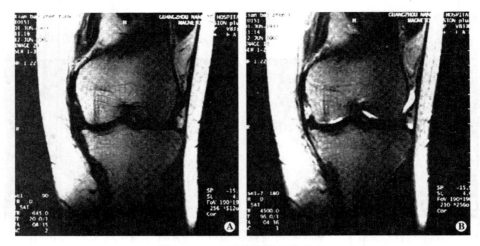

图 9-9-18　左膝退行性骨关节病

MRI 示膝关节间隙不均匀狭窄,关节面毛糙,边缘骨赘形成,T₁WI(A)、T₂WI(B)均为低信号,
关节腔少量积液,呈长 T₁、长 T₂ 改变

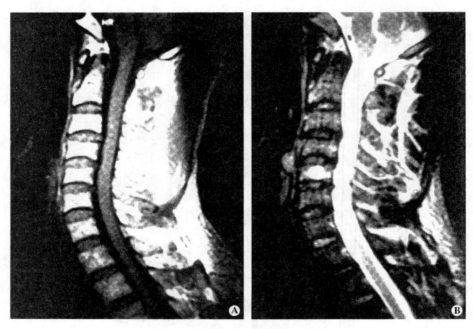

图 9-9-19　颈椎退行性骨关节病

MRI 示颈段诸椎体骨质前、后缘轻度增生,呈唇样变,T₁WI(A)、T₂WI(B)均为低信号,压迫硬膜囊;
颈 5 椎体内血管瘤,T₁WI(A)为等信号,T₂WI(B)为均匀高信号

3.诊断、鉴别诊断及比较影像学　临床结合 X 线平片一般即可确诊。

本病应与骨软骨缺血性坏死和其他慢性关节病鉴别。

脊椎退变常用 CT 和 MRI 观察脊髓受压和椎管狭窄。

(张飘尘)

第十章 乳 腺

第一节 乳腺疾病的超声诊断

一、各类疾病的诊断要点

【乳腺炎】

(一)临床病理特点

本病多发生于产后哺乳期,以初产女子为多。产后3~4周,由于金黄色葡萄球菌感染,引起急性乳腺炎。起初,患者有寒战、高热、乳房区红肿及疼痛。炎症多位于乳房的外下象限,形成硬结,有压痛。继而在短期内疼痛区软化形成脓肿,且常伴腋窝淋巴结肿大,白细胞及中性粒细胞计数增高等。若治疗不及时或不当,或者是反复感染,可形成慢性化脓性乳腺炎.炎性周围结缔组织增生、增厚,形成肿块,称炎性假瘤。

(二)声像图特点

1.病变区扫查时,乳腺局部增厚,内部回声增强,分布不均匀,加压时有压痛。

2.脓腔形成时,局部呈不均匀的无回声区,内有细小光点或光斑,边界不光滑且较厚。

3.炎症初期CDFI可显示其内散布的点状或斑片状血流信号,呈低速的动脉或静脉频谱。

(三)鉴别诊断

1.应与乳腺癌相鉴别 声像图上乳癌为低回声肿块,边界不规则,常有浸润,肿块后方常有衰减为其特征。有时二者声像图极相似,难以区分,应结合临床症状及体征进行鉴别。

2.应与乳腺囊肿相鉴别 液化完全的脓肿,内部为无回声区,且有细小光点或光斑,边缘欠清晰且较厚。但囊肿边界光滑,壁较薄,内为均匀的无回声区。

【乳腺结构不良症】

乳腺结构不良症包括乳房囊性增生病及乳腺纤维腺瘤等,为两侧乳房内同时或先后发生多个大小不等的结节,多呈圆形,质韧,散布于乳房内。结节与周围组织界限不甚清楚,但与皮肤或胸大肌不粘连。为小叶囊性增生形成多个小囊肿,且伴导管扩张及小叶间纤维组织增生。临床上表现为平时乳房胀痛,月经来潮前3~4天疼痛加剧,但月经一来潮,疼痛立即减轻。

(一)声像图特点

1.两侧乳房增大,边界光滑、整齐。

2.内部回声不均匀,回声增粗,低回声区及带状强回声交织成网状。

3.如有囊性扩张,乳腺内见大小不等的无回声区,边界清晰,形态规则或不规则,多数有包膜,后方有增强效应。无回声区亦可呈管状分布。

（二）鉴别诊断

本病的超声诊断不甚困难,但若单侧乳房增生,应注意与乳腺癌相鉴别。后者可见局限性肿块,且形态不规则,边界不清晰。定期随诊对乳腺结构不良症的确诊有重要意义。

【乳腺囊肿】

由于乳腺导管阻塞,呈囊性扩张所致。囊肿壁为一层扁平上皮,无增生表现,壁薄,内含清亮液体。如哺乳期可由乳汁淤积引起,囊肿内有黏稠的乳汁。

（一）声像图特点

1.常为单发,呈圆形或椭圆形,边界清楚、锐利。

2.内部为均匀的无回声区。

3.后方伴声增强效应,且可见侧壁声影。

（二）鉴别诊断

1.应与乳腺脓肿相鉴别。后者无回声区不甚均匀,且壁厚、不规则,临床上可出现发热,局部红肿、疼痛等表现。

2.应与乳腺囊性增生相鉴别:后者常为双侧乳腺增生症状,与月经周期有关。乳腺内可见多个无回声区,且形态常不规则。

【乳腺纤维腺瘤】

乳腺纤维腺瘤常见于青年女性,单发为多见,多发生在乳腺外上象限。肿瘤常有完整的包膜,腺管成分多者,呈浅红色,质地较软。纤维组织较多者,呈灰白色,质地较硬,病程长者司出现钙化。

（一）声像图特点

1.肿块呈圆形或椭圆形,边界清楚,有光滑的包膜。

2.内部回声分布均匀,呈弱光点。

3.后部回声多数增强,如有钙化时,钙化斑后方可出现声影(粗大钙化)。

4.CDFI:较小肿块周边及内部常无明显彩色血流显示,较大者周边及内部可见斑片状或短线状彩色血流显示。

（二）鉴别诊断

1.应与乳腺癌相鉴别　乳腺纤维腺瘤边界清晰,后方回声可增强,偶可见粗大钙化。而乳癌后方回声多伴衰减,且肿块边界亦不清晰、不规则,有浸润征象,常可见微钙化和(或)粗大钙化。

2.应与乳腺囊肿相鉴别　较大乳腺纤维瘤伴有囊性变时,中央区可出现无回声区。而囊肿则均为无回声区,且有纤细光滑的囊壁。

【乳腺癌】

乳腺癌是从乳腺导管上皮及末梢导管上皮发生的恶性肿瘤,占妇女恶性肿瘤的第二位。临床早期无任何症状,多被偶然发现,表现为一侧乳房无痛性肿块、质硬、边界不清,以单发多见,可以被推动。癌瘤逐渐长大时,可侵入筋膜或库柏韧带,肿块区皮肤出现凹陷,继之皮肤有橘皮样改变及乳头凹陷。早期乳癌也可侵犯同侧腋窝淋巴结及锁骨下淋巴结,晚期则可通过血液循环转移,侵犯肝、肺及骨骼等,预后很差。

（一）声像图特点

1.癌瘤形态不规则,边缘不光滑,常呈蟹足样生长,与正常组织分界不清,无包膜。

2.内部多为低回声,分布不均匀,可见后方伴声影的强回声斑(粗大钙化)和(或)后方不伴声影的强回声光点(微钙化)。较大肿块内部可见液性暗区。

3.肿瘤后方回声衰减,致后壁回声减低或消失。

4.肿瘤较小者活动性好,较大者活动性差,常与胸大肌粘连。

5.部分患者可探及患侧腋窝处肿大淋巴结。

6.CDFI 肿块内及周边见较丰富的斑片状或线状彩色血流显示。

(二)各种类型乳腺癌的声像图

乳腺癌的声像图,依肿瘤内细胞成分与纤维组织成分所占比例不同而各异,较具代表性的有以下几种类型:

1.**乳头状导管癌** 癌肿累及导管范围很广,呈多中心性散在分布。声像图表现为扩张的导管内见边界不整的低回声区,有蟹足样浸润,后壁常呈衰减暗区。

2.**髓样癌** 体积一般较大,直径可达 4~6cm。呈圆球形,界限较清楚,内部为低回声甚至无回声。因肿瘤细胞数多,易发生坏死,中央区可出现不规则无回声区。一般无后方回声衰减。

3.**硬癌** 硬癌细胞少,大多数为纤维组织,集合成索状或片状,肿块质地坚硬,边界凹凸不平,境界不清。后部回声明显衰减呈暗区为其特点。

4.**炎性乳癌** 系广泛皮肤及皮下淋巴管癌性病变,常于产后发生,似慢性炎症。声像图显示乳房的皮肤及皮下组织层增厚,回声增强,乳腺内结构紊乱。腋窝及锁骨下淋巴结易探及肿大。

(三)鉴别诊断

乳腺良性肿瘤各病理类型的超声图像特征性强,结合临床多数可做出病理类型诊断。而恶性肿瘤各病理类型间的声像图特异性较低,难以进一步做病理类型诊断,但这并不影响临床治疗,因为临床上对乳腺恶性肿瘤的处理常规行根治术加淋巴结清扫。

【乳腺分叶状肿瘤】

也叫叶状囊肉瘤,是一种少见疾病,多见于中年女性,可分为良性、恶性及交界性,临床常表现为存在数年的乳房肿块,在短期内突然增大,肿瘤巨大时可见皮下静脉扩张,皮肤变薄,但乳头内陷较少见,叶状肿瘤大多呈膨胀性生长,恶性者也少发生腋窝淋巴结转移。术后易复发。

(一)声像图表现

1.肿块边界清楚、完整、光滑,呈类圆形或不规则分叶状,常常体积较大。

2.肿块内部为不均匀的低回声,较大病灶内部可见条索状的高回声,常可探及散在分布的、大小不一的无回声区。

3.CDFI 常显示肿块内血流较丰富。

(二)鉴别诊断

应与乳腺纤维瘤相鉴别。乳腺纤维腺瘤一般多见于青年女性,回声较均匀,肿块内无血流或血流较少;而分叶状肿瘤一般体积较大,肿块内部可见无回声区,肿块内血流较丰富。

二、乳腺疾病超声诊断的临床价值

【超声诊断正确率】

超声诊断乳腺疾病,其正确率高,与近红外线、钼靶检查相比,对恶性肿瘤诊断正确率无明显差异,而对于良性肿瘤超声诊断正确率明显高于另两种检查。近红外线多将良性肿瘤误诊为恶性,而钼靶则对良性肿瘤显示不敏感,尤其是增生性病变。

【超声诊断的优点及意义】

1.无放射性:对年轻妇女,特别是妊娠及哺乳期妇女进行检查更为合适。

2.鉴别肿物的性质:对乳腺肿块物理性质鉴别价值很大,对其病理类型诊断亦有较大的帮助,尤其是对良性病变病理类型的诊断具有较高的准确率。

3.可以显示乳腺内部的细微结构:超声可显示皮肤、皮下组织、腺体、胸大肌及骨骼等,可确定病变范围及部位。

4.易显示腋窝及锁骨上转移淋巴结。

5.对较小肿瘤而性质不明者可在超声引导下行穿刺检查。对乳腺脓肿患者可在超声引导下行脓肿引流术。

三、乳腺超声新技术

【乳腺超声造影】

乳腺肿瘤具有血管依赖性,其发生、发展转移都与新生血管有密切关系。超声造影能提高肿瘤血管的显示,观察血管的分布状态,提高超声的诊断准确率。

(一)乳腺超声造影的应用范围

1.判断肿块的良、恶性,明确肿块的范围。

2.鉴别乳腺癌术后瘢痕与复发。

3.评估乳腺癌非手术治疗的疗效。

(二)乳腺肿块的超声造影表现

1.乳腺肿块超声造影   不同研究者报道的造影增强特征目前并未得到广泛认同。

(1)恶性肿瘤:肿块快速不均匀增强,增强水平高于周围腺体(高增强),较大病灶可有灌注缺损区,边界不整齐;造影后病灶范围较造影前明显增大,边界不清,周边可见放射状增强;有时病灶内或可见粗大迂曲的血管增强影;在造影剂排出过程中可出现造影剂滞留现象。时间,强度曲线多呈快上慢下型。

(2)良性肿瘤:一般为均匀增强,增强水平与周围腺体相同或高于周围腺体,较少出现灌注缺损区,边界清晰,造影后病灶范围无明显增大,周边无粗大血管。完全无增强也提示良性病灶。时间-强度曲线多呈慢上快下型。

(3)注意的是,造影剂的分布特征是乳腺病灶良、恶性鉴别诊断的主要依据。时间-强度曲线因绘制的软件不同,难于确定曲线参数的诊断阈值。

2.超声造影对乳腺癌术后瘢痕与复发的鉴别   一般术后 18 个月后瘢痕内无血流,复发肿瘤往往多血管。乳腺癌术后,超声造影无或几乎无增强的病灶,恶性可能性极低,随诊即可,而增强的病灶应行活检。

3.监测乳腺癌非手术治疗效果   乳腺癌非手术治疗的最终效果表现为肿瘤血管减少、瘤体破坏和(或)肿瘤缩小。超声造影能显示肿瘤内部的微小血管,通过超声造影观察肿瘤非手术治疗前后增强的程度、范围、形式及时间-强度曲线等的变化,可以达到评估乳腺癌非手术治疗疗效的目的。

【乳腺弹性成像】

弹性成像技术是将人体不同组织受压后变形的差别用不同的颜色显示出来,可分辨出组织的相对硬度或弹性。组织的弹性系数越大,表示组织的硬度越大,而组织的弹性系数(组织硬度)与形变成反比。因此,通过测量组织的形变(应变),即可获得组织的弹性图。在乳腺中,病变的恶性程度与组织的硬度相关,其弹性系数从大到小排序为:浸润性导管癌>非浸润性导管癌>乳腺纤维化>乳腺>脂肪组织。

目前国内外多参照日本筑波大学植野教授介绍的 5 分法对乳腺组织进行弹性评分,根据低回声病灶区显示的不同颜色,将病灶表现分为 5 级。

1 级:病灶区域整个变形明显,病灶表现为均匀的绿色,与周围乳腺组织相同。

2 级:病灶区域大部分扭曲变形,病灶表现为蓝绿相间的马赛克状。

3 级:病灶区域的边缘扭曲变形,病灶中心为蓝色,周围部分为绿色。

4 级:整个病灶区域没有明显变形,整个病灶表现为蓝色。

5 级:病灶区域及其周边没有明显变形,表现为整个病灶及其周边组织均为蓝色。

评分为 1~3 级者提示组织硬度相对小而考虑为良性病变,4~5 级者提示组织硬度大而考虑为恶性病变。

(王春莉)

第二节　乳腺疾病的 X 线表现

一、概述

(一)乳腺的主要解剖结构

乳腺的主要结构是乳腺体,由腺体和脂肪组织等构成。①腺体组成乳腺叶。腺叶内有输乳管呈放射状排列,向乳头部聚集。②腺体周围充满脂肪和结缔组织纤维索,后者称为乳腺悬吊韧带或 Cooper 悬韧带,与皮肤或胸部浅筋膜相连。③乳腺基底部与胸肌筋膜间有疏松结缔组织间隙,称为乳腺后间隙。

(二)正常 X 线分型

乳腺腺体组织的 X 线表现与年龄、种族等因素有关。美国放射学会提出的乳腺影像报告和数据系统(BI-RADS)将乳腺实质分为 4 型:①脂肪型:乳腺内几乎全部为脂肪组织,腺体组织占 25% 以下。②少量腺体型:乳腺内散在腺体组织,占 25%~50%。③多量腺体型:乳腺呈不均匀致密表现,腺体组织占 51%~75%。④致密型:乳腺组织非常致密,腺体组织占 75% 以上。

此种分型的主要意义在于说明影像科医生在不同的乳腺实质组成时对病变检出的敏感度如何,对脂肪型乳腺病变的检出可达 80%,而致密型则可能只有 30%。

(三)BI-RADS 评价体系

美国放射学会在 20 世纪 90 年代提出的乳腺影像报告和数据系统(BI-RADS),在规范乳腺 X 线报告、帮助影像医生与临床医生沟通并帮助临床医生对病变处理做出合理选择,在不同医疗机构之间的归一研究方面和乳腺 X 线检查随访的监测等方面均起着至关重要的作用。

根据 X 线征象改变得出的最后评价包括:阴性(Ⅰ级)、良性病变(Ⅱ级)、可能良性病变,需短期随访(Ⅲ级)、可疑恶性病变(Ⅳ级)和高度提示恶性病变(Ⅴ级)、需要进一步其他影像方法判断,但不包括组织学检查(0 级)6 个级别。不同级别的恶性预示各不相同,从 2%~97%。BI-RADS 规定 0、Ⅳ、Ⅴ级为阳性评价,Ⅰ、Ⅱ、Ⅲ级为阴性评价,这使随访和结果监控有了统一的标准。尽管有 6 个评价分类级别,但仅有 4 个临床处理建议,分别是常规每年随访(Ⅰ、Ⅱ级)、6 个月后短期随访(Ⅲ级)、活检(Ⅳ、Ⅴ级)和其他影像检查(0 级)。

（四）乳腺疾病的分类

可分为以下 4 大类：①乳腺炎性病变：包括普通炎症（急、慢性和脓肿）、特殊炎症（乳腺结核、真菌性乳腺炎、放线菌病、丝虫病和包虫病等），以及无菌性炎症（浆细胞性乳腺炎、肉芽肿性乳腺炎）。②乳腺结构不良：又名乳腺组织增生、乳腺腺病等，名称繁多。③乳腺瘤样病变。④乳腺肿瘤。

二、乳腺增生症

又称乳腺小叶增生症。是一种十分常见的非炎症性、非肿瘤性的乳腺主质和间质有不同程度的增生为主要表现的病变，可合并囊肿形成。由于其病理机制尚不十分清楚，有关本病的病理诊断标准和分类尚不统一，故命名较为混杂。最初应用过的名称有：乳腺良性囊性病、囊性乳腺病、囊腺瘤、囊性纤维腺瘤病、纤维囊性病及囊性增生病，WHO 在乳腺肿瘤的组织学分类中称为乳腺结构不良。

【病理】

一般分为以下两类：①腺病：以乳腺小叶和纤维组织增生为特征。②囊性增生：或称囊肿病。主要表现是乳腺导管扩张，囊肿形成；扩张的导管和囊肿上皮呈瘤样增生，有些囊肿上皮呈大汗腺化生；少数可癌变。亦有分为囊性、腺性、纤维性小叶增生 3 类。

【临床表现】

本病以 20～40 岁多见。常无明显症状，部分病人有乳房胀痛，与月经周期有关。体检可扪及乳腺结节，多为双侧性，常有压痛。

【X 线表现】

可从形态、密度和结构几方面来表达，概括起来有下列几种。

1.结节状　孤立、密集或散在的结节，平均颗粒直径 3～4mm，密度与腺体相似，或稍高于腺体，这种图像以腺小叶增生为主。

2.小片状、小球形或半圆形致密团　密度较高，为瘤样增生表现。

3.大片状、肥厚型　累及一个大叶或几个大叶增生，密度不均匀，以高致密为主，边界清楚或部分清楚，致腺体向皮下脂肪膨突，形成对周围的挤压改变。同时合并乳腺间质改变。

4.肿瘤型　从外形或密度上看，都很难与乳腺实质肿瘤进行区别，所以容易与纤维腺瘤混淆。仔细观察区别之处，可能在密度的均匀程度上有微弱的差别，肿块型增生症密度不够均匀。

5.乳房悬韧带（Cooper 韧带）增粗、变形　说明乳腺增生已引起乳腺结构改变，增生已累及到乳房悬韧带和周围的纤维组织，其增生程度加重，病理切片可能出现非典型增生改变。

6.条索状　为导管增生的 X 线表现，可根据导管扩张程度和密度，判断其增生程度。导管细、密度低、不变形，是轻度增生表现；重度增生致使导管呈柱状扩张、变形、密度增高等表现。

7.串珠状和棉球型（Ⅲc、Ⅳc 型）　重度增生，非典型增生，癌发生率最高类型。

此外，在诊断中应注意以下几点

①在乳腺增生病的诊断中应密切结合患者的年龄、临床症状及体征、生育史、月经史等情况。因为同样的影像学表现，如为年龄小、临床阴性的女性患者，则很可能是致密型乳房；若为中老年曾生育过的患者，则可能提示有增生。某些妇女经前有生理性的乳房增生改变，即所谓乳痛症，经后可自愈。因此，对疑增生病的患者，宜在经后 1～2 周行影像学检查。②囊性增生病易癌变（19％发生癌变），加上致密的增生阴影常可遮蔽癌灶，应注意仔细观察，以免漏诊。虽然 CT 增强扫描癌症强化高于增生，但区别哪一区域有癌变仍很困难。

三、乳腺炎

本病分为急性乳腺炎、慢性乳腺炎及乳腺脓肿,后两者为急性者治疗不及时或治疗不当所致。

【病因病理】

多为乳汁淤积、乳头皮肤损伤导致的化脓性细菌感染。感染初期以渗出为主,以后大量细胞变性坏死形成脓肿;少数脓肿来自囊肿感染。病理学表现腺体组织中存在大量中性粒细胞浸润。炎症可仅累及一个腺叶,也可扩散到其他腺叶或整个乳腺组织。

【临床表现】

多见于哺乳早期,特别是初产妇的产后3～4周。急性患者可有寒战、高热、患侧乳房肿痛。发病部位变红微热、变硬,患侧腋窝淋巴结增大。血白细胞升高。炎块常形成脓肿。慢性患者亦触痛较著。

【X线表现】

1.急性乳腺炎　呈片状不规则密度增高影,密度不均,边缘模糊。常累及乳腺的某个区域或全乳房。皮下脂肪层模糊、密度增高,并可见网状粗大条索影。皮肤有水肿、增厚。CT增强扫描轻到中度强化,偶呈斑点状不规则强化。

2.慢性乳腺炎　类似较局限的急性乳腺炎,呈局限性致密影,边缘较模糊,皮肤增厚较急性者局限且轻微。随着炎症的日趋局限,边缘变清晰,呈结节状、肿块状(>3cm)、乳晕后条索状密度增高影,边缘可有长短不一的纤细索条影。

3.乳腺脓肿　呈边缘清晰或部分清楚的类圆形密度增高影,脓腔内有气体出现,可见更低密度区或液气平面影。CT增强扫描脓肿壁呈双环状明显强化。

【鉴别诊断】

1.急性乳腺炎　应与浸润性乳癌鉴别。后者常位于乳腺中央,CT强化明显;乳晕亦常因水肿而增厚,皮肤增厚常以乳房的下部最著而不像急性炎症局限于感染区。抗感染治疗乳腺炎可很快消散。

2.慢性乳腺炎　需与浸润型结核和乳腺癌鉴别。①一般乳腺结核较局限,临床无皮肤红、肿、热、痛等表现,单靠影像学常难以鉴别。②浸润型乳腺癌比慢性炎症更广泛,少数鉴别困难。但乳癌常可见特征性的细小钙化,且慢性乳腺炎CT强化不及乳癌。慢性乳腺炎的X线诊断应结合临床,患者患处明显触痛尤为重要。

3.多发脓肿　难与干酪型乳腺结核鉴别,主要依靠临床鉴别。

四、乳腺结核

本病少见,有原发和继发两种。主要通过血行播散所致,亦可经淋巴道或直接蔓延发病。

【临床表现】

多见于20～50岁。乳腺肿块常为首发症状,少数可有刺痛或隐痛。病程缓慢,以后逐渐累及皮肤发生水肿,乳头也可内陷。数月后肿块发生干酪样变并形成寒性脓肿,且可形成皮肤窦道,也可经乳头溢出脓液。约1/3有同侧腋窝淋巴结增大。可有其他部位的结核灶。

【X线表现】

可分为3种类型。

1.浸润型　呈片状不规则密度增高影,边缘模糊。可累及浅筋膜层,皮下脂肪层及乳后脂肪间隙混浊。

病变区可有砂粒状钙化。

2.结节型　呈结节状密度增高影,边缘规整,部分病例边缘有毛刺。约 1/3 可见钙化。少数有皮肤增厚、凹陷、乳头内陷等表现。

3.干酪型　与慢性乳腺炎、脓肿表现相似。

【鉴别诊断】

1.浸润型结核与乳腺炎影像学不易鉴别,主要依靠病史及体征鉴别。一般早期浸润型结核不累及皮肤,而乳腺炎皮肤水肿增厚。

2.结节型结核若边缘规整则与良性肿瘤特别是纤维腺瘤难以鉴别,但纤维腺瘤多见于青年女性。若边缘有毛刺则难与乳腺癌鉴别,但乳腺结核 CT 多无强化表现。

3.干酪型者与乳腺慢性炎症、脓肿主要依靠病史及脓液性质鉴别。

五、浆细胞性乳腺炎

本病由 Adair 于 1933 年首先报道,其发病机制尚无统一认识,近期国外有学者认为可能是一种自身免疫性疾病。乳头先天发育异常可能是其易感因素之一。

【病理】

初始时乳头和乳晕下导管上皮不规则增生,分泌功能失常,使乳头下的输乳管内有大量脂质的分泌物集聚而引起导管扩张。此期没有明显的炎症反应。后期导管内容物分解,其产生的化学物质直接或溢出管外从而刺激引起导管壁、导管周围、乳腺间质,使之发生炎症反应,以大量浆细胞浸润为特征,故名浆细胞性乳腺炎。本病是乳腺导管扩张症的后期阶段或伴随于乳腺导管扩张症。但浆细胞性乳腺炎不是乳腺导管扩张症的必然过程,且不是很常见。

【临床表现】

发生于青春期后任何年龄,多为非哺乳期或非妊娠期女性,发病高峰多为 30～40 岁和 50～60 岁。多数病人有乳头发育不良或哺乳不畅史。临床表现复杂多变,常以乳头溢液为初期症状,可挤出牙膏样物。后期形成不规则肿块,部分亦可以肿块为首发症状,肿块常位于乳晕后区。肿块有压痛,边界欠清,活动度较差。可有皮肤增厚、乳头内陷,以及腋窝淋巴结增大等,偶可合并感染。本病最有效的治疗方法是手术切除。

【X 线表现】

病变主要位于乳头、乳晕下区或在乳晕附近。在乳腺导管扩张阶段主要表现为大导管呈蚯蚓状扩张,宽 0.3～0.5cm,明显者可达 1～2cm,周围有纤细的壁,扩张的管腔内因有脂肪物质而透亮。横断面观时,则表现为薄壁透亮的蜂窝状影。当导管内的细胞残屑或黏稠脂肪酸结晶发生钙化时,可表现为砂粒状、圆形钙化,管壁钙化呈粗杆状。在炎症阶段表现为乳晕下密度均匀或不均匀的致密影,边缘模糊毛糙、界限不清。典型者沿导管长轴发展,其内有条索状致密影及纤曲透亮的管状影。其他可有血供增加、乳晕区或患处皮肤增厚、皮下脂肪呈网状密度增高、乳头内陷等,与乳癌表现可相似。乳腺导管造影对本病诊断价值较大。

六、乳腺导管扩张症

又称为导管曲张性肿瘤、粉刺样乳腺炎、导管周乳腺炎、阻塞性乳腺炎等。为分泌功能失常,输乳管内有大量脂性分泌物集聚。

【病理】

肉眼可见乳头下方乳管扩张,呈类似囊状;病变进展时,扩张向远端延伸,管壁增厚。至后期萎缩的输乳管上皮破裂,有刺激性的脂酸结晶溢出,导致管壁及管周的炎症反应,大量巨噬细胞和浆细胞浸润,故在文献中亦称此病为浆细胞性乳腺炎。

【临床表现】

多发生于停经前的经产妇,平均年龄52岁。大多于乳头下或乳晕附近摸到肿块,软硬不一,伴隐痛和刺痛。乳头溢液可为最早症状或唯一症状,溢液可为黄色、棕色或血性。可有皮肤增厚、乳头内陷等。

【X线表现】

主要表现为单侧或双侧大导管呈蚯蚓状扩张,宽0.3~0.5cm,明显者可达1~2cm,周围有纤细的壁,扩张的管腔内因有脂肪物质而透亮。横断面观时,则表现为薄壁透亮的蜂窝状影。可见砂粒状、圆形、柱状钙化。后期形成密度不均或均匀的肿块。

七、肉芽肿性乳腺炎

本病由Kesslre于1972年首先报道,其病理组织学表现类似于肉芽肿性甲状腺炎、肉芽肿性睾丸炎等自身免疫性疾病。

【病因病理】

其病因不十分清楚,有学者推测为服用雌激素、感染、创伤、化学刺激后引起的慢性肉芽肿反应。其病理特点为病变以小叶为中心,呈多灶性分布;叶内有多种炎性细胞浸润,以嗜中性白细胞为主,另有淋巴细胞、上皮样巨噬细胞及巨细胞等。常可见微脓肿。

【临床表现】

好发于生育年龄、经产妇女,大多在6年内有生育史。均以乳腺肿块就诊,无痛或轻微痛,急性期可有红、肿、痛。常发生于单侧乳腺,除乳晕区外的其他部位均可发生,但以外上象限为多。肿块质地硬韧,边界不清,常与周围粘连,可伴同侧腋窝淋巴结肿大,但乳头溢液不常见。临床可分为急性期、亚急性期和慢性期。治疗应选择手术切除或联合激素治疗,抗生素治疗无效。

【X线表现】

缺乏特征性,易误诊为乳腺癌或一般炎症。可呈不对称性致密、结构扭曲或边界不清的肿块等非特异性表现。表现为非肿块性病变时,可呈片状不对称性致密影,脂肪层混浊,同时伴有乳晕及邻近皮肤增厚。有时亦可X线表现不明显与临床触诊不符。

X线可分为以下4型:①导管扩张型:显示乳晕下大导管异常扩张。②炎性样型:见于急性期,患乳广泛密度增高,乳腺小梁广泛增粗,边缘模糊,无确切肿块影。③局部浸润型:多见于亚急性期,表现为乳晕后区或其他象限不对称性密度增高,界限不清。④结节肿块型:见于慢性期,表现为等或高密度肿块影,可单发或多发,轮廓可光滑或呈毛刺样。

八、乳腺脂肪坏死

本病的临床表现与乳腺癌有许多相似之处,术前鉴别诊断比较困难。

【病因病理】

常为外伤和医源性损伤导致局部脂肪细胞坏死液化后,引起无菌性炎症反应。另一种为导管扩张症或囊性增生病的局部病变引起的继发性脂肪坏死。病理上可形成含有液化脂肪的囊腔、纤维组织增生并可形成结节。

【临床表现】

本病中老年妇女多见,缺乏特征性临床表现,与乳腺癌不易区分。表现为无症状性乳腺肿块,可伴随皮肤增厚、内陷及腋窝淋巴结肿大。但本病触诊病变位置常表浅,位于皮下;随着时间的推移,病灶逐渐缩小,此时应考虑到脂肪坏死的可能。

【X线表现】

常表现为病变位于或贴近脂肪层或由腺体向脂肪层内突出。病灶表现为:①脂性囊肿:囊肿中央为低密度透亮区,边缘薄而光滑,周围有时可见钙化或不典型钙化,是其X线诊断特征。②肿块或结节:单发或多发,常密度不均,其内可见低密度脂肪组织坏死灶,反应了纤维组织增生程度不同。③星芒状、斑片状、索条样、网状结构:为后期纤维组织明显增生的典型X线表现。上述表现可混杂存在。切线位投照更有利于显示病变位于脂肪层内,而有利于本病的诊断。伴有脓肿有相应的临床和X线表现,与单纯脂肪坏死易区别。

【鉴别诊断】

应注意与乳腺癌鉴别。脂肪坏死的肿块密度低于乳腺癌,且密度不均,其内可见低密度影;界限清楚;可伴有条索影,无浸润;极少数伴有略粗、扭曲的血管影;钙化多呈散在点状或环状。再注意结合临床和动态观察予以鉴别。

九、乳腺囊肿

【病理】

可分为两种:①单纯囊肿:分泌失调,导管上皮增生、扩张形成囊肿,管壁萎缩。②乳汁潴留性囊肿:又称为积乳囊肿或乳汁淤积症。为乳腺导管阻塞后乳汁潴留而形成,常与炎症和外伤有关。

【临床表现】

单纯囊肿多见于20～50岁;乳汁潴留性囊肿多见于20～40岁授乳期或断奶后。多偶然发现乳晕区以外的周边部肿块,大小多1～2cm,呈球形或橄榄状,少数可如鸡蛋大小。可移动,多有局部轻微胀痛及沉重感。

【X线表现】

乳腺囊肿大多呈圆形或椭圆形的大小不一的致密影,密度均匀,边缘光整,亦可呈分叶状。囊肿周围可有透亮带,有时可见囊壁钙化呈壳样或斑点状。积乳囊肿内液体部分或完全排空,且空气进入囊腔,则呈透亮影或出现液气平面。如囊肿内积乳已成固态液态脂肪也可表现为透亮。CT检查病灶呈水样或近水样密度可确立囊肿的诊断。当乳汁潴留导致感染时,可出现急性乳腺炎表现,重则形成脓肿。

十、乳腺错构瘤

本病少见,其X线表现易与乳腺脂肪瘤、叶状囊肉瘤、乳腺癌等相混淆。

【病因病理】

发病原因尚不明确。有学者认为多发生于分娩后或绝经期,可能与影响乳腺组织生长的内分泌改变有关;也有人认为本病可发生于任何年龄,可能为乳腺局部组织先天性发育障碍所引起的肿瘤样病变。病理表现乳腺内的正常组织错乱组合,由比例不一的纤维组织、腺体组织、脂肪组织组成。并含有乳腺导管,可见有多量的圆形细胞和导管扩张形成的小囊肿。瘤体有完整的包膜。瘤体内腺体成分尚保持着分泌乳汁的功能。

【临床表现】

可发生于20～80岁,易发生在分娩后或绝经期前后。均以触及乳腺肿块为主要症状。肿块质地柔韧,边界清楚,活动度良好。一般为单乳单发,以外上象限多见。

【X线表现】

病灶多呈圆形或卵圆形,大小多在4cm以上,可达10cm。因有完整的包膜而边缘光滑。当瘤体与周围腺体完全分隔时,其内部结构可清晰显示。肿块密度不均较有特征。其密度取决于脂肪与其他组织的比率,如以脂肪为主,则在低密度的瘤体中见到高密度结节或团块;若以腺体或纤维组织为主,则在致密瘤体中见散在条状透明区或囊状透亮区。由于其成分比例不同,而X线表现密度不一,故X线片上可分为混合型、致密型和脂肪型。

【鉴别诊断】

1.脂肪瘤　以透亮为主要表现的错构瘤注意与脂肪瘤鉴别。脂肪瘤在透亮的脂肪影内常夹杂纤细的纤维索条影,而非结节或团块。

2.叶状囊肉瘤　团块状致密影内可出现低密度区,但其密度较脂肪高。

3.乳腺癌　癌灶的密度不均是在密度增高的背景之上出现更高密度的小斑块,结合乳腺癌的其他表现多可鉴别。

十一、乳腺纤维腺瘤

本病是最常见的乳腺良性肿瘤,来源于乳腺小叶内的纤维组织和腺上皮,包括腺瘤、纤维腺瘤和腺纤维瘤。其发病原因可能与雌激素有关。

【病理】

瘤体为增生的纤维组织和腺组织两种成分,常有包膜。肿瘤血供相对较少,缺乏高速血流。可发生于一侧或两侧乳腺,单发或多发。

【临床表现】

可发生于13～63岁,其中15～30岁占75%。一般无任何症状,少数有轻度疼痛。肿块边界清楚,质地中等,有较大活动度。

【X线表现】

圆形或椭圆形密度增高影,大小多为1～3cm。大多密度均匀,钙化呈粗颗粒状。边缘光滑锐利,少数呈分叶状,但边缘无毛刺;有时可见周围脂肪形成的完整或不完整的透亮晕(图10-2-1);有时只见部分边缘,是因肿块只有部分包膜。发病于致密型乳腺者,肿瘤则很难显示。巨大纤维腺瘤可与皮肤紧贴,但无皮肤增厚。

图 10-2-1　乳腺纤维腺瘤

可见近圆形密度增高影,密度均匀,边缘光滑(箭)

【鉴别诊断】

主要注意与乳腺癌相鉴别(表 10-2-1)。

表 10-2-1　乳腺纤维腺瘤与乳腺癌的鉴别诊断

	乳腺纤维腺瘤	乳腺癌
肿瘤来源	乳腺组织,为有纤维组织形成倾向的腺瘤;可在腺小叶增生的基础上形成	腺小叶或导管
发病年龄	以 20～30 岁多见	以 40～60 岁多见
病灶位置	多位于外上象限,病灶活动	多位于外上象限,病灶固定
肿块形态	多为圆形、椭圆形	多为结节状或不规则形
肿块边缘	光滑、锐利,有时可见周围脂肪形成的完整或不完整的透亮晕	模糊,不规则,并有毛刺伸出,周围可有卫星结节
肿块密度	均匀	常不均匀
肿块大小	与临床扪及者相符	比临床扪及者小
钙化	少见,较大,呈片状	较多见,呈细小点状、丛状分布
乳头凹陷	罕见	多见
皮肤增厚	罕见	多见
静脉增粗	不见	多见

十二、乳腺大导管乳头状瘤

本病是指发生在输乳管开口起到壶腹部以下约 1cm 的一段输乳管内、起源于导管上皮的呈乳头状生长的肿瘤。发病与雌激素过度刺激有关。较少见。

【病理】

单个或多个,有蒂或无蒂。肿瘤一般较小,多在 2～5mm,>1cm 者较少;恶变者占 6%～8%。输乳管常有扩张、纡曲,扩张的输乳管两端被封闭形成囊肿,囊内壁可见紫红色的乳头状瘤。

【临床表现】

多见于中老年女性,以 40~50 岁多见。最常见的症状为乳头溢液,大约 70% 以上为浆液性或血性,约 2/3 可触及肿物。

【X 线表现】

肿瘤常被密度高的乳晕遮蔽而不易发现。仅能显示 1~2cm 以上又位于含多脂肪的乳晕区肿块,为圆形、卵圆形或梭形,偶尔有钙化。乳腺导管造影是最准确、最有效的检查方法,可显示导管内充盈缺损,近端导管扩张。

十三、乳腺脂肪瘤

本病不多见。

【病理】

肿瘤组织与正常脂肪相似,周围有纤维包膜,瘤内有纤维组织穿越。

【临床表现】

多见于中老年人。生长缓慢,触诊时可摸到柔软、光滑、可活动的肿块,界限清晰。

【X 线表现】

呈卵圆形密度较淡的透亮影,其内可见纤细的纤维分隔,肿瘤内无钙化。肿块边缘较清晰,周围有纤细致密的包膜,无皮肤增厚或乳头凹陷等表现。CT 平扫可见 CT 值与脂肪相近而有定性意义。

【鉴别诊断】

1.乳腺错构瘤 由纤维组织、腺体组织、脂肪组织组成。其表现取决于脂肪和其他组织的比率,如以脂肪为主,则在低密度的瘤体中见到高密度结节或团块;若以腺体或纤维组织为主,则在致密瘤体中见散在透明区。

2.乳腺导管扩张症 呈夹杂低密度脂肪的混合密度块,无纤细致密的包膜。常位于乳头和乳晕下,而脂肪瘤可在任何部位。

十四、乳腺癌

是妇女最常见的恶性肿瘤之一,我国的发病率不及欧美高,但在我国大城市发病率呈上升趋势。

【病理】

乳腺癌的大体病理及组织学分类繁杂。起源于导管上皮者称为导管癌,约占 90%;起源于腺泡上皮者称为小叶癌,约占 5.5%;其余恶性肿瘤所占比例<1%。乳腺癌可发生淋巴、血行转移。病理学通常将其分为 3 类:①非浸润性癌;②浸润性非特殊型癌;③浸润性特殊型癌。

【临床表现】

本病好发于 40~60 岁。最常见的症状和体征是局部触及肿块,时间可以从数天到数年,平均 2 年左右。大多位于乳房外上象限,其次为内上象限、上方及中央区,以单侧单发最常见。肿块质地较硬,但髓样癌及小叶癌则较软;边界多不清,但有时可较清晰。肿块呈进行性生长,但亦可极为缓慢。

其他表现还有:①乳头溢液:多为血性,少数为浆液性、浆液血性、乳汁样或水样。②皮肤改变:可局部凹陷形似"酒窝";进一步累及皮肤表面,造成局部皮肤水肿、微红及增厚,外观似"橘皮状"。③疼痛:多轻微、局限,与乳痛症的较弥漫、较剧烈的疼痛不同。④乳腺轮廓改变:其自然外缘出现轻微外凸或凹陷。⑤乳头异常:扭曲、上翘、内陷并最终乳头固定。⑥湿疹样癌(Paget 病):乳头红肿、增厚,可发生糜烂、渗液,并可引起乳头瘙痒、异样感。⑦转移灶表现。

【X 线表现】

主要 X 线征象有:小于临床触诊大小的肿块,局限致密浸润、钙化和毛刺。次要征象有:皮肤增厚或合并凹陷(酒窝征)、乳晕下致密或漏斗征、乳头凹陷、血运增加、阳性乳管征、彗星征等(图 10-2-2)。

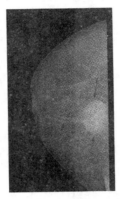

图 10-2-2　乳腺癌(箭示)

1.肿块　①可呈类圆形、分叶状或不规则形。②边缘可有长短不等、粗细不均的毛刺,或部分边缘有模糊浸润。少数肿块边缘光滑锐利酷似良性肿块。③肿块密度多均匀。

2.局限致密浸润　该征多为增生、慢性炎症和结核等良性病变所致。但少数癌,特别是浸润性小叶癌可仅见致密浸润而无瘤块,结合钼靶片的特征性钙化有助于诊断和鉴别。

3.钙化　是十分重要的征象。钙化微小呈典型的针尖状、层叠细沙样、不规则颗粒状、小杆状、小弧形或线样分支状;常为 3～5 枚成堆或数十枚密集呈丛状分布。当细沙型钙化伴铸型钙化(针尖状、细线状及分叉状)时,恶性几无异议。当钙化沿着导管方向密集分布,提示恶性的可能性极大。粗颗粒状钙化更倾向于良性病变,但当＞20 粒/cm² 时应考虑为乳腺癌。不论数量多少,散在钙化对乳腺癌的诊断意义不大。

4.毛刺　呈尖角状突起或呈粗长触须状、细长形、细短形、火焰状或不规则形等。

5.皮肤增厚和局限凹陷　皮肤增厚并非一定是癌肿浸润所致。亦可因患处血运增加、静脉淤血和(或)淋巴回流障碍所致,且增厚范围广泛。局限凹陷常与皮肤增厚并存。

6.乳头凹陷　常与乳晕处皮肤增厚和(或)乳晕下纤维增生反应(漏斗征)并存。

7.血运增加　多见于中、晚期患者。表现为:①患乳血管(通常为静脉)明显增粗;②病灶周围出现多数细小血管丛;③病变区出现粗大肿瘤引流静脉。CT 不如钼靶 X 线片显示明确、可靠。

8.阳性乳管征　即乳腺癌沿乳管向乳头方向蔓延;乳管被癌灶附近纤维组织增生后牵拉、聚集;或癌附近乳管非特异性增殖所致。呈增粗、致密的索条影自乳头下指向癌灶处。CT 不如钼靶 X 线片显示率高。此征亦可见于良性病变如乳管的乳头状瘤。

9.乳晕下纤维化或"漏斗征"　表现为乳晕下近似三角形致密阴影,底座落在乳晕上,尖指向乳腺深处形似漏斗。常与乳头内陷或阳性乳管征并存。多代表乳晕下非特异性的纤维增生反应,少数系癌瘤已侵犯乳晕下区所致。

10.彗星尾征　较少见,表现为癌块后方或上方一粗大条索影,形似彗星尾。是乳腺实质被癌肿侵犯及纤维增生后牵拉所致。

11.乳后脂肪间隙的侵犯　可进一步侵及胸大肌。

12.淋巴结转移　正常腋窝淋巴结可含脂肪,甚至形成一个有包囊的、淋巴组织萎缩的肿大淋巴结。含脂肪者明显大于不含脂肪者,最大者长径可达 3.5cm,故以大小判断有无转移并不可靠。虽然有脂肪浸润的淋巴结是良性的,但在乳癌病人不能除外残留腺体中有转移可能。

【鉴别诊断】

1.乳腺纤维腺瘤。

2.乳腺结核　两者均可有毛刺、钙化、皮肤增厚、乳头内陷、腋窝淋巴结增大等。但无血运增加和特征性的细小钙化等表现。

3.乳腺脂肪坏死　常有局部外伤史。病变特征性地位于乳腺皮下脂肪层而非腺体组织内。

4.乳腺小叶增生　一般累及双乳,病变较广泛,但无继发的恶性征象。少数局限性致密增生与乳腺癌鉴别困难。

此外,还应注意与乳腺转移瘤(占乳腺肿瘤的 2%)、淋巴瘤、血肿、间质性注射肉芽肿(向乳腺内注射硅或石蜡所致)、水肿(如炎症性癌、乳腺炎、心衰、脂肪坏死等所致)相鉴别。

十五、乳腺肉瘤

乳腺肉瘤比较罕见,占乳腺恶性肿瘤的不足 1%,它包括叶状囊肉瘤、恶性淋巴瘤、血管肉瘤、横纹肌肉瘤、软骨肉瘤和骨肉瘤等。

【临床表现】

与乳腺癌相似,但一般呈缓慢生长。肿瘤较大时可使皮肤紧张、发亮、变色甚至破溃,但少见皮肤增厚和橘皮样变。除恶性淋巴瘤外很少有腋窝淋巴结转移,通常经血行转移至肺和骨骼。

【X 线表现】

①淋巴瘤:大多为 NHL。常见表现为乳腺弥漫性密度增高,皮肤增厚;其次为孤立或多发结节;少数亦可表现为不规则的模糊小片阴影;无钙化或毛刺。可有纵隔、腋窝多发淋巴结肿大,还可有胸大肌浸润。②其他肉瘤:可表现为光滑或分叶状的肿块,也多无钙化或毛刺。血运多明显增加。但皮肤常无受侵。

十六、乳腺叶状肿瘤

本病由 Miller 于 1838 年首先报道并命名为"叶状囊肉瘤"。此后有 60 多种名称,1981 年和 2003 年 WHO 将该肿瘤推荐使用"乳腺叶状肿瘤"的名称。

【病理】

乳腺叶状肿瘤是由纤维、上皮两种成分共同组成的一种肿瘤,属纤维上皮型肿瘤。肿瘤由良性上皮成分和间质肿瘤细胞组成,且以间质成分为主,此为诊断所必须。肿瘤间质过度增生是其本质,但必须含有上皮结构。肿瘤表面多结节状,边界大多清楚,部分有较完整的包膜。切面灰白色、灰黄色,常见大小不等的狭窄裂隙,形成叶状结构;部分有囊肿形成;有的肿瘤可见出血和灶性坏死。WHO 根据间质细胞增生程度、多形性、核分裂象、边缘情况、间质分布情况、异源性间质分化等几方面将本病分为 3 类:良性(Ⅰ级)、交界性(Ⅱ级)和恶性(Ⅲ级)。无论良性还是恶性,叶状肿瘤都容易复发。乳腺叶状瘤的转移主要出现在恶性和临界性肿瘤,主要是血性转移。

【临床表现】

多见于中年女性,高峰年龄 50 岁左右,极少见男性病例报道。多为单侧乳房单发病灶,少数为多发。

临床表现为无痛性肿块,少数为轻压痛,质地坚韧,部分有囊性感,活动度良好。一般无乳腺癌的常见间接征象如皮肤凹陷、乳头回缩、乳头溢液和腋窝淋巴结肿大。

【X线表现】

肿瘤较小时表现为边缘光滑的结节,圆形或卵圆形,密度均匀,与纤维腺瘤鉴别困难。肿瘤较大时表现为分叶状、边缘光滑锐利的肿块,密度高于正常腺体,这些征象较具特征性。少部分外周出现晕征。钙化相对少见,呈粗大颗粒状。脂肪分化的叶状肿瘤,其内可见密度减低区。不伴随毛刺、细小钙化、腺体结构紊乱、皮肤增厚、乳头回缩、周围结构扭曲等常见的类似乳腺癌的恶性征象。

十七、男性乳腺发育症

亦称为男性乳腺增生、男性乳腺肥大。

【病因】

与雌激素相对过量有关的激素水平不平衡所致。可为生理性或病理性。①特发性:多见于青春期或老年期。青春期发生于13～18岁之间,有自限性,半年之内自动消失,其中75％为双侧性;老年期多见于50～70岁之间,开始可发生于一侧,以后另一侧发病,在6～12个月自发消退。②医源性:继发于服用某些激素或非激素类药物如异烟肼、洋地黄、利血平、雌性激素。③肝脏病变。④睾丸病变:常见的为肿瘤。⑤生殖器病变:如真两性畸形、某些生殖功能低下综合征。⑥胸部病变:如肺癌、肺结核、脓胸。⑦其他:如肾上腺肿瘤、垂体肿瘤、甲状腺功能亢进症、Addison病、饥饿与营养不良等。

发病机制是:①雌激素过量;②雄性激素缺乏;③雌激素受体功能缺陷;④乳腺组织对雌激素敏感性提高。

【病理】

早期为导管数量增加、变长,管腔扩大,有上皮增生,无真正的腺泡形成,也称充分发育期。晚期导管结构减少,组织内有大量玻璃样变的纤维组织,也称为纤维静止期。早期病例去除致病因素可逆转消退,晚期则不可逆转。

【临床表现】

最早症状是乳腺增大或变柔软,也可扪及乳头后活动结节。有时可有疼痛和触痛,极少数有乳头溢液。本病总是一个双侧发育过程,但两侧发育可以不等。

【X线表现】

所有患者均起源于乳头下方并向乳腺深处伸展。其表现可分为3型:①树枝型:乳头下方致密阴影,伴明显的树枝状突起浸润至周围脂肪组织。此种突起的长短、粗细、数目可有很大变异。②非树枝型:乳头下方三角形或锥形、类圆形致密阴影,密度较均匀,边界较清晰。无明显树枝状突起。③弥漫型或弥漫结节型:表现为增大的乳腺内弥漫的结节样高密度,类似于女性致密型乳腺的表现。

【鉴别诊断】

男性乳腺增大的原因还有脂肪沉积、肿瘤。主要应与肥胖所致乳腺脂肪沉积增大区别。后者无临床症状;X线表现主要为透亮的脂肪组织积聚,其中并无乳管、腺体或间质成分增加。

十八、小结

(一)分析乳腺肿瘤时应注意的问题

在乳腺 X 线片上,表现为肿瘤状影像的良性肿瘤有乳腺纤维腺瘤、孤立性囊肿、乳腺管内乳头状瘤等。表现为多发肿瘤影像者有乳腺囊肿、囊性增生病等。显示为恶性肿瘤影像的疾病,除乳癌外,还有分叶状囊肿、炎症、结核等。在分析病变时,应注意肿块大小、数目、形态、密度、边缘、周围结构的改变,有否钙化及钙化形态,乳头有否凹陷、皮肤是否增厚以及静脉有无增粗。

超声对乳腺疾病的诊断与鉴别肿块是否为囊性或实性、有无包膜较有价值。CT 对乳腺疾病诊断,尤其对乳癌的诊断及观察病灶与周围组织的关系、有无腋窝淋巴结增大等较有意义。MRI 对乳腺肿块或结节检出率最高。

(二)乳腺内钙化的分类及乳腺癌的钙化特征

1.分类 美国放射学会提出的乳腺影像报告和数据系统(BI-RADS)第四版将乳腺钙化分成典型良性、中间性和高度或可疑恶性 3 类:

(1)典型良性钙化:①皮肤钙化;②血管钙化;③粗糙或爆米花样钙化;④粗棒状钙化;⑤圆形和点状钙化;⑥中空状钙化;⑦蛋壳状或环形钙化;⑧牛奶样钙化;⑨缝线钙化;⑩营养不良性钙化。

(2)中间性钙化:①不定型或模糊钙化;②粗糙不均质钙化。

(3)高度或可疑恶性钙化:①细小多形性钙化;②线样或线样分支钙化。

2.钙化特征 乳腺癌的特征性钙化是不规则、形态不一、成簇细微钙化。具有以下特点:单位面积内数目较多(>5 粒/cm²);密集成簇、密度不一,分布不均;钙化颗粒微小(多<0.5mm),大小不一,细砂样钙化恶性机率大;簇状钙化可仅局限于肿块内或分布于肿块内外,单纯簇状钙化是乳腺癌早期的一种重要的甚至是唯一的征象;乳腺导管癌的钙化多为杆状或分叉样,在一丛成簇钙化中有 2～3 个此种杆状钙化即可考虑为恶性。当钙化难以定性,或倾向良性时,需短期随访观察,通常为 3～6 个月。如果 3 个月内复查钙化数量增多,则提示有可能为恶性,建议活检进一步确诊。

(三)乳腺局部腺体结构扭曲的临床意义

乳腺局部腺体结构扭曲是早期乳腺癌一个很特殊的征象,被定义为不伴肿块的从一点发出的放射状影和局灶性收缩,或者在实质的边缘扭曲,无肿块是判断这个征象的前提。最常见于良性病变,如手术后瘢痕、放射状瘢痕、硬化性乳腺病和脂肪坏死等,或导管原位癌、恶性浸润性导管癌,以及浸润性小叶癌等恶性肿瘤。此征象由于常与正常腺体组织重叠而不易辨认,诊断时需慎重,需在两个投照体位均显示,并且见到较明确的收缩或杂乱征象时方可诊断。一旦诊断明确,如果不是手术瘢痕所致,则应建议临床切取活检,因为穿刺活检的组织或细胞对鉴别良恶性改变是不够的。

(王冬梅)

第三节 乳腺癌的 MRI 诊断

女性恶性肿瘤的首位是乳腺癌,乳腺癌在女性中的发病率随着年龄的增长而上升,多发于 45～50 岁的女性,近年来发病年龄有年轻化的趋势,好发于生活水平和文化水平较高的妇女,并有明显的家族遗传倾向,与雌激素分泌过多,长期慢性刺激有关。WHO 将乳腺癌在组织学上分为三类:非浸润型癌(导管原位癌和小叶原位癌)、浸润型癌、乳头 Paget 病。

一、导管原位癌

导管原位癌(DCIS)是一组具有恶性生物学特征的非浸润性肿瘤,起源于终末导管小叶单位,尚未突破基底膜,组织学上可分为5型:微乳头型、乳头型、实体型、筛状型和粉刺型。

【诊断要点】

1.临床症状主要是乳房肿块,其次为乳头溢液或溢血、乳房刺痛、腋下肿块、乳头破溃等。

2.可表现为乳房肿块或增厚、乳头回缩等,DCIS很少发生淋巴结或血行转移;如若发生,则可能由于合并了微小浸润。

3.典型表现为受累导管钙化,多呈簇状、段状分布或导管状分布。

4.钼靶上90%的DCIS表现为成簇的微钙化,10%～20%的DCIS表现为肿块或结构扭曲伴或不伴钙化。钙化主要由于恶性肿瘤生长速度较快,大量癌细胞坏死、钙盐沉积及癌细胞对矿物质亲和力强所致。

【MRI表现】

1.发病部位多在乳头下、乳晕周围和乳房外上象限,T_1WI为低信号,T_2WI信号根据病理类型不同而不同。T_2WI呈高信号,低度恶性,与良性肿瘤难以区别;中、高度恶性者边界不清,形状不规则,T_2WI均呈低或等信号(图10-3-1A,B)。

2.非肿块样强化中的段样强化和导管样强化被认为是DCIS的MR增强后的特征性表现(图10-3-1C,D,E),其中又以段样点状强化最多见(图10-3-2)。DCIS可以呈多灶性病变,增强扫描肿瘤呈均匀或不均匀强化。

3.依据病理等级不同,低度恶性者边界清楚,脂肪层清晰;中、高度恶性者,病灶呈扁平状,易发生坏死、囊变及出现周围淋巴结转移。

4.不同病理类型的ADC值存在差异,与病变的细胞密度呈负相关,肿瘤微血管密度及灌注效应也存在差异,DCIS的ADC值较浸润性导管癌高,较良性肿瘤低。

5.鉴别诊断:

(1)乳腺腺病:临床表现为单侧或双侧乳腺疼痛,与月经周期有关,乳腺内多发结节,乳腺的腺体及导管增生,乳腺腺病形成的肿块边界清楚,不与皮肤及深部组织粘连。

(2)浸润性癌:肿块有分叶,外形不规则,有毛刺,质地硬,癌灶位置表浅时乳房皮肤可出现橘皮样外观和乳头回缩表现。

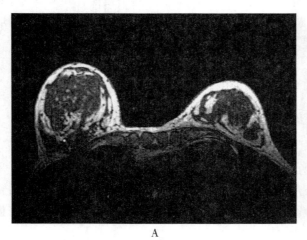

A

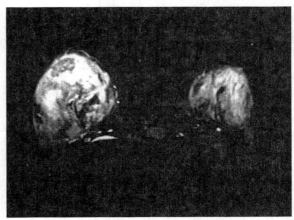

B

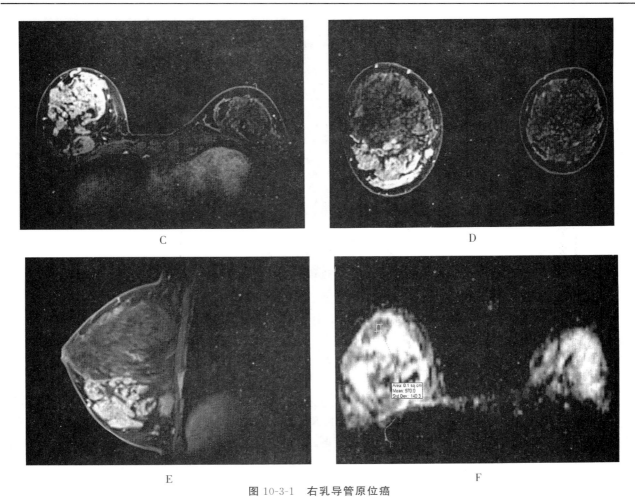

图 10-3-1　右乳导管原位癌

A、B.T₁WI 及 T₂WI 示右乳下象限片状长 T₁、长 T₂ 信号,脂肪层未累及;

C～E.分别为增强横断面、冠状面、矢状位图像,示病灶沿导管分布,非肿块样强化,病灶边界清晰;

F.ADC 图示病变区 ADC 值为 $0.9 \times 10^{-3} \, mm^2/s$

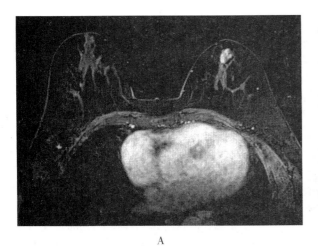

A

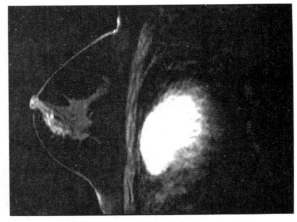

B

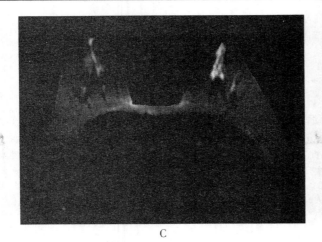
C

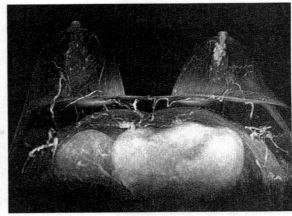
D

图 10-3-2　左乳内导管原位癌

A.T₁WI 抑脂增强横轴位图示左乳晕区点条形强化灶,边界清晰;

B.矢状位增强图像病灶沿导管走行条形强化灶;

C.DWI 示病灶为高信号;

D.MIP 图示左乳头后方明显强化迂曲条状病灶

二、浸润性导管癌

浸润性导管癌(IDC),是乳腺癌最常见的类型,占乳腺癌的 75%,起源于腺小叶和导管内的实质性肿瘤,最初从小叶或导管内生长,当癌灶突破基底膜向外扩散,就形成浸润性导管癌。所有的浸润性导管癌都来自 DCIS,但并不是所有的 DCIS 都发展为浸润性导管癌。MR 对 IDC 诊断灵敏度高,但特异性相对较低。

【诊断要点】

1.最常见的临床表现为乳房无痛性肿块。

2.隐匿性浸润性导管癌缺乏典型临床症状,表现为无肿块。

3.IDC 肿瘤组织成分多样,临床和生物学特征也多样,因此有不同的形态和增强表现。

【MRI 表现】

1.IDC 表现为不规则、毛刺肿块,具有浸润性,很少表现为光滑的分叶状肿块,可引起乳头及皮肤回缩(图 10-3-3A、B 和图 10-3-4)。

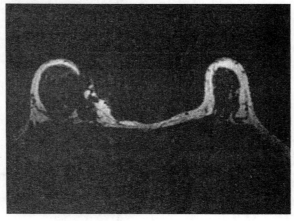
A

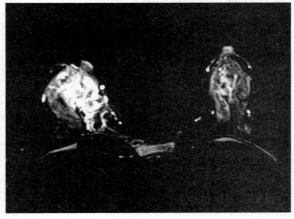
B

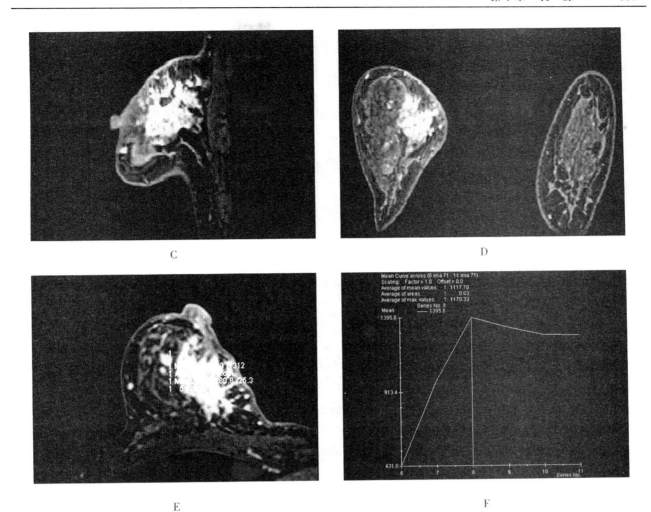

图 10-3-3 右乳浸润性导管癌

A、B.T₁WI 及 T₂WI 示右乳内象限长 T₁、长 T₂ 信号,边界不清,内侧皮下脂肪层受累;

C～E.分别为增强后矢状位、冠状位、横轴位图像,病灶呈明显不均匀强化,边界不清晰,呈浸润性生长,乳头及内侧皮肤回缩;

F.TIC 曲线呈下降型

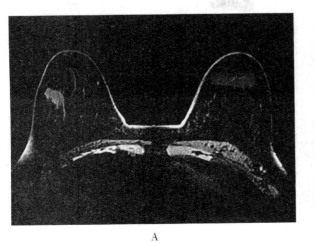

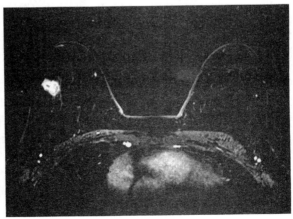

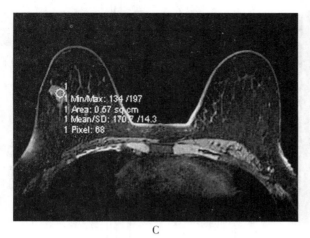

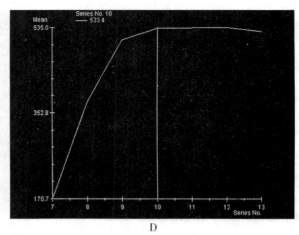

C   D

图 10-3-4 右乳浸润性导管癌

A、B.分别为增强前后横轴位图像,病灶呈结节状强化,边界不规则;

C、D.为增强 TIC 曲线,呈平台型

2.典型表现为肿块样强化,血供丰富(图 10-3-5A,B)。

3.少数表现为局限性、弥散性强化。

4.动态增强倾向于快速强化,TIC 呈下降型曲线,但从增强信号强度上,恶性与良性病变有一定的重叠,特别是与纤维腺瘤。

5.IDC 具有较低的 ADC 值(图 10-3-5C),ADC 值诊断阈值设为 $1.2\times10^{-3}\,mm^2/s$ 时,检出乳腺癌的敏感性达 96%,特异性达 97%。

6.妊娠期乳腺癌,激素分泌旺盛,癌细胞增殖活跃,故肿瘤体积较大,淋巴结转移率高(图 10-3-6)。

7.鉴别诊断:

(1)乳腺腺病:乳腺内出现单发或多发结节,边界清楚,导管增生还可出现条索状影,MR 增强呈渐进强化、离心性强化。

(2)乳腺良性肿瘤:病变呈圆形或卵圆形,边界光滑,强化方式多为中等流入或缓慢流入,时间信号曲线多为持续上升型或平台型,ADC 值>$1.2\times10^{-3}\,mm^2/s$。

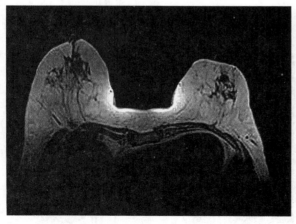

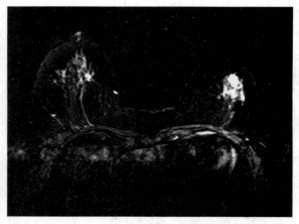

A   B

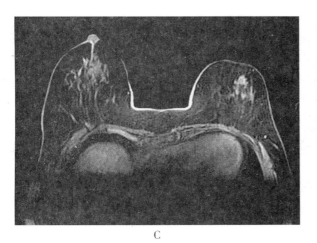
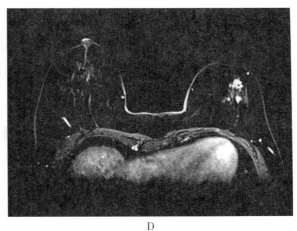

C　　　　　　　　　　　　　　　　　　　　D

图 10-3-5　左乳浸润性导管癌

A、B.T₁WI 及 T₂WI 示左乳内长 T_1、长 T_2 信号,边界不清,左乳皮肤稍凹陷;

C、D.分别为增强前后横轴位图像,病灶呈散在的结节状强化,边界不规则

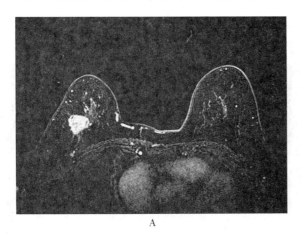
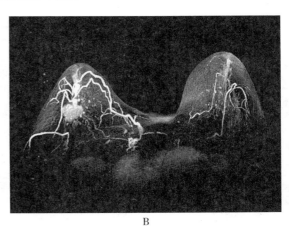

A　　　　　　　　　　　　　　　　　　　　B

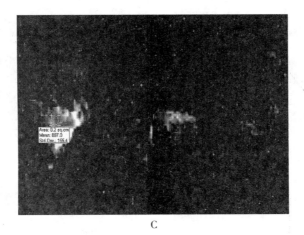

C

图 10-3-6　右乳浸润性导管癌

A.右乳肿块增强后明显强化,边界不规则,有毛刺;

B.MIP 图像示肿块血供丰富;

C.ADC 图示病灶区为低信号,ADC 值为 $0.9 \times 10^{-3} \, \mathrm{mm}^2 / \mathrm{s}$

三、乳腺 Paget 病

乳腺 Paget 病又称乳腺湿疹样癌,发病率占所有乳腺癌的 2%,可发生于各年龄组,发病高峰为 50～60 岁,多为单侧发病,因乳腺癌沿输乳管累及乳头所致。

【诊断要点】

1.乳头及乳晕湿疹,常不伴有瘙痒、发红、结痂、脱屑,还可伴溃疡发生。

2.一般无明显肿块。

3.病检乳晕区皮下可检出恶性肿瘤细胞。

4.预后与乳腺内肿瘤分型有关。

【MRI 表现】

1.乳晕区皮肤增厚、水肿(图 10-3-7A,B)。

2.大导管呈索条状增粗,僵直,与乳腺内肿瘤相连(图 10-3-7C)。

3.乳腺内肿瘤形态及动态增强表现为恶性特征(图 10-3-7D,E,F)。

4.鉴别诊断:主要与湿疹性皮炎相鉴别,湿疹经过治疗后可痊愈,解除过敏源能自愈。Paget 病伴有乳腺内肿块,乳头常有血性溢液。

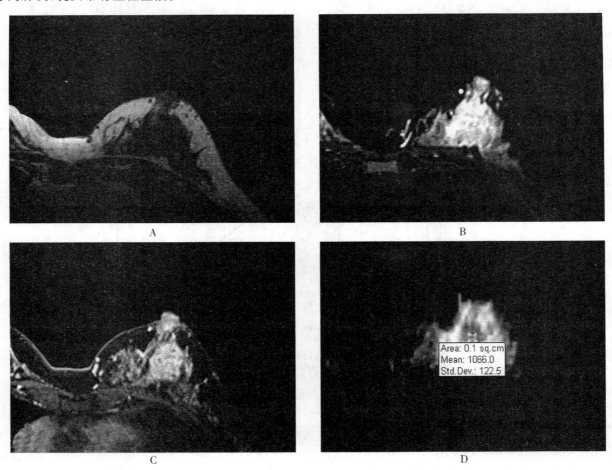

A

B

C

D

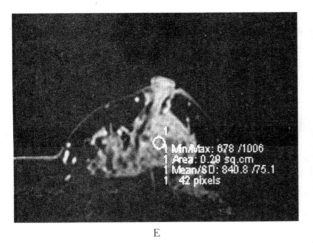
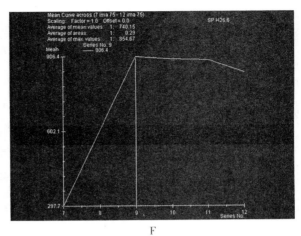

E　　　　　　　　　　　　　　　　　　　　　　F

图 10-3-7　左乳 Paget 病

A、B.T$_1$WI 及 T$_2$WI 示乳晕区皮肤受累,大导管增粗;

C~F.分别为增强、ADC 图及 TIC 曲线,增强后左乳大导管增粗、僵直并与左乳内肿块相连,ADC 值为 1.0×10^{-3} mm^2/s TIC 曲线为下降型,表现为恶性特征

四、炎性乳腺癌

炎性乳腺癌是乳腺癌发病过程中的一个特殊病变,可发生于各种类型的乳腺癌中,无病理组织类型的特殊性。病理组织学研究认为,这种乳腺癌的继发炎性病变是由于癌细胞浸润到真皮下淋巴管,引发淋巴管阻塞和继发炎症。炎性乳腺癌以侵犯淋巴管道为主要表现,转移概率高。

【诊断要点】

1.患乳皮肤明显红肿、皮温高,乳腺质硬。

2.一般无明显疼痛。

3.抗感染治疗后症状无改善。

4.预后差。

5.腋下淋巴结多肿大。

【MRI 表现】

1.弥漫性乳腺皮肤增厚,皮下组织水肿,患乳腺体肿胀(图 10-3-8A)。

2.乳腺内可见局限性肿块(图 10-3-8C),肿块具有恶性征象,患乳血供丰富(图 10-3-8D)。

3.T$_2$WI 上可见患乳弥漫性炎性水肿高信号(图 10-3-8B)。

4.鉴别诊断:

(1)乳腺炎:急性乳腺炎好发于哺乳期女性,乳腺触痛,皮肤发红,压之有韧性感,发热。炎性乳腺癌临床炎症体征不明显,乳腺内无实质性肿块,乳腺癌的病程较乳腺炎长。

(2)放疗后乳腺改变:有明确的放疗病史。

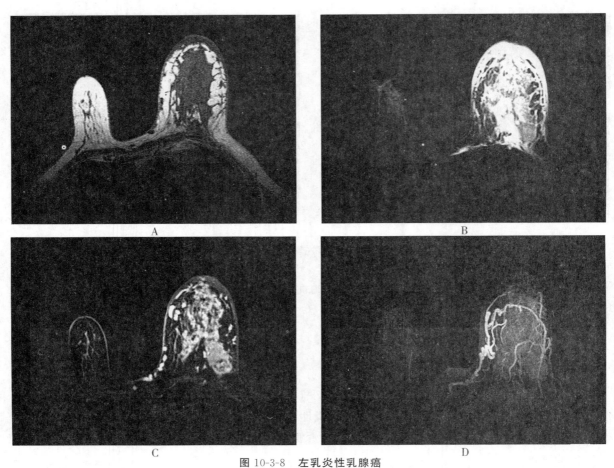

图 10-3-8   左乳炎性乳腺癌

A、B.T₁WI 及 T₂WI 示左乳弥漫性乳腺皮肤增厚,皮下组织水肿,左乳腺体明显肿胀;

C.增强图像示左乳外侧腺体内肿块;

D.MIP 图像示左乳腺体血供丰富

（王冬梅）

参 考 文 献

1.余晓锷,龚剑.CT 原理与技术.北京:科学出版社,2016

2.全冠民,张继,王振常.全身 CT 诊断必读.北京:人民军医出版社,2015

3.周军,范国光.CT 诊断报告书写技巧.北京:化学工业出版社,2015

4.全冠民.神经系统 CT 与 MRI 影像解读.北京:人民卫生出版社,2011

5.郑穗生,刘斌.MRI 诊断与临床.安徽:安徽科学技术出版社,2015

6.陈武凡,康立丽.MRI 原理与技术.北京:科学出版社,2012

7.王书轩.CT 读片指南(第 2 版).北京:化学工业出版社,2013

8.王成林.肝胆胰疾病 CT、MRI 诊断.北京:人民卫生出版社,2014

9.丁建平,王霄英.医学影像学读片诊断图谱.北京:人民卫生出版社,2013

10.刘爱莲.格一艾放射诊断学精要.北京:人民军医出版社,2015

11.姜玉新.医学超声影像学.北京:人民卫生出版社,2010

12.金征宇,龚启勇.医学影像学.北京:人民卫生出版社,2015

13.王振常.中华影像医学.北京:人民卫生出版社,2011

14.黄进.急腹症影像学(第 2 版).北京:人民卫生出版社,2012

15.孟庆学.实用放射诊断学.北京:中国医药科技出版社,2013

16.(以)赫特扎努.放射诊断学征象.上海:上海科学技术出版社,2013

17.任卫东,常才.超声诊断学(第 3 版).北京:人民卫生出版社,2013

18.刘艳君,王学梅.超声读片指南.北京:化学工业出版社,2015

19.穆玉明.临床超声医学实践.北京:人民卫生出版社,2015

20.(美)奥斯波恩主编,吴卫平译.脑部影像诊断学.北京:人民卫生出版社,2013

21.蒋世良.中国先天性心脏病介入治疗现状.中国实用内科杂志,2013,(04):259-262

22.罗苹.急诊介入治疗合并院前心脏骤停急性心肌梗死临床疗效分析.当代医学,2013,(07):61-63

23.肖燕燕,金梅,韩玲.先天性心脏病介入治疗发展史及新进展.心肺血管病杂志,2012,(06):755-758

24.王铭义,王峰,纪东华,李城.下肢血栓闭塞性脉管炎的介入治疗体会.介入放射学杂志,2012,(10):850-854

25.邱伟智,龚国梅,李文臣,罗毅男.原发性中枢神经系统淋巴瘤影像学特征和疗效分析.中国神经精神疾病杂志,2012,38(01):22-27

26.常才.超声检查在产科中的合理应用.实用妇产科杂志,2012,28(09):715-718

27.刘宇亭,段早晖,夏瑞明,姚克林,赵淼.在血液肿瘤患者肺部侵袭性真菌感染中 CT 影像学检查的诊断价值.中华医院感染学杂志,2017,27(05):1043-1046

28.王钰乔,沈霞,李中林,李凤朝,崔桂云,张尊胜,杨新新,花放.原发性中枢神经系统淋巴瘤影像学及病理学特征临床研究.中国现代神经疾病杂志,2016,16(11):797-802

29.谢丹,刘靖靖.产科超声系统筛查对胎儿产前诊断的应用价值.大理大学学报,2017,2(04):72-74

30.曹仕鹏,李春香,邱淑梗,李爱美,邓凌燕.老年慢性阻塞性肺疾病合并肺结核的临床特点及诊治体会.广西医学,2017,39(05):585-589

31.张爱青,刘朝晖,郭丽娟,种轶文,张春妤,童春.妇科危重症超声诊断及声像图分析.中华医学超声杂志(电子版),2017,14(05):359-367

32.刘智宏.超声弹性成像技术在甲状腺、乳腺肿瘤早期诊断中的价值分析.中国医疗器械信息,2017,23(15):66-67

33.滕振杰,张丹丹,吕佩源.原发性中枢神经系统淋巴瘤的影像学研究进展.疑难病杂志,2017,16(08):861-864

34.杜献文,周军来,萧建亮.彩色多普勒超声对于乳腺疾病与甲状腺关系的临床研究.临床医药文献电子杂志,2017,4(39):7663

35.刘建玲,迪娅,石魏,刘孟辉,邢妩,王小宜,廖伟华.左心房黏液瘤神经系统并发症的影像学表现.影像诊断与介入放射学,2015,24(02):91-96

36.程文君.脑中风常见临床证型与脑 CT 影像结果关系探析.中华中医药学刊,2015,33(06):1473-1476

37.赖兴建,张波,姜玉新,戴晴,朱庆莉.甲状腺及乳腺多原发癌临床及超声特征.协和医学杂志,2014,5(01):22-25

38.黄任之,李卫晖,佘丽珍,李则宣,蒋伟雄.慢性失眠的病理机制:脑电生理和脑影像学证据.中南大学学报(医学版),2014,39(09):975-980

39.林清池,陈丽君,段少银.肺部炎症延缓吸收原因与 CT 征象分析.中外医学研究,2014,12(32):57-59

40.李曼,李欣欣.胎儿系统超声检查与产科常规超声检查效能评价.当代医学,2016,22(01):99-100

41.张海霞,李楠,李晶晶.基于彩色多普勒超声检验乳腺疾病与甲状腺相关性分析.临床合理用药杂志,2016,9(13):135-136

42.周毓青.妇科疾病超声诊断策略.中华医学超声杂志(电子版),2016,13(05):324-3303

43.郭翠梅,刘晓巍.产科超声成像技术的研究进展.中国医疗设备,2016,31(07):75-78

44.黄伟贞.出血性中风病急性期中经络证、中脏腑证与脑 CT 征象的相关性分析.现代中西医结合杂志,2016,25(22):2395-2398+2410

45.邹家基,邹子仪,史小平,张竞成.CT 影像诊断人感染 H7N9 禽流感和甲型 H1N1 流感重症肺炎的对比.临床医学,2016,36(09):89-91

46.刘银芝.产科超声危急值报告与临床医疗安全相关性的研究.中国医药指南,2013,11(36):68-69

47.张丹江.胎儿系统超声检查与常规产科超声检查的对比分析.临床医学研究与实践,2017,2(34):129-130